똑똑! 닥터오
아기 진료실

한 그루의 나무가 모여 푸른 숲을 이루듯이
청림의 책들은 삶을 풍요롭게 합니다.

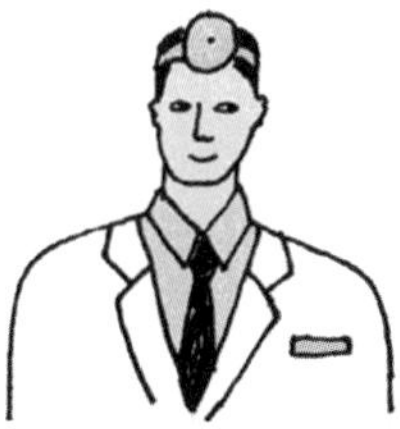

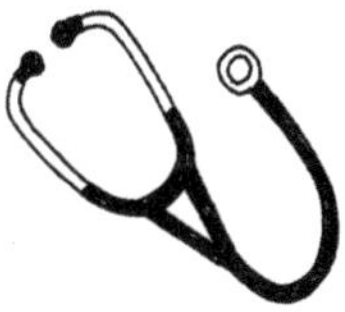

소아청소년과 의사 아빠의 육아일기

똑똑! 닥터오 아기진료실

오상민 지음

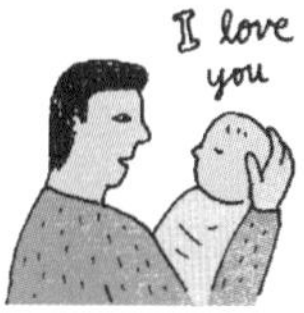

청림Life

프롤로그

블로그에 육아일기를 공유한 지 햇수로 4년 차.
남들에게는 별거 아닌 내 아이의 소소한 일들을 알리고,
소아청소년과 의사라 더욱 숨기고 싶었을지 모를 나의 실수담을 공유하는 일은
어쩐지 멋쩍은 일이기도 했습니다.
그렇게 기록했던 첫째 승아의 육아일기를
둘째 연아를 키우는 동안에 책으로 엮게 되었습니다.

아이를 만나고 나면, 아빠(혹은 엄마)가 된 나의 인생이 송두리째 흔들립니다.
많은 부분이 필연적으로 변하고, 희생당하며 그로 인해 감정적 동요도 심하게 오지요.
그 감정은 상당히 이중적이어서, 세상에서 가장 행복한 사람이 되었다가도
어느 순간에는 감당할 수 없을 정도로 극단의 우울감을 맛보기도 합니다.
흔히들 3년만 참아라, 고생 끝에 낙이 온다는 말들로 육아에 인내를 요구하지만,
그렇게 '인내'라는 단어로 대신하기에는
아이와 함께하는 이 시기가 너무 아름답고 행복합니다.
내 인생에 다시 오지 않을 소중한 시간이지요.

육아일기를 공유하게 된 가장 큰 이유는
우리 함께 '행복한 육아'를 해보자는 것이었습니다.
예쁘고 사랑스러운 아이를 넋을 놓고 보면서도
계속되는 근심, 꼬리에 꼬리를 물고 늘어지는 걱정들…
그 마르지 않는 마음을 나도 안다고, 나도 사실 똑같다고 솔직히 이야기하고 싶었습니다.
때로는 백 마디 격려나 좋은 충고보다 더 위안이 되는 건,
"우리 모두 같은 것을 겪고 있다, 그러니 괜찮다"라는 동질감일 것입니다.

더불어 소아청소년과 전문의로서 공부해왔던 교과서적인 육아도 가능하고,
이로 인해 우리는 더 쉬운 육아를 할 수 있다는 것을 공유하고 싶었습니다.
지켜야 할 원칙이나 수많은 약속들 때문에 힘들다고 느껴질 수 있지만,
그 원칙과 약속으로 더 행복해질 수 있습니다.
아이가 스스로 잠들 수 있도록 도와주고
일찍 잠자리에 들어 충분한 수면을 취하고
정해진 시간, 정해진 장소에서 스스로 밥을 먹는 등의 일은
엄마가 좋은 집에서 좋은 침대를 사주고
유기농 식재료로 밥을 해주는 것보다 더 중요합니다.
그러니 못 해주고 있다는 아이에 대한 미안함은 후자보다 전자에서 찾기를 권합니다.
어릴 때의 버릇과 습관은 아이의 성격과 애착형성에 큰 영향을 미치기 때문에
이 시기에 부모의 역할은 상당히 중요합니다.

이 책은 다양한 목적으로 읽히면 좋겠습니다.
아이를 갖고 출산을 앞둔 예비 부모들을 위한 예고,
산후조리원에서 몸조리하고 있는 분들을 위한 입문,
가정에서 고된 육아 현장에 있는 아빠 엄마를 위한 실전,
그리고 옛날 육아방식에 익숙하신 할머니 할아버지를 위한 현대 육아 지침.

이 책에는 육아의 소소한 팁부터 아이의 습관을 잡아줄 육아법,
두 아이를 육아하며 느낀 아빠로서의 소회,
간단한 육아 및 의료상식을 두루 담았습니다.

이 책이 부모가 된 여러분에게
아이가 걱정될 때 급한 마음에 펼치는 정보서이자,
아이를 키우다 도무지 갈피가 잡히지 않아 어찌해야 좋을지 모를 때 생각나는 육아서,
아이를 재우고 우두커니 앉아 나만 남겨진 기분으로 외로워질 때 읽을 수 있는
힐링서가 되면 좋겠습니다.

엄마는 흔들림 없는 나무같이, 아빠는 언제든 의연한 산과 같이
아이 곁에 있어주어야 합니다.
부모가 믿어주는 아이는 반드시 잘 자랍니다.
아이의 성장과 변화를 믿고 기다려주는 아빠와 엄마가 되어야겠지요.
우리 또한 다시 태어난 듯 새로운 '아빠'와 '엄마'라는 이름 앞에
겁과 두려움을 인정하고 더욱 단단해졌으면 좋겠습니다.

내가 아이에게 짝사랑을 퍼붓고 있는 것 같지만, 아이를 한번 바라보세요.
나에게 절대적인 믿음과 맹목적 사랑을 주고 있는 것은 오히려 나의 아이일 겁니다.
그 마음과 같은 크기의 믿음과 사랑으로 답하려면 우리는 대체 얼마나 노력해야 할까요.

뒤집고, 서고, 옹알이하던 작은 아기는 이제 뭐든 표현할 줄 아는 네 살이 되었습니다.
그리고 지금, 서고 말귀를 알아들어 시키는 걸 곧잘 따라하는
작은 아기가 또 제 옆에 있네요. 저는 참 행복한 사람입니다.

사랑하는 나의 아내.
아침밥을 해주고, 어울리는 옷을 골라주고,
아이들의 사소한 이야기 하나하나 놓치지 않고 전해주는 당신의 친절이
늘 나를 사랑받는 사람으로 느끼게 해주고 있습니다. 고마워요 당신. 사랑합니다.

승아, 그리고 연아.
아빠는 생각한다.
앞으로 살아가며 우리 두 딸들의 행복에 아빠가 늘 힘이 되기를.
살아가며 힘든 일을 겪을 때에 손 뻗으면 닿을 곳에 내가 있기를.
그리고 우리가 함께한 기억이 너희를 다시 일어나게 하기를.
너희가 지금의 나에게 그렇듯.
너희가 있어 아빠는 항상 지금보다 더 나은 사람이 되고 싶다고 생각한단다.

저의 든든한 육아 동지가 되어주신
블로그 '닥터오의 육아일기'를 찾아주시는 모든 분들 고맙습니다.
항상 저에게 궁금증을 털어놓고 '닥터오의 육아일기'를 원하는 여러분들이 있기 때문에
저는 단순히 좋은 아빠가 되기를 넘어서
모두가 행복한 육아를 고민하는 소아청소년과 의사가 되었습니다.

끝으로 아이의 사진과 이야기를 예쁘게 담아주신 디자이너님,
굉장히 어렵고 많은 그림을 담당하느라 고생하신 일러스트레이터님,
저와 함께 한 두 번째 책, 누구보다도 애정 있게 엮어주신 양춘미 에디터님과
청림출판 관계자분들께 진심으로 감사 인사 전합니다.

- 닥터오

차례

1 Chapter 탄생에서 365일까지

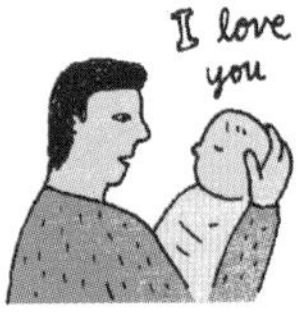

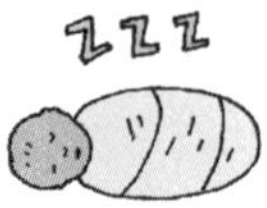
ZZZ

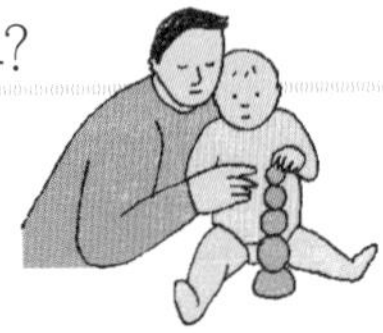

2 Chapter 알아두면 좋은 우리 아이 건강 팁

질병 진료실

수면 및 식습관 진료실

성장 진료실

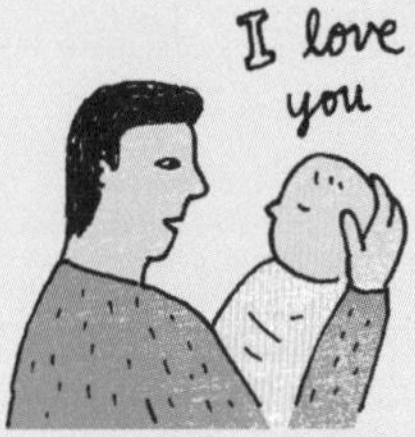
I love you
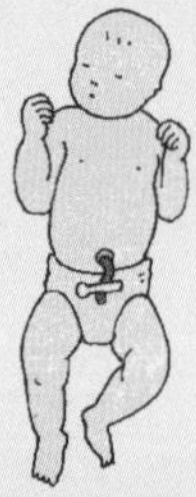
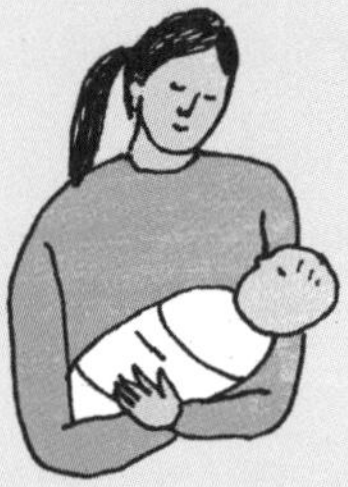
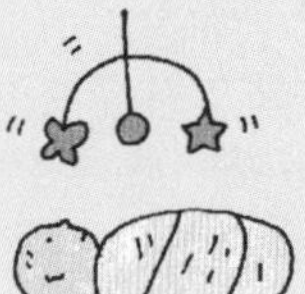

1
Chapter

탄생에서 365일까지

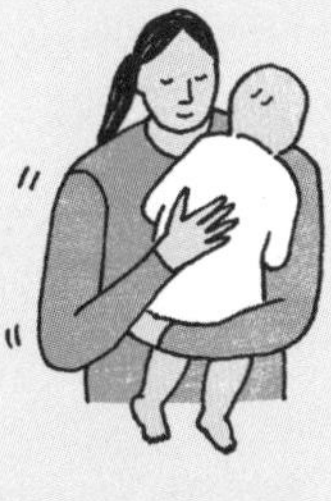

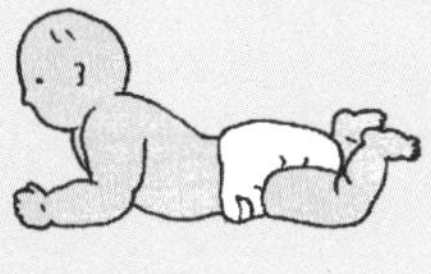

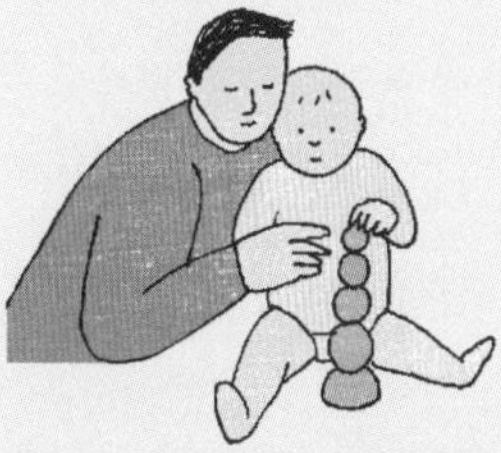

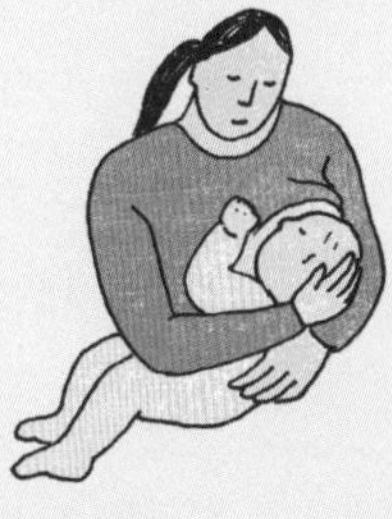

D-Day

뽐이를 처음 만나다!

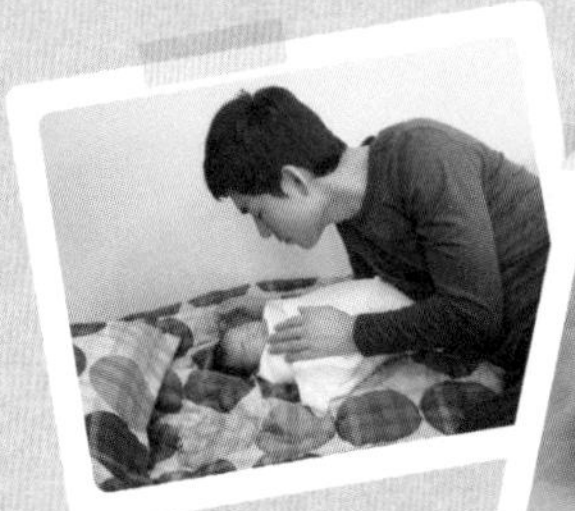

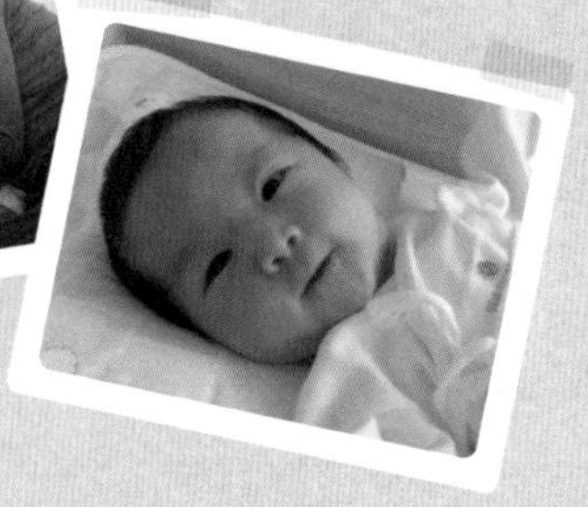

뽐이를 만나는 날,

우리의 벅찬 마음처럼 밤새 눈이 펑펑 내려 온 세상이 하얗게 뒤덮였다.

"걱정 마. 소아청소년과 의사가 스탠바이하는 경우는 상당히 드물어."

여유 있는 척 아내를 다독였지만 유도분만에 들어간 아내가 내심 걱정이 되었다.

아내는 소아청소년과 의사인 나를 의지하는 듯하였다.

가족분만실에서 아내의 손을 꼭 잡고 진통이 오기를 기다렸다.

질 내에 자궁수축제를 넣고 나니 놀랍게도 바로 진통이 시작되었다.

처음에 5분 간격의 진통은 점점 단축되어 금세 1분 간격이 되었고,

2시간 만에 세 마디 정도의 큰 외침 끝에 아기의 울음소리가 방안에 쩌렁쩌렁 울렸다.

이렇게 12월 27일이 예정일이었던

그 해를 넘기고 2013년 1월 2일 13시 13분에

3.16kg의 날씬한 여아로 우리에게 와주었다.

이 기분을 무어라 표현할 수 있을까.

뽐양의 첫 울음에 우리 부부의 눈가도 촉촉해졌다.

오늘 이 순간부터 나에게 또 다시, 너무나도 소중한,

내가 보호해줘야 할 존재가 생겼다.

내가 평생 사랑하고 예뻐해줄 우리 뿜이
태명 그대로 우리에게 기쁨이고 예쁨인 우리 뿜이
드디어 네가 내 삶에 들어왔구나.
내가 줄 수 있는 가장 큰 사랑을 너와, 너의 엄마에게 바친다.

뿜이는 적어도 한 시간 이상 신생아실에서 후처치를 받아야 한다.
별것은 아니고 체온변화 등을 체크하는 것이다.
가족분만실에서 분만 후 한 시간 정도 휴식을 취하고
바로 병실에 입실해서 뿜이를 만났다.
베이비카트로 옮겨져 한 시간 만에 만난 뿜이에게 제일 먼저 한 것은 엄마젖 물리기.
출산 직후에는 제대로 젖을 물지 못했던 뿜이가 다행히 힘차게 빨기 시작했다.

이제 모유수유와의 전쟁이다.
태어나자마자 엄마 배에 올려진 뿜이는 바로 엄마젖을 물 수 있는 기회가 있었다.
그런데 전혀 입을 벌리지 않았다.
좀 미뤘다가 아이를 데리고 와서 (분만) 2시간 정도 뒤에
아이에게 젖을 물렸더니 힘차게 빨기 시작했다.
감동이었다.
열심히 빨아봐야 한두 방울 나올 때인데…
정말로 힘 있게 열심히 빨았다.
열심히 빠니 아내는 자궁이 수축하는 기분까지 느끼면서 모유수유를 했다고 한다.

2시간마다 아내는 젖을 물렸다. 태변도 보고 소변도 보고….
이대로 모유수유가 성공할 것 같은 느낌이 강하게 들었다.
그런데 9시에 수유하고 나서 10시경에 너무 보챈 나머지
젖이 아직 차지 않아 분유를 20ml 줘보았다.
10초 만에 전부 없어졌다.
그동안 모유가 많이 부족했을 것이다.

엄마에게서 초유는 아주 적게 나오지만
그것으로 신생아 초반에는 충분량이 된다(이론적으로는!).
하지만 의사가 아닌 아빠 입장에서는 충분하고 흡족하게 아이가 먹지 못하니
그 모습을 보기가 힘들었다.
뽐이는 완전한 모유수유로 가되,
경우에 따라서는 초반에 분유를 가끔씩 보충하기로 했다.

미니 육아 수첩

분만 후 신생아 처치

베이비카트에 있는 뽐이의 네임택에는 출생 관련 정보와 함께 뽐이가 태어나서 얼마 지나지 않아 받아야 하는 선택 검사 관련 정보가 붙어 있다. 태어나면 산부인과에서 선천성 대사 이상 검사와 신생아 난청 검사, 혈액형 검사 등을 하게 된다.

훗배앓이

훗배앓이는 자궁이 수축하면서 산모가 느끼게 되는 통증이니 긍정적으로 생각하면 된다. 모유수유를 하면 호르몬(프로락틴, 옥시토신 분비)의 작용으로 자궁수축이 더 잘된다.

신생아 처치

신생아는 이런 처치를 받아요

1 신생아의 체온유지를 위해 준비된 보낭으로 아기를 감싸며, 코를 막고 있는 이물질을 제거합니다. 아기의 심박수, 호흡 정도, 자극에 대한 반응, 근 긴장력, 피부색깔 등(아프가 평가법)을 측정하며, 키, 몸무게, 머리둘레 등을 재고, 손발 도장을 찍습니다. 신분 확인을 위해 아빠, 엄마의 이름이 적힌 발찌를 아기의 발목에 둘러줍니다.

2 신생아실에서는 포도당이나 분유를 수유받습니다. 소아청소년과 의사로서 추천하는 방법은 아니지만 아직 많은 병원에서 이렇게 수유를 하고 있습니다. 처음부터 모유수유의 의지를 강하게 이야기하고 모유수유 전에 다른 것들을 수유하는 일을 최소화하는 게 좋습니다.

3 B형간염 예방과 신생아 출혈성 질환을 예방하기 위해서 B형간염 1차를 접종하고 비타민K를 근육 주사합니다.

4 아이가 만삭으로 출생했고, 잘 울며, 근 긴장도도 좋다면 최대한 빨리 산모와 아이의 피부 접촉, 모유수유를 통한 교감을 나누도록 하는 게 좋습니다(이 또한 병원과 잘 상의해야 합니다). 만약 아기 상태가 양호하지 않다면 신생아실에서 아이의 상태를 잘 살펴 필요한 처치(산소 투여, 기도 확보, 심한 경우 심폐소생술)를 하게 됩니다.

1 생명유지를 위한 처치가 이루어집니다.

2 신생아실로 옮겨집니다.

3 B형간염 1차를 접종하고 비타민K를 근육 주사합니다.

4 아기 상태에 따라 산모와의 접촉을 유도합니다.

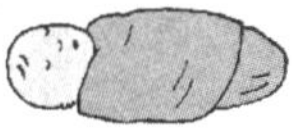

1%

보통 태어난 아이의 1% 정도 처치가 필요

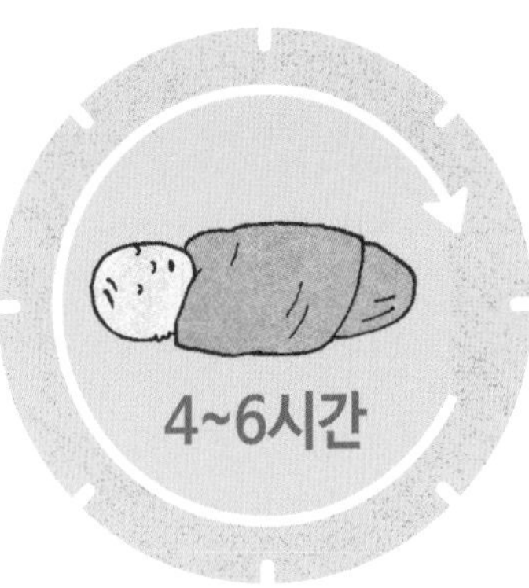

생후 4~6시간은 이행기Transitional Period

이행기란 뱃속 환경에서 나온 아기가 바깥세상으로의 환경에 적응하는 기간이에요. 심장, 폐순환에 큰 변화가 있으며 심장에서 막혀야 될 구멍들이 이 시기에 막히게 됩니다. 이때 막히지 않은 심장 구멍이 있거나 심장에 문제가 있는 아이들은 청진상에 심잡음이 들리게 됩니다.

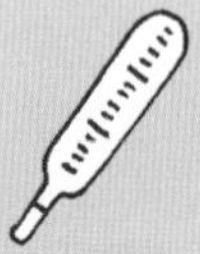

체온 : 36.5~37.5도까지는 정상

신생아 발열은 엄마의 발열, 출산 시 감염, 신생아 패혈증을 의심하게 됩니다.

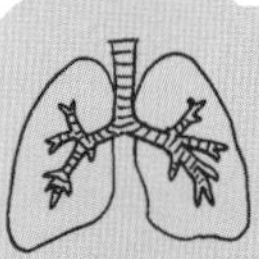

호흡 : 분당 40~60회 정도 호흡

성인보다 빠른 편이에요.

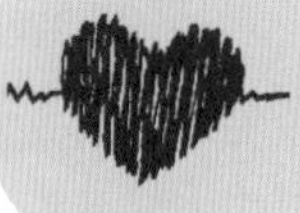

심박동수 : 분당 120~160회

성인보다 빠릅니다(성인은 분당 100회 이상이면 빈맥이라 합니다). 아이가 깊게 잘 때에는 분당 85~90회 정도로 떨어지기도 합니다.

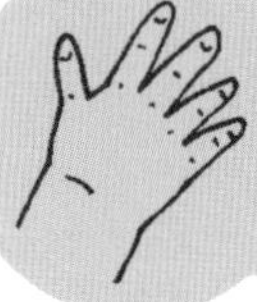

피부 색깔 : 손발은 정상적으로 약간 파랗게 보일 수 있음

만약 중심 부위(특히 구강, 혀 부위)가 파랗게 청색증을 보인다면 폐나 심장에 문제가 있을 수 있습니다.

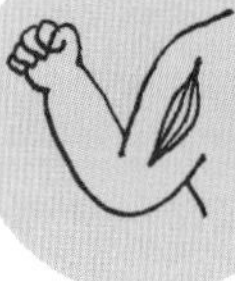

근 긴장도 : 근 긴장도가 떨어지지 않는지 확인

감염, 기저 질환, 신경학적, 근육계의 문제가 있으면 근 긴장도가 떨어질 수 있습니다.

출산 직후, 이런 케어를 추천해요

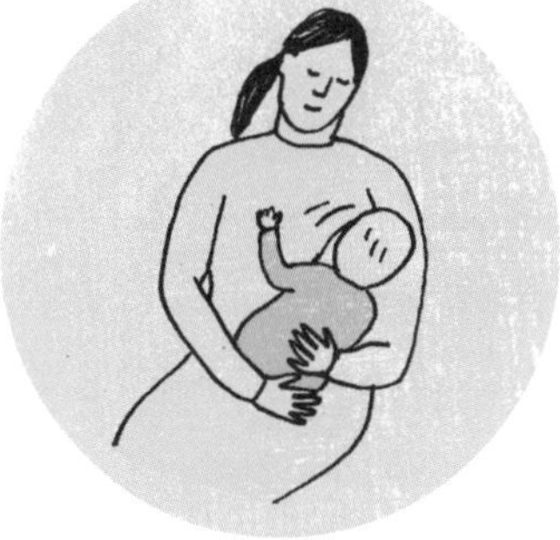

1. 바로 안아주고 바로 젖을 물리기

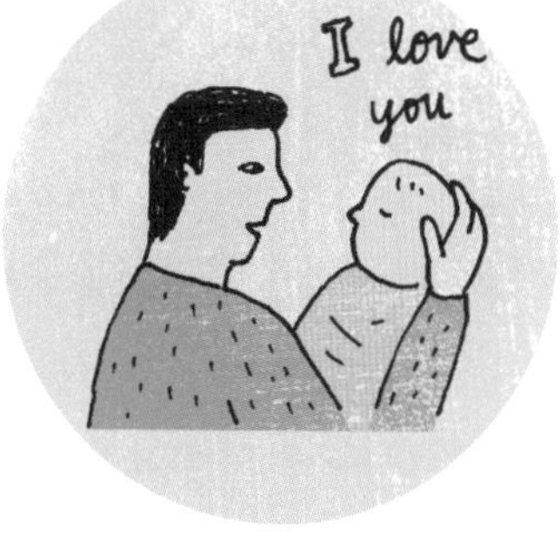

2. 아빠와 엄마 목소리를 들려주기

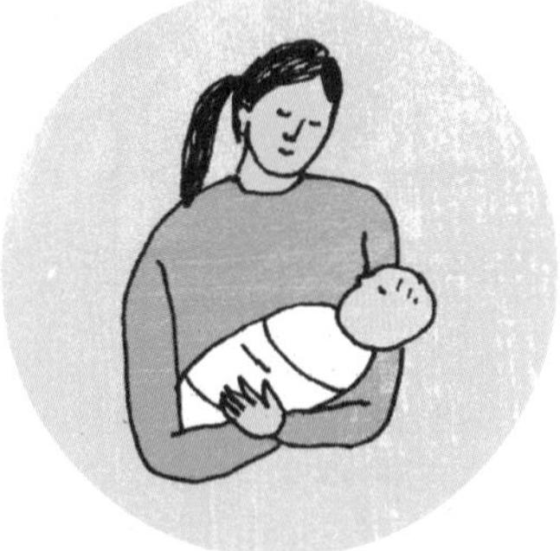

3. 첫날부터 모자동실을 하기

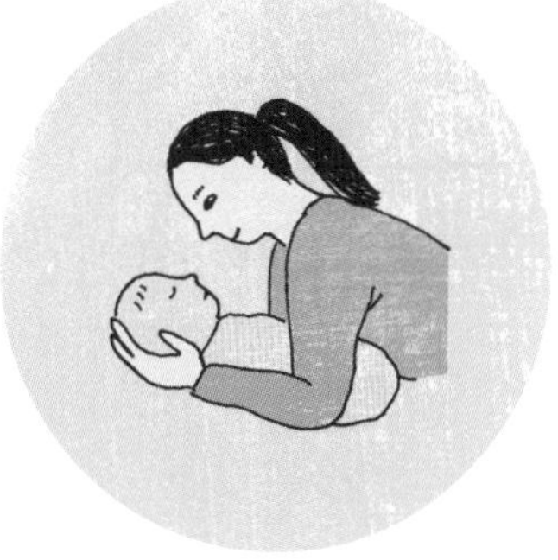

4. 많이 안아주고 자주 먹여주기

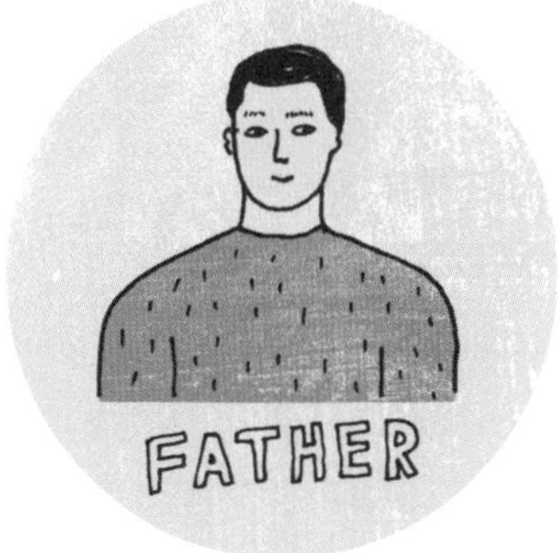

5. 아빠가 곁에서 돕기

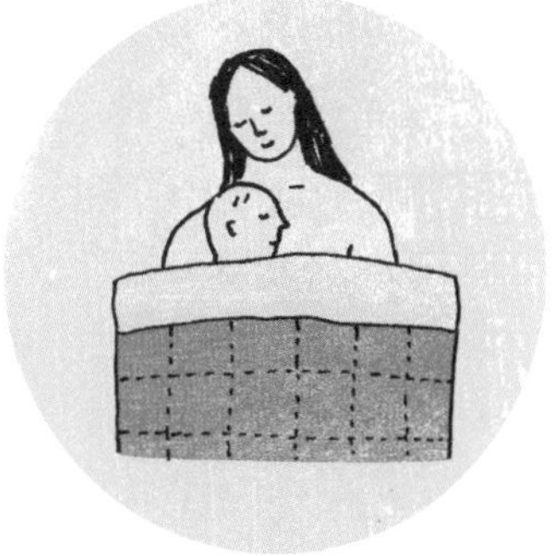

6. 캥거루 케어

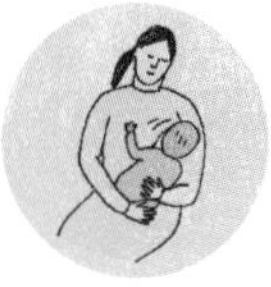

1 바로 안아주고 바로 젖을 물리기

출생 직후 30분이나 1시간 이내에 젖을 물리는 것은 아주 중요합니다. 그런데 국내 정서상, 병원 시스템상 몇 시간 혹은 하루 동안 아기를 못 보기도 하지요. 출산 후 1시간 이내에 아기에게 엄마젖을 물릴 경우 아기는 빠는 힘도 강해지고 엄마젖에 익숙해질 수 있습니다. 제왕절개로 아기를 낳은 경우에도 의사의 협조가 있으면 출산 후 바로 엄마젖을 물릴 수 있으니, 담당 의사에게 이야기해두세요. 출산 시 원하는 부분에 대한 의견을 적극적으로 출산 전에 표현하는 것이 좋습니다.
모유수유를 하기 전 마음의 준비를 단단히 한 뒤, 수유쿠션도 준비하고, 온갖 수유용품이 갖춰진 다음에야(즉 출산 후 이틀 정도 지나서야) 본격적으로 첫 수유를 시작하는 사람들이 많은데, 수유란 그렇게 어려운 일이 아닙니다. 내 아이를 먹이고 키우는 일입니다. 거창하거나 너무 어렵게 생각하지 마세요. 생후 1시간 이내에 수유할 것을 권합니다.

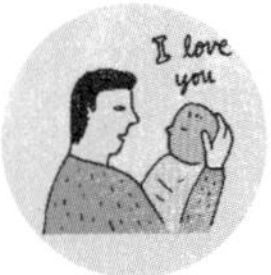

2 아빠와 엄마 목소리를 들려주기

손가락 수, 발가락 수를 세는 것보다 더 중요한 것은 아이에게 처음으로 말을 걸어주는 일입니다. 태담도 아기 정서 발달과 부모와 아이의 교감에 효과적인데, 첫 대면에서 들려주는 목소리는 말할 필요도 없겠지요.

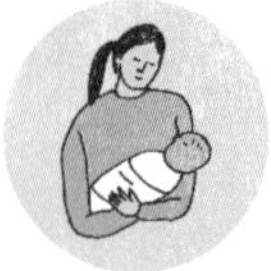

3 첫날부터 모자동실을 하기

젖 물리는 방법도 모르겠고 당장 몸이 아프니 당연히 모자동실을 하기 힘들겠지요. 그렇지만 첫날부터 데리고 자는 것을 권합니다. '첫날이니 괜찮겠지…' 하고 분유 젖병을 물리고 엄마 곁에 두지 않는 것보다 모자동실은 아이에게 훨씬 더 좋은 기억이 됩니다. 너무 어려서, 갓 태어나서 기억하지 못한다고 생각하지 마세요.
아기를 신생아실에 두면 아무래도 보챌 때 출산으로 지친 엄마를 부르기보다는 그냥 분유를 먹이게 됩니다. 또한 보채기 시작해서 수유를 하러 가면 이미 늦습니다. 옆에서 아이가 배고파하는 신호를 보낼 때 그에 적당한 반응으로 수유를 해주는 것, 이것이 바로 애착의 시작입니다.

4 많이 안아주고 자주 먹여주기

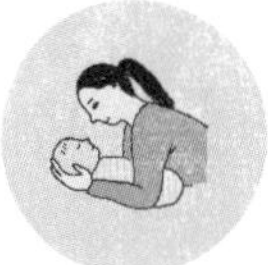

"생후 30일 정도 된 아이를 울려도 될까요?"라는 질문이 있었는데요. 출산 후 마음도 몸도 많이 지쳤을 텐데도 아이 걱정이 먼저인 우리 엄마들의 마음, 항상 아름답습니다. 저는 늘 단호한 육아, 원칙적인 육아를 강조하는 사람이지만, 낮과 밤을 구별할 수 있는 생후 6~8주 이전까지는 보채도 많이 안아주기 바랍니다. 아이를 울려서 좋을 것은 없습니다. 수면교육을 하는 것도 아이를 편안한 상태로 스스로 잘 수 있게 도와주는 것이지, 아이가 울다가 지쳐서 자포자기 상태에서 자게 두는 것이 아닙니다.

소화능력이 다소 떨어지는 시기이기도 하니까 조금 더 자랄 때까지는 수유 간격을 너무 늘리려 노력하지 마세요. 신생아 시기에는 엄마와 아기가 애착관계를 쌓는 것이 무엇보다도 중요합니다. 적어도 10개월까지는 아이가 보챌 때 바로 안아주는 게 좋습니다.

5 아빠가 곁에서 돕기

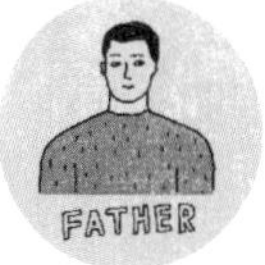

제가 늘 강조하는 것 중 하나가 아빠의 역할입니다. 처음에는 많이 설레고 내 아들, 내 딸이 금쪽같고 예쁘지만 많은 아빠들이 수유도 할 수 없고, 안는 것도 무섭고, 괜히 서툴기만 한 것 같아 육아 돕는 일을 포기하고 맙니다. 절대! 그러면 안 됩니다. 고생하는 아내를 지켜봐주는 일, 소중한 가족 옆에 있어주는 일 등의 사소한 일부터 시작해서 목욕물 맞춰주기, 빨래해주기, 아내의 식사 챙겨주기, 아기와 놀아주기 등 해줄 수 있는 일이 너무나도 많습니다. 갓 태어난 아기와 고생하는 아내에게 아빠의 사랑을 선물해주세요. 당분간 모임은 접어두고요. "출산 턱 쏠게!" 하지 말고, 아내와 아이를 위해 남는 시간을 모두 써주세요.

6 캥거루 케어

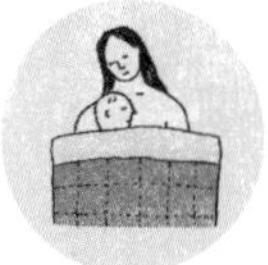

"콩닥콩닥" 하는 아이의 심장과 "쿵덕쿵덕" 뛰는 아빠, 엄마의 심장을 맞대는 것이 캥거루 케어입니다. 아이는 안락함을 느끼고 아빠, 엄마와 애착 형성을 하게 됩니다. 이른둥이 케어에 있어서도 중요한 캥거루 케어, 건강하게 태어난 신생아에게도 수시로 해주면 좋습니다. 단, 위험한 자세로 하지 말고, 비스듬히 누워 안정된 자세로 해주세요.

닥터 오의 진료실

선천성 대사 이상 질환 검사

검사의 종류를 알아보아요

선천성 대사 이상 질환을 파악하기 위해 실시하는 선별 검사는 6종과 50여 종 중 선택하여 검사하도록 되어 있습니다.

6종		선택	50여 종
○페닐케톤뇨증 ○단풍당뇨증 ○호모시스틴뇨증	○갈락토스혈증 ○갑상선기능저하증 ○부신기능항진증		6종 검사 포함하여 이중질량분광분석 기기를 이용한 43종 이상의 유전성 대사 질환(유기산, 아미노산, 지방산 대사 이상 질환)스크리닝 및 진단 가능

신생아실에 다녀온 아기 발뒤꿈치에 밴드가 붙어 있다고 놀랄 필요는 없어요. 선별 검사용 채혈은 정해진 침으로 신생아의 손가락이나 발뒤꿈치 등을 찔러 선별 검사 전용 용지에 피를 묻혀 하게 됩니다. 수유 상태가 좋은 정상아의 채혈은 생후 3~7일 사이에, 수유 상태가 좋지 않은 이른둥이 또는 저체중 출생아는 일주일 이상 지난 뒤 수유 상태가 양호해지면 채혈합니다. 만약에 이상이 발견된다면 대사를 하지 못하는 특정 성분이 함유되어 있지 않은 특수 분유를 먹여야 합니다. 특정 성분이 몸에 쌓인다면 정상적인 성장과 발달이 어려울 수도 있습니다.

수유 상태가 좋은
정상아

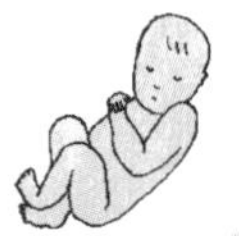

생후 3~7일
사이에 채혈

수유 상태가 좋지 않은
이른둥이 또는 저체중 출생아

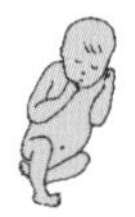

일주일 이상 지난 뒤 채혈
수유 상태가
양호해지면 채혈

출생 뒤 이루어지는 진료

의사 선생님의 진료가 필요해요

아이가 태어나면 소아청소년과 전문의가 머리부터 발끝까지 봐줄 것입니다. 소아청소년과가 같이 있지 않은 병원에서 분만한 경우에는 태어난 지 일주일쯤 되었을 때 아이의 상태를 확인하기 위해 소아청소년과를 방문하는 것이 좋습니다. 아이가 보채지 않을 때 진찰하는 것이 중요합니다. 신생아에게서 들릴 수 있는 심잡음이나 복부 상태, 대천문의 융기 등은 아이가 보채고 있으면 확인하기가 힘들기 때문입니다.

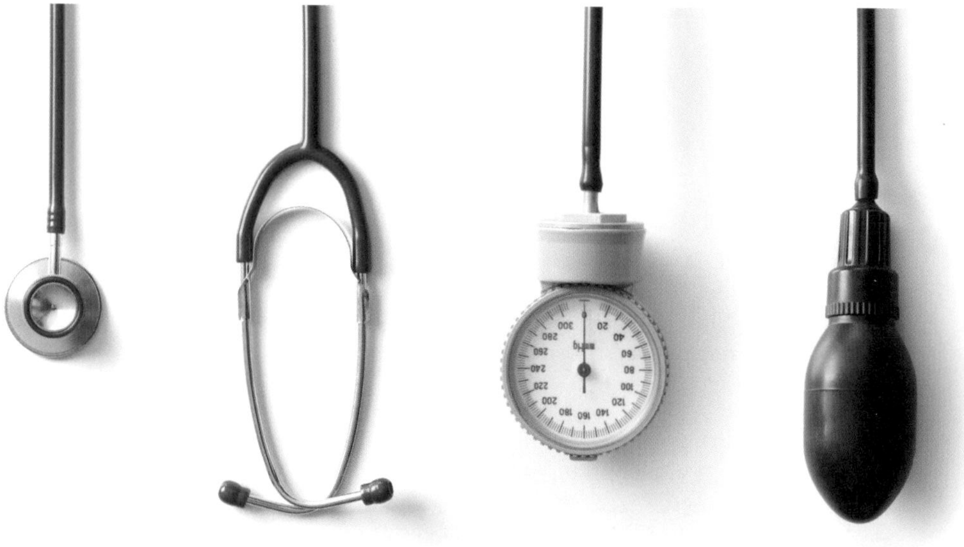

쇄골

분만 손상으로 쇄골이 골절되거나 한쪽 신경이 손상되면 손상된 쪽으로 움직임이 제한됩니다. 이때 신생아기에 나타나는 원시반사 중에 모로반응이 보이지 않을 수 있습니다. 쇄골이 골절되면 골절된 부분이 부어오르기도 하고 부러진 뼈가 움직일 수도 있습니다.

두부

대천문의 위치, 크기, 융기 정도와 분만 시 손상이 있었는지 확인합니다.

팔다리

팔다리가 잘 움직이는지, 대칭적인 움직임인지, 아이의 근 긴장도는 괜찮은지 확인합니다.

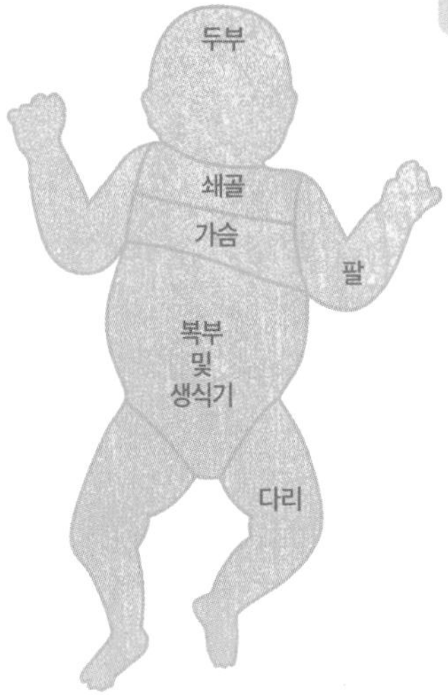

복부 및 생식기

장음은 괜찮은지 복부에 만져지는 덩어리가 있는지 확인하고 외부 생식기, 항문 등의 문제가 없는지 확인합니다. 소음순 유착, 대음순의 색소침착, 모호한 성기, 미소음경, 요도하열, 음낭수종, 탈장, 항문의 이상, 엉덩이 보조개simple midline dimples 등의 이상이 있는지 외부 생식기와 항문 주위를 세심하게 살펴봅니다.

하체

고관절이 이상이 있는지(다리를 대칭적으로 벌리지 못하는 경우, 대퇴주름이 비대칭인 경우, 다리를 붙였을 때 무릎 높이가 다른 경우, 고관절을 움직일 때마다 클릭 소리가 들리는 경우)가 확인하고 팔다리의 해부학적인 이상이 있는지 확인합니다.

가슴 청진

각각의 신체기관이 정상적으로 존재하는지 육안으로 확인한 뒤에 가슴 청진을 하게 됩니다. 폐음이 정상적으로 깨끗하게 들리는지, 심잡음이 들리는지 확인합니다. 정상적인 신생아에서 10명 중 1명 정도에서 심잡음이 들릴 수 있습니다. 즉 닫혀야 될 심장의 구멍이나 혈관을 통해서 혈류가 지나가는 소리가 들릴 수도 있고 정상적인 구조에서 약간 좁아진 혈관을 통해서 지나가는 소리가 들리는 경우도 있습니다. 아이가 청색증을 보이거나 심잡음이 크게 들리고 호흡곤란 증상을 보인다면 반드시 대학병원으로 이송해야 합니다. 특히 청색증이 동반되는 심장 질환의 경우 치료할 수 있는 골든타임이 매우 중요합니다. 아이가 청색증을 보이면 바로 소아청소년과 전문의의 진찰을 받아야 합니다. 보통 건강해 보이는 아이들에게 약간씩 들리는 무해성 심잡음은 대부분 안심해도 되지만 소아청소년과를 방문할 때마다 문제는 없는지 주기적으로 확인하도록 합니다.

🏥 닥터 오의 진료실

이른둥이로 태어날 경우

저체중 출생아 비중이 늘고 있어요

저체중아 출생이 늘고 있습니다. 늦은 결혼과 난임 인구 증가, 고령 산모의 출산 증가, 그에 따른 저체중 출생아와 이른둥이, 조산아 증가… 꼭 한 가지 이유 때문은 아니지만, 여러 가지 이유로 이 모든 안타까운 수치가 늘고 있는 것은 분명합니다. 저체중으로 태어나는 신생아들에게는 좀 더 신중한 케어가 필요합니다.

초산 연령, 조산 비율, 저체중아의 증가는 상관관계가 있습니다.

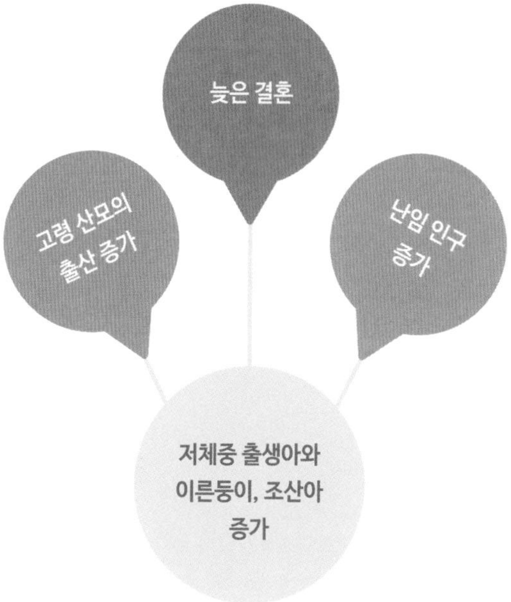

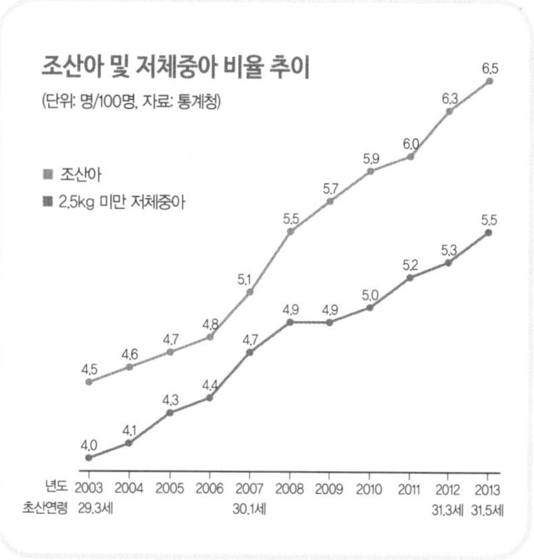

산모 고령화

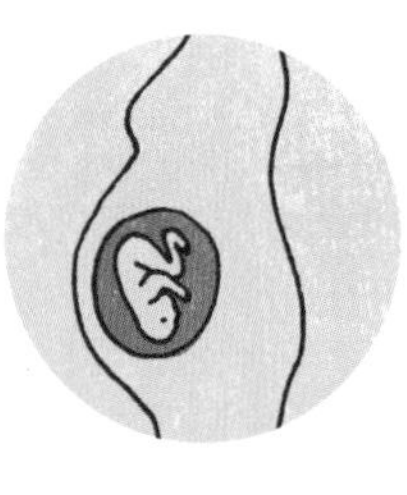

고령 산모의 경우 산과적인 합병증이 많습니다. 당연히 아이에게도 문제가 생길 수 있겠지요. 고령 산모의 비율은 해마다 늘고 있는 추세입니다. 마음대로 되는 일이 아닌 줄은 알지만, 정상적인 재태 기간을 지키고 산과적 합병증을 방지할 수 있도록 식이 조절과 야외 활동에 특별히 주의를 기울여야 합니다.

산모의 체중 조절

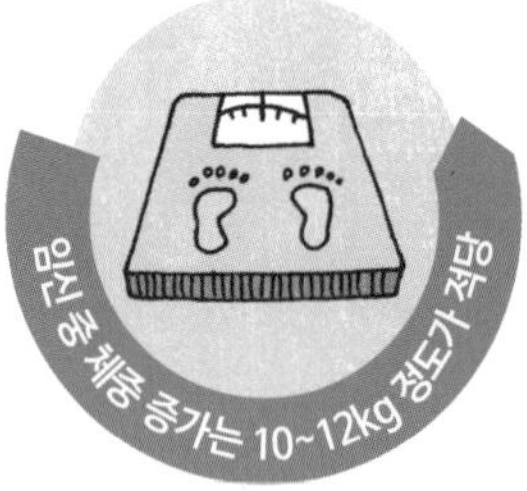

요즘 출산 후 몸매가 신경이 쓰여 임신 중 식이 조절과 운동요법 등을 통해 체중을 조절하는 사람들이 많습니다. 그것이 나쁘다는 말이 아닙니다. 오히려 비만 산모의 경우 조기 출산을 하게 되고 그에 따른 저체중아 출산율이 높습니다. 하지만 지나친 다이어트는 독이 됩니다. 임신 중 적정한 체중 증가(10~12kg)를 통해 저체중아 출산을 막도록 합니다.

저체중 출생아는 이렇게 분류해요

이른둥이는 엄마 뱃속에 있던 기간이 37주 미만인 아기를 말합니다. 저체중아의 경우 출생 시 체중에 따라 아래와 같이 분류하고 있습니다.

초극소저체중아
출생 시 체중이 1kg 미만

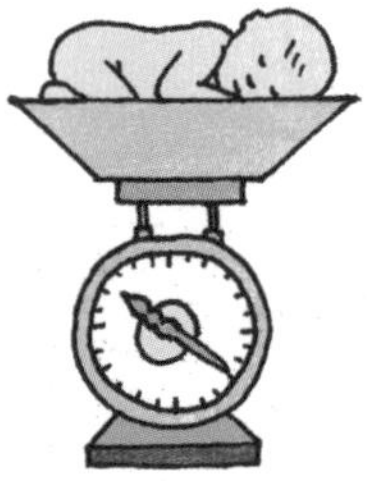

극소저체중아
출생 시 체중이 1.5kg 미만

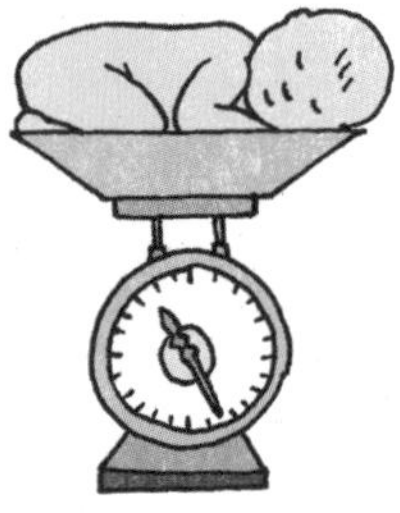

저체중아
출생 시 체중이 2.5kg 미만

저체중 출생아는 관리가 필요해요

모유수유

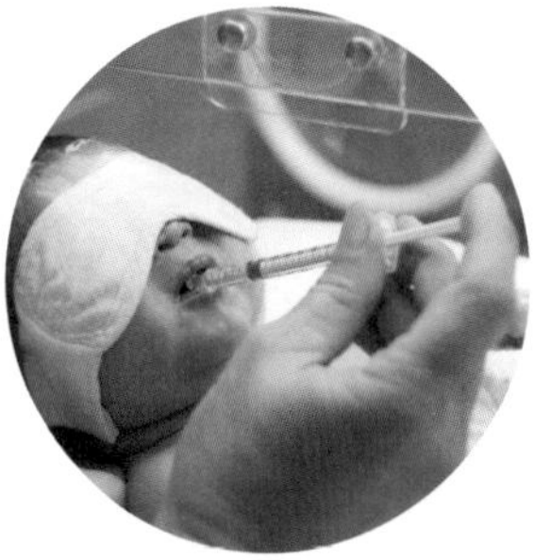

인큐베이터 안에서도 모유수유를 할 수 있습니다. 이른둥이는 면역력이 더 약하기 때문에 모유수유가 꼭 필요합니다. 소화를 잘 시키지 못하는 이른둥이에게 엄마젖은 최고의 영양입니다. 아기가 너무 작고 어려 젖을 못 빨 것이라고 생각하기 쉽고, 분유보다 영양이 부족하다는 잘못된 정보로 모유수유를 중단하는 경우도 많습니다. 절대 그렇지 않습니다. 신생아실에서 관리되는 이른둥이의 경우 직접 수유가 어렵기 때문에 유축기로 젖을 짜내어 튜브를 이용해 먹입니다. 아이 체중이 늘기 시작하고 컨디션이 좋아지면 직접 수유도 가능합니다. 모유는 정서 발달, 질병이나 감염 예방에 매우 큰 도움이 되니까요. 실제, 이른둥이에게 잘 나타나는 괴사성 장염이 분유를 먹인 아이에게서 6~10배 더 많이 발생한다고 합니다. 이른둥이를 출산한 엄마의 경우 아기에게 많이 미안해하는데, 그럴수록 모유수유를 꼭 해주길 바랍니다.

캥거루 케어

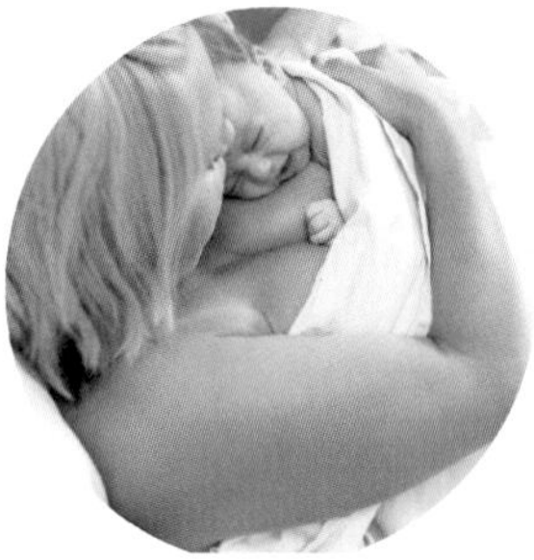

캥거루 케어는 〈MBC 스페셜〉에서 "태어나면 시작하라, 캥거루 케어"라는 다큐로 소개되며 큰 반향을 일으켰습니다. 캥거루 케어란 아기의 맨살과 엄마의 맨살을 최대한 많이, 최대한 오래 밀착시켜 아기의 정서 안정과 발달을 돕는 케어 방법입니다. 물론 아빠도 가능합니다.

1983년 콜롬비아 보고타에서 인큐베이터의 부족을 대신할 방법으로 시행한 이른둥이 케어법이지만, 현재는 그 놀라운 효과와 기적적인 체험이 입증되면서 유럽, 미국 등 선진국에서 사용하는 신생아 케어 방식입니다. 새끼를 일찍 낳아 주머니에서 따뜻하게 키우는 캥거루의 케어법과 비슷하다 하여 캥거루 케어라 불리게 되었지요. 단, 캥거루 케어를 하는 당일에는 엄마나 아빠가 깨끗하게 목욕을 하고 가벼운 옷을 입고 와서 감염의 위험을 낮추어야 합니다.

이른둥이에게 필요한 의학적 처치

인큐베이터 케어

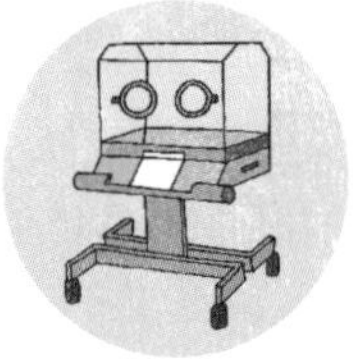

이른둥이는 아직 자궁으로부터 보호를 받아야 합니다. 이르게 나왔기 때문에 자궁을 대체할 수 있는 환경이 필요합니다. 인큐베이터는 아이에게 가장 자극이 적은 안정적인 환경을 제공하게 됩니다.

호흡기 치료 및 호흡기계 감시

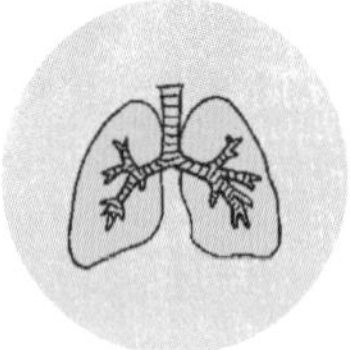

이른둥이들은 폐성숙이 미숙할 수가 있습니다. 특히 35주까지 폐성숙에 필요한 계면활성제가 만들어지기 때문에 그 이전에 태어난 아이들은 폐에 계면활성제가 부족해서 폐가 제대로 펴지지 못하고 산소-이산화탄소 교환이 제대로 되지 않을 수 있습니다. 이를 신생아호흡곤란증후군RDS이라고 합니다. 그래서 35주 미만의 아이가 태어나서 호흡곤란이 있을 때는 신생아호흡곤란증후군이 아닌지 확인해야 합니다. 필요하면 인공적인 계면활성제를 써야 하며 인공호흡기 치료를 받을 수도 있습니다.

정맥 영양 공급

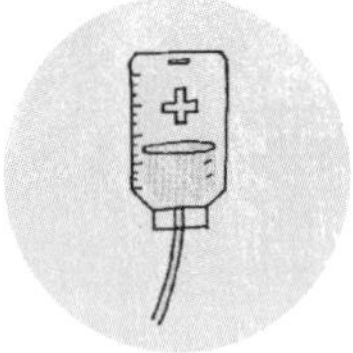

출생주수 34주, 체중 1.8kg 미만으로 태어난 신생아는 수유 시 삼키고 빠는 행동의 조화가 제대로 이루어지지 않기 때문에 직접 수유가 불가능할 때가 있습니다. 이때 G-tube(코나 입을 통해 위까지 삽입한 튜브)를 통해서 영양 보충을 할 수 있습니다. 또한 여러 가지 상황 때문에 경구 영양 보충을 못하는 경우에는 정맥을 통한 영양 공급을 받아야 할 수 있습니다.

황달 치료

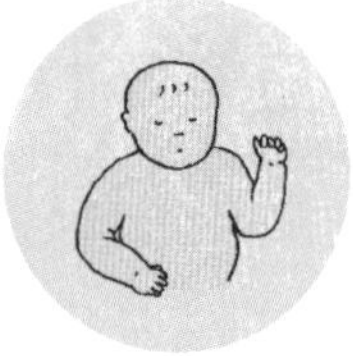

이른둥이는 황달이 잘 생기고 핵황달의 위험이 더 커서 황달 치료를 하는 경우가 많습니다(신생아 황달 62쪽 참고).

감염에 대한 치료

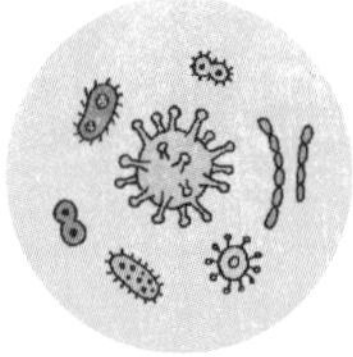

면역력이 떨어진 이른둥이들은 외부의 세균, 바이러스, 곰팡이 등에 의해 감염될 수 있습니다. 따라서 감염에 따라 항생제, 항진균제 등을 투여받는 경우가 있습니다.

신생아에 관한

Q&A

Q 신생아인데 이가 날 수 있나요?

A 신생아도 이가 날 수 있습니다. 'Natal teeth'라고 하지요. 추가적인 치아가 아니라 유치가 일찍 나오는 것입니다. 여러 신드롬과도 연관이 되어 있다고 하는데 아무런 문제가 없다면 지켜보면 됩니다. 수유할 때 문제가 되면 날카로운 부분을 부드럽게 한다거나 개수가 많아서 삼킬 위험이 있다고 한다면 발치하는 방법도 있습니다.

본스결절Bohn's nodule을 이로 착각하는 경우도 많습니다. 입안 침샘의 상피세포들의 흔적이라고 생각되어지면 이가 아니고 시간이 지나면 사라지는 것입니다. 마치 이가 난 것처럼 진주 모양으로 조금 크게 보이는 것도 있습니다. 입천장에 생기면 진주종이라고도 하지요(본스결절, 진주종 145쪽 참고).

Q 신생아가 소변을 안 봐요

A 신생아가 소변을 잘 보지 않는 경우 탈수 증상이 의심됩니다. 정상적으로 하루 6~10회 정도 소변을 봐야 합니다. 생후 2일이 지나도 소변을 보지 않는다면 철저한 검사가 필요해요. 신장 기능의 문제라든지 모유가 잘 나오지 않아서 심한 탈수 증상이 있을 수 있으니 가까운 소아청소년과를 방문하세요.

Q 몽고반점은 언제 없어지나요?

A 동양인에게 몽고반점이 많습니다. 유치원 다닐 때, 즉 5세 정도면 많이 사라지고 초등학생 때에는 거의 없어진다고 보면 됩니다.

Q 아이의 뒷목에 붉은 반점이 있어요

A 뒷목 위에 빨갛게 있는 반점은 '연어반'이라고 합니다. 눈 주위나 목 뒤에 잘 생깁니다. 눈 주위는 거의 없어진다고 보면 되고 목 주위에는 남을 수 있는데, 머리카락이 자라면서 대부분 가려집니다. 보기 싫게 남아 있으면 커서 피부과적 시술로 간단히 없앨 수 있습니다(연어반 144쪽 참고).

D+4

뽐이의 탯줄이 떨어지다

생후 4일째 뽐이의 탯줄이 떨어졌다.
생각보다 일찍 떨어졌다며 아내는 걱정을 하였다.
대부분 제대는 생후 2주 안에 떨어지고, 일찍 떨어진다 해도 걱정할 필요는 없다.
제대가 탈락된 후, 뽐이의 배꼽이 돌출되어 보인다고
아내가 탈장이 아닌지 걱정하고 있다.
탈장이라 해도 대부분 1년 안에 막히게 되니,
섣불리 과하게 걱정하지 않아도 된다.
뽐이의 배꼽은 점점 붓기가 빠져 몇 주가 지나자 정상적인 형태를 갖추었다.

열 달 동안 아이와 엄마를 연결해주었던 탯줄이 떨어진다고 생각하니
아빠인 나조차 묘한 기분이 든다.

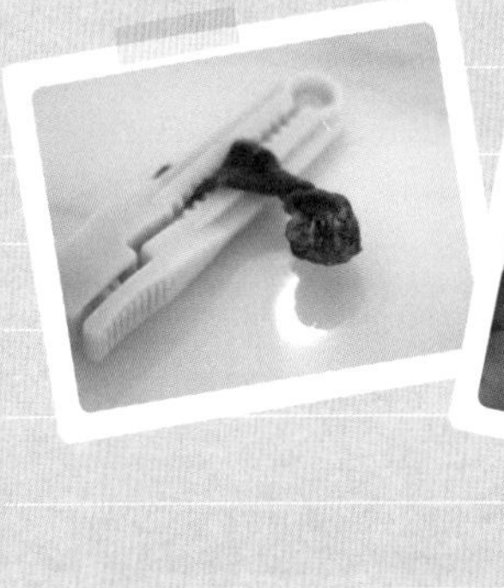

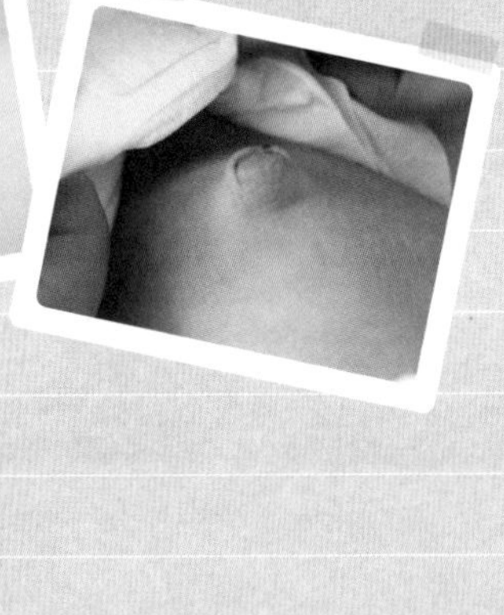

제대탈락

신생아 탯줄은 이렇게 잘라요

아기의 탯줄을 자르는 신비한 경험, 요즘 아빠들이라면 한 번쯤 해봤을 거예요. 탯줄은 엄마와 아이를 이어주었던 줄이기에 더욱 의미가 있습니다. 그래서 탈락한 탯줄을 아기가 성년이 될 때까지 보관하는 분들도 많습니다. 제대는 분만 후 절단하기 전에 2개의 클램프로 압축하거나 소독된 제대실로 묶고 소독가위로 절단합니다. 그런 뒤 복벽에서 약 2.5cm 길이에서 다시 한 번 더 묶습니다. 혈액형 부적합증 등으로 교환 수혈을 해야 하는 경우라면 8~10cm 정도로 다소 길게 제대를 남겨둡니다.

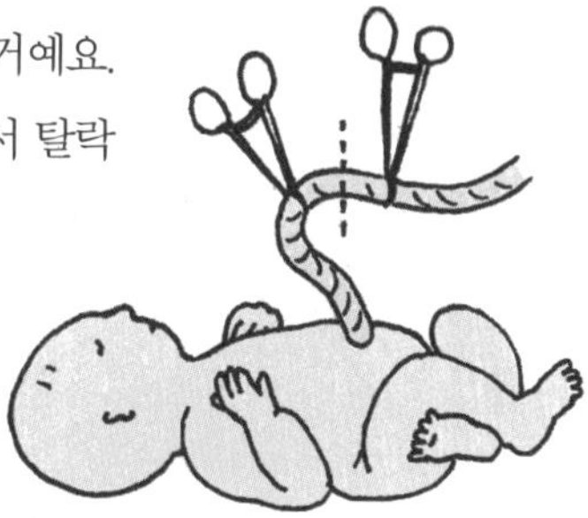

신생아 제대를 잘 관리해주세요

제대 관리

• 출산 후 묶어두었던 탯줄은 생후 6~10일이면 말라서 저절로 떨어집니다.

• 탯줄이 떨어지고 나면 기저귀 교체나 목욕할 때 배꼽에 세균이 감염되지 않도록 주의해주세요.

• 목욕 후 물기가 남지 않도록 공기를 잘 통하게 해주세요. 자연건조가 무엇보다 중요합니다.

배꼽을 소독하는 게 좋을까?

흔히 산부인과에서 퇴원할 때 알코올 솜이나 볼을 받아서 퇴원하고 하루에 한 번 정도 소독을 하라고 합니다. 물론 소독을 하지 않는 것보다 낫다고 생각할 수 있어요. 하지만 선진국에서는 소독을 하지 않고 자연적인 건조를 해도 된다고 합니다. 즉, 소독을 아무리 잘하더라도 기저귀 안에 축축하게 배꼽을 넣어두는 것보다 기저귀 밖에 배꼽을 노출시켜서 자연건조시키는 것이 무엇보다 중요합니다.

Doctor's comment

다음 경우에는 전문의와 상담이 필요합니다.

-생후 2주가 지나도 제대가 떨어지지 않을 경우
-배꼽에서 계속 진물이 나고 고름이 묻어나오며 냄새가 날 경우
-배꼽이 떨어진 후 4~5일 이상 피가 묻어나는 경우
-배꼽에서 살이 자라 덩어리가 생기는 경우(제육아종)

제대탈락 순서를 알아보아요

제대 절단 부위는 건조해지면서 위축되고, 복벽 쪽 부착 부위에 분계선이 생겨 탈락하게 됩니다. 탈락 직후 완전히 깔끔하게 떨어지는 것은 아니고 수일 내로 치유됩니다. 또한 제동맥의 위축으로 배꼽은 함몰됩니다.

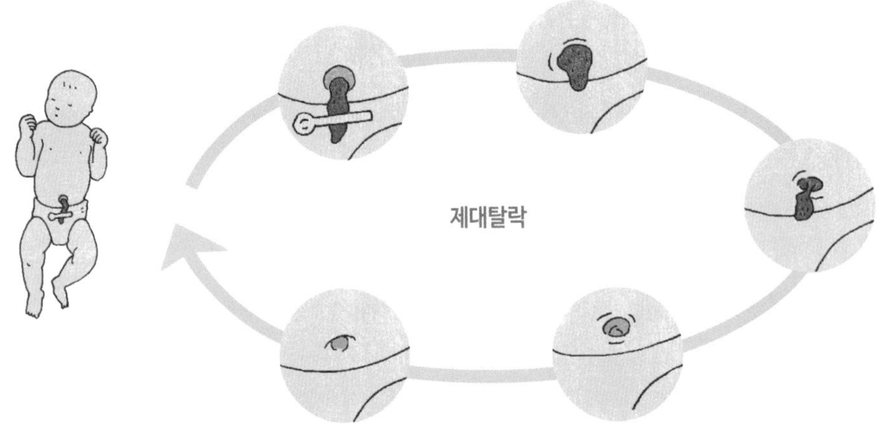

제대탈락 시 감염에 주의해주세요

감염이 되면 제농루, 제육아종, 제염, 제동맥염에 이를 수 있습니다.

제육아종

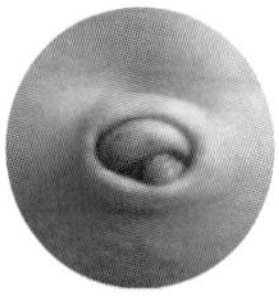

제대탈락 후 탈락 면이 이상증식하여 적색을 띠는 것입니다. 제농루에서 진행되는 일이 많으며, 병원에 가서 소독하면 됩니다.

제출혈

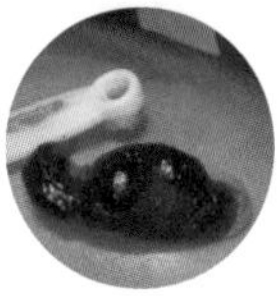

제혈관은 빨리 수축되기 때문에 출혈이 흔치 않으나, 자른 끝이 괴사해버리거나 수축이 잘 되지 않으면 수일에 걸쳐 출혈을 일으키게 됩니다. 정도는 강하지 않지만 빈혈의 원인이 될 수 있으니, 며칠 동안 출혈이 계속되면 처치가 필요합니다.

제대탈장

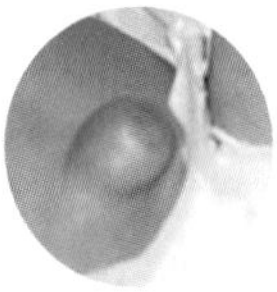

대부분 1년 안에 저절로 막히는 경우가 대부분입니다. 탈장된 부위가 너무 커서 자연적으로 막히지 않는 경우에는 수술적 교정이 필요한 수도 있습니다.

Parenting story

뿜이의 제출혈

뿜이가 태어난 지 11일째 되는 날, 아내가 배꼽 사진을 보내면서 제출혈인지 물어보더군요. 아내의 메시지에서는 걱정이 뚝뚝 흘렀지만 제출혈이나 육아종은 소아청소년과에서 간단한 처치로 치료가 가능합니다. 전혀 걱정할 필요가 없습니다.

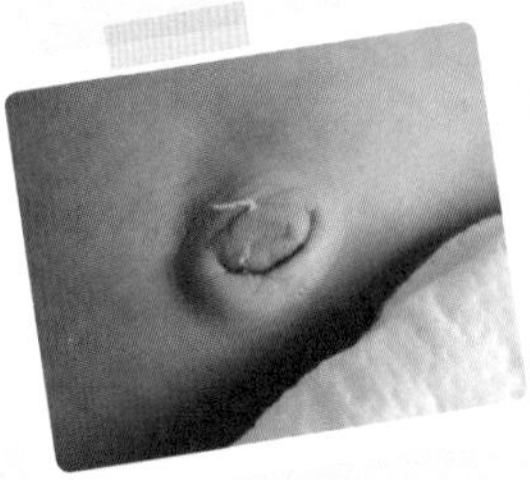

제혈관은 빨리 수축되기 때문에 출혈이 흔치 않지만 자른 끝이 괴사해버리거나 수축이 잘 되지 않으면 수일에 걸쳐 출혈을 일으키게 됩니다. 정도는 강하지 않지만 빈혈의 원인이 될 수 있으니, 며칠 동안 출혈이 계속되면 처치를 받으세요. 병원에 가면 화학적인 소작燒灼, Chemical Cauterization을 하며, 집에서 해줄 만한 처치는 잘 말려주는 것입니다.

D+5

모유수유가 진행되다

뽐이의 부기가 빠지며 하루가 다르게 예뻐지고 있다.
자주 배냇짓도 하고 적어도 낮에는 잘 잔다.
아내가 모유수유를 고집하고 있어서 힘들어하는 것 같다.
아내의 고집도 있지만 모유수유를 강조하는 내 잠재적 압박에
아내가 따라주고 있는 것 같아 너무나도 고맙다.
둘째 날까진 모유가 잘 돌지 않아서 과연 모유수유가 성공할지 걱정을 많이 했다.
모유만으로 절대로 부족하지 않다는 것을 알고는 있지만
(실제로 신생아들은 생후 2~3일까지는 아주 적게만 먹어도 된다),
평균적으로 신생아실에 있는 아이들의 분유 섭취량을 보면
모유만으로는 어림도 없을 듯하다.

일반적으로 신생아실에 있는 아이들은
첫날부터 분유를 한 번에 20~30mL를 거뜬히 먹고 있다.
초유는 많이 나와야 하루에 40~60mL 정도인데
다른 아이들에 비해 모유만 먹는 아이들이 섭취량이 적을까 꽤 걱정이 된다.
소아청소년과 의사인 내 입장에서도
'우리 아이가 탈수되지 않을까?'
'지금 배가 고파서 보채는 것이 아닐까?'
'소변을 잘 보고 있는 것일까?' 온갖 걱정을 하게 된다.
내가 이 정도인데 다른 어머니들은 얼마나 걱정이 될까?

결국에는 나도 보충 분유수유를 선택하게 되었다.
아내가 모유가 조금 적게 도는 이유도 있었고 보채는 아이를
도저히 감당하기가 어려워 보충 수유를 선택했다.
입에 넣어주니 '쪽쪽' 소리를 내며 빠는 우리 딸.
유두혼동이 올 수 있어서 최대한 컵 수유를 하기로 하였다.

나오지 않는 젖을 최대한 물리고 그 뒤에 조금씩 컵(스푼식 젖병)으로 보충 수유를 했다.
우리는 성공적인 모유수유를 위해 젖병 소독만 부탁하고
나머지는 모자동실을 하며 아이의 수유를 진행했다.
아마도 신생아실 간호사들은 우리의 극성을 좀 못마땅해하지 않았을까 싶다.
다행히 컵으로도 우리 뿜이는 잘 받아먹었다.

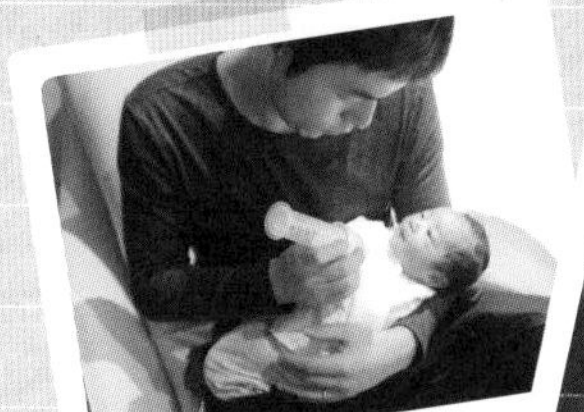

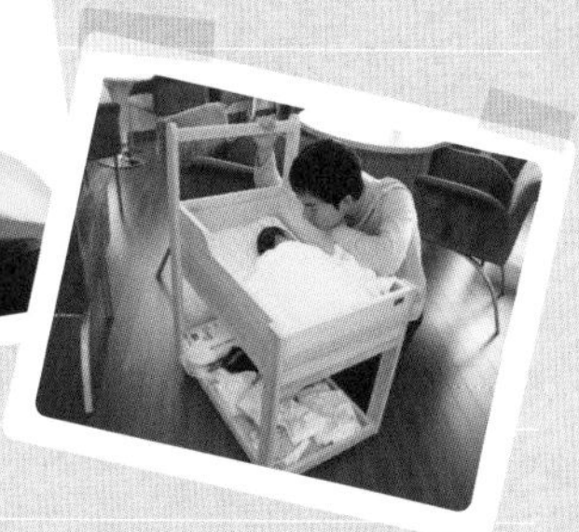

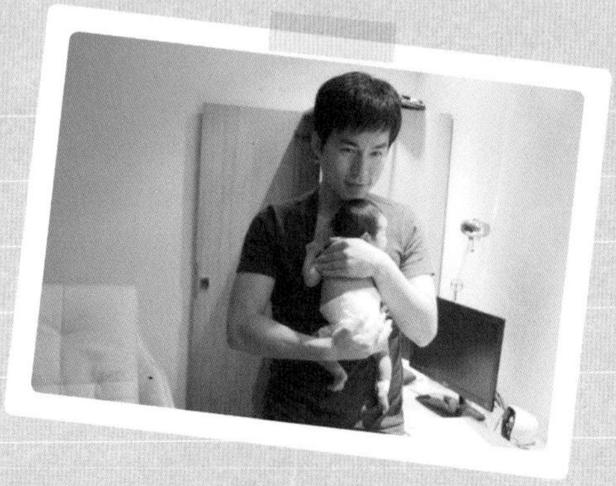

컵으로 60ml까지 먹기도 하였으니….
젖병으로 수유해보면 알겠지만 조금만 빨아도
꿀떡꿀떡 넘어가기 때문에(아이에 따라 다르긴 하지만)
엄마젖 빠는 것을 어려워하고 거부하는 경향이 있다.
그렇게 2~3일이 지난 오늘 낮에는 보충 수유를 전혀 하지 않고 있다.
소변도 낮에 3번 정도 충분히 보았다.
그만큼 모유가 충분히 돌고 있다는 증거다.
기쁘기도 하고 고생한 아내가 안쓰럽기도 하고 우리 뿜이가 대견하기도 하다.

지난번에도 느꼈지만 모유수유는 시간과 인내가 필요하다.
밤에 누군가는(물론 모유수유를 하는 엄마겠지만!) 절대로 숙면을 취할 수 없다.
모유수유의 중요성은 아무리 강조해도 지나치지 않다.
하지만 대부분 힘들기 때문에 포기하게 된다.
엄마의 의지와 주위의 도움과 격려가 반드시 필요하다.

미니 육아 수첩

모유수유를 위해 우리가 시도한 몇 가지

1. 자주 젖을 비워주기
2. 충분량의 수분 섭취(물+생과일주스 등)
3. 보충 수유(단, 스푼식 젖병 사용)
4. 엄마의 의지+아빠의 도움
5. 편한 마음가짐과 긍정적인 생각

닥터 오의 진료실

모유수유 성공과 모자동실

모자동실 사용을 권장해요

모유수유를 성공적으로 하고 싶다면 모자동실을 하도록 합니다. "전 호출받아 수유실에서 계속 모유 먹였는데요."라고 할 수도 있지만 아기가 보채기 시작해서 한참 울고 난 뒤에 먹이면 아기도 지쳐 있기 때문에 충분량을 먹지 못하고 잠들어버립니다. 그러므로 엄마가 옆에서 지켜보다가 아기가 잠에서 깨어 초롱초롱하게 눈을 뜨고 입을 크게 벌린다거나 오물오물, 쩝쩝거리기 시작하면서 "나, 젖 먹고 싶어요. 엄마~"라는 신호를 보낼 때 먹여야 충분량을 먹이고 수유 간격을 지켜나갈 수 있게 됩니다.

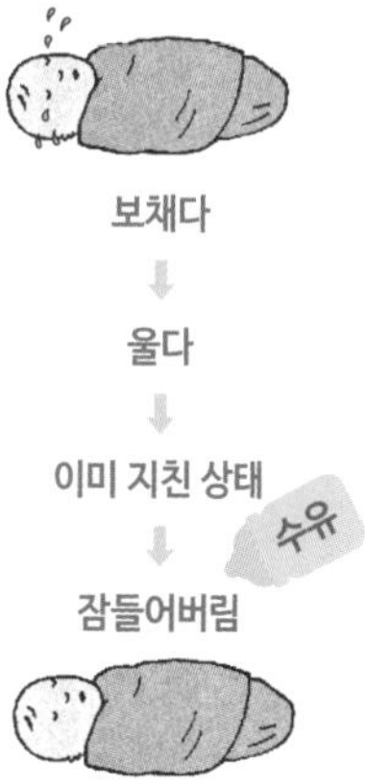

배고픔 신호

아이를 출산한 후 엄마가 가장 먼저 익혀두어야 할 것은 아이의 '배고픔 신호Hunger Cue'입니다. 우리 아이는 배고플 때 엄마에게 어떤 신호를 보내고 있는지 파악해야 하지요. 아이가 울기 시작하면 이미 늦습니다. 물론 출산 후 극도로 피곤을 느끼거나 움직이기 힘든 산모는 어쩔 수 없지만 모유수유를 끝까지 성공적으로 하고 싶은 엄마라면 모자동실을 고민해보세요. 또한 시각이나 청각이 아직 미숙한 신생아에게 촉각은 굉장한 경험과 기억으로 남습니다. 옆에 있으면서 자주 안아주고 사랑의 언어를 들려주는 것은 아이 정서 발달에 무척 좋습니다.

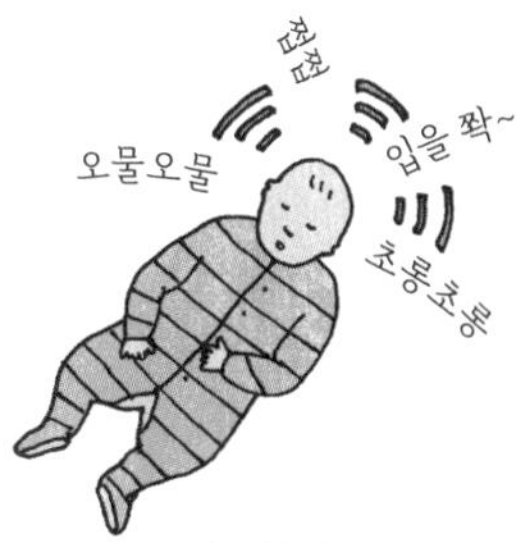

배고픔 신호

모유수유 성공을 위한 10가지 방법을 알아보아요

1 자주 물려 젖을 비우기

신생아 때는 하루 8~12회 올바른 자세로 젖을 물립니다. 충분한 시간 동안 양쪽 젖을 수유하고, 모유량이 부족하다면 수유 후에는 올바른 유축기 사용법을 숙지하여 유축합니다.

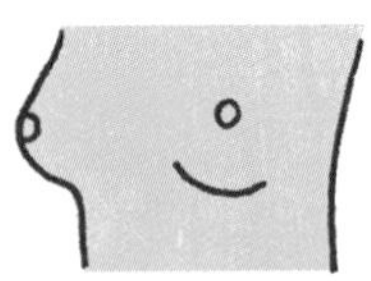

1일 8~12회 충분히
양쪽 모두 수유

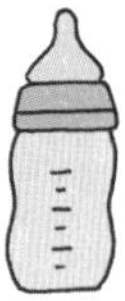

모유가 잘 돌지 않으면
수유 후 유축

올바른 유축기 사용법

- 수유 직후 30분~1시간 이내
- 하루 5~6회
- 한 번에 10~15분(젖이 안 나와도)
- 냉장고 보관(냉장 72시간, 냉동 한 달)
- 해동할 때는 중탕으로

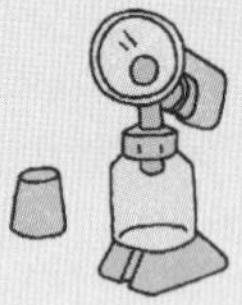

2 수분 섭취 충분히 하기

수시로 물을 섭취하세요. 우리나라 산모들은 미역국을 너무 많이 먹습니다. 미역국을 많이 먹는다고 산후에 무조건 좋은 것은 아니고, 과잉으로 갈 수 있기 때문에 맵고 짜지 않은 국, 맑은 국 종류로 먹어주면 됩니다. 아기를 낳고 나서 사골국물을 하루에도 몇 번씩 들이킨다거나 미역국을 사발로 먹고, 돼지족 우린 물을 먹거나 하는 경우가 많은데 젖량 늘리는 수분 섭취는 물로도 충분합니다. 지방이나 염분이 있기 때문에 국 종류보다는 오히려 물을 많이 마시는 것이 좋습니다.

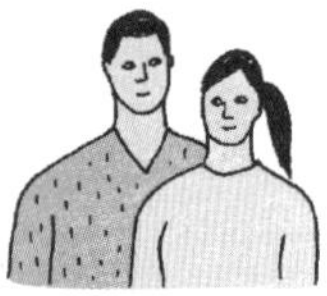

20세 이상
성인 남녀 기준

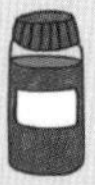

1일 요오드
상한 섭취량
2.4mg
(1일 섭취 권장량
0.15mg)

=

건미역 3g

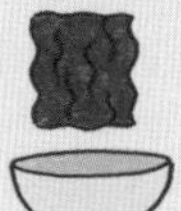

미역국 한 그릇
(건미역 1g당
요오드 함량 0.11mg)

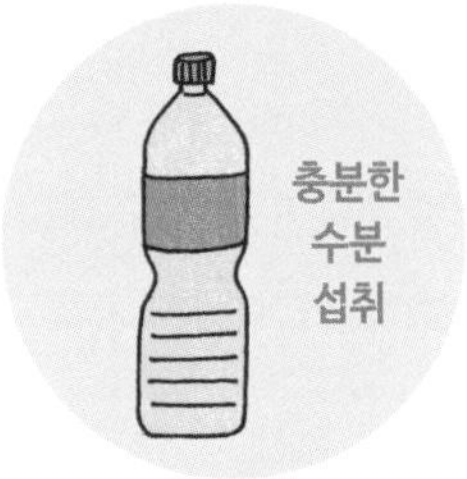

3 야간수유 열심히 하기

6개월 이후에는 야간수유를 끊어야 하지만(야간수유를 끊어야 하는 이유 290쪽 참고) 출생 후 모유가 충분히 돌 때까지는 야간수유를 열심히 해서 젖량을 늘려야 합니다. 밤에 엄마가 쉬기 위해 다른 사람이 분유를 먹이면 모유수유를 지속하기 힘들어요. 유두혼동의 이유도 있지만, 모유촉진호르몬(프로락틴)이 밤에 더 많이 분비되기 때문입니다. 밤에 수유를 중단하면 모유가 늘어나지 않습니다.

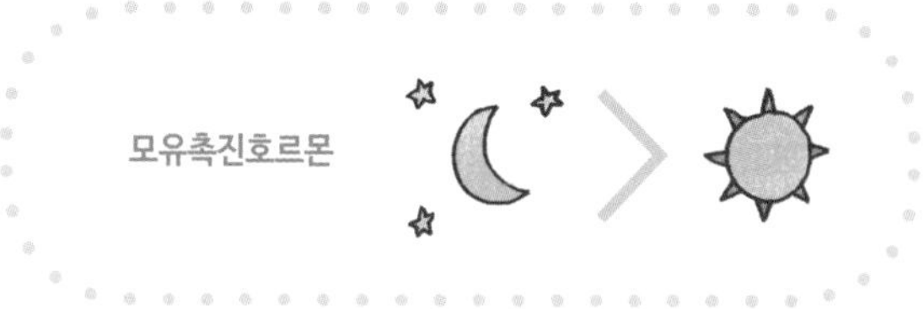

4 올바른 자세로 젖을 물리기

아이가 수유를 거부하는 원인 중 하나는 젖 먹는 자세가 좋지 않아서입니다. 수유 자세와 젖 물리는 방법을 공부하여 아이가 젖을 잘 먹을 수 있도록 도와주어야 합니다(수유 자세 114쪽 참고).

5 불가피한 경우 컵이나 스푼식 젖병으로 수유하기

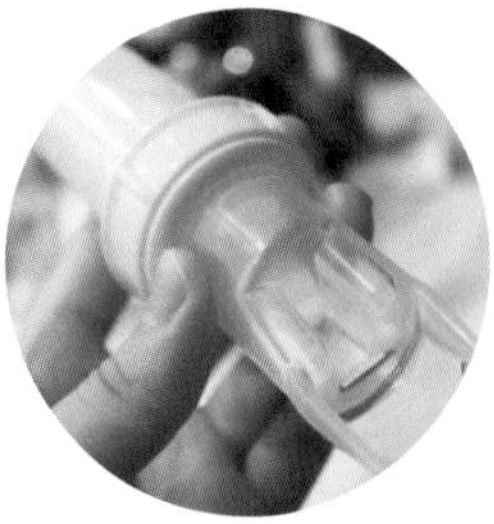

간혹 '모유실감' 젖꼭지라 괜찮다고 생각하는 사람들도 있는데, 이 또한 다른 젖꼭지와 마찬가지로 기전이 다릅니다. 다른 젖병 젖꼭지에 비해 빠는 것이 어렵기는 하나, 혀의 움직임과 위치가 아기 입장에서 엄마의 젖과는 아주 다른 것이 됩니다. 어쩔 수 없이 보충 수유를 하게 될 때에는 컵이나 스푼식 젖병으로 수유를 진행해주세요.

6 아이에게 미안하다는 생각을 갖지 않기

젖이 부족한 엄마들은 아이에게 미안함을 많이 느끼곤 하는데, 전혀 그럴 필요가 없습니다. 아이는 젖이 부족한 만큼 더 열심히 빨게 되어 있고 그러면서 젖량이 느는 것이기 때문에 죄책감은 갖지 않도록 합니다. 모유는 '아이가 원하는 만큼' 나옵니다. 젖량이 적다고 포기하지 말고 자주 물리고 한 번 물릴 때 끝까지 물리도록 합니다. 젖량은 늘게 되어 있습니다.

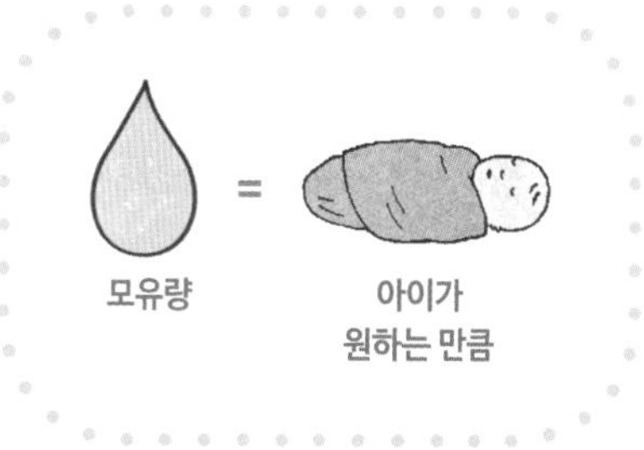

7 아이를 깨워가며 모유수유하기

신생아의 경우 먹다가 잠드는 일이 많습니다. 전유와 후유를 충분히 모두 먹이려면 자는 아이를 억지로 깨워서라도 수유를 끝마치는 것이 좋습니다. 즉 양쪽 젖을 10~15분 이상씩 물려야 합니다. 아이는 엄마품이 주는 안락함에 잠이 들지만 여전히 배고픈 상태입니다. 그러므로 금방 깰 것이고, 반복하다 보면 계속 전유만 먹게 되고, 먹다 잠드는 것이 습관이 됩니다. 뱃고래도 늘리기 힘들어요. 또 전유후유 불균형은 녹변으로 이어집니다. 아이가 배부름을 느낄 때까지 물리는 것이 좋으며, 남은 젖을 끝까지 먹여야 전유와 후유의 영양을 골고루 섭취할 수 있습니다.

전유후유 불균형

엄마의 젖량이 너무 많을 경우 한쪽 젖을 전부 먹이지 못해 불균형이 생길 수 있어요. 짧게 자주 수유하고 아이가 전유만 먹게 되니 배가 부글거리게 되며, 체중 증가가 어렵습니다. 또한 전유와 후유의 영양 성분이 달라 영양 불균형이 옵니다.

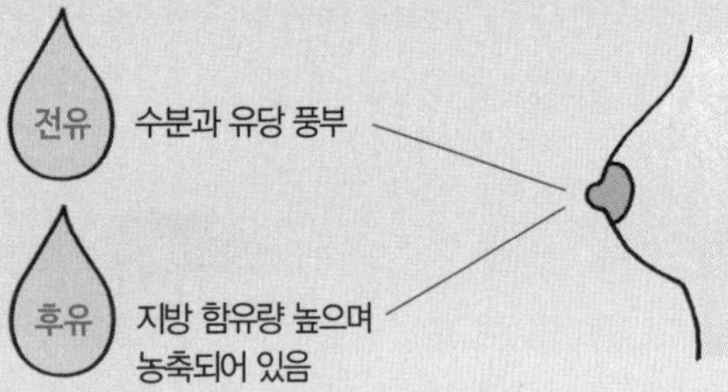

극복 방법

- 매 수유 시 한쪽 젖을 되도록 끝까지 먹입니다.
- 젖량이 너무 많다면 매 수유 시 같은 쪽을 두세 번 물릴 수 있습니다. 즉 한쪽 젖을 채워둠으로써 젖량이 많다는 신호를 뇌로 보내 젖량을 조절하게 됩니다.
- 졸려하는 아이를 깨워가며 먹입니다.

아기 깨우는 방법

- 손바닥, 발바닥을 지그시 누르기
- 물 적신 손수건으로 얼굴 닦기
- 방 온도 시원하게 하기(19~21도 정도)

8 모자동실 시도하기

우리나라 산후조리원 문화는 아이를 신생아실에 맡겨두고, 아이가 울면 엄마를 호출하여 젖을 물리는 식입니다. 이런 경우 모유수유에 실패하기 쉬워요. 신생아는 수시로 배고프기 때문에 아이가 원할 때 수유를 해주려면 모자동실을 해야 합니다. 아기가 울면 이미 늦습니다. 모자동실을 하지 않으면 아이의 요구에 그때그때 반응하지 못해 분유 보충을 할 수밖에 없고 젖병으로 분유 보충을 받은 아이는 유두혼동을 느낄 수밖에 없습니다.

배고픔 신호 Hunger Cue

10개월 전까지의 애착 형성이 무척 중요하다고 합니다. 아이의 배고픔 신호를 잘 파악하고 반응을 보이는 것이 굉장히 중요한 엄마와 아이 간 신뢰의 시작이라는 것을 알고 있나요? 아이는 배고픔 신호를 다양한 방법을 통해 주고 있습니다. 자고 일어나 눈을 말똥말똥하게 뜨며 입맛을 다신다든가, 두리번거리며 호흡이 거칠어진다든가 하는 것들은 금세 알아채기 힘든 신호입니다. 그래서 주의 깊게 보지 않거나 아이와 함께 있지 않으면, 아이가 배고픔에 울기 전까지 젖을 먹이지 못하게 되지요. 심하게 울어버리면 이미 늦은 반응이라는 겁니다. 물론 이럴 때 내 아이의 수유 간격을 신경 써서 관찰하면 더욱 도움이 됩니다. 수유 간격이 4시간인 아이를 아이가 한 시간 만에 신호를 보낸다고 해서 무조건 젖을 물리라는 것은 아닙니다. 조리원에서의 모자동실을 강조하는 이유도 여기에 있지요. 배고픔 신호를 파악하고 반응하는 일이 애착 형성의 시작입니다.

9 아빠와 함께 하기

모유수유의 성패는 아빠에게 달려 있다 해도 과언이 아닙니다. 엄마만 젖을 줄 수 있다고 아빠가 외면해버리면 엄마는 좌절감을 느껴 금방 모유수유를 포기할 수밖에 없습니다. 아내가 너무 힘들어 깨어나지 못하거나 젖이 충분히 차지 않아 수유할 수 없으면 남편이 분유를 타서 컵(스푼식 젖병) 수유를 하는 등 유두혼동을 방지하면서 아내의 짐을 덜어주도록 합니다.

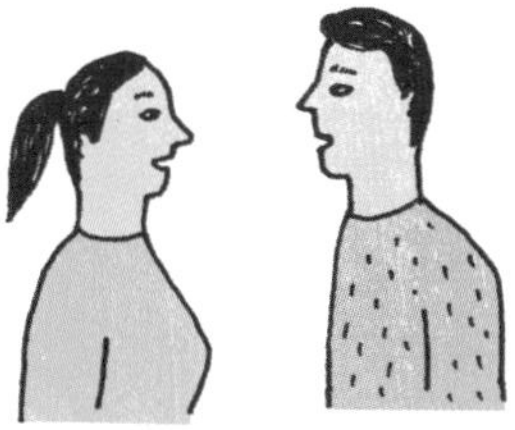

10 주변에서 절대 만류하지 않기

엄마가 모유수유를 고집할 때 시어머니는 아이를 굶긴다며 야단치고, 아빠는 왜 사서 고생하느냐며 말리는 경우가 많습니다. 이는 결코 바람직하지 않습니다. 모유수유는 모두가 옆에서 독려해주고 도와주어도 진행하기가 힘든 일임을 명심합니다.

신생아 모유수유

모유수유는 왜 좋을까요?

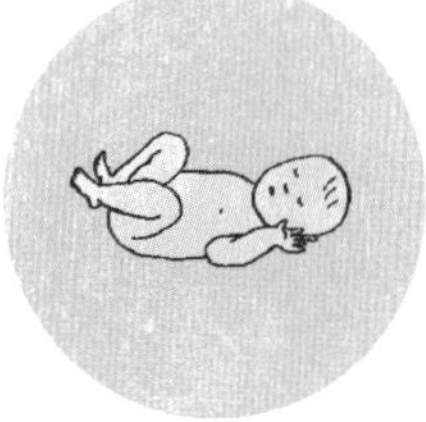
1. 아기에게 가장 이상적

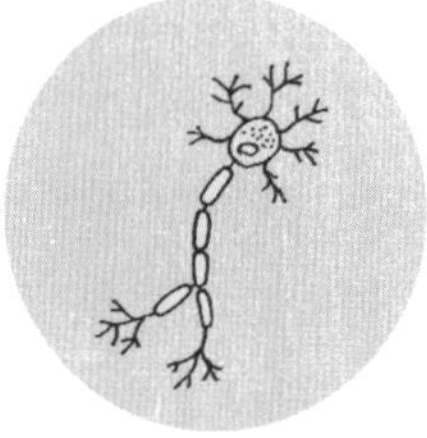
2. 콜레스테롤과 DHA가 풍부
(중추신경계 발달에 중요)

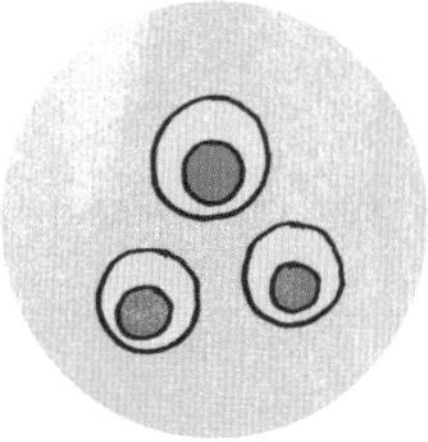
3. 각종 면역물질과
항체 포함

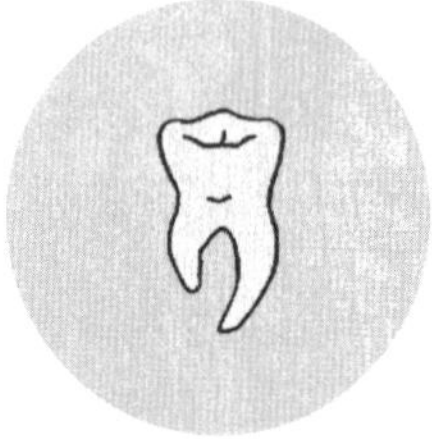
4. 충치 발생 억제

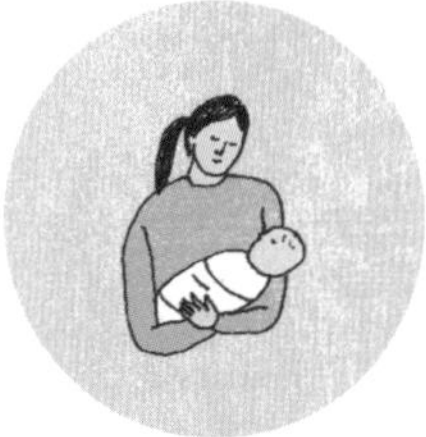
5. 정서적 안정,
엄마와의 유대

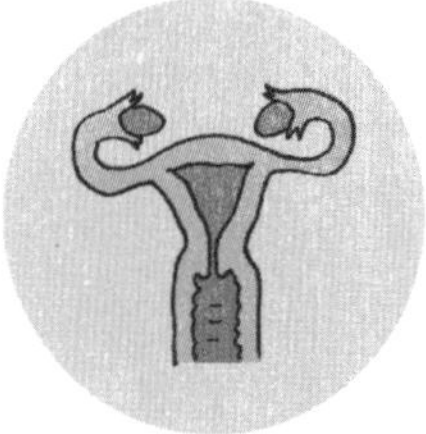
6. 엄마의 산후조리에 도움
(옥시토신 분비로 자궁수축,
피임 효과, 체중 감소, 칼슘 대사 촉진)

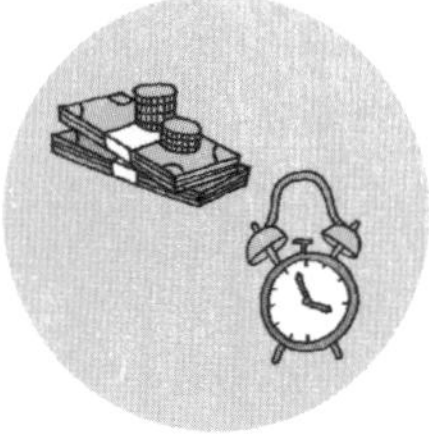
7. 경제적, 시간적 절약

8. 야간수유에 도움
(야간에는 분유수유보다 편리)

모유수유가 불가능한 경우도 있어요

자연분만, 모유수유를 안 하고 싶은 엄마는 아마 없을 겁니다. 내 아이에게 좋다는데 왜 하고 싶지 않을까요. 하지만 어쩔 수 없이 완전 모유수유를 못하거나, 혹은 부분적으로라도 모유수유를 진행하지 못하는 분들도 많을 겁니다. 최고는 아니어도 차선은 있습니다. 분유만을 먹이거나 분유 보충을 많이 한다고 해서 '부족한 엄마'가 되는 것은 절대 아니니 죄책감 갖지 마세요. 애착관계도 마찬가지입니다. "모유수유를 못했는데, 그래서 애착이 잘 형성되지 않은 거 아닐까요?"와 같은 고민을 털어놓는 사람들이 꽤 있습니다. 내가 원치 않는 방향으로 아이가 자라게 될 경우(체중 문제, 애착 문제, 성격 등) 자꾸 그 원인을 부모 자신에게서 찾으려는 경향이 많습니다. 아이가 자라며 부딪히는 수많은 외적 환경 요인을 무시하지 마세요. 부모의 행동이나 지침이 아이에게 굉장히 중요하지만 그것만이 전부는 아닙니다. 다른 방법으로도 사랑을 줄 수 있습니다. 아이를 품에 안고 젖병으로 수유하는 것 또한 애착을 형성하는 과정이 됩니다. 오로지 자연분만만이, 모유수유만이, 직접 수유만이 엄마로서 최선을 다하는 방법은 아니니 너무 심각한 압박을 느끼지 않길 바랍니다.

모유량을 늘려요

간혹 모유량이 적어서 어쩔 수 없이 모유수유를 포기한다는 분들이 있습니다. 제가 늘 말씀드리는 것은 "모유는 아기가 원하는 만큼 나온다!"입니다. 많이 물리고 끝까지 먹이세요. 모유량은 분명히 늘게 됩니다.

1 스트레스 받지 않기

과한 스트레스는 호르몬 분비를 방해합니다. 힘들고 속상한 일이 많더라도 모유수유의 뿌듯함과 행복감을 더 많이 생각해주세요.

2 야간수유하기

밤에는 옥시토신과 프로락틴의 분비가 더 활발해집니다. 이는 수유를 촉진시키는 호르몬으로 밤에 피곤하다고 수유하지 않으면 젖량 늘리는 시기를 놓치게 됩니다.

3 자주 물리기

아이가 자주 깨끗이 젖을 비워내면 몸에서는 다시 채우려고 노력을 하게 됩니다. 귀찮아하지 말고 신생아기에는 원할 때마다 물려서 젖량을 늘리도록 해야 합니다. 유방이 비워지면 젖 분비를 돕는 프로락틴 농도가 높아져 모유가 많이 나오게 됩니다.

4 수분 섭취하기

충분량의 물을 마셔서 몸에 수분을 공급하세요. 당분이 많은 주스나 우유보다 물의 섭취를 권장합니다.

5 약물요법 활용하기

많은 방법을 동원해봐도 효과를 보지 못해서 괴롭다면 약물을 써볼 수 있습니다. 자주 가는 소아청소년과 전문의와 상담해보길 바랍니다.

모유수유 시 엄마의 음식 섭취

약 500kcal 정도를 더 섭취하면 되고 무엇보다 물을 많이 마셔야 합니다. 모유수유 아기의 경우, 먹는 양을 체크할 수 없어 답답해하는 경우가 많습니다. 기저귀 체크를 통해 수유량을 체크할 수 있습니다. 아무리 못 먹는 것 같아도 신생아의 경우 일주일 정도만 되면 하루에 7~10개의 기저귀를 적시면 잘 먹고 있다고 보면 됩니다. 몸무게도 정상적인 퍼센타일로 늘고 있다면 걱정하지 마세요.

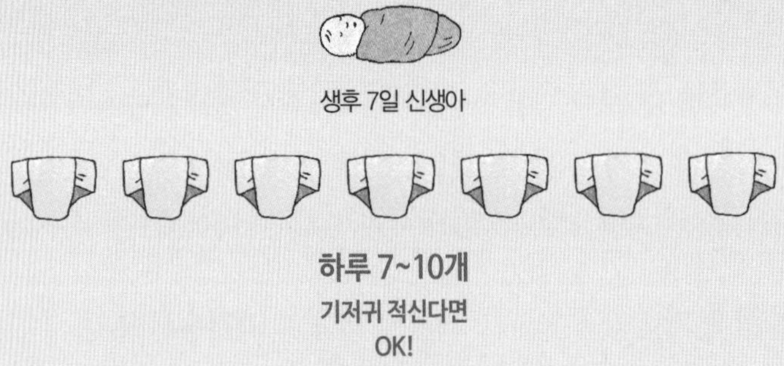

유두혼동

유두혼동이란 무엇일까요?

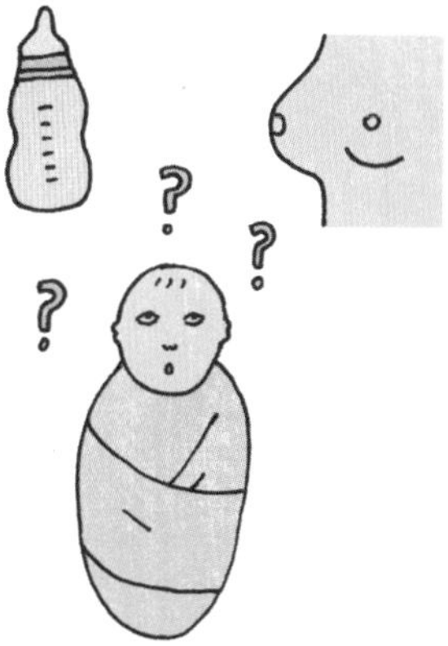

유두혼동Nipple Confusion은 엄마젖을 빨던 아기가 젖병을 사용한 뒤, 엄마젖 빨기를 거부하는 것입니다. 실제로 "잘 먹던 애가 젖을 물지 않아요."라고 고민하는 사람들이 많습니다. 젖병 젖꼭지와 엄마의 유두를 번갈아가며 먹이면 아기가 적응을 하지 못해 혼동이 옵니다. 도대체 어떤 이유로 혼동을 겪는 걸까요? 쉽게 말하면 모유를 먹을 때와 젖병으로 먹을 때 아기 혀의 움직임이 다르기 때문입니다.

아기 혀의 움직임을 살펴보아요

모유수유

혀와 구개가 복합적으로 움직여야 먹을 수 있습니다.

1. 혀가 앞으로 나가 유두를 감싸게 됩니다.
2. 유두와 유륜이 구개 쪽으로 움직이며 성대문이 여전히 열려 있어 숨 쉬기가 가능합니다.
3. 유두와 유륜이 모두 입에 들어가면 거의 연구개에 닿는데 경구개 쪽으로 움직여 압력을 가해 유륜의 모유를 짜내는 운동으로 모유가 분비됩니다.
4. 성대문이 닫히고 삼키게 됩니다.

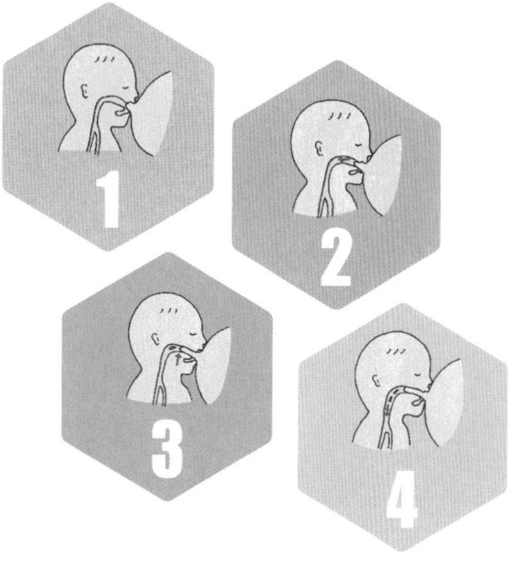

젖병수유

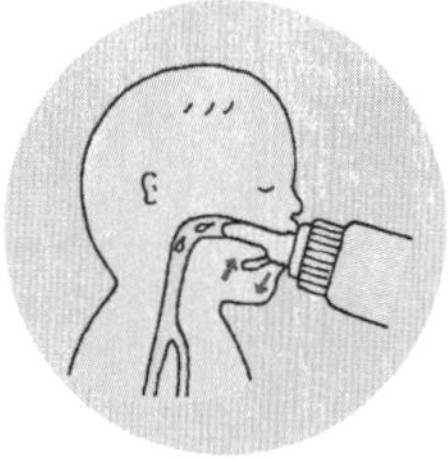

턱의 상하 운동만으로도 우유를 먹을 수 있습니다. 젖병을 빨 때는 젖병 젖꼭지에서 분유가 쉽게 나오기 때문에 혀와 입술을 이용해 너무 많이 나오는 것을 막아가면서 먹게 됩니다(젖을 빨 때와 정반대의 역할을 해요). 그래서 바꿔 물리면 엄마젖을 자꾸 밀어내는 경우가 있습니다. 또한 엄마젖은 문다고 바로 나오지 않습니다. '사출'이라는 과정을 거쳐 젖이 뿜어져 나오는 데까지는 약간의 시간이 필요합니다. 아이가 열심히 노력해야 하는 것이죠. 그런데 젖병 젖꼭지는 사출반사를 기다릴 필요 없이 물기만 해도 나오고, 엄마젖보다 더 많이 나오기 때문에 젖병 젖꼭지에 익숙해지면 엄마젖을 물고 싶어 하지 않습니다.

유두혼동을 막아요

출산 후 산부인과 신생아실에서 젖병으로 포도당, 분유를 먹이기도 합니다. 그것보다 최대한 엄마젖을 물려주는 것이 좋습니다. 기억하세요. 모든 것은 최대한 자연적으로 생성된 것이 좋습니다.

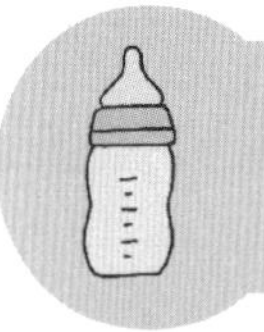

젖병을 사용하지 않습니다.

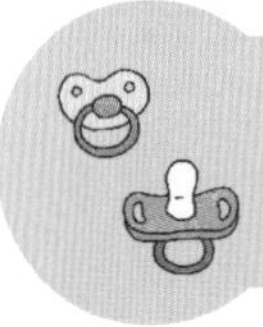

공갈젖꼭지도 생후 6주간은 참아주세요.

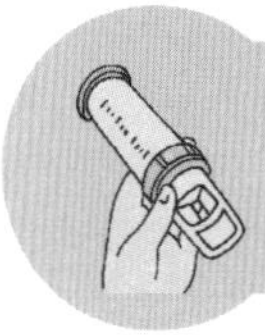

분유 보충을 해야 할 경우 컵 수유로 대체합니다.

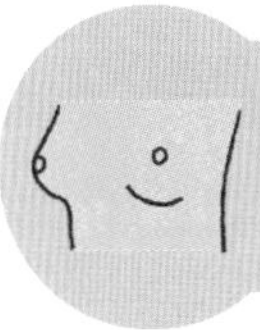

출산 후 최대한 빨리 엄마젖을 물릴 수 있도록 해주세요.

1 억지로 먹이지 않기

너무 억지로 엄마젖을 먹이다 보면 아이는 '수유=나쁜 것'으로 연결되어 안 좋은 기억을 갖게 됩니다. 아이가 너무 거부할 때는 스푼식 젖병 등으로 대체하여 수유해주세요.

2 함부로 젖을 끊지 않기

아기가 먹지 않는다 하여 젖을 끊어버리면 정말 모유수유를 끝낼 수밖에 없습니다.

3 엄마젖 가까이 아이를 안기

엄마젖이 가까이에 있으면 아이는 본능적으로 엄마젖으로 향합니다. 그러면 꼭 열심히 먹으려 하지 않아도 입을 벌려 빨게 되는 등 엄마젖에 익숙해지게 됩니다.

모유수유에 도움이 되는 사이트

대한모유수유의사회 http://www.bfmed.co.kr/

대한소아과학회 http://www.pediatrics.or.kr/

유니세프 한국위원회 http://www.unicef.or.kr/

모유119육아상담소 http://www.mowu119.com/

대한간호협회 http://www.koreanurse.or.kr/

인구보건복지협회 http://www.ppfk.or.kr/

모유수유에 관한

Q&A

Q 초유는 꼭 먹여야 하나요?

A 초유는 꼭 먹여야 합니다. 초유가 물젖이라 짜내버려야 한다는 분들도 있지만 '물젖'이라는 것은 없습니다. 초유는 고농축된 단백질, 면역물질이 들어 있는 중요한 모유입니다.

Q 초유량이 부족한 것 같은데, 물이나 분유로 보충해도 될까요?

A 초유는 하루에 40~50mL 정도로 적게 나옵니다. 흔히들 이렇게 적은 양을 먹고 아이가 괜찮을까 걱정을 하는데, 그 정도 양이면 생후 며칠은 충분합니다. 물이나 분유를 보충한다면 아이가 젖을 더욱 빨려고 하지 않을 것이고, 엄마의 젖이 자극되지 않아서 젖량이 잘 늘지 않습니다. 의학적으로 필요하지 않는 한 아이에게 젖만 물려야 합니다. 필요하다면 분유를 컵이나 스푼으로 줄 수는 있습니다. 참고로 물은 절대로 줄 필요가 없습니다.

Q 모유수유를 하고 싶지만 워낙 양이 적어요

A 모유수유는 아이 두 돌 전까지 해주면 좋습니다. 물론 많은 노력이 필요할 거예요. 모유의 생성에 중요한 것은 지속적인 자극과 젖을 비워주는 것입니다. 수유를 마치고 매번 잘 나오지 않는 쪽을 유축하세요. 젖이 잘 나오지 않아도 15분 정도 하루 5번 이상 지속적인 자극을 주세요. 서서히 젖량이 늘어날 겁니다. 그래도 어렵다면 소아청소년과 전문의와 상담한 후 모유 증가에 효과가 있는 약물을 처방받는 것도 도움이 됩니다.

Q 재우기 전에 수유하는데, 항상 먹다가 잠이 들어요

A 자면서 먹는 것은 좋지 않습니다. 물론 먹다가 자버리는 경우도 있겠지만요. 그래도 먹는 타이밍이 중요합니다. 흔히 말하는, 아이의 눈이 말똥말똥하고 입을 쩝쩝 벌릴 때 먹여야 됩니다. 즉 졸릴 때 먹여서 재우는 것이 아니라 먹고 좀 놀다가 나른해지면 자는 법을 알려주어야 합니다. 그러기 위해서는 수면을 포함한 일상의 루틴이 예측 가능하고 일관되게 진행해야 됩니다. 아이가 예측할 수 있게 '먹고-놀고-자고'의 패턴을 유지하기 바랍니다.

Q 완모 중인데, 술을 마시거나 머리 염색을 해도 될까요?

A 저는 개인적으로 말리고 싶습니다만 의학적으로 하루 한두 잔의 술은 괜찮다고 합니다. 물론 한두 잔 마시고 나서 수유를 거를 필요는 없습니다. 3시간만 지나면 모유로 나오는 알코올의 양은 거의 없으니까요. 하지만 음주 후에 바로 수유를 하면 모유를 통해서 알코올이 아이에게 넘어갑니다. 적어도 2~3시간은 지난 뒤에 수유를 하세요. 그리고 너무 많이 마셨다면(그럴 리는 없겠지만) 12시간 정도는 수유를 하지 않기 바랍니다. 파마와 염색의 경우 의학적으로 두피에 상처가 없다면 문제없습니다. 그러나 냄새와 맛에 예민한 아기들도 있으니 좀 조심해야겠죠?

Q 모유는 언제까지 먹여야 할까요?

A 아이가 원한다면 2년 이상 지속하는 것이 좋습니다. 생후 6개월간은 다른 종류의 음식 없이, 모유만 먹이는 것을 추천합니다.

Q 모유수유 중 금지 약물이나 식품이 있나요?

A 엄마가 아픈 경우에도 모유수유는 괜찮습니다. 아플 땐 약 때문에 수유를 중단할 것이 아니라 수유 중에도 괜찮은 약을 처방받아야 합니다. 전문의와 상담하면 수유 중 괜찮은 약으로 충분히 처방이 가능합니다. 설파제, 항암제, 방사선 동위원소, 마약류는 먹어서는 안 되는 약물입니다. 흔히 사용하는 아목시실린 계통의 항생제, 타이레놀, 감기약 등은 큰 문제가 없으니 안심하고 복용해도 됩니다. 간혹 콧물약에 들어가는 슈다페드 등의 비충혈 완화제는 모유의 양을 줄일 수 있으니 조심하세요.

D+6

체중이 증가한 뽐이

뽐이의 미소, 하품, 심지어 방귀까지도
모든 것이 너무 예쁘고 사랑스럽다.
매일매일 천 가지 표정과 기쁨을 선사하는 우리 딸.

뽐이가 태어난 날의 체중은 3.16kg
조리원에 들어온 날의 체중은 3.10kg
그 다음날은 3.05kg이었다가
오늘 드디어 체중이 증가하기 시작해서 3.12kg이다.

뽐이의 작은 변화 하나하나에 마음이 일렁인다.
모유를 먹일 때 모유량은 측정하기 어렵기 때문에 여러 가지 사인을 통하여 짐작하면 된다.

대소변량
아기의 수면
체중 증가

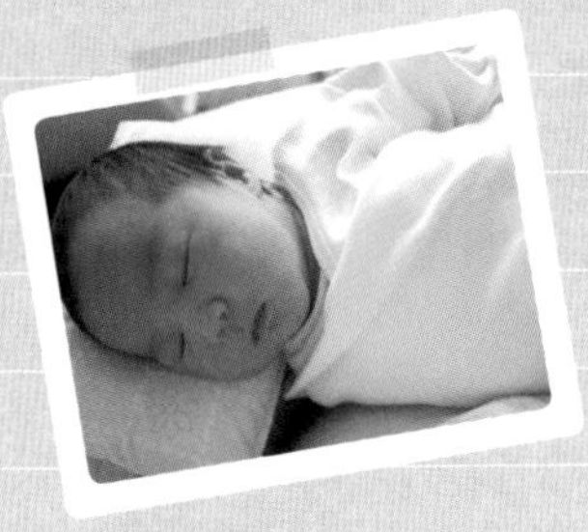

아래와 같이 대소변을 본다면 걱정하지 않아도 된다.

소변→생후 첫날 : 1~2회, 일주일: 7~10회
대변→24시간 내 : 1회, 그 뒤로 : 하루 1~3회

체중 증가는 매일 확인하기 어렵지만
생후 한두 달 정도는 하루에 30g 정도 늘면
괜찮다고 생각한다.
한 달에 1kg 정도 늘면 OK!

출산 가방을 준비할 때 대소변과 수유 시간, 수유량 등 체크할 수 있는
표를 만들어 시트를 준비해두는 것이 좋겠다는 생각이 들었다.
1월 2일 태어난 뿜이는 1월 7일 이후로 완모가 가능해져
보충 수유를 하지 않아도 되었다.

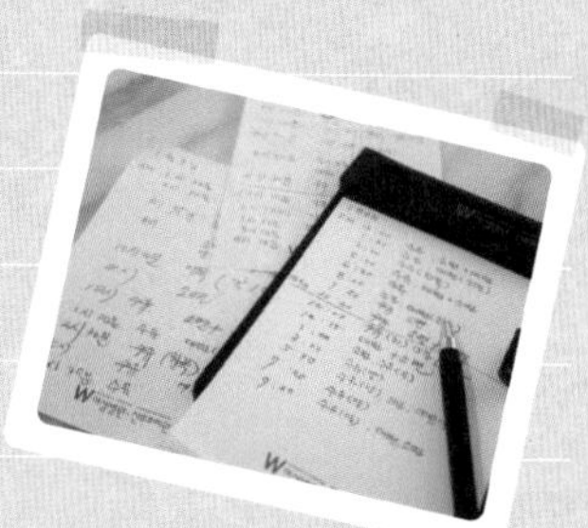

뿜이는 대변 횟수가 잦다.
조금씩 많이 보는데, 모유수유 아기들은
하루에 열 번을 봐도 괜찮으니 안심해도 된다.
단 전유후유 불균형으로 너무 잦은 묽은 녹변을 본다면
수유 패턴을 확인해보아야 한다.

또한 아기가 수유 후 일정 간격으로 편안하게 수면을 취하고
깨서 보채기 시작하는지도 체크해봐야 한다.
배고픈 아이는 잘 잠들지 못하니까.

반면, 아이가 축 처져서 잠만 잘 수도 있으니 주의해서 보아야 한다.
신생아기에는 4시간 이상 잠든 상태로 보채지 않는다면
아기가 얌전하다고 좋아할 것이 아니라 깨워서라도 수유해야 한다.
4시간 이상 잠들어 있는 것은
건강의 문제나 탈수의 가능성을 설명하는 또 다른 이유일 수 있기 때문이다.

미니
육아 수첩

신생아의 체중 감소

신생아의 체중이 줄어든다고 해서 잘 먹지 못하는 것은 아닌지 걱정하는 엄마들이 많은데, 신생아는 첫 1주간 체중이 5~7% 정도 감소한다. 2주 후까지 출생 시 체중을 회복하지 못하거나 하루 20g 이상 증가하지 않으면 전문의의 진료가 필요하다.

신생아 하루 체크리스트

수유 체크

시간	직접 수유(분)	젖병 수유(mL)
:	L R ( )분	유축 · 분유 ( )mL
:	L R ( )분	유축 · 분유 ( )mL
:	L R ( )분	유축 · 분유 ( )mL
:	L R ( )분	유축 · 분유 ( )mL
:	L R ( )분	유축 · 분유 ( )mL
:	L R ( )분	유축 · 분유 ( )mL
:	L R ( )분	유축 · 분유 ( )mL
:	L R ( )분	유축 · 분유 ( )mL

수면 체크

시작	끝
:	:
:	:
:	:
:	:
:	:
:	:
:	:
:	:

배변 체크

시간	대 소
:	대 소
:	대 소
:	대 소
:	대 소
:	대 소
:	대 소
:	대 소
:	대 소

D+7

뽐이와 함께 한 일주일

뽐이가 태어난 지 드디어 일주일이 되었다.
주어진 일주일의 휴가도 너무 쏜살같이 가버린 것 같아 아쉽기만 하다.
세상 밖으로 나온 지 일주일이 된 뽐이는 젖을 먹고
10분쯤은 혼자 끙끙거리면서 노는 시간이 생겼다.
아이와 함께하는 순간순간이 되돌릴 수 없는 경험들이기에
모든 것들이 신기하고 소중하기만 하다.
아내 역시 아기를 만나고, 사랑하는 기쁨에 산후 몸 상태도, 피곤함도 잊은 듯하다.

첫 1개월의 목표가 모유수유 안착이었는데
엄마의 젖량이 아주 서서히 늘고 있음에도 불구하고
뽐이가 열심히 빨면서 잘해주고 있다.
이렇게 잘 먹고, 잘 자고,
조금 보채기는 하지만
안아주면 바로 그치니 더 바랄 것이 없다.
우리의 바람대로 해주고 있는 기특한 우리 딸.

이쯤 되니, 우리가 새 생명을 탄생시킨 것인지,
새 생명이 또 하나의 새로운 우리를 만든 것인지 모를 정도로
우리는 '부모'라는 다른 사람이 되어 가고 있다.

일주일간 뽐이의 피부 상태를 유심히 살펴보았는데,
다행히도 걱정할 만한 황달은 없어보인다.
그런데 뽐이의 콧잔등과 이마, 볼 부분에서
미립종이 관찰되었다.
이러한 미립종은 한 달 정도 안에 소실되니
걱정할 필요가 없다.
왼쪽 눈이 내사시처럼 보이는데
신생아기에는 사시가 있을 수 있다.

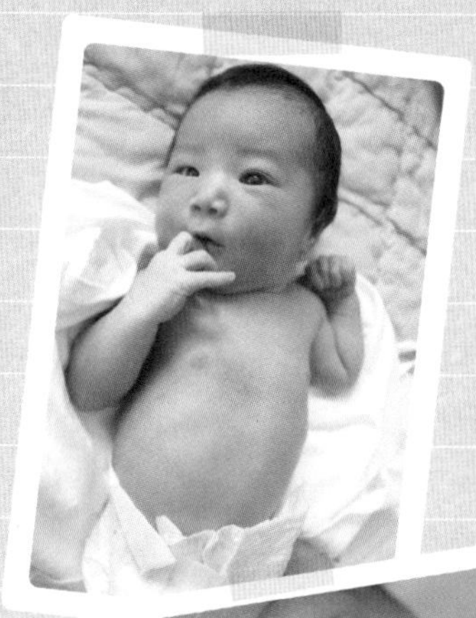

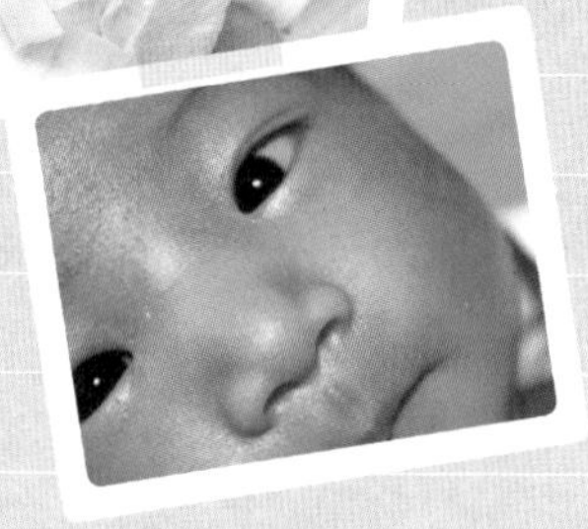

미니 육아 수첩

미립종

피지샘에 각질과 피지가 정체되면 미립종이 생긴다. 그런데 신생아의 경우 한 달 안에 없어지므로 걱정하지 않아도 된다 (미립종 143쪽 참고).

사시

신생아기에는 사시가 있을 수 있다. 4개월 뒤에 불빛을 비춰봤을 때 눈동자 가운데 불빛이 맺히지 않는다면 사시를 의심해봐야 한다.

신생아 황달

Parenting story

황달에 관련된 진료실 에피소드

후배로부터 최근에 한 통의 전화가 왔습니다. 생후 20일 된 첫째 아이에 대한 걱정스런 전화였습니다. 생후 일주일경 황달로 병원에 가서 검사해보니 황달 수치(빌리루빈 수치)가 13.5가 나왔고 전신 피부는 노래보이지 않은데 지금도 눈동자가 약간 노랗다며 검사를 해야 하는지 고민하고 있었습니다. 이런저런 상담을 해준 뒤 안심시켜주었고 특별한 검사 없이 현재는 눈동자 색도 좋아졌다고 합니다.

지난 1월 진료 중에는 이런 일도 있었습니다. 생후 3일 된 신생아로, 산부인과에서 퇴원하면서 차로 1시간 정도 거리의 집으로 오면서 보니 아이가 약간 노래보여서 병원에 데려왔다고 했습니다. 진찰을 위해 아이 겉싸개, 속싸개, 배냇저고리를 벗기고 보니 아이가 정말로 노래보이더군요. 아이는 모유만 수유 중이었고, 진찰하는 동안에도 극히 활동성이 적어보였습니다. 물론 푹 자는 아이일 수도 있었지만 이런저런 자극을 주어도 반응이 좀 느렸습니다. 간이 검사로 시행한 빌리루빈 수치가 30 이상이어서 바로 대학병원으로 보냈습니다. 그로부터 한 달 가까이 입원을 했고 패혈증, 뇌출혈, 신생아 경련, 황달로 치료를 받았습니다. 앞으로도 외래에서 지속적으로 관찰해야 한다는 결과를 얻었습니다.

이렇듯 황달은 신생아 누구에게나 생길 수 있는 흔한 질환이지만 지켜보고 저절로 좋아지는 경우부터 심각한 문제가 생기는 경우까지 다양한 양상을 보일 수 있는 질환입니다. 제 후배의 아이는 모유수유에 의한 황달이었고 수치가 높지 않아서 특별한 치료 없이 모유수유를 지속하면서 좋아졌습니다. 대부분 황달 아기들은 이렇습니다. 하지만 두 번째 아이의 경우처럼 병적인 문제가 있는 경우도 종종 있습니다. 흔하지 않다고 하지만 자신의 아이에게 닥치게 되면 확률이 다 무슨 소용이겠습니까. 건강염려증으로 아이를 너무 예민하게 지켜보면 안 되겠지만 아이를 키우는 입장에선 돌다리도 두들겨보고 건너는 심정으로 잘 살펴봐야겠습니다.

신생아 황달을 알아보아요

신생아 황달은 빌리루빈이라는 혈액 성분이 축적돼 피부가 노랗게 변하는 질환으로, 신생아에게 흔히 발병하며 시간이 지나면 저절로 사라지지만 일부에서는 뇌 손상을 유발(핵황달)하기도 합니다. 그러나 실제 뇌 손상을 유발할 정도로 빌리루빈이 높아지는 핵황달은 10만 명당 1명꼴이지요.

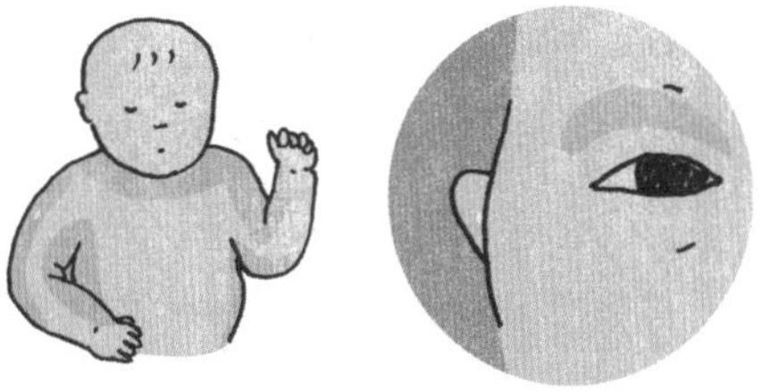

황달이 생기는 원인

빌리루빈이 많이 만들어지는 경우

정상적으로 태아가 가지고 있는 적혈구는 태어나면서 성인 적혈구로 변하게 됩니다. 그 과정에서 태아 적혈구가 파괴되고 그 부산물로 빌리루빈이라는 물질이 형성됩니다. 이 빌리루빈은 간에서 대사가 되는데, 신생아는 아직 간 기능이 원활하지 못하고 빌리루빈이 다량으로 만들어지기 때문에 혈중에 대사되지 못하는 빌리루빈(간접 빌리루빈)이 많아지게 됩니다. 이 물질이 황달을 일으키는 것이고 보통 생후 2~3일경에 모든 아이들에게 생기게 됩니다.

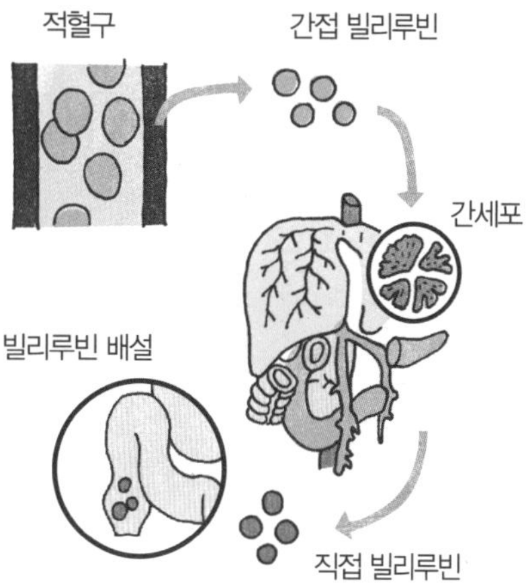

빌리루빈이 잘 배출되지 않는 경우

간담도계의 문제로 인해서 간에서 대사가 된 빌리루빈(직접 빌리루빈)이 배출되지 않아 빌리루빈이 증가되는 경우도 황달의 원인입니다. 이 경우 대변이 아이보리색으로 보일 수 있습니다. 보통 어른들은 이 경우에 해당합니다.

주요 원인

- 감염
- 갑상선 기능저하
- 모유 수유
- 용혈성 질환 (적혈구 파괴)
- 간담도계 이상

황달이 생기는 시기

앞에서 언급한 것처럼 2~3일 정도에 생리적인 황달이 생길 수 있습니다. 문제가 없는데 태아 적혈구가 성인 적혈구로 바뀌는 과정에서 생기는 것이지요. 24시간 이전에는 패혈증 등의 감염이 원인인 경우도 있고, 엄마와 아이의 혈액형이 일치하지 않아서 생기는 용혈성 황달도 있습니다. 3~7일 사이에는 패혈증, 기타 감염, 조기 모유황달(모유가 부족해서 생기는 황달) 때문인 경우가 많으며, 일주일이 넘어가면 모유가 충분해도 모유에 의해 생기는 황달(후기 모유황달)이 가장 많습니다. 그 이상 지속되는 경우에는 간담도계의 문제가 있는 경우까지 생각해야 하는데, 아이의 상태나 대변의 양상 등 고려해볼 사항이 있습니다. 물론 그 외에도 다양한 원인이 있을 수 있지요.

용혈성 황달

엄마와 아이의 혈액형이 일치하지 않는 경우에 황달이 잘 올 수 있습니다. ABO식 혈액형에서 엄마가 O형이고 아이가 A형이나 B형일 경우에는 ABO 부적합증이 나타날 수 있습니다. 즉 엄마의 혈액에 있는 A형에 대한 항체가 공격을 해서 아이의 적혈구를 공격하는 것입니다. 이때 가볍게 황달이 올 수 있으나 황달의 수치가 높다면 좀 더 적극적인 치료를 해야 합니다.

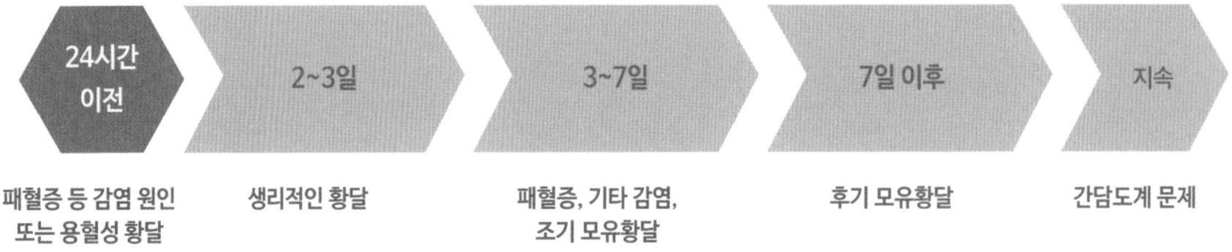

황달의 심한 정도를 어떻게 알 수 있나요?

아이의 피부를 통해서는 대략적으로만 알 수 있습니다. 황달 수치가 높을수록 머리에서 먼 쪽까지 황달 부위가 넓어집니다. 하지만 피부색으로만 황달 수치를 판단하는 것은 너무도 위험합니다. 아이의 상태 및 수유 상태 등 병적 황달이 의심이 되면 반드시 검사를 통해서 황달 수치를 확인해야 합니다.

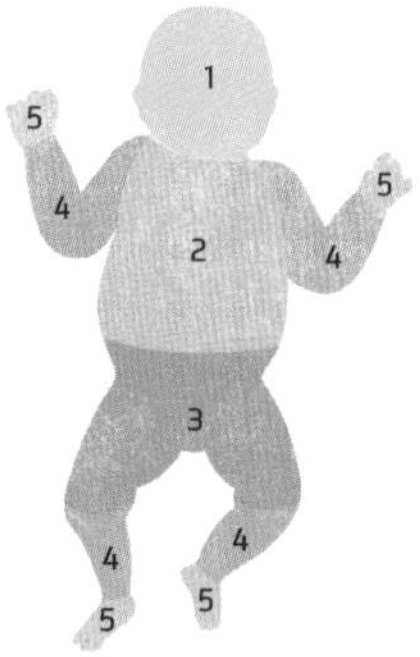

신생아 황달의 범위와 종류

부위	황달의 분포	혈청 빌리루빈(mg/dl)
1	얼굴과 목까지 와 있을 때	5 미만
2	동체의 배꼽까지 와 있을 때	5~12
3	동체의 하부, 대퇴까지 와 있을 때	12~15
4	팔, 다리, 발목, 팔목까지 와 있을 때	15~18
5	손바닥, 발바닥까지 와 있을 때	20 이상

황달의 위험 수치

정확히 얼마가 위험하다고 말하기는 곤란합니다. 건강한 아이는 아픈 아이보다 핵황달이 생길 위험이 덜하고, 만삭아가 이른둥이보다 핵황달이 생길 위험성이 덜합니다. 그리고 시간이 지날수록 핵황달이 생길 확률이 떨어집니다. 대략적으로 건강한 아이 기준에서 생후 3일 이후에 15 이상이 되면 주의 깊게 봐야 하겠습니다(병원이나 센터마다 기준은 다를 수 있습니다).

핵황달 생길 위험

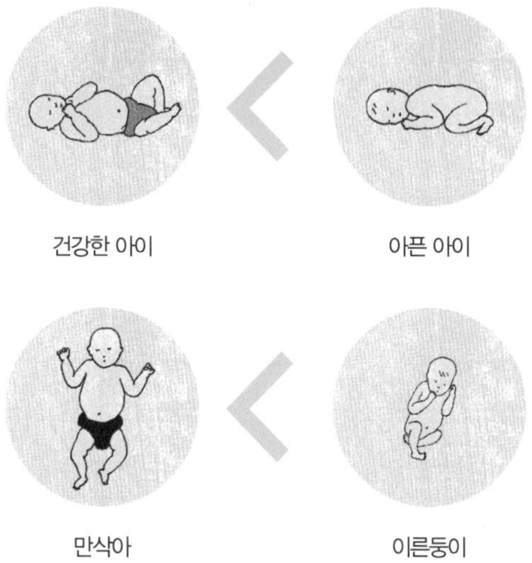

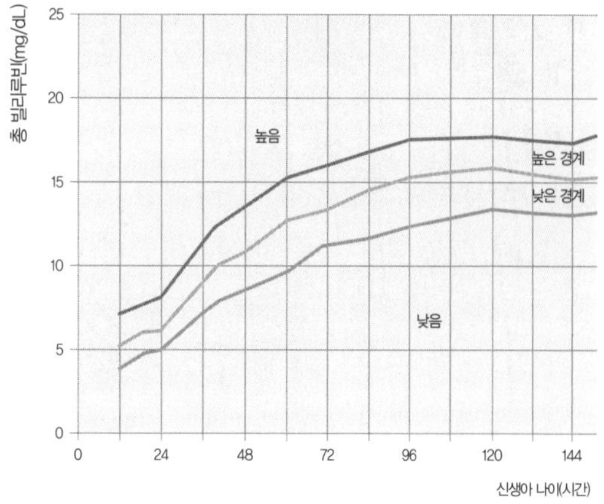

황달을 치료해요

의사 입장에서 말씀드릴 '황달 치료가 중요한 이유'가 두 가지 있습니다. 황달의 원인이 무엇인지 알아야 하며, 핵황달을 예방해야 하기 때문에 꼭 치료를 해야 합니다.

단지 피부가 보기에 좋지 않아서 치료하는 것이 아닙니다. 핵황달은 간에서 대사되지 못한 빌리루빈이 혈중 농도가 높아져서 뇌혈관 장벽을 뚫고 지나가 뇌에 침착하게 되어 운동 기능장애, 청력 저하, 심하면 사망에 이르게 할 수 있는 중한 질병입니다. 보통 황달 수치가 25 미만에서는 잘 생기지 않지만 아픈 아이이거나 이른둥이인 경우에는 그보다 낮은 수치에서도 핵황달이 생길 수 있습니다. 즉 아이의 상태와 황달 수치에 준해서 어떻게 할지 치료 여부를 결정하게 됩니다.

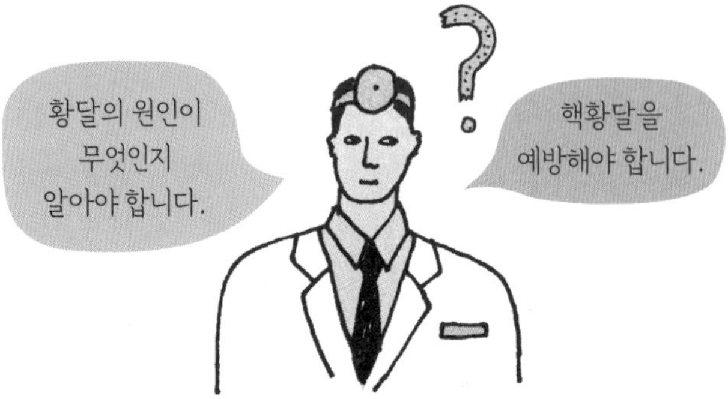

황달 치료가 중요한 이유

치료 방법

광선 치료

치료가 결정이 되면 가장 보편적으로 광선 치료를 하게 됩니다. 혈중 빌리루빈을 이성질체로 바꿔서 신장으로 직접 배출되게 하는 방법으로 특수한 파장의 불빛을 쬐게 됩니다(블루레이 : 420~470mm). 물론 입원을 해야 하며 눈을 보호하기 위해서 안대를 하게 됩니다.

모유수유를 하는 경우에는 모유수유를 지속하면서 치료하는 것을 더욱 추천하며, 혹시 입원할 상황이 안 되거나 확실히 모유에 의한 황달이 의심될 때에는 모유를 하루, 이틀 정도 끊는 방법도 있습니다. 하지만 모유를 끊었다가 다시 시작하는 것이 쉽지 않아서 모유수유를 강조하는 의사로서 모유수유를 지속하면서 상태에 따라 입원 치료하는 것을 권하고 싶습니다. 간혹 형광등에 아이를 쬐이거나 햇빛에 아이를 노출시키면 황달이 좋아진다는 말을 하는데, 절대로 해서는 안 됩니다. 효과도 없을 뿐만 아니라 위험합니다. 6개월 이전 아이의 햇빛 노출은 절대로 해서는 안 됩니다.

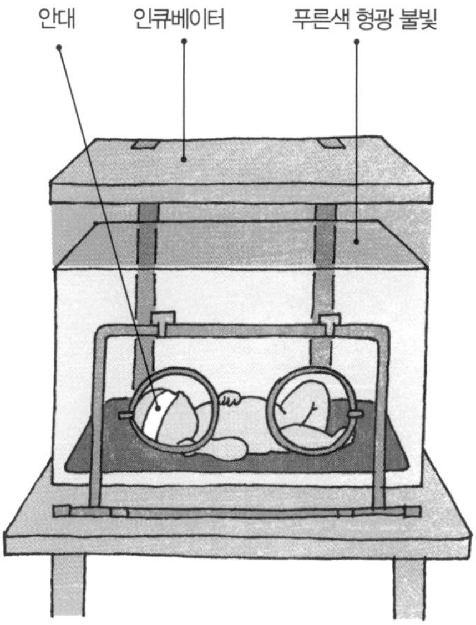

아기가 황달이 있을 때 모유수유

아기에게 황달이 있을 경우 모유수유를 중단해야 하는지 질문이 많습니다. 황달 치료에 대한 견해는 병원에 따라 약간의 차이가 있습니다. 모유수유를 하는 경우에는 생후 1주부터 황달이 생길 수 있으며, 2~3주째까지 높게(10~30mg/dl) 올라가기도 합니다. 출산 직후, 아기에게 황달이 왔다고 하면 모유수유 때문이기보다는 아이의 수유량이 적어서 탈수 증상이 동반되어 황달이 왔을 가능성이 많습니다. 모유수유가 황달의 원인이라고 하더라도 모유수유가 주는 이점이 훨씬 많기 때문에 모유수유를 하면서 황달 수치가 떨어지는지 추세를 확인하는 것이 좋습니다. 절대로 모유수유를 포기하지 마십시오. 단, 수치를 가지고 전문의와 상의해주세요.

교환 수혈

광선 치료에 실패하거나 핵황달이 의심이 될 때는 교환 수혈이라는 좀 더 적극적이고 침습적인 치료를 하게 됩니다. 아이의 피를 다른 피로 전부 교체해주는 것입니다. 좀 힘들겠지요? 그만큼 자주 하는 시술은 아닙니다. 하지만 광선 치료로 호전될 수 있는 아이를 집에서 방치하고 있다면 교환 수혈이 필요한 경우가 생길 수도 있습니다.

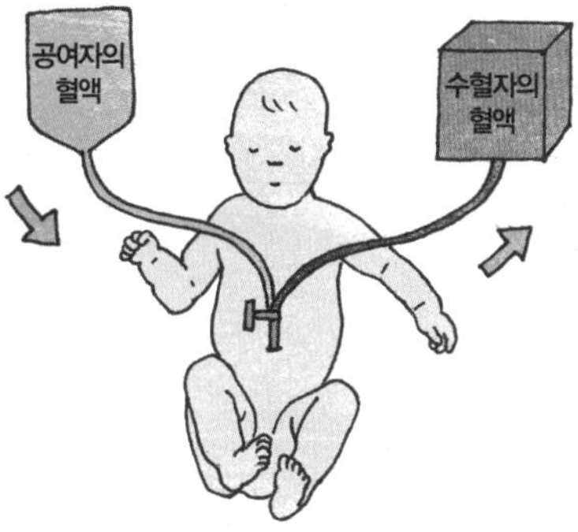

닥터 오의 진료실

신생아 사시

안과에서 사시 검사를 받아야 하나요?

우리 아이 시력은 괜찮은지 어떻게 알 수 있을까요? 출생 시 시력은 약 20/400(0.05) 정도 됩니다. 가까운 곳의 물건을 따라가며 보는 것은 보통 3개월에 가능하지요. 2~3개월 무렵 소아청소년과에 방문했을 때 눈을 잘 맞추느냐고 의사가 물어보는 시점이 바로 이 시점입니다. 입체적으로 물건을 파악하고 두 눈을 동시에 잘 사용하는 때는 3~7개월 무렵이에요. 시력은 서서히 좋아져서 만 3~5세가 되면 20/20(1.0) 정도가 됩니다.

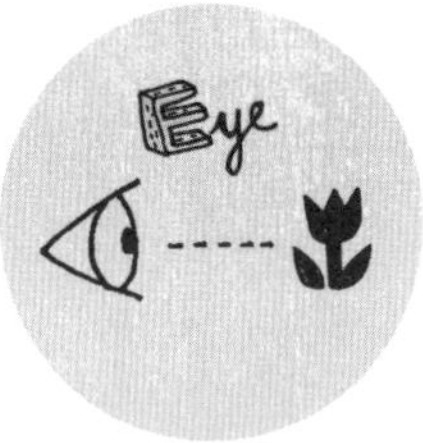

출생 시 시력	2~3개월 무렵	3~7개월 무렵	만 3~5세
0.05 정도	눈을 마주치는가 확인	입체적으로 물건 파악, 두 눈을 동시에 잘 사용	1.0 정도

만 7세까지는 시력이 좋아질 수 있으니 시력이 좋지 않은 아이들은 어릴 때 눈이 나빠지지 않도록 안과에 가서 적절한 진단과 치료를 받아야 합니다. 그렇다면 어떠한 경우에 안과 검진을 받아야 할까요? 백일 미만의 아이들이 가끔 안쪽으로 눈이 쏠릴 경우 소아청소년과 진찰받을 때 한번 확인해달라고 하면 됩니다.

안과 검진이 필요한 경우

- 항상 보이는 내사시
- 4개월이 지났는데도 지속적으로 눈동자가 안쪽으로 쏠리는 증상
- 불일치 사시(주시 방향과 상관없이 한쪽으로 쏠리는 경우)
- 설명할 수 없는 사경이 있는 경우
- 엄마 아빠가 걱정스러운 경우

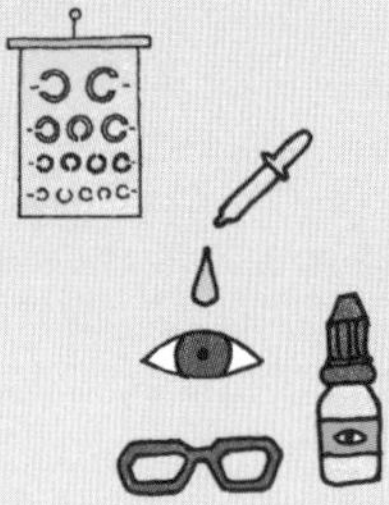

닥터 오의 진료실

신생아 눈곱과 눈물

눈곱이 자주 끼는 이유는 무엇인가요?

신생아 조리원 회진을 돌다 보면 10명 중 1~2명은 눈곱이 끼어 있고, 눈물을 자주 흘리는 경우가 있습니다. 가장 많은 원인으로 신생아 눈물길 폐쇄nasolacrimal duct obstruction가 있습니다. 통상적으로 신생아의 20% 정도에서 발생하게 됩니다.

눈물이 흘러내리는 눈물길에 어느 부위에서든 손상을 받거나 막혀 있으면 증상이 나타나게 됩니다. 대부분은 하스너판Valve of Hasner 부위에서의 문제로 발생한다고 합니다. 아이들은 눈물을 자주 흘리게 되고 결막이 충혈되기도 하지요. 심한 경우는 누낭이 부어서 도드라지게 되고 손으로도 만져질 수 있습니다. 6개월 전에 90% 정도는 저절로 좋아지고 보통 돌 전에는 거의 호전됩니다.

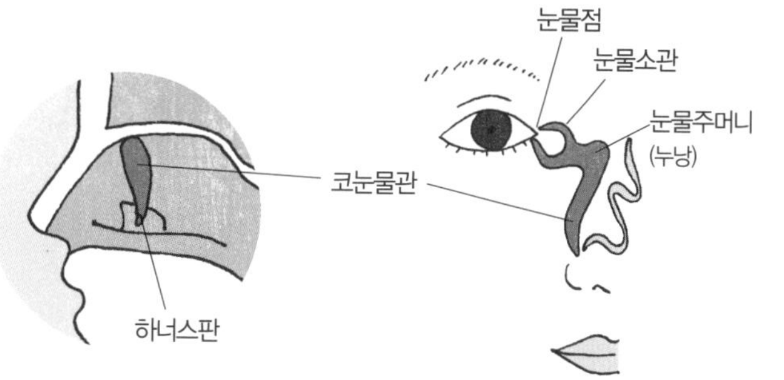

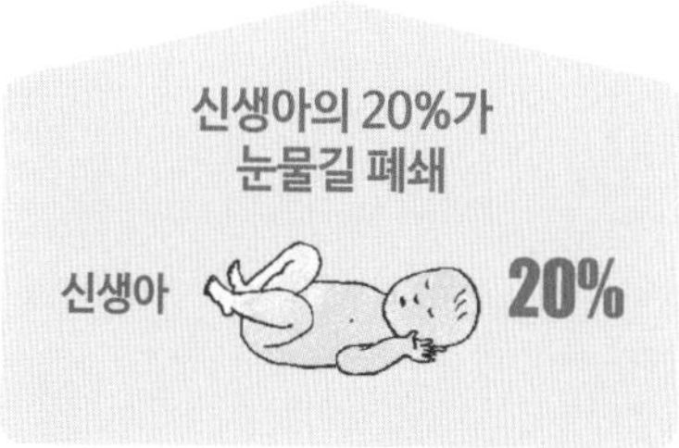

눈물길 폐쇄 호전 방법은 무엇인가요?

가정에서 해줄 수 있는 것이 누낭 마사지입니다. 눈물은 1초에 1마이크로리터씩 누낭과 누관을 통해서 코로 넘어갑니다. 눈이 깜박거릴 때 압력으로 누낭이 수축하면서 넘어가는 것이에요. 이를 인공적으로 손으로 해주는 것이 누낭 마사지입니다. 따뜻하고 깨끗한 손으로 아이의 누낭을 하루에 2~3회 정도 위에서 아래로 지그시 눌러주면 됩니다. 이때 손톱을 짧게 잘라서 아이의 눈에 상처가 남는 일이 없도록 해야 합니다.

지속적인 눈물길 폐쇄는 안과에 가서 치료를 받아야 합니다. 인위적으로 막힌 곳을 뚫어주는 시술이 필요해요. 생후 4~6개월부터 안과 치료를 시작하여 돌쯤 시술을 하는 편입니다. 주의해야 할 것은 눈곱이 낀다고 모두 눈물길 폐쇄는 아니라는 것입니다. 임질성 결막염, 눈물낭종, 포도막염, 녹내장, 기타 결막염 등 각막의 질환도 있으며 필요에 따라 입원과 항생제 치료 등 특정 처치를 할 수 있으니 눈곱이 자주 끼는 신생아는 병원에 꼭 가서 정확한 진단을 받아야 합니다.

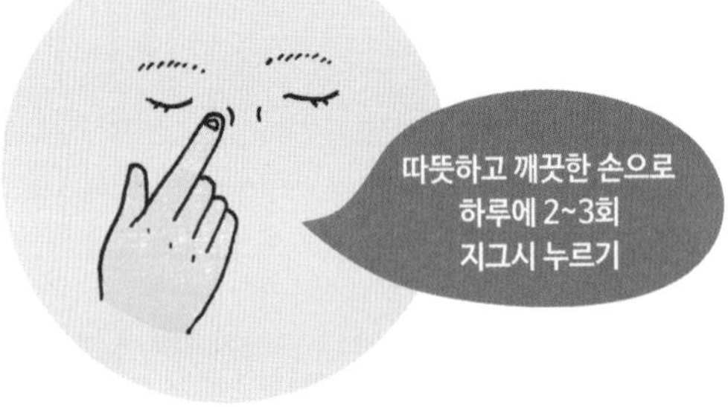

누낭 마사지

닥터 오의 진료실

신생아 신체 관찰하기

엉덩이 보조개가 무엇인가요?

신생아들은 엉덩이가 갈라지는 부위 바로 위쪽에 약간 파인 부분(엉덩이 보조개)이 흔하게 관찰됩니다. 즉 많은 아이들이 엉덩이 보조개를 갖고 태어납니다. 이 엉덩이 보조개는 특별히 신경 쓸 필요가 없기도 하지만, 척추 내부의 질병을 의심할 수 있는 하나의 힌트가 될 수도 있습니다. 항문에서 너무 멀거나(항문에서 2.5cm 이상), 너무 직경이 크거나(5mm 이상), 혹은 너무 깊거나, 털이 나 있거나 피부가 꼬리처럼 돌출되어 있거나 하는 경우에는 척추 내부의 질병을 의심해봐야 하기 때문입니다. 신경관 결손이나 잠재적인 이분척추와 같은 척추 기형이 있을 수 있습니다. 보통 신생아기에 초음파나 MRI를 통해서 검사를 하게 됩니다. 특히 엉덩이 보조개 있는 부위에 혈종이 있거나 털이 나 있거나 피부가 덧살처럼 나와 있으면 척추기형을 더욱 의심할 수 있습니다.

- ☑ 항문에서 2.5cm 이상 먼가?
- ☑ 5mm 이상 너무 직경이 큰가?
- ☑ 너무 깊나?
- ☑ 털이 나 있나?
- ☑ 피부가 꼬리처럼 돌출되어 있나?

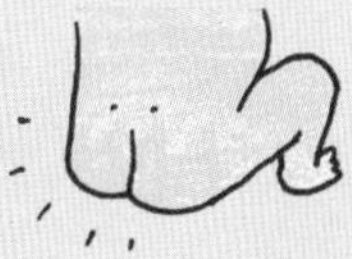

발달성 고관절 이형성증을 살펴봐요

발달성 고관절 이형성증DDH, developmental dysplasia of the hip은 1,000명 중 3명 정도 꼴로 생기는 고관절 이상을 말합니다. 대퇴주름 비대칭, 기저귀 갈 때 들리는 고관절 소리(고관절 불안정성), 양쪽 다리 길이 차이가 있으면 신생아기에 의심해봐야 합니다. 특히 여자아이나 자궁 내 움직임이 제한된 경우(양수과소, 둔위, 첫째 아이), 가족력이 있는 경우, 포대기나 속싸개로 인해 움직임이 제한된 경우에 고위험군에 속합니다.

6개월 이전에 발견을 하면 보장구(파블릭 보장구)를 이용해서 교정이 가능하기 때문에 조기 발견이 중요합니다. 그 이후에는 수술적인 교정이 필요할 수도 있습니다.

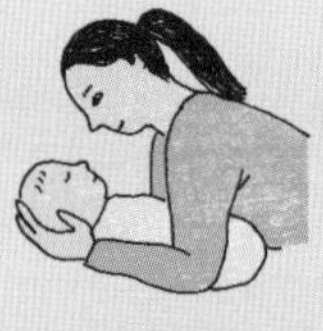

☑ 대퇴주름 비대칭
☑ 기저귀 갈 때 들리는 고관절 소리
☑ 양쪽 다리 길이 차이

발달성 고관절 이형성증 의심

고위험

☑ 여아
☑ 자궁 내 움직임 제한된 경우
☑ 가족력
☑ 포대기 또는 속싸개로 인해 하체 운동이 제한된 경우

남자아이 성기를 살펴보아요

왜소음경

진료실에서 가끔 아이의 성기 크기를 물어보며 너무 작은 것이 아니냐고 궁금해하는 부모들이 있습니다. 실질적으로 문제가 될 정도로 작은 아이들은 많지 않습니다. 평균적인 크기의 2.5SD표준편차, Standard deviations 이상 차이가 나면 문제가 있다고 생각합니다.

대략적으로 신생아 시기에 1.9cm 이하의 크기라면 왜소음경을 의심할 수 있습니다. 그런데 성기 사이즈는 눕혀놓은 상태에서 성기를 최대한 잡아 당겨서 치골 부위부터 길이를 측정해야 합니다. 경우에 따라서 피하지방층이 많은 아이들은 더욱 작아 보일 수 있습니다. 이 또한 감안해서 길이를 재야 하지요. 이렇게 재보면 왜소음경의 진단에 들어가는 아이들은 많지 않습니다.

나이에 따른 음경의 길이

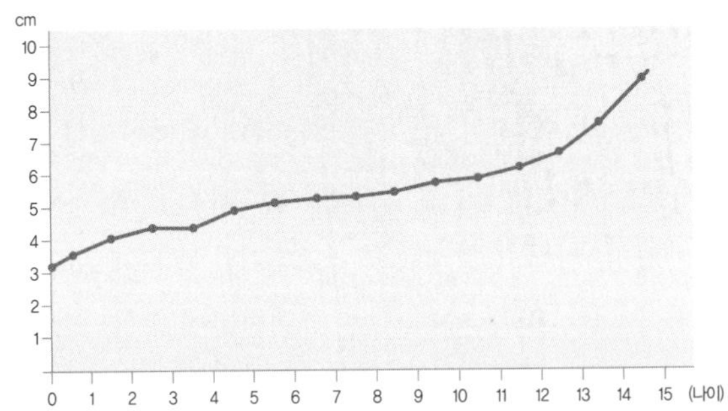

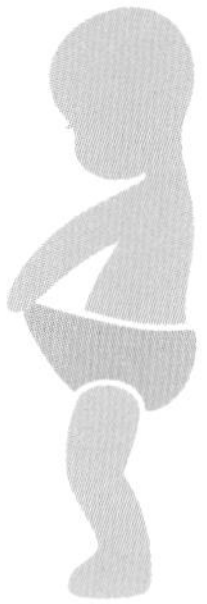

출처: 대한 비뇨학회지, 1987 vol 28, No. 6 821

음낭수종

고환이 부었다고 하면, 서혜부 탈장으로 인한 것인지, 음낭수종인지 확인해보아야 합니다. 서혜부 탈장은 복강과 음낭초막 사이를 연결하는 통로 process vaginalis가 정상적으로 닫히지 못해서 복강과 고환 또는 외음부 주위가 열려 있는 경우로 장이 빠져 나왔다 들어갔다 하는 증상입니다. 물만 고여 있는 음낭수종과는 별개로 수술적인 치료가 필요합니다. 아이의 고환이나 여자아이 경우 외음부 위쪽이 불룩하게 부어 보인다면 탈장을 의심해보아야 합니다. 장이 빠져나와 다시 들어가지 않은 경우일 수 있습니다. 아이가 심하게 보채면 가까운 병원에 바로 찾아가셔서 손으로 조심스럽게 밀어 넣어야 하며 안정화가 되면 수술을 해야 합니다. 이에 반해 음낭수종은 단순히 물이 차는 것으로, 거의 흡수가 됩니다. 수술이 필요하지 않고 돌 정도까지 지켜보면 자연스럽게 호전됩니다.

잠복고환

남자아이의 성기 부위는 출생 뒤에 잘 살펴보아야 합니다. 정상적으로 고환은 복강에 있으면 안 됩니다. 복강 내 체온이 높기 때문에 고온에 고환이 노출되어 있으면 고환암과 불임의 원인이 될 수 있습니다. 잠복고환이란 말 그대로 고환이 음낭 안에 만져지지 않고 복강 내에 머물러 있는 것을 말하며 수술, 호르몬 치료를 시행하면 됩니다. 내려올 고환이라면 보통 3~4개월이 지나면 내려오게 되는데, 6개월 이후에는 자연적으로 내려오는 경우는 드뭅니다. 즉 6~12개월에 확인해서 조기에 수술을 해주어야 합니다. 생식 문제와 암 발생 때문에라도 수술을 하게 되는 거예요. 호르몬 치료는 센터에 따라 다르긴 하지만 추천하는 치료는 아닙니다. 수술로 치료하는 것을 추천합니다.

퇴축고환

퇴축고환은 정상적인 상태로 긴장하거나 추운 곳에 가면 고환이 음낭 위쪽에 위치해 있다가 따뜻하고 긴장하지 않은 상태에서 정상적으로 음낭 안에 위치하게 되는 것을 말합니다. 거고근 반사 cremesteric reflex: 예리한 기구로 대퇴부를 자극했을 때 고환이 당겨 올라가는 반사가 과도한 상태로 정상적인 현상입니다.

활주고환

활주고환은 퇴축고환과는 달리 고환이 음낭 위쪽에 위치해 있고 긴장을 하지 않고 따뜻한 곳에 가더라도 정상적인 위치에 오지 않는 상태를 말합니다. 잠복고환의 한 형태라고 보인다면 비뇨기과적 치료가 필요합니다. 목욕을 할 때 아이를 잘 살펴보는 것이 좋겠습니다. 긴장하지 않은 상태에서 따뜻한 물에 아이를 앉혀놓았을 때 고환이 제자리에 위치해 있다면 안심해도 됩니다. 그래도 마음이 놓이지 않는다면, 가까운 소아청소년과나 소아비뇨기과에 방문하여 진찰을 받도록 합니다.

귀두지

남자아이들 성기를 싸고 있는 포피를 뒤로 젖히면 하얀 노폐물이 보일 때가 있습니다. 이를 귀두지라고 하는데, 귀두지치구, Smegma는 오줌이나 정액, 바르톨린선의 잔류 분비물 등이 성기 주변에 쌓여서 생기는 노폐물입니다. 정상적으로 생길 수 있어서 비누를 사용하지 않고 가끔 물로 씻어주기만 하면 됩니다.

포경수술

미국소아과학회는 남자아이 포경수술은 수술 시 발생할 위험도에 비해 수술을 함으로써 많은 이점들이 생길 수 있기 때문에 추천을 할 수 있으나 문화적·종교적인 문제로 부모가 수술 여부를 결정해주는 게 좋다는 의견입니다. 저는 개인적으로 요로감염이 자주 있는 아이, 귀두포피염이 자주 있는 아이, 소변볼 때마다 귀두 부위가 부풀어 오르는 아이, 부모님이 아이 포경에 대해 걱정하는 경우에는 일찍 수술을 시행해도 된다는 소견입니다.

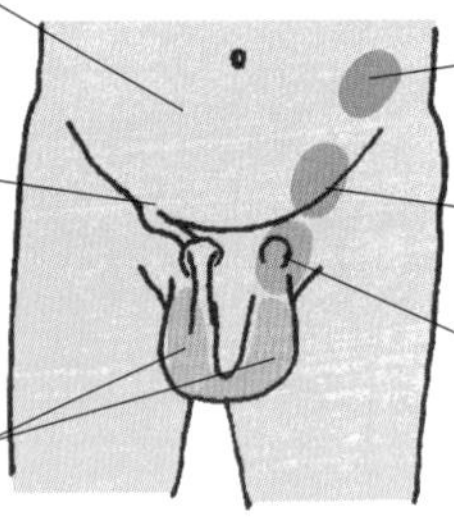

여자아이 성기를 살펴보아요

음순유착

여아의 경우 음순 부위가 벌어지지 않고 붙어 있는 경우가 종종 있습니다. 이러한 음순유착은 보통 3~6개월 사이에 잘 발생한다고 되어 있습니다. 반복적인 음순 주위의 염증이 원인이 될 수 있습니다. 가벼운 경우는 압력으로 살짝 벌려 주어도 되지만 보통은 병원에서 처방받은 연고(에스트로겐 성분)를 바르면 저절로 벌어지게 되어 있습니다.

설소대가 짧아요

설소대가 짧아서 혀의 움직임을 제한하는 선천적인 문제를 '단설소대'라고 합니다.
부모는 아이의 혀가 짧아서 말을 잘 못한다거나 나중에 영어발음이 좋지 않을까 걱정을 하지만 단설소대는 정의도 어렵고 표준화된 치료도 없습니다. 단설소대의 발생률은 1~10.7%로 보고되고 있습니다. 수치에서 볼 수 있듯 정확한 정의가 없어 질병으로서의 통계를 알기가 어려워요. 혀를 올리고 입을 벌렸을 때의 입이 벌어지는 정도, 혀를 내밀었을 때 입술까지 혀가 나오는 길이 등으로 표준화된 방법은 아니지만, 증상 정도로 정의할 수 있습니다.

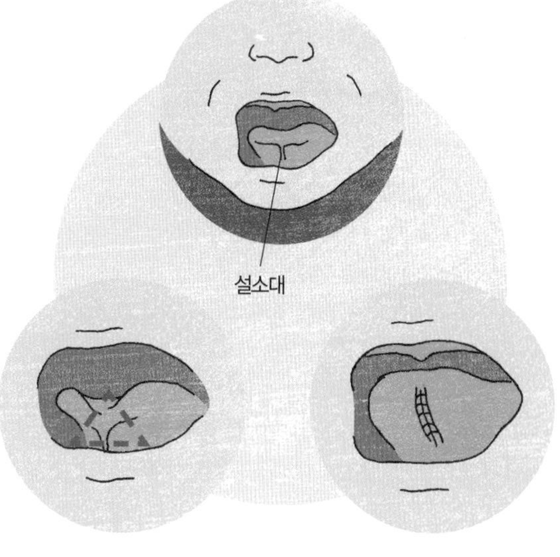

☑ 보기에도 짧아 보인다.
☑ 혀를 밀어올려도 입 천장에 닿지 않는다.
☑ 혀를 내밀었을 때 가운데 앞니 앞으로 1~2mm 정도밖에 안 나온다.
☑ 혀를 옆으로 움직일 수 없다.
☑ 혀를 내밀었을 때 하트 모양으로 보일 정도로 혀의 가운데가 당겨진다.

단설소대로 판단

단설소대는 영아기에 수유 문제(빨기가 힘듦), 조금 커서는 언어의 문제, 발음 문제, 구강의 위생 문제가 있을 수 있습니다. 이러한 문제가 있으면 수술을 할 수는 있어요. 물론 4세까지 지켜보자는 의견도 있습니다. 그러나 꽤 간단한 시술로 치료가 가능하기 때문에 소아청소년과에서는 돌 전의 아이들이 특히 영아기에 수유 문제가 있다면 치료를 합니다. 무분별한 치료 또한 문제가 되겠지만 수유에 어려움을 겪을 정도라면 소아청소년과 전문의와 상의한 뒤에 시술을 할지 생각해보는 것이 좋습니다. 두껍고 간단히 자를 수 없을 것 같은 경우에는 전신마취 하에 수술을 하기도 합니다.

D+9

비타민D를 주기 시작하다

뽐이에게 비타민D를 주기 시작했다.
뽐이에게 주었던 써니디 드롭스는
한 방울에 400IU 용량이 되기 때문에
엄마젖을 물릴 때 유두에 떨어뜨려 빨게 하거나
아이 입에 한 방울 떨어뜨려주면 되므로 비교적 먹이기 쉬웠다.

모유수유 아기에게는 비타민D와 철분이 부족한 편이다.
비타민D가 부족하면 구루병 등을 유발할 수 있으므로
생후 1개월 안에 하루 400IU씩 먹이는 것이 좋다.

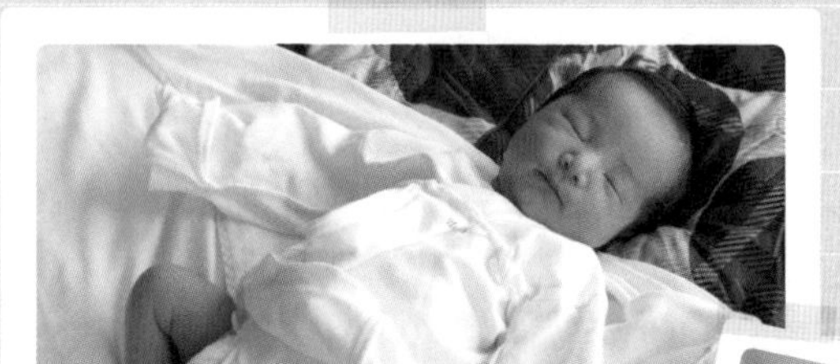

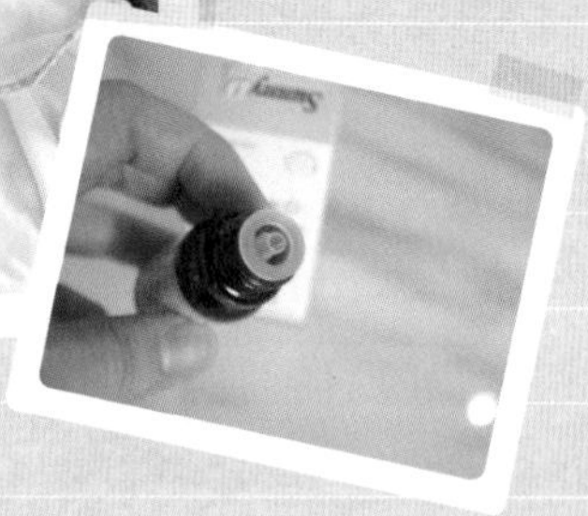

닥터 오의 진료실

비타민D의 중요성

비타민D가 필요해요

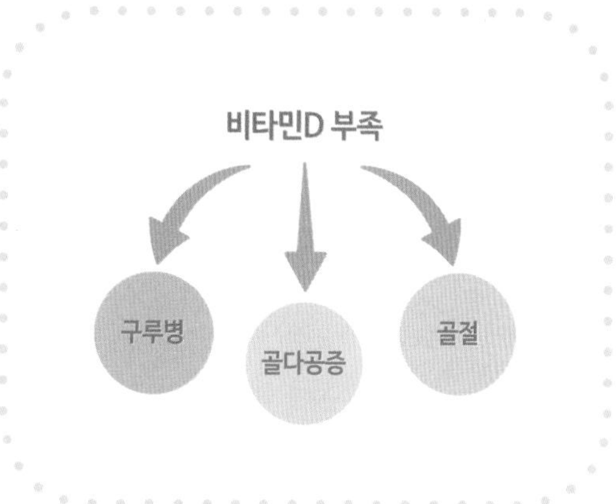

비타민D는 뼈의 형성 및 칼슘과 인의 흡수에 관여하며 모든 세포의 생리 활성화를 돕습니다. 햇볕을 통해 흡수가 가능한데, 햇볕을 쬐지 못하는 신생아나 장기 입원 환자, 실내 근무자는 비타민D 결핍 가능성이 매우 높지요.
비타민D가 부족하면 구루병, 골다공증, 골절과 같은 뼈가 물렁해지거나 약해지는 질병이 생길 수 있습니다.
이런 질병들은 병이 상당히 진행된 후에야 발견되기 때문에 신생아는 태어난 직후부터 비타민D를 보충해줘야 합니다. 그뿐만 아니라 최근 연구에는 비타민D가 관련 없는 질환이 없을 정도로 꼭 필요한 성분이라고 다뤄지고 있습니다.
모유수유 아기들은 비타민D와 철분이 부족한 편입니다. 비타민D는 부족하면 구루병 등을 유발할 수 있으므로 모유수유 아기는 생후 1개월 안에 하루 400IU씩 먹이기 시작하는 것이 좋습니다.

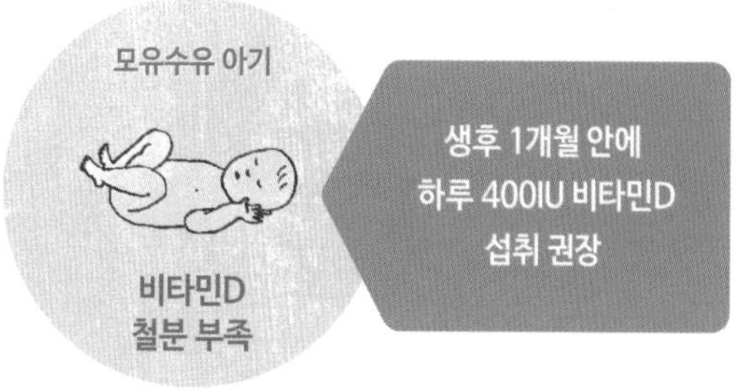

비타민D의 부족

비타민D의 부족으로 생기는 구루병, 골다공증, 골절 등의 질병은 병이 상당히 진행된 후에야 발견됩니다. 따라서 신생아는 태어난 직후부터 비타민D를 보충해줘야 합니다. 성인의 경우에는 비타민D 검사를 받아보고 각자의 혈중 농도에 따라서 필요한 경우 비타민D를 보충해야 합니다.
특히 갱년기 여성과 노인들은 햇볕을 쬐어도 비타민D 생성 능력이 젊은 사람에 비해 현저히 떨어지므로 혈액 검사 없이도 매일 800IU 이상을 섭취하도록 최근 대한골대사학회는 권고하고 있습니다.

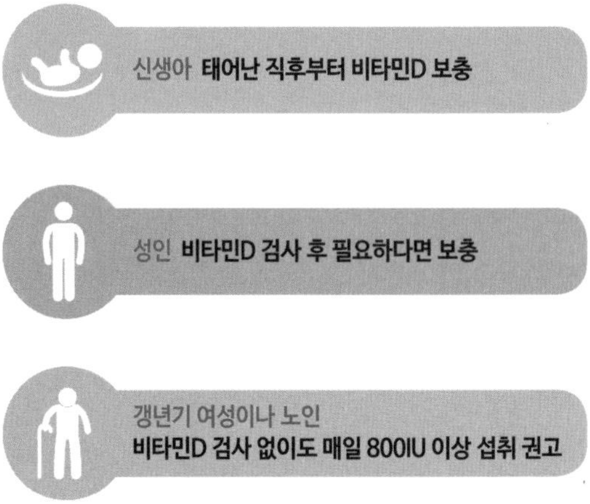

구루병

구루병은 비타민D 결핍증으로 머리, 가슴, 팔, 다리뼈의 변형과 성장장애를 일으킵니다.

자연에서 얻는 비타민D

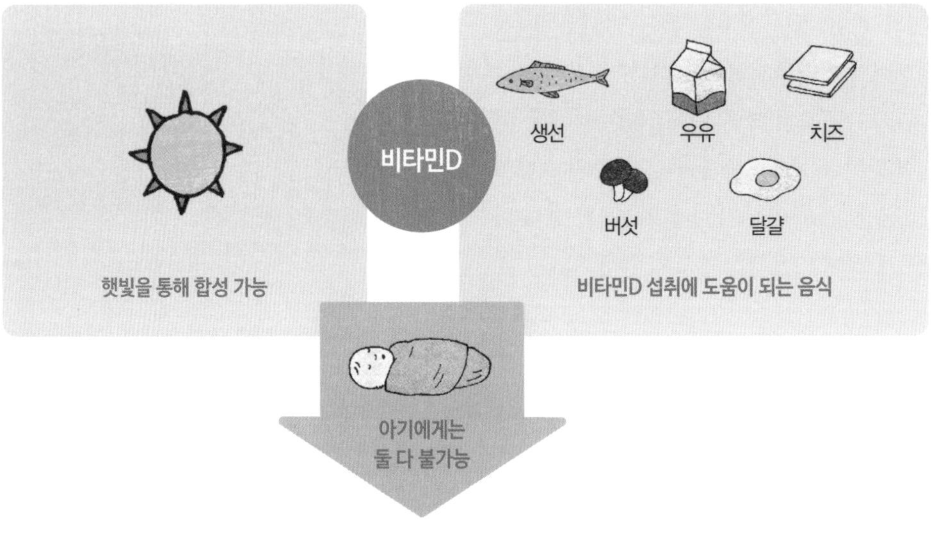

비타민D는 햇빛을 통해 얻기가 가장 쉽습니다. 최근에 성장기 어린이들에게 구루병이 많아진 원인 중 하나가 야외활동을 하지 않아서라고 합니다. 등푸른 생선이나 우유, 치즈, 버섯, 달걀노른자 등의 식품도 비타민D 섭취에 좋습니다.

비타민D는 태양광선과 식사를 통해 얻어지는데, 태양광선 중에서도 직사광선(자외선)만이 피부의 지방에 작용해 비타민D를 만들게 됩니다. 그래서 'Sunshine Vitamin'이라고 불리죠.

그런데 생후 1년간 아이는 식품도 가려가며 조심해 먹여야 하고 이유식을 하지 않는 6개월 동안에는 더군다나 식품으로 섭취가 불가능합니다. 또 햇빛은 어떤가요? 아기들은 되도록이면 직사광선을 쬐지 않는 편이 좋습니다. 개인적으로는 햇빛을 통한 비타민 합성을 아이들에게 권하는 것은 맞지 않다고 봐요. 자외선을 쬠으로 인해 생기는 문제점들이 더 많습니다. 비타민을 먹이고 자외선은 될 수 있는 대로 차단하는 게 더 좋을 듯합니다.

그렇기 때문에 신생아 및 영아기에는 비타민D를 자연적으로 생성하기에 문제가 있습니다. 아기는 오직 모유를 통해 비타민D를 공급받는데, 만약 엄마의 체내 비타민D가 부족하면 아이들 역시 비타민D 결핍으로 골격이 제대로 형성되지 않을 가능성이 큽니다. 비타민D가 부족한 아동의 경우 성장 후 비만 가능성이 높다는 연구 결과도 있습니다.

어떻게 먹이면 좋을까요?

비타민D는 현재 가루, 액상 모두 제품이 나와 있습니다. 얼마 전까지만 해도 액상제제가 흡수율이 높아서 선호한다고 얘기했는데, 최근 미국식품의약국FDA에서 액상의 비타민D가 과하게 복용되거나 지방 성분의 흡인으로 인한 폐렴의 우려가 있어서 사용 자제를 권고하고 있습니다. 물론 용량을 정확히 먹인다면야 문제가 없겠지만 말이죠. 게다가 어린 아기의 경우 액상이 아니면 먹이기가 참 힘이 듭니다. 한 방울에 400IU 용량이 되는 액상제제를 찾아 엄마젖을 물릴 때 유두에 떨어뜨려 빨게 하거나, 아이 입에 한 방울 떨어뜨려주면 됩니다. 스포이드로 1cc 이상을 먹여야 하는 액상제제보다는 한 방울 정도가 적정 용량인 액상제제를 선택해 구입할 것을 권합니다.

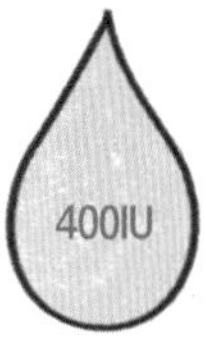

D+10

목욕시키기

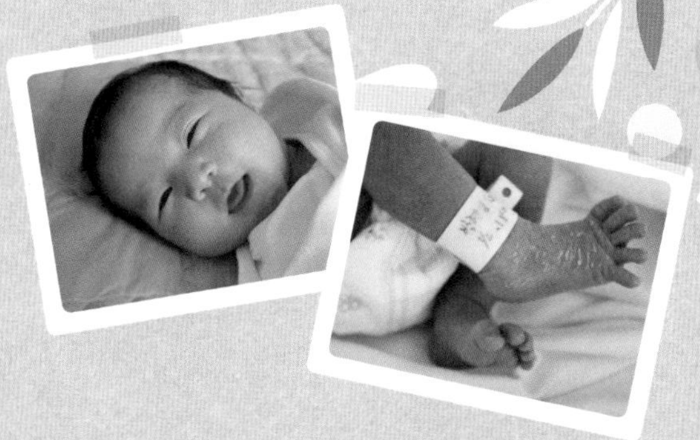

뿜이를 만나고 열흘이 지났다.
우리 뿜이는 눈을 더 또랑또랑하게 뜰 수 있게 되었고
배가 불러 기분이 좋으면 모든 피로를 잊게 하는 꽃미소를 날려주기도 했다.
어젯밤엔 잠든 뿜이가 소리 내어 히죽히죽 웃는 것을 보고
그 모습이 너무 사랑스러워 아내와 함께 숨죽여 웃었다.
배냇짓은 정말 천사의 웃음이다.

처음 출산했을 때 당혹스러운 부분 중 하나가 목욕이기 때문에
산후조리원에 머무를 기회가 있다면 어떻게 목욕을 시켜야 하는지
잘 지켜보았다가 적용해보는 것도 좋을 듯하다.
일부 산후조리원에서는 목욕 시간에 부모들이 참관하도록 배려하기도 한다.

아내가 뿜이의 발등을 비롯하여 몸 구석구석 건조해보이고
허물처럼 벗겨지는 부분이 있다며 걱정하는데 특별히 보습제를 발라줄 필요는 없다.
신생아의 각질일 뿐, 곧 탈락된다.

생후 2개월까지는 특별히 비누나 바스로 닦아낼 필요가 없으며,
신생아의 경우 보습제를 열심히 발라줄 필요도 없다.
즉 특별한 경우가 아니라면 굳이 돌 전에 비누, 바스, 보습제를 사용할 필요가 없다.

신생아 목욕

목욕은 어떻게 시키면 좋을까요?

목욕 횟수

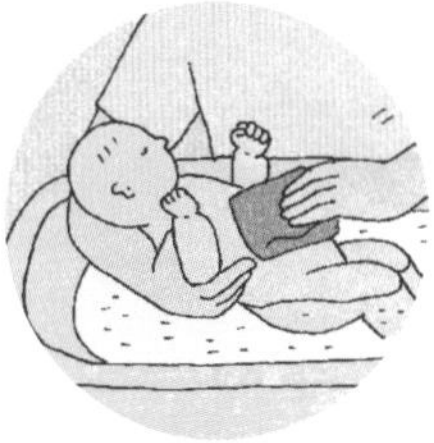

돌 이전의 아기는 일주일에 2~3회가 적당함
잦은 목욕은 피부를 건조하게 만들 수 있음
단, 더워서 땀이 많이 나는 여름에는 매일 실시

목욕 시작 시기

통목욕은 생후 1~2주 후 배꼽이 완전히 떨어졌을 때
통목욕 이전에는 가볍게 물을 살살 끼얹어주는 정도

목욕시키는 방법

목욕을 시킬 때는 위에서 아래의 순서로 진행합니다.

씻는 순서

목욕물 온도 : 35~38도 목욕 시간 : 5분 정도

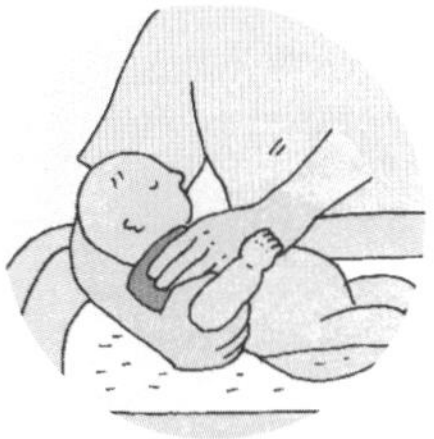

얼굴

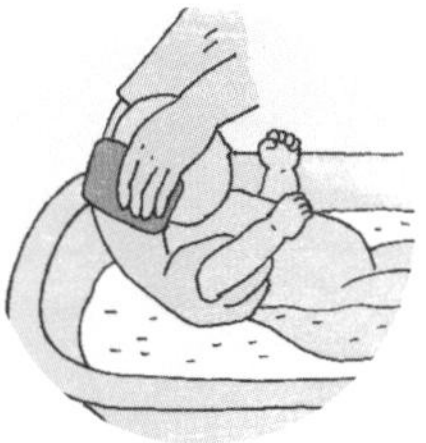

머리

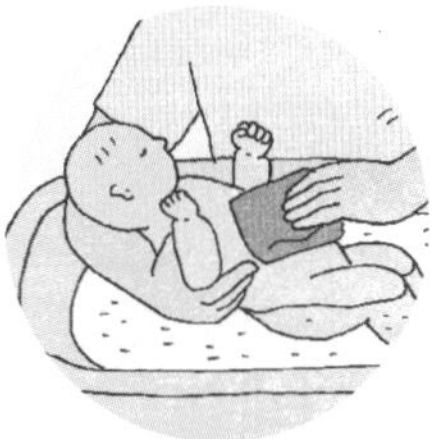

상반신

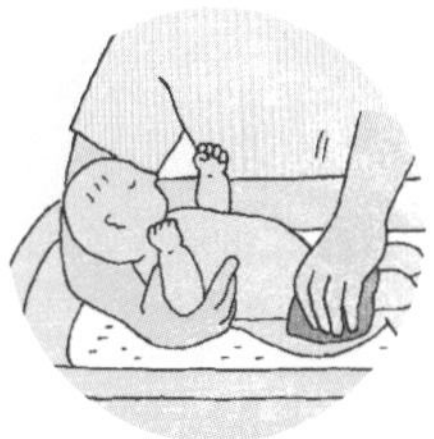

다리

목욕시킬 때 주의하세요

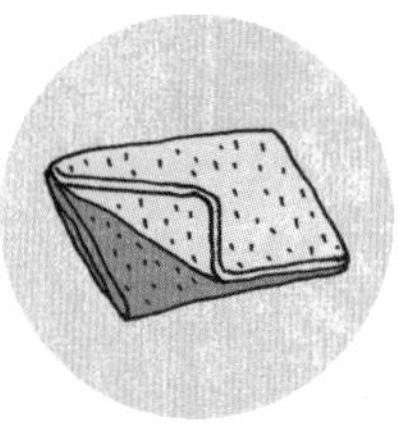

타월&아이옷 미리 준비

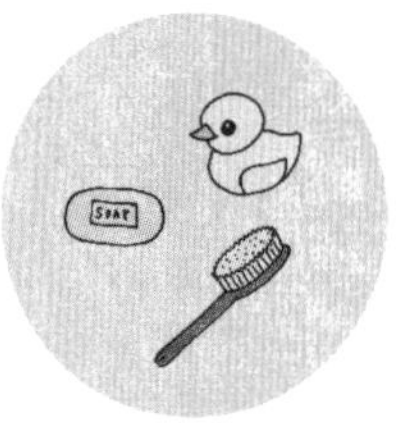

비누 사용 X

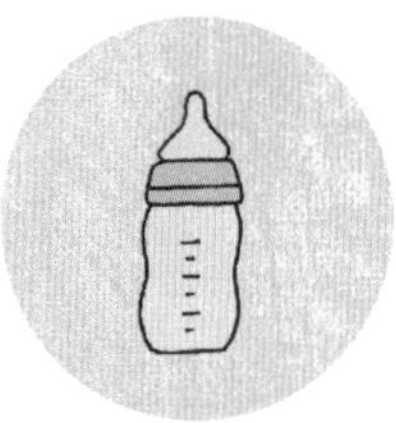

수유 후 30분

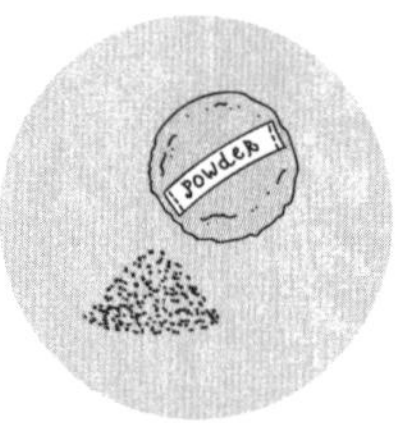

파우더 사용 X

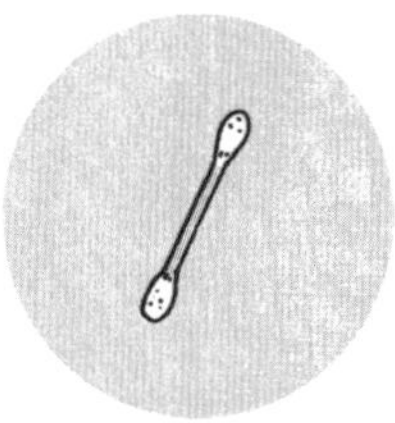

면봉으로 귀 주변 정리

- 체온 유지 차원에서 타월과 갈아입을 옷을 미리 준비해둡니다.
- 생후 2개월까지는 바스나 비누를 사용하지 않아도 됩니다. 특별한 경우가 아니라면 돌까지 사용하지 않아도 됩니다.
- 얼굴에는 비누를 사용하지 않습니다.
- 수유 후 적어도 30분이 지난 뒤 목욕하도록 합니다(역류 방지).
- 파우더는 사용하지 마세요. 피부를 숨 쉬게 해 주세요. 더 안 좋은 것은 파우더가 아이의 폐를 상하게 할 수 있다는 것입니다. 파우더 안의 탤크talc와 전분 성분이 폐를 다치게 한다는 여러 논문이 있습니다.
- 목욕 후 면봉으로 귀 뒤쪽이나 귓바퀴를 닦아줍니다. 단 너무 깊이 넣으면 안 됩니다.

목욕시키다 아기를 물에 빠뜨렸을 때

절대로 아기를 물에 빠뜨리지 않는 게 중요합니다만 만약 목욕시키다가 물에 폭 빠뜨렸을 때는 아이의 상태를 유심히 봐야 합니다. 아이가 기침을 하거나 청색증이 보인다면 반드시 병원에 데리고 가야 합니다.

목욕을 왜 시켜줘야 할까요?

목욕은 몸의 청결을 위해 필요하고, 에너지 발산을 통해 적절한 운동 효과가 있기도 합니다. 신진대사를 촉진시켜 아이를 나른하게 만들어주지요. 기분 좋게 잠들게 하며, 숙면을 취할 수 있도록 도와줍니다. 또한 몸 곳곳을 닦으며 아기의 몸을 천천히 살펴보고 관찰할 수 있는 기회이기도 합니다. 아기와 스킨십을 하며 엄마와의 유대를 높이

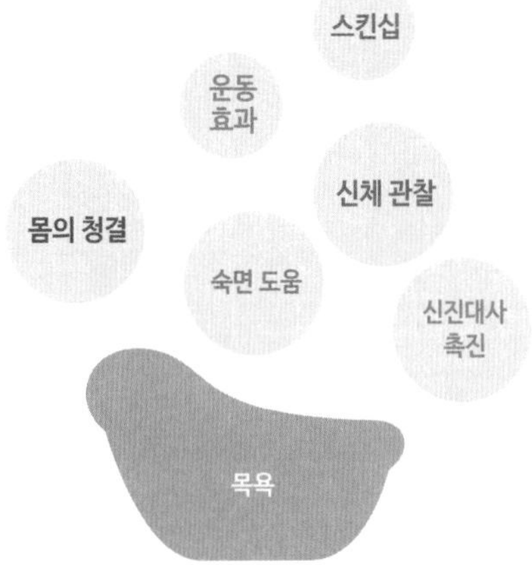

는 시간이기도 하고요. 특히 아이와 함께 보낼 시간이 많지 않고, 모유수유 등이 불가능한 아빠가 목욕 시간에 아이와 함께 재밌게 놀아주면서 유대를 강화하는 것이 좋습니다. 울고 보챈다면 짧게 끝내고 내일을 기약하도록 합니다. 목욕을 통해 아이와 친해지세요!

어떤 보습제를 사용해야 하나요?

병원에 내원한 엄마들이 많이 하는 질문 중 하나가 "선생님, ○○보습제 발라줘도 될까요?"입니다. 특별히 성인들이 쓰는 향이 강한 제품이 아니라면 유아용 보습제는 브랜드를 가려 추천하지는 않습니다. 요즘 많이들 쓰는 엄마들이 추천하는 어떤 제품이든 우리 아이에게 맞는 제품을 사용하면 됩니다. 다만 무향에 저자극 제품을 추천합니다.

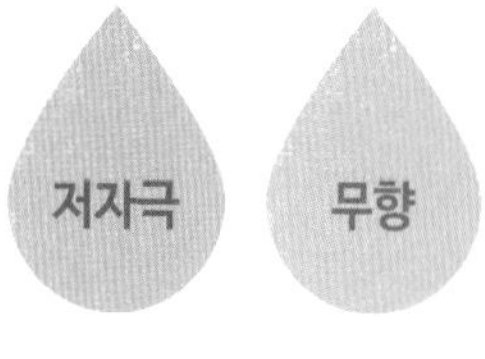

손톱은 어떻게 잘라주나요?

아기의 손톱은 꼭 종잇장 같죠? 처음에는 가위로 잘라주듯 손질해주면 됩니다. 손톱의 하얀 부분이 1~3mm 정도가 되면 목욕 후 아기가 잠들었을 때 잘라주도록 합니다. 신생아의 경우 손톱은 일주일에 두 번, 발톱은 한 달에 한 번 정도, 밝은 곳에서 안정된 자세를 취하고 손톱을 손질하여 생채기를 낼 수 있는 위험을 예방하도록 합니다. 손톱은 (염증을 방지하기 위해) 평평하게 깎아내고, 양쪽 끝만 살짝 잘라주어 다듬어줍니다. 특히 디피티 접종 전까지 더더욱 손발톱 깎을 때 상처가 나지 않도록 조심해야 합니다(손톱 깎기 213쪽 참고).

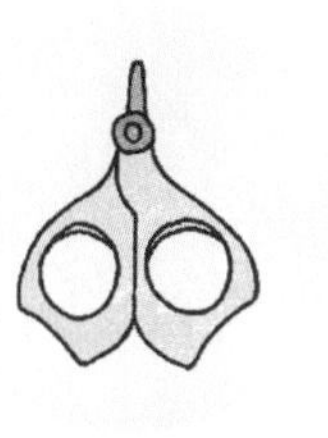

- ☑ 손톱은 일주일에 두 번
- ☑ 발톱은 한 달에 한 번
- ☑ 밝은 곳에서
- ☑ 안정된 자세로
- ☑ 평평하게 깎기

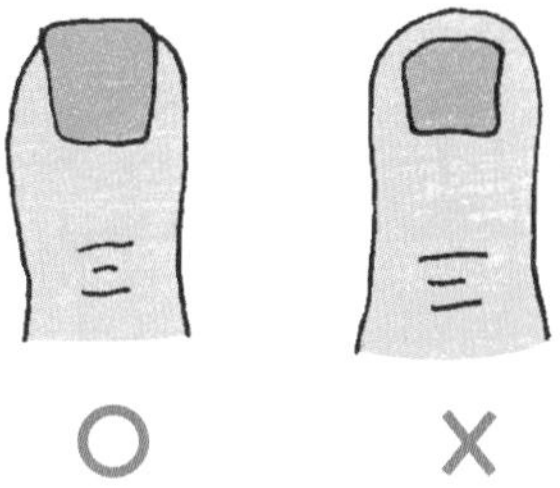

D+13

낮과 밤 구분하기

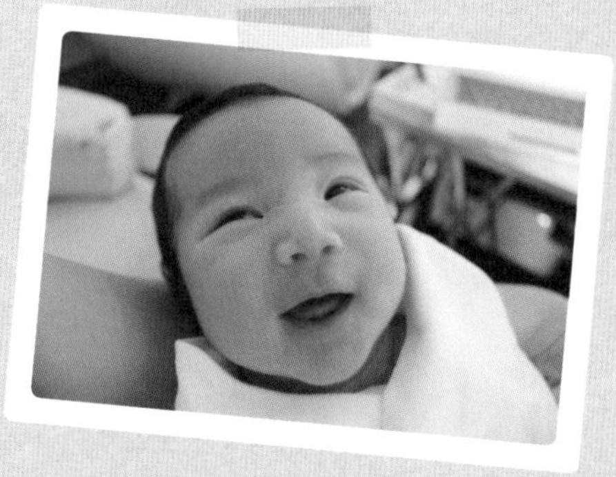

뿜이는 벌써 낮과 밤이 확립되어 있는 것일까?
기특하게도 뿜이는 낮에는 작은 소음에도 예민하게 반응하여 깨거나
젖을 충분히 먹고도 똘망똘망하게 눈을 뜨고 팔다리를 휘저으며 논다.
젖을 먹고도 놀아달라는 듯 쳐다보는 것이다.

밤에 고생할 각오를 단단히 했던 나는 정성으로 모유수유하는 아내와
때에 맞춰 울지도 않고 깨어 젖 먹고 다시 잠드는 딸 덕분에
가끔씩 '뿜이가 깼구나' 할 뿐 아주 편안한 밤을 보내고 있다.

100일의 기적이 아니라 50일의 기적도 가능하다.
아이의 수면 습관은 아빠, 엄마가 피곤하지 않은 육아를 위해서도,
아이의 습관 형성을 위해서도 엄청나게 중요하고 잘 확립해두어야 한다.

뿜이는 낮에는 눈뜨고 노는 시간이 많고 잘 자지 않으려는 반면,
밤에는 수유 후(아직까지 야간수유 중에는 수유등을 켜둔다)
눈을 껌벅거려도 아기침대에 뉘여 불을 끄면 바로 잠이 든다.
그리고 2~3시간 간격으로 깨서 찡찡거리며 우는 대신
쩝쩝, 오물오물거리며, 팔다리도 휘휘 젓는다.

모자동실을 하고 있으니 뽐이 엄마가 아이의 이런 작은 움직임을 느끼고
잠에서 깨어 아이가 주는 '배고픔 신호hunger cue'가
울음으로 가기 전에 수유를 시작한다.
모든 루틴이 엄마와 아이의 협동으로 초기부터 잘 잡혀가고 있다.
육아를 힘겹게 하는 엄마들에게 늘 강조하는 것 중 하나가
"아기는 아빠, 엄마하기 나름이에요"이다.

아기를 위해 '희생'한다고 생각하기보다는 원칙과 엄마의 곧은 육아철학을 지키다 보면
엄마와 아가 모두 편해질 수 있다는 믿음을 갖고 육아를 해야 한다는 말이다.
아이들마다 기질이 약간씩 다를 수는 있지만
원래부터 '성격이 고약한' 아가도 없고,
원래부터 '말 안 듣고 투정이 심한' 아가도 없다.
아기가 이상행동을 보이거나 육아가 힘들어질 때 고민해봐야 할 것은
바로 "우리(아빠 엄마)가 어느 부분에서 잘못 진행해왔을까?"이다.

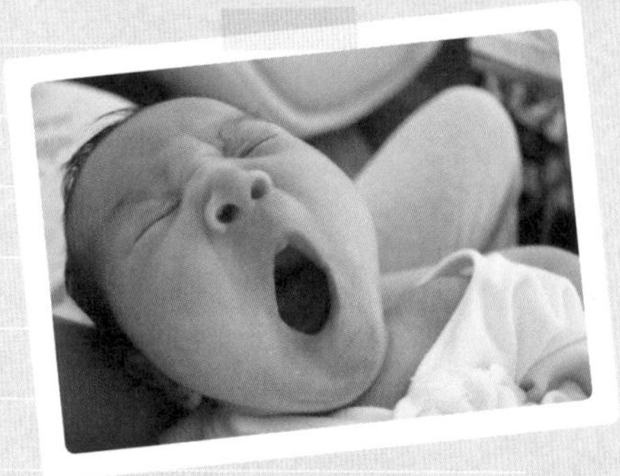

닥터 오의 진료실

아기의 낮과 밤

아기는 언제부터 낮과 밤을 인지하나요?

아이가 낮과 밤을 인지하려면 생후 6~8주 정도가 지나야 합니다. 그러나 그 전에도 충분히 '낮은 환한 것이고 밤은 어두운 것'임을 알려주어야 해요. 간단한 방법으로 낮에는 무조건 커튼을 열어두고, 자연채광이 가능한 환경 속에 두세요(다만 6개월 전에 직접적인 햇볕에 노출되어서는 안 됩니다). 또 낮에 너무 푹 재우려 하지 마세요. 반대로 밤에는 수면등을 켜고 잔다든가 시끄러운 환경 속에 아이를 둔다든가(TV 시청 등) 하지 않고 무조건 어둡고 조용한 밤의 세계 속에 아이를 두고 재우도록 합니다. 형광등 불빛에 아이를 직접 노출시켰을 경우 눈에 피로감을 주어 시력 저하의 원인이 되기도 합니다.

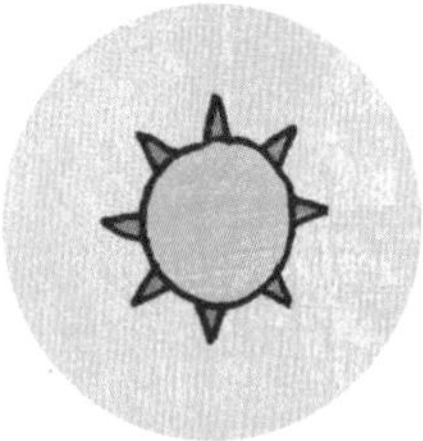

☑ 커튼 열어 자연채광
☑ 낮잠 푹 재우지 않기

☑ 무조건 어둡고 조용하게

생활의 악순환을 피해요

밤에 수유할 때도 형광등을 켜두고 수유하거나 시끌벅적 아빠, 엄마가 분주하게 수유하면 그만큼 아이가 낮과 밤을 인지하는 데 오랜 시간이 걸립니다. 그 결과, 아빠 엄마는 늘 잠이 모자라 피곤해하고 아이는 낮에 부족한 잠을 자고 밤에 또 깨어 있으려 하는 공포의 악순환이 계속되는 거예요. 아이가 최대한 빨리 낮과 밤을 인지할 수 있도록 노력해봅니다.

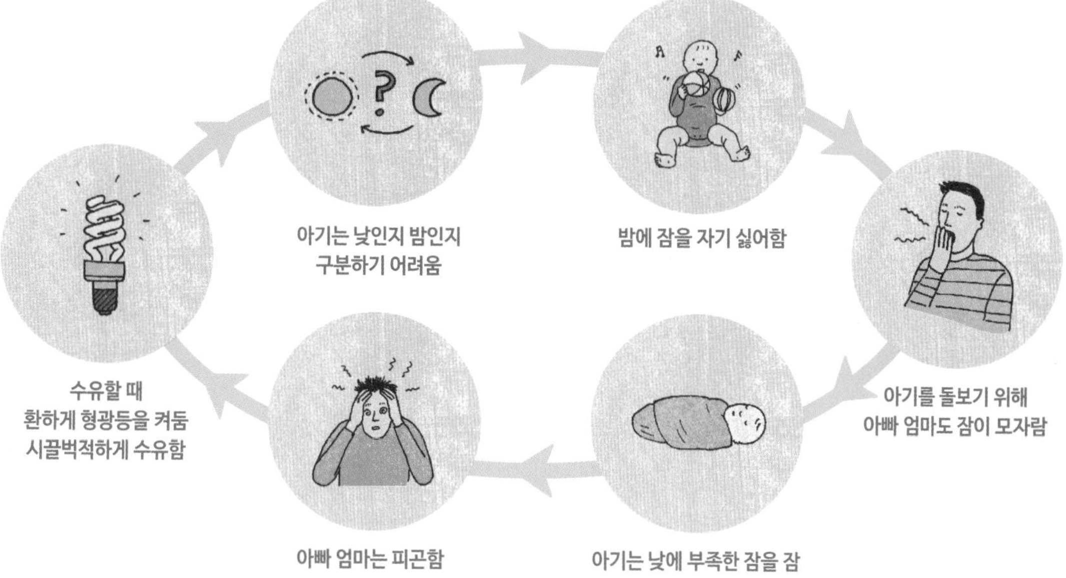

Parenting story

아빠, 엄마의 체력 관리와 시간 배분

아이를 낳고 가장 힘든 부분은 잠을 못 잔다는 것과 앉거나 누워서 쉴 틈이 없다는 것이죠. 그 와중에 그나마 쉴 수 있는 시간은 아이가 잠든 시간이 될 것입니다. 무조건 밤낮 없이 자고 싶을 때 자는 아이와 리듬을 함께 맞춰야 합니다. 엄마는 아이가 잘 때 자고, 깨어 있을 때 놀아주거나 시간을 보내는 일에 익숙해져야 합니다. 그러지 않고 아이가 잘 때 엄마가 TV나 책을 보는 일로 시간을 보내고 아이가 깨어서 보채거나 놀려 할 때 지치고 졸려서 함께 해주지 못하면 아이의 욕구 불만도, 엄마의 피곤함도 함께 쌓이게 되지요.
아기를 보는 일이 '힘들다'를 넘어서 아이가 밉고, 내 자신의 모습에 화가 치밀어 오를 때 아이를 안고 있어서는 안 됩니다. 누가 되었든(아기돌보미, 부모님, 친구, 남편 등) 대신할 사람을 찾고 자신만의 시간을 갖는 것이 필요합니다. 꾹 참고 하던 일을 지속하며 안 좋은 감정을 증폭시키는 것은 엄마 자신에게도, 아이에게도, 주변의 식구들에게도, 그 누구에게도 도움이 되지 않습니다.
이 모든 사람 중 가장 큰 힘이 되는 사람은 아이의 아빠, 즉 남편입니다. 아빠는 적어도 아이가 백일이 될 때까지는 직장에서 보내는 시간을 제외하고는 다른 약속이나 일을 잡지 않도록 노력해야 합니다. 아빠의 도움 없이는 모든 것이 어려워집니다. 엄마가 혼자 하는 것이라 생각되어지는 모유수유조차도 아빠가 함께 하는 겁니다. 아내의 곁에서 다독이고 위로하고, 아이를 안아주며 친해질 시간을 갖는 것이 생후 초기 무엇보다도 중요하니 명심하세요!

D+16

토하는 뽐이

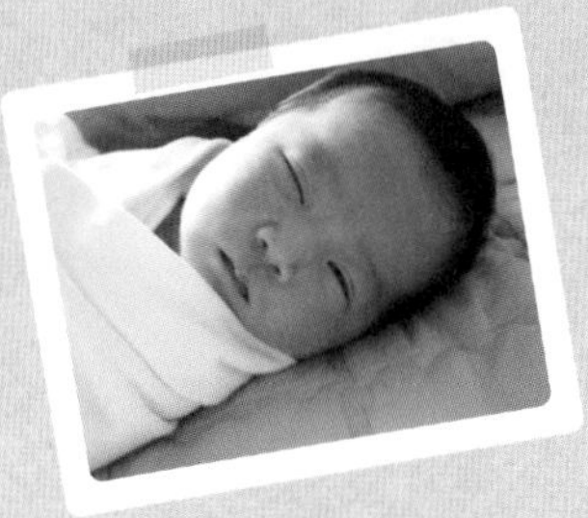

뽐이가 요즘 하루에 한 번 정도 올린다.

'먹은 것을 올린다'에서
'올린다$_{\text{regurgitation}}$'라는 것은
'토한다$_{\text{vomiting}}$'라는 것과는 좀 다르다.

돌 전의 아이들, 특히 한두 달 정도 된 아이들은
수유량이 늘어나는 것에 비해서
식도와 위의 해부학적인 구조가 성인과 달리 일직선에 가깝게 되어 있어서
먹은 뒤에 위 속 내용물이 식도나 구강으로 올라오게 된다.

이론적으론 이렇게 알고 있지만 우리 뽐이가 올리는 것을 보니
소아청소년과 의사인 나도 좀 걱정이 된다.
아내는 오죽하겠나.
그냥 입으로 새어나올 정도로 올리는 게 아니라
가끔 분수처럼 쏟아내거나 입과 코로 동시에 뿜어내다 보니
그 모습에 아내는 매우 속상해한다.

아내는 밤새 뺨이를 먹이고 기저귀 가느라 힘들었던 것 같다.

진료실에 온 아빠들에게 "아버지가 꼭 안아주세요~"라고 강조하는데,

나 역시 깊이 반성 중이다.

각성하고 아내를 적극적으로 도와줘야겠다.

뺨이 엄마, 뺨이야 사랑해~

지금처럼 예쁘고 건강하게만 자라다오.

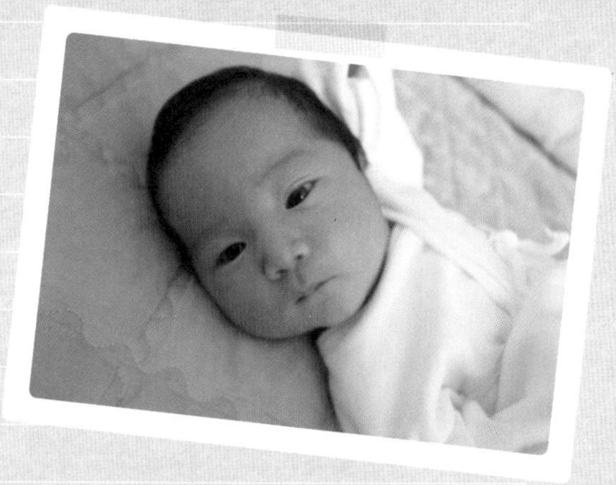

닥터 오의 진료실

위식도 역류 증상

아기가 토하는 이유는 무엇인가요?

돌 이전에 흔하게 나타나는 증상입니다. 미발달한 아기의 위는 성인과 다른 형상을 하고 있습니다. 또한 위 입구의 괄약근 조임이 좋지 않아 트림을 했을 때 역류하게(토하게) 됩니다. 아기가 종종 젖을 토해내 문제가 있는 것은 아닌가 하여 병원을 찾아오는 부모들이 많은데, 흔한 증상이니 걱정하지 않아도 됩니다.

토하는 것은 복압의 항진으로 인한 압력에 기인합니다. 토하는 아이들은 병적인 상태로 볼 수 있으나 올리는 것은 생리적인 상태로 아이가 크면서 조금씩 호전이 됩니다. 우리나라 아이들은 서양아이에 비해서 심하게 올리는 아이들이 없다고 합니다.

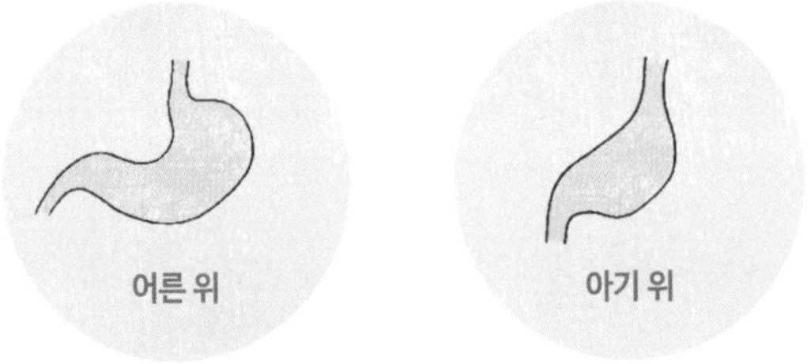

위식도 역류

위식도 역류GER: gastro esophageal reflux라는 이 생리학적 증상으로 인해서 신체적인 문제가 생기는 것을 위식도 역류 질환GERD이라고 합니다. 영유아기에 토하고 아이가 먹은 것을 자주 올릴 경우에 보통 아이 몸무게가 잘 늘고 기관지염, 폐렴, 중이염 등의 호흡기 합병증이 없다면 생리적인 위식도 역류로 간주해서 좀 지켜보는 편입니다.

위식도 역류 증상

위식도 역류 증상은 돌 이전 아이들에게는 흔하게 일어납니다. 그 이유는 식도와 위의 해부학적 관계가 성인처럼 각을 유지하는 것이 아니라 거의 일직선에 가깝게 되어 있기 때문입니다. 즉 먹고 나서 트림을 잘 안 시키거나 바로 눕히게 되면 위 안에 내용물들이 그대로 식도, 입, 코로 넘어올 수 있습니다. 대부분 돌 이전에 생리학적인 위식도 역류 증상은 호전되지만, 아이 몸무게가 잘 늘지 않고 호흡기 증상이 자주 나타난다면 위식도 역류 현상으로만 치부하지 말고 다음의 증상이 있는지 잘 관찰해보세요.

장 폐쇄 증상

- 담즙성 구토 : 어두운 녹갈색의 구토
- 위장관 출혈 : 피가 섞인 구토
- 지속적인 극심한 구토
- 6개월 이후에 처음 시작된 구토
- 복부 압통 및 팽만

잠재적 질환

- 간비장 비대
- 대천문 팽창
- 두위의 이상(소두증, 대두증)
- 경련
- 근 긴장도 이상
- 유전적 이상의 소견(다운증후군 등)
- 만성 감염성 질환

위식도 역류를 줄이기 위한 방법은 없나요?

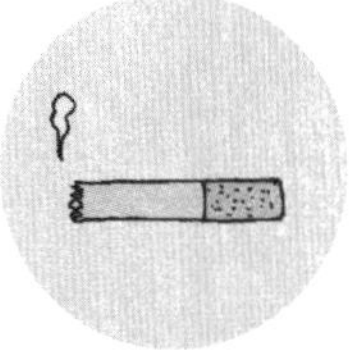

담배 노출 피하기

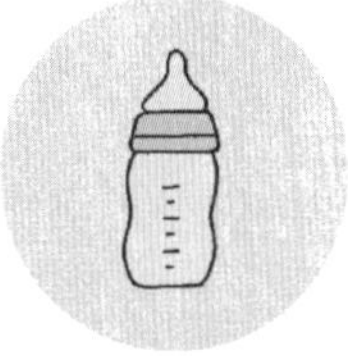

너무 과하게 먹이지 않기

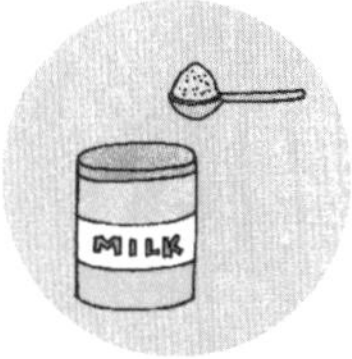

우유 알레르기 의심해보기

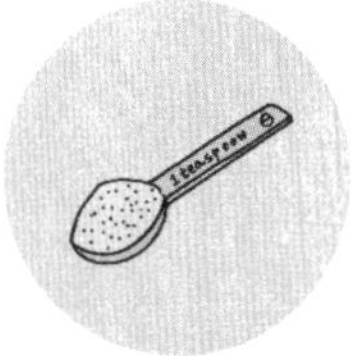

음식을 조금 걸쭉하게 먹이기

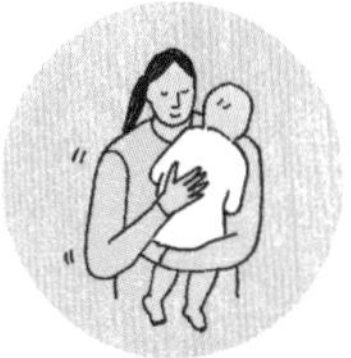

수유 후에는 트림 잘 시키기

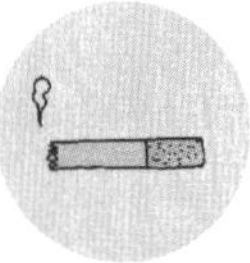

• 담배에 노출되지 않도록 해야 합니다. 담배는 백해무익합니다.

• 너무 과하게 먹이지 않도록 합니다. 몸무게가 잘 늘고 있다면 조금 양을 줄이고 횟수를 늘립니다.

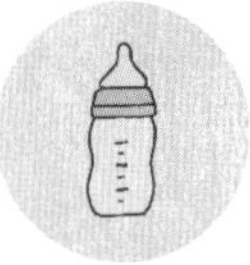

• 우유 알레르기가 아닌지 의심해봅니다. 아토피가 의심되고 대변에 혈변이 보이며 가족력이 있다면 우유 알레르기도 생각해보세요. 이 경우에 우유단백질을 제거한 식이를 해야 합니다. 분유수유 아기의 경우, 완전가수분해분유HA분유를 먹여보세요. 모유수유 아기는 그대로 모유수유를 지속합니다.

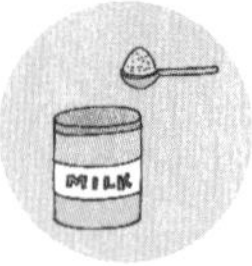

• 음식을 조금 걸쭉하게 먹여보세요. 실제로 분유 60mL에 1t 정도의 쌀가루를 넣어서 칼로리도 늘리고 되직하게 먹여서 역류도 줄이는 방법이 있습니다.

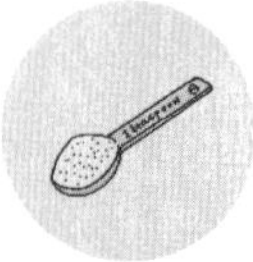

• 수유 후에 트림을 잘 시킵니다. 아기를 세워서 안은 채 수유를 하거나 수유 중에 몇 번씩 트림을 시키는 방법이 있습니다. 트림하는 자세 중 아이와 엄마에게 맞는 방법을 골라서 하면 됩니다. 수유 후 상체를 세우는 자세로 적어도 30분 정도 안아주기 바랍니다. 위 속으로 내용물이 넘어갈 때까지 기다렸다가 눕히거나 놀아주세요.

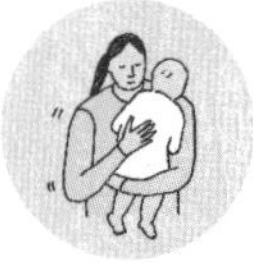

트림시키는 방법

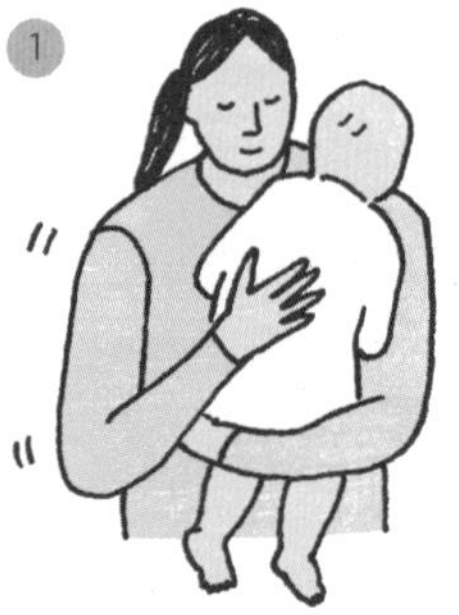

엄마의 어깨 위까지 아기의 상체가 맞닿도록 안아서 한 손으로 엉덩이를 받치고 다른 한 손으로 아기의 등을 토닥여주세요.

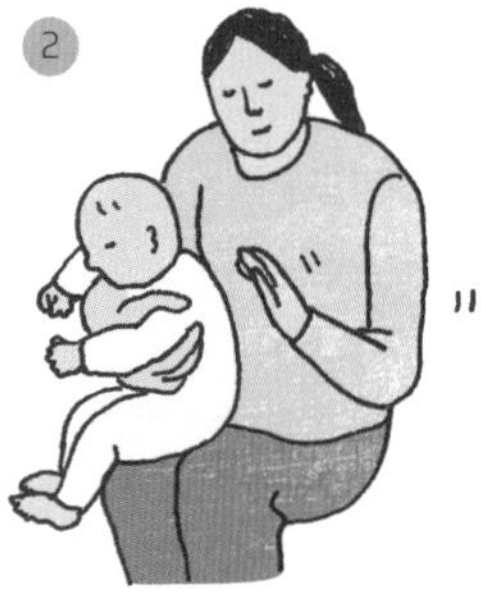

아기를 엄마 무릎에 앉혀서 한 손은 아기의 가슴과 턱을 받치고 다른 한 손으로 아기의 등을 토닥여주세요.

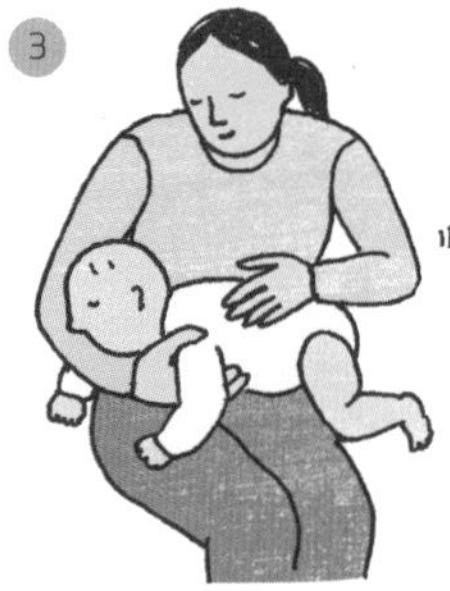

엄마 무릎 위에 아기를 엎드리게 하여 손바닥으로 가볍게 토닥여주세요.

자주 사레에 걸려요

영유아기의 위식도 역류는 정상적인 생리적 증상입니다. 먹은 것을 자주 올리고 토하는 건 돌 전, 특히 백일 이전에 흔한 증상입니다. 식도 괄약근이 발달하면서 해부학적으로 식도와 위의 관계가 좀 더 수직인 모양이 되면 증상이 조금씩 더 좋아집니다.

아이가 수유 중에 자주 사레가 들리고 기침하는 증상은 크게 두 가지를 생각할 수 있습니다. 다음과 같은 경우 가까운 소아청소년과를 방문하여 진찰받은 후 필요한 경우엔 대학병원에서 검사를 하는 것을 추천합니다.

위식도 역류 문제

가장 흔한 것이 위식도 역류 증상입니다. 해부학적으로 아이들은 위와 식도와의 구조가 역류가 잘 되게 되어 있습니다. 위와 식도가 거의 일직선으로 되어 있기 때문에 조금만 많이 먹거나 배에 힘을 주게 되면 쉽게 위 안에 있는 음식물이 식도를 넘어 역류를 할 수 있어요. 그러다 보면 사레도 잘 들리고 흡인성 폐렴이 생길 수 있습니다. 영유아기에 흔하게 있는 현상이지만 폐렴이 생기거나 체중 증가가 잘 이루어지지 않는다면 더욱 적극적인 치료를 해야 합니다.

치료 방법

자세가 매우 중요합니다. 수유 뒤에 20~30분 정도 아이를 트림시키는 자세로 유지하는 것을 추천합니다. 위에 있는 내용물이 어느 정도 소화된 뒤에 눕혀야 역류의 발생도 적어지게 되고 그로 인한 증상이 호전됩니다. 물론 시간이 지나고 아이가 커가면서 해부학적으로 성인과 비슷해지면 돌 무렵 위식도 역류 질환은 많이 호전됩니다.

식도와 기관지와의 관계 문제

식도와 기관지와의 (해부학적) 관계에 문제가 있는 경우도 있습니다. 식도와 기관지가 발생 과정에서 문제가 생기면 식도에 있는 음식물이 기관지로 잘 넘어가게 되어 수유를 할 때마다 사레가 잘 들리고 청색증이 생기며 흡인성 폐렴이 생길 수 있습니다. 검사를 통해서 문제가 확인이 되면 수술적 치료 및 동반 이상이 있는지 확인해보아야 합니다.

D+17

뿜이의 체중 증가

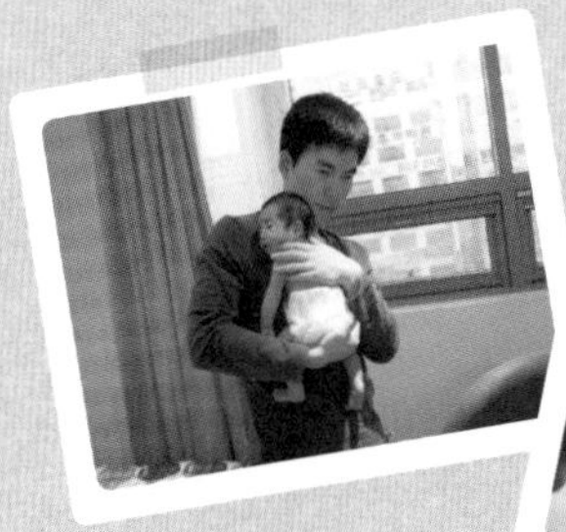

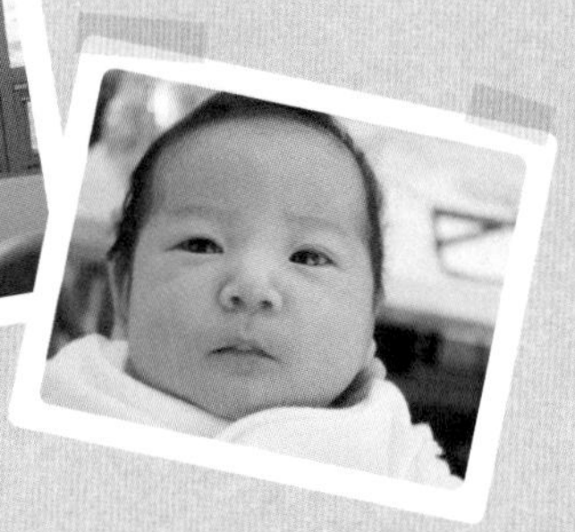

이제 내일이면 산후조리원 생활이 끝나고 집으로 돌아간다.

뿜이와 늘 함께했기에 추억으로 남을 산후조리원 생활.

뿜이는 잘 먹고 잘 자고 잘 싸고… 모범적인 아가의 모습을 보여주었다.

덕분에 체중도 알맞게 증가했고 약간 오동통 볼살도 올랐다.

오늘은 마지막으로 목욕도 하고 체중도 쟀다.

날짜	1/5	1/6	1/7	1/8	1/9	1/10	1/11	1/12	1/13	1/14	1/15	1/16	1/17	1/18
체중	3.10	3.05	3.12	3.14	3.16	3.22	3.28	3.28	3.34	3.39	3.46	3.52	3.56	3.64
체중 증가폭	–	−0.05	+0.07	+0.02	+0.06	+0.06	–	+0.06	+0.05	+0.07	+0.06	+0.04	+0.08	
첫날 기준 증가	–	−0.05	+0.02	+0.04	+0.06	+0.12	+0.18	+0.24	+0.29	+0.36	+0.42	+0.46	+0.54	

생후 1~2개월에는 주당 170~240그램 정도가 늘면 걱정하지 않아도 되는데,

첫 일주일은 180그램, 두 번째 주에는 360그램이 늘었다.

1월 10일이 되어서야 남들 태어날 때 정도의 몸무게를 달성한 뿜이.

아직도 너무나 작고 여린 나의 천사.

1월 18일에는 조금은 더 묵직해진 듯하다.

3.1kg으로 태어난 뿜이가 이날 3.6kg을 넘어선 날이기도 하다.

체중이 증가하는 것만으로도 아빠 엄마를 너무나 기쁘게 만드는 우리 딸.

닥터 오의 진료실

신생아의 체중

계속 늘어나기만 하는 것은 아니에요

생후 3~4개월간은 지속적으로 아이의 체중과 키, 머리둘레 등이 증가합니다. 다만 첫 일주일은 5~7% 몸무게가 감소하며, 2주 후까지는 출생 시 몸무게를 회복하게 됩니다. 보통 생후 한 달 경에 출생 체중보다 1kg 정도 늘면 걱정하지 않아도 됩니다.

우리 아기 체중 증가 기록하기

	D-Day	D+1	D+2	D+3	D+4	D+5	D+6
날짜							
체중							
체중 증가폭							
	D+7	D+8	D+9	D+10	D+11	D+12	D+13
날짜							
체중							
체중 증가폭							

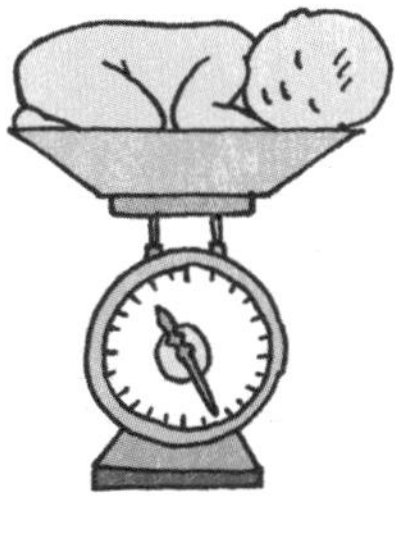

D+18

셋이 되어 집에 오다

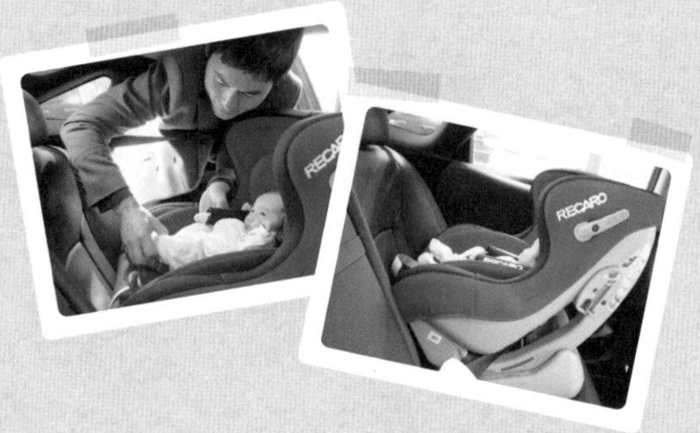

산후조리원에서 마지막으로 몸무게도 재고,
예쁜 옷 입힌다고 노란색 병아리 옷도 입혀서 데리고 나왔다.
산후조리원(또는 병원)을 나오면서부터 사용해야 하는 카시트는
후방장착형으로 설치하여 버클을 잘 매주었다.

"헉! 아빠 이게 뭐예요?" 당황해하는 듯하다가
이내 잘 적응하여 앉아 있는 신생아 뿜이.

아이가 너무 작다고, 불편해할까 노파심에 두려워하지 말고
카시트는 아이가 태어나서 처음 차에 탈 때부터 사용해야 한다.

집에 돌아온 뿜이.
엄마 뱃속에 있는 열 달 동안 집에서 함께 살았으니
'돌아온'이라고 해야겠다.
뭐든 잘 응시하는 것 같아 흑백 모빌을 걸어주었더니
침대에 누워 모빌을 뚫어져라 응시한다.

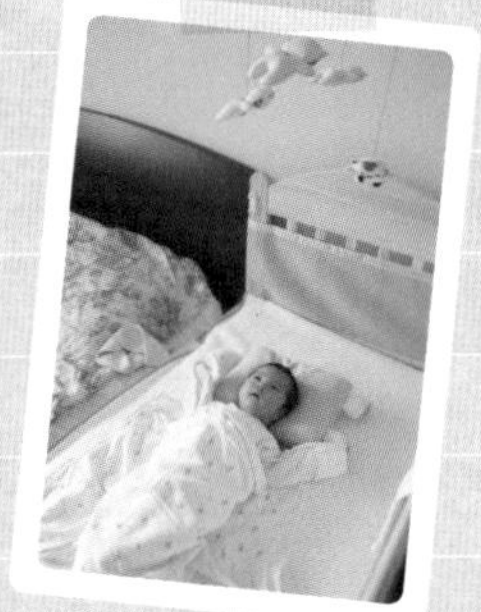

뿜이가 집에 온 첫날은 아내도, 나도, 뿜이도
새로운 환경에 적응하느라 좀 힘들었다.
뿜이는 밤에 자주 깼고 아내 역시 수분 보충을 충분히 하지 않은지라
모유가 좀 덜 도는 듯했다.

육아에 있어서는 앞으로 일어날 일들에 대해
아이가 예측을 할 수 있도록 일상적인 루틴을 형성하는 것이 중요하다는 것을 느끼게 된다.
어른이 된 우리들도 여행을 가거나 장소만 바뀌어도
화장실 가기, 잠자리가 불편하지 않던가.
아이들에게 예측 가능한 루틴을 형성해서 심적으로 안정감을 줄 수 있도록 해야겠다.

그 첫 단계가 앞으로 진행할 수면교육일 것이다.
물론 6주는 되어야 밤낮을 가린다고 하지만
그전부터 웬만하면 같은 시간에 비슷한 행동을 해줄 생각이다.
낮에는 놀아주고, 조명을 밝게 해주고, 일상적인 간단한 소음도 들려주며
밤이 되면 어둡고 조용한 환경을 유지시키는 것.
분명 수면교육에도 도움이 되리라.

뿜이가 집에 온 첫날은 조금 힘들었지만
앞으로 더 잘할 것이라 믿고 있다.
뿜양, 뿜이 엄마, 뿜이 아빠, 파이팅!

미니 육아 수첩

육아 연습하기

아이 출생 직후 엄마는 산후조리원에서 지내거나 집에서 산후도우미의 도움을 받는 경우가 많다. 이렇게 보내다가 혼자 남겨지게 되면 낯선 환경에 적잖은 충격을 받게 된다. 산후도우미의 도움을 2주간 받는다고 생각하면, 그 기간을 충분히 즐기고 쉬는 것도 좋겠지만, 도움이 있을 때 혼자되는 법을 연습하는 것도 좋다. 2주차에 접어들면 조리원의 신생아실이나 산후도우미에게 아이를 맡기고 낮잠을 즐기기보다 아이를 데려와 케어하고, 아이가 낮잠 자는 시간에 함께 잠드는 등 신생아의 리듬을 체득하고, 아이와 나만의 스케줄을 완성해가는 것도 방법이다. 또 도움을 단 하루 만에 단절시키기보다는 부모나 친구 등 주변 사람에게 의지하여 서서히 그 시간을 줄여가는 것이 좋다.

카시트 사용

카시트는 반드시 사용하세요

카시트는 아이를 낳고 산부인과를 나서는 차 안에서부터 사용해야 합니다. 특히 신생아 때 아이를 혼자 두는 것을 두려워하거나 안쓰러워해서 안고 타는 모습을 많이 봅니다. 교통사고나 급정거 등 1%의 가능성도 무시할 수는 없습니다. 카시트를 사용하지 않았다가 교통사고가 났을 때 유아의 치사율이 카시트를 장착했을 때보다 8배나 높다는 연구 결과도 있습니다.

선진국뿐만 아니라 우리나라에서도 카시트 장착 의무를 법제화하려는 움직임이 있는데요. 이미 모든 도로에서 6세 미만 유아는 카시트를 장착하고 좌석 안전띠를 매도록 도로교통법에 따라 의무화되었습니다. 이를 위반하면 벌금이나 과태료 처분을 받게 되지요. 벌금 때문만이 아니라 우리 아이 안전을 위해 꼭 사용해야 합니다. 오죽하면 브레이크만큼이나 중요하다고 할까요?

교통사고 시 유아 치사율

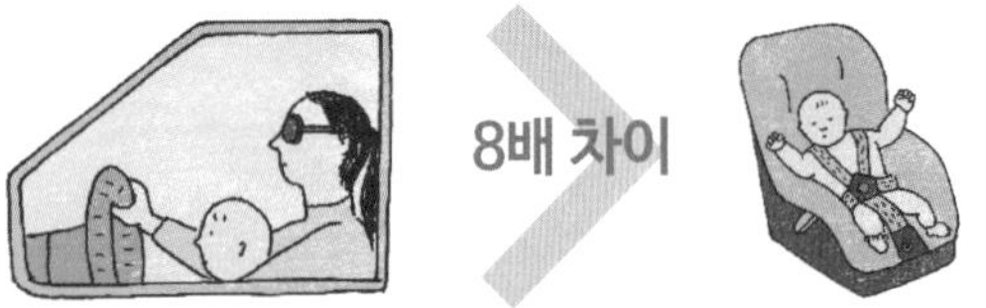

연령별로 카시트를 바꾸세요

카시트는 언제부터 언제까지 사용해야 할까요? 0세부터 12세까지 사용할 것을 권합니다. 카시트는 영아나 유아만 쓰는 것으로 생각하는 사람들이 많은데요. 신생아용부터 아동용까지 있습니다.

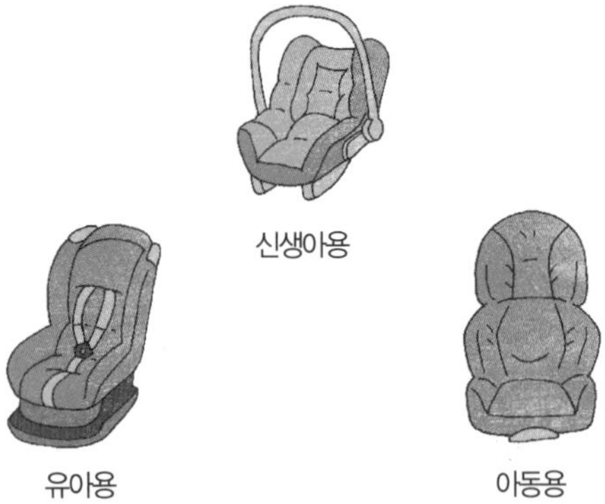

출생 직후~만 2세까지

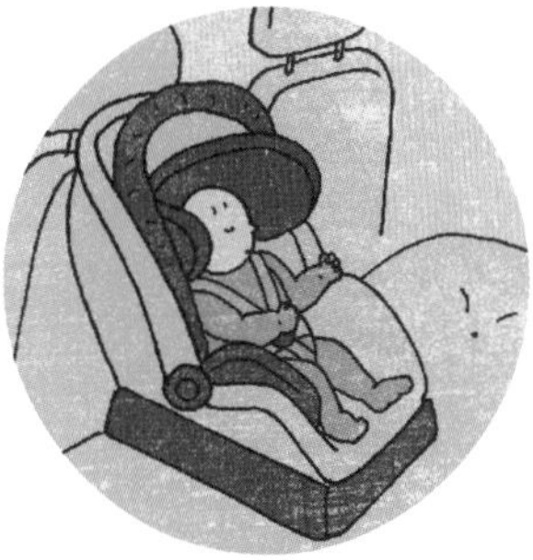

신생아용으로는 바구니형 카시트가 있습니다. 유엔도로안전협력United Nations Road Safety Collaboration은 "신생아의 경우 머리가 몸의 1/3에 해당하며, 목뼈가 굉장히 연약하므로 1살 이전의 신생아는 후방장착의 바구니형 카시트가 가장 안전하다."고 세계보건기구WHO 홈페이지에 권고하였습니다. 꼭 후방을 보도록 카시트를 장착시켜주세요.

1~7세까지

일체형 유아용 카시트가 사용됩니다. 뒷좌석 위에 장착해 별도의 안전벨트를 매는 방식이죠. 보통 만 2세까지 뒤로 보게 설치하지만 가능하면 4세까지도 뒤를 보도록 합니다.

8~10세까지

'부스터Booster 시트'라고 해서 일반 성인에 맞게 설계된 차량용 안전벨트를 아이의 몸에 맞도록 앉은 높이를 맞춰 올바른 안전벨트 착용을 돕는 것이 있습니다. 뒷좌석의 어른용 안전벨트를 활용하는 분리형 보조좌석이 적합합니다. 요즘 여기에 다소 논란이 일고 있는데요. 단순히 높이를 맞춰 어른용 안전벨트를 활용하는 부스터 시트보다 5점식 안전벨트를 계속 착용하는 것이 더 안전하다는 해석이 많습니다.

3점식과 5점식

보호방식의 차이라고 생각하면 됩니다. 시중에 유아용 카시트는 5점식, 6점식 벨트형과 아이의 몸 전체를 감싸주는 임팩트 실드형이 나와 있습니다.

5점식 안전벨트

5점식 벨트형은 아이의 어깨, 복부, 가랑이 사이를 연결하는 형태입니다. 총 5군데에서 나온 벨트로 고정이 됩니다. 아이가 불편해하거나 답답해할 수도 있으므로 구매할 때 쿠션이나 패드가 잘 들어가 있는지 살펴보아야 합니다. 골반쪽을 눌러 자극할 수 있다고 하여 신생아용에는 3점식을 더 많이 장착합니다.

3점식 안전벨트

어깨와 복부를 감싸는 안전벨트 형식입니다. 5점식과 달리 골반 쪽을 누르거나 허벅지를 조일 염려는 없습니다. 실용성이나 편의를 고려할 때 더 좋을 수도 있습니다. 하지만 안전성 측면에서 봤을 때는 5점식이 좀 더 나을 수 있습니다.

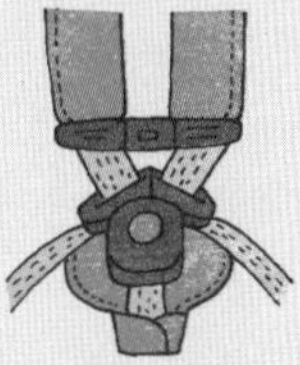

5점식 안전벨트

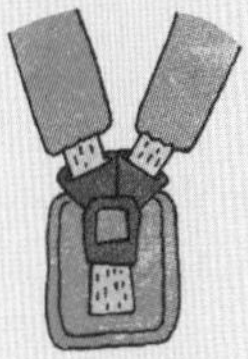

3점식 안전벨트

카시트 고르는 기준을 알아보아요

몇 해 전, 카시트의 브랜드별 안정성 논란이 많았지요. 어떤 카시트를 골라야 할지 많이 고민될 겁니다. 솔직히 저는 3점식이든, 5점식이든, 어떤 브랜드의 카시트든지 특별히 선호하거나 권유하지 않습니다. 가장 안전하고 가장 좋은 카시트가 특별히 있는 것이 아니라, 우리 아이의 몸에 잘 맞는 카시트가 가장 좋은 카시트입니다. 중요한 것은 언제, 어디서든, 어린아이든, 큰아이든 무조건 카시트를 장착하고 사용해야 한다는 것입니다. 카시트는 우리 아이의 생명띠입니다.

외관

- 가벼운지
- 튼튼한지
- 설치가 간편한지
- 깨끗한지

안전성

- 안전벨트에 쉽게 연결되는지
- 제대로 연결되어 고정이 가능한지
- 등받이가 유아의 머리 부분보다 높은지
- (중고라면) 충돌사고는 없었는지
- 앉는 위치가 높지 않은지(무게 중심이 높지 않은지)

적합성

- 아이의 키와 체중에 맞는지

용이성

- 쿠션과 커버의 탈부착이 가능한지
- 물세탁이 가능한지

미국소아과학회에서 발표한 2011 카시트 사용 가이드 요점정리

1 만 2세까지 후방을 향해 카시트를 장착하라.

2 13세 미만의 아이들은 반드시 뒷자석에 앉는다.

3 나이에 맞추는 것도 중요하지만 키와 몸무게를 기준으로 카시트를 갈아타도록 한다.

4 에어백이 장착된 좌석에 카시트를 설치하지 말라.

5 벨트를 올바른 경로로 가져왔는지 클립은 잘 고정됐는지 충분히 타이트하게 매어졌는지 확인하라.

6 목이 떨구어지지 않도록 각도조절장치를 확인하라.

7 아이가 옆으로 기댄다 하여 사용 카시트와 다른 회사의 특정 패드나 장치를 해당 카시트에 적용하면 안 된다.

8 대부분의 신생아용, 컨버터블 카시트는 비행기에서 사용이 가능하나 부스터 시트는 불가능하다.

9 부스터 시트 사용 시, 꼭 허리와 어깨를 고정하는 벨트가 필요하다.

10 안전벨트 사용 시, 어깨벨트가 목이 아닌 가슴과 어깨 사이로 크로스되었는지 잘 살펴본다.

11 절대 누구와도 카시트를 공유하지 않는다.

아이를 차에 태울 때 주의하세요

카시트에는 어쩔 수 없이 금속 부품이 여러 군데 달려 있습니다. 너무 더운 여름이나 너무 추운 겨울, 아이들에게 자극이 될 수 있어요. 특히 여름에 달구어진 금속에 아이가 화상을 입지 않도록 늘 주의하기 바랍니다. 또 그 금속부품(안전버클)이 잘 고정되어 있는지 확인해야 합니다.

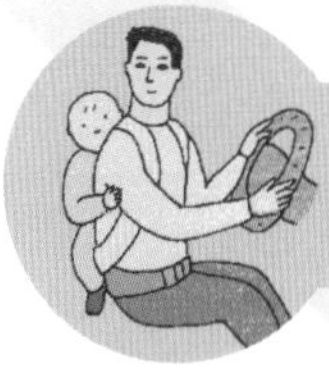

아이를 뒤로 업고 운전을 하는 일

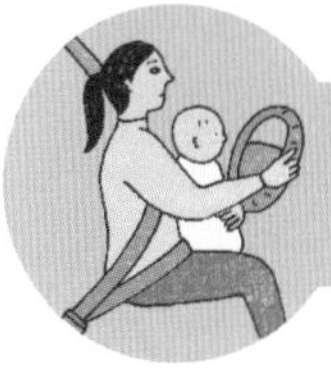

아이를 앞으로 안고 운전을 하는 일

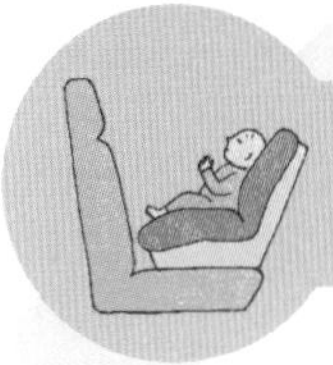

보조석에 아이를 혼자 앉히거나, 보조석에 카시트를 하거나, 보조석에서 아이를 안고 타는 일

이는 절대적으로 위험한 행동이라는 것을 말씀드리고 싶어요. 절대로 해서는 안 됩니다. 엄마들이 물론 그런 생각이 아님을 알지만 이러한 행동은 아이를 에어백으로 삼는 것이나 다름없습니다. 마트나 백화점 지하주차장에서 종종 목격하곤 하는 이런 행동은 '편의'나 '아이의 즐거움'을 위해 목숨을 담보하는 거예요. 절대 하면 안 됩니다.

외투를 벗기고 이용하기

겨울철 아이에게 패딩 등 두꺼운 옷을 입히고 그대로 카시트에 태울 때가 있지요. 벨트가 몸과 밀착되지 않으면 급정거 시에 아이가 카시트에서 튕겨져 나갈 수 있습니다. 카시트 안에 포근하게 하기 위해서 이불을 깔거나 두꺼운 옷을 입고 타는 것은 위험하니 주의해야 합니다.

카시트에 관한 Q&A

Q 아이가 싫어해요

A 아이가 싫어하면 안 할 겁니까? 아이의 생명줄인데요? 영아의 경우 뒤를 보게 해야 하는데 아이가 너무 쓸쓸해할까(?) 봐 앞을 보게 앉혀 놓는 경우가 많습니다. 외국 카시트 제품의 가이드라인에 이런 말이 있습니다.

> "당신의 아이가 카시트에 앉으면 답답할 것이라는 생각은 사실 아이가 아니라 부모의 마음에서 나온다. 당신의 아이가 한 번도 앞을 향해 앉은 적이 없다면 어떻게 앞을 향해 앉고 싶다는 생각을 할 것인가."

처음 카시트에 앉기 시작할 때부터 뒤로 앉혀주세요. 아이는 의외로 앞인지 뒤인지, 여기에 타면 원래 그런 것인지 생각도 않은 채 그대로 적응할 수 있습니다.

Q 앞자리에 설치해도 되나요?

A 앞자리는 왜 위험할까요? 운전자는 본능적으로 사고의 위험이 있으면 운전자가 유리한 쪽으로 핸들을 돌릴 수 있습니다('설마 내 자식인데~' 하겠지만 그것은 운전자의 본능이기 때문에 무시해선 안 됩니다). 충돌이 있으면 앞좌석부터 충격이 크게 오는 것은 당연지사입니다. 에어백 때문에 괜찮다는 사람들이 있지만, 에어백의 파열로 아이에게 더 큰 충격이 갈 수도 있습니다.

Q 이제 초등학생인데, 다 컸으니 안 써도 되나요?

A 초등학생들은 보통 부스터 카시트를 사용합니다. 140cm가 될 때까지는 카시트를 사용하여야 합니다. 카시트가 필요한 이유는 자동차의 안전벨트가 어른 신체를 기준으로 제작돼 있기 때문입니다. 사고 시 안전벨트에 아이의 목이 다칠 수 있습니다.

Q 아기가 너무 작은데 안고 타는 게 더 낫지 않나요?

A 카시트는 출산 후 산부인과를 나서면서부터 사용되어야 합니다. 사고의 위험은 예측 불가입니다. 그리고 아무리 부모라도 이를 막아줄 수가 없습니다. 차 안에서는 어머니의 품보다 카시트 안이 아이에게는 더 안전한 곳입니다.

Q 가격이 부담되는데 대여나 중고를 사도 되나요?

A 되도록이면 새 상품을 사서 둘째 아이, 셋째 아이까지 물려 쓸 것을 권유합니다. 히스토리를 모르는 카시트는 추천하지 않습니다. 사게 된다면 외관상 흠집이나 생산년도를 꼼꼼히 보고, 해당 제품이 리콜된 적이나 A/S를 받은 적은 없었는지(정품이라면 해당 회사에 전화해보면 되겠지요) 설명서는 있는지 분실된 부품은 없는지 살펴봐주세요.

Q 카시트 바닥이 딱딱한 것 같은데 담요를 깔아도 되나요?

A 담요를 두껍게 깔면 그만큼 안정성이 떨어집니다. 몸을 깊숙이 넣어 카시트에 밀착시켜주세요.

Q 제일 비싼 것이 안전할까요?

A 가격이 카시트의 질을 말해줄 수는 없습니다. 아이에게 잘 맞아 안전하고 사용이 용이한 것으로 선택하세요.

Q 이동 시간이 길어도 신생아는 카시트로 이동해야 하나요?

A 반드시 카시트에 태워야 합니다. 자동차로 움직인다면 카시트 외 다른 대안은 없다고 보면 됩니다. 두 시간이든 그 이상이든 중간에 쉬었다 가더라도 카시트에 반드시 태워야 합니다.

D+19

아빠 배에서 잠든 뽐이

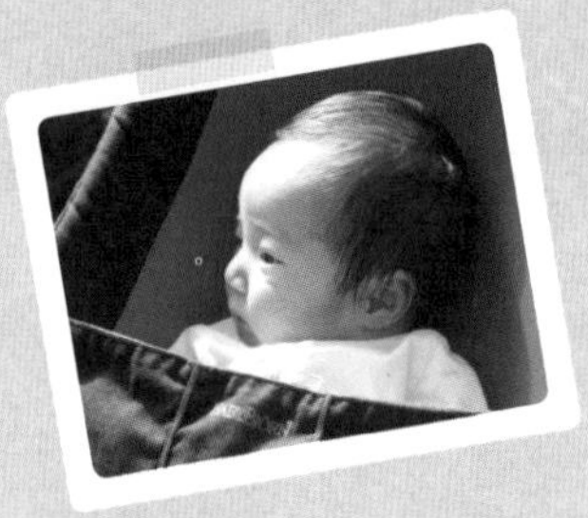

와이프가 집에 오게 되어 누이들이 도와주러 왔다.
시부모님과 함께 사는 와이프 입장에서 조금 도움이 될 것 같다.
누님이 가지고 온 바운서도 뽐이 것이 되었다.

아빠 배에서 2시간가량 누워 있었던 뽐양.
역시 엎드려 두면 아이가 더 푹 자는 것 같다.
특히 가슴과 가슴을 맞대고 자는 것은 아이에게 편안함을 주는 듯하다.
하지만 아이 혼자 엎어서 재우는 것은 절대로 추천하지 않는다.
얼마 전까지만 해도 아이 두상을 예쁘게 해야 한다고 해서
엎어 재우는 것이 유행했던 적이 있었다.
하지만 절대로 하지 말아야 할 행동이다.
영아돌연사 가능성이 있기 때문이다.

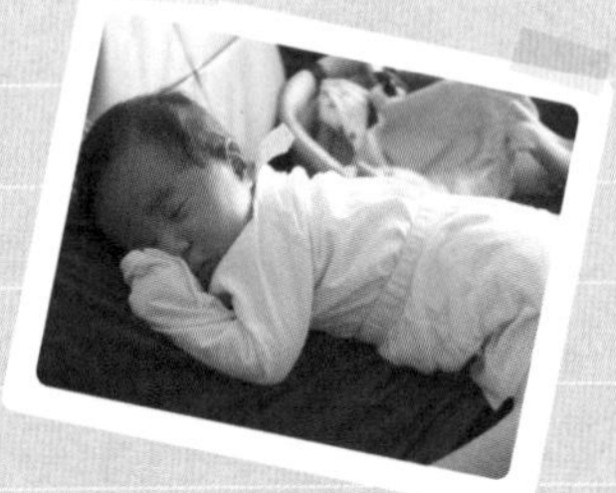

어제부터 뽐이가 먹는 양이 조금씩 느는 것 같다.
3주 정도가 되면 아이의 성장이 급격해진다.
몸무게도 많이 늘고 먹는 양도 많이 는다.
우리 뽐이도 그 기간에 돌입하고 있는 듯하다.
자주 먹고 자주 보채고 푹 자고 잘 커나가고 있는 우리 뽐이.

닥터 오의 진료실

영아돌연사증후군

영아돌연사증후군은 무엇인가요?

영아돌연사증후군Sudden Infant Death Syndrome, SIDS은 1세 미만의 영아가 특별한 이유 없이 갑작스럽게 사망하는 경우를 말합니다. 미국에서는 매년 2,500명 정도의 영아에게서 발생합니다. 대부분 2~4개월 정도의 영아이고 90% 이상이 6개월 미만에서 발생합니다. 대부분 수면 중에 사망하게 되고 자정에서 아침 6시 사이에 일어납니다. 아이가 유전적 결함이나 중추신경계 문제가 있거나 유발인자(엄마의 흡연, 감염, 자는 환경에서의 스트레스)가 있으면 발생 빈도가 높아진다고 하지만 이 또한 모든 원인을 설명할 수 없습니다.

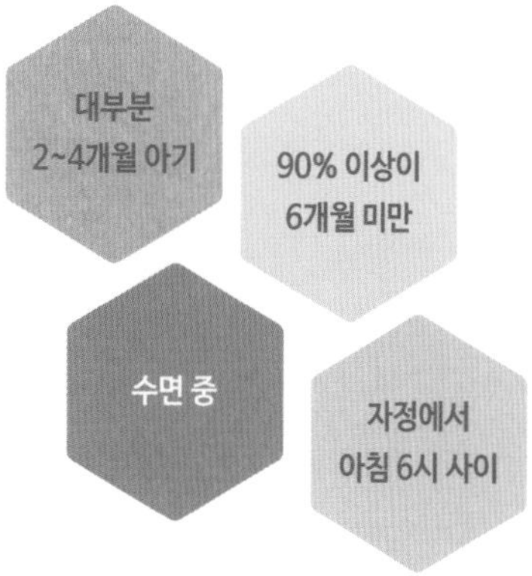

영아돌연사증후군을 줄이는 방법이에요

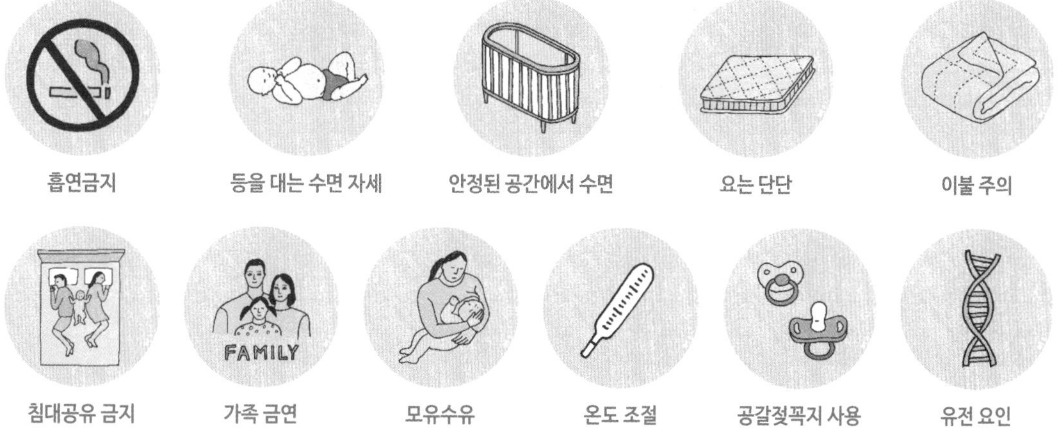

흡연금지

임신 중에 정기적인 산전 관리를 해야 하며 흡연을 하지 말아야 합니다.

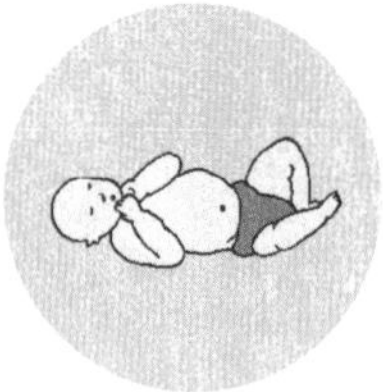

등을 대는 수면 자세

등을 바닥에 대고 재워야 합니다. 1992년부터 미국소아과학회에서는 "Back to Sleep"을 강조하고 있습니다. 이 캠페인 뒤에 영아돌연사증후군은 발생 빈도가 50% 정도 감소되었답니다.

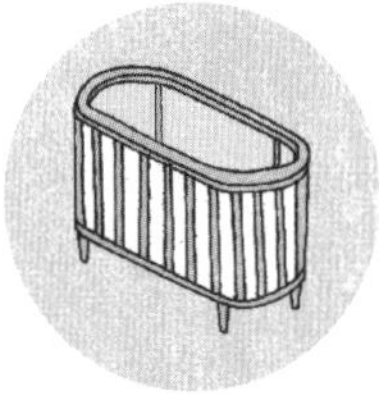

안정된 공간에서 수면

자는 동안에 카시트를 사용하지 말아야 합니다. 카시트, 유모차, 스윙 등에서 아이를 일상적으로 재우는 것을 피해야 합니다. 아이들은 앉아 있는 자세에서 호흡하기가 힘들기 때문이에요. 카시트를 자동차에서 꼭 해야 하는 이유는 자동차 사고의 위험성이 영아돌연사증후군의 위험성을 상회하기 때문입니다.

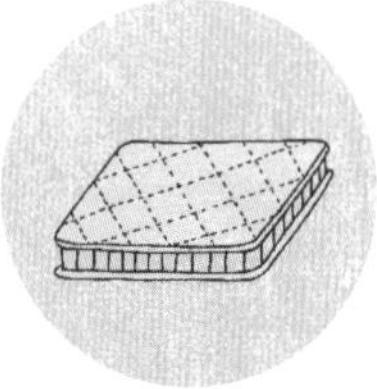

요는 단단

아이가 깔고 자는 요는 단단해야 합니다. 아이의 얼굴이 파묻혀서 아이가 뒤집었을 경우 호흡에 방해가 되어서는 안 됩니다. 폴리스틸렌이 채워져 있는 쿠션이나 물침대, 양가죽 이불Sheepskin Bedding은 피해야 합니다.

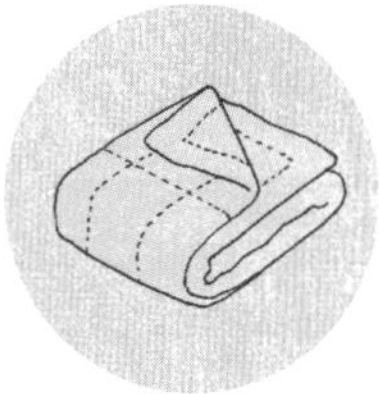

이불 주의

아이가 자는 침대에 부드러운 물건들은 없애야 합니다. 이불에 아이의 얼굴이 파묻히는 경우가 없도록 해야 하며 혹시 이불을 사용해야 한다면 침대 매트리스에 이불을 고정시키고 아이의 얼굴이 밖으로 나오게 해야 합니다.

침대공유 금지

방을 공유하되 침대는 아이와 공유하지 말아야 합니다. 즉 아이는 요람을 사용해야 하고 침대에서 어른과 같이 잘 때에 영아돌연사증후군의 빈도가 높아진다는 점을 알아야 합니다.

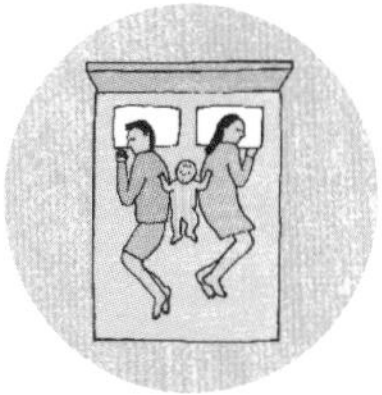

가족 금연

가족 구성원이나 아이를 돌보는 사람은 금연해야 합니다.

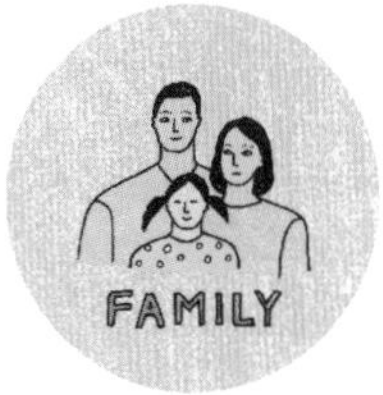

모유수유

모유수유를 하면 영아돌연사증후군의 빈도가 감소합니다.

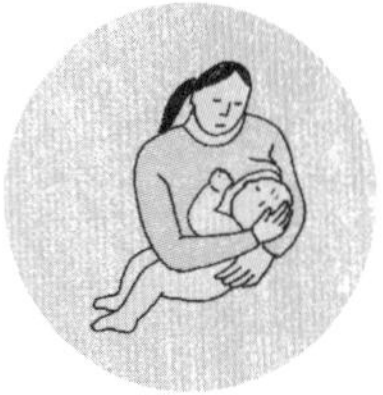

온도 조절

너무 높은 온도의 환경도 영아돌연사증후군의 빈도를 높일 수 있습니다. 19~21도 정도의 방안 온도가 좋습니다. 햇빛에 노출된 환경이나 온풍기에 직접 노출된 상태에서 재우면 안 됩니다.

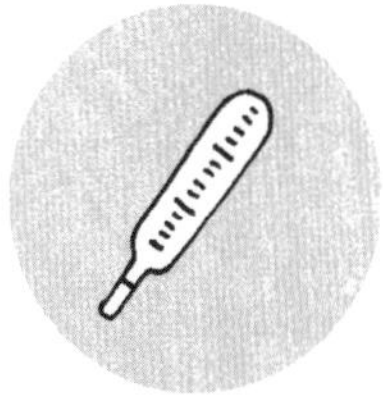

공갈젖꼭지 사용

공갈젖꼭지는 영아돌연사증후군의 빈도를 줄일 수 있습니다. 모유수유를 하는 아이의 경우에 한 달 전에는 유두혼동이 올 수 있으므로 공갈젖꼭지 사용을 추천하지 않지만 그 외의 경우에 공갈젖꼭지 사용은 괜찮습니다.

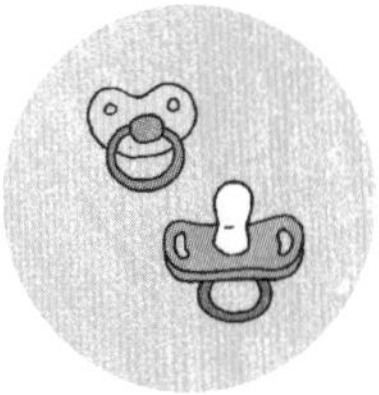

유전 요인

형제 자녀 중에 영아돌연사증후군의 경우가 있었다고 하면 5~6배 정도 그 빈도가 높아진다고 합니다. 아무래도 유전, 환경적인 요인이 작용하리라 생각됩니다.

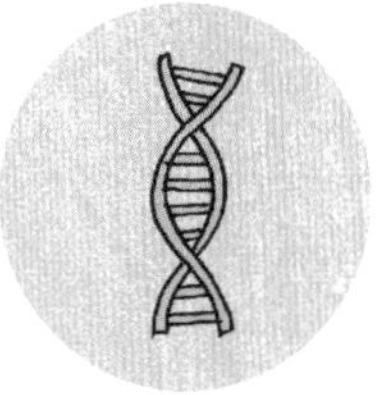

D+22

물집이 생기다

정말 고맙게도 엄마젖을 잘 빠는 우리 뿜이!
너무 열심히 빨다가 입술에 영광의 생채기가 생겼다.
Sucking blister(입술 물집).

생후 3개월까지는 흡철반사sucking reflex가 있다.
태어나면서부터 본능적으로 존재하는 반사작용이다.
이 때문에 출생 직후 손가락 등에 물집이 잡혀 있는 경우가 있는데
엄마 뱃속에서도 손가락을 열심히 빨기 때문이다.
얼마나 열심히 빨면 이 조그마한 꼬맹이가 물집을 만들까.

하기야 우리 뿜이도 한참 젖을 빨 때는 얼굴에 땀범벅이 될 정도니까.
오죽하면 '젖 먹던 힘까지'라는 말이 있을까.

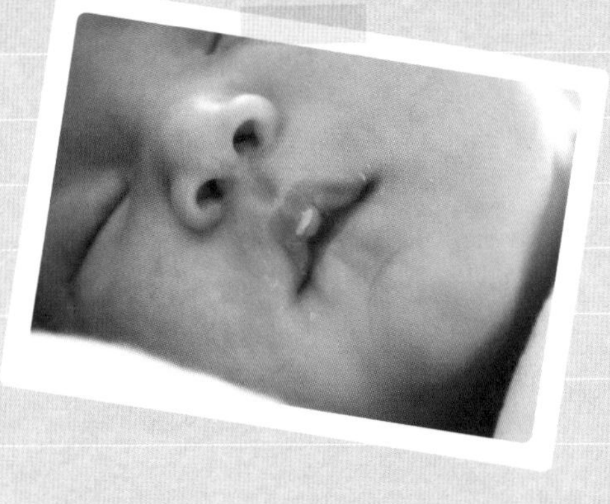

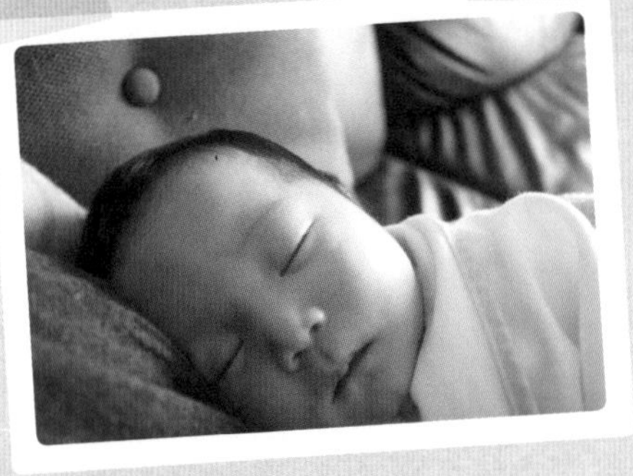

소아과 레지던트 시절 건강한 신생아를 진찰할 때
항상 있었던 항목이 'moro' 'rooting' 'sucking'이었다.
여러 반사가 있지만 간단하게 아이가 건강한지 체크하는 항목으로
이 세 가지를 보는 것이다.
신생아에게는 원시반사가 있어야지 건강하다는 말이기도 하다.

moro
rooting
sucking

간혹 엄마들이 아이 입술 주변을 건드리면
아이가 먹으려 하는 시늉을 보이는 것을 배고픈 신호hunger cue로 착각하는 경우가 있는데
이 반응은 루팅rooting 반사이다.
이 신호를 배고픈 신호로 착각하게 되면
아이를 생각보다 많이 먹이게 될 수도 있다.
아이를 옆에서 잘 관찰하여 배고픈 것인지,
아이가 엄마에게 보내는 배고픈 신호가 어떤 것인지
잘 파악해야 아이와 건강한 애착형성을 할 수 있다.

신생아 원시반사

신생아의 반사 반응을 알아보아요

아이가 태어날 때 갖고 있던 몇 가지 반응들은 일정 기간 유지되거나 없어집니다.

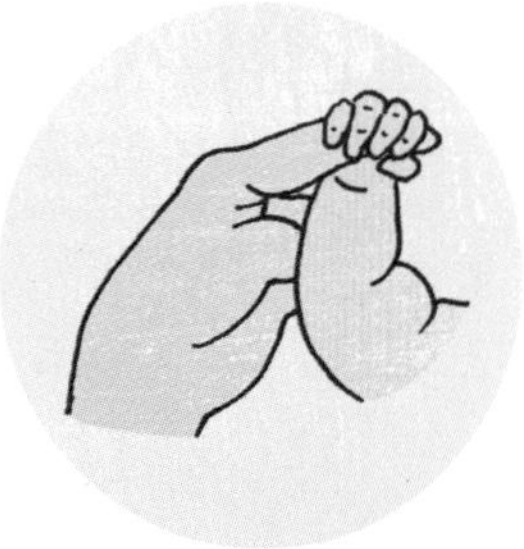

파악 반사Grasp reflex

아이 손바닥 위에 자극을 주면 움켜쥐는 동작을 취합니다. 본능적인 반사입니다. 근골격계나 신경계 문제가 있거나 분만 손상 시에는 보이지 않을 수 있습니다.

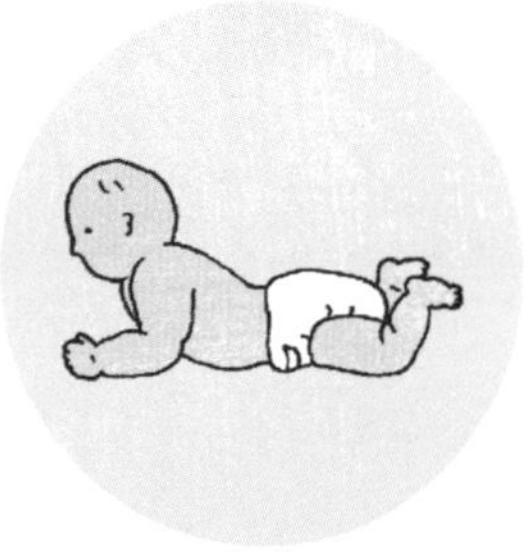

기는 반사Crawl reflex

아이 배가 바닥에 닿게 눕히면 아이가 기는 것 같은 행동을 보입니다.

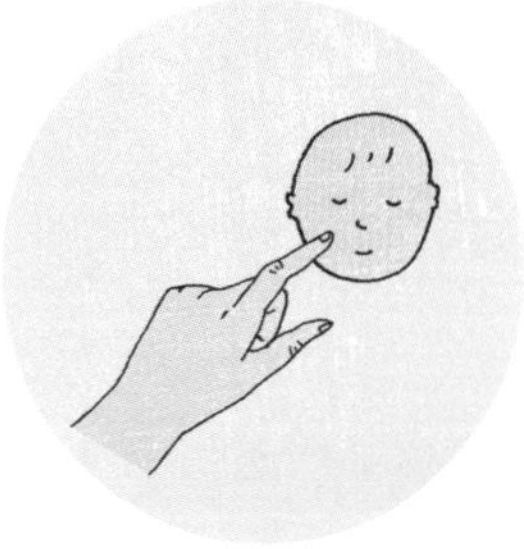

젖 찾기 반사Rooting reflex

젖 찾기 반사라고 할 수 있습니다. 신생아나 유아는 손가락으로 뺨이나 입술을 톡톡 두드리면 자극된 방향으로 머리를 움직여서 입을 벌리려고 합니다. 이것은 본능적인 원시반사일 뿐, 흔히 알고 있는 것처럼 무조건 아이가 배고픈 거라고 생각하면 안 됩니다. 그때마다 먹이는 것은 수유 간격의 형성과 아이의 체중 관리에 도움 되지 않습니다.

젖 빨기 반사Sucking reflex

젖 빨기 반사를 말합니다. 갓 태어나 엄마의 가슴에 얹힌 아이도 자연스레 엄마의 젖을 힘차게 빨 수 있습니다. 혀, 입술, 볼 등에 무엇이든지 닿으면 입을 움직여 빨게 됩니다.

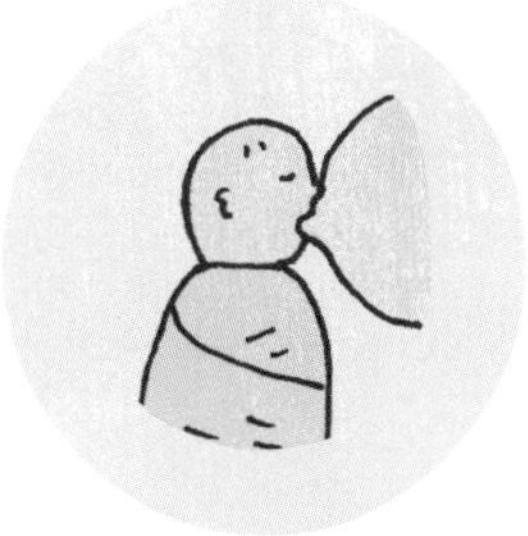

긴장성 목 반사Tonic Neck reflex

머리가 한쪽으로 향할 때 그쪽 팔이 펴지고, 다른 쪽 팔은 구부리게 되는, 마치 펜싱할 때와 같은 자세를 하게 되는 것입니다.

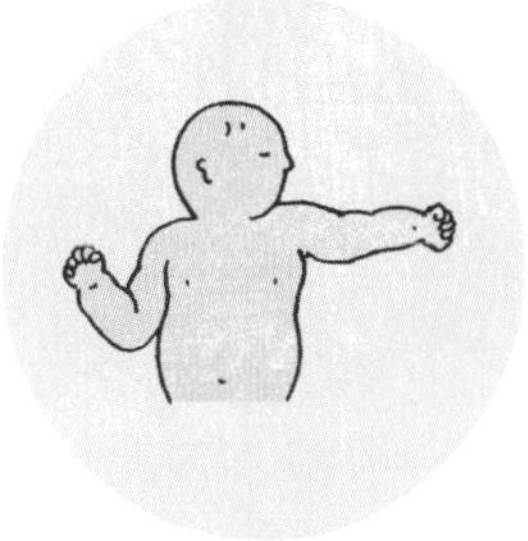

모로 반사Moro reflex

큰 소리가 들리거나 떨어지는 듯한 느낌이 들 때 놀란 듯 팔을 휘젓는 것입니다. 이 신생아 반사는 두 달이나 세 달 사이에 대부분 없어집니다.

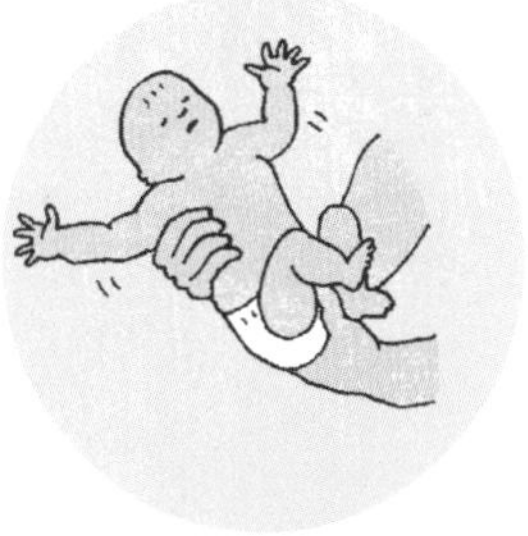

걷기 반사Stepping reflex

신생아를 들어 올려 바닥에 발을 닿게 하면 아이는 놀랍게도 걸음을 걷듯 다리를 움직입니다. 이것이 걷기 반사입니다. 그러나 이 반사는 6주 정도면 없어집니다. 이후 아이가 걷게 되기 전까지는 걸음 걷듯 움직이는 것을 볼 수 없게 되지요.

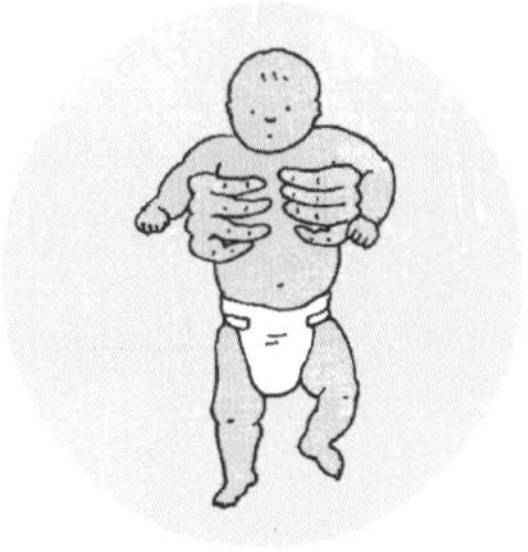

★신생아 반사가 소실되면 순간 아이가 덜 활동적으로 보일 수 있겠지만 이러한 시기를 거쳐 아이는 더욱 성숙한 움직임을 보이게 될 것입니다.

D+23

뽐이에게 팔자주름이?

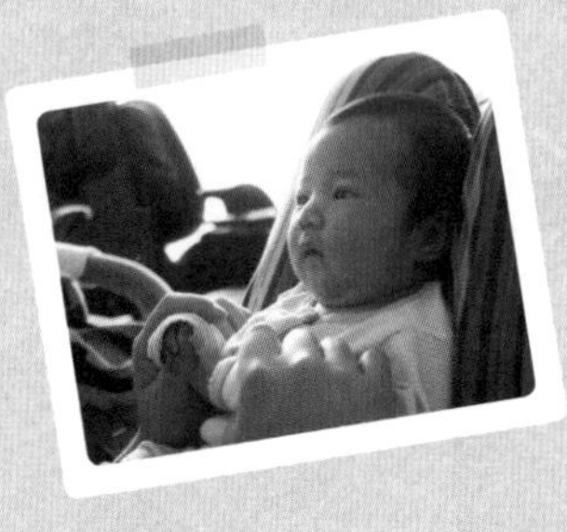

아내와 나는 수유 자세에 대해 자주 토의하곤 한다.
아이가 가장 편하게 먹을 수 있는 자세,
목 넘김을 편하게 해줄 수 있는 자세를 고민해보는 것이다.

일단 배고픔 신호hunger cue가 왔을 때,
아이가 자지 않고 또릿또릿할 때 수유하는 것이 잘 먹이는 제1 비법이지만,
좋은 자세를 취해 아이가 끝까지 잘 먹을 수 있게 해주는 것도 중요하다.

엄마의 경우 어떤 자세로 물리고 있는지 잘 모를 수 있기 때문에
주변의 다른 사람이 자세를 잘 관찰해 수정해주는 것이 큰 도움이 된다.
젖병과는 달리, 유두는 아기 입 속 깊숙한 부분인
경구개와 연구개 접합부까지 와서 닿게 된다.

그러니 아이가 엄마젖을 깊숙하게 제대로 물었다면
우리 뽐이처럼 이렇게 먹고 난 뒤 팔자주름이 지게 될 것이다.
아내가 수유를 마치고 보면 엄청나게 힘든 일을 마친 듯
너무나 지쳐 있는 우리 뽐이.

먹고 사는 게 힘들지, 뽐?

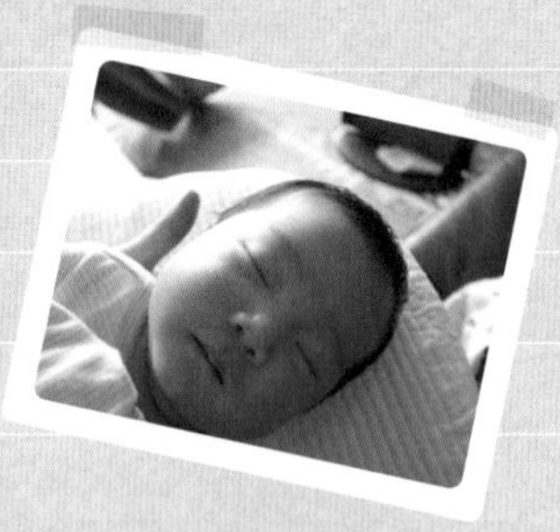

닥터 오의 진료실

모유수유

모유수유의 방법을 알아보아요

엄마들이 모유수유를 포기하게 되는 원인 중 하나가 유두 상처와 유방 울혈입니다. 유두 상처는 잘못된 수유 방법에서 오는 경우가 많습니다. 방법을 잘 알고 적용해보기 바랍니다. 젖병의 젖꼭지는 치아 주변에 와서 닿으며, 혀가 살짝 닿기만 해도 아기가 쉽게 먹을 수 있는 반면, 엄마의 유두는 아기 입안의 깊숙한 곳인 연구개(연한 입천장)에 와서 닿습니다. 아기가 입을 크게 벌리는 순간, 젖꼭지 끝이 아기의 경구개와 연구개 접합부까지 들어가도록 깊게 물려야 합니다. 이때 엄마는 아기가 잘 먹을 수 있도록 아기를 안은 반대편 손으로 C자를 만들어 유방을 지지해주는 것도 좋습니다. 너무 눌러가며 젖을 짜주는 것보다 아기가 스스로 빨아 사출반사가 올 때까지 기다려주는 것이 좋습니다.

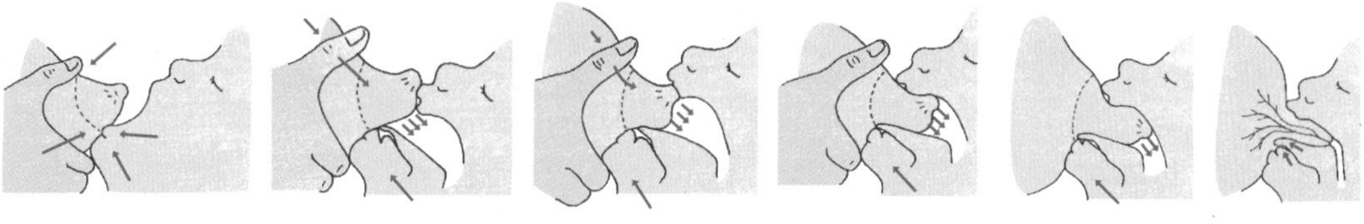

모유수유의 단계를 알아보아요

모유수유에 관한 상담 중 많이들 걱정하는 것 중 하나가 '아이가 녹변을 본다'는 점입니다. 녹변을 보는 일은 전유와 후유 불균형에서 오는 경우가 많습니다(전유후유 불균형 46쪽 참고). 모유수유를 할 때는 아기에게 끝까지 충분히 먹인 후 수유를 끝내기 바랍니다. 그렇다면 엄마에게는 상처 없이, 아이에게는 균형 잡힌 수유를 어떻게 해야 하는지 단계별로 확인해봅시다.

1 입을 벌리게 한다

유두로 자극하거나, 손으로 두드려 입을 벌리도록 합니다.

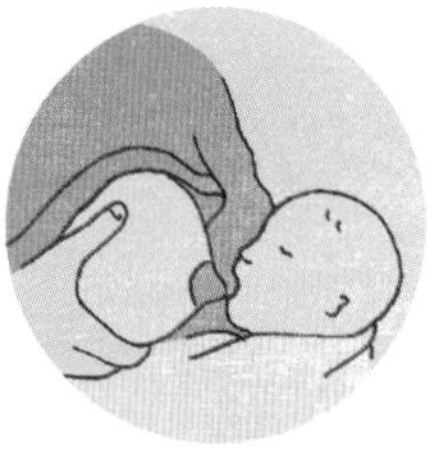

2 아이를 바짝 당겨 젖을 물린다

아기가 입안 가득 젖을 물어야 유두에 상처가 나지 않습니다. 입안 가득 젖을 물면 유두가 입안 깊숙이 들어가 상처를 예방할 수 있습니다.

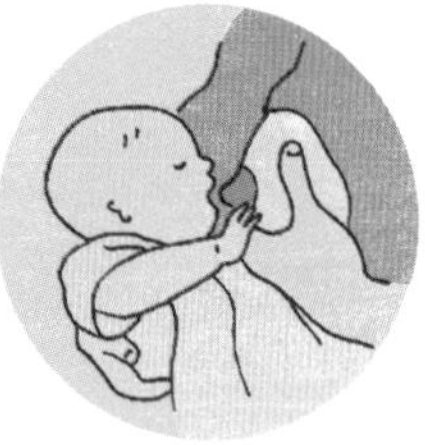

3 양쪽을 번갈아 가며 물린다(젖량을 고르게 유지)

양쪽 가슴을 10~15분 이상씩 하루 8~12회 정도 물리도록 합니다. 아이가 배부름을 느낄 때까지 물리는 것이 좋으며, 남은 젖을 끝까지 먹여야 전유와 후유의 영양을 고루 섭취할 수 있습니다.

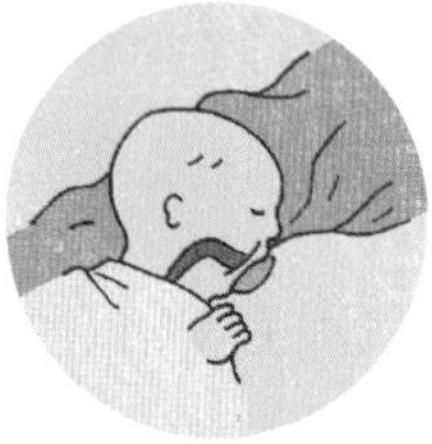

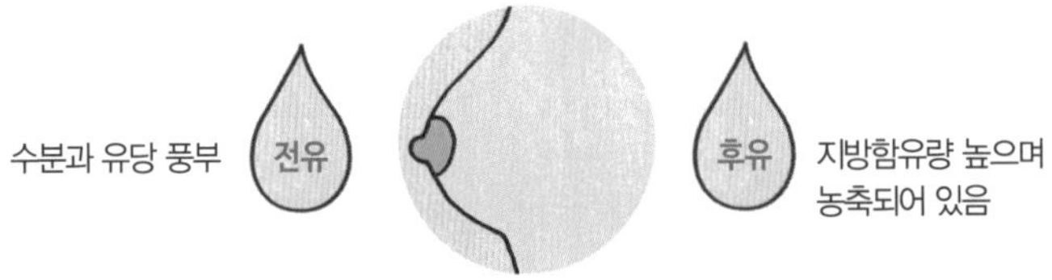

4 수유를 마친다

억지로 유두를 빼려 하면 다칠 수 있습니다. 아이가 빨고 있는 동안은 거의 압착되었다고 생각하면 됩니다. 아이의 입술 끝에 손가락을 살짝 넣으면 빠는 힘이 약해져 쉽게 뺄 수 있습니다.

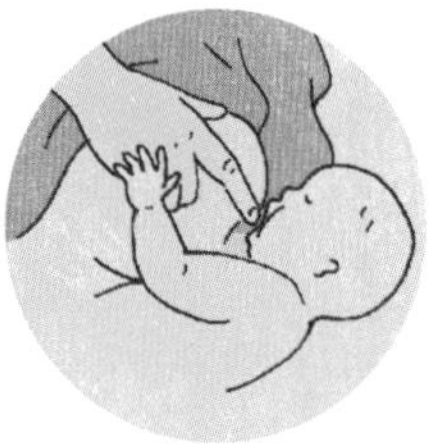

모유수유의 자세를 알아보아요

초보 엄마라면 정말 괴로운 부분 중 하나가 모유수유 자세잡기일 것입니다. 후유까지 먹이려면 유방 한 쪽당 적어도 15분씩 약 30분 정도의 수유 시간이 필요합니다. 따라서 좋은 자세를 취해야 엄마의 피로감을 덜 수 있어요. 여러 가지 자세 중 가장 맞는 자세를 아기가 커가면서 찾아나가면 됩니다.

1 마주 닿는 자세

엄마의 가슴과 아기의 가슴이 서로 마주 닿도록 합니다. 이때 아기의 얼굴이 하늘을 향하지 않도록 합니다.

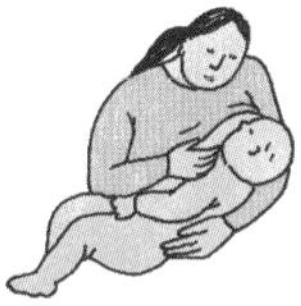

2 요람 안기 자세

앉아서 아기를 팔로 받쳐 안습니다. 아기의 머리를 유방 옆에, 엄마의 팔꿈치 안에 놓고 아기 몸을 무릎 위에 안습니다.

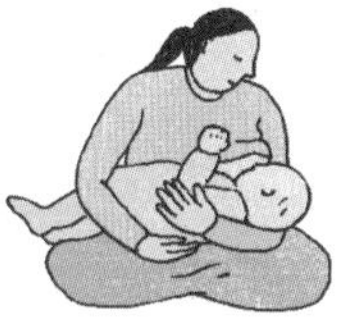

3 미식축구형 자세

아기의 몸을 엄마의 팔과 평행하게 하고 다리는 엄마의 옆구리에 감듯이 하고 안습니다. 팔로 아기의 몸을 감싸고 손으로 귀밑의 머리를 잡아 얼굴이 유방을 향하도록 합니다. 제왕절개 출산 시 배의 통증을 줄일 수 있습니다.

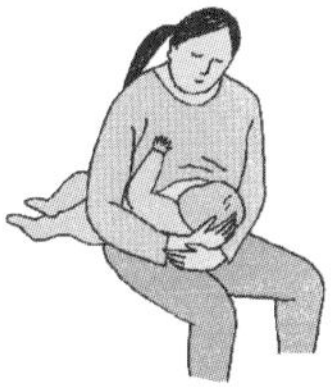

4 옆으로 누워 먹이기 자세

엄마가 누운 자세에서 아기도 엄마를 향하게 한 후 옆으로 눕혀 먹입니다. 엄마는 쉴 수 있어 좋지만 아기에게는 중이염 등의 원인이 될 수 있기 때문에 추천하지는 않습니다.

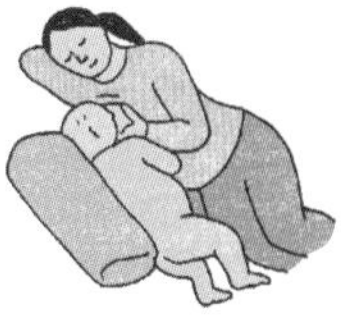

5 안장 자세

아기가 앉을 수 있는 경우라면 앉혀서 수유할 수 있습니다. 콧물이 나거나 코가 막혔을 때, 호흡을 편하게 하고 역류를 막을 수 있어 용이합니다.

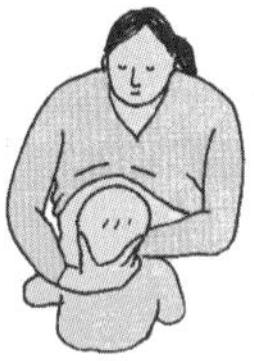

6 쌍둥이 수유 자세

쌍둥이도 요람 자세 및 안장 자세 등 여러 가지를 시도해볼 수 있겠습니다. 미식축구 자세가 신생아 쌍둥이에게 유용할 듯합니다.

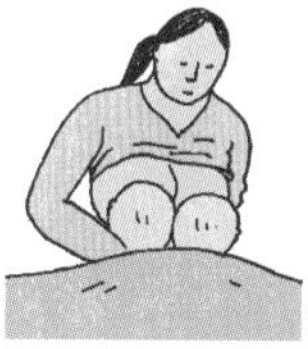

D+24

뽐이의 이름을 짓다

생후 24일째 BCG 접종한 뽐이

우리 뽐이는 경피형 BCG 접종을 하기로 하였다.

경피용 BCG는 접종 후 마를 때까지 노출시켜놓아야 한다.

수분이 지난 후 조금 더 또렷해진 BCG 자국을 보니

예쁘게 찍지 못한 것 같아서 마음이 짠하다.

이런 것 하나도 신경 쓰이니 아이가 아프면 얼마나 걱정이 많을까.

다시 한 번 아픈 아이들을 데리고 오는

엄마들의 마음을 헤아려야겠다는 다짐을 해본다.

오늘 뽐이에게 이름이 생겼다.

동사무소에 가서 출생신고를 하고, 이름을 얻은 뽐이.

뽐이의 이름은 오. 승. 아.

싹은 기본 바탕인 인성을 뜻하고,

뛰어난 기량과 바른 품성으로 높은 위치에 올라 가문을 빛낸다는 뜻의 이름이라는데,

아내가 좋아하는 음에, 작명의 힘을 빌어 짓게 되었다.

아직은 "승아야, 승아야" 하는 것보다 뽐이라고 하는 것이 익숙하긴 한데

자주 승아라고 부르다 보면

승아가 더 익숙해지고 우리 뽐이의 얼굴과 잘 어울리리라 생각된다.

얼굴을 보니 승아라는 이름이 동글동글 어울리는 듯하다.
앞으로 승아가 행복한 삶을 살 수 있게
엄마, 아빠가 도와줄 거야.
언제나 행복하고 건강하고 밝은 승아가 되었으면 좋겠구나.
승아야, 사랑해.
우리 승아의 행복을 위해, 파이팅!

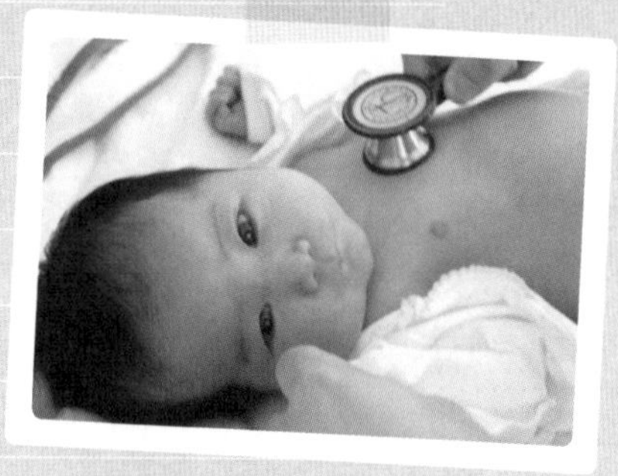

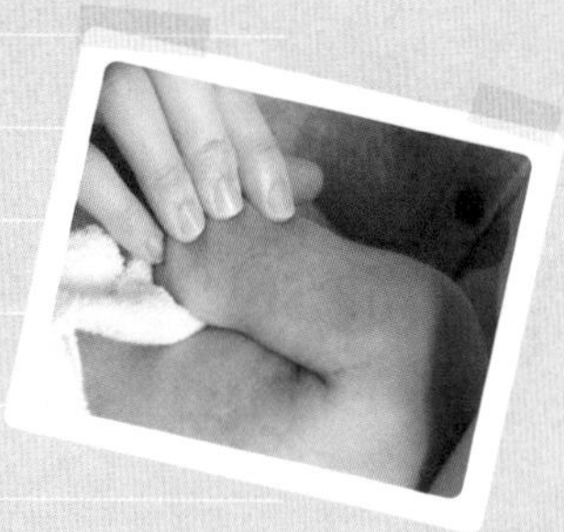

미니 육아 수첩

병원에서는 피내접종이 왜 불가능할까

BCG는 생후 4주 안에 피내접종이나 경피접종을 하게 된다. 보통 보건소에서는 단체 접종을 많이 하게 되어서 피내접종이 가능하며 그렇게 하고 있다. 물론 국가 필수접종이기 때문에 무료로 접종해주고 있다. 일반 소아청소년과 병원에서는 피내접종이 불가능한데 한 번에 10회 분량을 개봉하고 10명을 동시에 접종할 수 없기 때문이다. 즉 1회 접종 후 9명의 분량을 버릴 수 있기 때문에 소아청소년과에서는 사실상 불가능하며, 시간을 정하고 다량으로 접종할 수 있는 보건소에서는 피내접종이 가능하다. 이런 실상을 모르고 뉴스에서 소아청소년과 병원에서 비싼 경피접종을 권유한다는 고발성 리포트를 하여 항의 끝에 앵커가 사과로 마무리를 한 웃지 못할 일도 있었다.

닥터 오의 진료실

BCG 접종

BCG 접종은 왜 해야 하나요?

BCG(Bacille de Calmette-Guerin) 백신은 변형된 결핵균주입니다. 결핵을 예방하기 위해서 생후 한 달 이내에 접종하는 백신이지요. 결핵균은 폐를 통해서 침범을 하고 폐뿐만 아니라 뼈, 신장, 소화기관, 중추신경계에 감염을 일으킬 수 있습니다.

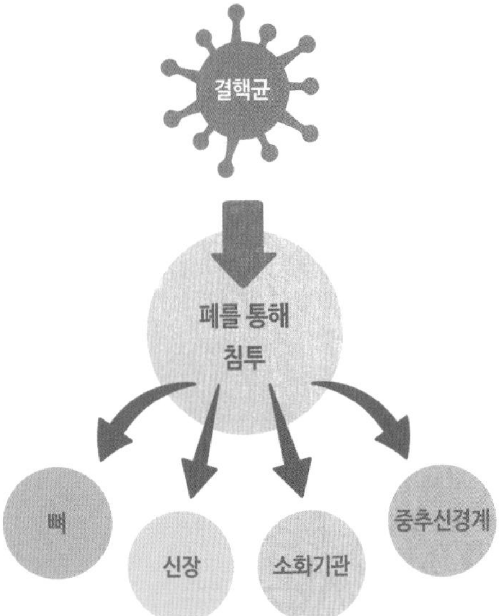

전염력이 높기 때문에 아이들은 권장기간을 넘기지 말고 BCG를 접종하는 것을 추천합니다. 물론 결핵약으로 치료가 가능하지만 6~9개월 이상 장기 복용하여야 하고 치료가 안 될 경우 심한 합병증과 사망에 이를 수 있는 위험한 질환입니다.

4주 이내에 접종을 하는 이유는 우리나라에 결핵이 상당히 많기 때문입니다. 드러나지 않아도 잠복기에 있는 환자들이 꽤 많습니다. 아직 결핵이라는 질환에 있어서는 후진국 수준이라고 할 수 있지요. 그렇기 때문에 신생아기 결핵 환자와 접하기 전에 반드시 BCG 접종을 해야 합니다. 가끔 한 달이 지나서 B형간염 2차와 같이 맞겠다고 오는 분들이 있는데 그렇게 하면 안 됩니다. 늦어도 4주 전에 병원에 방문해서 BCG 접종과 아이의 상태를 확인해야 하며, B형간염 접종은 한 달 이후에 해야 합니다.

피내접종vs경피접종

피내접종이나 경피접종 백신 효과는 비슷하지만 피내접종 뒤에 부작용이 좀 더 있다는 보고가 있어서 가격만 부담이 되지 않는다면 경피접종을 추천합니다.

예방접종 꼭 맞아야 하나요?

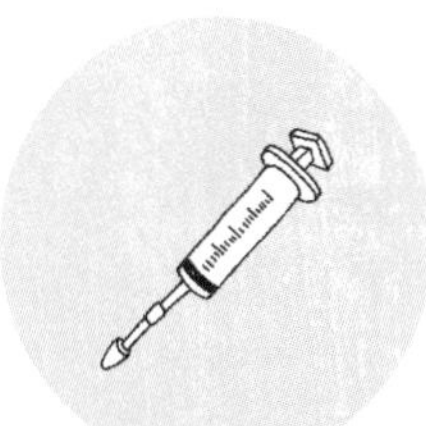

소아청소년과 의사인 제 주위에도 예방접종에 대한 의심과 질문을 하는 사람들이 많습니다. 왜 굳이 아프지도 않는 아이에게 혹시 생길지 모를 질병에 대한 유해한 성분이 들어 있는 백신을 접종하는지 물어보더군요. 이런 분들에게 저는 확실하게 말씀드립니다. 제 아이에게는 꼭 예방접종을 시킨다고요. 그만큼 부작용에 비해 이점이 훨씬 많기 때문입니다.

예방접종을 하는 이유는 크게 두 가지입니다.

개인의 질병 예방 및 집단면역의 유발

70년대 이전에는 감염성 질환에 의한 유병률 및 사망률이 현재보다 월등히 높았습니다. 치료법의 획기적인 발전이 질병으로부터 많은 사람들을 구했겠지만 개인적으로는 예방접종의 대대적인 실행이 감염성 질환의 감소에 큰 도움이 되었다고 생각합니다.

한 집단에서 2/3 정도가 한 질환에 대해서 예방접종을 시행한다고 했을 때 그 질환의 전파는 확연하게 줄어듭니다. 집단면역을 유발하기 때문에 사회 전체적으로 자연스럽게 면역체계가 형성되는 겁니다. 미국에서는 폐구균 접종이 필수접종으로 된 뒤로 이로 인한 집단면역으로 침습성 질환(뇌수막염, 골수염, 패혈증)의 유병률과 합병증이 획기적으로 감소한 사례가 있었습니다. 예방접종이 지금보다 보편화되지 않았을 때 어릴적 앓은 열병으로 시력이나 청력을 소실했다는 어르신들을 많이 보았을 겁니다. 감염성 질환의 감소는 그 합병증 또한 감소시켜서 개인의 삶의 질을 높여줄 수 있습니다.

사회적인 측면

질병의 이환율이 줄어들면서 사회적으로 질병 치료에 들어가는 비용 역시 감소하게 됩니다. 치료에 드는 비용 절감을 사회복지나 의료 혜택을 잘 받지 못하는 영유아들의 의료 지원에 이용된다면 이 또한 좋은 것이지 않겠습니까? 예방접종을 하지 않고 평생 건강하게 살 수도 있습니다. 운이 좋은 거지요. 하지만 만에 하나라도 생길 수 있는 일에 대해서 미리 대비하고 살아간다면 마음의 안정이 되겠지요? 예방접종을 하지 않는 것은 안전띠를 하지 않고 운전하는 것과 같습니다.

예방접종은 남은 삶에 대해서 좀 더 안심하고 편하게 살기 위한 하나의 보험인 셈이니 전문가의 조언을 믿고 안심하고 접종하길 바랍니다.

예방접종 스케줄

① **BCG** : 생후 4주 이내 접종

② **B형간염** : 임산부가 B형간염 표면항원(HBsAg) 양성인 경우에는 출생 후 12시간 이내 B형간염 면역글로불린(HBIG) 및 B형간염 백신을 동시에 접종하고, 이후 B형간염 접종 일정은 출생 후 1개월 및 6개월에 2차, 3차 접종 실시

③ **DTaP(디프테리아 · 파상풍 · 백일해)** : DTaP-IPV(디프테리아 · 파상풍 · 백일해 · 폴리오) 혼합백신으로 접종 가능

④ **Td / Tdap** : 만 11~12세에 Td 또는 Tdap으로 추가 접종

⑤ **폴리오** : 3차 접종은 생후 6개월에 접종하나 18개월까지 접종 가능하며, DTaP-IPV(디프테리아 · 파상풍 · 백일해 · 폴리오) 혼합백신으로 접종 가능

※ DTaP-IPV(디프테리아 · 파상풍 · 백일해 · 폴리오)
생후 2, 4, 6개월, 만 4~6세에 DTaP, IPV 백신 대신 DTaP-IPV 혼합백신으로 접종할 수 있음. 이 경우 기초 3회는 동일 제조사의 백신으로 접종하는 것이 원칙이며, 생후 15~18개월에 접종하는 DTaP 백신은 제조사에 관계없이 선택하여 접종 가능

⑥ **b형 헤모필루스 인플루엔자(Hib)** : 생후 2개월~5세 미만 모든 소아를 대상으로 접종. 5세 이상은 b형헤모필루스 인플루엔자균 감염 위험성이 높은 경우(겸상적혈구증, 비장 절제술 후, 항암치료에 따른 면역저하, 백혈병, HIV 감염, 체액면역 결핍 등) 접종

⑦ **폐렴구균(단백결합)** : 10가와 13가 단백결합 백신 간의 교차 접종은 권장하지 않음

⑧ **폐렴구균(다당질)** : 2세 이상의 폐구균 감염의 고위험군을 대상으로 하며 건강상태를 고려하여 담당의사와 충분한 상담 후 접종

※ 폐렴구균 감염의 고위험군
• 면역 기능이 저하된 소아 : HIV 감염증, 만성 신부전과 신증후군, 면역억제제나 방사선 치료를 하는 질환(악성종양, 백혈병, 림프종, 호치킨병) 혹은 고형 장기 이식, 선천성 면역결핍 질환
• 기능적 또는 해부학적 무비증 소아 : 겸상구 빈혈 혹은 헤모글로빈증, 무비증 혹은 비장 기능장애
• 면역 기능은 정상이나 다음과 같은 질환을 가진 소아 : 만성 심장 질환, 만성 폐 질환, 당뇨병, 뇌척수액 누출, 인공와우 이식상태

⑨ **홍역** : 유행 시 생후 6~11개월에 MMR 백신 접종이 가능하나 이 경우 생후 12개월 이후에 MMR 백신 재접종 필요

⑩ **A형간염** : 생후 12개월 이후에 1차 접종하고 6~18개월 후 추가 접종(제조사마다 접종 시기가 다름)

⑪ **일본뇌염(사백신)** : 1차 접종 후 7~30일 간격으로 2차 접종을 실시하고, 2차 접종 후 12개월 후 3차 접종. 쥐 뇌조직 유래 불활성화 백신과 베로세포 유래 불활성화 백신 간에 교차 접종은 권장하지 않음

⑫ **일본뇌염(약독화 생백신)** : 햄스터 신장세포 유래 약독화 생백신으로 1차 접종 후 12개월 후 2차 접종

⑬ **사람유두종바이러스** : 만 12세에 6개월 간격으로 2회 접종(2가와 4가 백신 간 교차접종은 권장하지 않음)

⑭ **인플루엔자(사백신)** : 6~59개월 소아의 경우 매년 접종 실시. 이 경우 첫 해에는 1개월 간격으로 2회 접종하고 이후 매년 1회 접종(단, 인플루엔자 접종 첫 해에 1회만 접종받은 경우 그 다음에 1개월 간격으로 2회 접종)

⑮ **인플루엔자(생백신)** : 24개월 이상부터 접종 가능하며, 접종 첫해에는 1개월 간격으로 2회 접종하고 이후 매년 1회 접종(단, 인플루엔자 접종 첫 해에 1회만 접종받은 경우 그 다음해 1개월 간격으로 2회 접종)

예방접종 일정표

(출처 : 예방접종 도우미)

	대상전염병	백신 종류 및 방법	0개월	1개월	2개월	4개월	6개월	12개월	15개월	18개월	24개월	36개월	만4세	만6세	만11세	만12세
필수 예방 접종	결핵①	BCG(피내용)	1회													
	B형간염②	HepB	1차	2차			3차									
	디프테리아 파상풍 백일해	DTaP③			1차	2차	3차		4차(추가)				5차(추가)			
		Td/Tdap④													6차(추가)	
	폴리오⑤	IPV			1차	2차	3차						4차(추가)			
	b형헤모필루스 인플루엔자⑥	PRP-T/HbOC			1차	2차	3차	4차(추가)								
	폐렴구균	PCV(단백결합)⑦			1차	2차	3차	4차(추가)								
		PPSV(다당질)⑧									고위험군에 한하여 접종					
	홍역⑨ 유행성이하선염 풍진	MMR						1차					2차			
	수두	Var						1차								
	A형간염⑩	HepA						1~2차								
	일본뇌염	JE(사백신)⑪						1~3차						4차(추가)		5차(추가)
		JE(생백신)⑫						1~2차								
	사람유두종 바이러스⑬	HPV4(가다실) / HPV2(서바릭스)													1~2차	
	인플루엔자	Flu(사백신)⑭					매년접종									
		Flu(생백신)⑮									매년접종					
기타 예방 접종	결핵①	BCG(경피용)	1회													
	로타바이러스	RV1(로타릭스)			1차	2차										
		RV5(로타텍)			1차	2차	3차									

D+33

한 달이 지난 뽐이

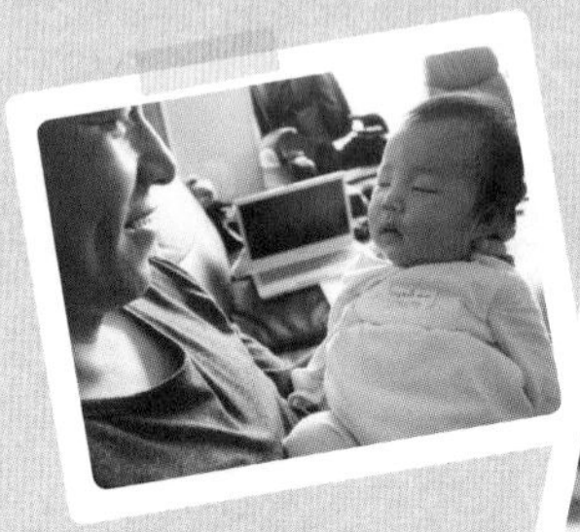

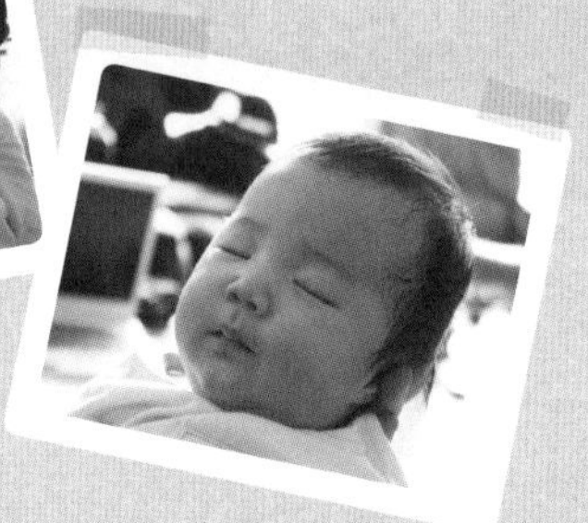

뽐이가 우리 곁으로 와준 지 어느새 한 달.
빨리 목도 가누고 고개도 들고, 기고 앉고 서고,
"아빠"라 부르며 달려오면 좋겠다 싶으면서도
어찌나 쏜살같이 시간이 흐르는지 아이가 커가는 모습이 아까울 뿐이다.
우리 뽐이만 보면 나도 모르게 미소가 지어진다.

아내가 수유한 뒤 트림시켜주려 아이를 안고 있는데
꾸벅꾸벅 졸고 있는 궁극의 귀여움!
이 작은 아이의 성장이 매일같이 아이를 대하는 직업을 가진 나로서도
항상 경이롭고 신기하기만 하다.

30일이 지난 지금, 우리 뽐이에게 특별한 변화는 없다.

두둑해진 볼살
아빠를 녹아내리게 만드는 살가운 배냇짓
속싸개 졸업
자고 먹고 싸는 일의 반복
늘어난 대소변량

보통의 신생아가 보이는 보통의 변화들,
이 '보통'과 '평범함'이 얼마나 어렵고 대단한 일인지
소아청소년과 의사로서 살아오며 많이 보고 느껴왔기에 굉장히 고맙고 다행스럽다.

오늘은 호흡기알레르기학회가 있어 아내와 승아를 두고
멀리 대구에 다녀오게 되었다.
외출도 못하는 아내와 어린 딸내미를 두고 나가려니 마음이 어찌나 안됐는지.
아내가 보내준 승아 사진 보며 열심히 공부하고 돌아왔다.

어제 우리 승아는 자기 전 약간 보챘다.
예방접종 후 컨디션이 약간 안 좋았던 것 같기도 하고
신생아기에는 없었던 잠투정이 생겼다.
배고픈가 싶어서 조금 버텨 달래다 보면 이내 잠들고 만다.
졸리면 자면 되지, 왜 보채나 생각하겠지만,
아이가 힘들게 한다는 마음보다는 그만큼 엄마를 필요로 한다고 생각해주면 좋겠다.
다행히 뿜이는 영아산통은 '아직' 없고 이유 없는 보챔도 없다.
급성장기를 잘 보내는 방법 중 자신 있게 추천할 수 있는 방법이 있는데,
(모유수유 아기의 경우) 원하는 대로 젖을 물려주는 것이다.

뽐이 엄마는 젖량이 모자라 항상 고생하는데,
이번 뽐이의 급성장기에 한 시간이든 30분이든
뽐이가 원하는 대로 계속 젖을 물려주었더니
요 며칠간 젖량이 많아져 뽐이가 매번 흡족하게 먹는 것 같다며 기뻐했다.
특히 야간에 잠을 안 자며 먹인 것이 주효했던 것 같다.

학교에서 열심히 공부한 뒤 시험성적 받는 것을 기대하는 학생처럼
완모하며 '우리 뽐이 몸무게가 얼마나 나갈까?' 궁금해하는 뽐이 엄마.

급성장기를 보내며 뽐이는 엄마의 채취를
더 느끼고 더 가까워지고 육체적으로도 더 성장했을 것이다.

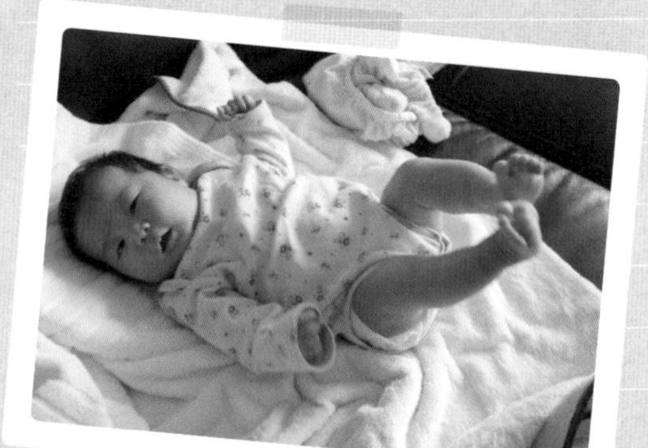

닥터 오의 진료실

신생아기 급성장

급성장기를 알아보아요

산모가 아이 낳고 가장 힘들 때는 아마도 '영아산통'이 있는 시기 혹은 '급성장기'가 되지 않을까 합니다. 문제는 그 두 가지가 비슷한 시기에 온다는 것이지요. 출생 후 3개월까지 급성장기이며 특히 한 달 사이에 가장 빠른 속도로 성장합니다. 그리고 생후 3주 정도가 되면 영아산통이 시작됩니다.

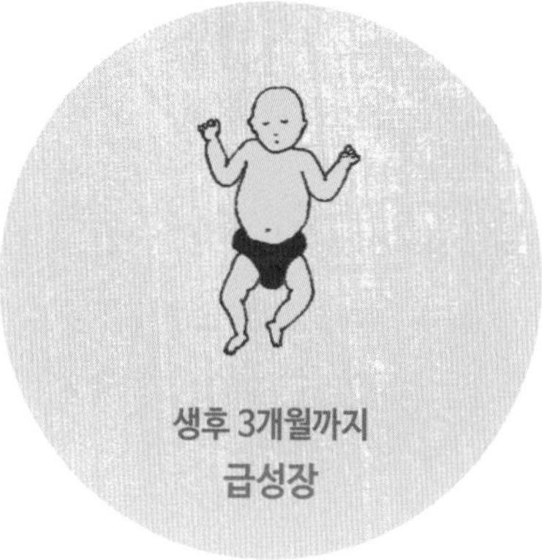

급성장기 아이

아이는 갑자기 많은 양을 먹으려 할 것이고, 저녁즈음이 되면 이유도 알 수 없는 보챔으로(영아산통) 엄마를 눈물짓게 할 것입니다. 퀭한 눈으로 신생아와 함께 내원하여 "아이가 왜 보채죠?"라고 묻는 엄마들을 보면 안쓰럽습니다. 안타깝지만 영아산통이 있는 시기를 잘 보내는 법이라고 소아청소년과 전문의로서도 딱히 추천할 방법은 없습니다. 영아산통 자체가 원인 불명이기 때문입니다 (영아산통 129쪽 참고).

D+36

보채기 시작한 승아

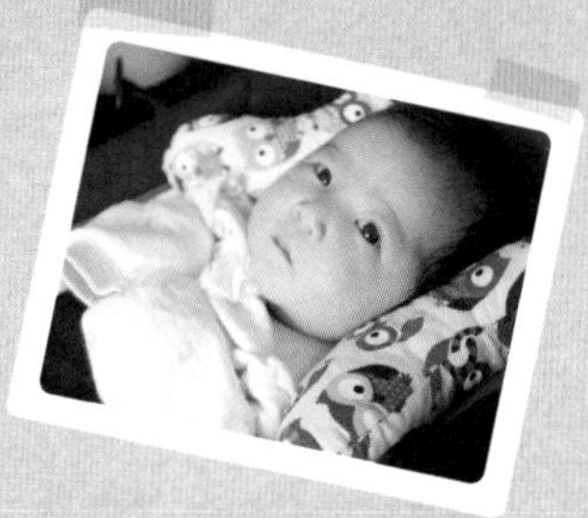

이제 5주차가 되었다.
우리 승아를 보면 많이도 컸다 싶다가도
이제 5주밖에 되지 않았다고 생각하니 아직 너무 조그마하고 약하다는 생각이 든다.
이 험난한 세상에 태어나서 공기를 맡고 숨 쉰 지 이제 5주.
요즘 승아에게 큰 아이처럼 예쁜 옷을 입혀주니 아이가 부쩍 컸다는 착각을 좀 했나 보다.
이제 잘 보이는지 두리번두리번 빤하게 응시하기도 하는 승아.

승아가 요즘 밤에 조금씩 보채기 시작했다.
등에 센서가 달린 듯 눕혀놓기만 하면 깨고 먹고 나서 보채고…
영아산통이 없다고 좋아했던 게 엊그제 같은데 승아에게도 약간의 보챔이 있는 듯하다.
덕분에 나와 아내는 밤을 낮 삼아 눈엔 다크서클이…

영아산통의 원인이 없다고 하지만(데이터도 없고 증거도 없다)
수유량이 늘면서 아이의 신체적 성장이 따라가지 못해서
생기는 게 아닐까 하는 생각을 해보았다.

먹는 것은 많은데, 모유나 분유를 소화시키는 장의 소화능력,
대변이 항문 가까이 왔을 때 적절히 이완시켜주는 항문의 배변능력 등이
영아산통에 관여할 것으로 생각된다.

영아산통이 있는 아이들의 경우 급성장기와 영아산통이 비슷한 시기에 찾아오고,
가스가 차서 배가 불러 있으며 배변을 잘 못해 힘들어한다.
이런 모습을 보면 영아산통은 '신체성장 과도기'의 또 다른 이름이 아닐까 생각해본다.

어제는 승아가 너무 보채서 배 상태를 살펴보았더니 가스가 많이 차 있었다.
어르고 달래도 도무지 달래지지가 않아서 극단적인 방법을 사용했다.
대변을 본 지도 좀 되었고 아이의 항문 상태도 볼 겸해서
글리세린을 묻힌 면봉으로 항문을 자극하였더니
다량의 가스와 함께 다량의 대변이 나오는데,
우리 승아는 너무나도 편한 표정인 것이 아닌가!

영아산통의 원인으로 장에 가스가 많이 차는 것을 하나로 드는데
아무래도 우리 승아도 장에 가스가 많이 차서 좀 괴로웠나보다.

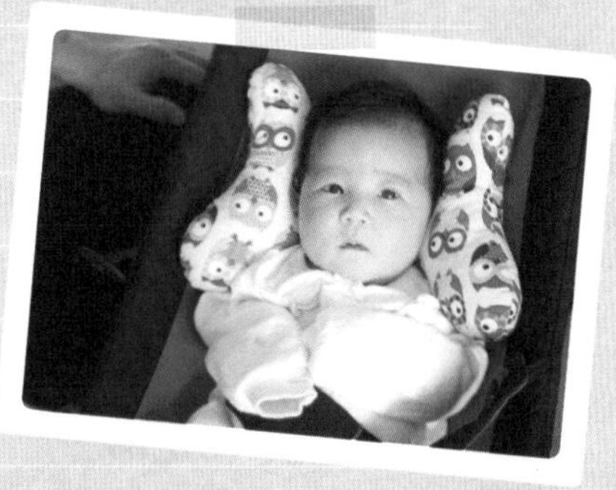

아무튼 이제 승아가 조금씩 보채기 시작하였으니
마음을 단단히 먹어야겠다.

진료실에서 영아산통으로 내원한 엄마 아빠에게 항상 하는 말이
"아이가 3시간도 보챌 수 있고 달래는 특별한 방법은 없습니다.
마음의 여유를 가지면 곧 좋은 날이 올 겁니다."이다.
오늘은 나 스스로에게 말해야겠다.

미니 육아 수첩

아기의 항문 자극 주의하기

승아의 항문을 살핀 이유는 항문 괄약근의 Tone(괄약근의 긴장도)을 보려고 한 것이다. 너무 이른 시기에 생기는 변비나 지속적인 복부 팽만, 심한 보챔 등이 있는 아이 중에 드물지만 선천성 거대결장증이 있는 경우가 있다. 이런 경우에 면봉으로 항문을 자극해주면 정말로 심한 가스 배출과 함께 그동안 나오지 않았던 묵은 묽은 변이 폭발하듯이 나온다. 레지던트 때 선천성 거대결장증으로 진단받았던 아이의 항문을 자극하던 중 높은 압력으로 대변이 물총처럼 발사되어 옷을 버린 적이 있었다. 그리고 이런 아이들의 경우에 항문의 Tone이 증가되어 있어서 면봉이 들어가기 어려운 경우도 있다.
물론 우리 승아는 거기에 해당되지 않지만 좀 편하게 해주기 위해서 항문을 자극했다. 그러나 이 글을 읽는 신생아, 영유아를 키우는 부모들 중에 아이가 보챈다고 해서 절대 집에서 항문을 면봉으로 자극하는 일은 하지 않도록 한다(물론 없겠지만 혹시나 하는 마음에 강조합니다. 저는 소아청소년과 의사라서 할 수 있었던 것이었어요).
항문에 상처를 낼 수도 있고 자극에 의해서만 아이가 대변을 볼 수도 있기 때문에 집에서 하면 안 된다. 다만 병원에서 가끔 아이의 항문에 면봉을 넣는 것은 아이의 대변 상태, 항문 Tone 등 대변 배출 말고 다른 문제가 있는지 확인하는 것이니 병원에서 항문 자극하는 것에 대해서는 거부감을 갖지 않아도 된다.

영아산통

영아산통이 시작되었어요

엄마들이 산후조리원을 나와 집으로 돌아간 직후 즈음일 것입니다. 젖도 잘 먹고, 잘 자던 아이가 갑자기 끝도 없는 보챔과 울음을 시작하지요. 아무리 안아주고 사람을 바꿔가며 얼러보아도 그치지 않습니다. 아이도 괴롭고 양육자도 괴로운, 이 끝나지 않을 것만 같은 고통은 각종 의심을 불러오게 될 겁니다. 원인 모를 보챔의 시작, 즉 영아산통Colic 입니다.

영아산통의 증상과 원인

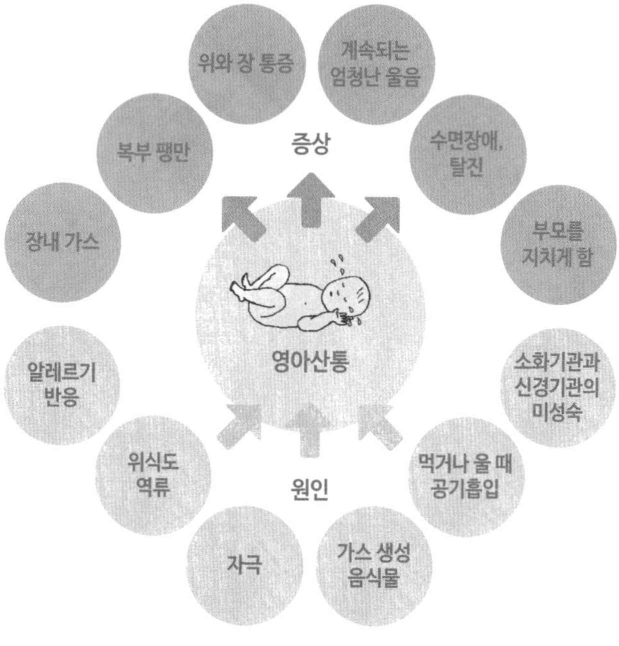

잘 먹는 아이, 대소변 잘 보는 아이, 열이 없는 아이, 우는 것 외에는 어떤 특별한 증상을 보이지 않는 아이가 보채고 울기 시작하는 경우 영아산통을 의심해볼 수 있습니다. 생후 10일부터 3개월 정도까지 나타납니다.

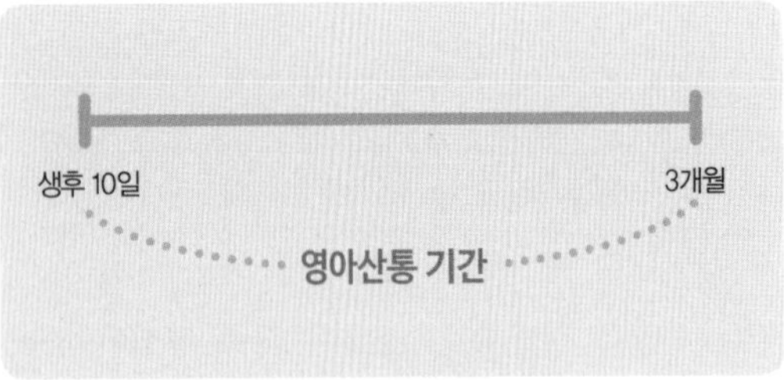

원인이 무엇인지는 정확하지 않습니다만 빠르고 심한 장의 수축 작용이 원인일 수 있습니다. 늦은 오후부터 이른 저녁 또는 새벽까지 엄청나게 울며 보챌 수 있어요. 영아산통은 매일 비슷한 시간에 시작이 되어 끝나는 경우가 많습니다. 아이가 가스 분출이 많아지면서 짜증내고 힘들어하기도 하지요.

영아산통의 원인이 분명하지 않은 만큼 여러 대처를 해볼 수 있습니다. 계속 달래주고 젖을 물려보기도 하고요.

또는 모유수유 아기라면 엄마가 수유량을 조절해 볼 수도 있습니다. 카페인이 함유된 식음료나 가스를 많이 생성시키는 양배추나 브로콜리, 양파, 콩 등의 섭취를 자제하면 도움이 될 수 있습니다. 하지만 이는 언제까지나 가설일 뿐 영아산통을 그치게 하는 데 큰 도움이 되지 않을 수도 있습니다.

호전될 수 있는 방법은 없나요?

아이가 먹고 나면 트림을 잘할 수 있도록 안정된 자세로 유도하고, 분유수유 아기라면 공기를 삼키지 않도록 좋은 자세로 수유해주세요. 너무 많이 먹이거나 자주 먹이는 것도 영아산통에 도움이 되지 않습니다. 아이가 보채니 엄마가 해줄 수 있는 것이 먹이는 일뿐이라 계속 젖을 물리게 되는데, 오히려 상황을 악화시키는 일이 될 수도 있습니다. 영아산통이 심해지는 시간이 되기 전에(이른 오후) 따뜻한 물에 목욕하여 기분 좋게 잠들 수 있도록 도와주세요.

또 이 시기에 엄마 혼자 아이를 밤새 달래기는 불가능하니 함께 양육해줄 대상을 찾아야 합니다. 끝이 없을 것 같이 힘들지만 끝은 있습니다. 곧 좋아질 테니 우는 것 외에 특별한 증상이 없다면 너무 심한 걱정보다는 여유로운 마음으로 이 시기를 슬기롭게 보내야 합니다.

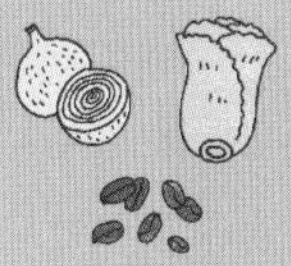

모유수유 중이라면 식이 변화를 체크해주세요. 산모는 가공품, 커피, 양파, 양배추, 콩 등 가스를 많이 만드는 음식의 섭취를 자제해주세요.

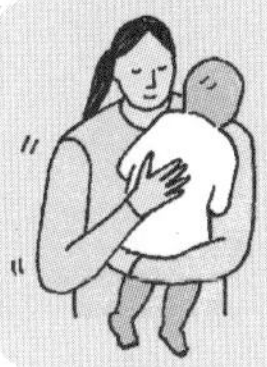

부드럽게 등을 쓰다듬어 편안한 느낌을 주세요.

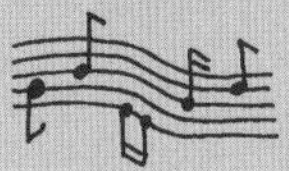

세탁기나 건조기 등 지속적, 반복적인 리드미컬한 소리를 들려주세요.

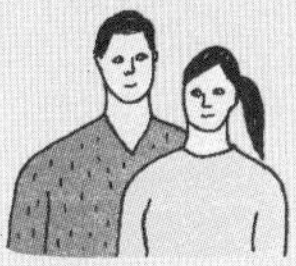

배우자와 교대로 아이를 달래, 돌보는 사람이 지나치게 스트레스를 받지 않도록 하세요.

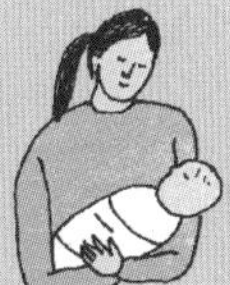

절대로 강하게 흔들어서는 안 됩니다. 아이의 뇌는 약하기 때문에 붙잡고 너무 흔들면 뇌 손상을 초래할 수 있습니다.

D+37

등센서 주의보

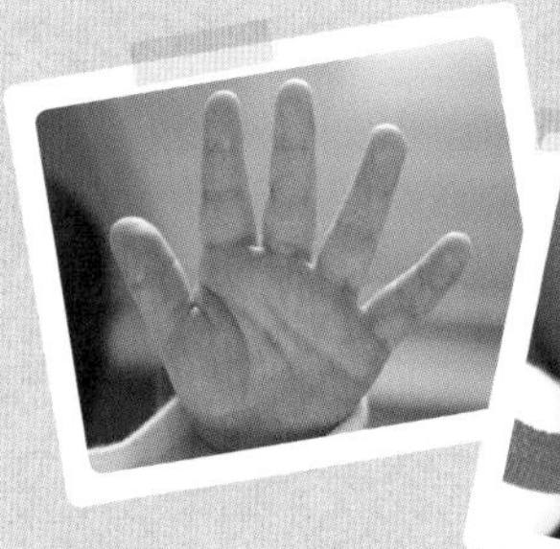

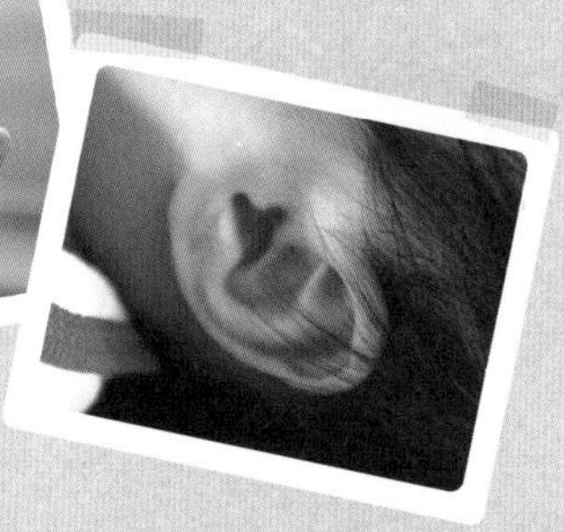

안아만 주면 누가 업어가도 모르는 우리 승아.
손을 탄 것일까?

오후 출근 전, 내 품에서 잠든 아이를 아내와 함께 차근차근 관찰해본다.

손금마저 맘에 드는 앙증맞은 승아의 손바닥,
이렇게나 작은 손가락에 지문과 마디 주름이며, 손톱까지 모두 갖추고 있고…
아내가 늘 '하트'가 있다고 말하는 승아의 귀,
정말 예쁜 하트가 있네.
그리고 눈썹과 콧망울,
자고 있는 아이 모습은 천사라더니 어쩜 이렇게 하나하나 올망졸망 예쁠까.

신생아기 아이를 병원에 데리고 오면 늘 '등센서' 달린 아이 탓에
무척 힘들어하는 어머니들이 있다.
그러면 늘 이렇게 얘기해준다.

"손 타는 것 없습니다. 아이가 원할 때 안아주세요."

너무 아이 편에서만 이야기하는 이기적인 의사일까?
하지만 아이를 낳아 기르면서도 내 생각에는 변함이 없다.
물론 힘이 들 것이다.

엄마 손을, 아빠 품을 찾는 아이들은 정말로 화가 날 정도로 안아달라 떼를 쓴다.
하지만 아이의 울음은 신생아(또는 영아)인 우리 아기가 나에게 할 수 있는
유일하면서도 아주 사랑스러운 애착 표현이다.
'등센서 주의보'는 아이가 엄마의 품을 그리워하고,
포근하게 안기고 싶고, 사랑받고 싶을 때 발효되는 것이니 기쁘게 생각해보자.

참! 아내와 수면교육 돌입 시기를 정했다.
승아의 수면교육은 생후 2개월에 예방접종이 끝나고
특별한 문제가 없으면 시작하기로 했다.
지금 생각 같아서는 시간이 좀 빨리 지나가서
수면교육을 빨리 했으면 한다.
생각만큼 쉽지는 않겠지만
승아에 대한 믿음이 있기에 잘하리라 생각된다.

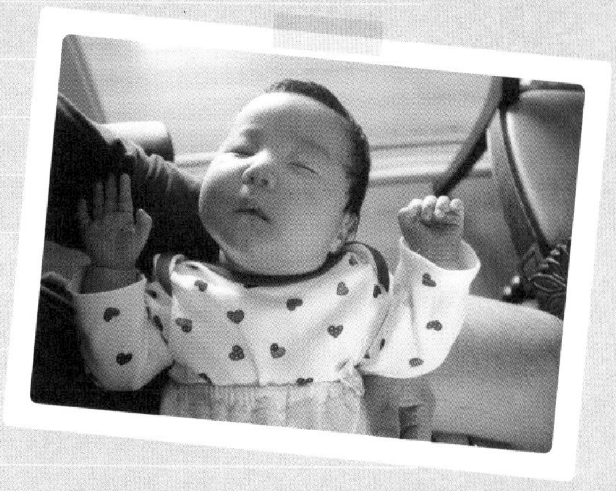

닥터 오의 진료실

자주 깨는 아이

새벽에 자꾸 깨면 체크해주세요

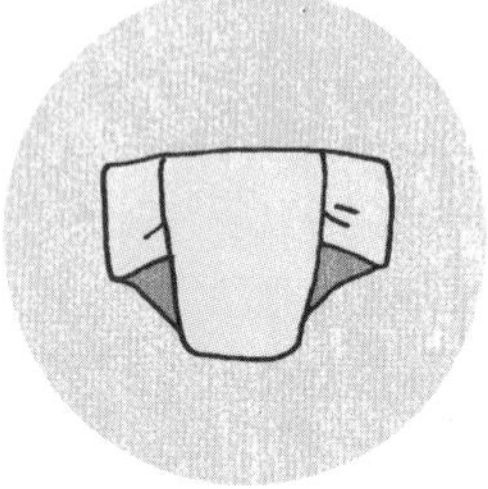
기저귀 점검

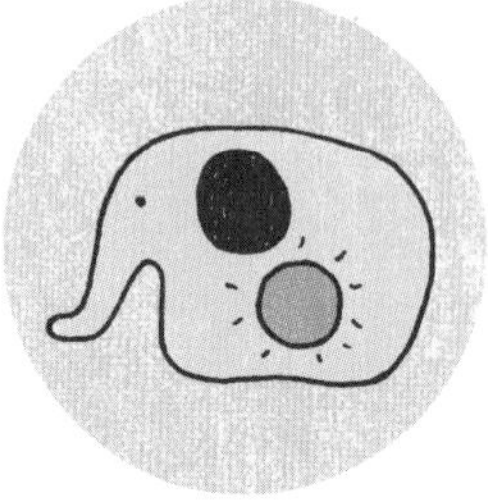
잠자리 점검

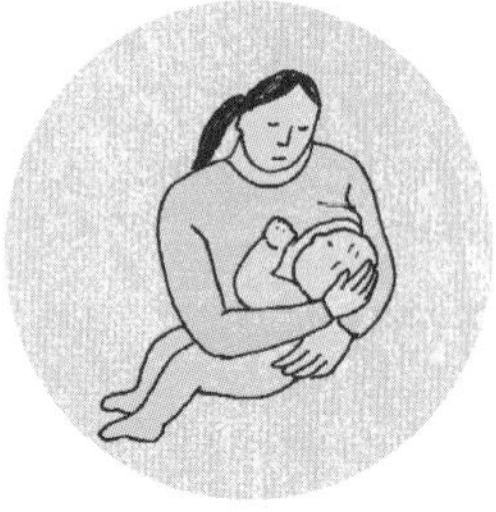
수유

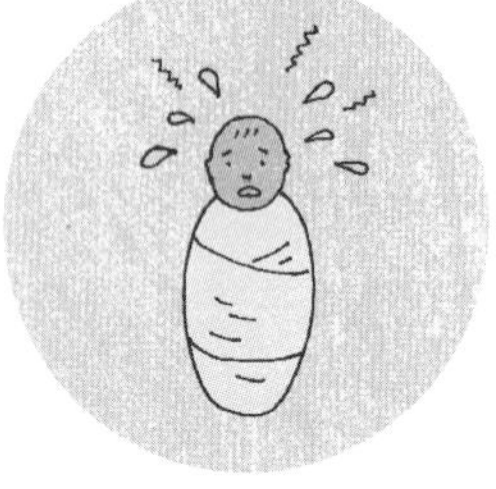
영아산통 의심

- 기저귀를 갈고 속싸개를 단정하게 고쳐주세요. 신생아들은 아직 팔과 다리를 자의에 따라 움직이지 못할 수도 있습니다. 그래서 허우적거리다 깨기도 합니다.
- 날카로운 것에 살이 긁히고 있지 않나요? 옷 장식이나 속싸개를 고정한다며 쓰는 핀에 아기가 찔릴 수 있습니다. 체크해본 뒤 빨리 제거해주세요.
- 배고파하지 않나요? 신생아의 배꼽시계는 일정치 않습니다. 생후 몇 주 동안 야간수유는 불가피합니다.
- 특별한 원인 없이 몇 시간씩 계속 운다면 영아산통 징후입니다. 고통이 있는 것처럼 방귀를 뀌거나 버둥대기도 합니다. 주로 생후 3~4주경에 발생합니다. 이유 없이 울어대는 것에 지치겠지만, 문제는 아닙니다(영아산통 129쪽 참고).

신생아 수면에 관한

Q&A

Q 속싸개는 언제까지 해주면 좋을까요?

A 속싸개를 해주면 아이들이 포근함을 느끼게 됩니다. 속싸개 없이 잘 잘 때까지는 해주는 것이 좋아요. 언제까지라는 것은 없습니다. 아이들이 급성장을 하고 나서 수면이 안정적으로 접어들기 때문에 일반적으로 백일까지는 해주어도 좋습니다. 속싸개 없이 잘 잔다면 그 이전에 속싸개를 안 해도 되고요. 단, 속싸개를 하고 엎어재우거나 옆으로 뉘여 재우는 것은 질식의 위험이 있으니 해서는 안 됩니다.

Q 엎드려 재워도 되나요?

A 안 됩니다. 영아돌연사증후군의 위험성, 질식의 위험성 때문이지요. 두상 예쁜 것보다 안전이 더 우선입니다(영아돌연사증후군 105쪽 참고).

Q 머리 모양 때문에 옆으로 재우는 건 괜찮나요?

A 항상 등을 바닥에 대고 재우는 것이 가장 좋습니다. 옆으로 재우거나 엎드려 재우는 것은 질식의 위험이 있습니다. 참고로 아이들이 자는 요는 너무 푹신하면 안 됩니다.

Q 낮잠을 잘 때도 불을 켜두어야 하나요?

A 일부러 불을 켤 필요는 없습니다. 단 낮에는 커튼이나 블라인드를 쳐서 어둡지 않게 하고 밤에는 어둡게 하는 것이 중요하지요.

Q 돌 전까지 평균 몇 시간을 자야 하나요?

A

일반적인 수면 패턴

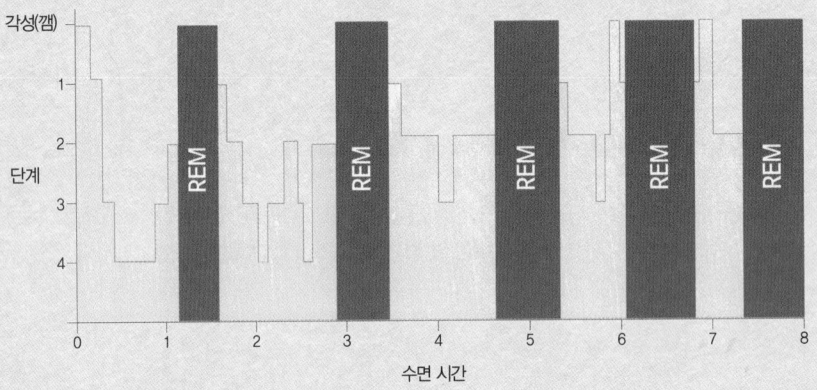

비렘NREM 수면				렘REM 수면
1단계	2단계	3단계	4단계	5단계
얕은 수면 근육 수축	심박동 안정 체온 하락	깊은 수면 시작	안구운동 빨라짐	빠른 안구운동 성장과 대사에 관여하는 호르몬이 분비됨

신생아는 수면 시간이 길고, 다음과 같은 특징이 있습니다.

- **렘REM 수면이 수면 시작부터 나타난다는 것**
- **렘REM 수면의 비율이 높다는 것**
- **렘-비렘REM-NREM 사이클 기간이 짧다는 것**

중추신경계가 발달하면서 이와 같은 특징들이 사라지는데요. 렘 수면이 중추신경계의 발달과 관련이 있다고 보고 있습니다. 추천하고 있는 충분한 수면 시간이 하루 16~18시간인데 이 시간 동안 잠을 자지 못한다면 중추신경계에 문제가 있겠지요. 물론 아이들마다 자는 시간의 차이가 있습니다.

Q 밤잠은 시기별 평균 몇 시간이어야 하나요?

A 아래 도표를 참고하세요.

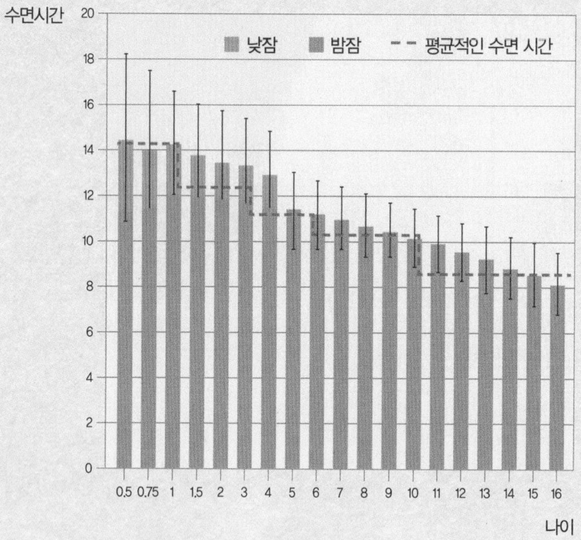

Q 수유하다 잠든 아기, 트림을 시키지 않고 재워도 되나요?

A 아이들은 성인과 다르게 위와 식도가 수직이 아닌 일직선에 가깝습니다. 그래서 역류, 구토를 자주 하는 것이지요. 이를 위식도 역류라고 하는데, 보통 돌이 되면서 많이 좋아집니다. 우유를 먹다가 잠이 들었을 때는 이런 역류가 더 흔하게 일어납니다. 무엇보다 중요한 건 먹으면서 자는 것은 좋지 않습니다. 처음부터 졸릴 때 먹이는 습관을 들이지 말아야 합니다. 배고플 때 먹고, 먹고 나서 좀 놀다가 졸리면 자게 하는 것이 중요합니다.

D+38

소셜 스마일을 보이다

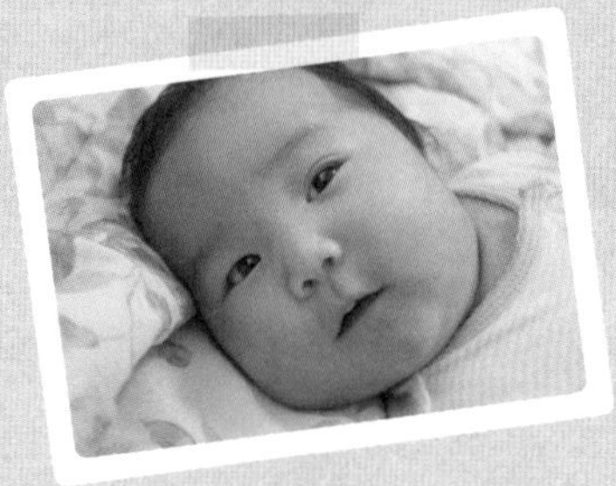

출근길에 아내에게서 온 카톡.

방금 나에게 완벽한 소셜 스마일 5초 정도 보여줬어. 감격.

우리 승아가 소셜 스마일을 보여줬다.
그동안 배냇짓은 좀 했지만 똘망똘망하게 깨어 있을 때
친근한 사람을 보고 웃어준 적은 없었다.
비슷한 상황을 갖다 붙인 적은 있어도.

출근길에 너무나도 기분이 좋았다.
날씨는 쌀쌀하지만 마음은 훈훈하달까.
점심 시간에 짬을 내어 전화해보니 한 번 더 엄마를 보고 씨익 웃어주었다는 승아.
어찌나 기특한지.
아빠에게도 곧 웃어주겠지?

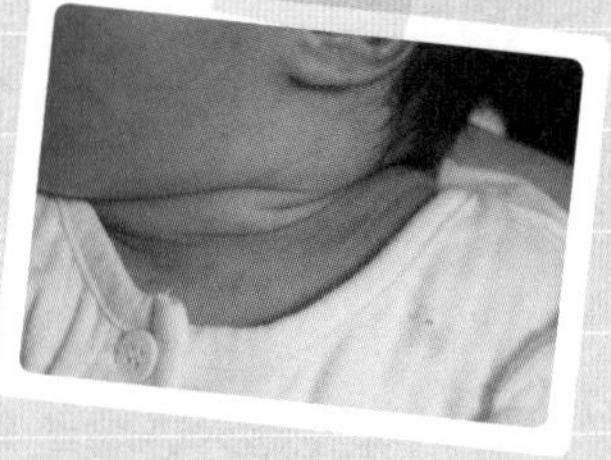

그런데 승아의 오른쪽과 왼쪽의 볼과 눈 주변,
이마와 귀 쪽에 여드름 같은 발진이 생겼다.
목 주변 접힌 부분과 옷깃이 스치는 부분에도 오돌토돌 올라오고 있다.
승아는 많이 안아 달라 보채는, 일명 등센서 달린 아이인데,
자꾸 한 방향으로 안고 있다 보니 땀띠가 생긴 것 같다.

신생아에게는 지루성 피부염이 아주 흔한데
아직 지루성 피부염은 관찰되고 있지 않다.
아내는 눈썹 주변이 약간 일어난다고 하는데
이마나 눈썹 주변은 아주 깨끗한 편이다.
사실 승아의 피부보다는 아내의 피부가 더 말이 아니다.
잠도 못 자고 피로가 누적되어서인지 건조하고 간지럽다 하고, 오돌토돌 많이도 일어났다.

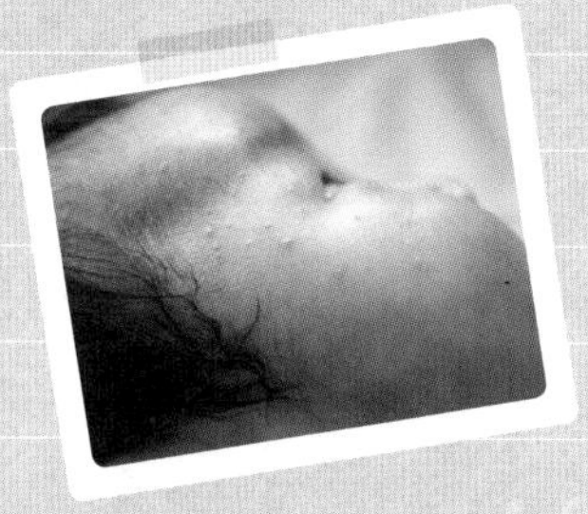

요즘의 승아는 신생아 티를 완벽하게 벗어난 모습이다.
많이 길어졌고 목욕할 때도 조금 더 의젓하게 울지 않고 하는 날이 많아졌다.
혼자서 노는 시간도 길지는 않지만, 제법 생겼고
신음인지 옹알이인지 알 수 없는 소리도 낸다.

우리 승아는 이렇게나 잘 크고 있는데
아내는 하루가 지날 때마다 걱정 한 가지씩을 더한다.
오늘은 "애가 왜 천장만 자꾸 뚫어지게 쳐다보는 거예요?"라며
뭐라 대답하기도 난감한 걱정을 하기에
"승아를 지켜주는 천사가 위에서 지켜보나?"라고 대답해주었다.
배냇짓이 천사와의 소통이라는 말도 있지 않은가.

아기의 시력

생후 첫 1개월 무렵 시력은 어떤가요?

생후 첫 1개월에 아이는 30cm 밖으로는 잘 볼 수가 없습니다. 하지만 그 안쪽으로 관찰되는 것들에 대해서 아주 면밀히 보기 시작하죠. 조리원에서 아이를 집에 데려와 바로 모빌을 보여주면 아이가 얼마나 집중하는지 알게 될 겁니다. 그런데 아기가 1~3개월 동안 가장 좋아하고 가장 잘 반응하는 것이 뭘까요? 바로 사람의 얼굴입니다. 특히 눈 맞춤이 시작되면 아이는 무척 집중하는 태도를 취하게 되며, 4~6주 사이 아빠, 엄마 마음을 황홀하게 만들 소셜 스마일을 보여줍니다.

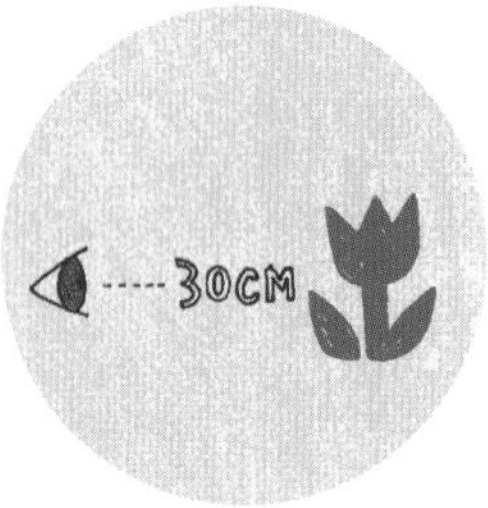

생후 첫 2개월 무렵 시력은 어떤가요?

본격적으로 소셜 스마일이 시작된다는 것은 아이가 엄마의 눈 등 특정 부위에만 집중하던 시야가 엄마 얼굴 전체로 확대되어 표정을 읽을 수 있게 됨을 뜻합니다. 당연히 아이는 좀 더 반응이 빨라지고 더 많이 웃고 엄마에게 그만큼 더 많은 것을 기대하게 되겠지요. 이 시기에는 표정을 다양하게 하여 아이와 놀아주는 것이 좋습니다. 엄마가 가까이 있어주지 못할 때에도 깨지지 않는 안전한 거울을 두어 아이가 스스로를 관찰할 수 있게 하는 것도 좋습니다.

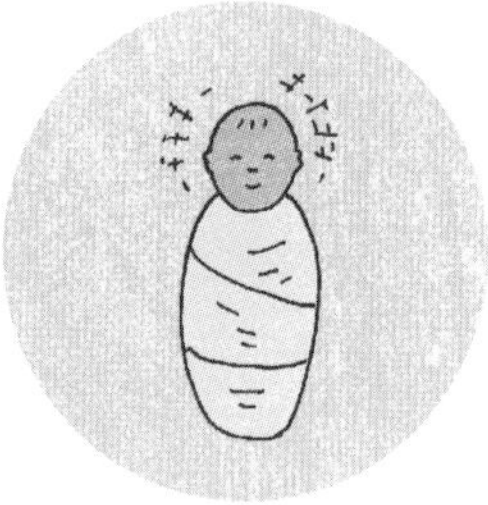

태어난 지 얼마 되지 않았을 때에는 아이의 눈앞에 물건을 이리저리 옮겨보아도 아이의 눈이 이를 잘 따라가지 못합니다. 두 달 정도가 지나

면, 아이의 양쪽 눈은 포커스를 잃지 않고 함께 이동할 수도 있게 됩니다. 아이 앞에서 장난감을 이리저리 왔다 갔다 보여주면 아이의 눈은 이를 따라갈 수 있게 되지요. 만 3개월이 될 때까지 아이의 눈이 이렇게 따라가지 못한다면 소아청소년과 전문의에게 상담을 받아야 합니다.

생후 첫 3개월 무렵 시력은 어떤가요?

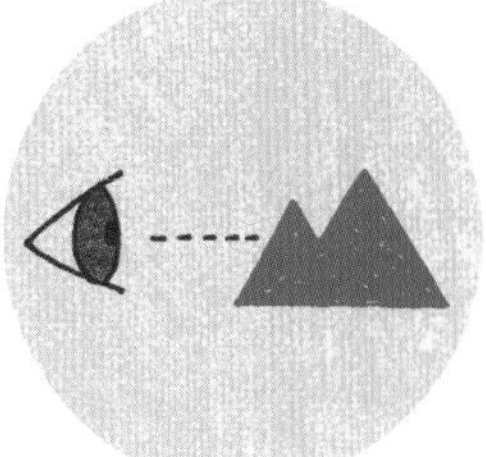

아이가 보는 거리가 많이 확장됩니다. 아이가 성장해나갈 때마다 우리 아기는 어느 정도까지 시야가 확장되었는지 거리를 두고 반응을 보는 것이 좋습니다.
아이에게 처음에는 흑백 모빌을, 시간이 지나면 컬러 모빌을 보여주지요? 첫 달에 아이는 명암과 컬러의 강도 등에 민감합니다. 그래서 신생아에게 보여주는 초점책도 흑백으로 대조적인 선명하고 굵은 패턴의 무늬로 되어 있는 것이지요.

생후 첫 4개월 무렵 시력은 어떤가요?

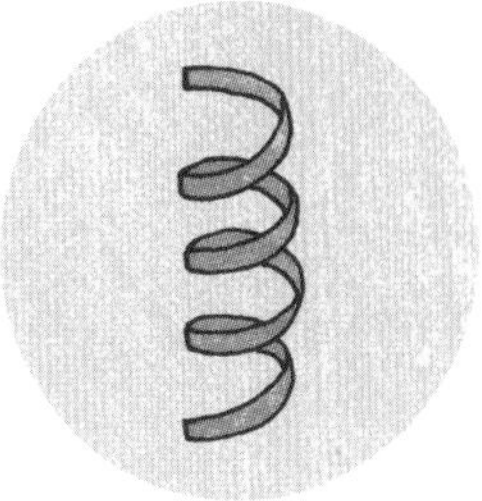

4개월 정도가 되면 아이는 많은 색을 보게 됩니다. 아이의 시야가 확보되고 더 많은 것을 보게 되면, 심플한 패턴(스트라이프, 체크 무늬 등) 대신 동그란 나선형의 모양들에 더 흥미를 보이게 됩니다. 여기에서 아이가 얼굴에 흥미를 보이는 이유를 찾을 수 있겠죠. 얼굴은 둥근 눈과 입 등 동그란 모양이 정말 많잖아요?

★시력은 점점 발달하여 만 7세 정도가 되면 성인 수준의 시력으로 발달합니다.

신생아 피부 질환

신생아에게 피부 질환은 흔해요

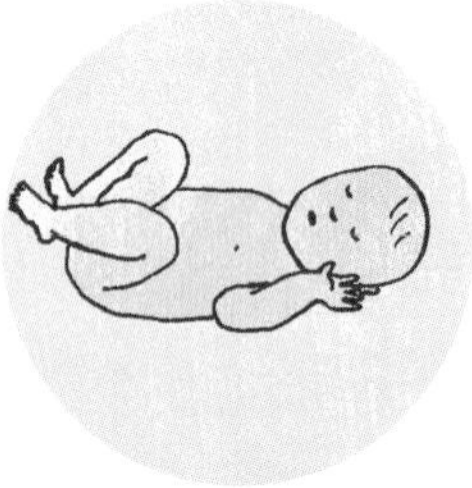

초보맘들이 제일 당황해하는 것들 중 하나가 바로 피부 질환입니다. "선생님! 우리 아이 피부 왜 이래요?" 묻는 일이 참 많습니다. 너무 놀라지 마세요. 충분히 그럴 수 있습니다. 자연 치유 되는 경우가 대부분입니다. 대표적인 신생아 피부 질환은 다음과 같습니다.

신생아 중독성 홍반Erythema Toxicum Neonatorum

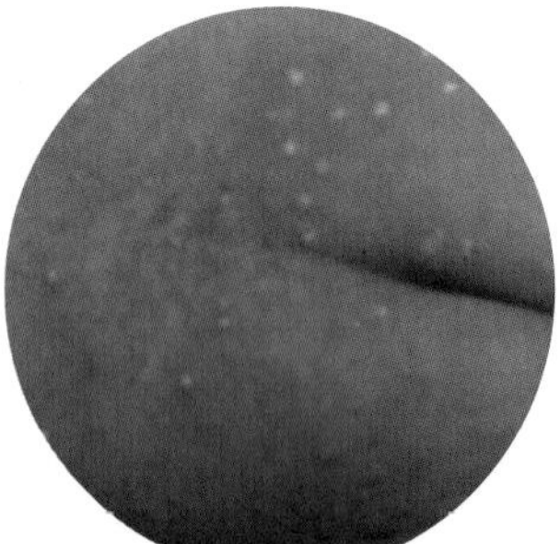

신생아들에서 가장 흔하게 나타나는 피부 증상입니다. 30~70% 정도의 신생아에게 보통 생후 2~3일경에 나타나서 일주일 안에 사라집니다. 병변은 뭉쳐질 수도 있고 1~2주 안에 다시 나타날 수도 있어요.

증상 얼굴, 팔다리, 겨드랑이, 사타구니 등에 잘 생기고, 손바닥 발바닥에는 잘 생기지 않음
처치 염증이 있는 것처럼 보여서 걱정을 많이 하지만 시간이 지나면 자연스럽게 좋아지므로 터트리거나 연고를 함부로 바르면 안 됨

일과성 신생아 농피성 흑피증 Transient Neonatal Pustular Melanosis

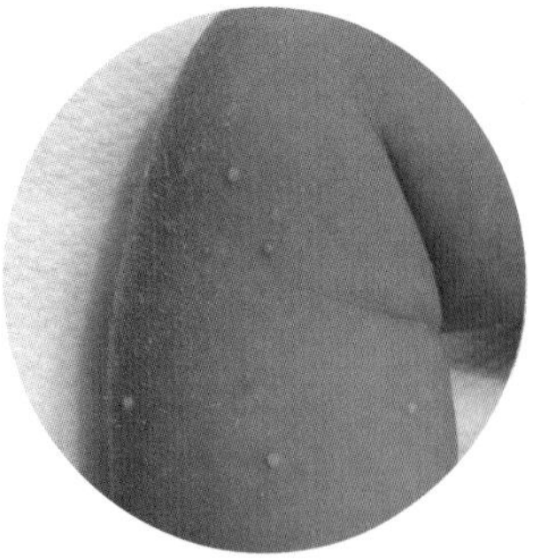

이름이 참 길죠. 다행히 흔하지는 않습니다. 말 그대로 출생 당시부터 일시적으로 흑색의 농이 잡히는 증상을 말합니다. 약 4% 정도의 신생아에게 발견됩니다.

증상 피부 톤이 조금 어두운 아이들에게 잘 발생하는 경향이 있음. 2~5mm 정도의 농피가 조금 진한 색으로 있는 것이 특징
처치 시간이 지나면 좋아짐. 건드리지 말 것

한진 Miliaria, 땀띠 Prickly Heat Rash

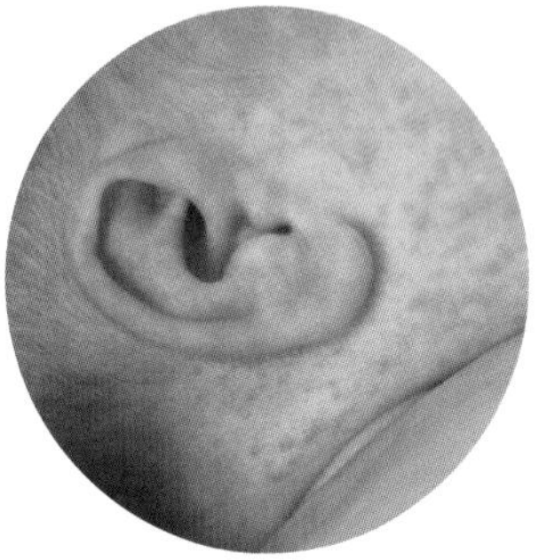

여름에 흔하지만 겨울에도 흔하게 볼 수 있는 병변입니다. 우리가 생활하는 실내온도가 생각보다 많이 높습니다. 겨울에도 실내에서 선선하다 싶을 정도로만 난방해주세요. 피부, 호흡기 모두 적당한 습도와 온도가 중요한데, 실내습도는 60% 내로 실내온도는 19~21도가 적당합니다.

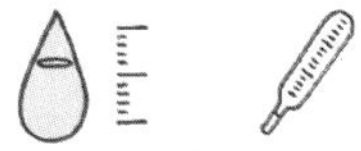

실내습도
60%

실내온도
19~21도

증상 땀띠는 땀샘이 막히면서 발생. 영어로 땀띠가 'prickly heat'라는 말처럼 얼굴이 오돌토돌하게 일어남
처치 더워서 땀이 많이 발생하는 부위에 생기고 선선하게 유지해주면 저절로 들어감. 너무 심한 경우에는 약간의 연고가 도움이 되기도 함

미립종, 비립종 Milia

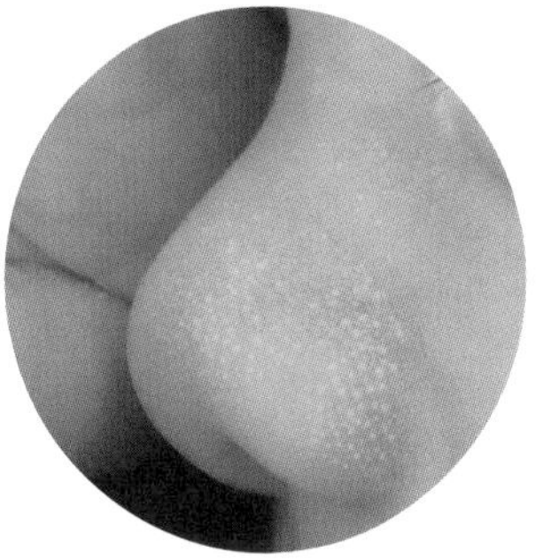

미립종이나 비립종은 신생아의 약 절반에서 관찰되는 증상입니다.

증상 이마, 뺨, 코 등에 주로 나타나게 됨. 피지샘에 각질과 피지가 정체가 되면서 생기는 증상
처치 보통 한 달 정도 안에 자연 소실되니 이 역시 건드릴 필요가 없음

신생아 여드름Neonatal Acne

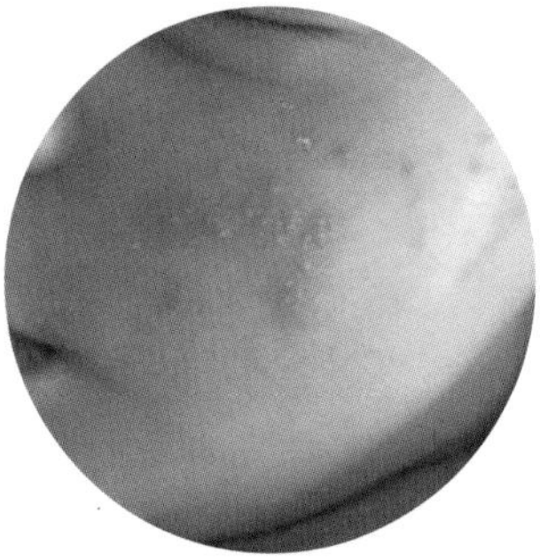

신생아에게 웬 여드름이냐고 생각할 수 있는데 신생아들도 종종 여드름이 생긴답니다. 엄마에게 받은 호르몬의 영향으로 출생 당시부터도 생기지만 보통 2주 이상 지난 뒤에 생깁니다. 보통 두 달 정도 지나면 저절로 호전됩니다.

증상 성인 여드름과 모양은 비슷. 주변이 빨갛고 농포가 잡혀 있고 곪은 것처럼 보임
처치 무턱대고 짜거나 소독하려고 하면 안 됨. 대부분 시간이 지나면 저절로 좋아짐. 즉, 치료를 하지 않아도 좋아지지만 오래가는 경우에는 치료를 수개월 지속할 수도 있고 혹시 호르몬 계통의 문제가 있는지도 확인을 하는 게 좋음

지루성 피부염Seborrheic Dermatitis

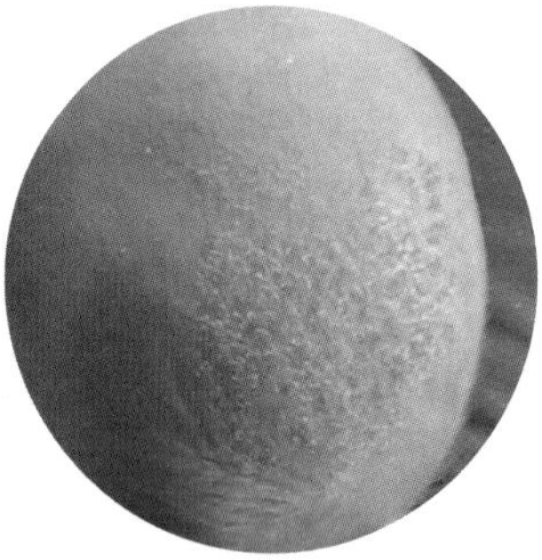

신생아기, 유아기에는 피지선의 분비가 왕성하기 때문에 지루성 피부염이 잘 생길 수 있습니다. 보통은 돌 전, 특히 6개월 이전에 저절로 호전됩니다. 두피에 촛농을 떨어뜨린 것 같다고 해서 지루성 피부염을 'Cradle cap'이라고 표현하기도 합니다(엄마들은 '소똥'이라고 하더군요).

증상 피부가 기름진 것처럼, 노란색 딱지가 붙은 것처럼 보이는 병변. 두피, 눈썹, 귀 주위, 기저귀를 채우는 주변 피부에 잘 생기며 돌까지도 지속될 수 있음
처치 치료가 필요하지 않음. 필요에 따라서 지루성 피부염용 샴푸나 약한 강도의 스테로이드 연고를 바르면 금방 호전

연어반Salmon Patch

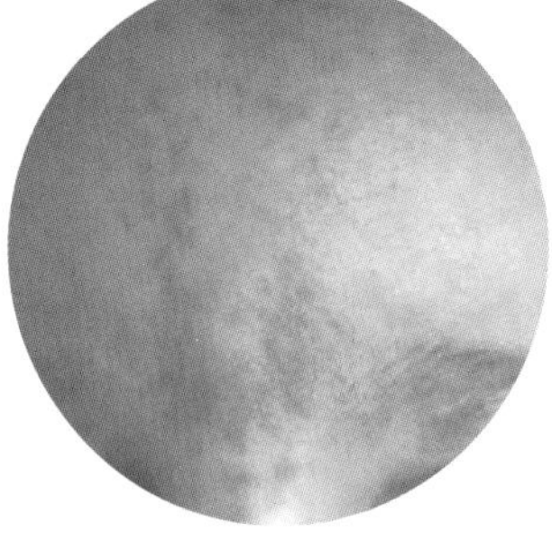

연어색처럼 분홍색의 점이라고 해서 연어반입니다. '평생 점으로 남으면 어쩌지?' 걱정하는 분들이 많습니다만 저절로 없어질 수 있습니다.

증상 아이의 눈 주위와 목덜미 부위에 분홍색의 점이 있는 경우가 많음
처치 눈 주위의 연어반은 1~2년 사이에 저절로 없어짐. 단, 목덜미 부위에는 약 50% 정도 남게 되고 나중에 레이저 치료를 하는 경우도 아주 드물게 있음

진주종Ebstein Pearl, 본스결절Bohn's Nodule

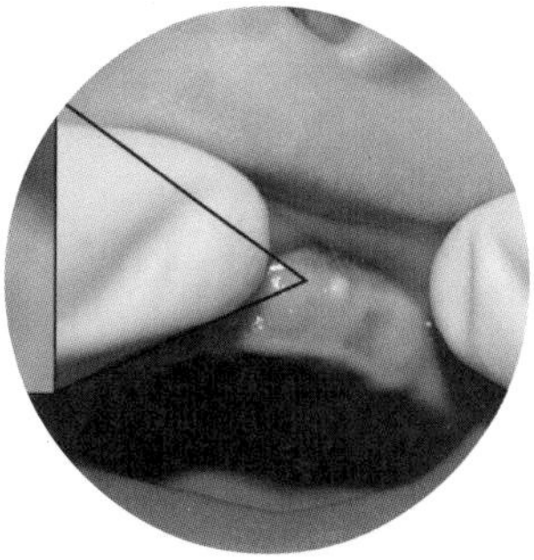

"신생아인 우리 아가의 입에 염증이 있어요." "아기가 이가 나려고 해요." 하고 병원을 찾는 엄마들이 있습니다. 물론 형제가 있어서 수족구와 같은 병변이 구강에 생긴 경우도 있지만 증상은 조금 다릅니다.

증상 입천장 병변을 보통 진주종이라고 하고 잇몸에 생긴 결절을 본스결절이라고 함. 입안 침샘의 상피세포들의 흔적으로 생각됨
처치 이 역시 몇 개월 안에 저절로 사라지는 증상이니 걱정 안 해도 됨

신생아 4SStaphylococcal Scalded Skin Syndrome

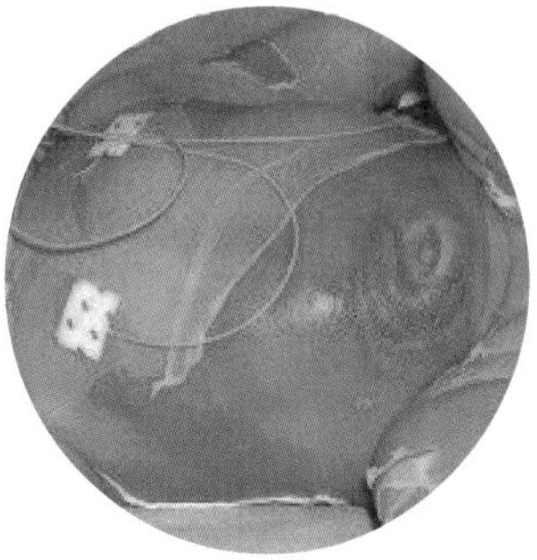

대부분의 신생아 피부 질환은 지켜보면 좋아지니 걱정하지 않아도 됩니다. 하지만 수포성 병변이 무조건 괜찮다는 것은 아닙니다. 면역계통의 문제가 있는 경우도 있고 세균, 곰팡이, 바이러스 감염에 의한 수포성 병변도 많으니까요. 이 질환은 반드시 입원을 필요로 하므로 대학병원을 찾아가 진료받아야 합니다. 신생아 4S, 한글로 옮기면 '포도상구균 열상성 피부증후군'이 됩니다.

증상 포도상구균이 발생하는 독소toxin에 의해 생기는 증상으로 피부가 벗겨지고 벗겨진 피부로부터 수분 및 전해질 소실이 나타날 수 있음
처치 적절한 항생제의 사용과 화상에 준한 보존적 치료, 즉 수분 및 전해질 보충을 해주면 1~2주 사이에 호전. 단 반드시 입원을 해서 치료를 해야 함

신생아기에 나타나는 대표적인 피부 질환은 위와 같습니다. 자연적으로 두면 좋아지는 질환들이 대부분이니 많은 걱정은 하지 않아도 됩니다. 걱정이 된다면 전문의에게 병변을 보이고 약물 처치 등을 받아보기 바랍니다.

신생아 젖꼭지

신생아 젖꼭지에서 분비물이 나오거나 마치 염증, 농포처럼 보이는 현상이 있을 수 있습니다. 호르몬 등의 영향으로 그럴 수 있습니다. 짜내어야 젖꼭지가 예쁘게 나온다고 생각하는 일부 어른들이 계신데, 절대로 건드리면 안 됩니다. 2차적 감염으로 인한 염증이 생길 수 있습니다. 그냥 두면 자연스레 없어집니다.

피부에 관한 Q&A

Q 한여름 땀띠는 어떻게 대처해야 하나요?

A 땀띠는 여름에 잘 생기지요. 시원하고 습하지 않게, 땀샘에 염증이 생기지 않게 환기를 잘 해주는 것이 예방이자 치료입니다. 겨울에도 추울까봐 너무 아이를 꽁꽁 싸매는 것은 좋지 않습니다.

Q 태열이 아토피가 되나요?

A 태열은 전문적으로 사용하는 용어는 아닙니다. 보편적으로 동양의학에 익숙한 우리 어르신들이 영아의 피부가 좋지 않으면 "태열이 있다"고 한 것에서 태열이라는 말이 익숙하게 사용되었습니다. 보통 영아기의 얼굴 습진을 태열이라고 하는데, 아토피로 진행이 될지 시간이 지나면서 호전될지는 아이의 상태나 가족력, 증상에 따라 다를 수 있습니다. 아토피 피부염, 알레르기 비염, 천식의 가족력이 있는 아이가 만성적으로 얼굴에 습진이 있으며 가려워한다면 아토피 피부염의 가능성이 있겠지만 그렇지 않은 경우에는 아토피 피부염이라고 진단할 수는 없습니다.

Q 비누는 언제부터 사용하나요?

A 특별하게 나이의 제한은 없습니다. 신생아, 유아기에는 아이들의 눈, 코, 입에 비눗물이 들어갈 수 있기 때문에 조심스럽게 비누를 사용해야 합니다. 땀이 많이 나서 냄새가 많이 나거나 피부가 청결하지 못할 때에는 비누를 사용해도 됩니다. 비누를 사용하지 않아도 아이의 피부 상태가 청결하다면 굳이 비누를 일찍 사용하지 않아도 됩니다. 보습제도 같은 맥락에서 사용하면 됩니다. 보통 돌 전에는 굳이 사용하지 않아도 됩니다.

Q 아이에게 선크림을 발라주는 것이 나을까요?

A 6개월 이전의 자외선 노출은 나중에 피부암이 생길 가능성을 높입니다. 6개월 이전에는 자외선에 노출될 일을 만들지 마세요. 그 이후에는 SPF 15 이상의 자외선 차단제를 바르고 외출하는 것이 좋습니다. 물론 자외선 차단제도 피부에 일부분만 바르고 이상반응 여부를 확인하고 사용해야 합니다(선크림 사용 336쪽 참고).

Q 녹차 우린 물로 목욕시키면 피부가 좋아지나요?

A 아토피 피부염 치료에 녹차 우린 물을 사용한다는 논문이 있습니다. 녹차에 들어 있는 카데킨 성분이 효과가 있다고 합니다. 하지만 녹차 우린 물을 사용하기 전에 피부의 일부분에 녹차 우린 물을 발라봐서 이상 반응이 없는 것을 확인하고 사용하는 것이 좋습니다. 또 녹차 우린 물로 효과를 봤다고 해서 다른 치료법을 모두 무시하고 '보조요법'에 해당하는 이 방법만을 진행하는 것은 문제가 있습니다. 꼭 전문의와 상의하길 바랍니다. 아토피 피부염이 있다고 해서 비누를 사용하면 안 되는 것은 아닙니다. 잦은 비누 사용이 피부를 건조하게 하고 각질을 제거함으로써 피부 보호막까지 제거하기 때문에 이를 자제해야 하지만 아이의 피부가 지저분하고 냄새가 난다면 중성이나 약산성의 비누를 사용하는 것이 좋습니다. 물론 비누를 사용하고 나서 적절한 보습을 통한 수분 공급이 병행되어야 합니다.

Q 엄마의 화장품이 아이에게 미치는 영향이 있을까요?

A 화장품의 성분, 종류가 다양해서 일률적으로 엄마의 화장품이 아이에게 영향을 끼친다고 볼 수는 없습니다. 그러나 향이 많이 나는 화장품에는 프탈레이트라는 성분이 들어 있는데, 이는 산모가 사용했을 때 태아에게 알레르기 질환을 일으킨다는 연구가 있습니다. 직접적인 노출과 향이 많은 화장품 사용은 피하는 것이 좋습니다.

Q 기저귀 발진에는 발진 크림을 발라주는 게 좋나요?

A 기저귀 발진은 최대한 환기를 많이 시키는 것이 중요합니다. 습하고 따뜻한 환경에서 발진이 잘 생기고 발진은 이차적으로 세균, 곰팡이 등에 잘 감염되기 때문입니다. 파우더로 된 것은 호흡기에 영향을 미칠 수 있고 피부 환기에 좋지 않아 추천하지 않습니다. 피부 상태에 맞는 크림을 발라야 하는데 소아청소년과 선생님과 상의해서 선택하는 것이 좋습니다(기저귀 발진 341쪽 참고).

Q 기저귀를 바꾸면 발갛게 발진이 생기는 이유는 무엇인가요?

A 기저귀마다 환기의 정도, 대소변의 흡수율이 다르기 때문에 그러합니다. 그리고 재질의 차이로 인해 발진이 생길 수 있습니다. 기저귀 바꾸고 발진이 심해졌다고 하면 기저귀에 대한 알레르기나 접촉성 피부염도 생각해야 합니다. 그럴 때는 샘플로 다른 기저귀를 사용해보고 발진이 생기지 않는 기저귀를 선택하는 것이 좋습니다.

D+40

옹알이 시작과 신생아 기저귀 졸업

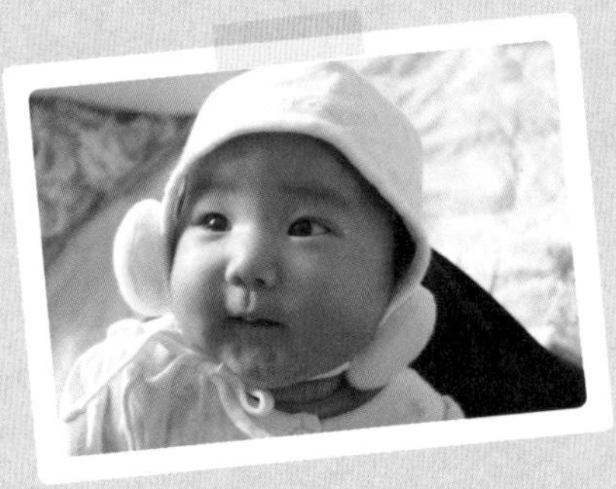

승아가 태어나고 첫 명절을 맞았다.
뭐가 명절이고 뭐가 설날인지 알 턱이 없는 승아지만,
우리 승아와 함께 보내는 첫 명절에 부모가 된 우리는 들떴던 것 같다.
아침 일찍 차례 지내기 전에 승아와 함께 세배도 했다.

하루가 다르게 커가는 우리 승아.
눈빛은 더 또렷해지고 낮엔 혼자 깨어 노는 시간도 생겼다.
자기 전에는 꼭 보채는 것도 잊지 않는다.
반갑지 않은 변화인 잠.투.정.

모자를 씌우고 두꺼운 옷을 입혀 설 당일에는 외할아버지 외할머니 댁에도 다녀왔다.
다행히 날이 많이 춥지는 않았다.

이제 승아는 신생아 기저귀를 졸업하기로 했다.
아내가 2단계 기저귀를 나란히 정리해놓은 걸 보니
우리 승아 많이 컸구나 싶다.
처음에는 신생아 기저귀도 승아에게 매우 컸는데
이젠 신생아 기저귀를 하면 배 쪽이 좀 쪼이는 듯
가끔 대변도 샌다.

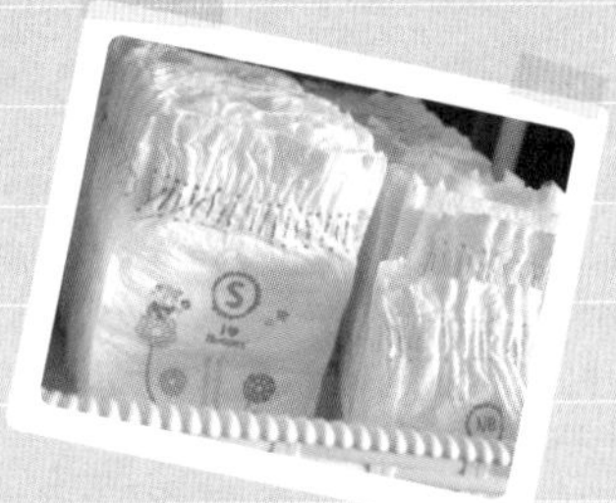

어제와 오늘의 휴진으로 나에게 주어진 보너스

아주 작은 소리로 옹알옹알하며 혼자 놀고 있는 승아를 볼 수 있는 기회!

승아가 옹알이를 한다고 하니 다른 사람들이

벌써 옹알이를 하냐고 거짓말이라고 했다.

미니 육아 수첩

옹알이

옹알이도 여러 단계가 있다. 승아가 지금 하고 있는 옹알이는 'babbling'의 단계가 아니고 'cooing'(비둘기 소리와 비슷하다 하여 붙여짐)의 단계로, 유아가 2~3개월 정도가 되었을 때 표현하는 말소리 형태다. 즉 말소리의 가장 초보적인 형태다. 여기서 차츰 자음과 유사한 소리로 발전하게 된다. 그러므로 승아가 내고 있는 소리도 명백히 옹알이다.

승아가 얼마나 빠르고 예쁘게 커나가는지 매일매일 보면서도 황홀경이다.

고맙다.

건강하게 태어나서 자라고 있어주어서

똘망똘망 쳐다봐주어서

잘 먹어주어서

세상에 감사할 일들이 하루에도 백 가지쯤은 생겨나는 요즘이다.

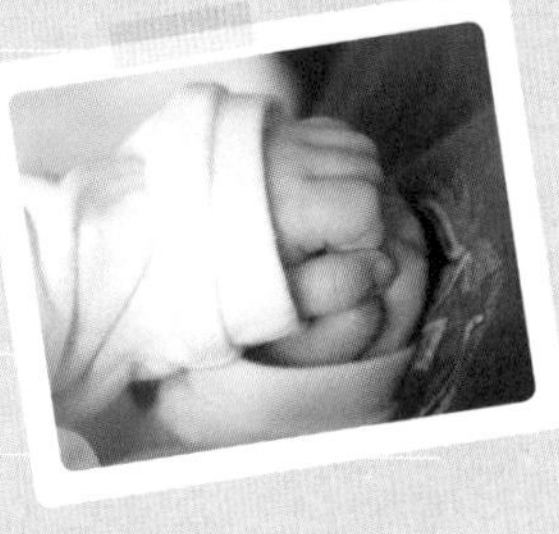

손과 팔에 힘이 생기면서 손을 쓰기 시작한다.

특히 목욕할 때 떨어지지 않으려 내 옷을 양손으로 꼭 붙잡고 있거나

엄마젖을 먹으며 조그만 손을 엄마 가슴에 올려놓은 걸 보면 정말 사랑스럽다.

승아의 이 조그만 손이 나중에 커서 어떤 일을 하게 될까.

승아의 아주 먼 미래까지 생각하고 고민하게 되는 이 아빠 마음.

닥터 오의 진료실

옹알이

신생아의 옹알이는 어떤 것인가요?

생후 6개월 전에는 초기 옹알이 단계로, 같은 자음과 모음을 반복적으로 사용할 수는 없는, 무슨 뜻인지 알 수 없는 웅얼거림 정도의 옹알이 단계를 보입니다. 6개월이 지나면서 반복적인 자음모음 쌍으로 된 소리를 내가 시작하며, 이때는 '바바' '보보' 같은 반복적인 소리를 냅니다. 8~9개월이 되면 다른 소리의 혼합된 옹알이를 하게 됩니다. '바바보보' '바다도미' 같은 혼합된 소리의 옹알이도 시작합니다.

단계	초기	중기	후기
시기	생후 6개월 이전	6개월 이후	8~9개월 이후
명칭	단순옹알이(cooing)	반복옹알이(reduplicated babbling)	혼합옹알이(variegated babbling)
특징	후설모음과 비슷한 소리 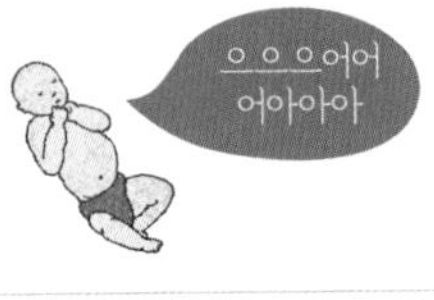	똑같은 자음-모음 쌍을 되풀이 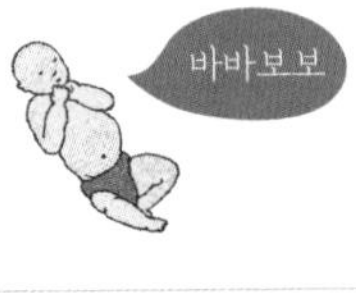	문장 같은 억양을 가진 다양한 음절을 엮어냄 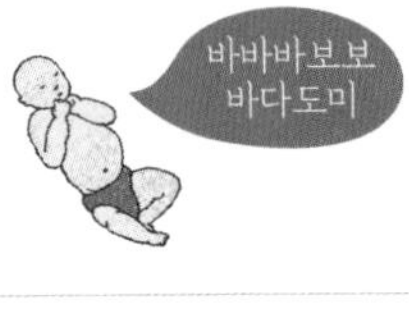

옹알이하는 아이에게 어떻게 해야 하나요?

옹알이가 언어 발달의 전단계가 될 수 있다는 가설이 있습니다. 따라서 옹알이를 시작할 때 주변에 아이를 보는 사람들은 조금 더 과장된 표현으로 따라 하거나 아이와 대화를 시도하는 것은 아이의 언어 발달에 도움을 줄 수 있습니다. 그뿐만 아니라 아이의 행동에 긴밀하게 반응하는 것은 아이와 보호자와의 긴밀한 애착 형성에도 도움을 줍니다.

수다쟁이 엄마되기

아직도 '아기가 뭘 알겠어?'라고 생각하는 분 있으신가요? 아이는 모두 알고 있습니다. 아이는 신기하게도 비싸고 좋은 모빌보다 엄마 얼굴을 더 좋아하고, 편안한 바운서보다 엄마 품을 더 좋아하고, 오디오에서 나오는 동요나 클래식보다 엄마 목소리를 더 좋아해요. 이유는 간단합니다. 엄마한테 가야 먹을 것이 나오고, 더 따뜻하고, 더 편안하기 때문이지요. 우리가 밖에 나가있을 때 집을 그리워하는 것과 똑같습니다.

아이와 상호작용하기

아이에게 말할 때는 왠지 입도 더 크게 벌리고 눈도 더 동그랗게 뜨고, 좀 더 높고 얇은 목소리로 말하게 되지요? 확실히 그렇게 하는 것이 더 효과적입니다. 그래야 아이가 더 많이 웃어줍니다. 엄마가 아이에게 말 걸어주고(또, 아이도 옹알이로 되받아치지요) 대화하는 것은 훗날 아이가 상호작용하고, 목소리를 내고 말하는 것에 아주 지대한 영향을 끼친다는 것 잊지 마세요.

말 걸어주기

아이가 옹알이할 때 부모는 어떻게 되받아쳐줘야 할까요? 아이가 "우어우어아아아아~" 한다고 해서 엄마도 "우어우어아아아앙아~"으로만 받아치면 안 됩니다. 반드시 엄마의 언어, 어른의 언어를 함께 섞어 말을 걸어주세요.

"아~ ○○가 지금 굉장히 즐겁구나~" "이렇게 웃어주니 정말 예쁘구나~" 하는 사랑의 언어와 함께 "우어우어~"라고 해주면 됩니다. 아이에게 책을 읽어줄 때도 아이가 이해하지 못하더라도 열심히 읽어주는 것처럼 말이지요.

넉 달째 접어들면 아이는 이제 제대로 옹알이하기 시작할 겁니다. 혼자 비교적 긴 시간 아무도 모를 이야기를 쭉 늘어놓지요. 아이가 말하는 것은 청력도 비례하여 발달한다고 생각하세요. 그만큼 아이는 엄마가 해주는 소리 속에서 억양도 찾고, 무엇이 강조되는지도 찾게 될 겁니다. 엄마의 기분상태도 알게 될지 모릅니다. 아이가 아주 어릴 때에도 엄마가 어떤 무드로 말을 거는지 알고 있다는 얘기지요.

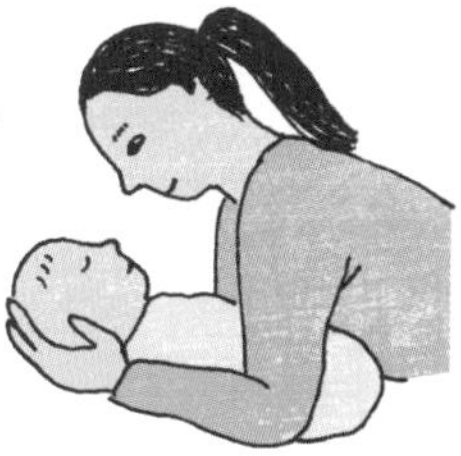

즐거운 목소리로 행복한 사람이 되어 아이에게 말을 걸어주세요. 아이 키울 때는 창피한 거 없잖아요? 재울 때, 기저귀 갈아줄 때, 맘마 먹이려 할 때 재잘재잘 수다쟁이 엄마가 되어주세요.

D+42

'먹고-놀고-자고'의 패턴이 만들어지다

'난 승아 아빠다' 하고 느끼고 있는 요즘,
아이 옆에 가까이 있고, 자주 시간을 보내주다 보니
우리 승아가 배고플 때 우는 소리, 졸릴 때 우는 소리를 구분하게 되었고,
승아가 졸릴 때 하는 행동들을 파악하게 되었다.

며칠 전부터 승아는 먹고,
조금 놀다(때론 한 시간 이상 바둥바둥 옹알옹알 하며 혼자 잘 논다)
보채다 잠드는 '먹고-놀고-보채다-자고'의 패턴이 생겼다.
잠이 올 때의 울음소리는 평소 "응애!" 하던 것이 "으으응애"가 되며,
때론 보채는 것 대신 안아주고 있는 사람의 얼굴을 뚫어져라 응시하다 스르르 눈을 감는다.
보챌 때 조금 힘들긴 하지만 아이 보는 아빠 엄마로서는 조금 더 편해진 셈이다.

신생아 때는 배고파서인지 졸려서인지 상황 파악이 안 되니 일단 '먹이고 보자'였고,
그러다 보니 수유 간격이 확보되지 않았기 때문에 아내가 많이 힘들어했다.
신생아기에 가장 힘든 부분 중 하나가 아닐까 생각한다.
"방금 먹은 애가 또 먹으려 들어요. 제 젖량이 적기 때문인가요?"라는 고민을
나의 아내를 비롯한 많은 산모들에게 들어왔다.
요 며칠은 수유 간격이 생기다 보니 젖량도 한 번 먹일 때 충분하게 차고,
아내 역시 개인적인 시간을 조금이나마 보낼 수 있게 되어 편하다고 한다.
대신 우리 승아의 잠자기 전 보챔, 흔히들 '잠투정'이라 말하는 행동은 정말 강하다.
어찌나 심하게 보채는지 우는 걸 보면 '얘가 어디가 아픈가' 싶을 정도다.

'아이가 젖을 잘 올려서' 또는 '아이가 너무 심하게 보채서'라는 걱정을 가지고
병원에 오는 초보 아빠 엄마들에게 늘 "아이는 그럴 수 있습니다."라고 얘기했는데,
요즘 승아를 돌보다 보니 내원하는 부모들의 마음을 알 것 같다.

부모가 아이를 집에 데려와 가장 먼저 노력할 일은 아이가 보내는
신호를 잡아내는 것이 아닐까 싶다.
보통 아이들이 같은 패턴으로 울고 떼를 쓰다 잠들고 하지만,
내 아이 나름의 울음소리와 투정이 있다.
우리 아이가 졸릴 때 무슨 행동을 하는지,
어떤 울음을 우는지 엄마라면 당연히 알게 되겠지만,
바쁜 아빠는 이런 신호를 잡지 못해 어려운 게 아닐까.
아이에게 조금만 더 신경을 써서 아이의 눈으로 바라본다면
아이가 보내는 신호를 적절히 캐치할 수 있지 않을까 싶다.
그러기 위해서는 나 역시
승아를 위해서
승아의 눈높이에 맞게
승아와 대화를 해야겠다.
앞으로의 육아도 지금과 같이 초심을 잃지 않고 변하지 말아야겠다.

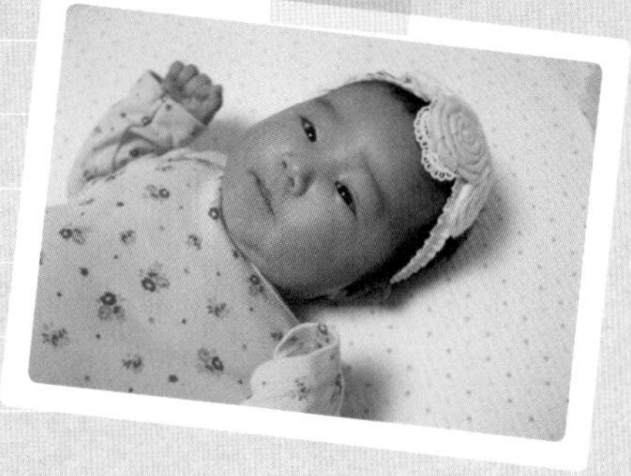

닥터 오의 진료실

루틴 형성과 수유 간격

일정한 루틴을 만들어요

어른들도 아침을 시작하고 밤에 잠들기 전까지 먹고 활동하고 자는 시간이 일정하게 형성되어야 건강을 지킬 수 있고 좋은 컨디션을 유지할 수 있습니다. 아이에게는 이 스케줄과 루틴이 더욱 중요하지요. 생후 한 달이 지나면 아이만의 먹고(수유 간격), 놀고(눈 뜨고 바둥거리며 활동하는 시간), 자는(낮잠과 밤잠) 루틴이 형성됩니다.
이를 잡아주는 것은 일정 부분 엄마의 몫이에요. 아이 스스로 루틴을 잡아가기도 하지만 엄마의 도움이 어느 정도 필요하기 때문이에요.

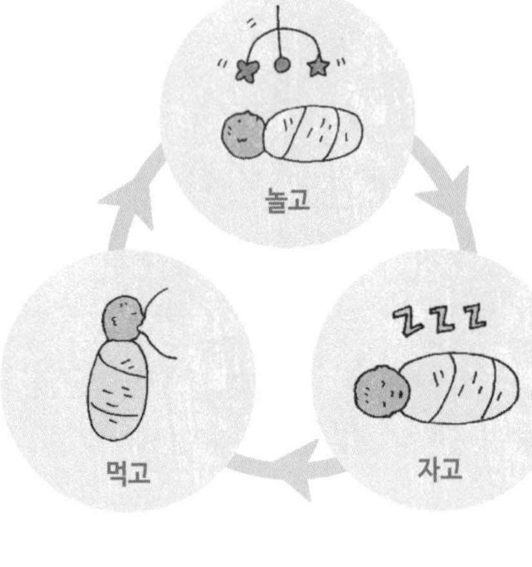

아이의 수유 간격을 맞춰요

아이의 수유 간격이 약 3시간 정도로 맞춰진 경우 한 시간 만에 젖을 찾는 아이에게 다시 물리게 되면 하루 종일 먹게 되며 수유 간격을 늘릴 수 없게 됩니다. 놀아주며 달랜다든가 졸려하면 재우는 등 시간을 버는 노력을 해주어 수유 간격을 맞춰보도록 하세요. 하지만 3시간 만에 먹던 아이가 2시간 30분 정도 지나 보챈다 하여 심하게 배고파하는 아이를 두고 지체할 필요까지는 없습니다. 또 수유 간격은 아이마다 다르니 다른 아이의 수유 간격과 비교할 필요는 없습니다.

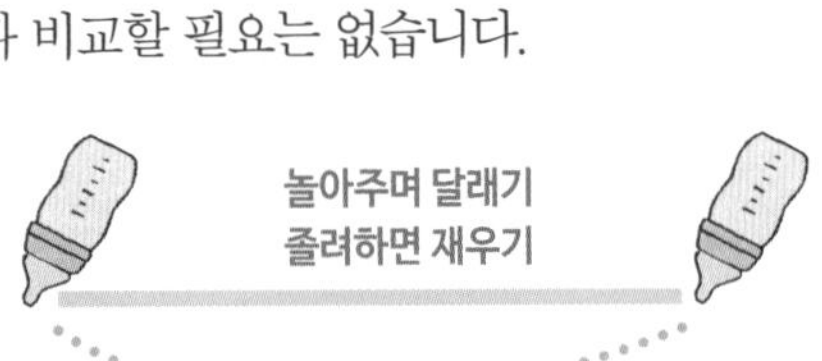

먹는 양 조절

아이가 먹는 양은 정해져 있습니다. 자주 먹는다고 더 많이 먹거나 텀을 지켜먹는다고 덜 먹지 않는다는 얘기입니다. 자주 먹는 아이는 그만큼 조금씩 자주 먹게 되며, 한 번에 먹는 양을 늘리지 못합니다. 배고픔을 느끼는 상태에서 양쪽 젖을 비울 정도로 충분히 먹도록 해주는 게 좋아요. 자주 먹다 보면 설사를 유발할 수도 있고, 아이가 먹는 것으로 스트레스를 푸는 습관이 생기기도 합니다.

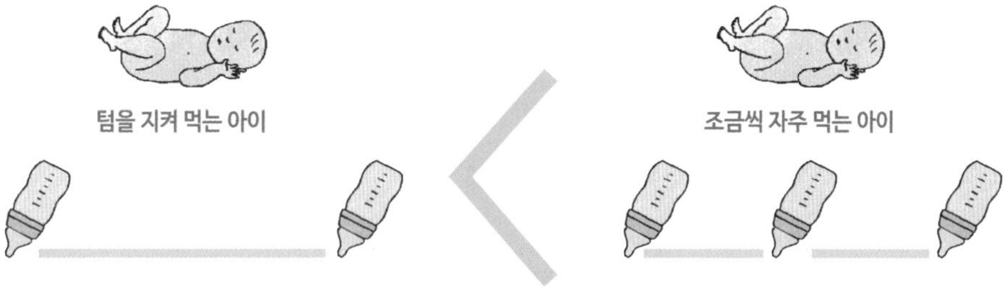

수유 간격 조절

수유 간격을 조절하기 시작한 초반에는 힘들 수 있지만, 유지하다 보면 전에 비해 아이도 엄마도 굉장히 편해집니다. 단, 주의할 점! 수유 간격 조절을 '생후 몇 개월부터 시작해라'라는 것은 없어요. 아이에 따라 다르며, 신생아 시기나 급성장기에는 원할 때마다 먹여 젖량을 늘리고 아이의 배고픔을 해결해주는 것이 필요하기 때문이에요. 아이가 커나가는 정도를 보며 자연스레 '아, 이제 몇 시간 정도로 조절해볼 수 있겠구나'라는 느낌이 올 것입니다.

D+44

완모의 어려움

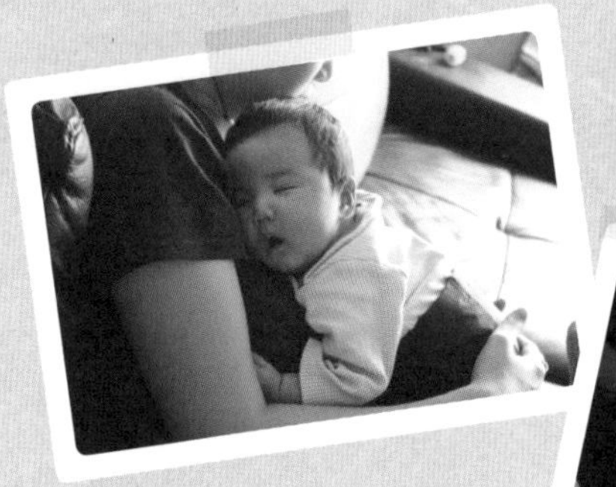

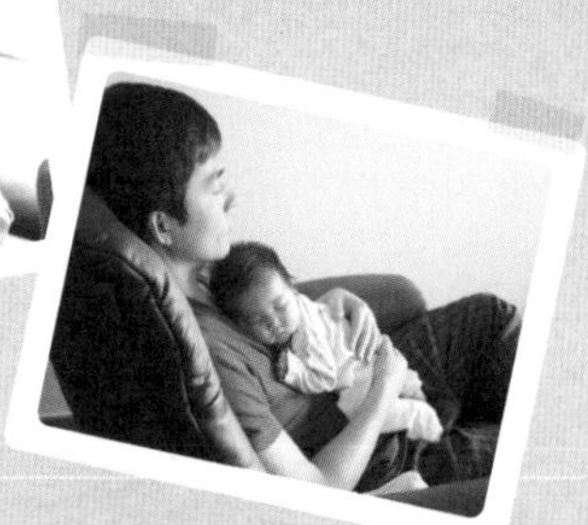

아내와 승아에게 최대 위기가 닥쳤다.
얼마 전까지만 해도 모유가 충분히 도는 것 같다며
엄청 만족해하던 승아 엄마가 우울증 걸리겠다며 하소연.

승아가 어제 오후부터 한 시간 텀으로 계속 젖 달라고 투정이다.
어젯밤에 계속 한 시간 간격으로 일어나 새벽수유를 한 모녀
엄마 품에 안겨도 깊이 잠들지 못하는 승아
아침에 일어나보니 승아 엄마는 퀭한 눈으로 "모유가 부족해서 어쩌지." 하며 걱정이다.

오전에 버티고 버티다 한 시간도 아닌 30분 간격으로 젖을 찾는 승아를 지켜보다가
마지막으로 승아에게 젖을 물리고 유선 자극을 위해
유축기로 유축을 해보았는데 5mL 채 나오지 않았다.
직접 먹이는 입장이 아니다 보니 젖이 부족하다고 해도
기저귀 적시는 양을 보고는 걱정 안 해도 되겠다 생각했었다.
그런데 오늘은 내가 봐도 정말 위기가 온 것 같아 보충 수유를 제안했다.

그런데 웬걸,
분유를 타서 물리자마자 분수같이 토하기 시작하더니
결국엔 분유는 아주 조금 먹고 이전에 먹은 모유까지 다 올려내는 듯했다.

오후부터는 진료가 있어 출근했는데
그 후로 승아는 계속해서 빈 젖이라도 빨겠다며 젖을 찾는 통에
수유 간격이고 뭐고 시간도 안 재고 계속 빨렸다고 한다.
퇴근한 나에게 승아 엄마가 가장 먼저 체크한 건 기저귀 개수.
내가 출근하고 나서, 그러니까 오후 2시 이후로 밤 10시까지
기저귀가 두 개밖에 안 나왔는데 괜찮냐는 것이다.
아기가 못 먹고 있는 것은 아닌지 걱정이 많이 되었던 모양이다.

상황이 이렇다 보니 엄마들이 어느 시점에서
모유수유 중단을 선언하는지 알 것 같았다.
잘 알지도 못하면서 '엄마의 편의' '엄마의 게으름'이
원인이라고 생각했는데
배고파하는 아이를 볼 수가 없어서 중단하게 되는 경우가
더 많은 것 같다.

어서 시간이 가고 모유량도 늘고 승아도 뱃고래가 좀 커지고 수유 간격도 생기고
승아 엄마도 승아도 고생하지 않는 안정적인 시기가 찾아오면 좋겠다.

모유량 측정

모유가 잘 나오고 있는 건가요?

기저귀 체크

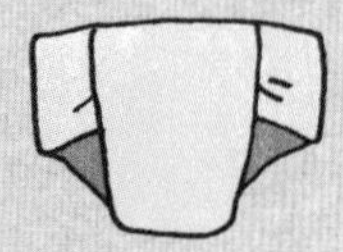

소변 기저귀는 4시간 단위로 한 개 정도가 나오면 괜찮아요. 대변 기저귀는 하루에 한 개 정도 나오면 괜찮아요. 다만 모유 먹는 아이의 경우 생후 한 달 이후부터는 대변을 일주일에 한 번 보기도 합니다.

수유 간격 체크

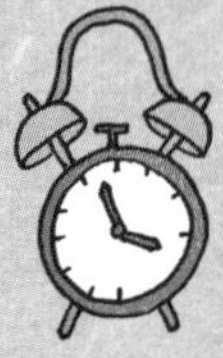

수유 간격이 3시간 이상이라면 괜찮아요.

엄마의 몸상태 체크

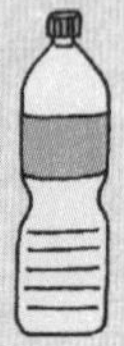

엄마 자신이 화장실에 몇 회 정도 가고 있는지, 입이 마르거나 목이 타지 않은지 체크하세요. 충분히 수분 공급이 되는지 확인하는 거예요.

아이 몸무게 체크

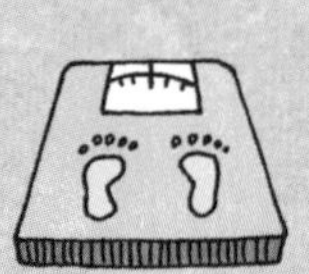

아기의 몸무게나 키가 성장 퍼센타일에서 크게 밑돌지 않는다면 걱정하지 마세요(성장 퍼센타일 277쪽 참고).

수유 시간 체크

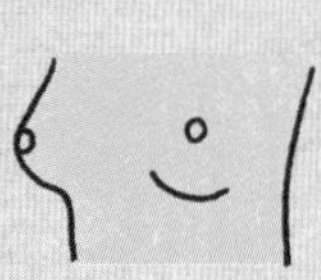

아이가 한 번 먹을 때 한쪽 젖당 10분 이상 물고 있는지 확인하세요.

목 넘김 소리 체크

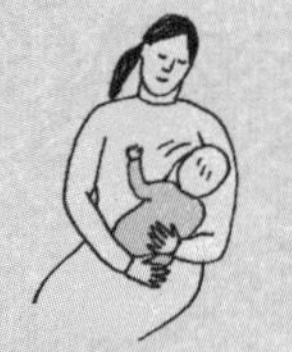

아이가 먹을 때 엄마가 젖 도는 느낌이 있는지, 또 그렇게 사출될 때 아이가 목 넘김이 있는지(꿀꺽꿀꺽 소리) 지켜보세요.

분유수유

분유에 대해 알아보아요

모유가 분유보다 월등히 우월하고 따라서 모유수유를 하는 것이 원칙이지만 현실적으로 모유수유를 못하는 경우도 있기 때문에 분유에 대해서도 알고 있는 게 좋겠지요. 시중에는 여러 종류의 분유들이 있습니다. 조금이라도 좋은 것을 아이에게 주고 싶어 하는 엄마들의 성향을 생각해서 그런지 '프리미엄'이라는 단어가 들어간 고급 분유부터 특수 분유까지 다양한 분유들이 있습니다. 개인적으로는 가장 기본적이고 대중적인 가격의 분유를 선택하는 것을 추천합니다.

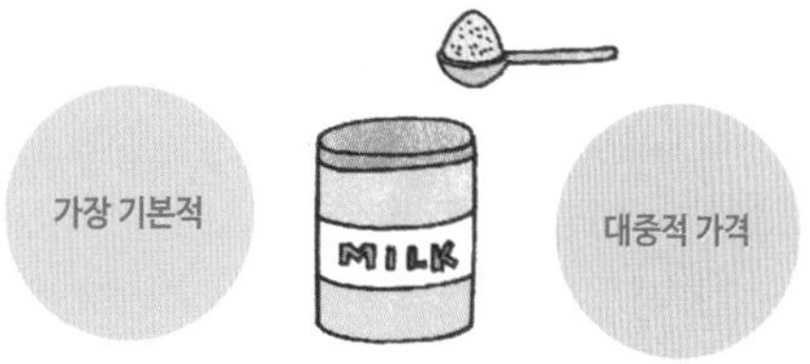

분유의 단계

분유에는 단계가 있습니다. 보통 4단계 정도로 나뉘어 있지요. 나누는 기준은 유성분의 차이에 의해서입니다. 지극히 개인적인 생각으로는 아마도 1~2단계의 유성분이 많은 조제분유는 광고가 불가능하기 때문에 유성분을 줄인 3~4단계의 조제식 분유를 만들지 않았나 싶습니다. 아무튼 분유를 단계별로 시기별로 바꾸어서 먹이는 것은 큰 의미가 없습니다. 초기 단계의 분유를 끝까지 먹여도 문제가 없습니다. 특히 단계를 바꾸다 아이에게 이상 반응이 의심되는 증상(설사, 구토, 발진 등)이 나타난다면 이전 단계의 분유를 그대로 먹여도 됩니다.

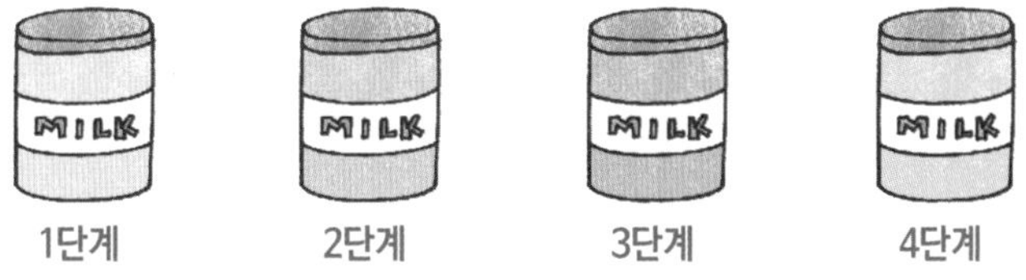

분유 단계 교체 시 이상 반응 의심 증상

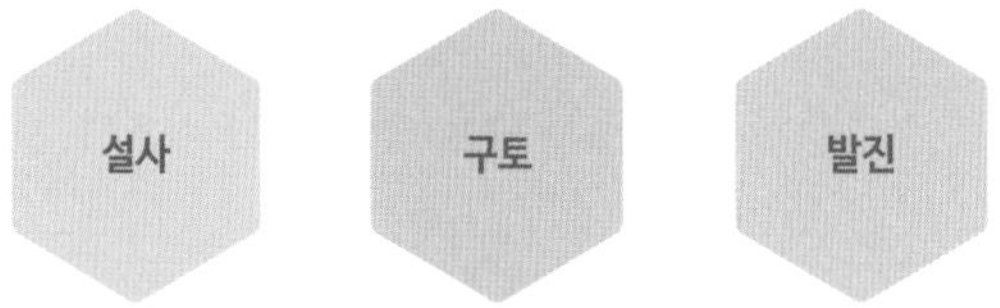

분유의 교체

다른 종류의 분유로 바꿀 때에는 조금씩 비율을 늘려서 바꾸도록 하세요. '기존 분유:새 분유' 비율을 8:2, 5:5, 3:7 등 새로운 분유의 비율을 조금씩 늘려서 먹이는 것이 좋습니다.

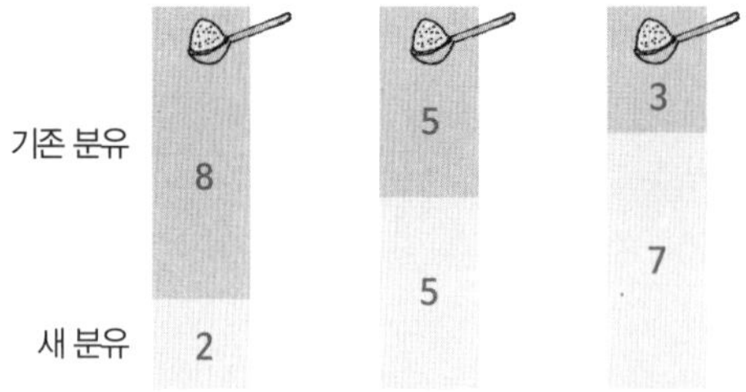

분유의 보관

새 분유통을 개봉한 뒤 보관할 때는 3주 안에 사용하는 게 좋다고 분유회사에서 추천합니다. 세균의 번식이 생길 수 있으니 가능한 빨리 소모하는 것이 좋습니다. 날씨와 습도에 따라서 조금 더 보관일이 짧아질 수 있다는 것도 생각하세요. 또 분유를 탈 때 사용하는 스푼을 그대로 분유통 안에 넣어두는 경우도 많은데 손에 있는 세균에 감염될 수 있으므로 꺼내서 따로 보관해주세요.

3주 안

주의사항

분유를 타서 냉장고에 넣어놓았다가 전자레인지에 데워서 먹이면 안 됩니다. 분유를 타고나서 30분 안에 먹지 않으면 버리는 것이 좋기 때문에 미리 타놓고 보관하는 일은 없도록 해야 합니다. 같은 이유로 먹다 남은 분유를 시간이 지난 뒤 다시 먹이는 일은 없어야 합니다. 젖병은 끓는 물에 10분 이상 소독해서 사용하는 것이 좋습니다.

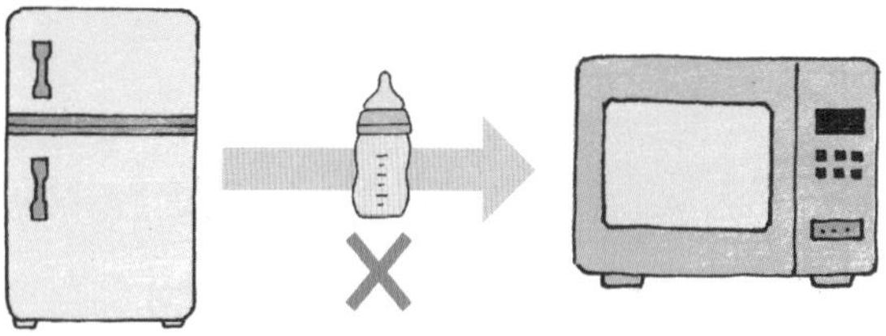

D+46

멘붕의 밤을 보내고

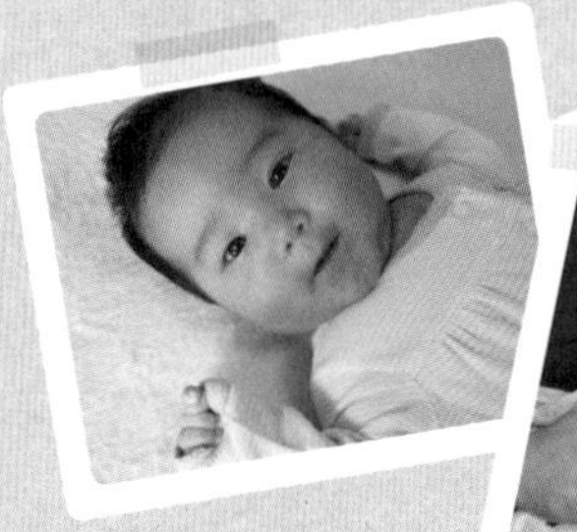

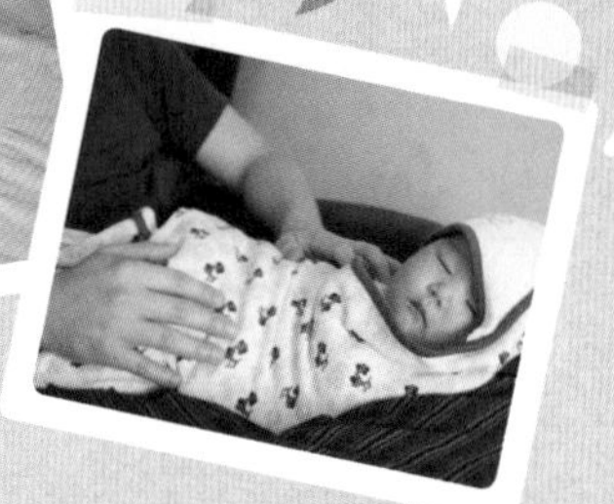

하루를 더해갈수록 눈빛이 초롱초롱해지는 우리 딸
모빌을 보고 있을 때의 눈빛도 정말 달라졌다.
좀 더 집중하고 '이게 뭘까' 하고 생각하며 보는 것 같다고 할까.

별이 수십 개 떠 있는 것 같은 우리 승아 눈망울
하루에 웃는 횟수도 점점 늘어가고 있다.
다만 웃음 포인트를 아직 모르겠어서 웃는 모습을 자주 볼 수는 없다.

어젯밤은 정말 승아도, 승아 엄마도, 나도 엄청 고생스러운 밤이었다.
승아 태어나서 가장 고통스러운 밤이었다고 해도 과언이 아니다.
새벽에 양쪽 젖을 다 물리고도 눈이 말똥말똥
안아줘도 보채기에 울다 자려나 싶어 내려놓았더니
그간 들어보지 못했던 최고 피치의 울음으로 우는 승아.
그 후로 새벽에 계속 보채고 안 자고 힘든 싸움을 계속해야 했다. 우리 부부는 멘붕.

팔을 휘저으며 놀라다 깨는 경우가 많아 속싸개를 다시 꺼냈다.
'울리지 않는' 수면교육을 할 때 방법 중 하나가 '속싸개 하기'이다.
특히 잘 놀라고 버둥거리는 시기인 3~4개월까지는
속싸개를 활용하는 것이 도움이 될 것이다.
속싸개를 한 승아 모습을 보니 참 많이도 컸구나 싶다.

속싸개 사용

속싸개를 사용하세요

신생아의 경우라면, 목욕 후 꼭 해야 하는 것이 있지요. 아이를 속싸개로 싸는 일입니다. 아이에게 속싸개를 해주는 이유는 안락함과 안정감을 주기 위해서예요. 언제까지 속싸개를 해야 하는지 묻는 사람들이 많은데, 아이가 갑작스럽게 놀라거나 안정감을 갖지 못한다면 백일 전후까지도 활용 가능합니다.

속싸개 싸는 법

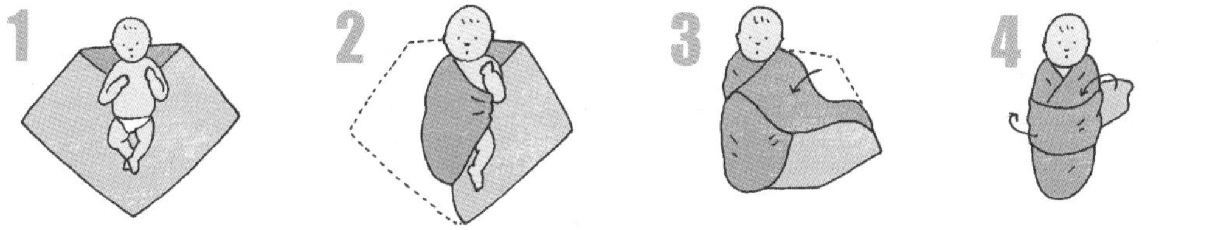

1 사각형의 담요를 마름모꼴로 펼치고 꼭짓점이 중앙을 향하도록 반을 접어 머리는 담요 밖으로 나오게 하여 팔을 몸에 가지런히 붙입니다.

2 왼쪽 담요를 잡아 아기의 왼쪽 허리와 엉덩이 아래로 넣습니다.

3 담요 아래쪽 끝을 잡고 위쪽으로 가져와 감싸준 뒤 담요의 오른쪽 끝을 가져와 몸을 감싸줍니다.

4 너무 팽팽하게 잡아당기지도, 너무 느슨하여 아기가 허우적대게 하지 말아야 합니다(단, 다리는 자유롭게 움직일 수 있게 해줍니다).

D+47

노력형 아빠의 육아

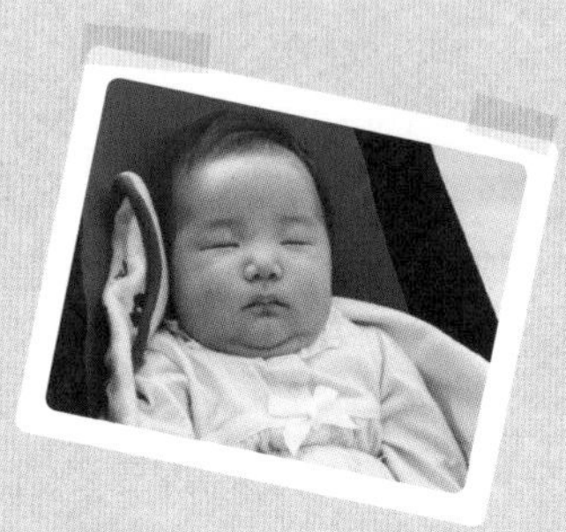

모유 부족사태를 겪고 나서 더 커버린 듯한 우리 아기.
아마도 승아가 먹는 속도가 빨라지면서 젖이 빨리 비워지고
아내 스스로 모유가 부족하다고 느끼면서 스트레스를 받았던 것 같다.
더 빨리 더 많이 먹게 된 승아
턱이 두 개가 된 우리 승아!

승아는 뱃고래가 작은 편이라 조금 먹다 잠들고 그만큼 자주 먹으려 든다.
어젯밤에도 아내가 한 시간마다 깨서 젖을 물렸다.
수유 간격을 늘리려면 뱃고래를 늘려야 하는데
한 번에 많이 먹이려 들면 짜증을 내거나 먹은 것을 올리고 만다.
요즘 가장 어렵게 느껴지는 부분이다.
그래도 턱이 두 개가 된 걸 보면 모유의 절대적인 양은 적지 않은가 보다.

다행히 나는 직업의 특성상 오전 근무만 하고 집에 올 때도 있고
혹은 야간 진료만 있어 오전 오후에는 집에 있을 때도 있어서
승아의 잠자는 얼굴만 보게 되지는 않았다.

아빠 육아의 중요성을 알고 있지만 '시간이 없어서' 혹은
'퇴근이 밤 10시라서' 어쩔 수 없이 못하는 경우가 많은 것을 알고 있다.
실제로 아빠의 늦은 퇴근으로 인한 아이의 수면 시간,
목욕 시간 등으로 고민 상담을 해오는 엄마들이 많다.

혹은 아이가 좀 컸을 때 아빠와 놀고 싶어
밤늦게까지 자려하지 않는 경우도 꽤 많다.

늘 원칙만을 강조하고, '곧이곧대로' 교과서적인 내용의 답변을 해왔지만
아이를 키우면서부터는 살짝 고민하게 되는 것이 사실이다.

'매일 밤늦게 퇴근한 아빠가 단 10분만이라도 아이와 눈 맞추고 놀고 싶다면?'
'엄마가 혼자서 아이 목욕시키는 것이 너무나 어렵다면?'

아이에게서 해방(?)되는 것을 더 좋아할 아빠도 있을지 모르겠지만
나라면 육아에 있어 소외당하고 싶지 않을 것이다.
그렇다고 퇴근 시간이 들쭉날쭉한 아빠와의 시간을 위해
아이 수면 시간을 들쭉날쭉하게 할 수도 없는 노릇이니 어떻게 해야 할까.

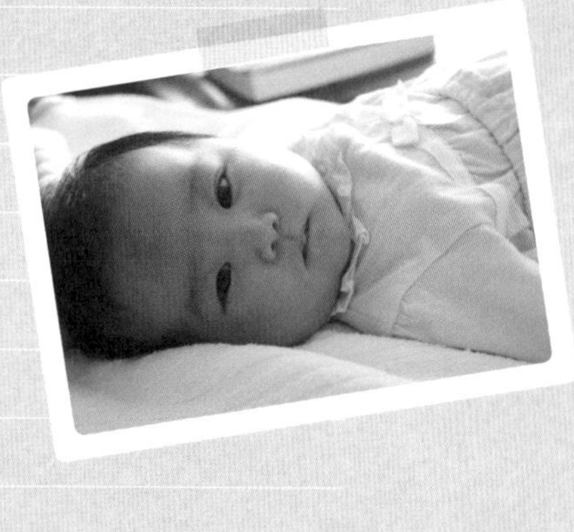

나는 '아빠 효과'에 대해 믿는 사람이다.
아이는 그냥 크는 것 같지만 주변에서 주는 사랑을
모두 흡수하고 머금으며 자란다.
엄마가 해줄 수 있는 역할과 엄마의 사랑,
아빠가 해줄 수 있는 역할과 사랑은 분명 다른 종류이다.

아빠가 번쩍 들어 올려 안아주고, 목욕을 대신 시켜주는 등
힘으로 할 수 있는 일 외에
다른 정서적인 차원의 교감 말이다.
승아가 커나가면서
아빠에 대한 기억을 많이 갖고 있으면 좋겠다.

내가 소아청소년과 의사이기 때문에
혹은 이렇게 육아에 대한 욕심 충만한 아빠이기 때문에
아내를 잘 도와줄 것이고, 아이를 너무너무 잘 볼 것이다 생각하는 사람들이 많은데
사실 승아와 있으면 나도 어쩌지 못할 때가 많다.

무엇을 해줘야 할지, 아이의 행동이 무엇을 의미하는지 잘 모를 때도 많다.
아이가 보채면 "먹고 싶은가 봐~"라며 급하게 아내를 찾기도 한다.
하지만 내가 노력하는 한 가지는 '육아에 있어 소외당하지 않는 것'이다.
밖에서 누구를 만나기보다는 집에 있는 시간을 많이 갖고,
집에 있을 때는 승아 위주로 아내와 많은 것을 함께하며,
아이의 행동에서 Clue와 Sign을 찾아내려 노력한다.
말하자면 나는 노력형 아빠다.
이번 주말은 진료를 쉬어가는 날이다.
승아와 무얼 하며 놀아줄까?

미니 육아 수첩

엄마젖으로 달래지 마세요

모유는 양을 측정할 수 없기 때문에 아이가 잘 먹는지, 반대로 잘 먹지 못하는지 체크가 어렵다. 그래서 엄마들의 걱정과는 다르게 오히려 비만 아기가 될 수 있다. 얼마나 먹는지 모르고 아이가 입을 오물오물 거릴 때마다 먹이거나, 혹은 엄마의 젖이 아이를 달래는 수단이 되어 아이가 보채기만 하면 젖을 물리는 경우가 있기 때문이다. 분유는 아이가 보챈다고 보챌 때마다 주진 않으니까 말이다.
모유수유하는 엄마가 경계해야 하는 점은 "보챌 때 젖으로 달래거나 재울 때 젖으로 달래 재우지 않기"이다. 그러지 않으면 스트레스를 먹는 것으로 푸는 아이가 될 수 있다.

닥터 오의 진료실

아빠 육아의 중요성

Parenting story

아빠가 되다

저는 의사이기 전에 한 아이의 아빠입니다. 딸아이가 뱃속에 있다는 것을 알았을 때부터였는지 아이가 처음 걸음마를 시작했을 때부터였는지 모르겠어요. 그냥 그렇게 자연스럽게 받아들여지고 아빠가 되었지요. 제 삶의 주체성이 바뀌게 된 일생일대의 경험을 하게 되었고 아이가 눈 뜨는 순간 열 달 동안 고생해서 출산한 아내처럼 저도 형언할 수 없이 벅차올랐습니다. 하지만 저는 출산으로 아프지도 않았고 없던 군살이 생겨 스트레스를 받지도 않았지요. 심지어 만삭 때 밤새 몇 번씩 깨거나 똑바로 눕지 못하는 경험도 못했으며, 피가 날 정도로 마르고 아픈 젖을 아이에게 물리지도 않았어요. 그런데 저는 아빠가 되어 있네요. 이렇게 지금 이 순간에도 큰 기쁨을 주고 있는 소중한 우리 딸을 아무 대가 없이 만나게 되었지요. 아빠가 육아에 더 책임을 지고 적극적이어야만 하는 이유는 여기에 있지 않을까요?

아빠의 역할이 중요해요

저도 늘 '아빠와 엄마가 함께하는 육아'를 강조하고 있지만, 현실적으로 그러기가 참 어렵지요?

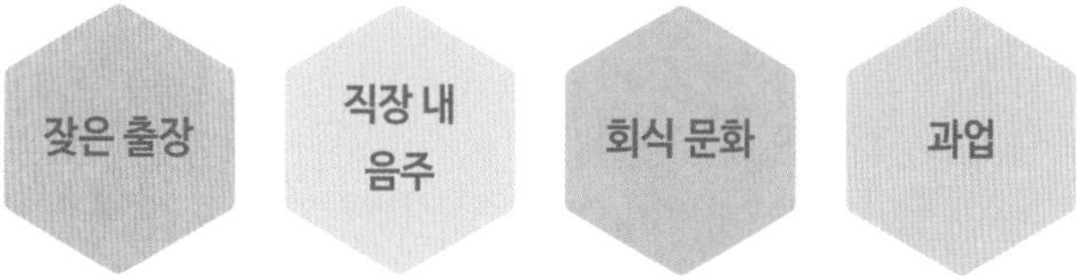

아이와의 애착형성에 대한 걱정이나 죄책감, 끝없는 피로감 등을 이겨낼 수 있는 힘은 부모가 된 부부 두 사람에게서 나옵니다. 지치지 않도록 덧셈뺄셈을 잘하여 서로 희생하며 도우며 힘든 시기를 버텨나가도록 해보세요. 둘이 함께 하면 훨씬 더 행복하고 의미 있는 육아를 할 수 있습니다. 서로 아이의 소소한 일상을 이야기하며 웃고 기특해하고 신기해하는 일도 점점 많아질 거예요.

아빠를 육아에 적극 참여시키기

육아에 서툴고 낯설어하는 남편을 적극적으로 참여시키는 것도 중요합니다. 마음에 들지 않는다고 해서 면박을 주지 말고, 몇 가지 규칙을 만들어 실천하도록 유도하는 것도 방법입니다.
규칙을 만들어두면 남편이 이 약속을 지키지 못하는 게 당연한 일이 아니고, 미안한 일이 될 거예요.

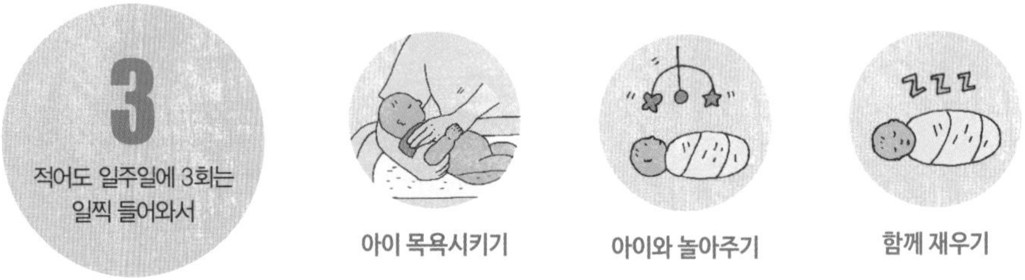

수유 자세는 아빠가 바로잡기

아기가 태어나면 엄마들은 아기가 보이는 삶의 루틴에 큰 충격을 받게 됩니다. 계획적이지도, 규칙적이지도 않으며, 원인 불명의 울음을 몇 시간 내내 그치지 않고 울기도 하지요. 엄마에게는 이런 공황상태가 영원히 끝나지 않을 것만 같은 생각에 더욱 극심한 스트레스를 받습니다.
이 충격 속에서 엄마들이 당면한 몇 가지 과제(모자동실, 모유수유, 수면교육, 영아산통, 목욕시키기 등)를 아빠 역시도 자신의 과제라고 생각해야 합니다. 그저 아내를 '돕는다'라고 생각하지 마세요. 그냥 이건 '내가 할 일'인 겁니다.
젖을 물리는 것은 아내더라도 젖이 부족해 보충수

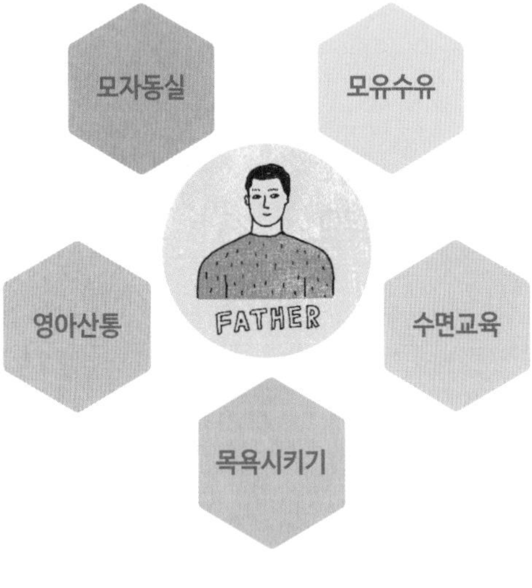

유를 한다거나 젖몸살 방지나 원활한 수유를 위한 가슴 마사지, 모유수유의 자세를 수시로 체크해주는 것은 아빠의 몫입니다. 영아산통이나 수면교육에 대한 정보를 찾아보는 것도, 대처법을 궁리해야 하는 것도 아빠가 할 일이지요. 모유수유는 엄마만 할 수 있는 거니까 내가 도와줄 것이 없다고 생각하겠지만 절대 아닙니다. 아주 진지하게 아내와 아이가 젖 물리고 있는 모습을 자세히 보면서 먹는 자세를 체크해주세요(수유 자세 114쪽 참고). 아이가 젖을 잘 빨지 못한다거나 먹는 양이 늘지 않을 때 굉장히 도움이 될 겁니다. 유방 울혈 등으로 아내가 힘들어하면 온찜질과 냉찜질, 마사지 등을 번갈아 해주면서 풀어질 수 있도록 도와주세요.

새벽잠을 양보하기

새벽의 보충 수유도 엄마 대신 아빠가 해줄 수 있는 일 중 하나입니다. 출산 후 얼마 되지 않아 영아산통으로 매일 같이 괴로운 밤을 보내고 있다면 새벽의 단잠은 잠시 접어주세요. 산후조리와 수유, 낮 시간의 육아를 병행하는 엄마들에게 밤잠이 절실할 겁니다. 아이를 키우는 엄마들은 아마 계속 시계를 보게 됩니다. 누구든, 그 누구라도 와서 도와주면 살 것 같거든요. 사회생활도 중요하지만 가족이 더 중요합니다. 아이가 어릴 때에는 가족 위주의 생활 패턴에 적응해야 합니다.

공부하는 아빠 되기

아이를 키우다 보면 여러 가지 육아법을 접하게 됩니다. 가끔 아빠들이 육아법 자체가 '별나다' '과하다'고 찬밥 취급하는 것을 봤습니다. 따라도 좋고 안 따르게 되어도 괜찮지만 아내가 해보고자 하는 것들을 '극성스럽다'라고 치부하지 말고 함께 공부하고 생각을 정리해나가면 좋겠습니다.

이런 저런 육아법을 들고 와서 상의하고 있는 초보 엄마, 모든 육아서를 고시 공부하듯 파고 있는 아내는, 고리타분하고 극성스럽고 판단력이 흐려지고 귀가 얇아진 것이 아니라 지금 많이 지쳐 있답니다. 나도 아이도 조금 더 편해질 수 있으면 좋겠고, 그래서 아이에게 가장 좋은 방법을 찾고 싶은 것뿐입니다. 진지하게 듣고 함께 공부하고 상의해주세요. 그러다 보면 우리 가족에게 맞는 최상의 방법을 찾게 될 겁니다.

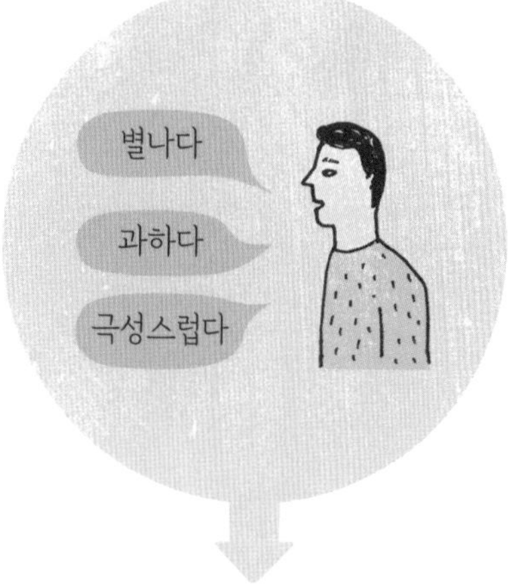

진지하게 아내의 이야기에 귀 기울이고
함께 공부하기

D+50

50일의 기절!

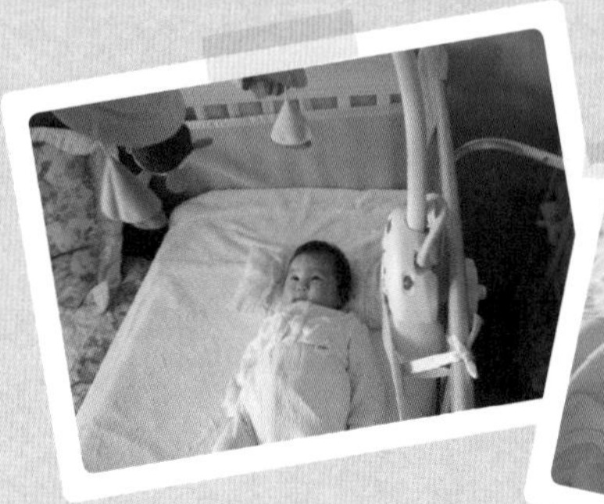

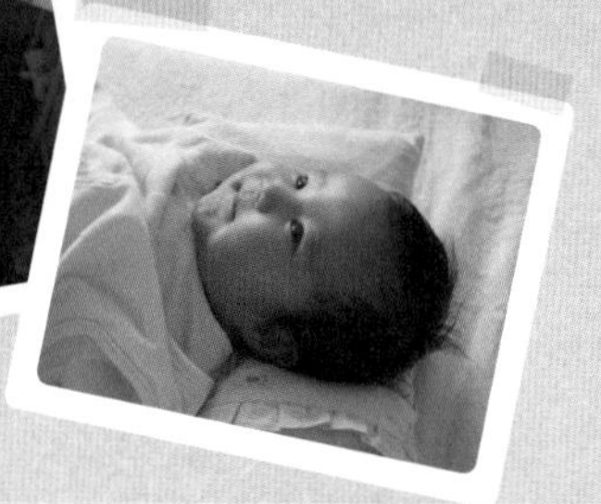

움직이는 모빌이 도착했다.
눈이 사팔뜨기가 되도록 집중하더니 똘망똘망 모빌을 보고 웃으며 옹알이를 한다.
엄마의 기대만큼 놀아줘서 다행이다.
어느샌가 손을 입으로 가져가기 시작한 승아.
손을 '사용'하게 된다는 것이 귀엽기만 하다.
수유 중에는 엄마젖에 손을 턱 얹어놓고 먹기도 하고
목욕할 때는 떨어지지 않으려 내 옷깃을 꼭 붙들기도 한다.
손을 야무지게도 쩝쩝짭짭 빨아대는 우리 딸.

그리고 기다리고 기다리던 대망의 50일이 왔다.
그러나 우리에겐 50일의 기적이 아닌, 기절이 함께 오고야 말았다.
승아는 어제 밤새도록 한 시간 단위로 깨어 찡찡거리며 보챘던 것이다.
밤새도록 아내는 젖을 물리고
밤새도록 나는 아이를 달래고
아침에 두 눈이 퀭해진 우리.

이제 아이가 보채는 것에 있어 굳이 이유를 찾으려 들지 않지만,
그래도 어디가 불편한지 궁금하긴 하다.
한 시간 단위로 꼭 먹으려 깨는 것은 아닌 모양이다.
아내 말로는 젖을 물리고 사출되기 시작하면 오히려 짜증을 내기 시작한다고 한다.

이제 얼굴에 웃음이 나타난다.

기분이 좋은지 나쁜지 이제는 승아 표정이 읽혀진다.

찡그리는 거, 우는 거 다 예쁘지만 그래도 우리 딸 웃음은

피곤함을 눈 녹듯 사라지게 하는 묘약이다.

비록 50일의 '기적'이 아닌 50일의 '기절'을 선사해주었지만,

50일 전부터 지금까지 아빠와 엄마는

늘 네가 어디가 예쁘고 얼마나 사랑스러운지,

얼마나 고맙고 대견한지에 대해 얘기한단다.

너를 만나고, 너에게 이름을 붙여주고

너와 놀아주고 숨 쉬는 이 시간과 너의 표정 하나하나에 의미를 부여하는 요즘이다.

승아야, 앞으로도 지금처럼만 건강하고 예쁘게 자라다오.

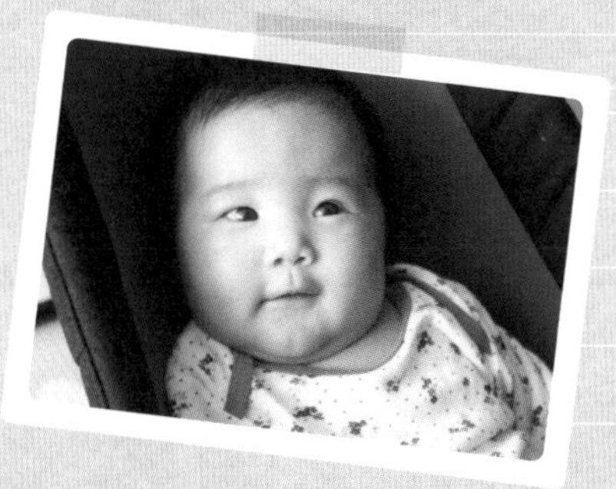

보채는 아이

아이는 대체 왜 우는 걸까요?

아직 제대로 된 의사 표현을 할 수 없고 생활의 리듬이 확립되지 않은 생후 50일 전후의 아기들은 자다가 이유도 알 수 없이 보채고, 갑자기 깨서 울기만 하는 등 아빠, 엄마를 당황스럽게 할 수 있습니다. 배고픔, 젖은 기저귀 갈아주기 등의 욕구를 해결해주고도 아이가 그것마저 거부한다거나 계속 보챈다면 열은 없는지, 옷이나 침대에 아이가 불편해할 만한 점은 없는지 살펴주세요. 모두 이상이 없다면 너무 걱정하지 말고 아이를 안아주며 잘 다독여주세요.

영아흔들림증후군을 조심하세요

보채는 영아들을 달래기는 참으로 힘듭니다. 그러다 보면 자신도 모르게 아이를 흔들고 있는 모습을 깨닫게 되지요. 약간의 흔들림으로 아이가 문제가 되지는 않지만 아직 뇌혈관이 치밀하게 조직되지 않은 아이들에게는 심한 흔들림으로 중추신경계에 문제가 생길 수 있습니다. 따라서 아이가 심하게 보채거나 달래지지 않을 경우에 주양육자는 아이에게서 조금 떨어져 마음의 안정을 취할 필요가 있습니다.

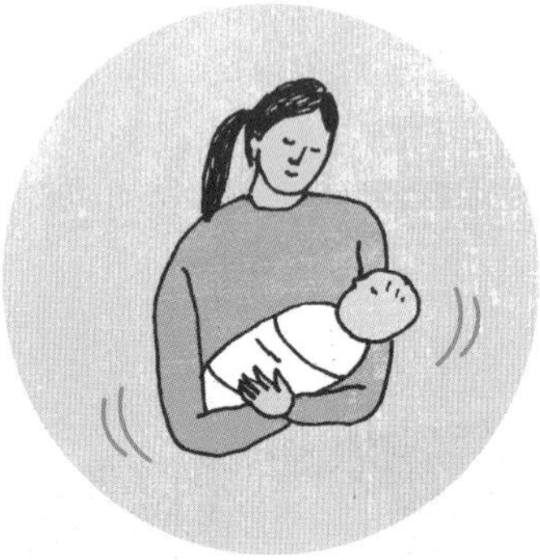

심한 흔들림 정도

아기를 안고 움직이거나 흔들의자에 앉아 있거나 등을 쳐주는 정도나 차를 타면서 발생할 수 있는 흔들림은 영유아의 머리에 문제가 생길 정도의 영향은 미치지 않습니다.

아이가 보챌 때 마음의 안정을 취하는 방법

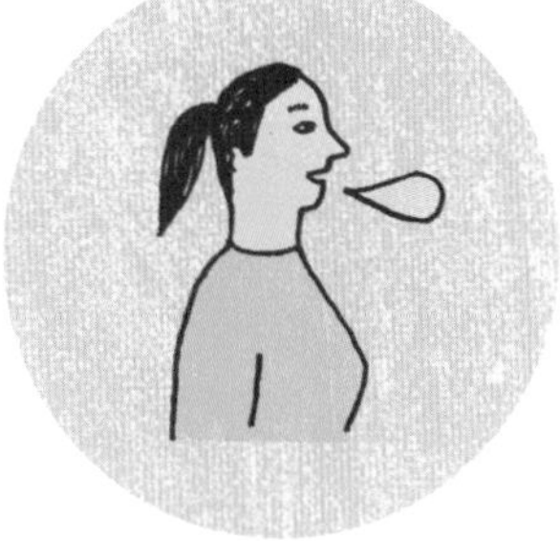

심호흡을 하며 10초간 세어본다.

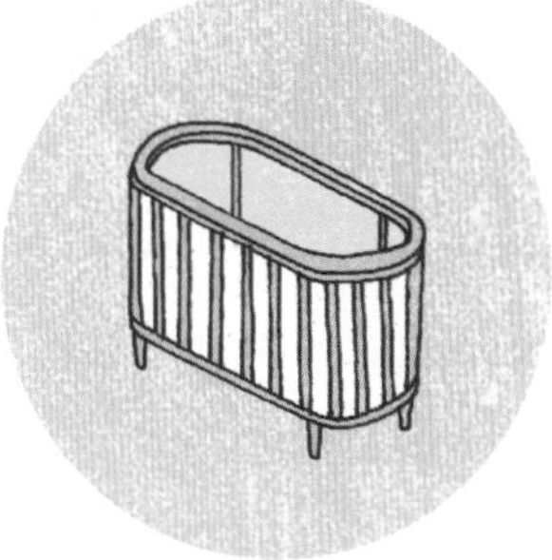

아이를 아기침대와 같이 안전한 곳에 놓아두고 방을 잠시 떠난다.

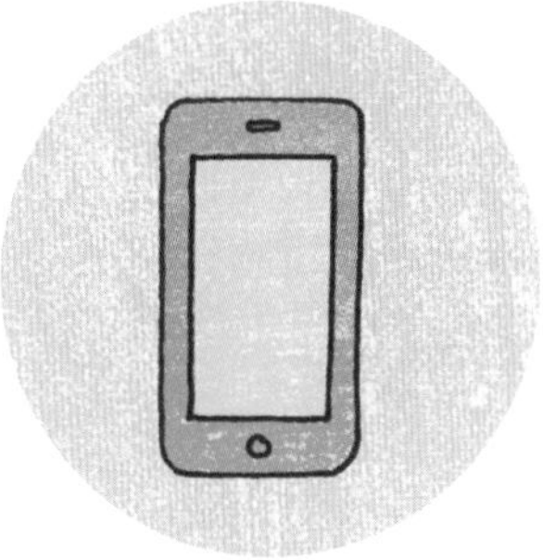

동료나 친구 등 함께 아이를 볼 수 있는 사람에게 도움을 요청한다.

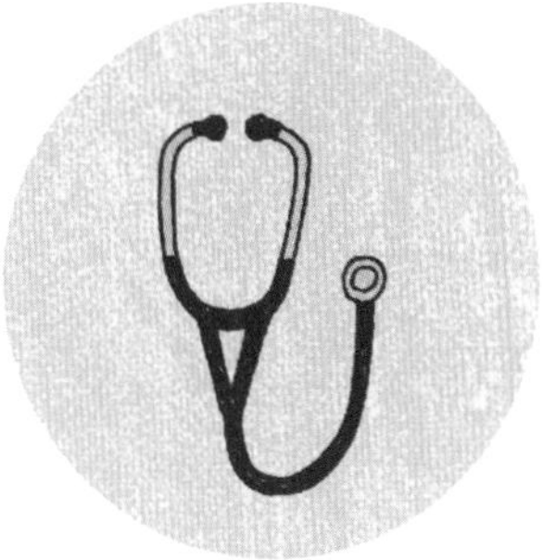

의료진에 도움을 청한다.

D+53~55

엄마를 알아보는 아기

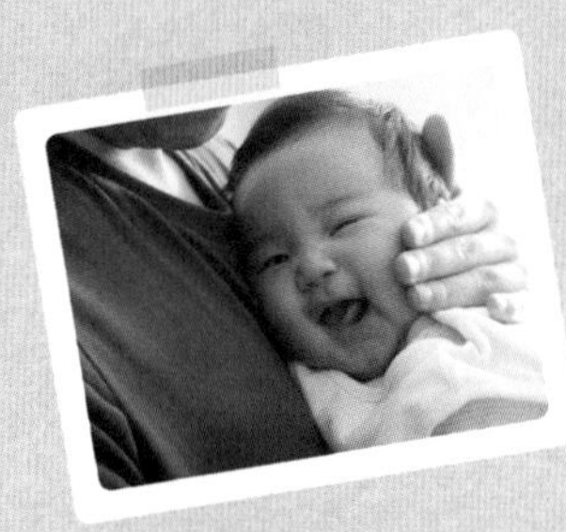

어젯밤 승아는 보챔의 끝을 보여주었다.

50일의 기절 때만큼이나 충격적이었지만 첫잠은 많이 길어졌다.

첫잠은 꼭 2시간이 아닌, 3시간 내지 4시간을 잔다.

그런데 새벽에는 배고픈지 2시간 만에 깨곤 한다.

아내가 승아를 바라보다 말했다.

"나중에 승아가 한참 크면, 이때의 승아가 너무 보고 싶을 것 같아."

"그때 가서 또 낳지."라고 철없는 소리를 해보았더니, 아내가 말한다.

"아니, 그냥 아기 말고 아기 승아 말이야."

정말 이 작은 발과 작은 손의 승아는, 이날의 승아는 다신 없을 것이다.

그런데도 언제 자라나?

언제 나를 똑바로 쳐다볼까?

언제 고개를 가눌까?

언제 뒤집을까?

어떻게 클까?

조바심만 내게 되는 이 부모의 마음이란.

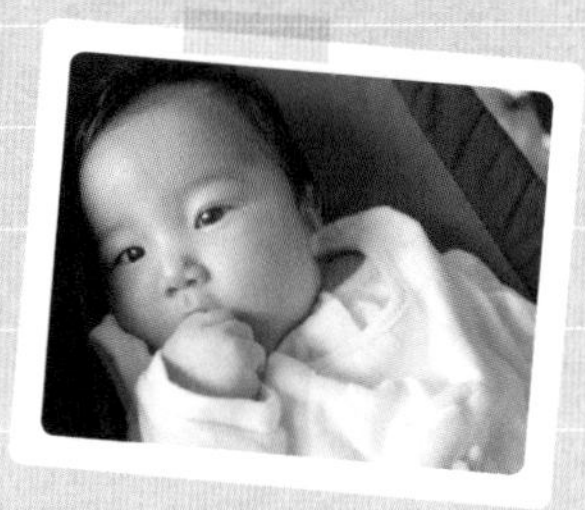

시간이 참 빨리 지나간다.

승아가 조금씩 아이 같은 모습으로 변해간다.

신생아 때 모습이 조금씩 사라지고 있다.

뿌듯하면서도 아쉬우면서도
여러 감정이 혼재하는 요즘이다.

어제 확실히 느낀 건데 우리 승아는 엄마를 너무 밝힌다.
어제는 보채서 안아줬는데 울음이 그치지 않아서 보고 있던 아내가
승아를 안는 순간 바로 울음을 그치는 것이 아닌가.

우연이겠지 하면서 두세 번 확인해봤는데,
역시나 내가 안으면 울고
아내가 안으면 편하게 있었다.
엄마의 냄새, 느낌, 목소리…
모두 승아에게 가장 완벽한 환경인 것을 다시 한 번 느끼게 됐다.

사람도 알아보고 엄마도 구분하고
신체적으로, 정신적으로 매일매일 성숙하고 있구나, 우리 승아.

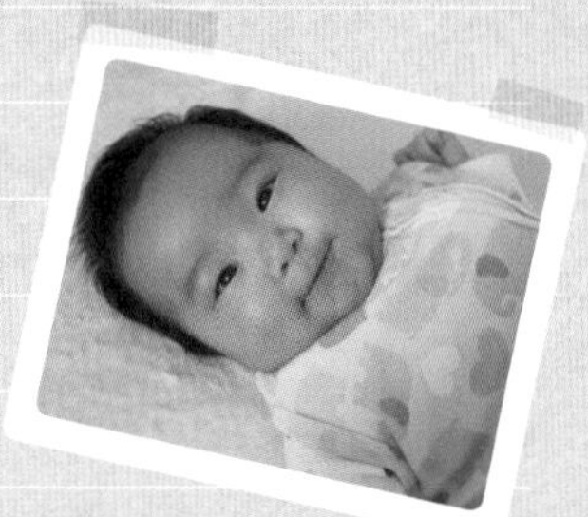

밤새 고생하고 승아에게 모유수유하는 아내의 모습을 보면
당연한 것이겠지만 승아에게 조금 서운한 걸?
내가 더 분발해야 될 부분이다.
아빠는 '승아 중독'인데
이런 아빠 마음도 모르고
내 품에서 계속 보채는 승아를 보려니 서운함이 물밀 듯하다.
승아야 아빠 껌딱지해주라. (물론 항상 그러는 건 아니고!)

오후 내내 잘 놀아주니
아빠에게도 예쁜 웃음 보여주는 우리 딸.
나도 승아에게 익숙한 냄새, 익숙한 느낌이 되어야겠다.

미니 육아 수첩

언제부터 푹 자나요?

생후 2~3개월 즈음이 되면 아이가 최대 4~5시간을 내리 잘 수 있게 된다. 보통 첫잠부터 늘어나는 경우가 많다. 예를 들어 아이가 8시에 잠이 들어 9시나 10쯤 깨버린다면 바로 수유를 하기보다는 다시 다독여 재워볼 수 있다.

닥터 오의 진료실

아이가 느끼는 신호

아이에게 신호를 보내세요

아이는 생후 두 달간 사람들의 소리와 표정을 통해 많은 것을 배우게 됩니다. 웃는 것이 행복함의 신호라는 것, 찡그리는 것이 기분 나쁨의 신호라는 것, 신기하게도 빨리 배우게 되지요. '소셜 스마일'은 그 신호탄입니다.

아이가 내 표정을 읽거나 나를 보고 정말 행복해서 웃는(배냇짓이 아닌) 진짜 웃음 말입니다. 이 웃음은 정말 힘든 산후조리와 신생아 양육에 있어 엄마를 살려내는 힘의 원천이 된답니다. "아이 웃음만 보면 힘든 게 싹 녹아내린다."고들 하지요?

본인의 상태를 표현하는 데에 '우는 것' 말고는 아무것도 할 줄 몰랐던 아기가 이젠 좋다고 웃기도 하고, 늘 자거나 배고프거나 가스가 찰 때 짜증만 냈던 아기가 이제 또 다른 세계를 만나게 된 것이나 다름없어요. 주양육자에 대한 애착도 더욱 강화되면서 조금 배고프더라도 엄마가 옆에서 웃어주고 놀아주면 배고픔을 잊고 엄마를 보며 웃을 수 있게 됩니다. 육아는 이제 조금 더 쉬워지고, 아이는 더욱 발달하게 됩니다.

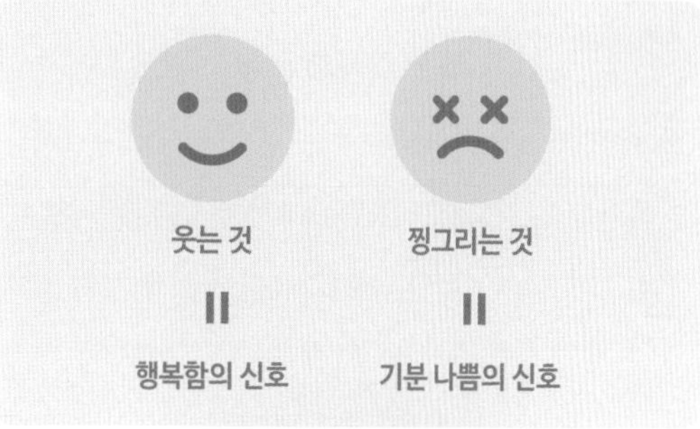

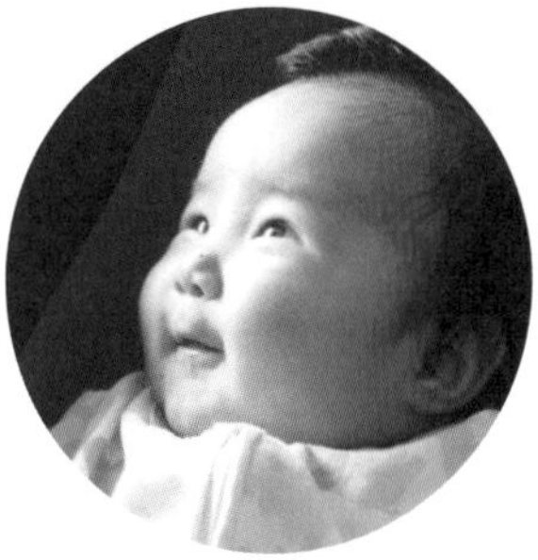

안 웃는 아기

유난히 웃지 않는 아기들이 있습니다. 실제 발달 문제를 겪고 있어서 그러한 경우는 드물어요. 하지만 아기가 잘 웃지 않는다고 해서 그냥 두기보다는 다양한 표정을 보여주는 등 웃게 해주려는 양육자의 노력이 필요합니다.

D+56

처음으로 공갈젖꼭지를 물리다

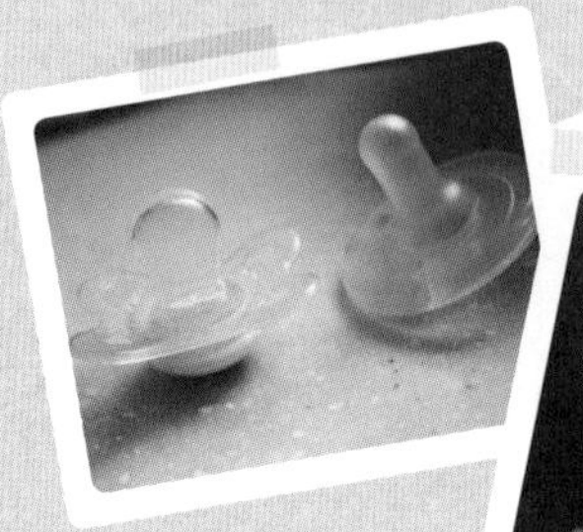

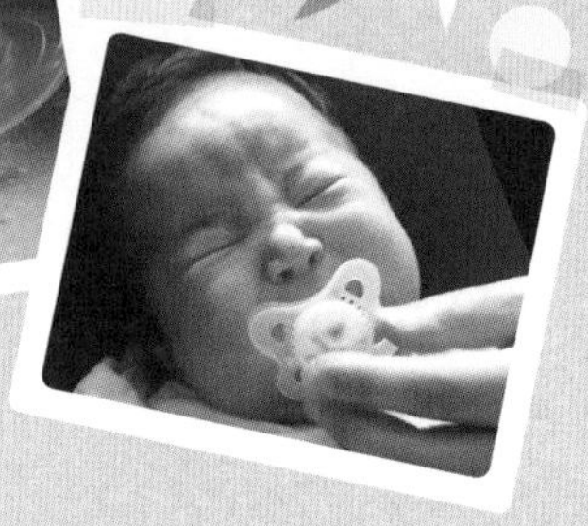

진료하다 보면 공갈젖꼭지 물리는 것에 대해,
그리고 손가락 빠는 것에 대해 물어보는 사람들이 많다.
나의 대답은 둘 다 "괜찮습니다."이다.

오늘은 승아에게 두 종류의 공갈젖꼭지를 물려보았다.
끝이 둥글고 납작한 것은 아이 입에서 잘 빠지지 않고 비교적 잘 물고 있는 편이고
일자로 된 것은 자꾸 구역질을 하고 뱉어낸다.

예전 병원에서 회진할 때 귀엽게 생긴 아이가
일자로 된 공갈젖꼭지를 물고 있는 게 너무 귀여워서
태교 여행 때 일자형을 구입했는데 생각보다 승아는 공갈젖꼭지를 잘 못 빤다.
마치 공갈(?)인 줄 아는 듯.

어쨌거나 공갈젖꼭지 자체가 기대만큼 승아를 달래지 못하고 있다.
울 때 물리려고 하니 엄마젖 말고는 다 필요 없다는 분위기다.

내일이면 50일 촬영하는 승아.
한 번 엎어 놓아보았더니 고개를 제법 든다.
우리 까칠한 오승아 양이 50일 촬영을 잘 진행해줄지….

공갈젖꼭지 사용

공갈젖꼭지 사용 괜찮아요

공갈젖꼭지는 신생아기(생후 한 달)가 지난 뒤 사용하는 것이 좋습니다. 공갈젖꼭지로 인한 치아 변형 등의 문제가 만 3세 전에는 거의 생기지 않기 때문에 아이에게 위안을 줄 수 있다면 권해볼 수 있습니다. 너그럽게 아이의 행동을 봐주어도 됩니다. 다만 중이염이 자주 걸리는 아이에게는 공갈젖꼭지를 물리는 것은 조금 삼가는 것이 좋습니다(중이염 588쪽 참고).

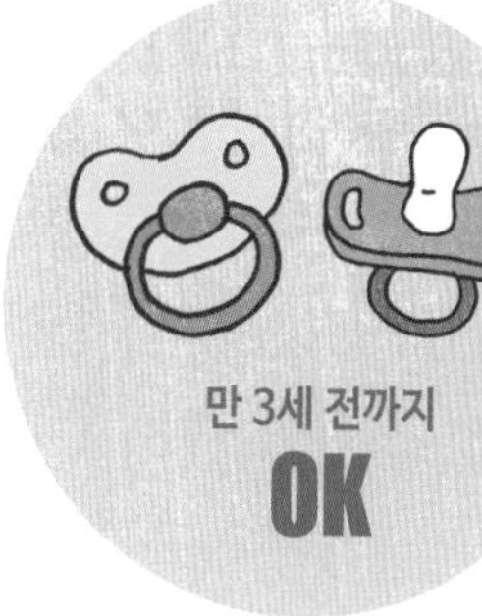

공갈젖꼭지 사용할 때 원칙을 지키세요

자연스럽게 끊기

공갈젖꼭지는 언젠가는 끊어야 합니다. 오래 사용해서 좋을 것은 없어요. 시간이 지나면서 자연스럽게 다른 곳에 관심을 갖게 하면서 스스로 끊게 하는 게 좋습니다. 억지로 강압적으로 끊게 하면 아이가 힘들어할 수 있습니다.

젖병을 공갈젖꼭지 대용으로 사용하지 않기

배고플 때 공갈젖꼭지를 물리거나 젖병을 공갈젖꼭지 대용으로 사용해서는 안 됩니다.

손가락vs공갈젖꼭지

손가락을 빨든지, 공갈젖꼭지를 찾든지 아이가 원하는 것으로 위안하도록 자연스럽게 두세요. 돌 이전의 아기는 편하게 지켜보세요.

D+57~59

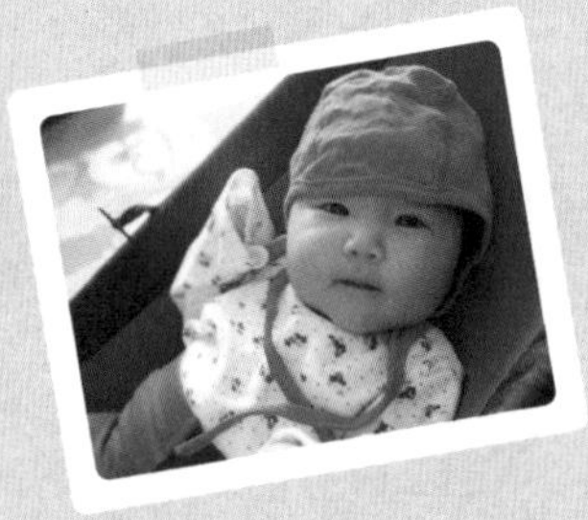

수면교육을 시작하다

오늘은 승아가 50일 촬영을 하러가는 날이다. 완전 봄 날씨 같아 날씨도 도와준다 싶었다.
성장앨범은 아이의 색다른 모습을 볼 수 있으니 아빠 엄마에게 추억이 되고,
아이에게 앨범을 남겨줄 수 있어 해보자 했던 건데 다녀와서 아내와 (약간) 후회를 하였다.

옷을 입힐 때까지만 해도 괜찮던 승아가!
촬영 도와주는 이모 품에 안겨 있어도 괜찮았는데!
인형같이 예쁘게 촬영하다 돌아올 줄 알았는데!
꼭 낯가리는 아이처럼 엄마 품이 아니면 울면서 보채고, 하여간 엄청나게 울었다.
나중에는 엄마 품에서도 뭐가 그리 서러운지 계속 엉엉.

승아에게 추억을 남겨주고 싶었던 건데 이렇게까지 하면서 찍어야 하나 싶었다.
우리 승아가 고생하는 걸 보니 영 내키지 않는 거다.
집에서는 입히는 옷, 쓰는 손수건 등 위생과 청결을 위해 엄청 애썼는데
막상 가서 촬영하는 의상이며 세트며 살펴보니… 뭔가 찜찜한 오늘.

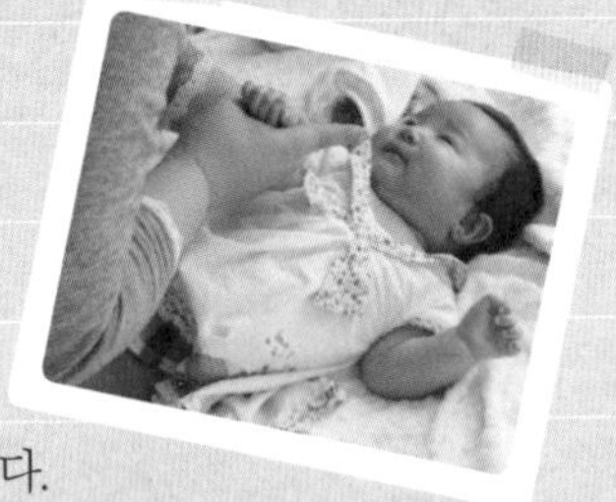

그럼에도 불구하고 오늘부터 수면교육을 시작하였다.
본격적인 시작은 오늘이라 하지만 승아가 태어나면서부터
계속 낮과 밤을 구분시켜주었고,
먹고 놀고 자고 등의 루틴을 만들어주었으니
수면교육은 승아가 태어난 순간부터 시작되었다 할 수 있겠다.
우리가 선택한 수면교육 방법은 스스로 잠들도록 유도하는 것이다.

전에 사두었던 CCTV를 활용하기로 했다. 단계별 설명을 하자면,

1단계 목욕하고 수유하기
2단계 트림시키고 수면 의식(자장가)하기
3단계 약간 졸린 상태의 아이를 침대에 눕히기
4단계 문을 닫고 나와 아이를 관찰하기

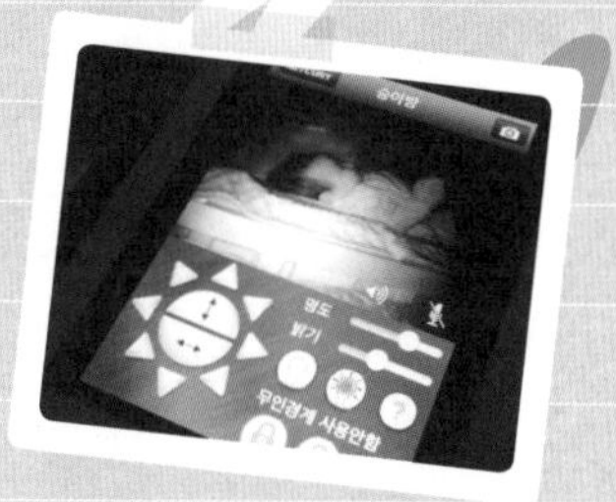

<1회 차 수면교육>

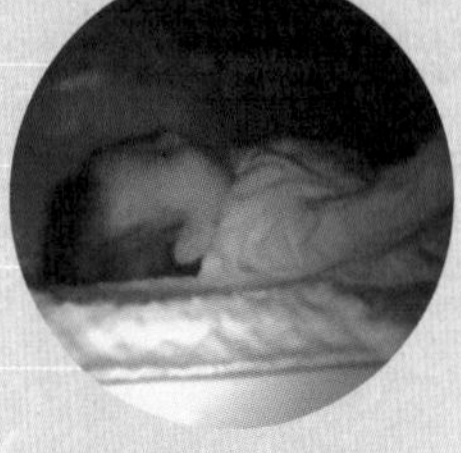

① 방문을 닫고 나오자 몇 분 후 이내 터지는 울음 ② 한참 울다가 스스로 안정을 찾음 ③ 다시 울기 시작했고 보채기 시작한 지 일정 시간이 지난 것을 확인하고 방에 들어가 아이를 토닥여 진정시켜줌 ④ 토닥임으로 아이가 어느 정도 진정을 찾음

<2회 차 수면교육>

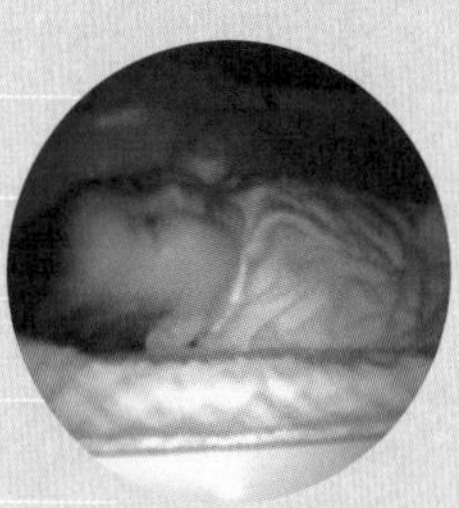

① 다시 터지는 울음(강하게 울기 시작함) ② 한참 울다가 스스로 안정을 찾고 잠듦

중요한 것은 들어가 아이를 달랠 때 들어 올리지 않는다는 것이다.
눕혀놓은 상태로 아이를 토닥거려 달래기만 한다.
이를 진행하다 보면 이런 과정이 몇 회가 반복될지 모른다.
처음에는 아이에 따라서 처절한 울음소리를 1시간 내내 듣게 될 수도 있다.

승아도 2회 차에 성공하는 듯했으나 30분 정도 자다 깨어 다시 울기 시작했다.
이후로도 몇 차례 자다 깨다 반복이 있었지만, 2회 차 이후로는 스스로 잠들기 시작했다.
그렇다고 오늘의 성과가 성공을 말하는 것은 아니다.
내일도 모레도 승아가 엄청나게 울고 우리의 마음을 애절하게 만들다가 잠이 들지도 모른다.

아빠 엄마들이 아이가 울다 졸도할까봐 혹은
"너무 성나게 하면 아이가 새벽에도 자다 자주 깬다"는 어른들의 말 때문에
이래저래 약한 마음이 들어 도저히 못하겠다고 두 손, 두 발 다 든다는 것을 알고 있다.

마음을 굳건히 하고 며칠 시도해보길 바란다.
아이와 엄마에게 모두 편안한 잠을 선사해줄 것이니.

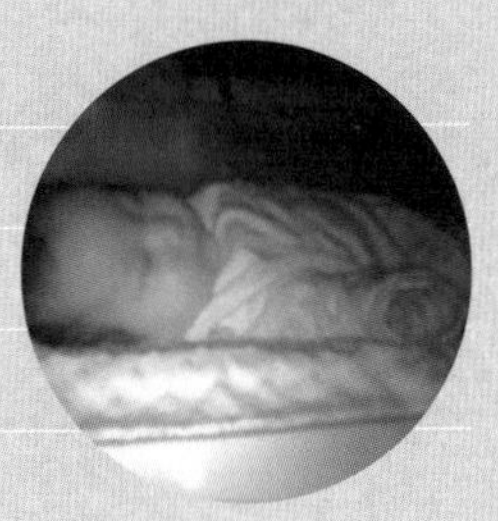

수면교육을 다소 이르게 시작했다 생각했는데
예상보다 성공적이고 잘 되어가는 듯해서 마음이 놓인다.

수면교육 둘째 날에는 나의 늦은 퇴근으로 인해 7시에 목욕을 시키고 수유를 하고,
자장가를 불러주고 나오니 8시가 넘어 있었다.
너무나 놀랍게도 승아는 그냥 눈을 껌벅껌벅 혼자 놀더니 바로 잠에 빠져들었고,
그렇게 첫 잠을 4시간가량 자고 일어났다. 바로 스르르~ 울지도 않고 잠든 승아.

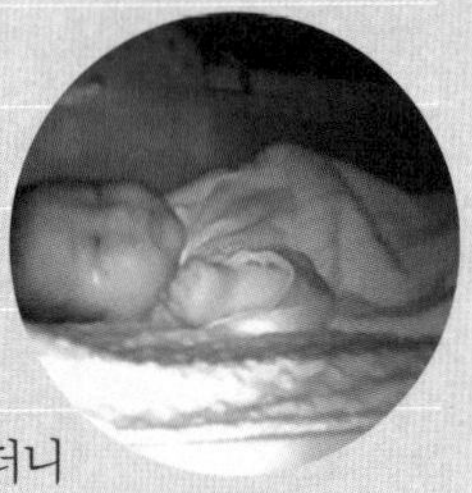

셋째 날, 퇴근하고 저녁을 먹고 바삐 움직여 목욕시키고,
승아 엄마가 수유를 마치고 나니 8시가 조금 안 되었다.
나른해진 승아를 눕히고 토닥토닥 자장가를 불러주고,
밖으로 나와 지켜보는데 혼자 '놀다-울고-잠드는' 패턴을 두 번 반복하더니
어제와 마찬가지로 8시 반쯤 잠들었다. 걱정될 정도의 큰 울음은 없었다.
혼자 손을 쪽쪽 빨며 '놀다가' 눈물을 뚝뚝 흘리며 '울다가'
눈꺼풀이 무거워지더니 이내 혼자 잠든 것이다.

이렇게 몇 번의 반복이 있었지만, 중요한 것은 혼자 잠든다는 것.
스스로 달래어 잠드는 법을 배우고 있는 것일 수도
일정 시간이 되면 목욕을 하고 아빠 엄마의 자장가를 듣고
자기 시작한다는 패턴을 배우고 있는 것일 수도 있다.
우리 승아가 아주 잘해주고 있는 것 같아 다행이다.

수면교육은 울리는 것이 목적이 아니다.
스스로 자는 기회를 주는 것이다.
승아야, 앞으로 이렇게 쭉 잘해보자꾸나.

닥터 오의 진료실

수면교육

수면교육을 굳이 왜 해야 하나요?

수면교육을 한 아이는 그렇지 않은 아이에 비해 다음과 같이 다릅니다.

1
젖을 물려재우거나 안아 재우지 않아도 됩니다.

2
밤에 잘 깨지 않습니다. 깨더라도 혼자 달래어 잠드는 경우가 많습니다.

3
뒤집거나 앉거나 서는 등 아이에게 변화가 생길 때 수면장애를 겪지 않습니다.

4
깊은 잠을 자면서 두뇌발달을 돕습니다.

5
'타협'과 '절제'를 배워 고집 센 아이가 되지 않습니다.

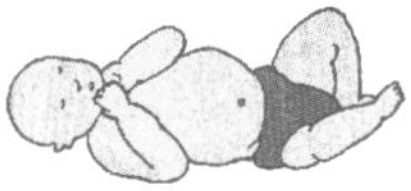

수면교육은 언제 시작하면 되나요?

아이가 너무 어릴 때는 '습관'이나 '훈련'이라는 것을 잡아줄 수 없습니다. 저는 만 2개월을 채웠을 때쯤 예방접종 후 소아청소년과에서 상담받고 시작할 것을 권합니다.

가끔 아이가 태어난 지 한 달밖에 되지 않았는데 수면교육에 대해 물어보는 사람들이 많습니다. 그 시기 아이들은 영아산통 등으로 잘 자지 못하고 힘들어하는 경우가 있습니다. 생후 1개월령은 아직 수면 주기가 확립되기는 어렵습니다. 6~8주 정도면 밤과 낮을 구별하는 능력이 생기지요. 만 2개월 정도까지는 기다려주세요. 많이 안아주고 아이와의 애착 관계를 좀 더 쌓으면 좋습니다. 아이가 보채어 밤새 안아 재워도 그 시기에는 어쩔 수 없다 생각해야 합니다. 다만 낮에는 환하게 생활소음도 들려주고, 밤에는 어둡고 조용한 환경을 조성해주면 수면교육을 시작할 때 많은 도움이 될 겁니다.

만 2개월을 채웠을 무렵

수면교육에는 어떤 방법들이 있나요?

수면교육에 대해 여러 접근법들이 연구되고 있습니다. 어떤 방법을 쓰느냐는 부모가 결정하겠지만 일단 그 수면교육의 방법이 부모가 감당할 만한 수준이어야 하고 아이에게 잘 맞아야 합니다. 이를테면 아이가 우는 모습을 잘 지켜보지 못하는 부모이거나, 아이가 경기를 일으킬 정도로 심하게 끝까지 우는 아이라면 울리는 방법의 수면교육법은 진행하면서 포기하게 될 수 있겠죠.

수면교육에 대한 연구는 50여 가지가 넘는데, 대표적인 두 분류는 아래와 같습니다.

이 두 가지 방법은 수면의식까지는 같게 진행하되, 그 후의 과정에 있어서 아이를 어떻게 진정시키느냐의 차이입니다.

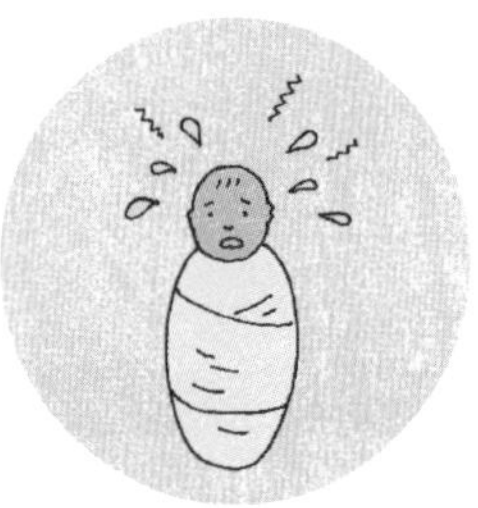

울려도 된다 Cry-It Out Approach

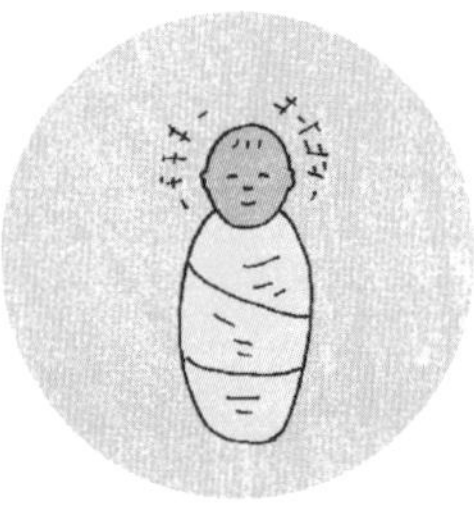

울리지 않고 진행한다 No tears Approach

울려도 된다Cry-It Out Approach

이 방법은 아이가 아직 깨어 있을 때 침대에 눕히고, 아이가 울 때 즉각적인 반응을 하지 않고 일정 시간 울게 두는 것입니다. 아이가 지속적으로 심하게 울어 방에 들어가 아이를 다독이더라도 침대에서 아이를 들어 올려 진정시키지는 않습니다.

가장 대표적인 방법으로는 소아과 전문의 리처드 퍼버Richard Ferber가 제시한 것인데요. 이 퍼버법은 아이가 잠에 들고, 밤새 잠을 잘 자려면 그들 스스로 진정시키는 방법을 배워야 한다고 얘기합니다. 중간에 다시 깨거나, 울게 되더라도 스스로 진정시킬 수 있어야 한다는 것이지요.

퍼버법

1. 수면 의식을 진행하고 아이가 깨어 있을 때 눕힌다.
2. 아이를 방에 남겨두고 나온다.
3. 아이가 울면 일정 시간 이후 들여다보되, 아이를 들어 올려 달래지 않으며, 달래러 들어가는 시간의 텀을 늘리도록 한다.
   ex) 첫째 날 : 3분 뒤 → 5분 뒤 → 10분 뒤 달래러 들어가기
   둘째 날 : 5분 뒤 → 10분 뒤 → 20분 뒤 달래러 들어가기

울리지 않고 진행한다No Tears Approach

이 방법은 아이가 울 때 즉각적으로 다가가 반응해주고 아이를 진정시켜주는 것입니다. 울리지 말고 재워야 한다고 주장하는 전문가들은 아이를 울도록 홀로 내버려두는 일은 잠자는 시간이나 환경에 대해 아이에게 부정적인 기억을 심어주며, 이는 잠자는 내내 아이에게 부정적인 기억이 남아 있을 거라 말합니다.

물론 이것은 '울려도 된다Cry-it out'를 주장하는 전문가들은 동의하지 않습니다. 울려도 된다고 말하는 전문가들은 이 짧은 시간 울리는 것이 아이에게 트라우마로 남지 않으며, 잠자리를 체크해주고 다시 돌아와 아이를 다독여주는 아빠 엄마가 있기 때문에 문제되지 않는다고 보고 있어요. 오히려 달래주고 안아주는 것에 아이가 지나치게 의존적이 될 수 있어 스스로 진정시키는 법을 배우기 어렵다고 합니다.

가장 대표적인 방법으로는 『*The Happiest Baby on the Block*』이라는 책의 저자 하비 카퍼Harvey Karp가 제시한 세분화된 루틴이 있습니다. 바로 '5SThe Five S'라는 것입니다.

Swaddling	Shushing	Stomach Position	Swinging	Sucking
속싸개를 해주고	'쉬'소리를 내주고	뒤집어놓기(달랠 때만 잠깐)	살살 흔들어주고	공갈젖꼭지 등을 물리기

이 외에 울리지 않는 수면교육으로 가장 유명한 전문가 3인을 소개합니다. 소아과 전문의 윌리엄 시어스William Sears, 부모교육 전문가 엘리자베스 팬틀리Elizabeth Pantley, 그리고 간호사 트레이시 호그Tracy Hogg입니다.

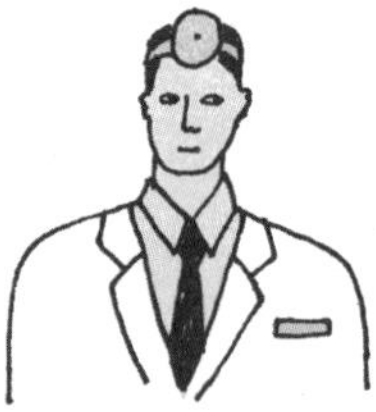

윌리엄 시어스
저서는 『*The Baby Sleep Book*』입니다. 아이와 같은 방에서 자면서 아이를 케어해주는 것을 추천합니다. 그러면서 아이에게 긍정적인 수면의 기억을 심어주라는 것이지요.

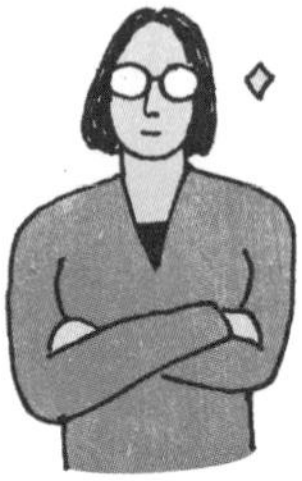

엘리자베스 팬틀리
저서는 『울리지 않고 아이 잠재우기*The No-Cry Sleep Solution*』입니다. 아이를 잘 먹이고 나른해질 때 내려놓고, 다만 아이가 울면 즉각 반응할 것을 주장합니다.

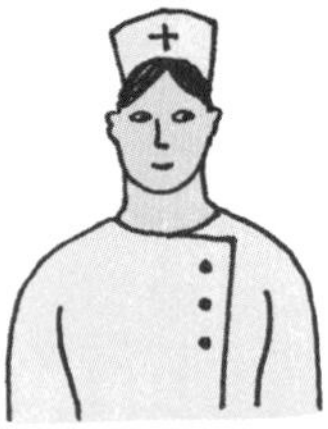

트레이시 호그
저서는 『베이비 위스퍼*Secrets of the Baby Whisperer*』입니다. 아이에게 긍정적인 수면의 기억을 심어주어야 한다는 윌리엄 시어스의 견해에는 동조하나, 그의 방법에는 동의하지 않습니다. 아이를 재우기 위해 윌리엄 시어스가 추천하는 방법(먹이고, 기저귀를 갈아주고, 흔들어주고 등)에 아이가 너무 의존하는 것은 좋지 않다는 것이죠.

트레이시 호그의 저서는 우리나라에 『베이비 위스퍼』라는 이름의 책으로 출판되어 엄마들에게 꽤 유명합니다. ('쉬-닥' 방법, '안-눕' 방법으로 유명하지요?) 이 책에서는 '쉬-' 소리를 내주며 진정시키고 토닥토닥거려라, 그리고 울면 안았다 눕히라 제시하고 있습니다.

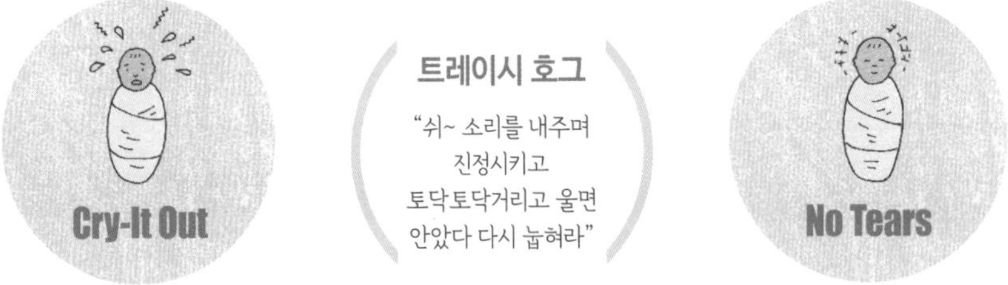

즉 '울려도 된다Cry-It Out'과 '울리지 않고 진행한다No Tears'의 중간에 있다고 볼 수 있습니다. 이 두 가지 방법을 두고 논쟁이 많습니다. 저는 수면교육에 대해 설명할 때 '울려도 된다Cry-It Out' 방법을 제시하고, 제 아이에게도 이를 적용합니다만, 어떤 전문가들은 이 방법이 아이를 해치고 성나게 할 수 있다고 반대하기도 합니다. 어떤 방법이 옳다, 꼭 이 방법으로 진행해라 단정 지어 말씀드릴 수 없습니다. 엄마와 아이에게 맞는 방법으로 하면 됩니다.

수면교육 시 가장 중요한 것은 무엇일까요?

수면교육을 할 때 염두에 둘 점은 '울리는 것'에 목적이 있지 않다는 거예요. 단지 '울려도 된다'라는 것입니다. 다시 말해 울려서 아이를 재운다 생각하지 말고, 아이에게 스스로 잠들 기회를 준다고 생각해야 합니다. 수면교육은 잔인하거나 냉정한 것이 아닙니다.

Parenting story

수면교육의 단상

승아와 비슷한 개월수의 아기들을 병원에 데려오는 어머니들은 수면에 관한 고민을 많이 털어놓습니다. 수면교육을 몰라서 못하는 분들보다는 하면서 마음이 너무 약해져서 포기하는 분들을 많이 보았지요. '내가 나 편하자고 이러나' '나를 위한 수면교육인가' 하면서 아기에게는 못할 짓을 한다고 생각하는 것 같습니다. 물론 아기에 따라 쉬닥법이 맞을 수도, 퍼버법이 맞을 수도 있어요. 개인적으로는 처음에 조금 울리며 진행하는 것이 효과적이라 생각하지만 뭐든 다르게 적용할 수 있고 그 가운데 수면교육은 꼭 필요하다고 생각합니다. 수면교육을 진행하다 실패하고, 고생하다가 다시 시도하고, 또 실패하고 그러면서 돌이 될 때까지 밤새 아이에게 6~10회 정도 끊지 못하고 야간수유를 진행하며 눈이 퀭해진 채로 보내는 엄마들이 많습니다.

수면교육은 아이를 위해서도 필요합니다. 항상 일관성 있게 진행해주어야 아이는 돌이 되었을 때에도 스스로 독립된 방을 쓰게 되었을 때에도 올바른 수면 패턴을 갖고 잠들 수 있어요. 안아 재우는 것, 어릴 때 조금 그러다 말겠지 생각할 문제는 아닙니다. 등을 대고 누워 잘 수 있어야 합니다. 백일까지 아이가 성장하며 가장 중요한 키워드는 '수면교육'이 아닐까 싶습니다.

닥터 오의 진료실

수면의식

수면의식을 만들어요

아이에게 잠자는 시간임을 인식시켜주고 수면에 이르게끔 나른하게 만드는 것이 '수면의식'의 목표랍니다. 특히 잠들기 전의 안정되고 편안한 시간들은 아이를 정서적인 성장으로 이끌고, 엄마와의 애착을 형성해줍니다. 조곤조곤 대화하고, 살랑살랑 노래하고, 조물조물 만져주며 행복하게 아이와 시간을 보내세요.

목욕

38~40도 온도의 따뜻한 물에서 목욕합니다. 너무 장시간 아이를 물속에 두는 것은 좋지 않지만, 적당한 목욕놀이로 아이를 노곤하게 만드는 것도 좋은 방법입니다.

배불리 먹기

밤중수유를 하지 않기 위해 충분하게 수유합니다. 주의할 점은, 먹다 잠들지 않게 하기 위해 수유는 침대 밖에서 끝마치는 것이 좋습니다.

책 읽어주기

자기 전, 영상매체를 보여주거나 요란한 놀이를 하는 것은 좋지 않습니다. 조명을 약하게 한 후, 결말이 행복하고 유쾌한 이야기를 조용한 목소리로 읽어주세요.

자장가 불러주고 인사하기

자장가 오디오북이나 CD 등도 많지만, 아빠 엄마의 목소리로 속삭이듯 불러주세요. 기계음보다 훨씬 아이에게 안정감을 줄 것입니다. 그리고 인사하세요. "우리 아가 사랑한다, 잘 자고 아침에 보자."

잠자기 적당한 방안 환경

적당하게 온도 습도를 맞추어주세요.

적당한 방안 온도 : 19~21도　　**적당한 방안 습도 : 50~60%**

수면교육에 관한

Q&A

Q 아이가 심하게 울어도 정서 발달에 문제가 없나요?

A 아이가 수면 자체에 트라우마를 입지 않을까 걱정하는 사람들이 많습니다. 최근 연구에 의하면 아이들이 울면서 자는 것이 아이의 정서나 감정에 악영향을 끼치지 않는다고 합니다. 물론 어디까지나 개인별 차이가 있겠지만 현재까지는 울면서 자는 것에 걱정을 하지 않아도 됩니다. 물론 평소에 이유 없이 아이를 울리면 안 되겠지요. 아이들이 울음을 통해 알리는 요구사항에 즉각적인 반응을 보여주는 것이 애착 형성에 도움이 되니까요.

Q 아이가 정말 경기를 일으킬 듯이 울어요

A 수면교육은 아이를 울리는 데 목적이 있는 게 아니라 아이가 보채지 않고 혼자 잘 수 있게 유도해주는 게 목적입니다. 혼자 잘 수 있게 알려주기 위해서는 어느 정도 울고 보채는 부분이 있을 수밖에 없습니다. 너무 심하게 운다고 생각되면 아이를 잠깐씩 다독거려주고 흥분이 그칠 때까지 안았다가 잠들기 전에 눕혀도 됩니다.

Q 아이가 너무 안쓰러워요

A 아이는 예측 가능한 상황에 안정감을 가질 수 있습니다. 엄마가 그때그때 임기응변식의 육아를 한다면 아이는 때에 따라 당황해할 수 있습니다. 일관성은 엄마와 아이와의 신뢰와 애착이라고 할 수 있어요. 안쓰러워서 먹이면서 재우거나, 나중에 너무 우니까 그냥 먹여서 재우는 식의 육아는 일관성이 결여된 것입니다. 일관성과 단호함. 육아에 있어 아무리 강조해도 지나치지 않습니다.

Q 아이가 수유 때 자꾸 잠이 들어 수면의식을 할 수가 없어요

A 제일 중요한 건 수유 간격이 될 것 같습니다. 수유 간격을 너무 길게 가져간 뒤에 목욕을 시키고 수유를 하면 아이가 당연히 먹다 지쳐 잠들 수밖에 없지요. 보채어 지치지 않도록 마지막 수유 전의 텀을 잘 조절하세요. 수면의식은 깨어 있는 상태에서 해야 합니다. 수면교육의 핵심은 스스로 잠드는 것이니까요. 목욕 시간을 너무 길게 하여 아이가 지치는 일이 없도록 하고, 적당한 목욕 시간 후에 수유를 진행하고요. 수유할 때 아이가 잠들어버리면 물린 젖을 떼어 아이를 잠시 내려놓아 깨게 한 뒤 수유해도 좋습니다. 잠들었을 때 기저귀를 갈아주는 등의 간단한 자극으로 잠시 각성시킨 뒤 재워도 됩니다.

Q 수면교육을 분명 성공했었는데 갑자기 깨는 횟수가 늘더니 이젠 수시로 깨요

A 아이가 성장하면서 이유식을 시작한다거나, 이가 난다거나 하는 작고 큰 변화들로 인해 수면 패턴이 깨지는 경우가 있습니다. 자는 환경이 바뀌거나 아파 열이 난다거나 할 때도 수면 패턴이 깨져 고생하는 경우가 많지요. 수면교육이 잘 진행되다가도 이렇게 실패로 돌아가는 경우가 생길 수 있습니다. 다시 시작해야 한다고 겁내거나 실망하지 말고 마음을 가다듬고 처음부터 다시 시작하는 기분으로 일관되게 수면교육을 진행해주세요. 좀 더 큰 뒤에는 아주 어릴 때 우는 강도보다 우는 강도가 더 강하게 느껴질 수도 있습니다. 너무 걱정 말고 일관되게만 실시해주세요. 일관성과 단호함. 육아에서 가장 중요한 항목입니다.

Q 아이가 아플 때는 어떻게 할까요?

A 예외를 두되 일상패턴의 변화는 추천하고 싶지는 않습니다. 오후 7~8시가 되면 불을 끄고 조용한 환경을 마련해주는 것은 아이가 아프다고 해서 바뀔 필요는 없겠죠.

Q 늦게라도 시작하는 게 좋을까요?

A 모든 교육과 습관에는 '일관성'이 키워드입니다. 늦었다 생각 말고 일관성 있게 똑같은 방식의 수면교육을 진행해주세요. 다만 아이가 뒤집기 시작하거나 혹은 짚고 일어설 정도가 된다면 다소 어려워질 수는 있습니다. 아이가 위험한 상황에 처하지 않았는지(이불이나 푹신한 물건 등 주의) 살펴봐주고, 안전을 위해 보다 넓은 공간을 확보해주는 것도 방법입니다.

Q 특별히 수면교육을 하지 않아도 잘 자는데 꼭 해야 하나요?

A '잘 잔다'의 기준이 무엇인지부터 묻고 싶습니다. 밤 11시나 12시에 잠드는 아이가 아침 9시까지 잔다고 해서 잘 자는 것은 아닙니다. 아이들은 오후 7~8시 사이에 잠드는 것이 가장 좋습니다. 일찍 재우도록 하세요. 또 젖을 물려 잠드는 경우도 좋지 않습니다. 그건 잘 자는 것이 아닙니다. 아이는 젖을 먹고, 말똥말똥 깨어 있는 상태에서 아빠, 엄마의 자장가를 들으며, 혹은 동화책 읽어주는 소리를 들으며, 혹은 혼자 스르르 잠들어야 합니다. 사실 영유아 검진 시, 아이가 그냥 잘 잔다고 하는 분들에게 강력하게 '수면교육을 해야 합니다'라고 권하기는 참 어렵습니다. 육아라는 것이 저마다의 원칙과 방법이 있기 때문이지요. 하지만 잘 자는 아이여도 잠드는 방법에 문제가 있다면 수면교육하기를 권합니다.

Q 아이 옆에서 자면 안 되나요?

A 퍼버법의 원칙은 방에서 나가는 겁니다. 승아의 경우에는 저희가 같은 방에서 자긴 하지만 잠드는 시간에는 문을 닫고 나옵니다. 그리고 CCTV로 아이가 안전하게 자고 있는지 관찰하지요. 그리고 아이가 깊게 잠들었다 싶으면 들어가 함께 잠을 청합니다. 저는 "꼭 방에서 나가세요."라고 말씀드리지는 않습니다. 다만 아이가 잠드는 공간과 아빠, 엄마가 잠드는 공간은 분리되어야 하며, 옆에서 함께 뒤척이며 잠드는 일은 절대 없어야 합니다. 아기침대나 범퍼침대를 이용해주세요.

Q 자다가 새벽에 깼을 때 또 퍼버법으로 재우나요?

A 네, 퍼버법으로 수면교육을 시작했다면 새벽에 깨었을 때 토닥이며 달래어(들어 올리지 말고) 잘 때까지 기다려주세요. 그때그때 젖을 물리면 아이는 먹으려고 그 시간에 깨게 됩니다. 다만 아이가 너무 어린데 이른 시기부터 야간수유를 중단하려 하는 것은 도움이 안 됩니다. 서서히 끊다가 5~6개월쯤 완전히 끊으면 됩니다. 젖을 물리지 않아도 아이는 스스로 잠들 수 있습니다.

D+60~63

수유 간격 늘리기

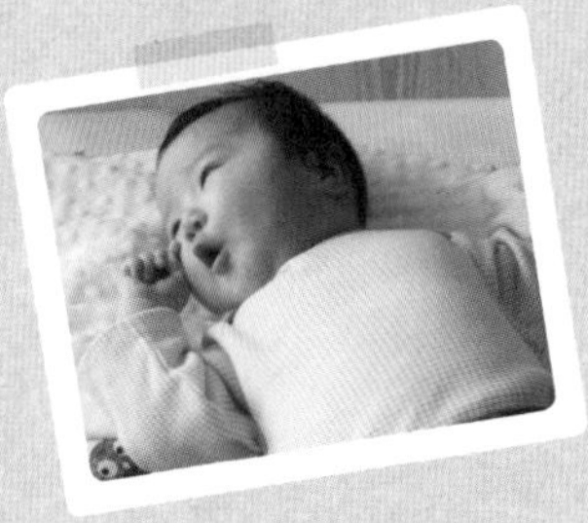

요 며칠 계속 오전 오후 꽉 차게 진료가 있어
승아가 어떤 모습으로 60일을 채웠는지 모르겠다.
며칠간 승아 목욕시키고 수면교육한 기억밖에는 없으니
그래도 볼 때마다 늘 예쁜 우리 딸.

아내 말에 따르면, 승아는 며칠 동안 많은 변화가 있었단다.
더 잘 웃고, 더 또렷해지고
수유 후 모빌 아래에 두면 한 시간 동안이나 옹알이를 하며 혼자 논다고도 했다.
낮 시간에도 수유 간격을 3시간으로 늘리려 노력 중이라고 한다.

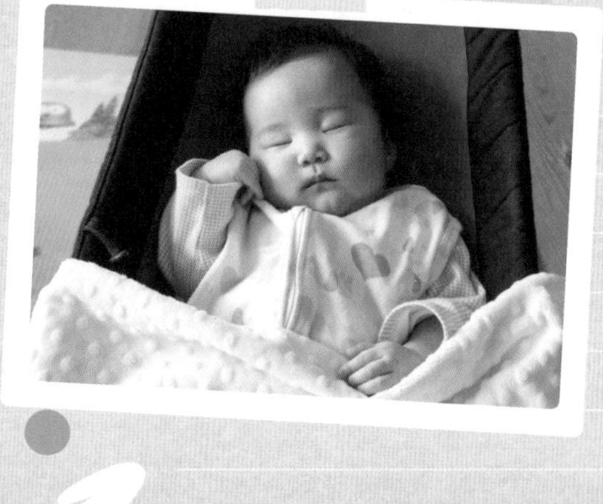

승아는 밤에도 2시간 간격으로 깨는 모양이다.
내가 수유하는 것이 아니라 잘은 모르지만
일단 첫잠은 4~5시간을 잘 수 있게 되었으니
야간에도 무조건 물리지 말고 일단 달래어 재워보도록 하자고 제안했다.
어젯밤 아내가 달래 재우려는 것 같았는데
아침에 일어나 물어보니 결국 그냥 또 먹여 재웠다고 했다.
서서히 수유 간격을 늘려야 할 텐데….

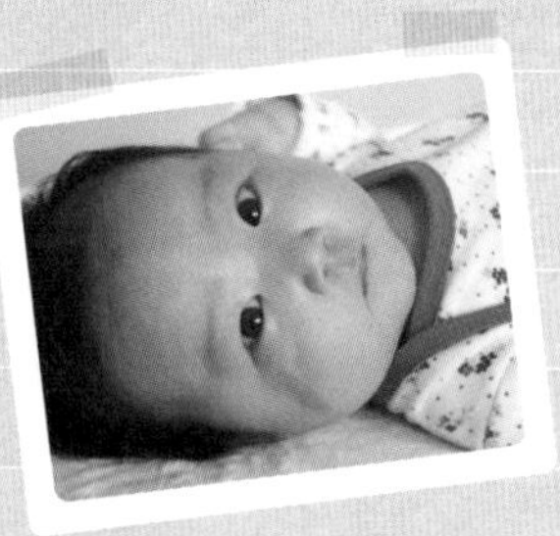

두 팔을 쭉 뻗어도 정수리까지 닿을 수 없는
팔이 짧고 머리가 커 슬픈 승아
이렇게 귀여울 수가!
바운서에 앉혀놓으면 저 작은 손을 내밀어 안전 바에 턱 걸쳐놓는다.
얼굴을 손으로 어찌나 비벼대던지 얼굴을 확 긁어놓았다.
쌍칼 형님이 되었다.

그래도 승아는 크고 있나 보다.
내가 항상 옆에 두고 아내처럼 볼 수 있는 게 아니다 보니
체감하기 어렵지만 퇴근하고 아내로부터 일종의 보고(?)를 받다 보면 많이 컸다 싶다.
생김새 말고도, 먹고 자고 일어나서 노는 모든 면에서 쑥쑥.
지난주에는 아빠가 바빴지만 이번 주에는 더 많이 놀아줄게. 승아야.

닥터 오의 진료실

얼굴에 난 상처

손톱으로 긁은 상처는 어떻게 하나요?

손톱 상처는 최대한 안 생기게 하는 것이 좋습니다. 살짝 긁힌 정도야 흉터 없이 치유되지만 살점이 떨어져 나갈 정도로 손톱에 긁혔다면 흉이 질 가능성이 높습니다. 일단 이차적 감염이 안 되도록 하는 것이 중요하고 피부를 촉촉하게 하는 것이 좋습니다. 깨끗하게 소독하고 습윤밴드로 붙여 놓는 방법을 추천합니다.

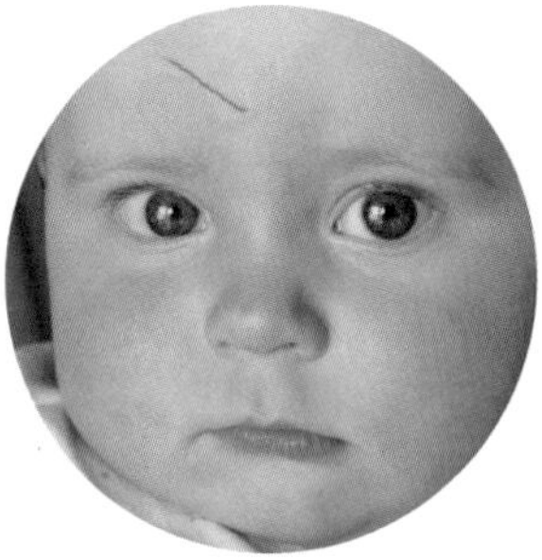

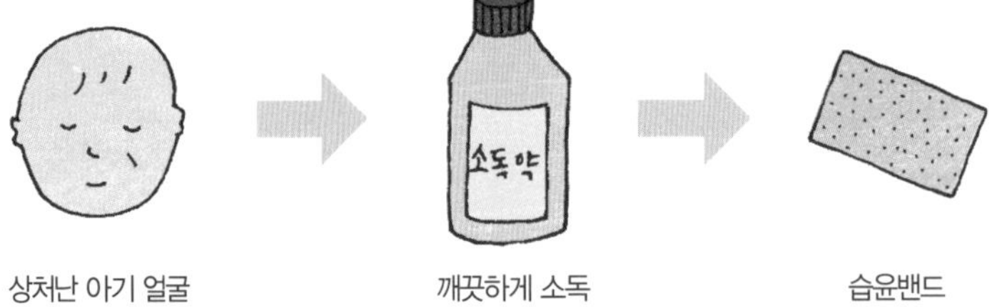

상처 치료

소독약은 알코올, 포타딘 용액, 과산화수소 등 약국에서 파는 것을 사용하면 됩니다. 깨끗한 상처는 잘 소독하고 습윤밴드를 붙이면 되고, 지저분한 상처는 습윤밴드로 닫아놓는 것보다 자주 소독하고 드레싱하는 것이 좋습니다. 특히 신생아기에 아이들 얼굴에 난 깨끗한 상처는 습윤밴드를 붙여주도록 합니다. 연필에 찔려서 상처에 연필심이 남거나 아스팔트에서 넘어져 거뭇거뭇한 상처가 생겼을 경우에는 바로 병원으로 가서 치료받으세요. 검게 자국이 남지 않도록 치료를 받아야 합니다.

Doctor's comment

손싸개는 언제까지 사용하나

언제까지라고 딱 정해진 건 없습니다. 무엇이라도 잡으려 하는 파악 반사가 2~3개월이면 사라지기 때문에 그 이후에는 벗겨놓아도 됩니다. 대근육이 발달하고 소근육은 천천히 발달하지만 7~8개월이 되면 아이가 손을 조금씩 사용하게 되므로 너무 오래 손싸개를 하는 것은 좋지 않겠지요. 그러므로 손톱을 너무 날카롭지 않게 유지해주는 것도 중요합니다(손톱 관리 방법 83, 213쪽 참고).

D+69

예방접종하는 날

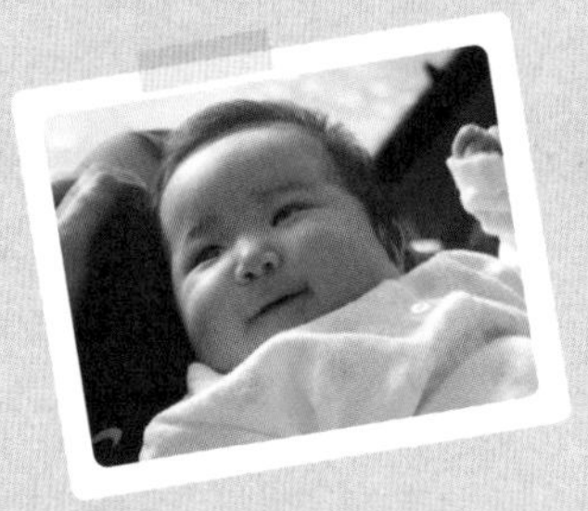

승아 예방접종 하는 날
의젓하게 카시트 타고 병원 가는 길,
차가 움직일 때는 모든 걸 해탈한 표정이었다가
차가 멈추기만 하면 자지러지게 우는 그녀.

레지던트 시절, 그 작고 작은 아이들 몸에 어떻게 주사바늘을 꽂았는지….
내 아이를 낳고나니 비로소 부모들 마음이 얼마나 아프고,
주사 맞을 때마다 얼마나 보기가 힘들었을지 이해가 간다.

병원에 자주 오는 것이 좋지 않고(긴 대기 시간을 아파서 온 아이들과 함께 있는 것이 좋을 리 없으니),
아이가 여러 번에 걸쳐 스트레스를 받느니
한 번에 다 맞고 끝내는 것이 좋다는 이유를 들어
원래 나는 동시 접종을 권하지만 우리나라 어머니들은 이를 두려워하고 기피하는 편이다.

"동시 접종을 권장합니다. 오늘 다 맞고 가셔도 돼요."라고 말하면
어머니들의 90%는 그래도 나누어 맞는 것을 선택하고,
"네 알겠습니다."라고 하면서도 내게 되물어보곤 한다.
"그런데 열나면 어쩌죠? 진짜 동시에 해도 돼요?"

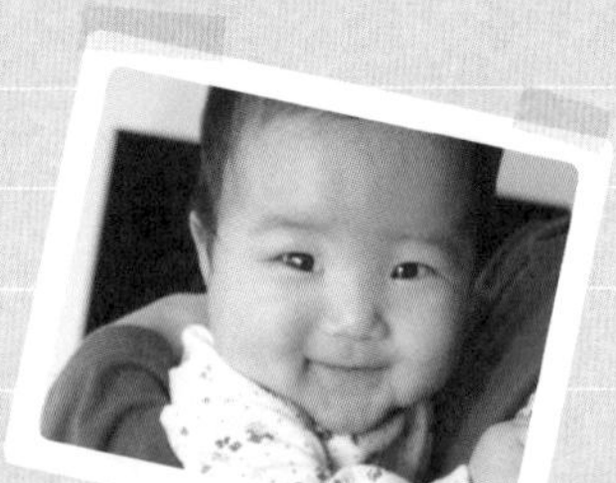

승아 엄마도 마찬가지였다.
무리하게 여러 개 맞추지 않겠다고 나에게 강권(?)하여
승아는 일주일 전 DTP, 소아마비 콤보 백신을 맞고,
오늘 로타(경구)와 뇌수막염, 폐구균 백신을 맞았다.

진료실에 승아를 데려온 건 처음인데 기분이 묘했다.
우리 승아에게 아빠 진료실 자랑도 하였다.

대부분 아이들은 예방접종할 때 "으앙" 하고 크게 울어도
금세 의젓해지는데, 우리 승아 역시 금방 눈물을 뚝 그쳤다.
"내가 언제 울었어요, 아빠?" 하듯.

늘 뉘여 안는 것보다 세워 안는 것을 좋아하는 우리 승아.
이제는 제법 나에게 폭 들어오는 승아를 안고 있노라면
나는 그야말로 무장해제가 된다.

미니 육아 수첩

동시 접종

동시 접종을 추천하는 이유는 우리 아기가 여러 번 힘들어하고 스트레스 받는 것보다 한 번에 접종받고 끝내는 편이 더 낫겠다는 판단 때문이다. 동시 접종이 아이들에게 스트레스를 덜 준다고 하니까. 그러나 진료를 하다 보면 엄마들은 한 번에 두 가지 이상 맞추는 걸 내켜하지 않는다. 우리나라 정서상 그런 것 같은데, 엄마들이 원한다면 따로 맞혀도 된다.

오늘은 내가 야간 진료를 보는 날,
출근하는데 내가 없으니 아내가 좀 걱정하는 듯했다.
저녁에는 컨디션 난조로 평소보다 많이 보채다 잠들긴 했다고 한다.
승아야, 널 건강하게 지켜주기 위함이란다.
내일 아침에는 예쁘고 씩씩한, 한 뼘 더 자라 있는 우리 승아를 보고 싶구나.

예방접종

Parenting story

예방접종의 당위성

지금 한참 아이를 키우는 엄마들의 머릿속에는 익숙한 장면이 있을 거예요. 비디오를 볼 때마다 나오던 "호환 마마보다 무서운 영상물~" 어쩌고 하는 공익광고 말입니다. 천연두('마마'라 불리던), 홍역과 같은 전염병이 무서웠던 과거가 있었죠. 이 전염병이 지금은 이름조차 감춘 이유는 바로 백신Vaccine 때문입니다. 소아마비(폴리오), 디프테리아 등의 질병도 요즘에는 거의 발생하지 않습니다. 제가 '예방접종의 필요성'이라 하지 않고 '당위성'이라 말한 것은 "이걸 꼭 맞아야 하나?" 고민하는 사람들이 많기 때문입니다. 위험한 책(저는 이렇게 말하겠습니다)을 읽고서 "예방접종은 아이에게 독이라고 했다."라며 선택접종뿐만 아니라 필수접종도 거부하는 분을 보았습니다. 그러나 예방접종은 우리 아이들뿐만 아니라 우리 아이와 함께 생활하는 다른 아이들, 더 나아가서는 후손을 위해 꼭 필요합니다. '전염병 퇴치'의 한 수단이 되기 때문이지요. "우리 아이는 예방접종하지 않았는데 모두 건강하게 컸어요."라고 말하는 분이 있다면 분명히 말씀드립니다. 그 아이 주변에 있는 접종을 완료한 아이들 덕을 본 것이라고, 지금 당신의 아이는 무임승차했다고.

예방접종의 종류를 알아보아요

예방접종에는 크게 두 가지 종류로 나눠볼 수 있습니다. 반드시 예방접종을 해야 하는 필수 예방접종과 선택적으로 할 수 있는 선택 예방접종이 그것이죠. 그리고 장티푸스, 신증후군출혈열, 인플루엔자 백신은 고위험군에 한하여 접종을 권장하고 있습니다.

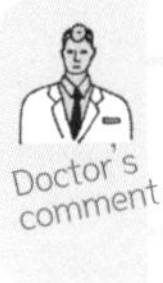

선택 접종은 반드시 해야 하나요?
이 질문은 점점 없어질 것 같습니다. 국가에서 예방접종에 대해서 비용 부담을 많이 덜어주고 있기 때문에 선택 접종이 조금씩 의미가 없어지고 있지요. 물론 아이를 위해서는 반드시 해야 합니다.

필수 예방접종	선택 예방접종	고위험군 권장
BCG(피내용)　B형간염　디프테리아 파상풍　백일해(DtaP, Td)　폴리오 일본뇌염(사백신)　수두　일본뇌염(생백신) A형간염　폐구균 홍역, 유행성이하선염, 풍진(MMR) B형헤모필루스인플루엔자뇌수막염(Hib)	BCG(경피용)　로타 백신 수막구균	인플루엔자　장티푸스 신증후군출혈열

어떤 접종 방법이 있나요?

주사 방법

주사는 근육주사, 피하주사, 피내주사 등의 방법으로 실시하게 됩니다. 백신은 규정된 방법대로 접종하지 않으면 효과면이나 이상반응에 있어서도 안 좋은 영향을 미칠 수 있습니다. 따라서 정해진 방법으로 백신을 주사합니다.

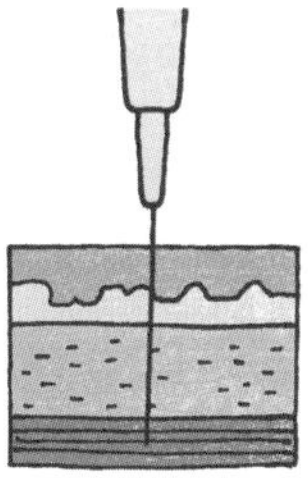

근육주사

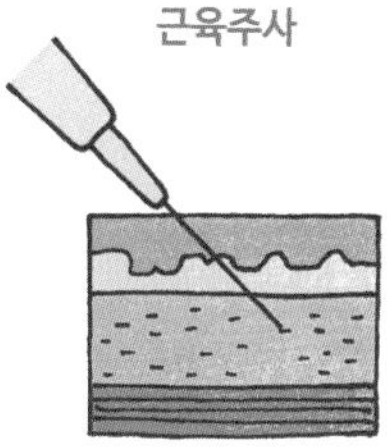

피하주사

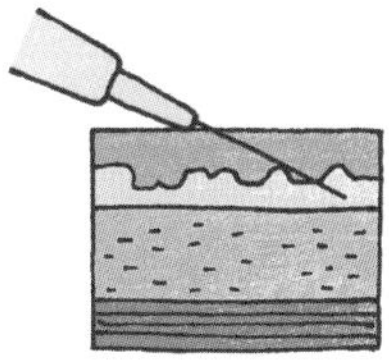

피내주사

BCG(피내용, 경피용)	상완외측면 피내주사
B형간염	영아 : 허벅지 전외측 근육주사 소아 · 성인 : 삼각근 부위 근육주사
DTaP	영아 : 허벅지 전외측 근육주사 소아 · 성인 : 삼각근 부위 근육주사
폴리오(IPV)	허벅지 근육 또는 상완외측면 피하주사
MMR	상완외측면 피하주사
일본뇌염(사백신, 생백신)	피하주사
수두	피하주사
인플루엔자	근육주사
장티푸스	경구용 및 피하주사 또는 근육주사
신증후군출혈열	피하주사 또는 근육주사
히브 뇌수막염	영아 : 허벅지 전외측 근육주사 소아 · 성인 : 삼각근 부위 근육주사
A형간염	삼각근 부위에 근육주사
폐구균	상완외측면 피하주사 또는 삼각근 부위 근육주사

접종 방법

동시 접종

미국예방접종심의위원회에서는 5~7개를 동시에 접종하는 것을 추천합니다. 간염2차, DTP, 소아마비, 뇌수막염, 폐구균, 로타(경구) 모두 같은 날 접종해도 상관없습니다. 물론 맞는 부위는 달라야 하며, 최소 1인치 이상의 간격을 두어야 합니다.

교차 접종

보통 백신은 교차 접종(1차와 2차에 다른 종류의 백신을 접종하는 것)이 가능합니다. 단, DTP는 교차 접종에 대한 근거가 없기 때문에 되도록이면 기초 접종을 같은 종류의 백신으로 하는 것을 권합니다.

2차 접종

2차 접종 시기를 놓쳐서 고민하는 사람들이 많습니다. 백신마다 최소 접종 간격이 있는데, 이 간격만 유지한다면 항체 생성에 문제가 없습니다. 일찍 맞는 것은 효과를 떨어뜨릴 수 있지만, 1~2주 정도 늦어지는 것은 너무 고민하지 마세요.

추가 접종

추가 접종은 생후 처음으로 하는 기초 접종 후, 일정 기간이 지나 면역이 저하되면 이를 증강하기 위해 다시 예방접종을 하는 것을 말합니다. 국내 소아 대상 예방접종 기초 접종률은 90%로 높은 편이지만, 추가 접종률은 40% 이하로 낮은 수치를 맴돌고 있습니다.

아이가 크고 잘 자라고 있으면 예방접종 필요성에 대한 인식이 낮아지는데요, 우리 아이의 건강뿐만 아니라 함께 커가고 있는 다른 친구들의 건강을 위해 추가 예방접종도 완료해주어야 합니다.

예방접종 전후 컨디션을 관리해요

접종하러 가는 날

아이의 컨디션이 안 좋거나 기상 상태가 좋지 않으면 미루세요. 접종 시기가 되었다고 해서 꼭 그날에 가야 하는 것은 아니니 상황에 맞춰 진행해주면 됩니다.

접종 후 관찰

예방접종 부작용으로 놀라서 내원하는 사람들이 꽤 있습니다. 예방접종 부작용으로는 흔히 발열, 국소적인 발적, 근육 뭉침, 보챔, 설사(로타 백신의 경우) 등이 있을 수 있어요. 보통 시간이 지나면 문제없이 좋아집니다.

접종 후 경미한 부작용(발열, 보챔, 상기도감염)이 있다면 상태를 관찰해주세요. 접종 후 1~2일 정도는 발열이 있을 수 있으며 그 안에 호전되니, 잘 먹고 잘 노는지 확인해주면 됩니다.

하지만 접종 부위를 건드릴 때마다 아이가 보채거나 시간이 지나도 발적된 부위가 가라앉지 않고 남아 있다면 접종한 병원에 가서 상담을 받아야 합니다. 또한 BCG 접종 뒤에 국소적인 화농성 병변이나 주변 림프절(특히 겨드랑이) 비대, 염증 등이 생길 수 있어요. 심하지 않은 경우 자연적으로 소실되기도 하지만 크기가 크고 시간이 지나도 소실되지 않으면 수술적인 제거를 하기도 합니다.

예방접종 부작용을 보고 접종하기 싫어하는 분들도 있을지 모르겠어요. 경미한 부작용이 대부분이며, 부작용이 있다 해도 예방접종의 이점이 더 많습니다. 걱정 말고 예방접종은 꼭 챙겨 맞힐 것을 권합니다. 경미한 부작용에 놀랄 필요 없어요.

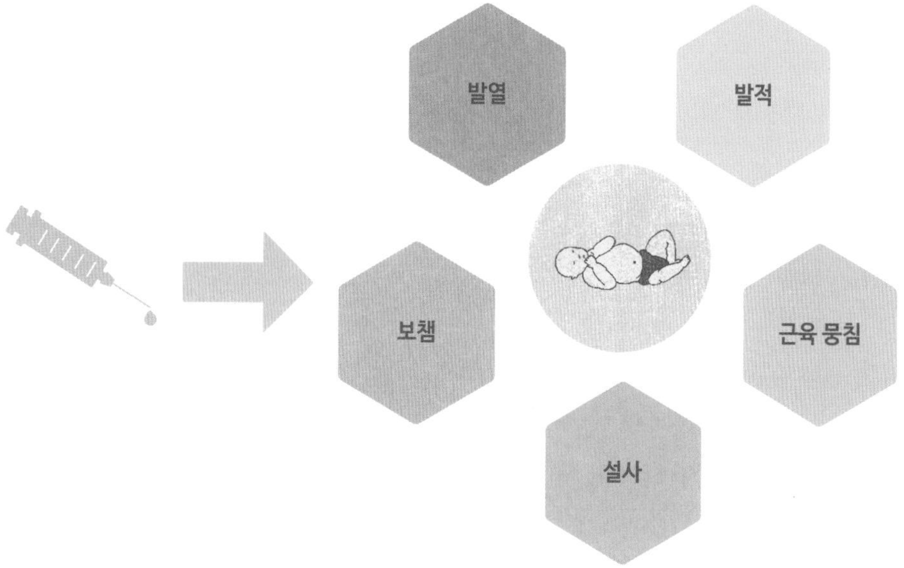

접종 후 목욕

접종 후 가벼운 목욕은 괜찮습니다. 접종 부위를 세게 닦지 않는다면 간단한 목욕은 괜찮습니다. 아기가 지치지 않도록 가벼운 목욕을 시켜주는 것은 좋습니다.

접종 시간

접종은 되도록이면 야간이 아닌, 적어도 오후, 되도록 오전에 해주세요. 오전에 접종하고 오후에 컨디션이 안 좋아지더라도 인근 병원을 찾아가 아이의 상태를 확인할 수 있기 때문입니다.

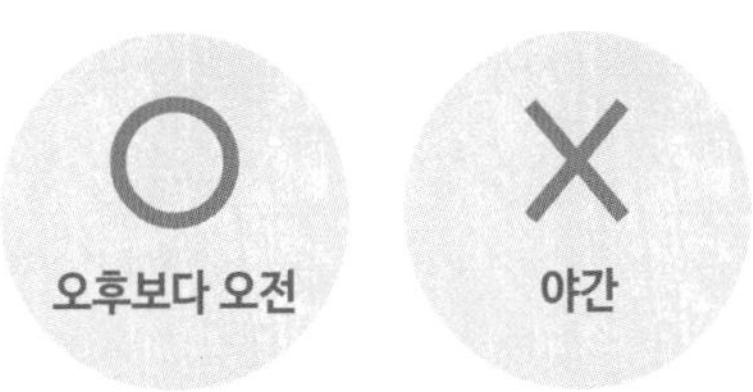

예방접종 시기를 관리해요

질병관리본부에서 운영하는 예방접종 도우미 사이트http://nip.cdc.go.kr가 있습니다. 들어가면 아기 출생일에 맞는 예방접종 시기뿐 아니라, 백신에 대한 기본상식도 소개되어 있고, 예방접종 증명서도 신청할 수 있습니다(예방접종 스케줄표 121쪽 참고).

예방접종 스케줄 관리 방법

- 예방접종 스케줄표를 인쇄하여 냉장고에 붙여놓기
- 병원에 전화를 걸어 스케줄 알아보기
- 아기수첩에 꼼꼼히 기록하기
- 어플리케이션 도움받기

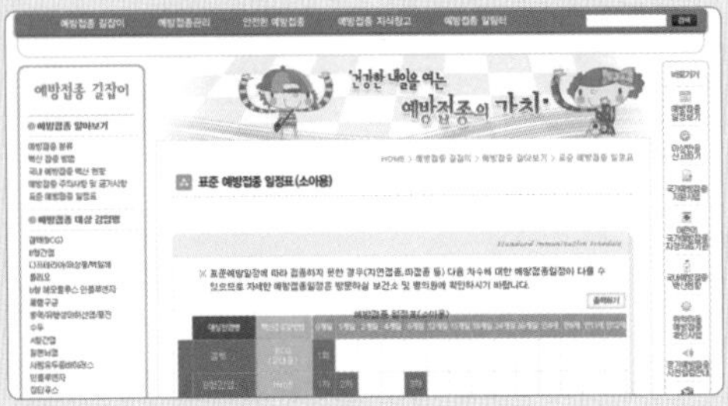

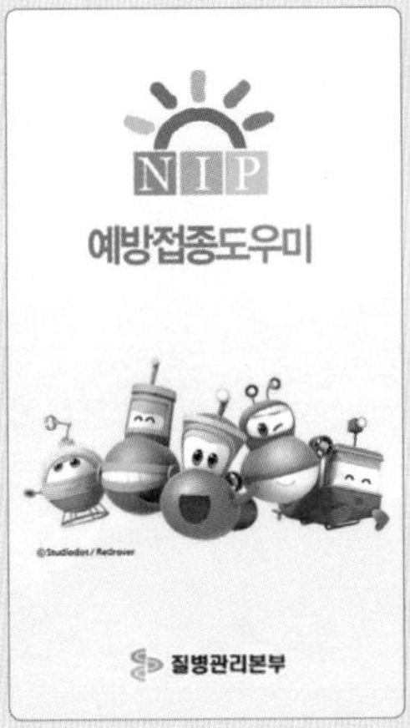

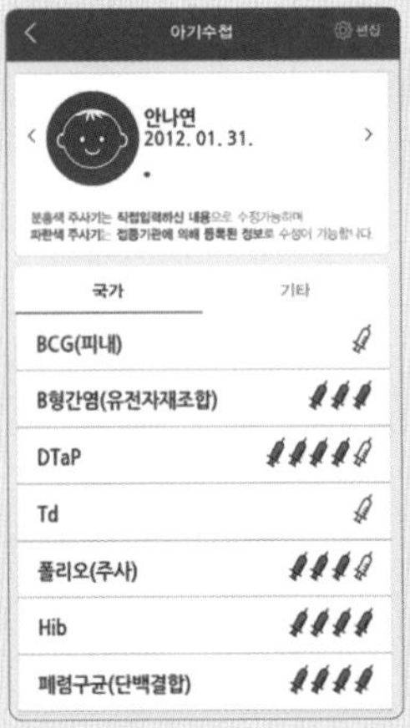

예방접종할 때는 아기수첩을 꼭 가지고 와야 합니다. 한 곳에서 꾸준히 접종한 경우에는 접종력을 알기 쉬우나 이곳저곳에서 접종을 했을 경우에 접종력을 알기가 어려우니 아기수첩을 꼭 챙겨서 방문하기 바랍니다. 또 후에 아이가 자라 해외연수를 가거나 초등학교에 입학하게 될 때에도 접종기록을 제시해야 하니 아기수첩에 잘 기록해주세요. 물론 요즘엔 웹상에 예방접종한 이력이 기록되어 접종병원에서 확인 가능하기도 합니다.

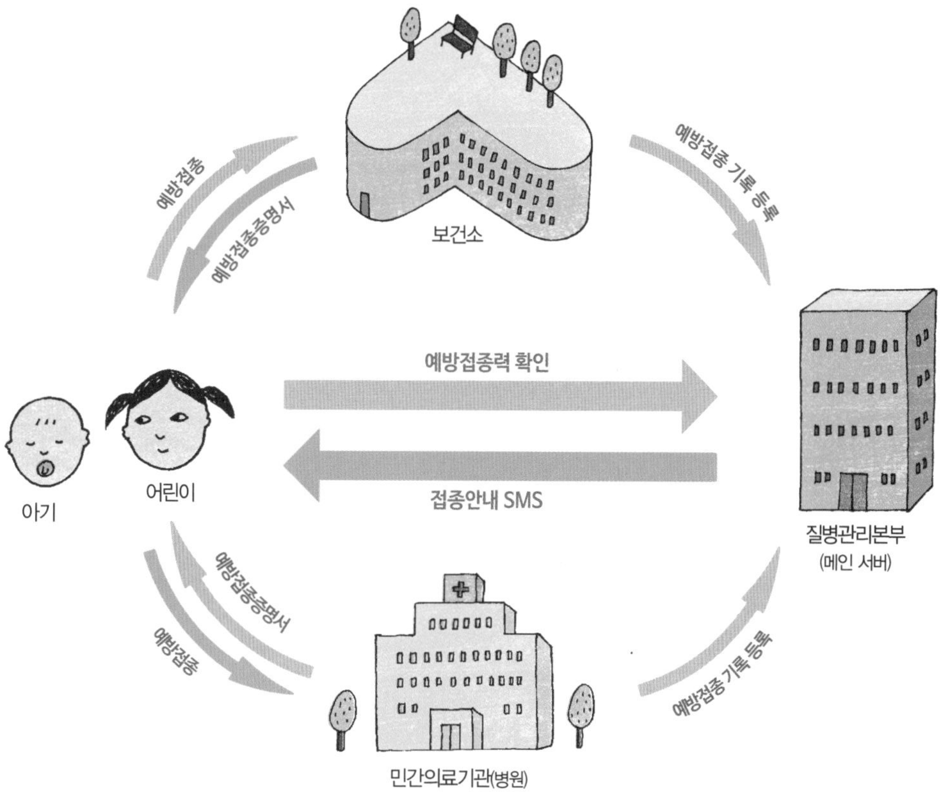

기다렸다가 나중에 하면 안 되나요?

Doctor's comment

예방접종은 과학적인 데이터에 근거한 권장 시기와 횟수가 있는 것입니다. 피치 못할 사정으로 접종 기회를 놓친 경우엔 어쩔 수 없이 접종 스케줄을 따라잡기 식으로 해야겠지만 편의와 경제성만을 위해서 접종을 늦추는 것은 추천하지 않습니다.

D+74

한쪽만 고집해요

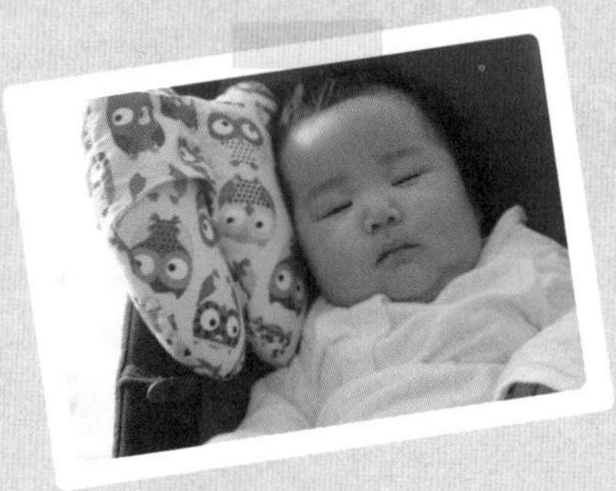

우리 승아는 항상 오른쪽을 보고 고개를 돌리고 있어
벌써 한쪽 두상이 눌려 있는 듯하다.
승아 엄마에게 다른 쪽도 보게 할 것을 부탁했는데
아이가 한쪽만 고집해 위치를 바꿔주면 다시 돌리고
바꿔주면 다시 돌리고 해서 잘 못하겠단다.
또 편하게 보고 싶은 곳 보게 해주고 싶다고도 하였다.

잠을 잘 때마저도 오른쪽을 보고 있어 옆에 베개를 겹쳐 대주었다.
손으로 눌러주어도 이내 강하게 뿌리치고 고개를 획 돌려버리는 그녀
요즘엔 고개 힘도 좋아져 획획 잘도 돌리는구나.

아이가 계속 한쪽만 보거나 다른 쪽으로 고개를 돌리지 못할 때에는
유아 사경을 의심해보아야 한다.
물론 승아의 경우 사경은 아니다.
아내에게 승아 뒤통수 좀 예쁘게 하도록 신경 좀 써달라는 의미에서 겁을 좀 줬다.
선천성 사경은 신생아에게서 볼 수 있는데,
치료가 늦어지면 안면이 불균형해질 수 있으므로
잘 관찰해서 조기 치료하는 것이 중요하다.

요즘 아내가 신생아적 사진을 보면서 "승아야, 이목구비 어디 갔니?"라며

이목구비 실종사태를 탄식하고 있는데,

이런들 어떠하리~ 저런들 어떠하리~

살찌고 뽀얘지니 이렇게 예쁜 것을!

쓰담쓰담 하면 너무 예쁘게 웃어주는 승아.

너무나 잘 웃고 옹알이도 잘하는 우리 딸, 사랑합니다.

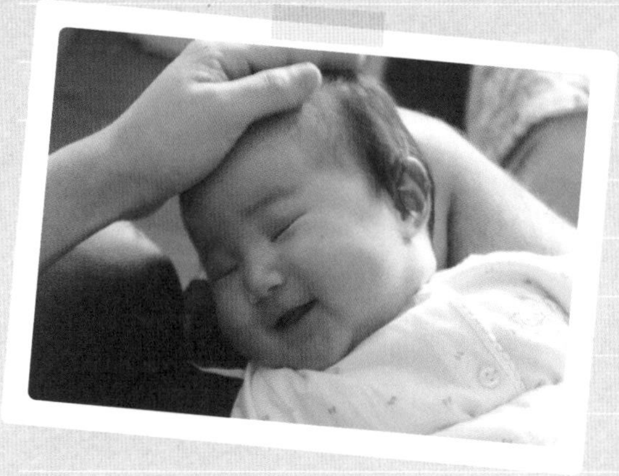

🏥 닥터 오의 진료실

유아 사경

아이가 한쪽만 보나요?

아이가 너무 한쪽만 보거나 다른 쪽으로 고개를 돌리지 못할 때에는 유아 사경을 의심해보아야 합니다. 그냥 고집이려니 하고 넘길 일이 아닐 수도 있어요. 사경은 경부가 뒤틀려 두부가 한 쪽으로 기울어진 것으로, 머리가 오른쪽(또는 왼쪽)으로 기울어져 있고, 턱은 왼쪽(또는 오른쪽)으로 향하고 있으면 사경을 의심해볼 수 있습니다. 보통 목의 근육인 흉쇄유돌근의 섬유화로 인해 구축 및 단축이 생겨 머리가 한쪽으로 돌아가는 경우가 많으며 경추의 이상이나 눈의 이상으로도 올 수 있습니다.

사경의 증상

사경이 의심되는 아이들은 흉쇄유돌근에 만져지는 덩어리Fibromatosis Colli 같은 것이 있습니다. 이 덩어리 때문에 근육이 수축되고 목이 삐뚤어지는 것이지요. 즉 목 부위에 딱딱한 게 만져집니다.

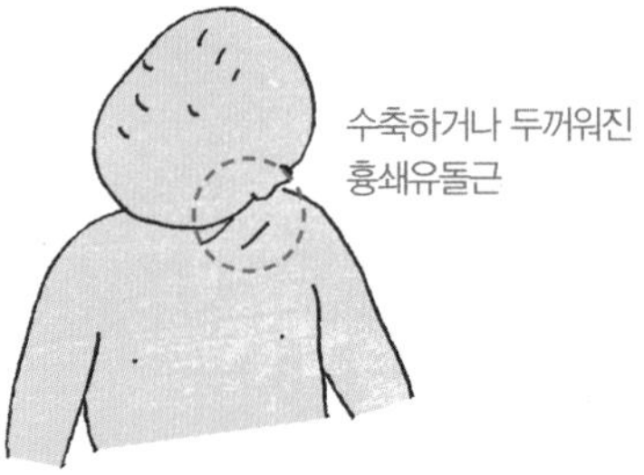

치료 방법

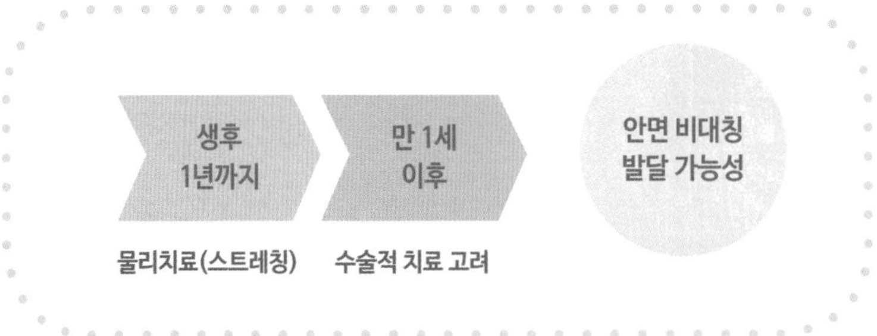

돌 전에는 물리치료만으로도 많은 호전을 보입니다. 드물지만 수술하는 경우도 있습니다. 치료는 빠르면 빠를수록 좋습니다.
보통 생후 1년까지는 물리치료를 통해서 많은 경우 좋아질 수 있어요. 만 1세 이후에도 사경이 남아 있으면 안면 발달이 비대칭적으로 될 수 있으므로 수술적 치료를 고려하여야 합니다. 따라서 확실한 진단을 받고 치료하는 것이 중요합니다.

집에서 할 수 있는 스트레칭 방법

예) 왼쪽 사경(오른쪽 사경인 경우 반대 방향으로 해주세요)

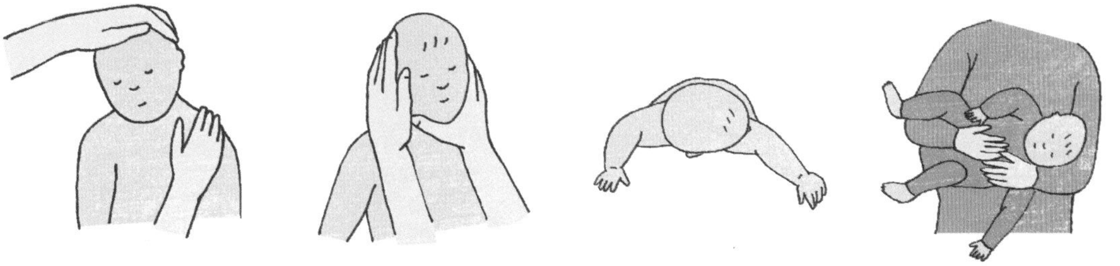

왼쪽으로 구부리기

보호자의 오른쪽 손으로 아이의 왼쪽 어깨를 지그시 누르고 왼쪽 손은 아이의 왼쪽 머리 위로 올린 채, 아이의 머리를 오른쪽 어깨 쪽으로 구부려줍니다. 이 상태로 10분 유지, 15번 반복하세요. 이 스트레칭을 하루에 4~6회 합니다.

왼쪽으로 돌려주기

보호자의 왼쪽 팔뚝을 아이의 오른쪽 어깨에 대고 손으로는 머리를 받힌 채, 오른손은 아이의 턱을 잡습니다. 그 상태로 아이의 왼쪽 방향으로 얼굴을 천천히 돌려줍니다. 이렇게 10분 유지, 15번 반복하세요. 이 스트레칭을 하루에 4~6회 합니다.

왼쪽 자세 유지하기

아이를 보호자의 배 위에 엎드리게 하여 왼쪽을 바라보게 합니다. 이때, 해당 방향을 계속 보고 있을 수 있도록 장난감 등을 아이의 시선이 향하는 왼쪽에 놓아주세요.

왼쪽 방향으로 안기

아이의 귀가 보호자의 왼쪽 팔뚝에 닿도록 옆으로 뉘어서 앞을 보게 하여 안은 채, 보호자의 오른팔은 아이 다리 사이에 넣어 몸을 지지해 줍니다. 되도록 아이를 이 자세로 안아주세요.

※기타
- 위를 올려다보고 왼쪽을 바라볼 수 있도록 인형을 들고 유도해주세요.
- 젖병 수유 시, 아이가 왼쪽을 보며 먹도록 조절해주세요.

수술하게 될 경우

소아의 선천성 사경은 1년 정도의 보존적 치료를 함에도 불구하고 호전이 보이지 않으면 보통 수술하게 됩니다. 수술 시기에 있어서 아직까지 논란이 있습니다. 보통 만 4세 이전에 수술을 해주어야지 얼굴의 비대칭적인 성장에 영향을 덜 주는 것으로 되어 있어서 4세 이전에 하도록 권합니다.

사두증

아이가 한쪽으로만 눕나요?

영아돌연사를 예방하기 위해서 아이들은 등을 바닥에 대고 자야 합니다. 아이를 바닥에 눕혀놓으면 아이가 한쪽으로만 자세를 취하게 됩니다. 아이들의 머리는 돌 전에 가장 빠르게 성장합니다. 특히 태어나서 한두 달까지는 아이의 머리가 말랑말랑하다고 생각해야 하지요.

부드러운 머리를 가지고 있는 아이가 똑같은 자세를 반복적으로, 혹은 오랜 시간 취하고 있을 때 아이의 머리가 비대칭적으로 납작하게 자랄 수 있습니다. 이를 사두증이라고 합니다.

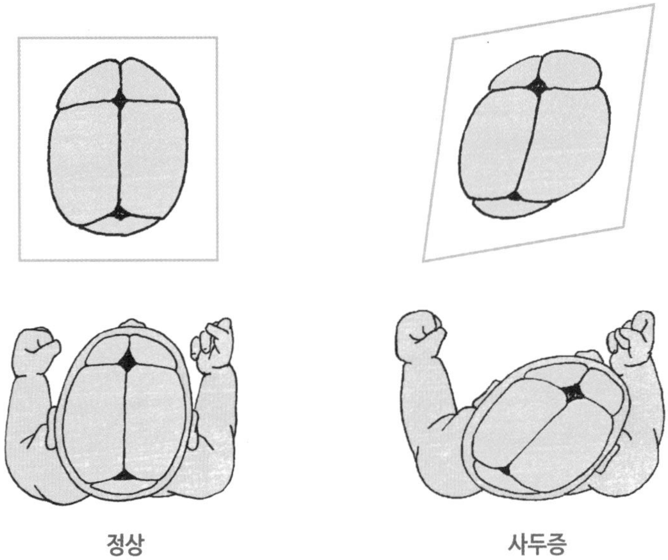

치료 방법

사두증은 두개골 조기 유합증과 같이 수술이 필요한 상태는 아니고 머리가 삐뚤어진 상태를 말합니다. 흔하게 발생하며 심각하게 삐뚤어지지 않는다면 자세교정을 통해서 많은 회복을 보입니다. 즉 너무 한쪽으로 자세를 취하게 하지 말고 왼쪽과 오른쪽을 골고루 볼 수 있게 유도하는 것이 중요합니다. 특히 아이의 머리가 가장 부드러운 한두 달 사이가 가장 중요하지요. 그리고 아이가 깨어 있을 때는 하루에 20~30분이라도 아이를 엎드려 놓는 것도 방법입니다. 이때는 아이가 코와 입이 막혀 질식되지 않도록 보호자의 세심한 관찰 하에 진행되어야 합니다.

심각한 경우에 미용을 위한 치료헬멧을 사용하는 경우가 있는데요. 경미한 두위 비대칭에서는 자세교정보다 이점은 없다고 합니다. 따라서 아이의 머리를 예쁘게 하기 위해서 필요 이상의 헬멧 사용은 자제해야 합니다. 비용도 많이 들어갈 뿐 아니라 정상적으로 자라고 있는 아이에게 불편감 및 불필요한 치료를 하는 경우가 있기 때문입니다.

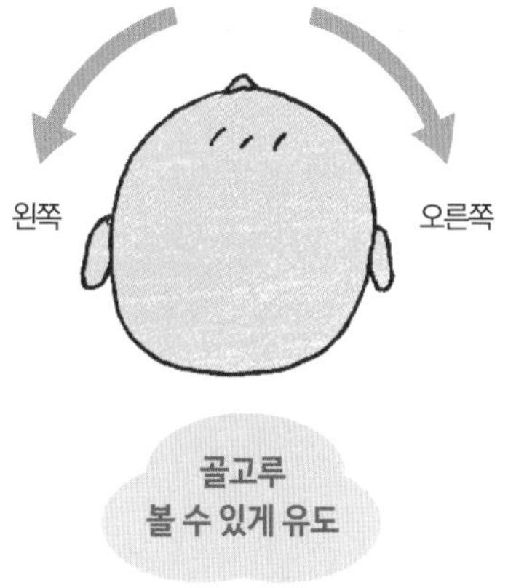

D+77

며칠 동안 변을 못 봐요

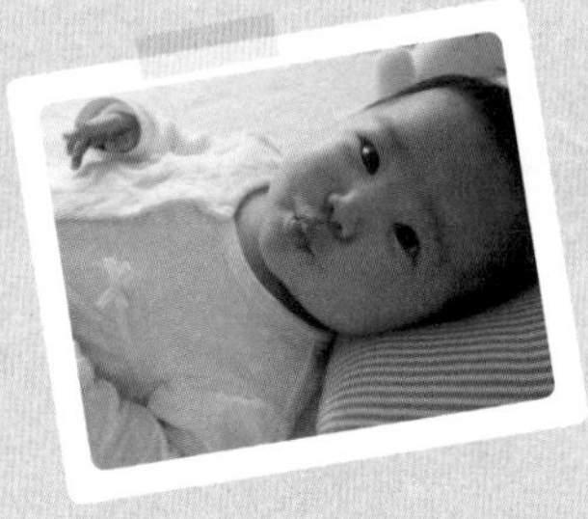

승아가 4일 동안 변을 못 보고 있다.
아내는 변비 아니냐며 걱정을 한다.
모유 먹는 아가의 경우 2주 정도, 길게는 3주까지도
변을 안 볼 수 있으니 크게 걱정하지 않아도 된다.
물론 잘 먹고 체중 증가가 잘 되고 있는 아이의 경우 그렇다.
변비가 있는 것이 아니라 모유가 그만큼 흡수가 잘되어
찌꺼기가 없다고 생각하면 된다.
모유 먹는 아이들 중에 이것 때문에 병원에 오는 경우가 종종 있다.

먹고 눕혀놓으면 잠시 동안 먹는 여운(?)이 남아서인지
입을 쪽쪽거리며 빠는 시늉을 하는 우리 딸.
입 모양이 어찌나 귀여운지…

승아를 며칠 동안 신경 써서 고개를 왼쪽으로 돌려놓았더니
이젠 스스로 왼쪽을 곧잘 보고 있다.

75 사이즈 내복은 이제 승아에게는 조금 작아지려 한다.
바디수트도 이제는 7부가 되어버리고…
우리 승아 많이 컸구나.

닥터 오의 진료실

대변

모유수유 아기의 변은 어떤가요?

항상 그런 것은 아니지만 모유 먹는 아이의 변이 분유 먹는 아이의 변에 비해 대체로 좀 더 묽고 자주 보긴 합니다. 하루에 열 번도 볼 수 있지요. 그런데 생후 6~8주 정도가 되면 모유 먹는 아이들이 대변을 일주일 이상 보지 않는 경우가 많이 있는데, 아이의 컨디션이 양호하고 배가 부르지 않고 잘 먹고 있다면 정상적인 상황으로 생각해도 됩니다. 즉 초기에는 좀 더 묽고 자주 보다가 두 달 가까이 되면 마치 변비가 있는 것처럼 대변을 잘 보지 않기도 한답니다. 하지만 변비라고 걱정할 필요 없습니다. 아이가 잘 먹고 몸무게가 잘 늘고, 대변이 너무 딱딱하거나 건조하지 않다면 괜찮습니다.

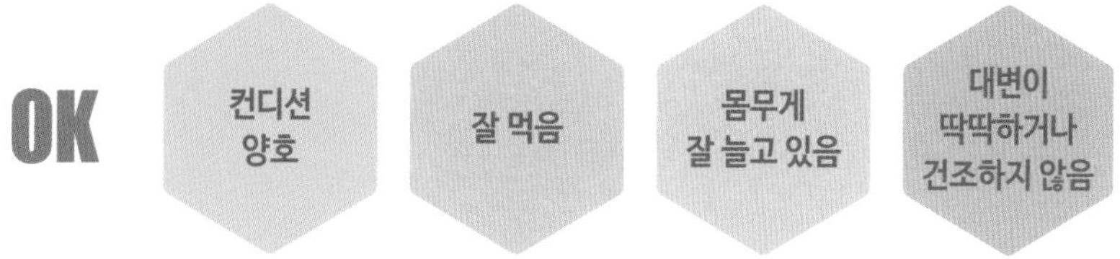

녹변을 보는 아기

별다른 이상 없이도 녹변을 볼 수 있으며, 일부 음식물에 의해 담즙이 증가하거나 음식물의 색소 등에 의해 그럴 수 있습니다. 모유수유할 경우 대부분 전유후유의 불균형에서 그 이유를 찾을 수 있습니다. 모유 중 전유에는 탄수화물이 많고, 뽀얀 빛의 후유에는 지방이 많습니다. 한쪽 젖을 충분히 끝까지 물려 영양의 불균형이 오지 않도록 하는 것이 좋습니다(전유후유 불균형 46쪽 참고).

혈변을 보는 아기

전문의를 찾아야 하는 경우는 혈변을 볼 때입니다. 어떤 양상을 띠든 혈변을 본다면 꼭 가까운 병원을 찾기 바랍니다.

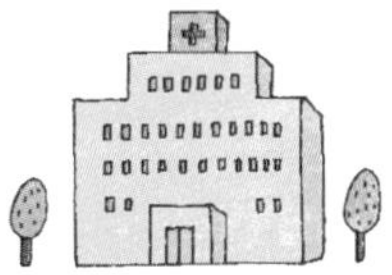

D+78

고개를 자유자재로 돌려요

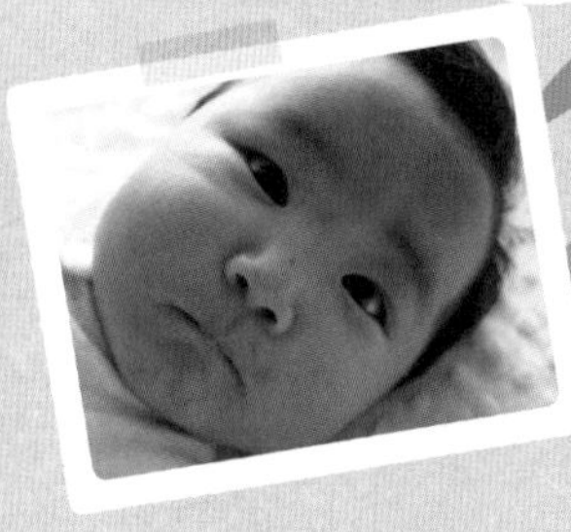

승아가 한쪽만을 고집해오면서 그 예쁘던 두상이 조금씩 달라지기 시작했다.
오른쪽을 많이 보면서 왼쪽 두상이 눌리게 된 것.
나와 승아 엄마가 며칠간 신경 썼더니 이제 아이가 왼쪽도 제법 본다.
자면서도 왼쪽을 보며 자고,
그냥 놀 때도 스스로 알아서 왼쪽을 보기도 하고.

승아는 일주일쯤 전부터 고개를 자유자재로 휙휙 돌릴 줄 알게 되었다.
아이쿠, 귀여워.

아이가 고개를 돌리고 목을 가누고
가슴팍까지 들어 올릴 줄 알게 되는 등의 성장은
비단 그냥 그 자체의 발달만은 아니다.
그만큼 아이가 볼 수 있는 시야도 더 넓게 확보된다는 것을 의미한다.
그냥 한 곳만 바라보고 있을 때보다
더 넓고, 더 많은 것들을 보게 되기 때문에
아이의 시야가 확보되는 주변으로 장난감이나 초점책 등을 놓아주는 것이 좋겠다.

아침에는 코에 피가 나도록 손톱으로 긁어놓은 우리 뿜양.
요즘에는 졸릴 때나 힘쓸 때 어찌나 얼굴에 손을 갖다 대는지 어찌할 도리가 없다.
손톱을 자주 깎아줄 수밖에.

손톱 깎기

시기별로 손톱깎이를 바꾸세요

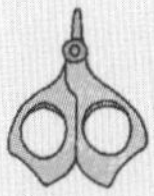
신생아 손톱가위

0~3개월
끝부분이 작고 동그랗게 생겨서 아기 손톱을 안전하게 자를 수 있어요.

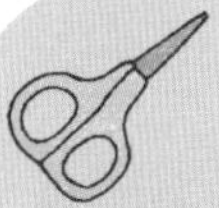
유아 손톱가위

3개월부터
가위의 길이가 조금 길어서 아기가 조금 컸을 때부터 사용할 수 있어요.

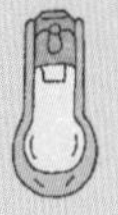
유아 손톱깎이

9개월 이후
손톱의 모서리를 자를 때 상처나지 않게 자를 수 있어요.

아기 손톱을 안전하게 잘라요

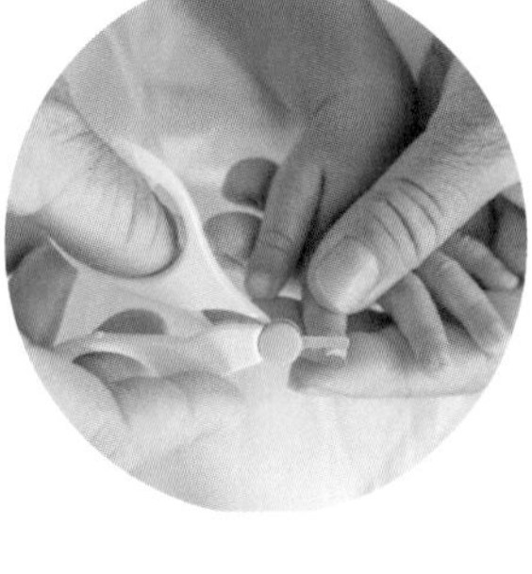

아이가 움직이지 않을 때, 잘라주는 게 좋습니다. 즉 잘 때 자르는 것을 추천합니다. 살이 다치지 않게 날카롭지 않게 잘라주면 됩니다(손톱 자르는 모양 83쪽 참고).

D+79

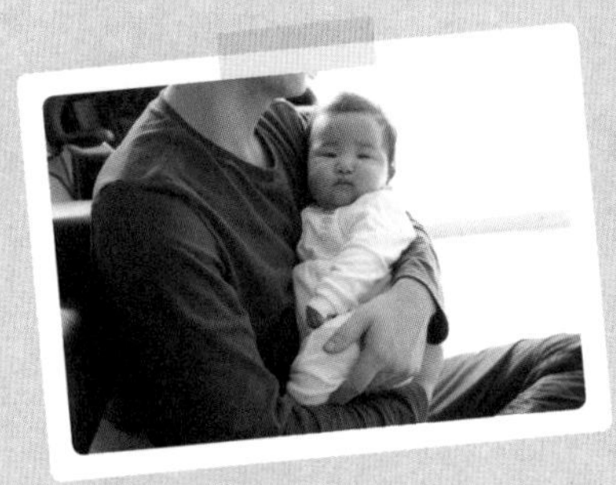

아내의 가슴에 적신호가 켜지다

이제 제법 아빠 품에 안정적인 자세로 안겨 있는 우리 딸
살이 쪄서 눈, 코, 입이 다 묻혀버리고 있는 승아
승아가 엄마젖으로 이렇게 잘 커나가고 있어 너무 다행이다.
부족할까봐 늘 걱정이었던 모유는 최유제를 끊은 후에도 잘 돌고 있고
우리 승아도 예쁘게 살찌고 있다.

아내가 며칠간 유방 울혈과 젖몸살로 고생을 했다.
내원하여 유방 울혈에 대해 상담하는 어머니들에게
항상 원칙적으로 젖을 자주 빨리고 잘 비워주라는 말을 해왔는데,
막상 구슬이 하나 들어가 있는 듯 딱딱한 울혈을 보니 나도 당황스러워지기 시작했다.
아무리 빨려도 울혈은 풀리지 않아서 처음에는 마사지를 받아봐야겠다 싶어
이곳저곳 알아보다가 원칙대로 기본적인 울혈을 푸는 방법을 적용해보기로 했다.

아내의 경우 왼쪽 가슴 윗부분의 한쪽 유선이 막힌 듯했는데
아이에게 물릴 때 한동안 왼쪽부터 시작했고
젖이 온전히 비워질 때까지 승아가 끝까지 빨게 두었다.
그리고 물리기 전에는 가벼운 온찜질 후 물리도록 하였다.
물리고 있는 동안에는 엄마가 스스로 젖 마사지를 살살 하여 조금씩 풀어보기를 권하였다.

앉은 자세나 눕혀 먹이는 자세 등

포지션을 달리하여 먹여보는 것도 도움이 되는데,

이는 유방의 부위마다 물리는 자세에 따라

최적으로 사출되는 부분이 다르기 때문에 그렇다.

이렇게 이틀 정도 했더니 울혈이 온데간데 없이 사라졌다.

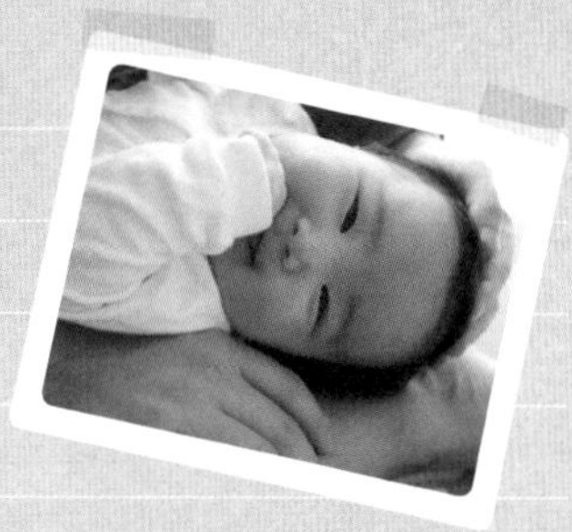

젖량이 적다하여 울혈이 있을지도 모른다는 걱정을 하지도 않았는데,

갑자기 울혈이 생기고 젖몸살을 앓으니 걱정도 되고 좀 당황스러웠다.

하지만 이 또한 원칙적으로 방법을 적용하다 보면 자연스레 회복될 수 있다.

모두 열심히 빨고 먹어준 우리 승아의 덕.

내 딸이라 그런가.

왜 모든 표정이 이렇게 예쁘니, 우리 승아?

승아의 야무진 눈빛과 앙다문 입술은 늘 나를 힘나게 하는구나!

유난히 출근하기 싫은 오늘,

오후와 야간 진료가 있는 날에는 아침에 서두르지 않아도 되지만

승아 목욕도 엄마 몫이고, 승아와 거의 놀아줄 수가 없다.

승아야, 잘 놀고 있어~ 아빠 다녀올게.

미니 육아 수첩

온찜질vs냉찜질

온찜질이냐, 냉찜질이냐에 관해서는 학계에서도 다소 이견이 있다. 온찜질을 해서 울혈을 더욱 악화시킬 수 있다는 의견이 있지만 젖의 공급을 원활하게 하기 위해서 물리기 전에 온찜질, 그리고 젖몸살이나 울혈이 심할 경우 진정작용을 위해 물린 후에는 냉찜질을 권한다.

젖몸살과 유방 울혈

유선염을 알아보아요

갑작스럽게 증상 발생 | 주로 한쪽 유방 | 분만 후 주로 2~3주경 | 수유모의 약 10%

증상

전신

- 근육통
- 구역 또는 구토
- 전신 피로감
- 38도 이상의 발열
- 쇠약감

유방의 국소

- 통증
- 압통
- 국소 발열

치료 방법

- 항생제 충분기간 복용
- 더욱 자주 수유해서 젖을 비워준다.

이스트감염을 알아보아요

증상

- 수유 중이나 후에 통증
- 통증의 느낌 : 샤워 때 물이 닿기만 해도, 옷이 스치기만 해도 찌르는 듯
- 유두 상태 : 붉거나 하얀 막이 생김. 정상적으로 보일 수도 있음

치료 방법

- 항진균제(카네스텐)를 2주 이상 하루 2~4회 바르기. 수유 뒤에 바르고 다음 수유 때 유두를 닦을 필요는 없음

유방 울혈을 알아보아요

자주 젖을 비워주는 것만이 방법입니다. 흔히 '젖몸살'이라 말하는 유방 울혈은 젖 분비가 왕성하여 젖이 유선계에 꽉 차서 과도하게 팽창되며 발생합니다. 종종 통증이 확대되면서 아픈데, 막힌 부위가 빨개질 수도 있으며, 유두 균열이 있을 시 균이 침입하면 그 부위에 유선염이 생기기도 합니다. 특히 젖량이 많은 산모라면 자주 비워주며 따뜻한 물수건으로 풀어주며 마사지해주는 것이 좋습니다.

유방 울혈 치료 방법

- 수유 자세를 올바르게 하고 자주 직접 수유해서 젖을 비워줌
- 적당량 유축 후 수유
- 수유 전 온찜질이나 따뜻한 샤워
- 수유 후 찬 물수건 등으로 냉찜질(차가운 양배추 붙이기)
- 진통제 복용
- 마사지

마사지 방법

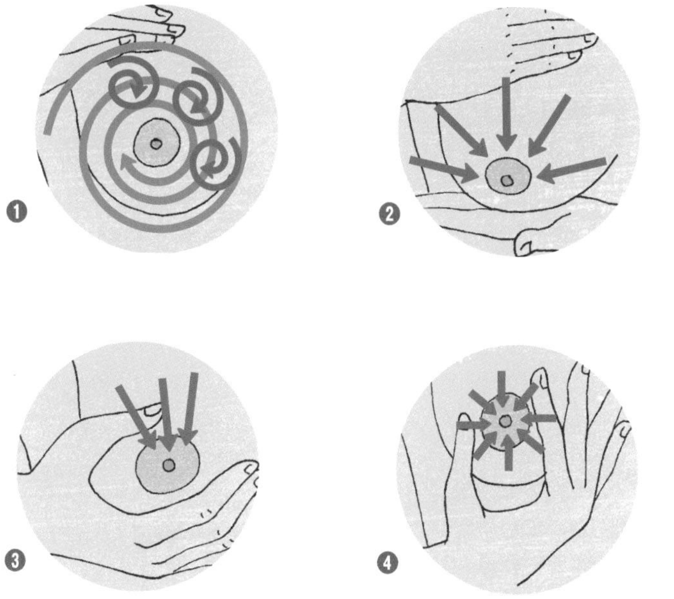

D+82

발차기

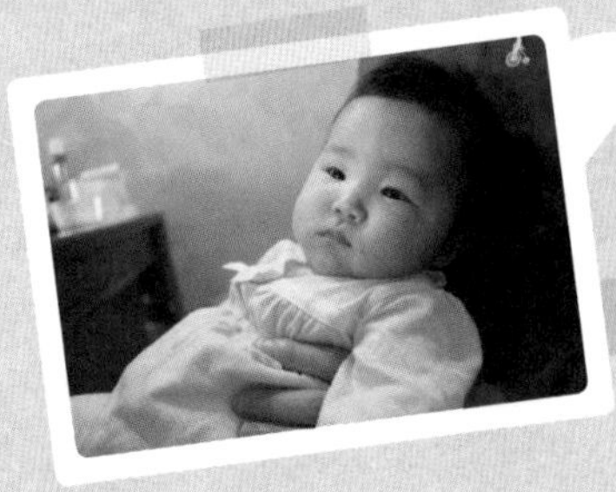

이제 의젓하게 아빠에게 기대어 앉을 수도 있어진 승아
아직 목 힘이 완전하지 않지만, 하루하루 느껴지는 게 다르다.
아빠를 귀찮아(?)하는 것 같은 우리 공주.

우리 공주가 얼마나 컸는지 더 얘기해볼까?

노는 시간에 손을 휘젓고 발을 뻥뻥 차며 놀기 시작한 승아는 꽤 높이 발차기를 한다.
아직 제 손을 보고 인식한다거나 깍지를 낀다거나, 손가락 장난을 칠 줄은 모른다.

승아는 이제 굉장히 정확한(?) 패턴을 가지게 되었다.
밤에 잘 자는 것 외에도, 낮에도 1시간 30분 정도 놀고,
30분 내지 1시간 정도를 자고, 자고 일어나서 좀 놀다가 젖을 먹고
컨디션에 따라 2시간 내지 3시간의 텀을 두고 젖을 먹는다고 한다.
수유 간격을 늘려보려 했던 아내는 오히려 더 스트레스가 된다며
당분간 많은 고민은 하지 않기로 했단다.

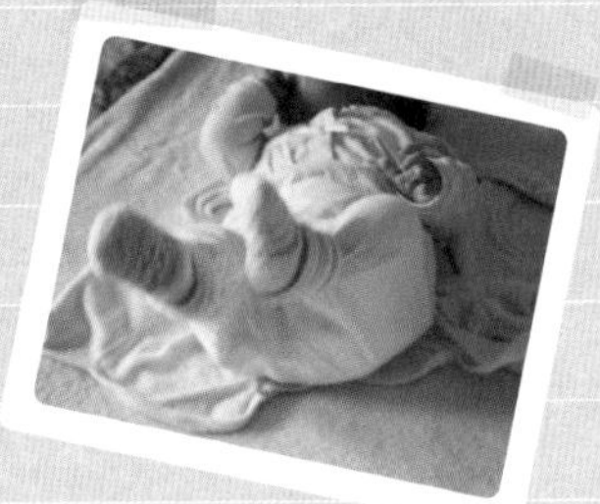

이제 승아는 엎어놓으면 잠깐 고개를 가눈다.
오래 들고 있지 못하고 이내 푹 쓰러지지만

우리 귀여운 꼬맹이, 이제 백일이 20일도 남지 않았네.
조금 더 분발하여 쑥쑥 커보자꾸나.

아기의 목

목을 잘 잡아주어요

출생 후 아이들은 머리에서 다리 쪽으로 발달을 하게 됩니다. 즉 누워서 머리를 돌리다가 목에 힘이 생겨서 목을 가누게 되고 시간이 지나면서 허리에서 다리 쪽으로 힘이 생겨 돌쯤 걷게 됩니다. 3개월 정도에 목을 가누게 되고 4개월 정도에 허리 쪽에 힘이 생기면서 뒤집기가 가능해집니다. 이러다가 6~7개월 정도에 혼자서 앉을 수 있게 됩니다. 아이의 신체구조상 상대적으로 머리가 크고 무겁기 때문에 스스로 목 가누기가 가능할 때까지는 머리를 잘 받쳐주는 것이 중요합니다.

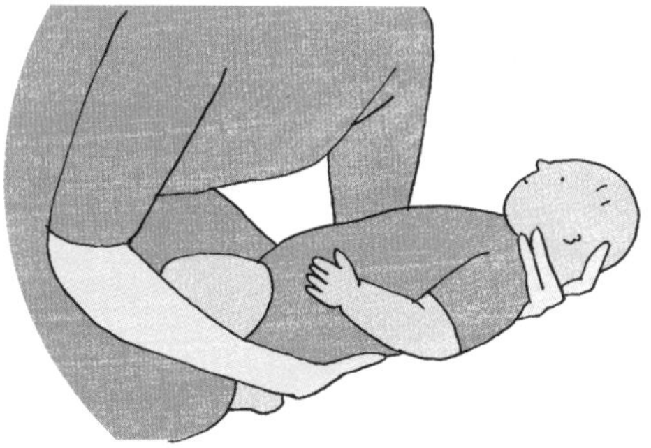

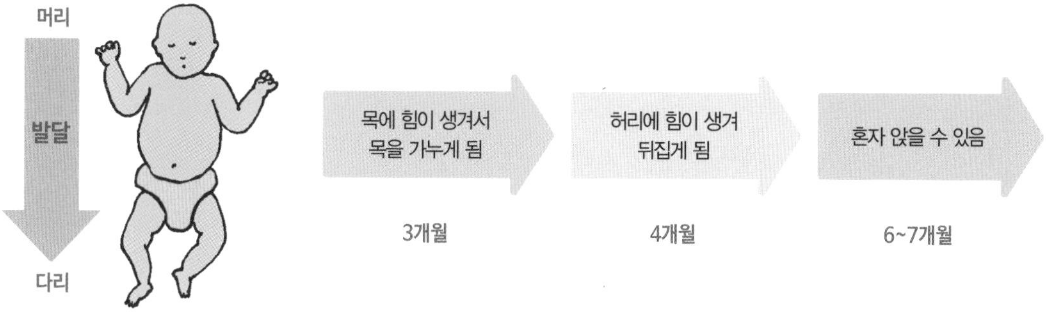

D+84

쑥쑥 크는 꽃나무

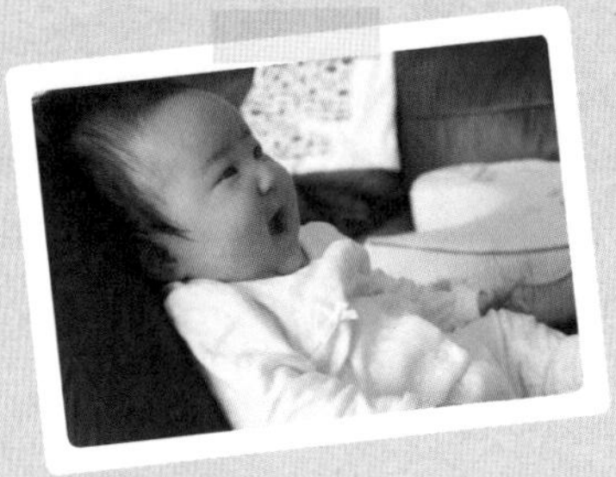

뽐이가 놀다가 지쳐 하면 계속 자세를 조금씩 바꿔준다.
요람에 뉘여 모빌을 보게 했다가 지쳐 하면 바운서에 앉혀보고,
바운서에서 지쳐 하면 이렇게 내 다리에 앉혀 놀아주고
개인적으로 이 자세가 가장 좋다.

승아와 눈 마주치기가 좋으니까.

그래, 너도 한 자세로 놀기가 지루할 테지.
바꿔주면 노는 시간이 조금씩 더 늘어난다.
아빠의 재롱(?)이 싫지 않은 거지?

요즘엔 얼굴만 보여줘도, 손만 흔들어줘도 함박웃음 짓는 그녀
앉혀놓고 율동을 곁들인 동요를 불러주면 너무 잘 웃는다.

손도 빨고,
다리도 들었다가
조금씩 더 역동적으로 놀기 시작한 우리 딸.

이젠 한쪽을 고집한다는 생각이 전혀 안 들 정도로
양쪽으로 고개를 돌려가며 노는데
비결은 반대 방향에서 자주 놀아주어 그쪽을 보게 하고,
자는 시간에는 굳이 돌려놓지 않았다.
하지만 놀고 있을 때는 반대 방향을 보도록 자꾸 유도했다.
그 사이 승아도 고개 힘이 좋아져
고개를 제 마음대로 돌릴 수 있어 양쪽을 보게 된 것이다.

승아는 어제 오늘 드디어 야간수유를 한 번으로 줄였다.
특별한 노력은 없었는데 엊그제 12시쯤 일어나 보챌 때
먹이지 않고 그냥 달래 재웠더니
새벽 3시에 일어나서 먹고 자고, 6시에 기상했다.
그러고 나니 어제는 자동으로 3시 30분에 일어나 먹고, 6시 30분에 기상.

일어나서는 젖 먹고 꼼지락꼼지락 놀다가
혼자 스르르 잠들었다가 일어났다.
식사 시간이라 바운서에 앉혔더니 한참을 놀았고 지루해하자 모빌을 보여주었다.
모빌을 보고 한참을 놀고, 그러고는 다시 잠들었다.
일어나 젖을 먹고
예쁨받으려 어찌나 이렇게 예쁜 짓만 하는 건지.
울음소리 듣기가 어렵다.

통통하고 머리도 엄청 커진 우리 딸.
손도 발도 커지고, 살도 많이 붙고
요즘 우리 뿜이는
봄에 활짝 피는 꽃나무 같다.

아빠, 엄마가 주는 사랑과
엄마젖 먹고 쑥쑥 커가는 꽃나무.

우리 승아가 손바닥을 조몰락조몰락 꿈지럭꿈지럭 조심스레
폈다 오므렸다 하는 것을 보고 있노라면 한 떨기 꽃이 폈다 졌다 하는 것 같다고 할까.
아이가 이렇게 예쁘고 건강하게 성장해나가는 것을 보니
조금 더 많이 말 걸어주고, 더 많은 사랑을 주고 더 쓰다듬어주고
나의 모든 마음을 전달해야겠다는 생각이 든다.
우리 딸은 소중하니까.

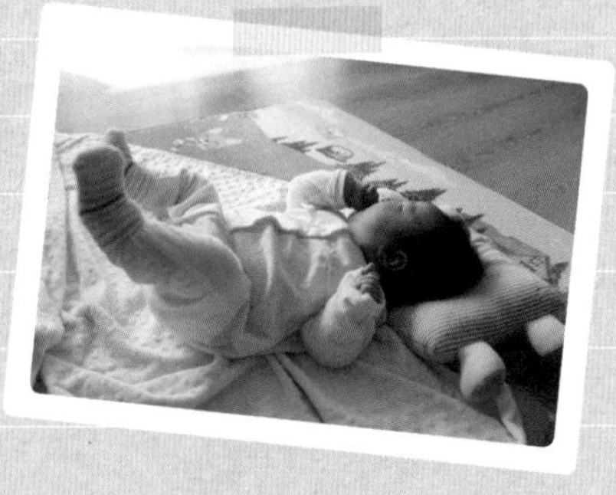

바운서 사용

바운서는 어떻게 사용하나요?

바운서, 스윙, 범보의자, 점퍼루, 소서 모두 안전하게만 사용한다면 괜찮습니다. 언제부터 쓰면 되는지, 얼마나 써야 하는지 묻는 분들이 많지만 정확한 레퍼런스는 없습니다. 낙상의 위험과 아이가 흔들림에 익숙해질 수 있다는 문제를 감안한다면 개인적으로는 편하게 사용해도 된다고 생각합니다. 다만 이런 기구들을 사용할 때에는 낙상의 위험이 있다는 것을 명심하세요. 사용 시 아이를 홀로 두지 말고 안전벨트를 하고 옆에서 지켜보아야 합니다. 이런 점만 유의하면 괜찮다고 생각합니다. 간혹 전동 흔들림 기능이 있는 기구도 있는데, 과격하게만 하지 않는다면 약한 흔들림 기능은 이용해도 괜찮습니다.

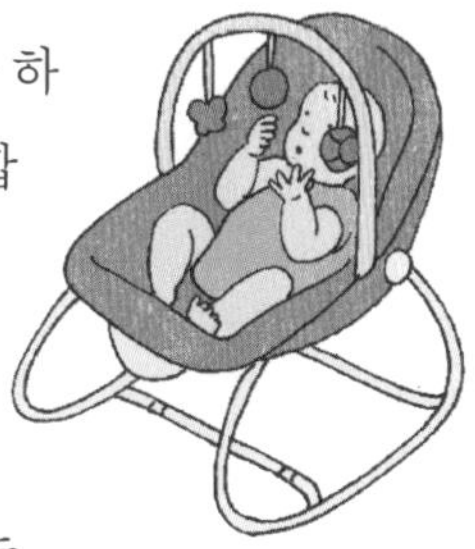

바운서에서 잠자기

추천하고 싶지는 않습니다. 바운서나 스윙에서 많이 재우게 되면 올바른 수면 습관이 형성되기 어려워요. 이곳에서 흔들어주지 않으면 잘 수 없는 습관이 생길 수 있기 때문입니다. 바운서에서 재울 때는 항상 옆에 부모가 있어야 합니다. 만약 바운서에서 잠이 들면 내려서 눕히도록 하세요.

D+85

낮의 수면

예쁜 통통이 승아

요즘 우리 승아는 낮에 노는 시간이 꽤 길어졌다.
수유 간격도 2시간 반 내지 3시간으로 늘어났고, 그만큼 조금씩 더 논다.
낮잠 시간이 함께 줄어들어 승아 보는 일이 녹록치 않다.
덕분에 우리 승아 엄마는 어젯밤부터 몸살로 고생, 밤새 끙끙 앓았다.
승아야, 엄마가 얼마나 힘든지 아니?

너무 예쁜 승아이지만, 무게도 제법 늘어난 승아가 보채기 시작하면
놀아주고 달래어 안아주는 일이 정말 쉽지 않다.

바운서 안전 바를 움켜쥔 앙증맞은 두 손
승아가 졸릴 때 짓는 표정
일단 졸리기 시작하면 한 곳을 뚜렷하게 응시하기 시작하다가
이렇게 울적한 표정을 짓다가 눈을 감는다.

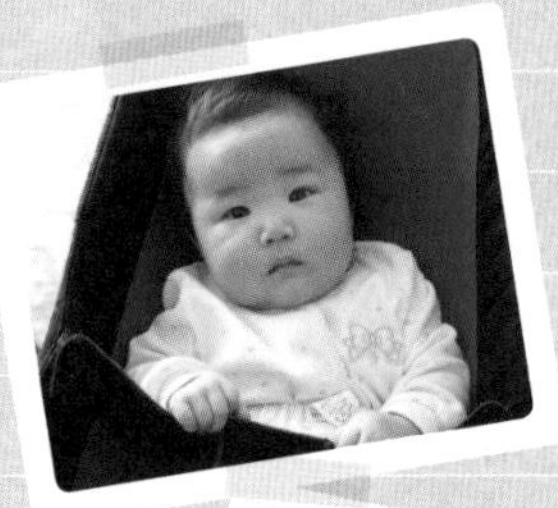

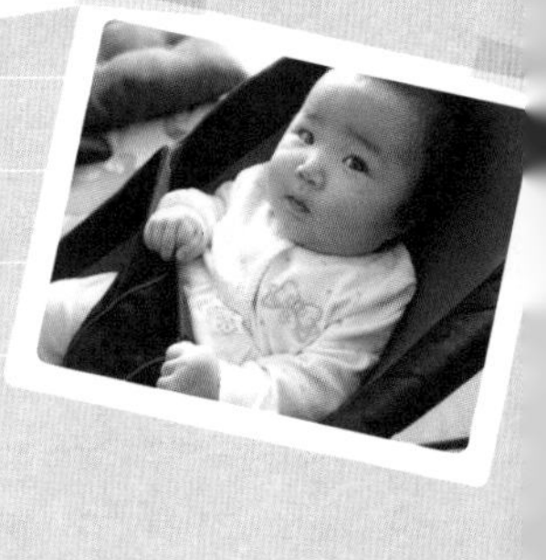

수면교육에 대한 얘기를 많이 하다 보니
낮에도 수면교육을 해야 하는지,
낮에 잠자는 자세, 잠투정 등에 대한 고민을 털어놓는 사람들이 많다.
낮에까지 굳이 수면교육을 할 필요는 없으며,
잠투정은 쿨하게 잠투정할 수밖에 없다고 받아들이면 된다.

잠자는 자세는 위험하지 않은 안전한 자세라면 무엇이든 상관없다.
즉 낮의 수면과 밤의 수면을 동일시할 필요는 없을 것 같다.

얼마 전부터 승아는 자는 중에도 이동을 하기 시작했다.
점점 시야에서 사라지고 있는 승아
어찌나 빨리 이동하는지
새벽에는 가드에 머리를 부딪쳐 깨기도 한다.
덕분에 남은 가드 하나까지 올리게 되었다.

"낮에 놀다 두고 온 나뭇잎 배는♪"
우리 승아의 지정 자장가는 '나뭇잎 배'다.
'나뭇잎 배'를 5번 불러주고, 불을 끄고
"사랑해 승아야, 잘 자고 좋은 꿈 꿔~" 하고 인사해주고 나온다.
승아를 감시(?)하는 카메라와 단둘이 남겨두고.
수면의식 후 불 끄고 나오자마자
승아는 눈을 스르르 감는다.

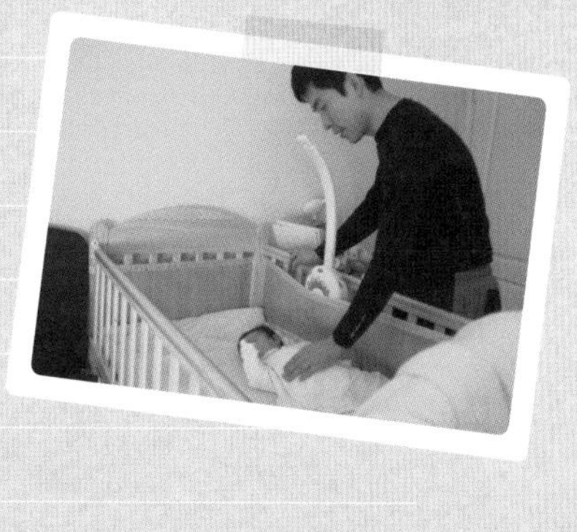

닥터 오의 진료실

낮잠

낮잠과 밤잠은 달라요

낮에는 굳이 수면교육(수면 의식 포함)까지 해가며 길들일 필요는 없습니다. 낮잠에 들 때에는 어느 정도의 생활소음도, 빛도 용인됩니다. 아니, 오히려 낮의 환경 속에 그대로 잠드는 것이 맞습니다. 일부러 어둡게 해주거나 심하게 조용한 생활을 하는 것은 썩 바람직하지 못합니다.

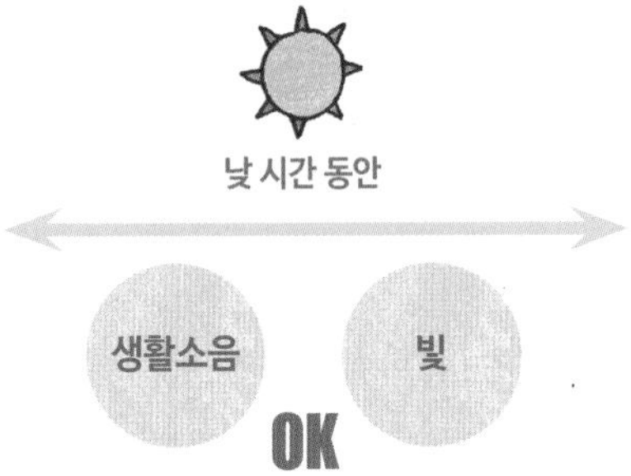

예측할 수 있는 루틴 만들기

낮에 밤처럼 깊이 잠들 필요는 없습니다. 오래 잘 필요도 없어요. 이제 아이는 낮에는 놀거나 활동을 하고, 밤에는 깊이 잠드는 생활에 익숙해져야 합니다. 즉 일상적이고 규칙적인 생활 패턴을 아이가 예측할 수 있게 해주는 것이 중요합니다. 아침에 일어나서 수유하고 그 뒤에 약간의 놀이(엄마가 좀 놀아주어야 해요) 그리고 낮잠, 다시 일어나서 수유하고, 놀고, 자고… 이러한 어느 정도 아이가 예측할 수 있는 루틴을 유지해주세요. 먹고 나서 아이가 초롱초롱하게 바라보고 있으면 놀아주세요. 놀고 나서 나른해지면 그때 재우면 됩니다. 낮에도 아이가 밤잠을 자듯 푹 잠들어주길 바라면 안 됩니다. 낮에 활발하게 놀고 엄마와 시간을 보내는 것이 아이에게 더 좋아요. 또한 밤에 스스로 자는 법을 아는 아이들은 낮에도 스스로 잘 수 있게 됩니다.

낮에도 마찬가지로 아이를 안아 재우는 데에 길들이는 것보다는 뉘어놓고 이야기를 해준다거나 자장가 한 소절 정도를 불러주며 토닥거리며 유도하는 것이 좋습니다. 이 방법은 당연히 아이가 졸려할 때 효과적이에요. 낮에는 졸려하지 않는 아이를 억지로 울려가며 재울 필요가 없습니다.

낮잠도 스스로 잠들 수 있게 하세요

낮에는 방에 혼자 두고 울리는 수면교육까지 할 필요는 없습니다. 하지만 안아 재우거나 업어 재우는 것 또한 아주 좋은 방법은 아닙니다. 반복적인 특정한 움직임으로 아이가 잠들도록 유도하는 것보다는 아이가 정말 졸릴 때(보통은 아이가 클수록 비슷한 시간대로 패턴이 잡힙니다) 뉘여 다독여 재우는 것이 좋습니다. 아이만의 일정한 루틴을 만들어 주는 것이지요. 보통은 밤에 수면교육이 잘 된 아이들은 낮에도 스스로 잘 자게 되어 있습니다.

Parenting story

낮잠과 수면교육

수면교육에 대해 나름의 전파(?)도 많이 하고 진료실에서도 수면교육의 중요성에 대해 자주 말하곤 합니다. 단순한 것만 같은 수면교육이 막상 해보면 어렵고 아빠와 엄마를 불안하게 만드는 것 같아요. 꼭 들려주고 싶은 중요한 포인트는 '수면교육은 아이를 울리는 것도, 엄마가 편하기 위한 것에도 그 목적을 둔 것이 아니다'라는 것입니다. 아이 스스로 잠들고 달래는 법을 배우게 하는 거예요. "제가 힘들어서 수면교육을 시작해보려고요."라고 얘기를 꺼내는 사람들이 많은데, 수면교육은 엄마가 힘들어서 시작하는 것이 아닙니다. 아이에게 필요하기 때문에 시작하는 것이에요. 그러므로 낮잠을 재울 때도 퍼버법을 써야 하느냐, 밤잠은 안아 재우면 되는데 낮잠은 해결이 안 되어 퍼버법을 해보려 한다 등의 질문은 수면교육 자체를 잘못 이해한 것이라 봐야 합니다.

D+86

승아의 성장

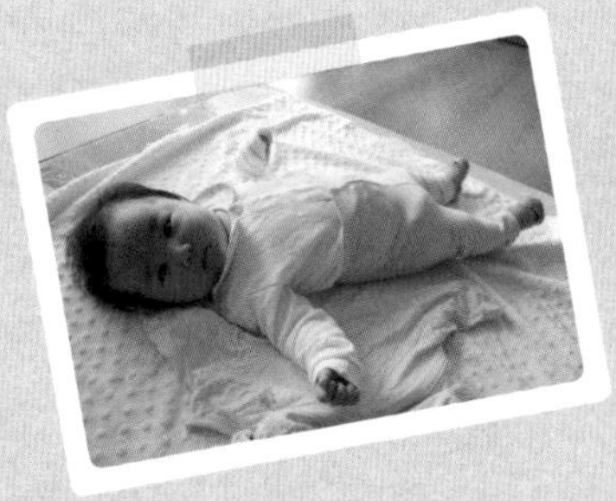

승아가 백일을 향해 달려가는구나.
매일 자고 일어나면 다른 모습을 보이는 우리 승아.

내가 집에 있을 때면 '기회다!' 하고 집안일을 하는 승아 엄마는
오늘 아침도 이것저것 정리하느라 분주했다.

승아의 어릴 때(?) 입던 옷을 정리하다가
노란 우주복을 승아 옆에 펼쳐 보이는데 어찌나 웃음이 나던지.
우리 승아가 조리원에서 2주를 보내고
집에 올 때도 컸던 옷의 사이즈가 이젠 저렇다.
우리 승아 왠지~ 자이언트 베이비.

몸의 여러 부분이 컸지만 역시나 승아의 머리가
괄목할 만한 성장을 보여주었다.
온몸의 3분의 1을 차지하는 것 같은 무겁고 무거운 승아의 머리.

요즘 승아가 커가는 것이 즐겁고 고맙기도 하면서,
한편으론 아내에 대한 고마움 역시 커진다.
나만을 보고 나에게 와준 아내.

어제 아내가 몸살이 심해서 자다가 끙끙 앓는 소리를 내는데
어찌나 마음이 아프던지.
그나마 주사 맞고 약 먹고 하니 오늘은 조금 좋아진 듯하다.

어느덧 결혼한 지 만 5년째가 되어가고 있다.
그동안 힘들고 어려운 일도 많았고
앞으로도 녹록치 않은 일들이 많이 있겠지만
항상 웃어주고 긍정적으로 생각해주는 내 아내가 너무나도 고맙다.
지난번 저녁 진료가 있어서 출근하기 전에
아내와 승아가 같이 누워서 자고 있는 모습을 보았는데 어찌나 사랑스럽던지…
사랑스런 나의 두 여인들.

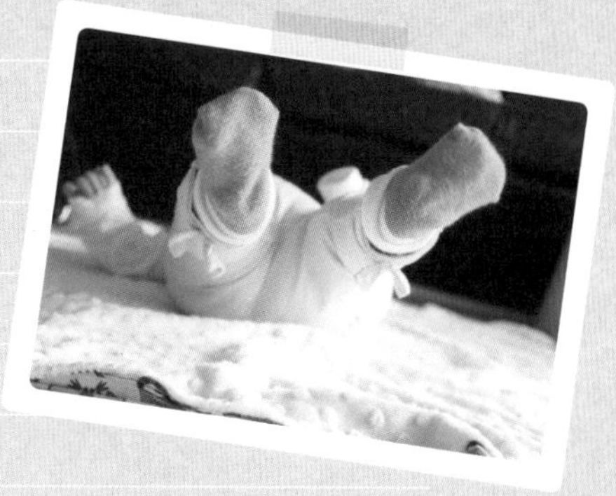

남편이 소아청소년과 의사인 아내는 좋은 점도 있겠지만
힘든 점도 있을 거라 생각한다.
아이가 아플 때나 육아를 함에 있어 도움도 주겠지만
잔소리하는 남편이 항상 달갑지만은 않을 터.
그래도 아내는 항상 내편이다.
나를 믿고 따라와준다.

모유수유도 아주 열심히, 일상 루틴도 아주 열심히.
날씨도 좋은데 되도록 외출도 안 하고
아이만을 위해 시간을 보내고 있는 우리 아내.
남들이 생각하는 것만큼 의사 남편이 많은 도움이 되지 않을 것이다.

엄마가 아이에게 해줄 수 있는 절대적인 것이 있기 때문에
아빠가 도와주고 코치해줄 수 있는 것에는 분명 한계가 있다.
(그래도 여보, 남편이 소아청소년과 의사여서 좋은 점도 있지?)

가끔 아내에게 농담을 한다.
승아가 너무 예뻐서 나한테 너무 소홀한 것이 아니냐고
물론 우리에게 승아가 왔기 때문에 나를 사랑해주는 아내의 마음이
조금 덜해질 거라고는 생각하지 않는다(내 생각일까?).
사랑은 둘로 나눈다고 반이 되진 않으니까.

나 역시 사랑을 둘로 나누는 것이 아닌 두 배로 만들어서
나를 바라보고 있는 두 여인에게 충성해야겠다는 생각을 자주 한다.
사랑스런 우리 아내, 그리고 승아야. 아프지 말고 건강하게 지냈으면 좋겠다.
날씨가 풀리면 우리 나들이 가자!

대천문

Parenting story

아이의 대천문

유리알 같이 소중하고 연약한 아가들을 진찰할 때면 꼭 관찰하는 곳이 있습니다. 우리가 '숨구멍'이라고 알고 있는 대천문입니다.
"우리 아이 숨구멍이 너무 커요."
"우리 아이 숨구멍이 너무 작아요."
"숨구멍에서 박동치는 것처럼 뭔가 올라갔다 내려갔다 해요."
"우리 아이 숨구멍이 너무 솟아 보여요."
"우리 아이 숨구멍이 푹 꺼진 것처럼 보여요."
많이들 물어오는 질문입니다. 언젠가 어두운 표정으로 진료실에 들어온 엄마가 있었습니다. 4개월 된 아이였는데, 인근 소아과에서 아이의 대천문이 닫혀 앞으로 지능이 떨어질 수 있으며, 발달에 문제가 있을 거라는 말을 들었다고 합니다. 진찰을 해보니 대천문은 막혀 있었고 머리 모양이나 아이의 발달 상태는 정상이었습니다. 두위는 또래와 비교해 봤을 때 40퍼센타일 정도로 양호하고 3개월까진 대천문이 열려 있었다고 해서 일단은 안심시켜드렸습니다. 그리고 주기적으로 아이의 머리둘레 크기와 발달 상황을 확인하자고 말씀드렸지요. 아이는 다행히도 머리둘레가 잘 크고 있었고 발달도 양호했습니다. 확인차 대학병원에 가서 검사를 받아봤는데 정상 판정을 받았다고 하더군요. 이처럼 대천문은 일찍 막힐 수도 있고 크기도 조금씩 다를 수 있습니다. 드물게는 두개골 조기유합증이나 다른 질환으로 대천문에 이상이 있는 경우가 있습니다.

천문이란 무엇인가요?

천문은 1개의 대천문, 소천문, 2개의 전측 두천문, 후측 두천문으로 총 6개로 이루어져 있습니다.

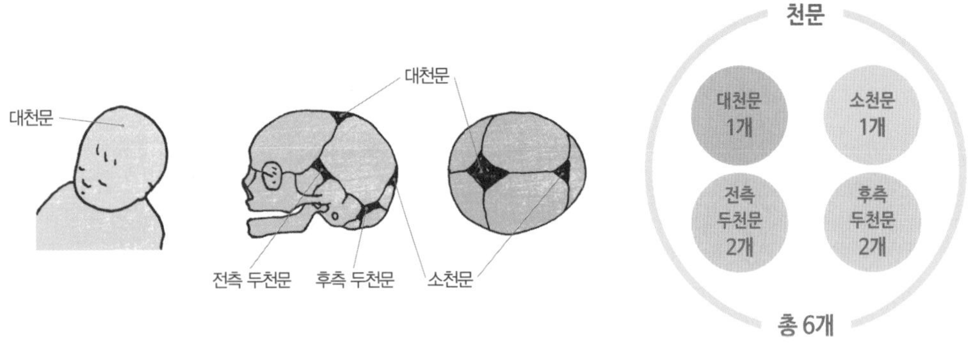

다른 뼈처럼 왜 처음부터 붙어 있지 않고 머리뼈에만 천문이 있냐고요? 천문은 분만 시 산도를 빠져나올 때 겹쳐져서 출산을 더 용이하게 하고 출생 후에는 뇌가 커질 수 있는 여유 공간 역할을 합니다. 분만 당일에 가끔 아이의 머리뼈가 정수리 부위에서 겹쳐 보이는 경우도 있습니다. 이를 '몰딩'되었다고도 하는데, 뼈가 붙어 있으면 산모들이 분만할 때 많이 힘들겠지요. 그래서 천문의 진찰은 첫째 날도 중요하지만 몰딩이 어느 정도 풀리고 난 뒤인 3~5일째 진찰하는 것도 중요합니다.

뇌 성장과 천문

두 돌까지 아이들의 뇌 성장은 2/3 정도가 진행됩니다. 뇌 성장이 되면서 두개골에 자극을 주어서 두개골도 같이 커집니다. 천문이 일찍 막혀버려 더 이상 커질 여유가 없다면 뇌 성장에 방해가 되겠지요? 이처럼 머리에 여유로운 공간을 두어서 뇌와 뼈 성장에 도움을 주는 것입니다.

천문은 섬유질의 막으로 되어 있기 때문에 만지면 얇은 막처럼 느껴지고 뇌 안의 상태에 따라서 융기하거나 꺼져 보일 수 있기 때문에 신생아 진찰 시 꼭 주의 깊게 봐야 할 부위입니다.

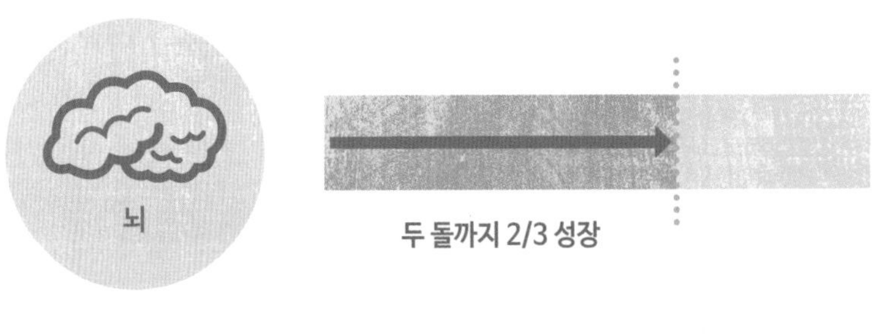

중요한 대천문

여러 천문 중에서 가장 주위 깊게 보는 곳이 이마 윗부분에 있는 대천문입니다. 네모 형태로 전두골, 측두골이 모이는 부위에 형성되어 있으며 가장 크기 때문에 천문 중에 진찰에 중요한 부위입니다.
대천문의 크기는 대각선을 서로 재어서 합을 2로 나눈 평균으로 합니다. 제가 말씀드리고 싶은 점은 3개월에도 대천문이 막힐 수 있다는 것입니다. 비록 1% 정도지만 3개월에 막히는 것도 정상적으로 일어날 수 있는 일이므로 백일 정도 된 아이들이 대천문이 막혔다고 해서 처음부터 걱정하며 하루하루를 지낼 필요는 없습니다.
물론 이때 중요한 것은 다음과 같은 아이 발달을 살펴보는 것입니다.

- 대천문의 크기는 대략 0.6~3.6cm(평균 2.1cm. 미국 평균이기 때문에 약간 차이가 날 수 있음)로 크기가 다양
- 3개월에 닫힐 수도 있는데 대체로 돌쯤에 닫힘

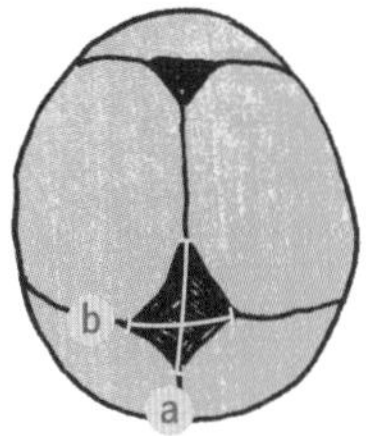

대천문 크기= $\frac{a+b}{2}$

- ✔ 아이의 발달 과정이 정상적인지
- ✔ 머리 모양이 특징적이지 않는지
- ✔ 머리둘레가 정상적으로 잘 크고 있는지

이것들이 정상이라면 걱정을 덜해도 되지 않을까 생각합니다.

대천문이 문제가 되는 경우가 있어요

조용히 잠자고 있는 우리 아이의 대천문을 조심스럽게 만져보세요. 물론 아이들마다 편차가 많아서 정확히 병적인 상태를 가려내기 쉽지는 않지만 크기가 너무 큰지, 3개월 전에 막혀 있는지, 병적인 문제가 있는지 확인할 수 있을 겁니다. 의심되면 가까운 소아청소년과를 찾으세요. 아이들의 신체 중에 중요하지 않은 부위가 없겠습니다만 대천문도 그중 하나이므로 잘 살펴봐주세요. 사실 눈으로는 확인하기 어렵고 살짝 만져보면 알 수 있지만 부모가 대천문을 만져보고 아이 상태와 질병을

확인하기는 어렵습니다. '대천문이 있구나' 정도만 알고 있으면 됩니다. 대천문이 0.6cm 정도면 거의 닫혀 있다고 보면 되고, 3개월 이전에 닫히려고 한다면 두개골 조기 유합증 같은 질환도 의심해봐야 합니다. 물론 관련된 진단은 직접 관찰할 수 있는 전문의와 상담하세요. 영유아 검진 시 관련 항목이 있습니다.

대천문이 병적으로 큰 경우

대천문이 병적으로 작은 경우

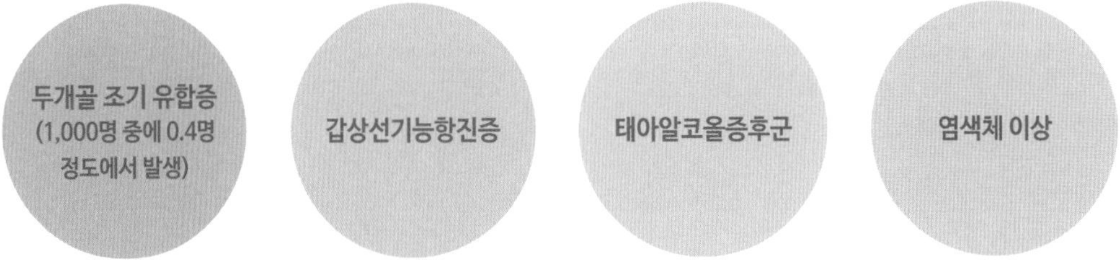

이러한 경우에는 단순 X-ray 촬영이나 3차원 CT 촬영을 해서 두개골에 이상이 있는지 확인해야 합니다. 두개골 조기유합증이 발견되면 수술적인 치료를 통해서 뇌가 성장할 수 있는 공간을 만들어 주어야 아이의 성장과 발달이 제대로 진행될 수 있습니다.

대천문이 위로 솟아 보이는 경우

뇌압 상승 증후로 수두증, 뇌막염, 뇌실질 출혈, 종양 등이 있을 때 솟아 보일 수 있습니다. 그러나 진찰 시 아이를 눕혀놓고 보챌 때 진찰을 한다면 모든 아이들이 솟아 보일 것입니다. 그래서 진찰 시에는 아이가 안정되었을 때 잠시 앉히던지 세워놓고서 대천문을 촉지하는 것이 중요합니다.

대천문이 푹 꺼져 보이는 경우

많은 경우에 심한 탈수 증상이 보이면 대천문이 푹 꺼져 보일 수 있습니다. 장염으로 아이들이 많이 못 먹고 구토, 설사 등으로 탈수 증상이 있을 때 대천문이 꺼져 보일 수 있으니 이때에는 충분한 수분 보충을 하면 됩니다.

대천문이 박동치듯 올라갔다 내려갔다 하는 경우

대천문 아래로 혈관이 지나가기 때문에 정상적으로 대천문이 박동치듯이 보일 수 있습니다.

D+89

관찰의 나날

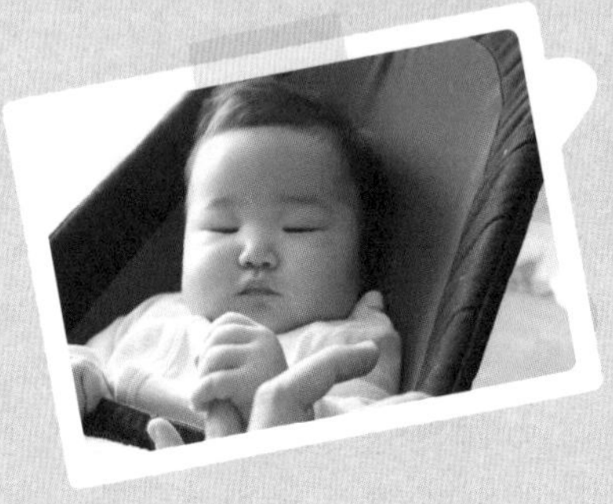

자기 손을 관찰하기 시작하는 승아.

두 손 모아 꼼지락꼼지락 하는 것은 아니지만 제법 들여다보며 한참을 집중하곤 한다.

혼자 '잼잼'도 해가며 예쁘게 쳐다보고 있기도 하고!

주변을 보면 고개를 빨리 가누는 아이들도 많고

뒤집기나 되집기도 빨리하는 아이들도 있지만

우리 승아는 그냥 천천히 할 모양이다.

어느 정도 가누나 싶어 뒤집어 놓았더니 머리 들기 너무 힘들어한다. 하하.

그래도 "아빠, 나 비행기 자세는 할 줄 안다고요!" 하는 듯

다리를 제법 드는 딸내미의 오동통한 발등이 귀엽다.

그런데 갑자기 사라졌다. 우리 승아의 한쪽 남은 쌍꺼풀도.

신생아 때 우리 승아의 얼굴은 이제 거의 보이지 않는다.

그 승아가 이 승아가 맞나 싶고

신생아 때 조리원에서 혼혈이냐는 말까지 들었었는데

엄마는 쌍꺼풀 어디 갔냐며 매우 아쉬워하지만

우리 승아 나중에 살 빠지면 다시 나오겠지.

살쪄서 포동포동 하얗고 통통한 우리 승아가 아빠는 더 좋다.

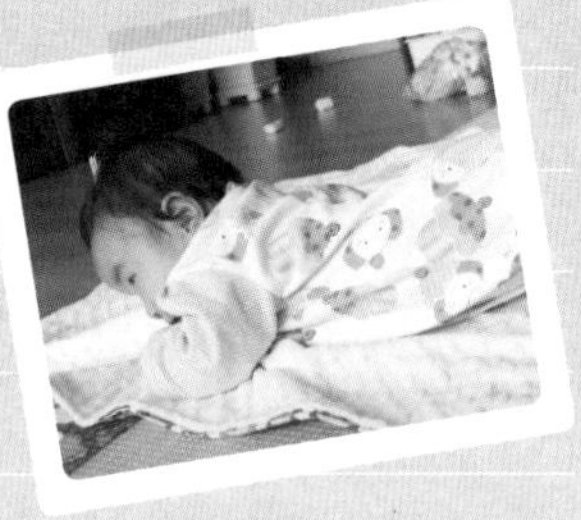

비행기 자세

아이가 비행기 자세를 취해요

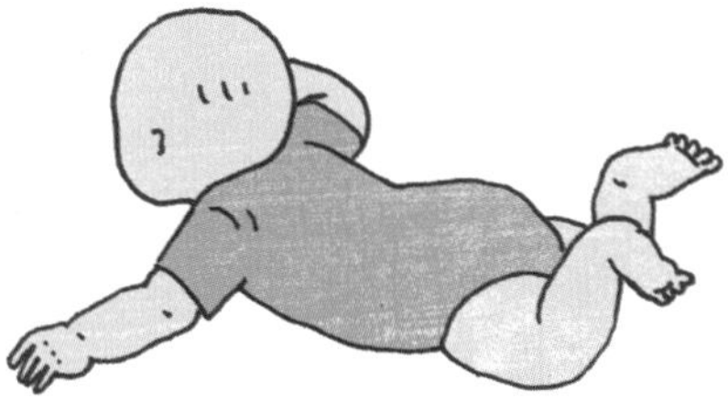

아이가 목부터 들기 시작해서 힘이 생기면 팔로 지탱하여 가슴까지 들어 올리게 됩니다. 여기에서 힘이 더 좋아지면 아이는 배를 바닥에 대고 다리를 차고 팔을 휘저으며 일명 '비행기 자세'를 취하는 것이지요.

이때 아이 앞에 장난감이나 움직이는 물체를 놓아주어 아이가 바라보며 자세를 유지하게 하면 상체 힘을 길러줄 수 있어 좋습니다.

Doctor's comment

장시간 비행기 자세

아이가 하는 대부분의 행동은 자연스럽게 관찰하면 됩니다. 장시간 한다고 문제가 되는 건 아니랍니다. 아이가 힘들어하면 보채고 안아달라고 할 테니까요. 허리 힘이 생기기 시작하면서 보이는 자연스러운 행동입니다.

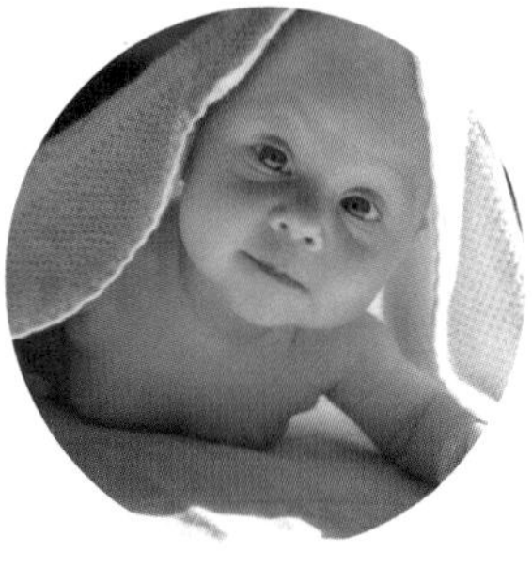

D+92

목 가누기

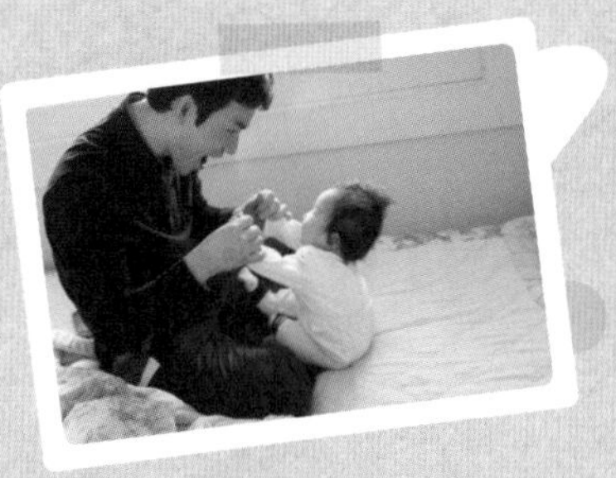

우리 승아, 얼마나 목을 가누나 볼까?
아이쿠! 제법인데~ 아빠와 눈 맞추고 웃어주는 여유까지.
우리 똘망이, 제법 목을 가누는 것 같아 보이지만
머리가 자꾸 앞으로 푹푹 떨어져 백일상에 제대로 앉아 있으려나 잘 모르겠다.

원래 갖고 있던 아기띠는 좀 답답해하는 것 같다고
아내가 야심차게(?) 힙시트를 준비하였다.

병원에서 아이들을 진료할 때 아기띠에 아기를 앉힌 채
진료 보려는 사람들이 있는데
조금 버둥대는 아이들 같은 경우에는 아주 곤욕이다.
조금 번거롭더라도 아기띠 풀고 다리로 아이 다리를 고정해주면 아주 좋다.

암튼 새로 구입한 힙시트는 엄마 몸과 딱 달라붙지 않아
봄여름에 사용하기 좋을 것 같다.
보채기 시작하면 아기띠에 앉혀 집안 구경을 시켜준다고 하는데
이제 안겨 있어도 좀처럼 가만히 있으려 하지 않고
자꾸 몸을 비틀고 번잡스럽게 이리저리 움직여 힘이 들지만
목을 가누니 확실히 육아가 편해졌다.

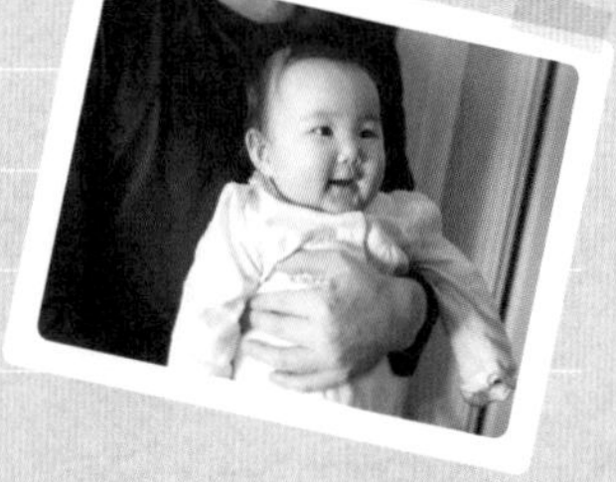

닥터 오의 진료실

힙시트와 아기띠

힙시트와 아기띠 어떻게 사용하나요?

사용 시기

목을 좀 가누고 허리에 힘이 생겼을 때부터 사용하면 좋습니다. 즉, 3개월 이후에 사용하는 것을 추천합니다.

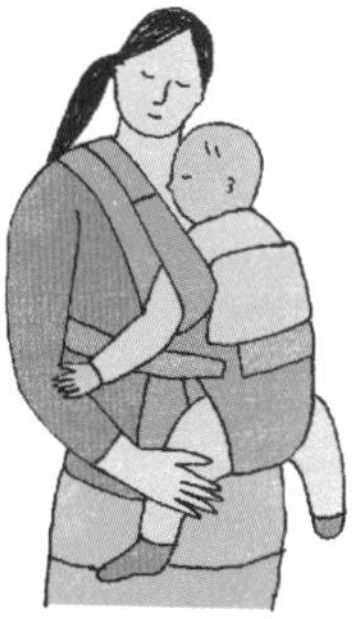

아기띠

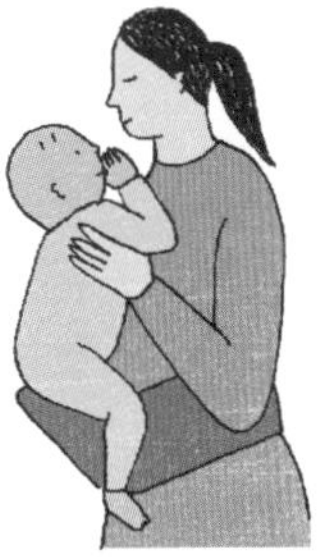

힙씨트

사용 시간

안전하게만 사용하면 얼마나 하는지는 큰 의미 없을 것입니다. 많이 업고 장시간 했다고 해서 다리가 더 벌어지거나 문제가 생기는 것은 아닙니다.

구입 팁

아이 관련 대부분의 물품은 엄마의 선택이 크게 좌지우지합니다. 아이가 예민하고 자주 깨고 보채는 경우나 아이의 체중이 많이 나가는 경우에는 힙시트와 아기띠의 사용이 편리할 겁니다.

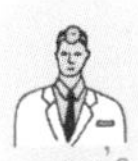

Doctor's comment

슬링

슬링은 아기에게 좀 더 포근함을 안겨줄 겁니다. 역시 안전하게만 사용하면 괜찮습니다.

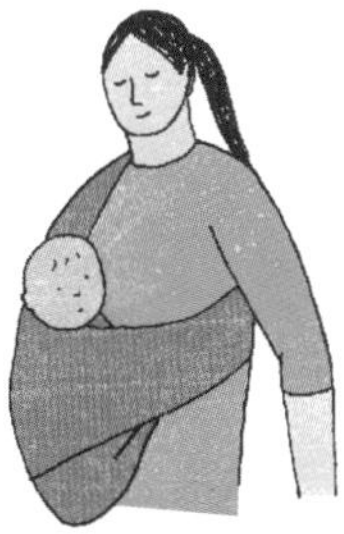

D+93

규칙적인 생활

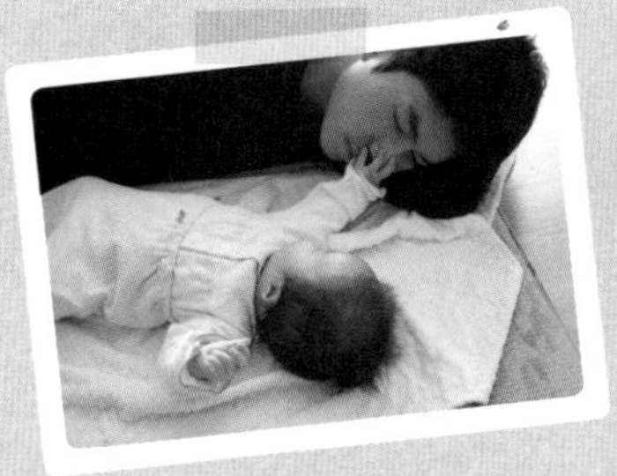

우리 집은 엄청나게 규칙적인 생활,
바른 생활하는 사람들이 모여 살고 있다.
규칙적인 생활을 해야 하는 아버지, 어머니,
아침잠 없는 우리 아내,
그리고 게으르지만 이를 따를 수밖에 없는 나.

아내는 아이를 낳고서도
항상 아침 6~7시 사이에 일어나
우리 식구들 아침 식사를 준비하고
홈메이드 요거트에 생과일을 넣어 후식을 챙기고
나의 출근길에 생강차, 홍삼차, 레몬차 등을 들려 보내는
아침 일과를 칼같이 지키고 있다.

아침 먹는 시간은 7시 반~8시 사이
점심은 12~1시 사이
저녁은 6~7시 사이
늦어도 저녁 8시면 온 집안 소등

생활패턴이 불규칙한 사람은

우리 집에 와서 일주일만 살면 많이 고쳐질지 모른다.

이런 생활패턴은 우리 승아를 아주 규칙적인 아이로 만들어줄 것이다.

이미 그렇기도 하고.

요즘의 승아는 7시 반에서 8시 사이에 잠들기 시작해서

새벽 3시 30분 혹은 4시에 깨어나 야간수유를 1회 하고, 아침에 일어난다.

일어나는 시간은 늘 아침 6시~6시 반 사이,

승아 엄마가 일어나는 시간이다.

아이에게 규칙적인 생활을 하게 하는 것은

건강 이상의 의미가 있다.

아이에게 잘 시간, 먹는 시간, 눈 뜨는 시간을

규칙적이고 바르게 심어주고 있다는 것이 참 든든하다.

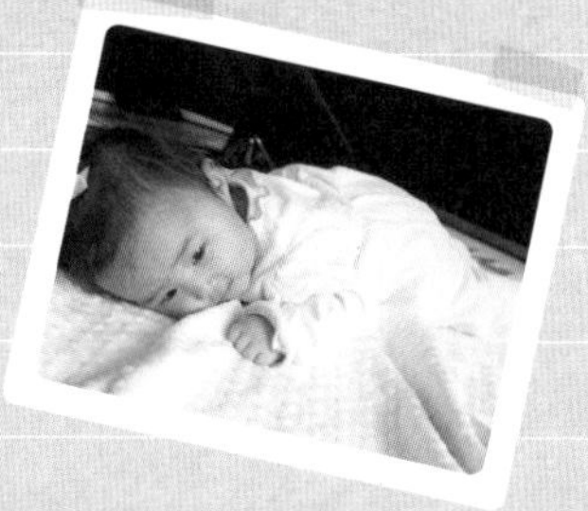

이유식을 시작해도 승아는
모든 식구들과 함께 식탁에 앉아
규칙적인 식사 시간에 적응하여 잘 먹을 것을
믿어 의심치 않는다.

대가족 생활의 좋은 점이라면 이런 것이 아닐까.
승아는 항상 대화가 오가는 식탁에 앉아
행복한 식사를 하게 될 것이니 말이다.

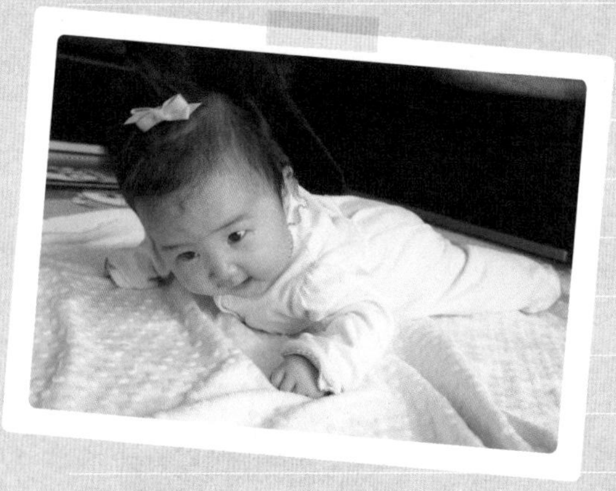

규칙적인 생활 만들기

규칙적인 하루를 만들어요

아이들의 식사, 배변, 수면 습관에 있어 정말 중요한 점이 바로 모방입니다. 아이는 어른들의 그것을 보고 거의 그대로 따라합니다. 집집마다 고유한 식습관, 음식의 염도, 기상 시간 등이 부모의 모든 습관은 아이에게 그대로 전해집니다. 어떤 유산보다도 소중한 습관을 물려주어야 하지요. 아이의 하루 패턴을 만들어주기 이전에 어른들은 어떤 생활 방식을 유지하고 있는지 되돌아보세요. 그 습관이 아이에게 부정적인 영향을 끼친다면, 함께 수정해나가는 것이 좋습니다.

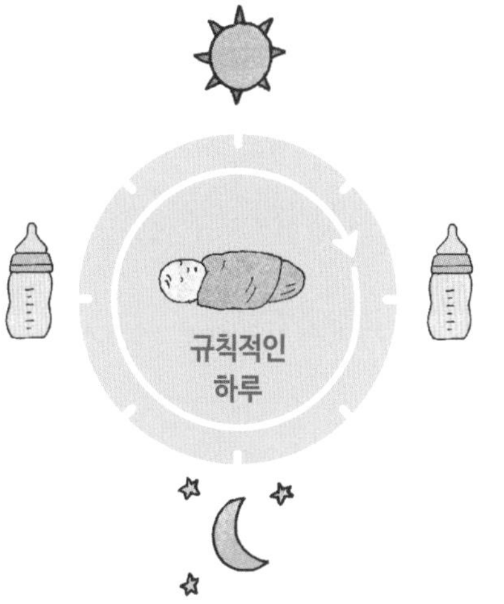

규칙이 무너질 때 1. 여행

긴 나들이나 여행을 가게 되면 아이에게 평소에 해오던 규칙을 권하기가 힘들어집니다. 아이에게 그것을 바라면 참 이기적인 것이지요. 여행 기간 동안 조금씩 무너질 수는 있겠지만 너무 조바심 내며 지금껏 잘해왔던 전체가 흔들릴까 걱정하지 마세요. 집에 돌아오면 아이는 다시 적응해나갈 겁니다.

규칙이 무너질 때 2. 아픔

아이가 아프기 시작하면 보채고 짜증을 내서 지금까지 잘 지켜왔던 규칙들과 식습관, 버릇 등이 한꺼번에 무너지는 느낌을 받을 때가 있을 겁니다. 아이가 아프더라도 평상시의 일과로 바로 돌아가고 아이에게 끌려가지 않도록 하세요. 물론 아프기 때문에 떼가 늘겠지만 일관된 태도를 가지면 아이는 곧 제자리를 찾아올 거예요.

D+95

백일잔치

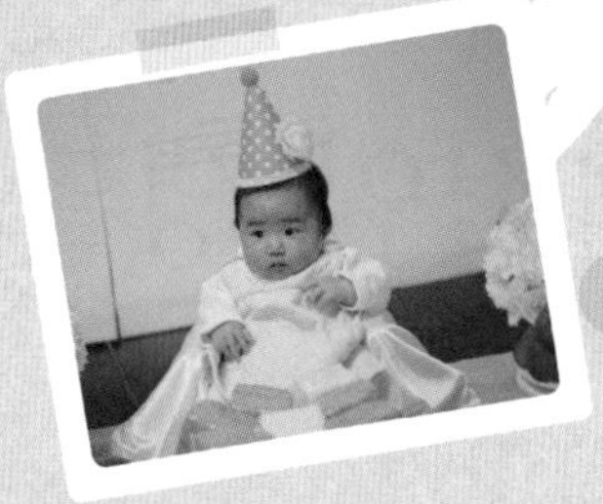

백일잔치하는 날
아침부터 잘 노는 우리 승아의 다양한 표정을 보니
오늘 잘 적응하지 못하고 힘들어하면 어쩌나 슬쩍 걱정이 되었다.
하지만 우리 승아는 아빠, 엄마의 걱정을 깨고
아주 점잖고 태연하게 루틴을 반복하며 아주 잘 있어주었다.

백일잔치 준비를 위해 너무 애쓴 승아 엄마.
백일잔치에 오는 가족들을 위해
승아 엄마가 직접 쿠키를 구워 답례품으로 준비하였다.

선물받았던 옷을 꺼내어 입혀보고 고깔모도 쓴 승아.
드레스에 예쁜 헤어밴드도 하고 양머리에 누드로 날개도 달아보고,
아빠, 엄마는 예쁜 옷 입혀서 신이 났는데
우리 승아는 피곤하기만 한 듯 잘 웃지도 않고 근엄한 표정으로 일관했다.
승아야, 고생했지, 오늘?
승아가 있어 너무 행복한 우리 가족.

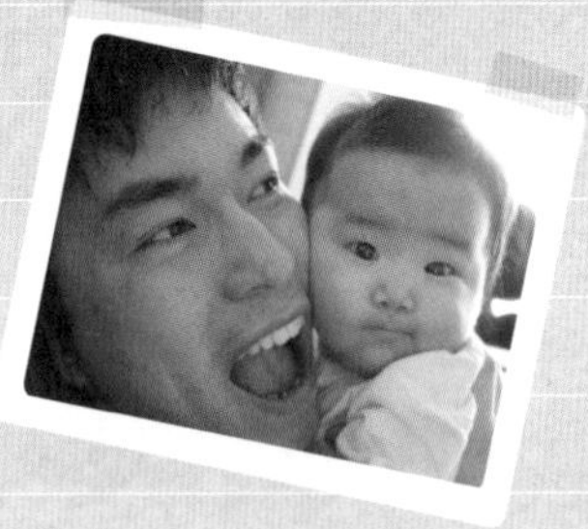

사랑한다. 사랑한다. 사랑한다. 우리 승아!
앞으로도 지금처럼만 예쁘고 건강하게 크자!
우리 가족, 파이팅!

범보의자 사용

범보의자 안전한가요?

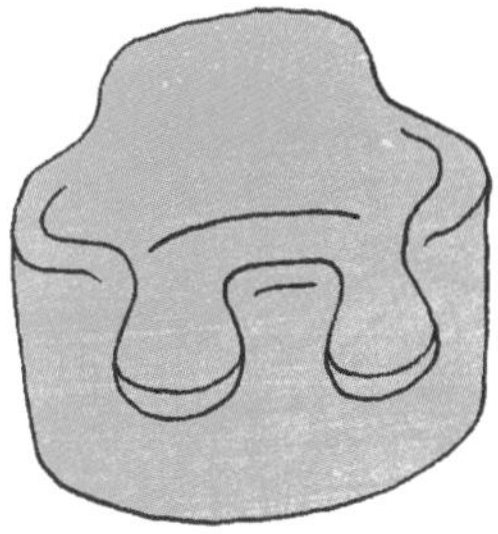

몇 년 전 미국에서는 엄마들이 애용하는 '범보의자'가 낙상사고의 위험이 있다고 하여 미국정부가 나서서 400만 개의 범보의자를 대규모 리콜 조치를 했습니다. 아기가 의자에서 빠져나와 떨어져 두개골 골절 등의 부상을 당했던 것이지요. 이처럼 아이들에게 일어나는 사고는 예측 불가입니다(낙상 사고 302쪽 참고). 하지만 범보의자를 이용할 때 옆에서 보호자가 지켜보고만 있다면 크게 문제될 일은 없을 것입니다.

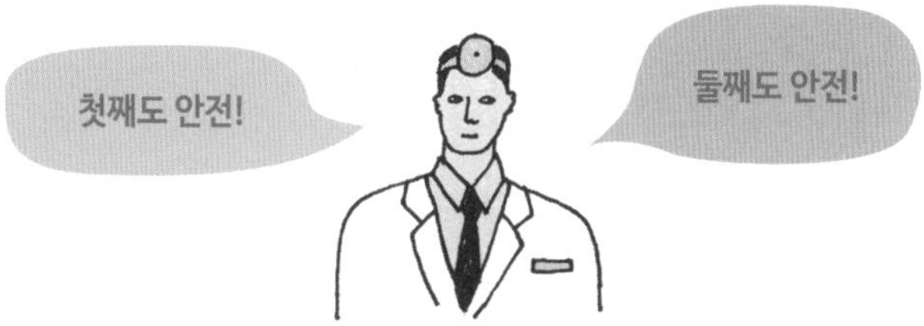

위험한 순간 대비하기

혹시라도 생길 수 있는 상황을 미리 대비하여야 합니다. 범보의자에 앉아있을 때는 보호자는 그 자리를 떠나지 말고 아이와 함께 있어야 합니다. 아이가 발버둥 치면서 심한 행동을 하다가 보면 옆으로 넘어질 수 있으니까요. 높은 곳이나 주위가 단단한 곳에서는 앉히지 않는 게 좋습니다.

신체적인 변화와 성장

3~4개월간은 지속적으로 아이의 체중과 키, 머리 둘레 등이 증가합니다. 다만 첫 1주간은 5~7% 몸무게가 감소하며, 2주 후까지는 출생 시 몸무게를 회복하게 됩니다.
태어난 지 두 달 정도가 되어도 아이 머리 앞쪽의 부드러운 부분, 즉 대천문이 편평하게 열려 있어야 합니다. 하지만 머리 뒤쪽의 소천문은 두세 달 정도에 닫히게 됩니다. 아기의 머리는 몸에 비해 무척 크죠? 그만큼 엄청나게 빠른 속도로 크고 있기 때문입니다. 따라서 뇌에 많은 자극과 케어가 필요합니다. 생후 1년간의 발달과 정서적인 케어를 왜 그렇게 신경 써야 하는지는 아이 머리의 성장 속도를 보면 느낄 수 있을 겁니다.

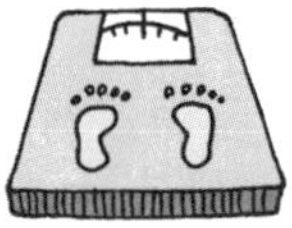

두 달이 넘어서면 아이가 오동통통 뽀얀 피부를 자랑하며 예뻐지기 시작하지요. 한 달에서 두 달 사이 지루성 피부염이나 오톨도톨 피부에 뭐가 나는 등 엄마를 속상하게 할 수도 있지만 전혀 걱정할 필요 없습니다. 특별히 무엇을 바르거나 하지 않아도 저절로 좋아집니다. 손도 휘휘 젓고 다리도 혼자 구르고 아이가 움직이는 사이 근육도 발달하고 있습니다.

움직임

아이에게 태어날 때 갖고 있던 몇 가지 반응들은 유지되거나 없어집니다. 긴장성 목 반사, 모로 반사 등의 신생아 반사는 두세 달 사이에 대부분 없어집니다. 신생아를 들어 올려 바닥에 발을 닿게 하면 아이는 놀랍게도 걸음을 걷듯 걸음을 움직입니다. 이것이 걷기 반사고, 이 반사는 6주 정도면 없어집니다.

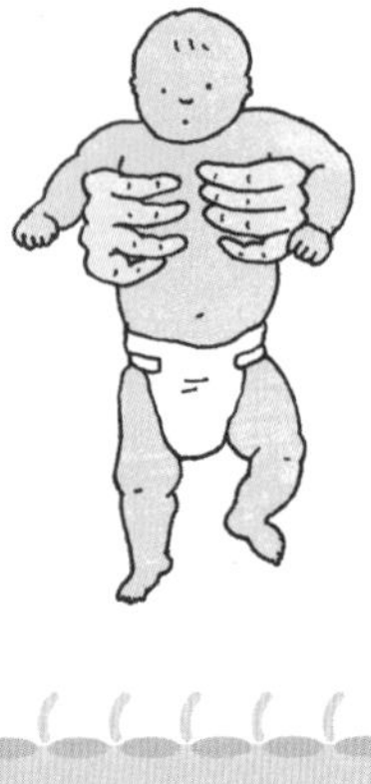

신생아 반사가 소멸되면 아이가 덜 활동적으로 보일 수도 있겠지만 이러한 시기를 거쳐 아이는 더욱 성숙한 움직임을 보이게 될 것입니다. 엄마들이 눈에 띄게 인지할 수 있는 아이의 변화는 바로 '목 가누기'이지요. 목에 힘이 생기면 아이를 케어하기 더 쉬워지니 그때가 기다려질 겁니다. 엄마가 옆에서 지켜볼 때 아이를 엎어놓으면 아이는 고개를 들어 주변을 보려 안간힘을 씁니다. 이러한 활동은 아이의 뒷목 근육을 더욱 강하게 만들어줍니다.

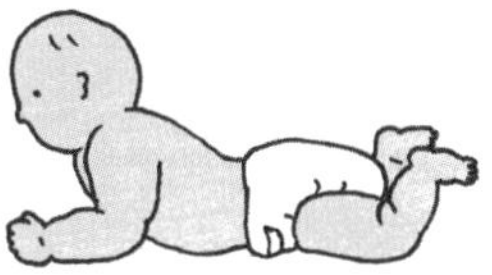

4개월령 정도면 아기는 머리뿐 아니라 가슴까지 들어 올려 팔꿈치로 지탱해 스스로의 힘으로 자세를 유지할 수 있게 될 겁니다. 생각해보세요. 그냥 머리 위에 있는 모빌만 보거나 아빠, 엄마의 얼굴(그것도 보여줄 때만)을 보는 단계에서 스스로 의지대로 주변을 둘러볼 수 있는 힘이 생겼으니 얼마나 큰 발전입니까! 이제 엄마는 아기띠도 맬 수 있고, 아이를 더 쉽게 안아줄 수 있으니 많이 편해질 겁니다.

목을 가누기 전에 아이 팔을 들어 올리면 아기 머리가 뒤로 힘없이 떨궈지겠지만, 이제 목을 가눌 수 있게 되면 아이는 모든 방향으로 목을 꼿꼿이 들 수 있게 됩니다. 아이의 다리도 좀 더 튼튼해지고 활동성이 생깁니다. 아이를 들어 올려 바닥에 발을 닿게 하면 아이는 꼿꼿이 다리를 세워 제 힘으로 서 있는 것마냥 쭉 펴고 있습니다.

손과 팔은 어떨까요? 이 역시 빠른 성장을 보이게 되지요. 팔은 위로 향해 겁먹은 듯 올리고 있고, 엄지를 손바닥에 넣고 손을 꽉 쥐고 있던 초기(엄마 손을 넣으면 자동으로 꽉 쥐지요)와 달리, 팔도 자유롭게 펴고, 손도 펴고 있는 등 많이 릴랙스된 것을 확인할 수 있습니다. 2~3개월쯤 아이가 대부분의 시간 동안 손을 반쯤은 펴고 있는 것을 확인하게 됩니다.

손을 쥐었다 폈다, 얼마나 조심스럽고, 얼마나 예쁘게 바스락거리는지 손만 보고 있어도 시간이 금방 흐를 겁니다. 이제 아이가 손을 입에 가져가기 바쁘죠? 쪽쪽거리며 빨기도 하고, 초반에는 손을 들어 올리지만 어디로 가져가야 할지 몰라 헤매다 후에 학습하게 되어 입으로 가져갈 수 있게 됩니다.

3~4개월 정도에는 가벼운 장난감이나 치발기를 쥐어주면 아이는 흥미를 잃을 때까지 입으로 가져가거나 흔들거나 할 수 있게 됩니다. 아기체육관 같은 장난감을 아기 머리 위로 설치해주면 아이는 보는 것뿐만 아니라 손을 뻗어 건드릴 수도 있게 됩니다.

아이가 새로운 스킬을 학습하고 수행해나가는 과정은 어찌나 부모의 마음을 뿌듯하게 하는지요.

아이의 뒤집기는 보통 4개월 이후에 이루어지는데, 더 빨리 뒤집는 사례도 있으니 만 3개월을 채울 때쯤이면 아이를 면밀히 관찰해야 합니다.

시력

첫 달에 아이는 30cm 밖으로는 잘 볼 수가 없습니다. 하지만 이 안쪽으로 관찰되는 것들에 대해서 아주 면밀히 보기 시작하죠. 조리원에서 아이를 집에 데려와 바로 모빌을 보여주면 아이가 얼마나 집중하는지 보게 될 겁니다.

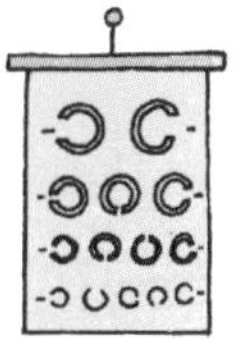

아기가 1~3개월 동안 가장 좋아하고 가장 잘 반응

하는 것이 뭘까요? 바로 사람 얼굴입니다. 특히 눈 맞춤이 시작되면 아이는 무척 집중하는 태도를 취하며, 4~6주 사이 아빠, 엄마 마음을 황홀하게 만들 소셜 스마일Social Smile을 보여주게 되지요. 본격적으로 소셜 스마일이 시작된다는 것은 아이가 엄마의 눈 등 특정 부위에만 집중하던 시야가 엄마의 얼굴 전체로 확대되어 표정을 읽을 수 있게 됨을 뜻합니다. 당연히 아이는 좀 더 반응이 빨라지고 더 많이 웃고 엄마에게 그만큼 더 많은 것을 기대하게 되지요. 표정을 다양하게 하여 아이와 놀아주는 것이 좋겠습니다.

엄마가 가까이 있어주지 못할 때에도 깨지지 않는 안전한 거울을 두어 아이가 스스로를 관찰할 수 있게 하는 것도 좋습니다. 태어난 지 얼마 되지 않았을 때에는 아이의 눈앞에 있는 물건을 이리저리 옮겨도 아이의 눈이 이를 잘 따라가지 못합니다. 두 달 정도가 지나면 아이의 양쪽 눈은 포커스를 잃지 않고 함께 이동할 수도 있게 됩니다. 아이 앞에서 장난감을 이리저리 왔다갔다 하면 아이의 눈은 이를 따라갈 수 있게 되지요. 만 3개월이 될 때까지 아이의 눈이 이렇게 따라가지 못한다면 소아청소년과 전문의에게 상담받아야 합니다.

아이가 보는 거리도 많이 확장됩니다. 아이가 성장해나갈 때마다 우리 아기는 어느 정도까지 시야가 확장되었는지 거리를 두고 반응을 보는 것이 좋겠습니다.

아이에게 처음에는 흑백 모빌을, 시간이 지나면 컬러 모빌을 보여주지요? 첫 달에 아이는 명암과 컬러의 강도 등에 민감합니다. 그래서 신생아기에 보여주는 초점책 대부분이 대조적이고 선명하고 굵은 패턴의 흑백 무늬로 되어 있는 것이지요.

4개월령 정도가 되면 아이는 많은 색을 보게 됩니다. 아이가 시야가 확보되고 더 많은 것을 보게 되면, 심플한 패턴(스트라이프, 체크 무늬 등) 대신 동그란 나선형의 모양들에 더 흥미를 보이게 됩니다. 여기에서 아이가 얼굴에 흥미를 보이는 이유를 찾을 수 있겠죠. 얼굴형에 눈에 입에 동그란 모양이 많은 얼굴 말입니다.

청력과 말하기

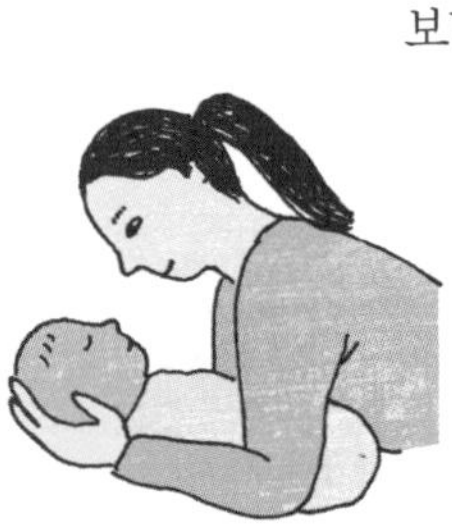

아이는 다 압니다. 신기하게도 비싸고 좋은 모빌보다 엄마 얼굴을 더 좋아하고, 편안한 바운서보다 엄마 품을 더 좋아하고, 오디오에서 나오는 동요나 클래식보다 엄마 목소리를 더 좋아합니다.

아이에게 말할 때는 왠지 입도 더 크게 벌리고 눈도 더 동그랗게 뜨고, 좀 더 높고 얇은 목소리로 말하게 되지요? 확실히 더 효과적입니다. 그래야 아이가 더 많이 웃어주지요. 엄마가 아이에게 말 걸어주고(아이 역시 옹알이로 되받아치지요!) 대화하는 것은 아이가 훗날 상호작용하고 목소리를 내고 말하는 것에 아주 지대한 영향을 끼친다는 것 잊지 마세요.
4개월로 접어들면 이제 아이는 제대로 옹알이를 시작합니다. 혼자 비교적 긴 시간, 아무도 모를 이야기를 쭉 늘어놓지요. 아이가 말하는 것과 비례하여 청력도 발달한다고 생각하세요. 그만큼 아이는 엄마가 해주는 소리 속에서 억양도 찾고, 무엇이 강조되는지도 찾게 됩니다. 엄마의 기분 상태도 알게 될지 모릅니다. 아이가 아주 어릴 때에도 엄마가 어떤 무드로 말을 거는지 알고 있다는 얘기지요. 즐거운 목소리로 행복한 사람이 되어 아이에게 말을 걸어주세요.

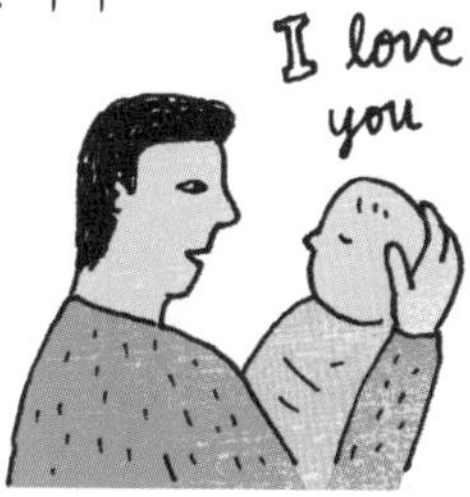

정서

아이는 생후 두 달간 사람들의 소리와 표정을 통해 많은 것을 배우게 됩니다. 웃는 것이 행복함의 신호라는 것, 찡그리는 것이 기분 나쁨의 신호라는 것, 신기하게도 빨리 배우게 되지요. 소셜 스마일은 그 신호탄입니다. 아이가 정말 내 표정을 읽고 혹은 나를 보고 정말 행복해서 웃는 배냇짓이 아닌 진짜 웃음 말입니다. 자신의 상태를 표현하는 데에 '우는 것' 말고는 할 줄 몰랐던 아기가 이젠 좋다고 웃기도 하고, 이제 또 다른 세계를 만난 것입니다. 조금 배고프더라도 엄마가 옆에서 웃어주고 놀아주면 배고픔을 잊고 엄마를 보며 웃을 수 있게 된 것이죠. 육아는 이제 조금 더 쉬워지고, 아이는 더욱 발달하게 됩니다.
만 3개월이 되면 아이는 옹알이할 때 함께 이야기해주는 엄마를 보며 팔다리를 휘젓고, 엄마가 웃어줄 때를 기다리는 등 좀 더 적극적인 반응을 보이게 됩니다. 엄마가 입을 벌리고 눈을 크게 뜨는 등의 표정을 지으면 따라 하기도 하지요. 조만간 엄마가 '메롱' 하면 아기도 '메롱' 하게 될 겁니다. 물론 아기는 모든 사람에게 이런 반응을 똑같이 보여주지 않을지도 모릅니다. 아이가 낯을 가리기 전에도 더 좋아하는 사람은 분명히 있으니까요.
3~4개월 사이 다른 아기들에게도 관심을 보이기 시작합니다, 형제가 있다면 자신의 형제를 향해 웃고 옹알이를 하게 됩니다. 아이는 이 어린 시기에도 익숙한 사람과 그렇지 않은 사람을 조금이나마 알고 있습니다. 본격적으로 낯을 가린다는 것이 아니고 익숙함에 대해 안다는 것이지요. 이때 아빠와 엄마는 아이와 애착관계를 잘 형성해야 합니다. 아이에게 말을 걸어주고 존중해주고 아이의 요구에 잘 반응해주는 행동들은 아이의 자존감을 발달시켜 '나는 소중한 사람'임을 깨닫게 해줄 것입니다.
이 시기에 어른들은 '너무 유난스럽게 키우면 애버릇 나빠진다'며 요구에 즉각 반응하는 것을 말리지요? 걱정하지 마세요. 초기 6개월간 아이의

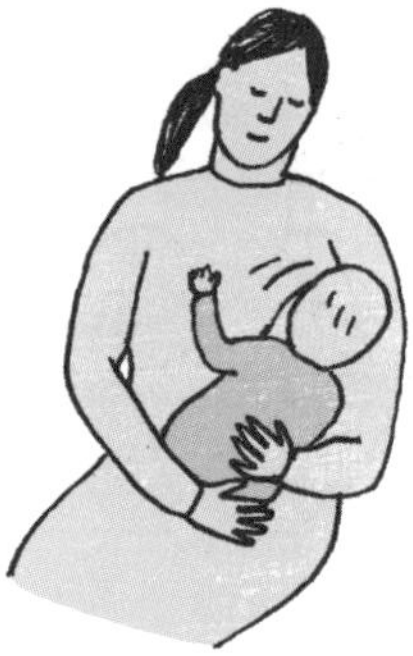

요구에 즉각적으로, 지속적으로 반응하는 것은 아이를 안정감 있게 하며, 훗날 아이가 컸을 때 오히려 덜 까다로운 아이가 될 수 있습니다.

제가 읽은 육아책에서 좋아하는 말이 있는데요, "Babies Cannot Be Spoiled"라는 말입니다. 이 시기에 아이들은 '나는 안전하다. 엄마가 지켜주고 있고 언제든 나를 위해 옆에 있다'고 느끼고 안심해야 합니다. 이 시기에 주는 전폭적인 지원과 믿음은 훗날 아이를 강하고 독립적인 아이로 크게끔 도와줄 것입니다. 손 탄다는 말에 아이를 홀로 두지 마세요.

먹이기

모유수유하는 엄마들에게 이 시기는 '전쟁'이라 말해도 과언이 아니지요. 소화가 빠른 모유는 그만큼 자주 물려야 하고, 또 젖 물리기에 익숙하지 않은 엄마들은 잘못된 수유 자세와 방법으로 젖몸살, 울혈, 염증 등에 시달리기도 합니다.

모유는 아이에게 줄 수 있는 최고의 선물입니다. 단언컨대 3개월이 넘어서면 모유수유도 훨씬 쉬워질 것이며, 엄마의 젖을 빠는 아이를 내려다보는 일은 세상에서 가장 행복한 일이라 확신하게 될 겁니다.

모유 먹는 아이의 경우 만 6개월 이후에 이유식할 것을 권하고 있습니다. 이유식까지는 한참 멀었지요? 아이의 몸무게가 일정하게 잘 증가하고 있다면 모유의 양에 대해 크게 걱정하지 않아도 됩니다.

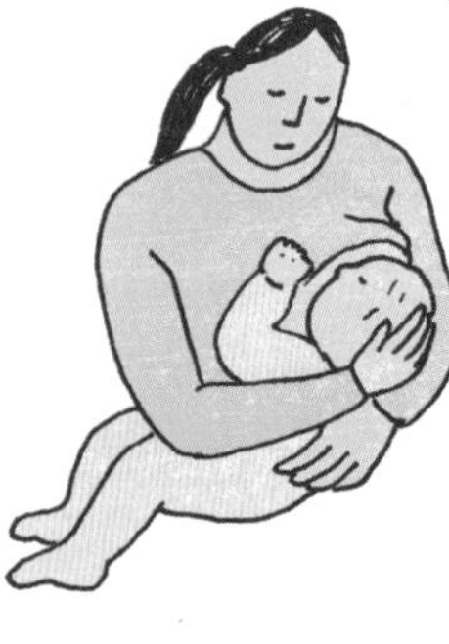

아기들은 밤낮 없이 계속 젖 달라고 보챌 겁니다. 특히 생후 한 달간은 엄청나게 엄마를 괴롭힐지도 모릅니다. 첫 달에서 두 달 사이에는 특히 자주 물리고, 야간수유도 계속 해주는 것이 증유에 많은 도움이 되니, 수유 텀에 대해 생각하지 말고 고생스럽겠지만 자주 물려주세요.

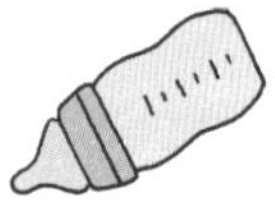

분유의 경우 아이는 태어난 직후에는 40~50mL 정도로 적게 먹지만 한 달에서 두 달 사이에는 120~150mL 사이로 먹는 양이 늘어날 것이며 4개월 정도가 되면 150~180mL 정도로 늘어날 것입니다. 하지만 아이에 따라 수유량이나 수유 텀은 다른 양상일 수 있으니 걱정하지 마세요.

4개월 정도에 접어들면 아이는 하루에 750~900mL 정도를 먹게 됩니다. 모유수유 아기의 경우 비타민D가 부족할 수 있으니 비타민D를 꼭 챙겨 먹이도록 합니다.

아이가 충분히 먹은 것 같은데 금방 또 젖을 달라고 보채나요? 원인은 몇 가지가 있습니다.

원인

첫째, 엄마의 젖량이 줄 경우 젖량이 줄면 아이의 몸무게가 정상적으로 늘지 않습니다. 기저귀를 4시간마다 적시고 아이 몸무게가 잘 늘고 있다면 절대적인 젖량은 적지 않으니 걱정하지 마세요. 정상적으로 늘지 않으면 최유제를 처방받거나 물리는 방법을 달리 해볼 수 있으니 전문의와 상담해주세요. 엄마가 출산 휴가를 끝내고 출근하면서 유축기로 젖을 짜서 먹인다거나, 엄마가 섭취하는 음식이나 수분량이 적거나, 엄마가 스트레스를 받으면 젖량이 줄 수 있습니다.

둘째, 배고픔 신호 Hunger Cue**를 잘못 파악하고 있는 경우** 아이는 엄마젖 먹는 것이 가장 행복하고 안정감을 갖기 때문에 울고 싶을 때 스스로를 달래는 수단으로 엄마젖을 찾으려 들지 모릅니다. 또는 입 주변을 두드릴 때 고개를 그쪽으로 돌리는 젖 찾기Rooting reflex 반사와 젖 빨기 반사Sncking Reflex 등을 먹고 싶어 하는 신호로 착각할 수 있지요. 그때마다 젖을 물린다면 아이는 스스로 달래는 법을, 젖 없이 달래는 법을 배우지 못합니다. 많은 엄마들이 돌쯤 된 아기를 데리고 와서 아직도 젖을 물며 잔다거나 수시로 젖을 물려야 진정한다는 등 고민을 호소합니다. 이렇게 아이의 신호를 잘못 파악하면 아이는 수시로 젖을 빨아 비만아가 될 수도 있습니다. 절대 젖을 물려 아이를 달래거나 재우지 마세요.

셋째, 아이가 급격히 성장하는 시기일 경우 아이가 급성장기일 때 몇 번의 고비가 옵니다. 아이는 정체된 것 같을 때 더 빨리 자랍니다. 무슨 말이냐 하면 뭔가 힘든 시기를 보내놓고 나면 후에 아기가 콩나물같이 쑥쑥 커 있는 것을 발견하게 된다는 말입니다. 성장을 빠르게 하려 할 때 아이는 더 많이 먹으려 합니다. 모유수유하는 어머니의 경우 급성장기가 오는 며칠간은 자주 물려주세요. 젖량이 부족하다 느낄 수 있지만, 자주 물리고 아이가 그만큼 더 원해 더 강하게 빨면 엄마젖은 늘게 되어 있습니다. 그렇게 템포를 맞춰 나가면 됩니다. 모유는 아이가 원하는 만큼 나옵니다. 걱정 마세요. 물린 직후 유축기로 남은 젖을 충분히 짜고 유선을 자극시켜주는 것도 방법이 됩니다.

대소변

아이의 탄생 후 몇 주간은 기저귀 개수가 꽤나 많이 나옵니다. 조금씩 자주 적시기 때문이지요. 자주 갈지만 묵직하지는 않을 겁니다. 대변을 지리는 경우도 많습니다. 대변 횟수는 특히나 현저히 줄어들기 시작하는데, 이는 아이의 장 기능이 좋아졌기 때문입니다. 장의 흡수력도 좋아져 아이의 변은 좀 더 되게 나옵니다.

몇몇 모유수유 아기는 사흘에서 나흘에 한 번 꼴로 대변 횟수가 줄기도 하며, 정말 건강한 모유수유 아기들은 한 주에 한 번만 보기도 합니다. 하지만 변비라고 걱정할 필요 없습니다. 아이가 잘 먹고 몸무게가 잘 늘고, 대변이 너무 딱딱하거나 건조하지 않다면 괜찮습니다.

변이 푸른색이나 쑥색을 띄는 녹변을 볼 때 옛날 어른들이 했던 것처럼 기응환을 먹이면 안 됩니다. 별다른 이상 없이도 녹변을 볼 수 있으며, 일부 음식물에 의해 담즙이 증가하거나 음식물의 색소 등에 의해 그럴 수 있으며, 대부분은 모유수유할 경우 전유후유 불균형에서 그 이유를 찾을 수 있습니다. 모유 중 전유에는 탄수화물이 많고 뽀얀 빛의 후유에는 지방이 많습니다. 한쪽 젖을 충분히 끝까지 물려 영양의 불균형이 오지 않도록 하는 것이 좋겠습니다.

전문의를 찾아야 하는 경우는 혈변을 볼 때입니다. 어떤 양상을 띠든 혈변을 본다면 꼭 가까운 병원을 찾기 바랍니다.

잠

잠은 아이의 성장과 엄마의 컨디션을 위해 정말 중요합니다. 첫 4주간 엄마는 잠으로 인해 너무나 고통스러운 시간을 보내게 됩니다. 하지만 4주가 지나면 아이는 '놀 줄 알게' 되면서 낮잠이 많이 줄고 밤의 용도를 알게 됩니다. 물론 그러기 위해서는 낮에는 충분히 밝게, 밤에는 어둡게 두어야 겠지요. 아이가 밤에 못 잤다고 해서 낮에 암막커튼을 쳐 어둡게 하고, 밤에는 안 잔다고 불을 켜놓고 아빠, 엄마가 모두 허둥대며 온 집안을 서성거리다가는 아이의 수면 패턴은 망가지게 됩니다.

낮에는 생활소음을 들려주어도 상관없으며 환하게 두고, 밤에는 아빠, 엄마의 움직임도 최소화하고 모든 조명을 끄고 어둡게 둡니다. 이것은 아이가 태어나자마자 해야 하며, 아이가 많이 자란 후에도 마찬가지입니다.

우리나라 아이들의 평균 입면 시각은 너무나 늦습니다. 영유아 검진이나 초기 예방접종을 온 부모에게 아기가 잘 자는지 물으면 잘 잔다고 대답하는 분들 중 입면 시각이 밤 10시, 11시인 경우가 꽤 많습니다. 이건 잘 자는 게 아닙니다. 아이는 보통 8시 늦어도 9시에는 잠자리에 들어야 합니다. 아이를 엄마의 스케줄에 맞추지 말고 엄마가 아이 스케줄에 적응해주세요.

생후 몇 주간 뱃고래가 작아 아이들은 몇 번씩 깨곤 합니다. 만약 신생아기에 아기가 깨지 않고 4시간 이상 잔다면 깨워서 먹여야 합니다. 하지만 3개월 정도가 되면 아이들은 내리 6~8시간 정도를 깊게 잠들 수 있습니다. 3개월이 가까워오면 제가 늘 강조하는 수면교육을 시작해도 됩니다.

아이를 엎드려 재운다거나(강보를 한 경우에는 더욱 위험합니다) 부모가 같은 침대에서 함께 자는 것은 추천하지 않습니다.

놀이

아직 너무 어린 아기에게 무엇을 하면서 놀아주어야 할까요? 초점책 보여주기, 모빌 보여주기, 딸랑이, 노래 불러주기, 음악 들려주기 등이 기본적입니다. 그 밖에도 지속적인 신체 접촉(안기, 부비기,

만지기 등)을 해주고, 말하고 노래하고 옷 입히고 먹이고 목욕시키는 일련의 행동들이 아이에게 좋은 영향을 준다는 점 잊지 마세요.

아이의 이름을 지속적으로 리드미컬하게 불러주는 것도 좋습니다. 3개월 정도를 채우면 아이에게 다양한 사이즈와 촉감의 컬러풀한 장난감을 쥐어주세요. 또한 아이에게는 엄마의 얼굴이 하루 종일 보는 것의 대부분을 차지할 수 있으므로 얼굴 표정을 활용한 놀이를 많이 해주세요. 혹시 활용이 가능한 외국어가 있다면 집에서 해당 외국어를 섞어 쓰는 것도 아이의 두뇌 발달에 좋습니다. 양육자가 아빠나 엄마가 아닌, 할머니나 베이비시터라면, 기본 발달을 위한 케어 말고도 정서적이고 두뇌 발달을 자극하는 놀이의 중요성에 대해서 함께 얘기하는 것이 필요합니다.

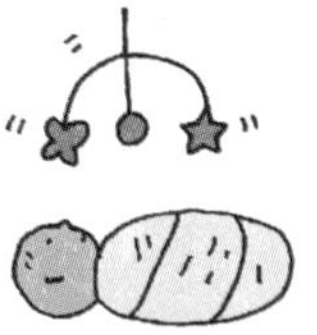

질병

의외로 예방수칙을 지키지 못해 신생아를 데리고 병원에 오는 사람들이 있습니다. 손을 자주 씻고, 다른 사람도 손을 씻고 아이를 만지게 해야 한다는 것은 다들 알 겁니다. 1~3개월 동안에는 웬만하면 데리고 나가지도 말고 다른 사람도 집에 오지 못하게 하세요. 외부에 노출될수록 안 좋다는 것만 기억하기 바랍니다. 특히 백화점이나 마트로 아이를 데리고 다니는 경우를 많이 보는데, 정말 말리고 싶습니다. 힘들다는 것은 알지만 아이는 되도록이면 집에 두는 것이 좋습니다. 그리고 아빠들 혹은 아기를 키울 때 마주하게 되는 모든 분들, 꼭 담배 끊으세요. 꼭 끊어야 합니다.

안전사고

영아돌연사증후군을 막기 위해 아이는 절대 혼자 두거나 아이 주변에 뭉실한 천이나 푹신한 담요를 두거나 엎어서 재우면 안 됩니다. 아이를 혼자 두거나 높은 곳에 눕혀놓지 마세요. 낙상을 방지하기 위함입니다. 아이를 뜨거운 물이 있는 주방에 데려가거나 목욕시킬 때 온도가 급격히 바뀔 수도 있는 샤워기를 직접 대고 목욕시키면 안 됩니다. 심각한 화상의 원인이 될 수 있습니다. 낙상할 수도 있으므로 세면대에서 직접 씻기는 것도 위험합니다. 이러한 안전사고는 몰라서 일어나지 않습니다. 방심해서 일어나죠. 사실 신생아 케어에 있어 가장 중요한 부분일지 모릅니다. 방심하지 말고 아이를 한결같이 곁에 두고 지켜봐주세요.

D+97~99

소소한 변화들

승아가 100일이 가까워오면서 많은 변화들이 일어나고 있다.
어제 못했던 것을 오늘 하는 것처럼 갑작스러운 변화는 아니지만
서서히 야물어지고 있다고 할까.

첫째, 익숙한 대상을 구분한다.
아내의 친구들이 놀러왔는데 확실히 엄마와 있을 때보다 불편해하고
울음을 터뜨리는 등 불안해했다고 한다.
그러다 엄마가 안아주면 빼꼼~
승아 엄마는 이런 걸 좀 즐기기도 하는 듯하다.
엄마를 특히 더 밝히기도 하고 낯을 가린다기보다는
항상 얼굴을 보는 익숙한 대상과 함께 있고 싶어 하는 것 같다.

둘째, 아기체육관을 보기 시작했다.
아직 손으로 누르지는 못하지만 쳐다보고 꽤 즐기고 있다.
언젠가 손으로 톡톡 건드리는 날이 오기를.

셋째, 잘 잡고 잘 편다.
아기들 손아귀 힘은 워낙 좋지만 신생아기에는 항상 쥐고만 있다가
이제는 잘 펴기도 하고 꼼지락꼼지락~
아직 스스로 뭔가 잡는 힘은 부족하다.

승아 엄마 친구가 예쁜 머리띠를 선물해주었다.
딸 가진 엄마들은 이 어린애를 두고도
"얘, 딸이에요."
"얘, 진짜 딸이라니까요!"
하고 말하고 다니고 싶어 하는 것 같다.
승아 엄마도 승아랑 집에 있으면서도 머리핀을 꽂아주고
내복 색깔도 신경 쓰고 하는 걸 보면 말이다.

어쨌든 예쁘네, 우리 딸.

범보의자에 아이를 앉히는 건
옆에서 보호자가 지켜보고만 있다면 크게 문제될 일은 없다.
그러나 승아는 아직
여기에 안정적으로 앉아있을 만큼 목이나 허리의 힘이 좋지 않은 듯하여
백일 파티 때문에 꺼낸 범보의자는
다시 창고로 넣어두었다.

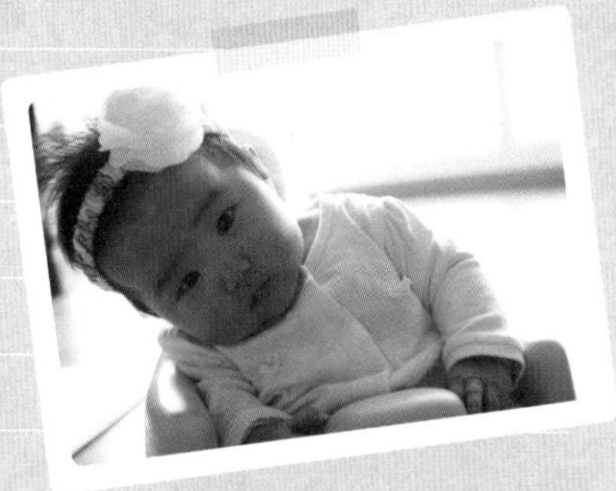

오늘 아버지께서 승아를 보더니 말씀하신다.

"내가 승아를 보니까 더 오래 살고 싶어.
오래 살아서 우리 승아가 잘 되는 걸 보고 싶어."

왠지 마음이 짠해진다.

우리 승아가 꼭 똑똑하고 예쁘지는 않아도,
그냥 건강하기만 하면 된다고 생각했는데
아버지의 소박한(?) 소망을 듣고 있자니
이 꼬맹이가 나중에 큰사람이 되어
신통방통하게 멋진 여자로 살아갔으면 하는 욕심이 생긴다.

주변 모든 사람의 소망과 기대를 안고 사는 우리 꼬맹이
사랑한다, 승아야.
너는 어떻게 자라든 내게는 항상 멋진 딸, 예쁜 딸, 내 사랑이야!

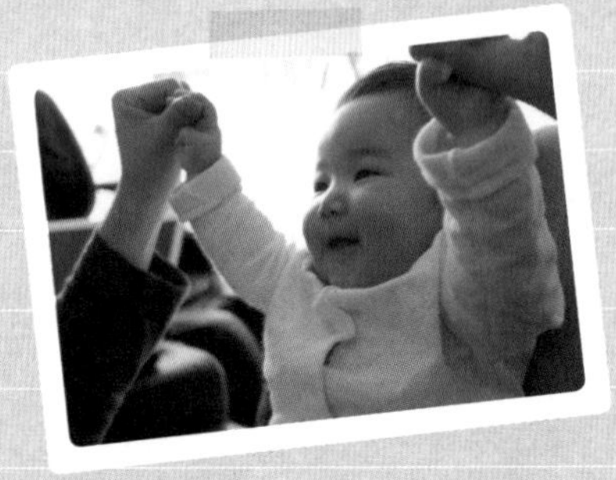

아기 손

손을 펴기 시작해요

신생아기 아이들은 손을 꽉 말아서 주먹을 쥐고 있지요. 보통 파악 반사가 소실되는 3개월 이후부터는 항상 주먹을 쥐고 있지는 않습니다(신생아 원시반사 110쪽 참고). 3개월이 지나면 자연스럽게 손을 펴는 행동을 자주 하게 되지요.

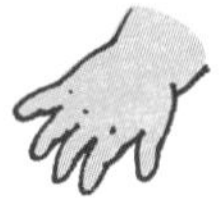

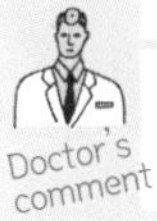

손소독제 사용

대부분의 손소독제는 알코올과 정제수가 주성분입니다. 신체에 무해하다고 하지만 어린 개월의 아이들은 손을 입에 넣을 수 있고 피부도 약하기 때문에 손소독제보다는 흐르는 물에 씻기는 게 더욱 좋습니다.

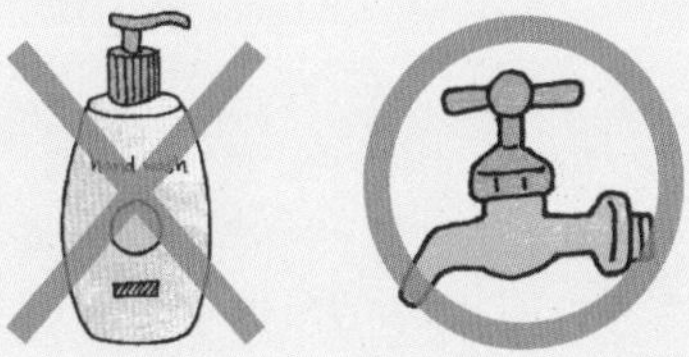

손을 살펴보아요

손에 힘이 전혀 없는 아이

100일 무렵 아기인데 손아귀 힘이 전혀 없는 경우 근육이나 뼈, 신경 등의 문제가 있을 수 있습니다. 힘이 없는 부위에 따라서 손상 부위를 유추해 볼 수 있는데, 반드시 대학병원에 가서 정밀하게 검사를 받아보아야 합니다.

손에 껍질이 벗겨지는 아이

먼저 접촉에 의한 부분적인 피부염인지 피부가 벗겨질 수 있는 동반 질환이 있는지 병원에 가서 확인을 해야 합니다. 발열을 동반하거나 아이의 전반적 상태가 좋지 않다면 더더욱 병원에서 질병 유무(흔하지 않지만 가와사키병, 성홍열, 4S 등)를 확인하여야 합니다.

D+100

승아의 피부가?

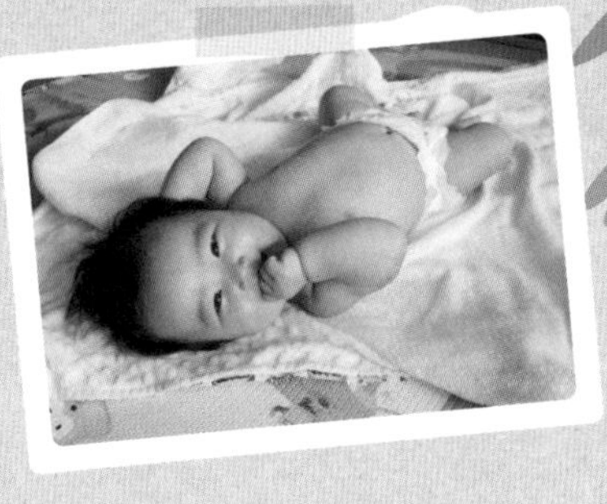

계속된 진료로 바빴던 요즘
승아를 아침에 한 번, 저녁에 한 번 보는데(혹은 저녁에 못 볼 때도 있고),
볼 때마다 이 녀석이 달라져 있는 느낌이다.
늘 곁에서 승아를 보고 있을 수는 없지만
승아에게 얼굴도 못 보여주는 바쁜 아빠가 되고 싶지는 않은데,
백일을 지난 승아는 훌쩍 커버린 느낌이다.

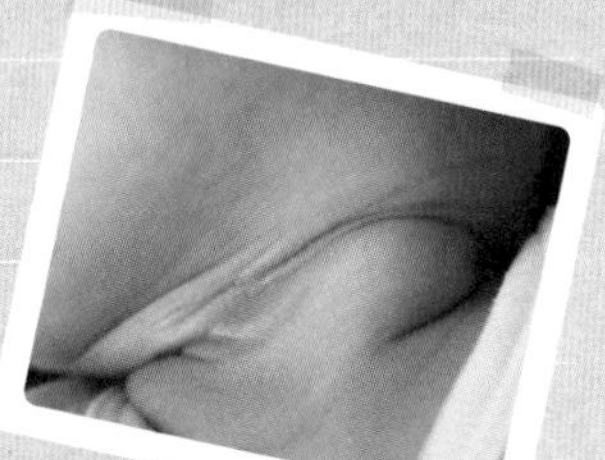

진료 중 승아 엄마에게서 사진메시지가 왔다.
땀이 많이 나고 목 주위에 살이 겹쳐지면서 피부가 빨갛게 변한 것이다.
단순한 접촉성 피부염, 혹은 더 심해지면 간찰진이 될 수 있다.
간찰진이란 접촉된 피부면에 생기는 습진성으로 피부가 짓무르는 것을 말한다.
세균이나 곰팡이가 감염되어 있는 경우가 많아서
항생제 연고나 항진균제를 같이 사용해야 된다.
승아도 목욕할 때 잘 닦아주고 잘 말려주었더니
조금 좋아지는 듯했지만 아직도 빨갛긴 하다.
잘 닦고, 말린 후 비판텐을 발라주었다.

아빠에게 여전히 잘 웃어주는 딸이지만,
하루 종일 진료하느라 밖에 있었던 날 저녁에는 얼굴을 보고도 잘 웃어주지 않는다.
마치 "누구지…?" 하고 고심하며 쳐다보는 것 같다.

간찰진

간찰진은 무엇인가요?

간찰진은 따뜻하고 습한 곳, 흔하게 피부가 접히는 부위(겨드랑이, 목 주위, 사타구니)에 자극이 되거나 염증이 생겨서 발생하는 질환입니다. 세균, 곰팡이, 바이러스 등에 의한 2차 감염이 흔하게 있을 수 있어서 적절한 항생제, 항진균제의 사용이 필요할 때가 있습니다. 아이들이나 살찐 성인, 당뇨 환자에서 잘 발생하지요.

치료 방법

따뜻하고, 습하고, 피부가 접히는 등 원인이 되는 환경을 차단해주는 게 우선이며, 항진균제가 포함된 연고를 사용하기도 합니다. 병원에서 처방받도록 하는 것이 좋습니다.

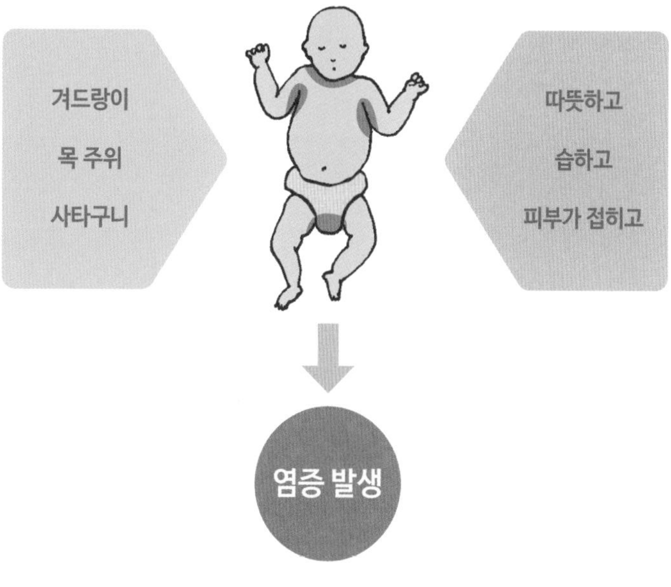

D+102~105

뒤집기를 위한 사투

승아는 드디어 M 사이즈 기저귀를 소화할 수 있게 되었다.
아직 S가 작기보다 딱 맞다.
기저귀를 한 사이즈 늘려갈 때마다 뭔가 뿌듯함이 느껴진다.
그만큼 키웠구나 싶어서.

오랜만에 집에 있는 오전
머리에 새집 짓고 승아랑 놀아주었다.

아주 별거 아닌 놀이만 해도 활짝 웃어주는 이 녀석은,
이제 조금이라도 혼자 두면 떼를 쓰기 시작한다.
곧 뒤집으려는지 안간힘을 쓰며 옆으로 자꾸 몸을 엎치며 힘을 주는데
그러다 혼자 지쳐 "으앙~" 하고 만다.

승아가 언제 뒤집을지 벌써부터 기대가 된다.
사실 뒤집기에는 머리가 아직 무거운 건지 엎드려 고개를 잘 들고 있지는 못한다.
뒤집기는 4~6개월 사이에 하지만 빠르면 100일 이전에 뒤집기도 한다.

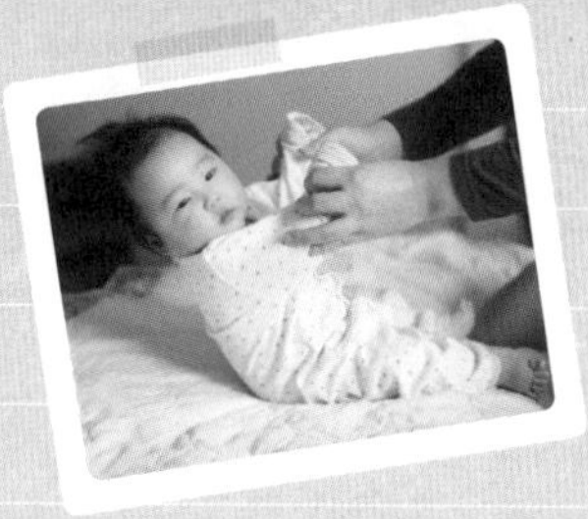

우리 승아, 목을 얼마나 가누게 됐는지 한 번 볼 겸
누워 있는 승아를 들어올려 보았는데
올라갈 때도, 내려갈 때도 목이 휘딱휘딱 움직이는 법이 없다.
제법 힘이 들어가서 아주 조심스럽게 올라왔다 내려가는 승아.

한참 잘 노는 것 같더니 오늘따라 많이 울고 떼를 쓰기 시작한다.
아빠가 집에 있는 걸 아는 걸까?

승아가 이제는 좋고 싫고의 구분이 확실해져 표현을 하게 되었는데
옆에 없으면 옆에 있으라 떼쓰고,
옆에 와 있으면 자기 쳐다보라고 떼를 쓴다.
뭔가 스스로 놀 수 있는 일은 많아졌음에도 불구하고
계속 사람이 옆에 있기를 바라는 것 같다.
옆에 없으면 와달라고 칭얼칭얼, 발도 어찌나 힘차게 들고 높이 드는지.
분명 귀엽고 예쁘긴 한데 누워 있을 때가 편하다는 말이 맞긴 맞나 보다.

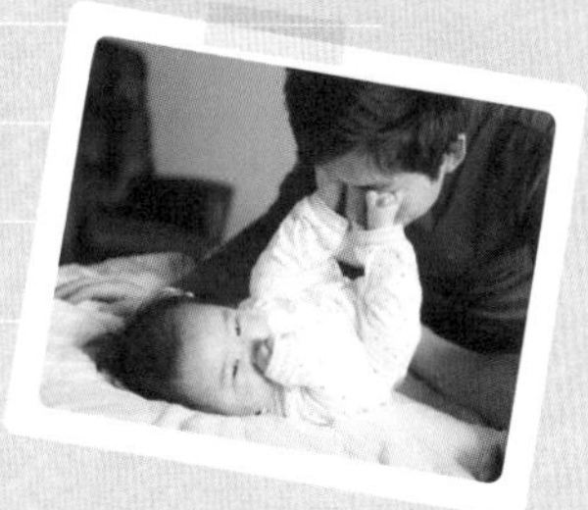

승아와 놀아줄 시간이 더 늘어났고 요구가 더 다양해졌다.
그만큼 아이는 더 컸고, 더 많은 것을 받아들일 준비가
되어 있다는 이야기겠지.

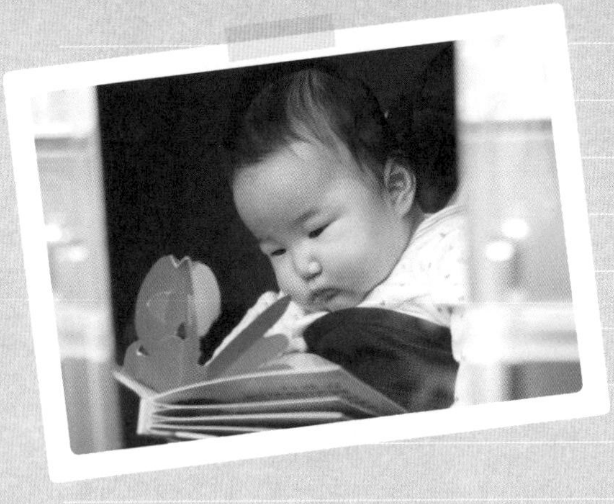

승아에게 승아 엄마가 책을 읽어주기 시작했다.
눈앞에서 화려한 그림이 입체적으로 나오는 팝업북을
펼쳤다 오므렸다 하니 초집중하는 승아.
우리 똘망이, 신기한 모양이구나.
요구가 많아진 승아를 보고 재밌는 걸 더 많이 해줘야겠다는 사명감이 들었다.

우리 승아가 요새 엉덩이를 들썩이는 폼이 심상치 않다.
뒤집으려 하면 그냥 순간에도 뒤집는 게 아기들이라
덕분에 요 며칠 아빠 엄마는 항상 캠코더를 들고 대기 중이다.
열심히 뒤집으려고 애쓰는 승아.

승아야, 조금만 더 힘내자!
곧 뒤집을 수 있을 것 같다, 우리 딸!

닥터 오의 진료실

기저귀 선택

기저귀마다 달라요

기저귀마다 환기의 정도, 소변 대변의 흡수율이 다릅니다. 그리고 재질의 차이가 있기 때문에 발진이 생기는 기저귀도 있고 그렇지 않은 기저귀도 있습니다. 기저귀를 바꾸고 발진이 심해졌다고 하면 기저귀에 대한 알레르기나 접촉성 피부염도 생각해봐야 합니다. 그러므로 기저귀를 바꾸기 전 샘플로 사용해본 뒤 발진이 생기지 않는 기저귀를 선택하는 것이 좋습니다.

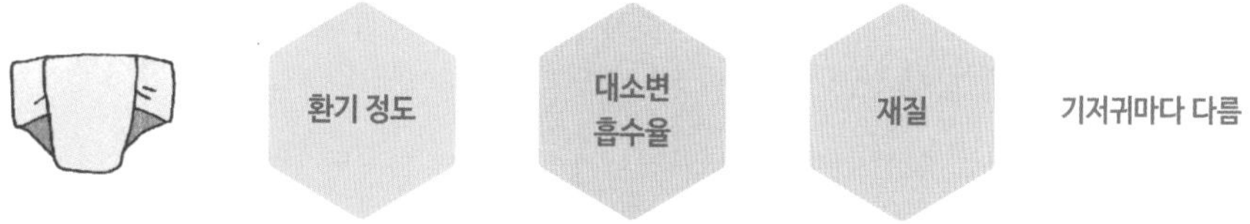

기저귀를 갈아주세요

기저귀는 당연히 자주 갈아주는 것이 좋습니다. 소변을 아주 조금 봤을 때는 아이가 불편해 하지 않는다면 한 번 더 본 뒤에 갈아도 됩니다. 피부가 약하거나 예민한 아이일수록 자주 갈아주고 환기시켜주는 것이 좋습니다.

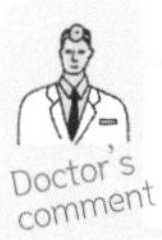

물티슈 사용

소변을 본 아이들의 성기, 특히 여자아이의 경우 물티슈로 소음순을 자주 닦는 것은 좋지 않습니다. 자극이 안 되게 물로 닦는 것이 가장 좋겠지요. 아무리 저자극 물티슈라고 해도 축축한 상태로 오래 보관되어 있는 물티슈는 마냥 좋을 리 없습니다. 수시로 닦아주는 것은 오히려 접촉성 피부염 등을 유발할 수 있어 좋지 않습니다. 청결이 걱정된다면 따뜻한 물을 대야에 받아 앉혀놓고 살살 닦아주는 것을 추천합니다.

닥터 오의 진료실

백일 이후 아이의 성장

아이는 계속 성장해요

4개월 정도가 되면 아이의 눈이 원하는 곳을 바라볼 수 있고, 보고 있는 물체를 따라갈 수 있도록 눈과 목, 머리 등의 근육이 발달됩니다. 백일이 지나면 눈에 띄는 아이의 발달을 볼 수 있게 되는데요. 물건을 움켜쥐고 뒤집고 앉고 기기 시작하는 등 엄마를 설레게 하는 괄목할 만한 성장을 보여줍니다. 하나씩 할 수 있는 것들을 더해가며 아이의 근육이 발달하는데, 그러면서 아이는 각 발달 단계들을 조금씩 더 안정적이고 균형적으로 수행하게 될 것입니다.

상체 올리기와 뒤집기(및 되집기)

아이는 목부터 들기 시작해서 힘이 생기면 팔로 지탱해 가슴까지 들어 올리게 됩니다. 이때 아이 앞에 장난감이나 움직이는 물체를 놓아주어 아이가 바라보며 자세를 유지하고 상체 힘을 길러주게 하면 좋습니다. 여기에서 힘이 더 좋아지면 아이는 배를 바닥에 대고, 다리를 차고 팔을 휘젓는 자세인 '비행기 자세'를 취하게 됩니다. 이 자세를 취할 때쯤이면 아이는 아마 뒤집기와 되집기를 할 수 있게 될 겁니다.

앉기

아기들은 완벽하게 앉기 전, 상체를 손으로 받치며 앉는 자세를 취하게 됩니다. 앉는 자세를 하고 있을 때 역시 앞쪽에 장난감을 놓아주고 집중할 대상을 만들어주면 좋습니다. 6~8개월 정도 사이에는 팔로 받쳐주지 않아도 혼자서도 잘 앉아 있을 수 있게 될 겁니다. 더 빨리 할 수도 있겠지요. 아이는 눕거나 엎드려 있을 때보다 훨씬 좋은 위치에서 더 많은 것을 원하는 대로 볼 수 있게 됩니다. 그러나 아이가 엎드리는 것이나 앉는 자세를 억지로 해주며 연습시킬 필요가 없습니다. 때가 되면 다 하게 되어 있어요. 그래도 엄마, 아빠가 보고 있을 때는 잠깐씩 해도 됩니다. 아이가 발달 상황에 맞게 과제를 수행해나가고 있는지 지켜봐주세요.

입으로 가져가기

4개월 정도면 아이는 손에 잡히는 뭐든 다 입으로 가져가려 합니다. 가져가서 쪽쪽 빨기도 하지요. 이때부터 치발기 등을 쥐어주면 됩니다. 아이 손에 닿을 수 있는 반경 안에 있는 물건들에 대해 철저하게 위생 관리도 해주어야겠습니다.

손의 발달

아이는 손가락을 쓰기 시작하는데, 손을 모아 깍지를 끼거나 오므리거나 이것저것 움켜쥘 수 있게 됩니다. 하지만 아이가 엄지와 집게손가락을 이용하여 물건을 집으려면 9개월 정도는 돼야 합니다. 4~7개월령 아이들은 물건을 집어 들고 한 손에서 다른 쪽 손으로 옮겨가거나 뒤집거나 비틀게 되는 등의 행동을 할 수 있습니다.

자기 신체에 대한 발견

아이들은 자기 몸의 몰랐던 부분들을 하나씩 발견하게 됩니다. 누워 있다가 발이나 발가락을 잡고 한참 놀거나 입으로 가져가 빨기도 합니다. 엄마들이 당황스러워할지 모르지만, 기저귀를 갈다가 자신의 생식기를 만지기도 하고, 앉아 있을 때는 무릎이나 허벅지를 치기도 합니다. 이러한 과정들을 거치면서 아이는 감각을 기르고 새로운 것들을 경험하게 되지요. 그렇지 못할 거라 생각하겠지만 신체 각 부위의 기능에 대해서도 인지하게 됩니다. 이때 보여주는 발달 과정은 기고 걷는 등의 다음 단계를 위한 중간 과정이라 보면 됩니다.

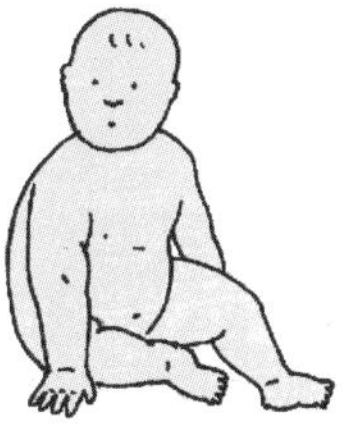

D+107

스스로 잠드는 아기

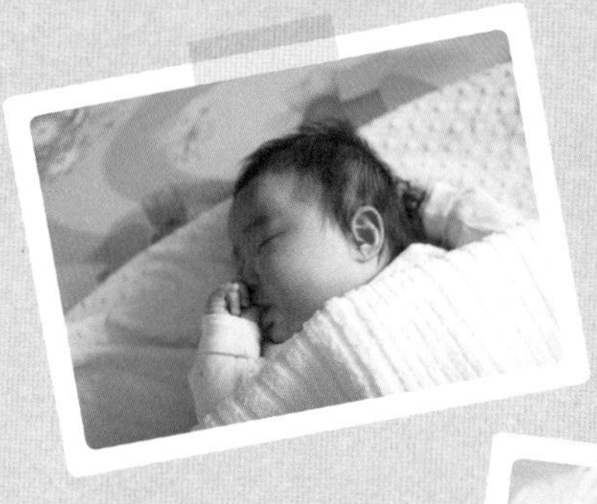

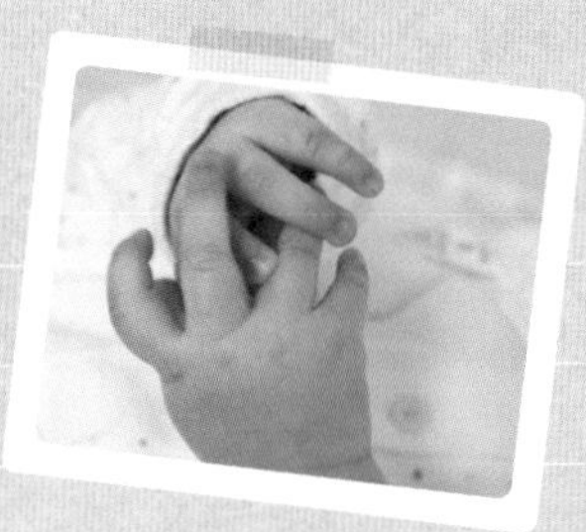

요즘 뒤집기를 배우느라(?) 옆으로 누웠다가
엄마가 도와주면 엎었다가 바삐 노는 승아.
손을 마주 잡으며 만지작만지작
누워 있을 때 자주 다리를 꼰다.
이제 목도 잘 가눈다.

요즘 며칠째 바빠서 목욕도 못 시켜주고 모든 육아가 승아 엄마 몫이 되어버렸다.
나는 이렇게 승아 엄마가 찍어놓은 사진 구경하며 얼마나 컸는지 보고받고,
아침에 어느새 훌쩍 큰 승아를 보며 깜짝 놀라곤 한다.

승아가 태어난 1월 2일 이후로
모든 삶이 전부 승아로 통하고 있는 승아 엄마는
내가 퇴근하면 "승아가 말이야. 승아가~" 하며 이랬는데, 저랬는데
승아에 대해 낱낱이 얘기해준다.
일하고 있는 내가 승아에 대해 자세한 육아일기를 쓸 수 있는 이유가 바로 그 때문이다.

어제는 승아를 혼자 눕혀놓으니 손을 빨다 스스로 잠들었다는 것이다.
눈이 말똥말똥한 상태에서 내려놓았는데 어느샌가 스르르 잠이 들었다나?
비법(?)이라고 한다면 지칠 때까지 열심히 놀아주고
좀 지쳐서 눈이 풀리려 하면 그때 내려놓고 다독거려주는 것.
아예 잠투정이 없는 것은 아니지만 졸릴 때까지 놀아주니 낮잠 잘 때도 승아는

제 풀에 지쳐 조용히 잠드는 편이다. 착한 승아.

아내는 승아가 자꾸 손가락을 빤다고 걱정하는데

만 4세 이전에는 손가락 변형도, 치아 문제도 걱정하지 않아도 된다.

우리가 버릇을 잘 들인 것인지 어른들이 말하는

그냥 '태초부터 순한 아기'인 것인지

승아를 키우며 아내도 나도 "아, 힘들어 죽겠다!"라는 게 없다.

그만큼 예쁘기도 하고 잠 잘 자고 잘 놀고 잘 웃고 건강하니

아빠로서 더 무엇을 바라겠는가.

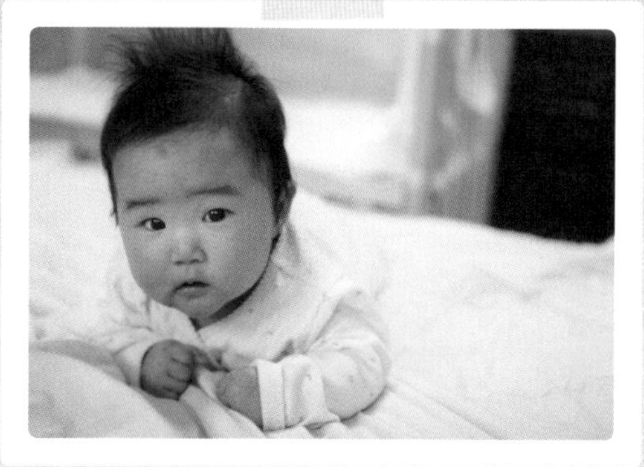

닥터 오의 진료실

손가락을 빠는 아이

손가락을 못 빨게 할 필요 없어요

아이가 손가락을 심하게 빨면 걱정을 많이 하지요. 공갈젖꼭지든 손가락 빨기든 아이에게 안정감을 주는 이러한 행위들에 너무 제약을 두지 마세요. 물론 추천한다는 뜻은 아닙니다.
돌이 넘어가면 손가락 빨기와 공갈젖꼭지는 삼가는 것이 좋지요. 제가 말씀드리고 싶은 것은 아이가 너무나도 좋아한다면 조금 여유를 두고 보라는 겁니다. 만 4세 전까지는 괜찮습니다. 그 이전에 억지로 못하게 할 필요는 없습니다. 시간을 가지고 여유롭게 설득을 해도 됩니다.

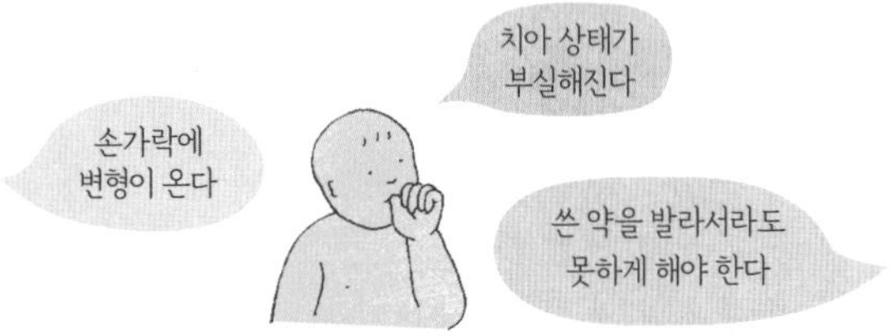

손가락 빨기

애정결핍과의 관계

아이가 손가락을 빤다고 하여 애정결핍 때문이라 생각해 죄책감을 느끼는 부모들이 있습니다. 이런 연결고리는 아마도 손가락 빨기가 아이에게 하나의 '위안거리'가 되기 때문인 것 같아요. 하지만 전혀 죄책감 느낄 것이 없습니다. 엄마의 충분한 사랑을 받지 못해서가 아니랍니다. 애정결핍인 아이 중에 손가락 빠는 경우도 있겠지만 "손가락 빨기=애정결핍"은 너무 성급한 판단입니다.

이행물 형태

손가락이나 공갈젖꼭지 등은 아이가 엄마와 분리되어 독립적인 개체로 성장하면서 의지하게 되는 이행물 중의 하나라고 할 수 있습니다. 의존에서 독립으로 행태를 바꾸어가면서 자연스럽게 정서가 이행되도록 도와주는 매개체가 바로 이행물이지요. 그러니 이 이행물의 존재를 너무 불편한 손님으로 생각하지 않아도 됩니다. 오히려 아이의 정서를 편안하게 하고, 분리 불안을 없애며 스스로 달래는 법을 배우게 하는 고마운 초기 이행물이 될 테니 말입니다.

5S에는 'Sucking'이 포함되어 있습니다. 엄마 없이도 잠들 수 있는 이유는 스스로를 달랠 수 있기 때문이고, 그렇게 위안을 주는 것이 손가락일 수 있습니다. 돌 이전에 손가락을 자주 빤다고 걱정하는 분들은 일단 지켜보세요. 아이가 탐구하는 세상의 스펙트럼이 넓어지면 저절로 좋아질 겁니다.

어떻게 고칠 수 있을까요?

신경 써야 할 때

만 4세가 될 때까지는 지켜보아도 괜찮습니다. 관심을 갖고 잔소리를 하거나 혼을 내거나 손을 때리는 등의 교정법은 아이에게 스트레스를 주어 더 심해지는 요인이 될 수 있습니다. 일단 무시하세요. '나는 전혀 신경 쓰지 않는다'라고 주문을 외우세요. 다만 앞쪽의 영구치가 나기 시작하면 신경 써주어야 합니다. 영구치가 올라오기 전에 고쳐진다면 괜찮겠지만 영구치가 올라오고 있는데도 손가락이나 공갈젖꼭지 빨기가 지속되고 있다면 이것은 치아 모양이나 교열에 영향을 끼칠 수 있습니다.

만 4세 미만

너무 심하게 빨아서 물집이 잡히고 까지고, 멍이 든다든지 하는 증상이 심하게 나타난다면 그때마다 "하지마" "안 좋은 거야"라고 아이를 혼내기보다는 재밌는 놀이(손으로 할 수 있는 놀이)로 아이의 주의를 환기시켜주세요. 직접적으로 잘못했다는 듯 아이에게 주의를 주는 것은 도움이 되지 않습니다. 스트레스만 쌓일 수도 있어요. 조금씩 크면서 주변의 아이들과 관계를 맺다 보면 '나만 손가락을 빠는구나. 아쉽지만 이제 그만 빨아야겠네'라고 스스로 중단할 수도 있습니다. 사회성의 발현인 셈이지요.

만 4세 이상

말귀를 알아듣는 나이의 아이라면 방법은 '설득'입니다. 설득이 가능한 나이의 아이에게 시도해볼 수 있는 실질적인 방법 몇 가지를 소개합니다.

1. 칭찬과 무관심

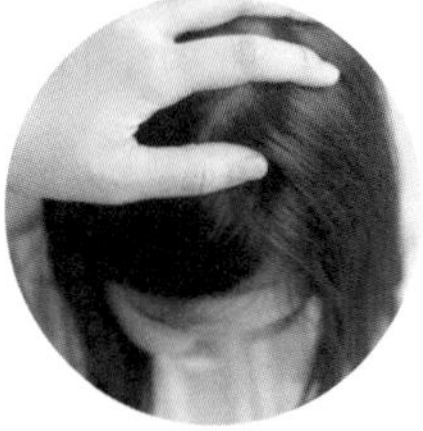

왜 손가락을 빨면 좋지 않은지 설득하고 알아들었다는 대답을 하거나 이를 실천하면 아낌없이 칭찬해주세요. 반대로 노력하지 않고, 오히려 더 심하게 손가락을 빤다면 혼을 내기 보다는 크게 반응하지 말고 무관심한 태도로 지켜보세요.

2. 도움이 되는 책 읽기

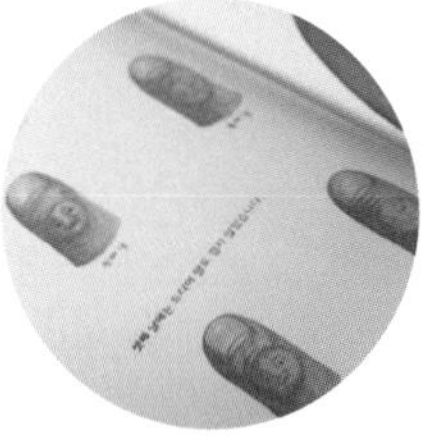

손가락 빨기를 중단하게끔 도와주는 책이 있습니다.

『입속을 빠져나온 엄지손가락』 빠는 것 말고 다른 훌륭한 일들을 할 수 있다는 내용

『손가락 문어』 손가락을 빨면 손가락에 문어가 생긴다는 다소 겁주기 식의 내용

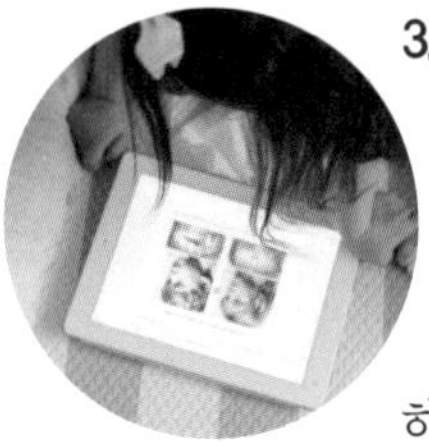

3. 부작용에 대한 영상 및 사진 함께 보기

아이에게 손가락을 빨면 초래되는 나쁜 결과를 검색하여 보여주는 것도 방법입니다. 일종의 충격요법인데, 실제로 문제되는 치아 교열, 손가락 염증 등 실제 사진을 함께 보세요.

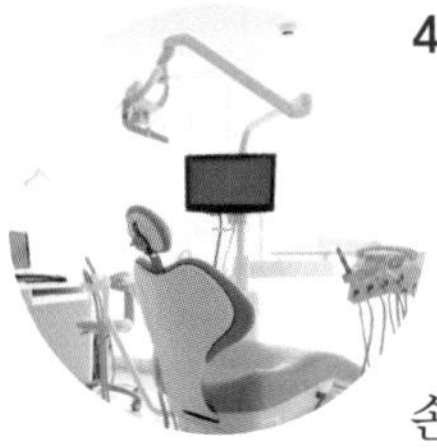

4. 권위 있는 제3자의 의견을 전해 듣기

치과에 가서 아이와 함께 선생님을 만나기 전에 미리 손가락 빠는 문제에 대해 상담한 뒤, 아이에게 적극적인 설득 내지 의견을 말해줄 것을 요청해주세요. 아이는 가까운 사람보다 권위 있는 제3자의 의견에 더 움직이는 경향이 있답니다.

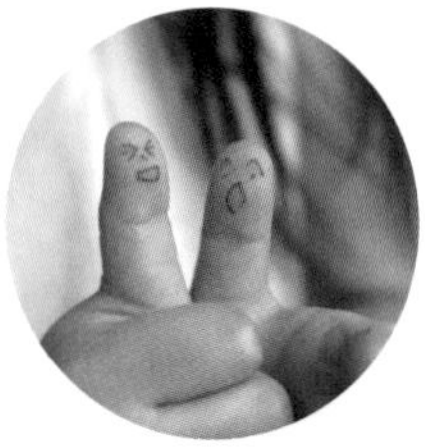

5. 손가락 친구 만들어주기

손가락에 재미난 얼굴 그림을 그려 친구를 만들어주세요. 이름도 붙여주고 친해지게 하세요. 손가락 빠는 일이 친구를 아프게 하는 일이 되어 망설일 겁니다.

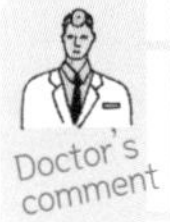

추천하지 않아요

이 방법 저 방법 모두 통하지 않으면 인체에 무해한 쓴 약을 손가락에 발라볼 수도 있습니다. 마발라스톱이나 제시카니블모어 등의 매니큐어 형태의 제품이 나와 있기도 합니다. 개인적으로 어린 나이의 아이들에게는 추천하지 않는 방법입니다. 왜냐면 약을 먹은 뒤로 밥을 안 먹는다고 내원한 아이가 있었습니다. 약을 쓴 이후로 먹는 것을 거부하는 아이는 '입으로 들어가는 무언가에 대한 강한 트라우마'가 생겼을 수 있습니다. 아이는 참 예민하고 특정사건에 대해 강한 기억을 갖곤 하지요. 그러므로 너무 억지스러운 방법(그렇지만 효과적인)을 택하기 보다는 천천히 자연스러운 방법(그렇지만 시간이 필요할지도 모르는)을 쓸 것을 추천합니다.

손가락 빨기에 관한

Q&A

Q 손가락 빠는 14개월 아기인데 이가 다 났는데, 치아가 고르지 못해요

A 만 4세 이전에 손가락 변형이나 치아 변형은 다시 좋아질 수 있어요. 그러므로 손가락 빠는 것을 여유롭게 생각할 수 있는 것입니다. 물론 눈에 띄게 손가락에 문제가 있다거나 치아 변형이 심하게 진행이 된다면 소아청소년과나 소아치과에 가서 상담을 받는 게 좋습니다. 깨어 있을 때 아이가 다른 곳에 재미를 느낄 수 있게 노력해주세요. 손가락 빠는 재미를 다른 곳에서 찾게 된다면 손가락 빠는 횟수가 점점 줄어들게 될 것입니다. 여유롭게 보세요.

Q 5세가 되었는데도 잠결에 손가락 빠는 아이는 어떻게 하나요?

A 자면서 손가락 빠는 행위는 아이에게 잠을 편하게 잘 수 있는 하나의 방법이 될 수 있습니다. 결국에는 좋아집니다. 잘 때 손가락 빨기까지 교정하려고 한다면 엄마가 잠을 못 자게 되겠지요? 여유를 가지고 보세요.

D+110

봄 그리고 첫 외출

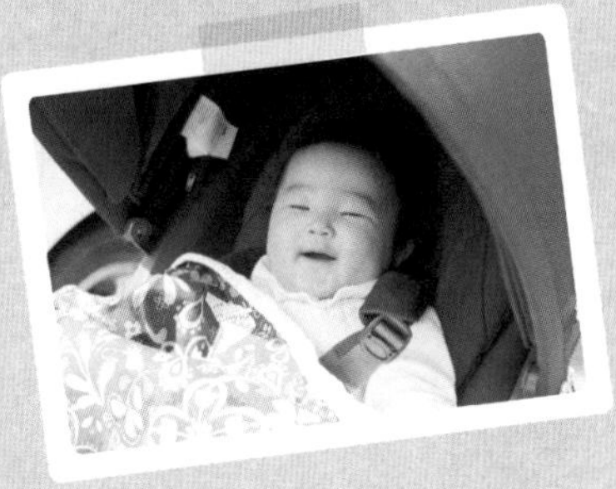

오늘은 갑자기 외출을 하게 되었다.
계획에는 없었지만 날씨가 좋고 승아 엄마 기분이 싱숭생숭한 것 같아
모녀를 모시고(?) 외출하였다.
벚꽃은 다 졌지만 그냥 봄바람만 쐬어도 좋다는 승아 엄마.

승아를 위해 외출을 자제해왔는데 좋아하는 승아 엄마를 보니
아기만을 위하는 것이 꼭 좋은 육아는 아니라는 생각이 든다.
엄마도 봄을 즐기고 별을 즐길 자유가 있는데….

승아 엄마는 산후우울증이라 할 만한 증상이 전혀 없었지만
산모들이 느끼는 무료함은 조금씩 느끼는 것 같다.
아이를 둘 낳고 나니 몸도 예전 같지 않고,
출산 전의 몸으로 돌아가지 않는 것에 무척 스트레스 받고 있기도 하고….

어제 산후우울증을 앓던 두 아이의 엄마가 자신의 아이를 죽였다는
끔찍한 기사를 봤는데 어찌나 화가 나던지….

우울증은 이토록 무서운 병이다.
우리나라의 경우 전체 산모의 36% 정도가
산후우울증을 앓고 있다고 하는데 정말 많은 수치다.
그냥 그러다 좋아지겠지 하고 생각할 문제가 아니다.

심한 경우 아이와 산모를 격리시켜야 하고,
주변 사람들의 도움과 관심이 필요하다.

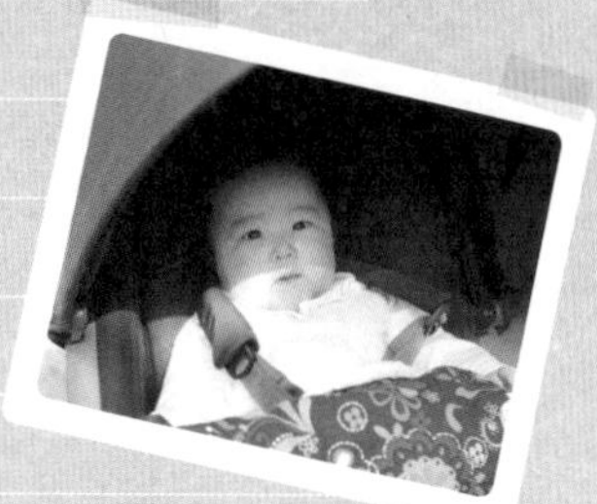

차가 움직이면 가만히 있다가 멈추면 울고를 반복하다 잠들어버린 승아.
승아는 태어난 이후 가장 장시간 유모차에 앉아 있었던 것 같다.
생각보다 조작이 쉽지 않고 무거워
승아 엄마 혼자서 감당할 수 있을지 걱정이 되는 유모차,
결국은 안정성도 좋지만 콤팩트하고 조작이 쉬워야 할 것 같다.
그래도 우리 승아는 편안하게 있는 편이다.

오랜만의 외출이라 외식도 감행했는데,
예상과 달리 월요일 점심에 나와 외식하는 사람이 많았다.
우리 승아를 많은 사람들 속에 두니 은근히 걱정이 되었다.
승아 엄마도 오랜만의 외출을 즐기지 못하고
아이가 이렇게 다녀와서 아프면 어쩌나 안절부절못했다.
다행히 음식이 코로 들어가는지 입으로 들어가는지 하는 식사는 아니었다.
유모차에 태워 몇 바퀴 돌고 나니 승아는 잠들었고
그 사이 우리는 맛있는 점심에 후식까지 잘 먹고 이야기하는 도중
승아가 깨어 수유실에서 수유까지 하고 나왔다.

미니 육아 수첩

자외선 차단

아이와 외출할 때에 가장 중요한 것은 자외선 차단이다. 꽃가루 날리는 봄 날씨가 아이에게 마냥 좋을 수만은 없고 사람 많은 곳에 다녀와서 아픈 아이들을 너무 많이 보았기 때문에 외출 자체를 추천하고 싶지 않다. 하지만 나 역시 막상 아기를 곁에 두고 있으니 외출을 아예 하지 않기란 쉽지 않다. 나가게 되면 자외선이 아이의 피부에 직접 닿지 않도록 잘 커버해주어야 한다.

외출복을 입고 밖에서 다른 사람들 속에 있는 승아를 보고 있으니
집에서 보는 우리 아기보다 훨씬 더 크고 성장한 것처럼 느껴졌다.

하루 종일 신경을 썼던 탓인지 외출 다녀와서 승아 엄마도 나도 그냥 쓰러졌다.

닥터 오의 진료실

봄나들이 주의사항

자외선을 주의해요

미국소아과학회에서는 6개월 미만의 아이들은 햇빛에 직접 노출시키지 말 것을 강조합니다. 자외선이 피부에 미치는 악영향이 많기 때문입니다. 자외선의 직접 노출은 훗날 피부암의 위험을 높입니다. '봄볕엔 며느리, 가을볕엔 딸'이라는 속담이 있지요. 그만큼 봄볕은 표면에 닿는 자외선의 양이 많습니다. 적어도 6개월 미만의 아이들은 외출을 삼가는 것이 좋겠고요. 꼭 외출을 하게 된다면 햇빛을 완벽하게 차단해주어야 됩니다. 봄나들이 주의사항을 알아봅니다.

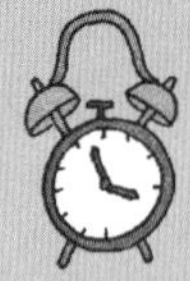

오전 10시~오후 3시 사이는 피하기

오전 10시에서 오후 3시 사이에는 직사광선이 가장 강하게 내리쬘 때입니다. 되도록이면 이 시간에는 외출을 피해주세요.

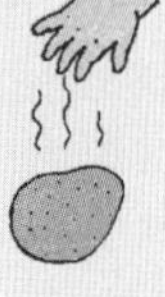

화상을 주의하기

꼭 직사광선이 아니어도 바위나 콘크리트, 모래는 직사광선으로 인해 뜨겁게 달구어졌을 수 있습니다. 데거나 반사열로 인해 화상을 입을 수 있으니 주의해야 합니다.

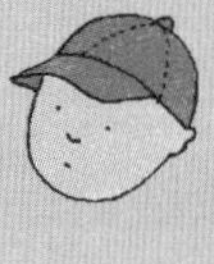

모자 씌우기

얇고 가벼운 팔과 다리를 덮어주는 옷을 선택하고, 땀 흡수와 통풍이 잘되는 면 재질의 옷을 입혀주세요. 얼굴에 그늘을 만들어줄 수 있는 챙 있는 모자를 씌우세요. 조금 큰아이라면 자외선 차단이 가능한 선글라스를 착용합니다. 단, 뛰다가 모자가 시야를 가리거나 선글라스가 눈을 찔러 다치는 불상사가 발생하지 않도록 해야 합니다.

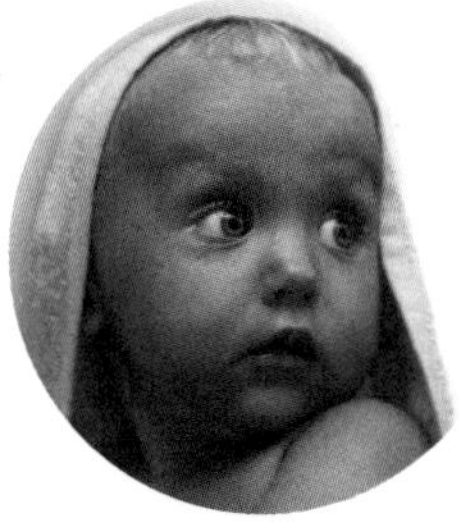

햇볕에 화상 입은 아기

아기가 햇볕에 화상을 입으면 무척 따갑고 화끈거리며 열도 날 것입니다. 수포가 생길 수도 있고요. 집에서 알고 있는 민간요법(소주에 담근다든가)은 시도하지 말고 가까운 소아청소년과를 방문해주세요.

황사나 미세먼지를 주의해요

봄만 되면 왠지 중국 대륙이 미워집니다. 바로 황사 때문이죠. 봄철 외출 뒤에 휴지로 코를 풀어보면 코 안이 시커멓다는 것을 확인할 수 있을 겁니다. 황사는 미세한 먼지지만 이렇게 육안으로 확인될 정도라면 그 정도가 심각하고, 몸에 영향을 미치는 각종 먼지와 중금속이 다량 함유되어 주의해야 합니다. 아토피가 있는 아이들은 물론, 천식과 기관지염 등을 자주 앓는 아이일수록 더욱 조심해야 하지요.

외출할 때

황사의 먼지는 폐나 목, 코의 점막 등에 깊숙하게 침투합니다. 봄철에 호흡기 질환이 많아지는 이유 중 하나가 바로 황사 때문이죠. 이는 아이의 눈에도 침투하기 때문에 결막염 등을 쉽게 일으킵니다. 황사가 심한 날에는 마스크를 쓰고 외출해야 합니다. 더 좋은 건 나가지 않는 것입니다. 황사주의보가 있는 날 혹은 미세먼지가 심한 날에는 나들이하지 마세요.

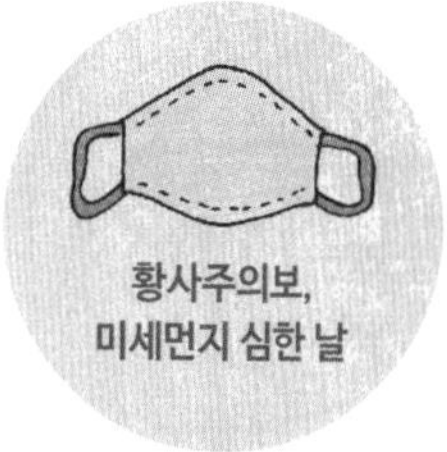

외출금지

외출 후 돌아와서

외출을 하더라도 집에 돌아오고 나서는 깨끗하게 씻어야겠죠? 알레르기 비염이 있는 아이들은 외출 뒤에 콧속을 생리식염수로 깨끗이 세척해주면 비염을 악화시키거나 증상 완화에 도움이 될 수 있습니다. 그러므로 봄철에는 생리식염수 코 세척을 자주 해주세요(식염수 코 세척 방법 594쪽 참고). 황사가 심한 날에는 아이의 방에 공기청정기를 두고, 물을 자주 마시게 한 뒤 엽산이 함유된 과일을 주기 바랍니다.

빛과 공기는 우리에게 너무나도 소중한 존재이자 피할래야 피할 수도 없습니다. 조심스럽게 노출하고 관리해서 우리 아이 봄철 건강에 신경 써주세요.

D+115

7.3kg 74.5퍼센타일

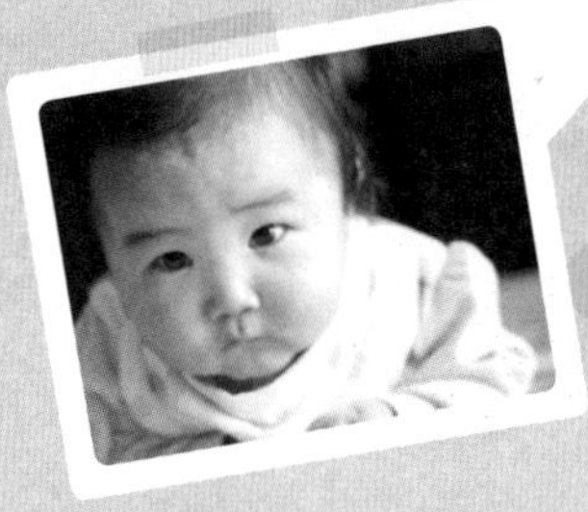

뒤집기에는 성공하지 못했지만 이제 제법 잘 엎드려 있는데다가
누워 있다 짜증내서 엎어주면 또 잘 놀기도 한다.
엎드려 쳐다보는 우리 승아의 표정이 어찌나 야무지고 예쁜지…
이제 흘리는 침의 양이 많아져 턱받이를 해주어야 한다.

오늘 아침에 재본 승아의 몸무게는 7.3kg 정도
집에서 몸무게를 잴 때는 내가 승아를 안고 재서 내 몸무게를 뺀다.
요즘 부쩍 무거워진 것 같다.
74퍼센타일 정도로 오동통한 베이비.

항상 모유량이 적을까 봐 걱정하는 것에 비해 참 통통하게 잘 컸다, 우리 승아.

수면의식에 책 읽기를 추가했다.
지금까지는 자장가만 불러주었는데
내용이 짧고 간략한 책을 골라 읽어주었다.
승아는 차이를 느끼는지 모르겠지만!

승아야, 통통하든 뚱뚱하든 잘 크니까 아빠 기분이 참 좋다.
우리 승아, 지금처럼 건강하게만 자라다오.

성장 퍼센타일

퍼센타일은 무엇인가요?

우리 아이들이 또래에 비해 어떤 수준인지 항상 궁금하죠? 이를 위해 퍼센타일 체크가 있습니다. 표본의 분포를 100의 부분으로 분할했을 때의 분할량을 '퍼센타일(백분위수)percentile'이라고 일컫습니다. 성장 퍼센타일은 표준 100명의 아이들 중 우리 아이는 어느 정도 잘 자라고 있는가를 보는 것이지요. 이렇게 태어난 날과 몸무게만 넣어보면 우리 아기가 어느 정도 축에 속하는지 알아볼 수가 있습니다. 하지만 이것으로 과체중이다, 저체중이다 너무 고민하거나 걱정하지는 마세요. 엄마가 아이를 먹이고 키우는 데에 참고자료 정도로 활용하면 됩니다.

나이 대비 몸무게 / 나이 대비 신장 / 신장 대비 몸무게 / 나이 대비 머리둘레

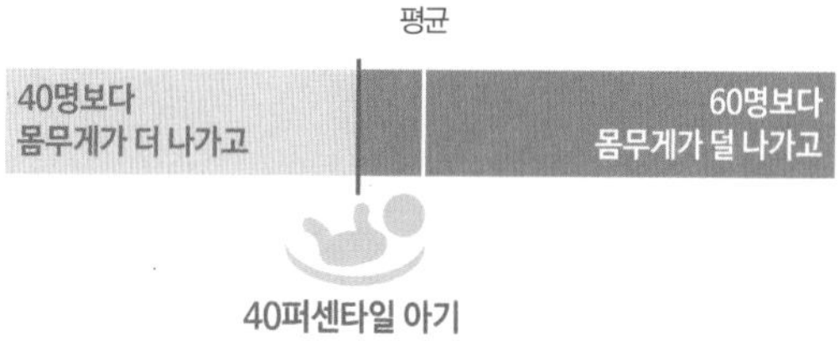

퍼센타일 이해하기

연령에 기반한 백분위수는 다른 아이들과 비교할 때 우리 아이의 몸무게(또는 신장, 머리둘레)를 제시합니다. 얼마나 많은 아이들이 우리 아이보다 더 몸무게가 나가는지(혹은 더 큰지), 덜 나가는지(혹은 더 작은지) 제시하는 겁니다. 예를 들면 100명을 기준할 때 40퍼센타일은 우리 아이가 다른 40명보다는 몸무게가 더 나가고, 60명보다는 덜 나간다는 의미입니다. 딱 중간에 있는 50의 백분위수는 평균, 적절함을 나타냅니다.

가끔 퍼센타일에서 너무 체중이 적게 나간다며 모유를 고집한 게 잘못인지 묻는 엄마들도 있습니다. 분유가 모유보다 좋을 리 있나요? 살찌게 해주는 것이 전부가 아닙니다. 아이가 얼마나 좋은 영양을 기분 좋게 섭취하는지에 집중해주기 바랍니다.

연령별 체중곡선-남아(0~36개월)

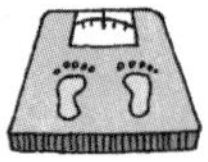

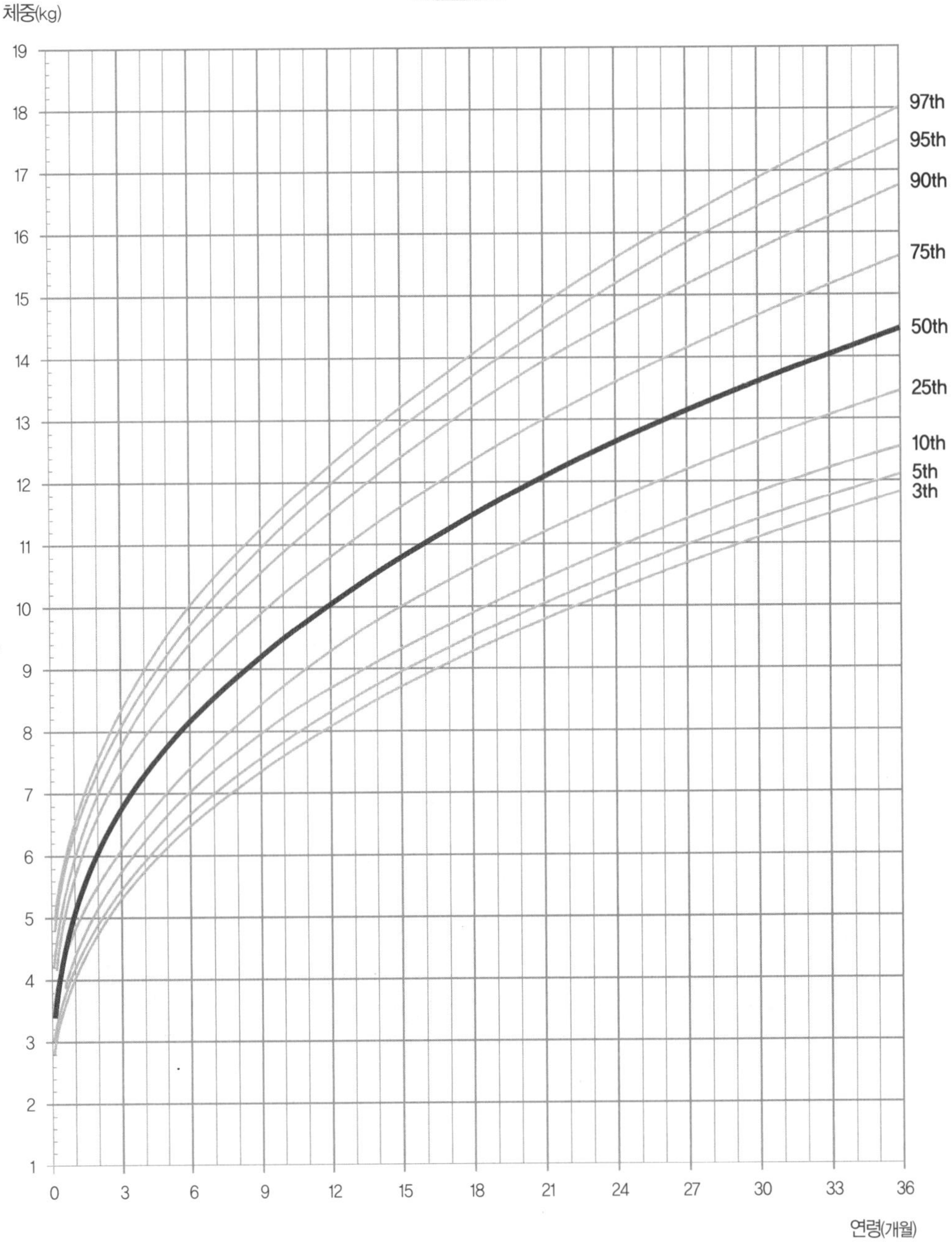

연령별 체중곡선-여아(0~36개월)

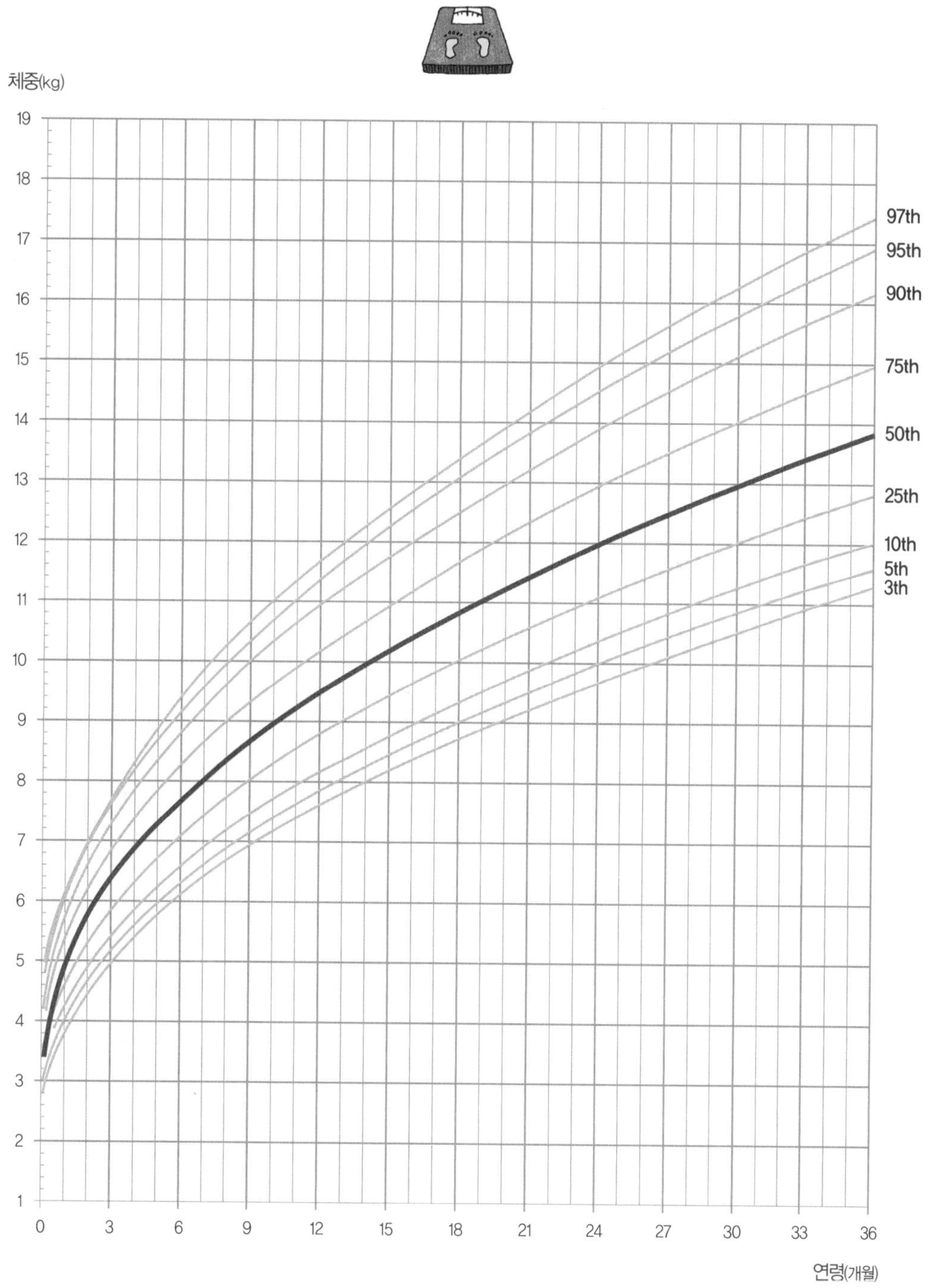

연령별 신장곡선-남아(0~36개월)

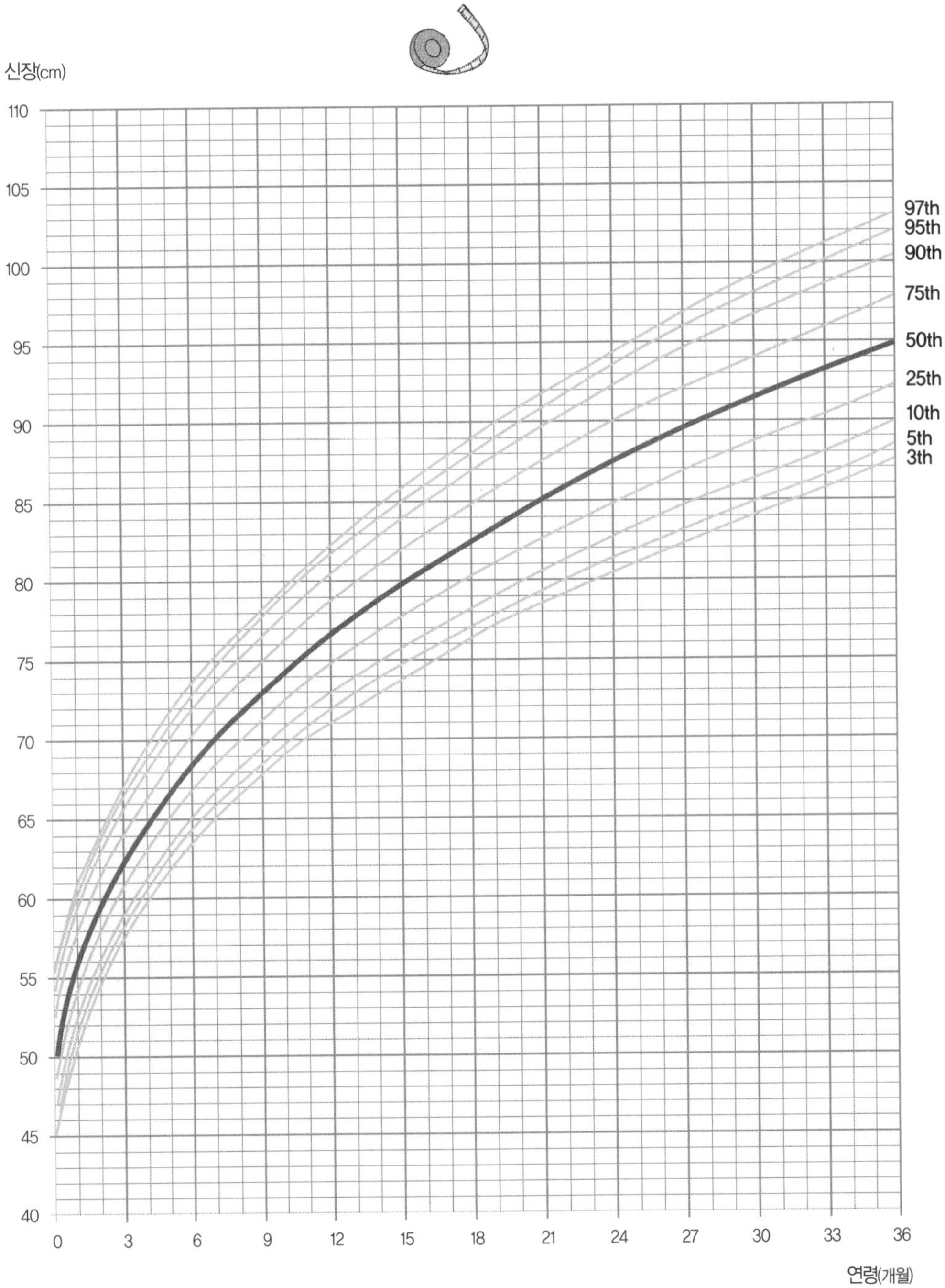

연령별 신장곡선-여아(0~36개월)

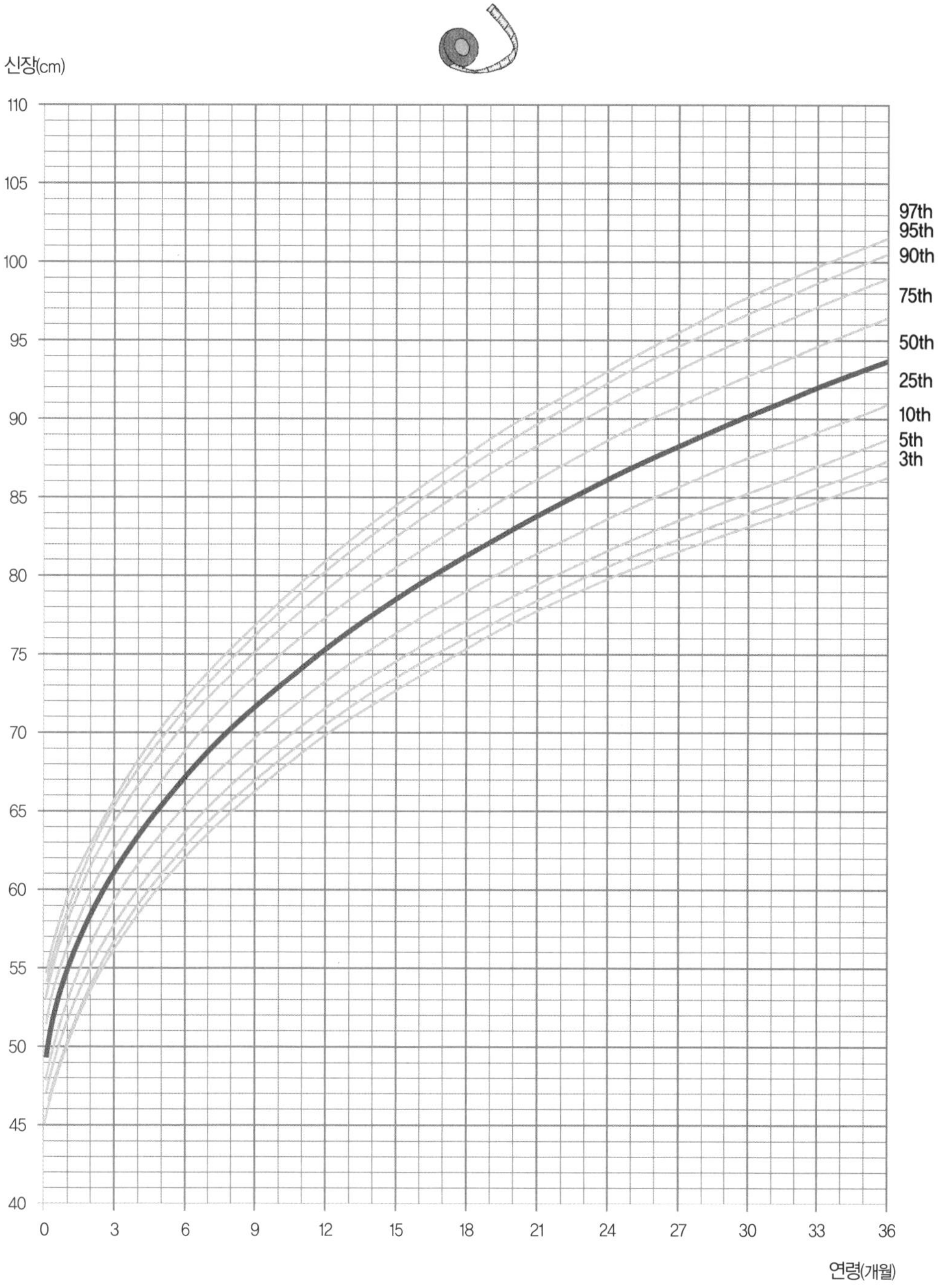

연령별 머리둘레곡선-남아(0~36개월)

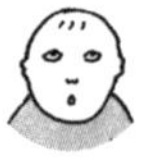

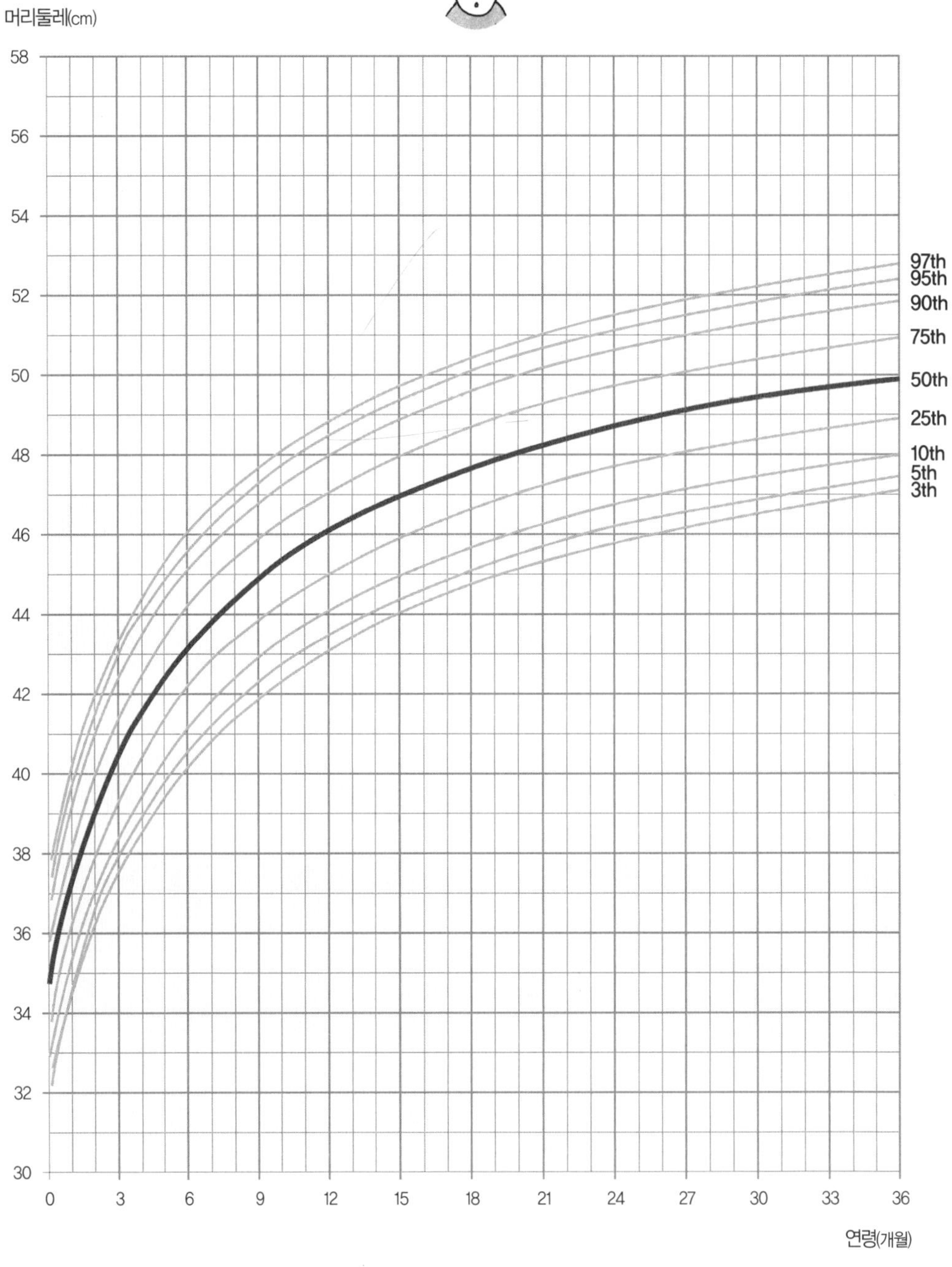

연령별 머리둘레곡선-여아(0~36개월)

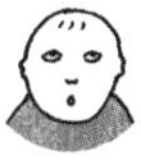

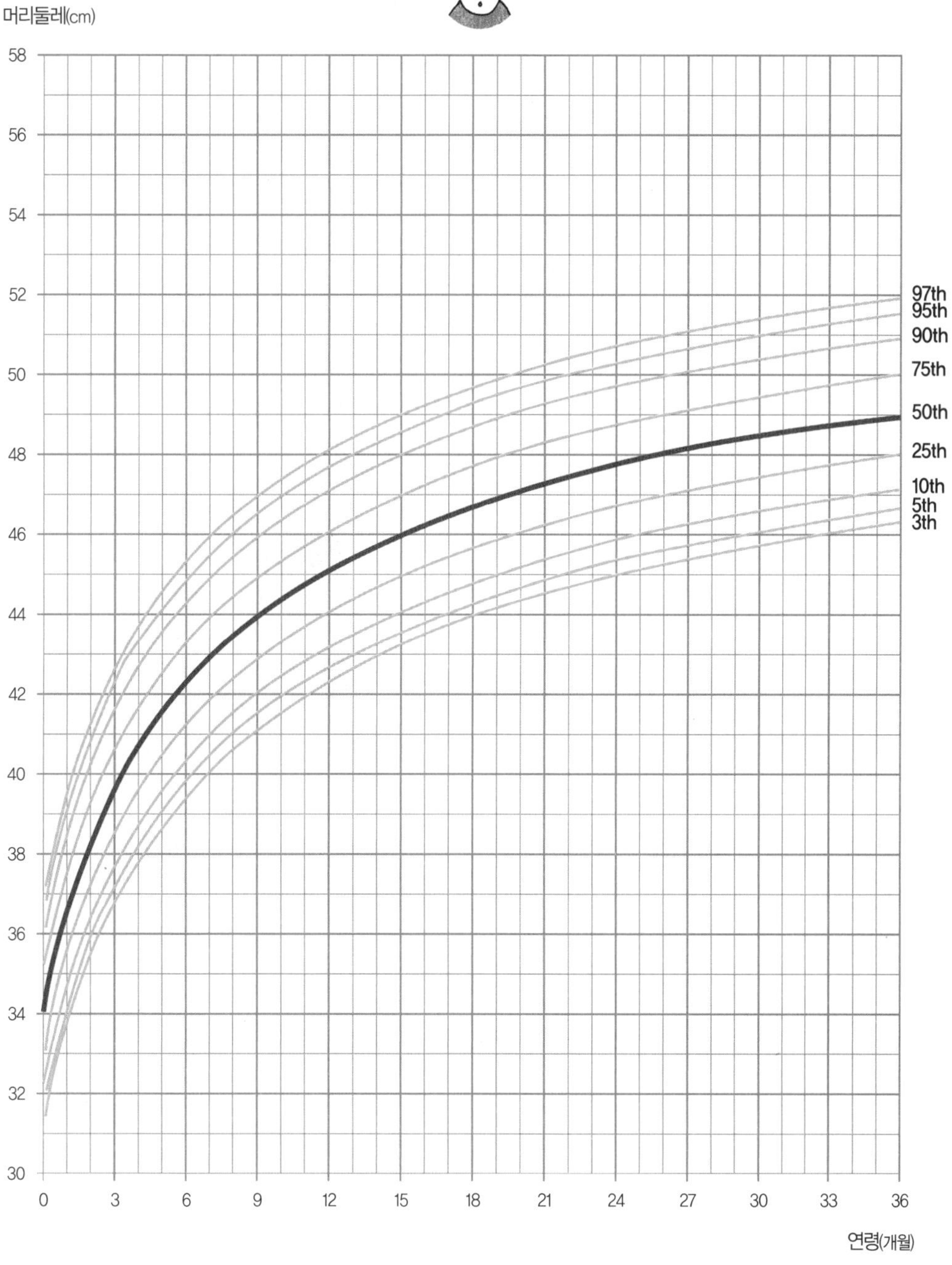

D+116

뒤집기 성공!

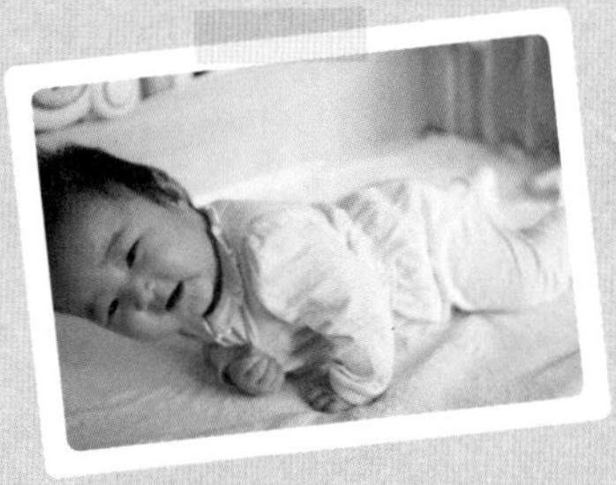

오늘 진료 중 아내로부터 메시지가 도착했다.

승아가 드디어 뒤집기를 했다고.

가만히 누워만 있던 승아가 뒤집기에 성공해놓고 어리둥절한 표정을 짓더라나?

그런데 우연이었는지 해놓고 너무 힘들었는지 다신 하지 않았다고.

요즘처럼 하루 종일 진료하고 오는 날 아침이면

승아의 표정 하나하나가 다 소중하다.

아침에 일어나 보면 훌쩍 커 있는 우리 딸이다.

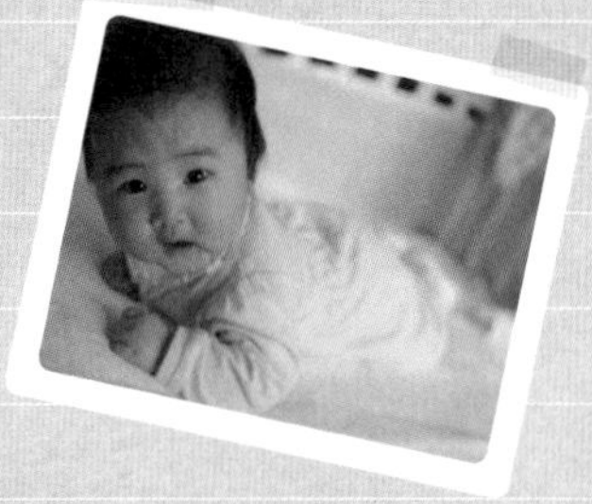

승아의 얼굴이 조금씩 나오고 있는 것 같다.

나를 아는 사람들은 나를 닮았다고 하고,

아내를 아는 사람들은 아내를 닮았다고 한다.

내가 볼 땐 내 어린 시절을 참 많이 닮아 있는 것 같다.

어른들을 모시고 살다 보면 자식인 나도 그렇고,

며느리인 승아 엄마도 그렇고 불편하고 힘든 일들이 생기게 된다.

우리 승아가 태어나면서 이 불편하고 힘든 일들이 많이 감춰지고 해소되고 있다.

우리 다섯 명이 진정한 한 가족으로 다시 거듭나고 있다.

부모님에게는 손녀고, 나에게는 자식이라 모두에게 소중한 우리 승아 덕분이다.

승아, 네가 있어 우리 가족 모두가 얼마나 기쁘고 재밌고 행복한지.

닥터 오의 진료실

뒤집기와 되집기

뒤집기와 되집기를 해요

아이의 뒤집기는 보통 3개월 이후, 즉 4~6개월 사이에 이루어집니다. 100일 이전에 뒤집는 등 더 빨리 뒤집는 사례도 있습니다. 만 3개월을 채울 때쯤이면 아이를 면밀히 관찰해보세요.

뒤집기 vs 되집기

대부분의 아이들이 뒤집기를 먼저하고 되집기를 후에 하지만 아이에 따라 되집기를 먼저하고 뒤집기를 하기도 합니다. 전혀 걱정할 필요가 없습니다. 어느 방향을 먼저 하는 것은 문제가 아닙니다. 혹은 뒤집기를 아주 빨리 시작하거나 조금 늦게 시작하는 경우도 아이에 따라 다를 수 있으니 여유로운 마음으로 지켜보면 됩니다.

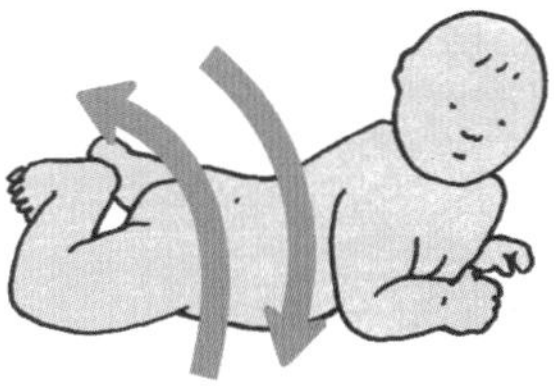

뒤집기나 되집기를 안 하는 아이

뒤집기는 목을 가누고 나서 허리 힘이 생기기 시작하면서 합니다. 3개월쯤 목을 가누고 4개월경부터 뒤집기를 하기 시작하지요. 진료실에서 아직 뒤집기를 못한다고 물어보는 어머니들이 많습니다. 저는 목을 잘 가누고 다른 발달이 늦지 않다고 하면 한두 달은 지켜보자고 합니다. 보통은 체중이 또래보다 많이 나가서 늦게 뒤집는 경우가 많습니다. 그리고 기질적으로 순한 아이들이 조금 늦게 뒤집는 경우도 있지요. 그러나 6개월이 넘었는데도 뒤집기를 하지 못한다면 정상적으로 조금 늦은 것인지 아니면 병적으로 발달이 늦은 것인지 확인을 해야 합니다. 되집기와 뒤집기의 순서는 중요하지 않습니다. 앉지 못하는 아이가 기기 시작한다고 해서 문제가 되지 않는 것처럼 말이지요.

Parenting story

뒤집기를 안 해서 걱정이라고요?

보통 평균적으로 뒤집기는 4개월경에 할 수 있습니다. 아이가 머리부터 다리 쪽으로 발달하면서 목과 허리에 힘이 생기게 되면서 뒤집게 되는 것이지요. 뒤집기는 하나의 발달과정에서 볼 수 있는 행동입니다. 체중이 많이 나가거나 이른둥이로 태어난 아이의 경우 월령에 비해 뒤집기가 늦을 수는 있습니다. 뒤집기를 못한다고 하면 다른 운동 기능에 문제가 없는지 확인해야 합니다. 하지만 배밀이를 하고 기는 아이가 뒤집기를 못할 가능성은 없다고 보면 됩니다. 배밀이나 기는 것은 뒤집는 행동보다 상위에 있는 행동이니까요. 잘 뛰는데 못 걷는다고 걱정하는 것과 마찬가지이지요.

하나의 행동에 초점을 맞춰서 아이를 평가하는 것보다는 아이의 전반적인 상황과 행동을 보고 아이를 평가하는 것이 옳습니다. 뒤집기를 하면 아이가 행동할 수 있는 반경이 좀 더 넓어지고 '누워서 보는 시야'에서 '뒤집어서 보는 시야'로 바뀌게 되어 아이가 할 수 있는 행동이 많아집니다. 그만큼 주의할 일도 더 많아지지요. 이를테면 높은 곳에 혼자 두면 낙상할 위험이 큽니다. 한순간이라도 아이 혼자 침대나 소파 등에 두지 마세요. 또한 아이가 깔고 자는 요가 너무 푹신하면 뒤집어서 자는 경우가 생길 때에 코가 요에 파묻혀 숨을 못 쉬게 됩니다. 아이가 할 수 있는 것이 많아질수록 아이를 더 가까이에서 주의 깊게 지켜봐야 합니다.

뒤집기 시작하면 영아돌연사를 주의하세요

아이가 뒤집기를 시작하면 영아돌연사 예방에 주의를 기울여야 합니다. 미국에서만 1년에 4천여 명의 영아가 원인 모르게 갑작스럽게 사망한다고 합니다. 보통은 자는 동안에 사망합니다. 영아돌연사의 위험인자는 아래와 같습니다.

정확한 원인을 모르기 때문에 돌연사를 일으킬 수 있는 위험인자를 차단하는 것이 중요합니다.

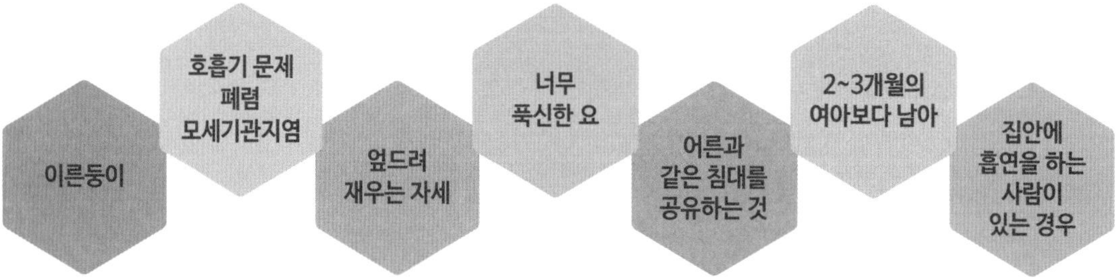

영아돌연사 주의

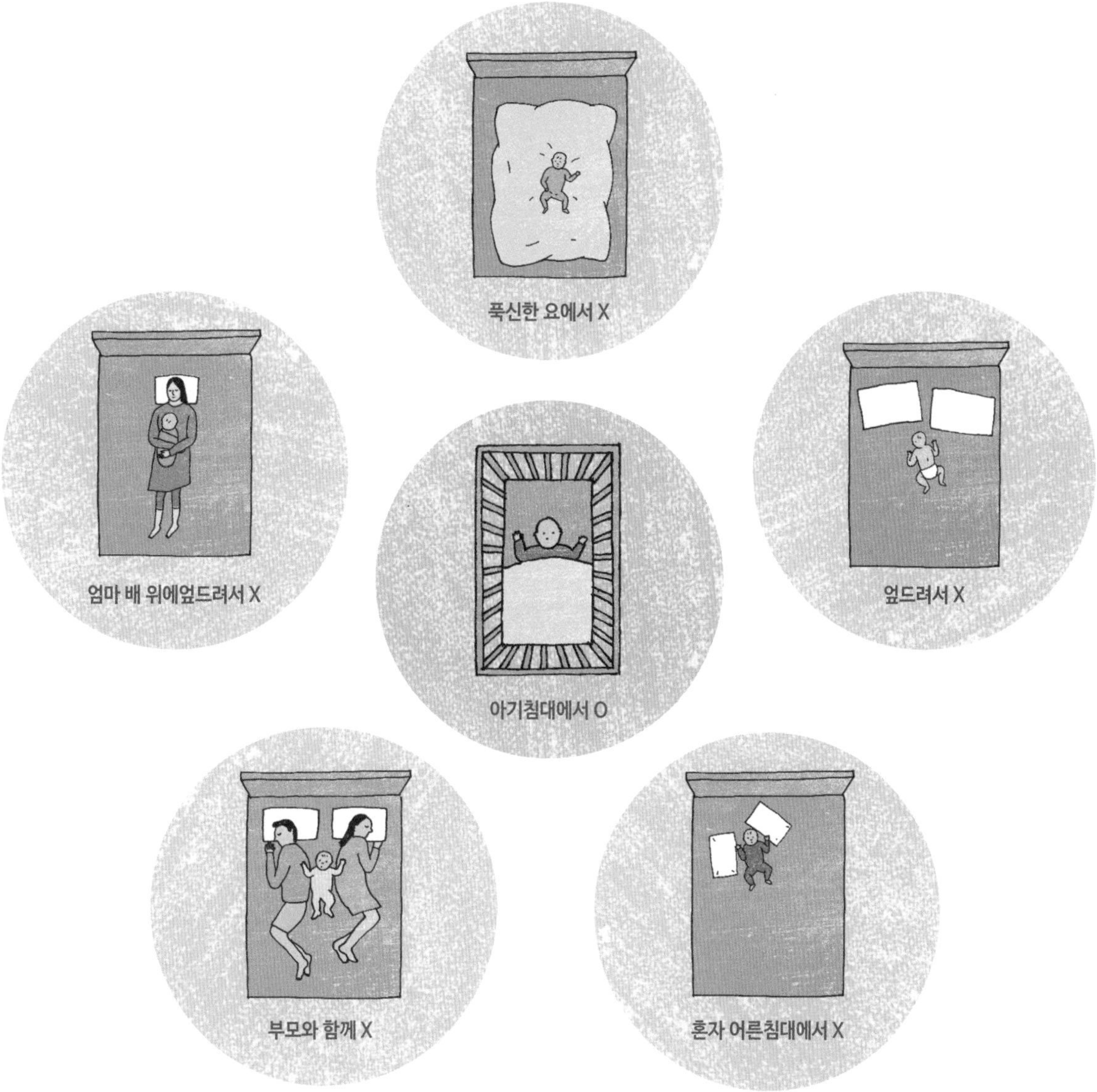

D+118

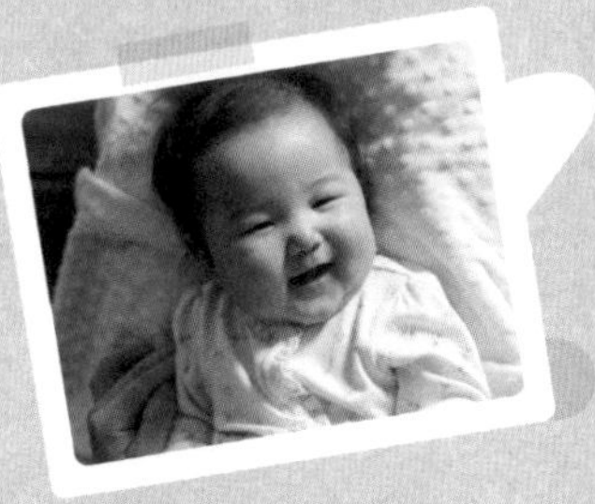

야간수유, 이제 그만!

비오는 날 승아의 하루
사실 비가 안 오는 날이랑 다를 게 없다.
더욱 오동통해진 우리 승아
승아가 살찌는 이유는 잠을 잘 자는 것이 아주 큰 것 같다.
까다롭지 않은 우리 승아는 낮잠도, 밤잠도 만점으로 자는 아기다.

3일 전에는 새벽 2시쯤 되어 일어나 끙끙거리기에
울도록 내버려두었더니 5분 정도 지나 그냥 스스로 잠들고 아침에 일어났다.
그렇게 야간수유를 스스로(?) 끊더니
그 다음날에는 1~2분 정도 한 번 깨었다 다시 숙면.

어제는 한 번도 깨지 않고 그렇게 3일 동안 야간수유가 없었다.
솔직히 이렇게 일찍 끊을 필요는 없었는데, 쉽게 일찍 끊어서 좀 놀라긴 했다.
너무 타이트하게 야간수유를 끊을 계획은 아니고,
많이 보채지 않으면 그냥 잠들도록 두어볼 생각이다.

우리 딸이 이젠 아빠를 알아보는지
아빠가 일하다 들어와도 어색해하지 않고 아주 잘 웃어준다. 뿌듯해라.
이렇게 활짝 웃어준다면 못할 게 없는 나.
정말 아빠가 된 게 맞구나.

닥터 오의 진료실

야간수유

야간수유는 언제까지 하나요?

이미 낮과 밤의 수면 리듬이 맞춰진 성인들과 달리, 낮도 모르고 밤도 모르고 계속 때가 되면 배고픈 게 우리 아기들이지요. 저는 시기별로 야간수유를 추천하기도, 끊으라고 권유하기도 합니다.

어느 때고 수시로 먹여 젖량을 늘려야 하는 신생아기에는 추천합니다. 어느 정도 치아가 자라기 시작하는 생후 5~6개월쯤 후에는 비추천해요. 엄마들이 신생아를 데리고 와서 퀭한 눈으로 '야간수유'에 대해 물어보면 저는 대답합니다. "엄마만 괜찮다면 얼마든지 먹이세요."

아기와 조용한 시간에 단둘이 안정되고 안락한 시간을 보내는 일, 왜 나쁘겠습니까? 그런데 아이가 클수록 조금씩 줄여나가야 합니다. 왜 줄여야 하는지 그 이유를 알아봅시다.

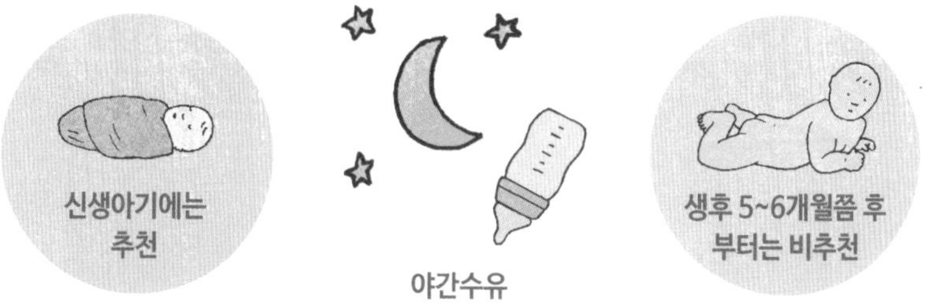

야간수유 끊는 시기

야간수유를 무조건 안 좋다 생각하는 사람들이 많은데요. 5~6개월 이후에 끊어주면 되고, 그 전에는 3~5개월 사이에는 한두 번 정도로 줄여주는 것이 좋습니다. 아이가 새벽에 깬다고 무조건 물리지 마세요. 잠결에 아이 울음소리를 듣기 힘들어서 그냥 물리는 경우가 있는데, 그러면 절대 끊을 수 없습니다. 참고 울다가 잠들도록 두거나 살짝 다독거려주기만 하고, 다시 재우도록 하세요. 이를테면 8시에 잠드는 아기가 새벽 3~4시쯤 야간수유 1회를 하는데, 그 전에 새벽 1시나 2시에 일어나 보챈다면 그땐 그냥 재우는 겁니다.

야간수유, 왜 줄여야 할까요?

우식증

생후 5~6개월이 지나면 유치가 나기 시작합니다. 특히 분유수유 아기의 경우 분유의 당분이 입안에 남아 충치의 원인이 됩니다.

역류

야간수유 후에는 아기가 소화할 만한 시간을 충분히 주기가 쉽지 않습니다. 대부분 수유 후 눕혀 재우게 되는데, 트림도 못하고 수면 중에는 자율신경계의 비활성화로 소화 기능도 떨어지게 됩니다.

숙면 방해

6개월을 넘기기 시작하면 아기는 하루 총 16~18시간 이상 숙면을 취할 필요가 있습니다. 특히 성인과 아기 모두에게 밤 수면은 중요합니다. 밤중 숙면은 성장에 많은 도움이 되는데, 야간수유로 엄마와 아기가 자주 깨면 성장과 일상생활에 문제가 됩니다. 수유를 하고 나서 수시간 뒤에 소변을 보게 되면 숙면에 방해가 될 수도 있습니다.

육아 피로감

성인의 수면 요구량은 최소 5시간인데, 갓난아기를 키우는 엄마의 평균 수면량은 3시간 정도라고 합니다. 엄마의 컨디션은 아이의 성장만큼이나 중요합니다. 엄마가 극도로 피곤하거나 예민해지면 아이에게도 그대로 전달되고, 그만큼 육아에 충실할 수 없기 때문이죠. 특히 분유수유 아기의 경우 야간수유를 하게 되면 엄마가 불을 켜서 분유를 타고 식히는 사이 잠이 완전히 깨버리기 때문에 더욱 힘들어집니다.

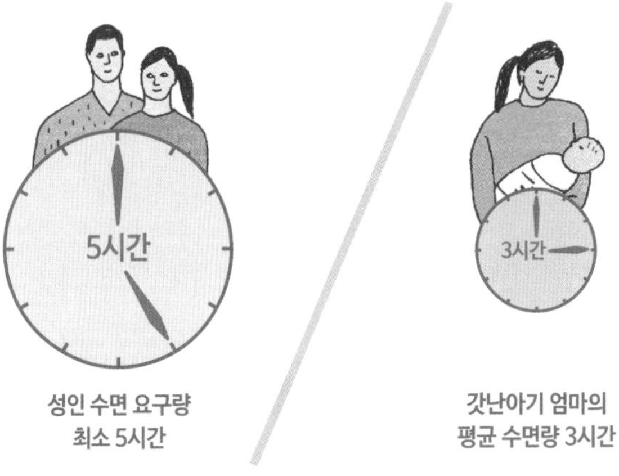

성인 수면 요구량
최소 5시간

갓난아기 엄마의
평균 수면량 3시간

이유식 거부

아기의 뱃고래는 정해져 있습니다. 밤에 먹는 습관은 이유식 거부로 이어질 수 있습니다. 아기가 이유식을 잘 먹지 않아 힘들다는 분들은 야간수유부터 끊으세요.

야간수유 줄이는 방법을 알아보아요

1 아기가 자다 깨어 보채도 바로 먹이지 않기

엄마들도 피곤하다 보니 밤중 아기를 달래는 방법으로 무의식중에 수유를 합니다. 새벽에 자다 깨서 먹는 것이 습관이 되면 아기는 '먹기 위해' 정해진 시간에 잠에서 깨게 됩니다. 자꾸 울며 보챈다면 기저귀를 갈아주고 온도와 습도를 조절해주는 정도의 처치만 해주세요. 아이를 들어 올리거나 불을 켜지 마세요.

2 평소 수유 간격을 넓히기

밤 시간뿐 아니라 낮 시간에도 수유 간격을 넓혀 뱃고래를 키워줍니다. 그래야 자기 전에 충분히 먹고 밤에 깨지 않습니다. 자기 전에도 아기가 만족스러울 만큼 충분히 수유해주세요.

3 타협하기

아기가 낮에 잘 먹지 못했거나 아플 때, 자기 전 수유를 충분히 끝마치지 못했다면 엄마가 양보해도 좋습니다. 습관도 중요하지만 스트레스 받지 않도록 행복한 타협도 필요합니다. 특히 모유수유 아기의 경우, 분유에 비해 소화가 빠르기 때문에 야간수유에 대해 조금은 덜 엄격해도 되며, 조금 더 서서히 끊어주어도 됩니다.

야간수유에 관한
Q&A

Q 원래 밤새 잘 자던 아이인데, 몇 개월 지나 갑자기 밤에 깨서 먹으려고 해요

A 일정 개월수, 보통 7개월 이후의 아이에게 '야간수유'는 특히나 습관의 문제입니다. 식습관 문제는 엄마가 해주는 생활습관과 관계가 많습니다. 밤에 먹게 되니 먹으려고 깨는 것이고 습관처럼 일상패턴이 된 것이지요. 일관되게, 단호하게 밤에는 자야 된다는 것을 알려주세요. 밤에 보챈다고 반응을 바로 하지 마세요. 불도 켜지 말고요. 그래도 너무 보챈다면 컵으로 물 한 잔 정도 주는 것도 괜찮습니다.

Q 아이가 만족해하지 못하고 끝까지 배불리 먹으려 해요

A 야간수유에 흥미를 잃게 해야 합니다. 모유(분유)량을 조금씩 주어서 배불리 먹지 못하게 하는 겁니다. '아~ 깨봐야 별거 없네.' 싶을 겁니다. 분유의 경우 맛없게(묽게) 타서 소량 수유합니다. 아이를 야간수유 중 배불리 먹이면 아기는 먹기 위해 그 시간에 깹니다.

Q 수유 간격이 짧아서 야간수유를 못 끊겠어요

A 중요한 점! 수유 간격과 관계없이 야간수유는 끊을 수 있습니다. 낮은 먹고 노는 시간, 밤은 오로지 잠을 자는 시간입니다. 어쨌든 수유 간격도 늘려야 합니다. 아이가 보채면 외출을 하든, 놀이를 함께 해주든 시간을 벌어서 달래어주고, 다음 수유 간격에 충분히 먹을 수 있도록 유도하세요. 무턱대고 수유로 달래지 마세요. 이유식도 한 끼니를 먹을 때 충분히 배불리 먹이도록 하고요.

Q 새벽에 안아 재우려 해도 한 시간씩 잠들지 않아요

A 새벽에 아이가 깬다고 해서 안아 올리지 마세요. 밤에는 아이가 울어도 바로 젖을 물리지 말고 시간이 얼마가 걸리든 눕혀놓은 채로 다독여 재우세요. 첫날은 오래 걸릴지 몰라도 그 다음날은 조금 덜 울다 잠들고, 그 다음날은 그보다 덜 울고 그러다가 어느새 밤에 깨지 않는 날이 올 겁니다.

Q 야간수유는 몇 시간 공복을 말하나요?

A 몇 시간 공복이라기보다는 해가 뜨고 완전히 일어나기 전에 하는 수유는 모두 야간수유입니다. 6개월 이후에는 10시간 정도 푹 잘 수 있습니다. 그 사이의 수유는 모두 야간수유가 됩니다.

Q 어떤 방법도 모두 통하지 않고 절대 수유 없이 잠들지 않아요

A 아이가 밤에 깨면 무척 심하게 울고 달래기가 힘들 수 있습니다. 아마 많은 사람들이 그럴 겁니다. 솔직히 다른 방법이라는 것은 없습니다. 야간수유는 모유수유 아기라면 6개월 이후, 분유수유 아기라면 그 이전에 끊을 수 있습니다. 그때까지는 여유를 갖고 자연스레 끊기기를 기다려도 되지만, 7개월이 넘어서도 야간수유를 하고 있다면 조금 냉정해질 필요도 있습니다. 엄마가 와서 달래면 더 젖에 집착하기 때문에 이럴 때 아빠의 도움도 많이 필요하겠지요. 분명한 것은 운다고 해서 먹이면 아이는 먹으려고 다시 일어납니다. 그것을 무한 반복할 수는 없습니다. 마음을 다잡고 시간이 걸리더라도 다독여 재워보세요. 또 한 가지, 분명한 것은 시도 첫날 아이가 많이 울 수도 있겠으나 시간이 흐르고 같은 일이 반복되면 아이도 적응합니다.

Q 아기가 작게 태어나 살 찌워야 할 것 같아 야간수유 못 끊어요

A 밤에는 일단 푹 자는 것이 먼저입니다. 밤에 먹고 낮에 안 먹으면 소용이 없는 일이니, 일단 낮에는 잘 먹이고, 밤에는 잘 재우는 것을 목표로 하세요. 몸무게는 관계없이 야간수유는 끊을 수 있습니다. 오히려 밤에 제대로 잠들지 못하고 수유를 하게 되면 성장에 좋지 않은 영향을 끼칠 수 있습니다.

D+122

모래알 같은
승아와의 시간들

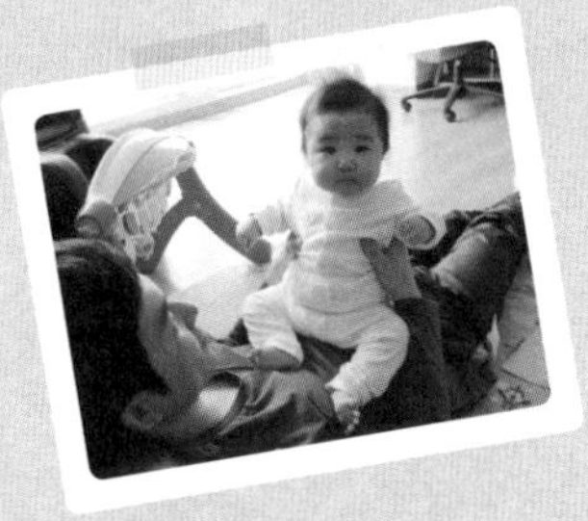

벌써 120일을 넘긴 승아.

며칠 전 뒤집기 성공의 영광은 잊어야 할 것 같다.

뒤집기는 한 번 성공한 이후로 전혀 하고 있지 않으며(시도조차 안 하려 한다),

뒤집어놓으면 얼마 못 가 힘들어한다.

아무래도 할 생각도, 할 수 있을 것 같지도 않은 승아.

요즘에는 아기체육관 놀이에 심취해 있는 것 같다.

모빌도 별로 좋아하지 않고…

제일 좋아하는 것은 엄마 얼굴, 아빠 얼굴 쳐다보고 동요 듣는 것이지만,

먹고 10분 정도는 아기체육관 들여다보며 누르고 만지고 생글생글거린다.

매일매일 이렇게 승아의 흔적을, 기록을 남기기가 쉽지만은 않다.

항상 많은 일들이 벌어지는 것도 아니고

승아 엄마처럼 하루 종일 승아 옆에 붙어 있는 것도 아니라서 더 그렇다.

야간 진료가 있는 날에는 밤늦게 우리 승아 생각을 하며 남기고,

아침에 쉬는 날에 되짚어가며 남기기도 한다.

언젠가 시간이 지나 이 일기를 들여다보면

손 안의 모래알같이 빠져나가는 승아와의 시간들이 꼼꼼하게 생각이 날까?

이 글은 그런 기대와 의지로 남기는 승아의 사진과 성장기다.

승아 엄마 왈,
승아가 깨어 있을 때는 승아를 보고,
승아가 잠들면 승아 사진을 보고,
자기가 잠들면 꿈속에서 승아를 만난다는데,
엄마란 참…

어제 승아의 예방접종도 있었다.
내가 주사 놔줄 때 승아 엄마가 승아 얼굴을 보며 웃고 얘기해주었더니
정말 눈 깜박, 울음 한 번 없이 끝났다.
우리 승아가 둔한 건가?

예방접종 하고 나는 출근했는데 아내는 걱정이 되었던 모양이다.
체온을 재고, 또 재고 했단다.
나 역시 내심 걱정이 되었다.
다행히 승아는 열이 없었지만,
평소보다 보채고 컨디션이 안 좋았다고 하였다.

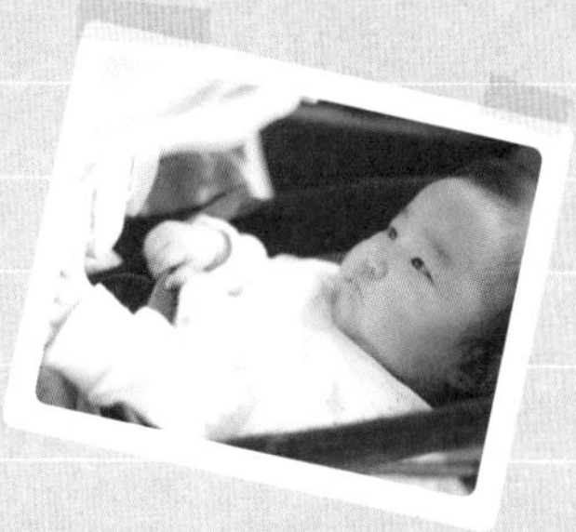

어느새 정말 많이 커버린 우리 돼지 승아.
승아가 식탐이 많은 건지, 모유량이 적은 건지.
아직도 수유 간격은 3시간을 넘기지 못하고, 그마저도 못 지키고 먹일 때가 많다.
4시간 정도로 늘려볼 때가 되었는데,
아무래도 우리 승아가 먹을 때 되어 보채는 걸 보면 어려울 것 같다.
승아 엄마한테 늘려보길 권했는데 옆에서 지켜보니 노력해보라 말하지 못하겠다.
어쨌든 승아가 잘 크고 있으니 다행이지만 수유 간격을 늘려야
승아 엄마도 조금 더 편해질 텐데.

승아는 아빠, 엄마를 이제 정말 아는 듯하다.
모르는 사람에게 안기면 뚫어져라 쳐다보다가 갑자기 울기도 하는 반면,
엄마나 나에게 안기면 까르르 소리를 내며 웃는다.
아빠, 엄마가 정말 뿌듯해지는 순간이다.
낯가리기 시작하면 힘들다고는 하지만 우리는 오히려 승아가 더 성장한 것 같고,
또 우리가 애착을 잘 형성하고 있구나 하는 생각에 뿌듯함이 더 크다.
승아는 '아빠좋아병' '엄마좋아병'을 달고 살았으면 좋겠다.

닥터 오의 진료실

낯가림과 애착의 강화

양육자에 대한 애착이 강화되어요

아이는 보고, 듣고, 할 줄 아는 게 더 많아졌습니다. 그만큼 수동적이었던 이전 단계와는 달리, 하고 싶은 것을 하려 움직이게 되었습니다. 엄마는 어떤 면에서는 편해졌지만 또 어떤 면에서는 아이의 요구에 맞춰줘야 할 일이 더 생긴 셈입니다. 아이는 원하는 것을 들어주지 않으면 바닥을 주먹으로 치기도 하고, 소리를 지르거나 머리를 계속 박고 물건을 집어던지기도 하며 의사를 표출합니다. 그런데 엄마가 가까이 다가가면 언제 그랬냐는 듯 씨익 웃어주는 우리 아이들, 엄마 및 가까운 양육자에 대한 애착이 강화되는 시기입니다.

기질적인 면모와 성격이 보이기 시작

아이들이 각기 다른 머리색과 피부, 얼굴을 타고 나듯 성격 또한 가지고 태어나는 부분이 있습니다. 어떤 아이들은 고집이 세거나, 활동력이 좋다거나, 적응력이 좋을 수 있지만 또 어떤 아이들은 전혀 다를 수 있습니다. 이 시기에는 이러한 성격이 아주 도드라지게 나타나기 시작합니다.

아이의 기질에 따라 반응하기

순한 양 같은 아이보다 조금은 까칠하다 싶은 아이는 환경이 바뀌거나, 어딘가 낯선 곳으로 데려갈 일이 있을 때 조금 더 살뜰하게 살펴봐주어야 합니다. 그만큼 예민하기 때문에 적응하는 데 시간이 걸리고 스트레스를 받을 수 있기 때문이죠. 적극적으로 요구에 반응해주세요.

아이와 많은 시간 보내기

요구하지 않아도 아이와 시간을 많이 보내주어야 합니다. 혼자서도 아무 요구 없이 잘 논다고 하여 그냥 두면 말이나 발달, 사회성이 늦어질 수 있습니다. 시간을 보내는 방법을 가르쳐준다고 생각하고, 안정감을 갖게 하고 대화를 시도하여 반응을 잘하고 활달한 아이로 키워주세요.

D+127

예방접종 후 열이 나다

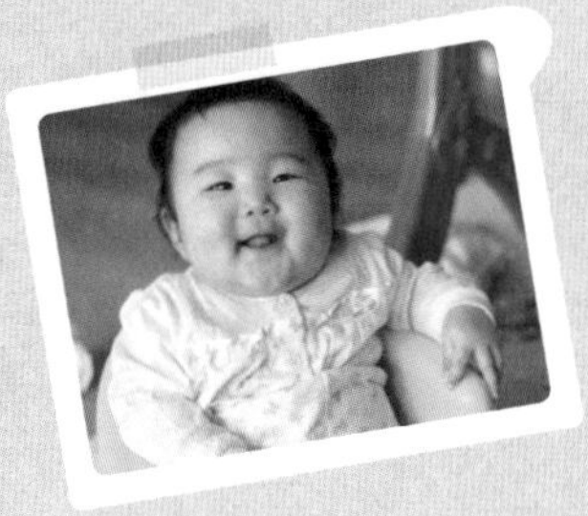

자유롭게 뒤집기 시작하면서
도통 혼자 놀려 하지 않고, 누워서 놀려 하지 않고,
뒤집으면 또 뒤집었다고 보채는 우리 승아.

오늘 승아는 구강 로타를 포함하여 3개의 예방접종을 했다.
아침에 접종했는데 저녁 진료 때 승아 엄마에게 '승아가 열이 난다'는 문자를 받았다.
37.7도인데 승아가 잘 놀고 컨디션도 좋다기에 지켜보도록 얘기했는데,
다행히 잘 놀다가 곤히 잠들었다고 한다.

아이 상태가 괜찮다면 여유롭게 2~3일 정도
경미한 접종 부작용은 좀 지켜보아도 될 듯하다.
그 이상의 문제가 있거나 걱정이 될 때는 소아청소년과를 찾아가야 되겠지만!
아빠가 소아청소년과 의사라는 것은 승아가 가질 수 있는 특권이겠지.
그래도 아빠 맘은 다 같은 것이어서 그런지, 처음으로 열이 났다고 하니 조금 안쓰러웠다.
승아야, 담엔 더 잘 견뎌보자꾸나.

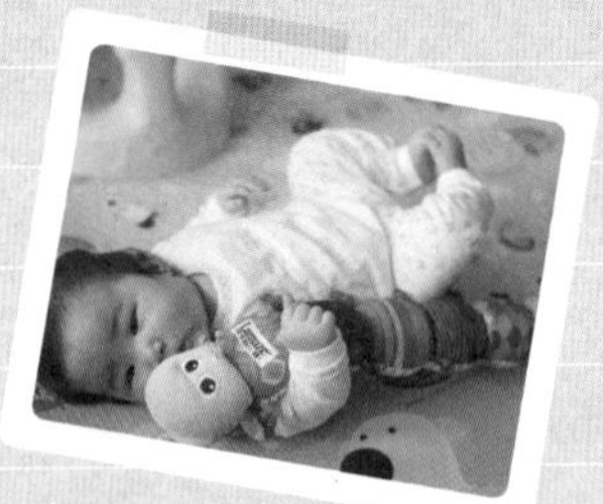

닥터 오의 진료실

예방접종 부작용

예방접종 부작용이 생길 수 있어요

예방접종 뒤에는 발열, 발진, 설사 등 경미한 부작용들이 발생할 수 있습니다. 아이가 잘 놀고, 잘 먹고 컨디션이 나쁘지 않다면 다시 좋아질 거예요. 여유롭게 2~3일 정도 지켜보면 컨디션도 제자리로 돌아올 겁니다(예방접종 부작용 299쪽 참고).

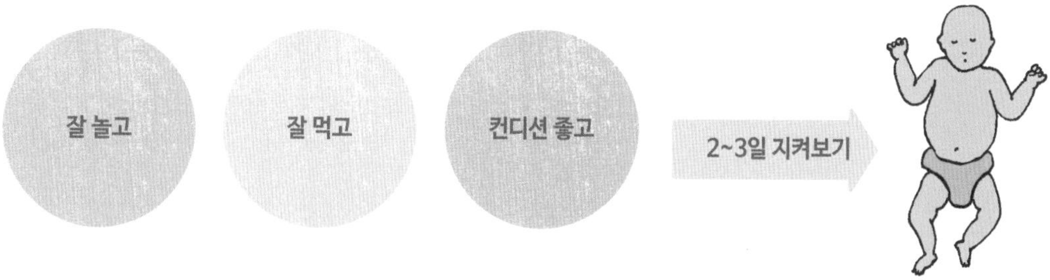

예방접종은 부작용보다 이점이 더 많아요

예방접종을 반드시 해야 하는 것인지 묻는 분들이 많습니다. 네, 반드시 해야 합니다. 국가 차원에서 예방접종을 실시하면서 과거에 심각하게 앓았던 질병들이 많이 사라졌습니다. 과거에 열병을 앓아서 어린아이가 사망하거나 심각한 후유증으로 청력을 잃고 말을 못하는 경우가 많이 있었습니다. 예방접종은 이런 심각한 질병들을 예방하는 것입니다. 발열, 몸살 같은 사소한 부작용은 있을 수 있지만 큰 범위로 생각하고 접종은 반드시 해야 합니다(예방접종의 당위성 198쪽 참고).

D+133

뒤집기에 따른 변화

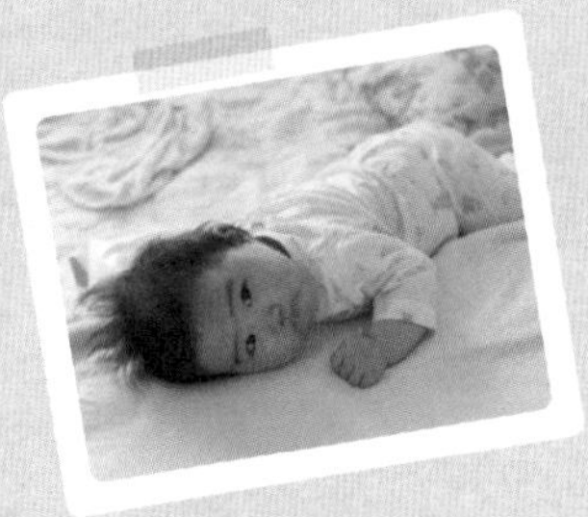

승아가 뒤집기를 시작하면서 CCTV 위치를 변경했다.
낮잠을 재울 때도 CCTV로 지켜보고 있는데
자다가 옆으로 이동하기에 헐레벌떡 가보았더니 무슨 일 있었냐는 듯
너무나 편하게 바라보고 있는 우리 승아.
이제 정말 조심조심!
가까이에서 한시도 눈을 떼지 않고 지켜보아야 할 때가 되었다.

영유아 검진 때 항상 엄마들에게 말한다.
"아픈 건 치료하면 되지만 사고 나면 참 곤란합니다."

안전사고는 아무리 강조해도 지나치지 않다.
우리 승아의 활동 범위가 넓어짐에 따라
조금씩 안전사고 예방에 촉각을 세워야겠다.

낙상, 화상.

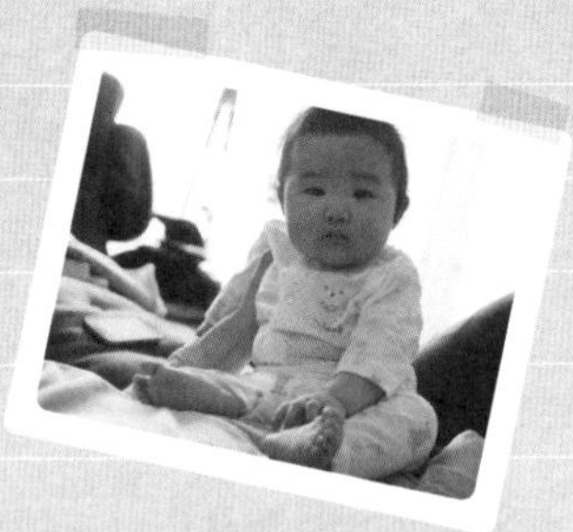

이 시기에 조심해야 할 것들이다.

승아 엄마가 아기체육관의 모양을 좀 바꿔놓은 모양이다.
가만히 누워서 별도 만지고 달도 만지던 승아가
뒤집는 걸 보고 기특하고 예뻤는데
동시에 양육자는 아주 힘들어지는 것 같다.

잠은 정말 잘 자는 승아가 뒤집기 시작하면서 새벽 수유를 다시 시작했다.
아직 6개월 전이기 때문에 조금 토닥여보다가
강도 있게 울면 한 번 정도 수유하곤 한다.
나중에는 정말 울어도 놔두어야 하는데….
승아가 언제 그랬냐는 듯 때가 되면 알아서 끊어주면 참 좋겠다.
우리 아기가 밤에 깨어 우는 소리를 듣고 있자면 생각보다 마음이 미어진다.
나도 어쩔 수 없는 아빠인가 보다.

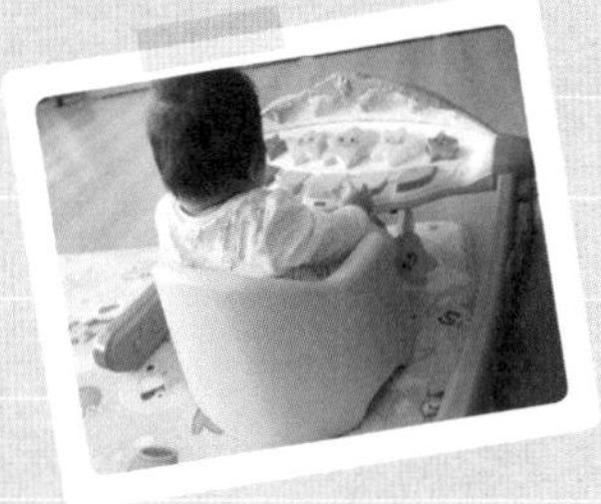

닥터 오의 진료실

낙상 사고

낙상으로 인해 머리를 다칠 수 있어요

일주일에 평균 2~3명의 아이들이 침대에서 떨어지거나 극장에서 미끄러지거나 머리에 휴대폰이 떨어지는 등의 일로 방문합니다. 즉 소아의 경한 두부 외상minor head trauma으로 오는 것이지요.

소아청소년과에 방문하는 아이들은 대부분 감기, 고열, 복통, 설사 등과 같은 감염성 질환입니다만 낙상, 화상과 같은 사고로 오는 경우가 종종 있어요. 이런 낙상이나 화상 등의 사고는 생명에 지장을 줄 수도 있고 평생 후유증이 남을 가능성도 있으므로 주의깊게 봐야 합니다.

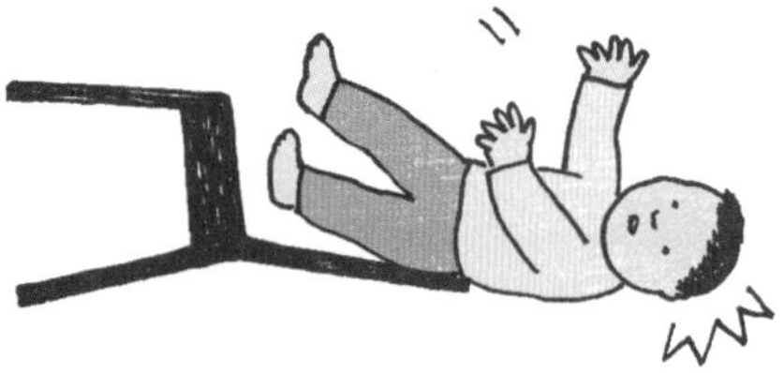

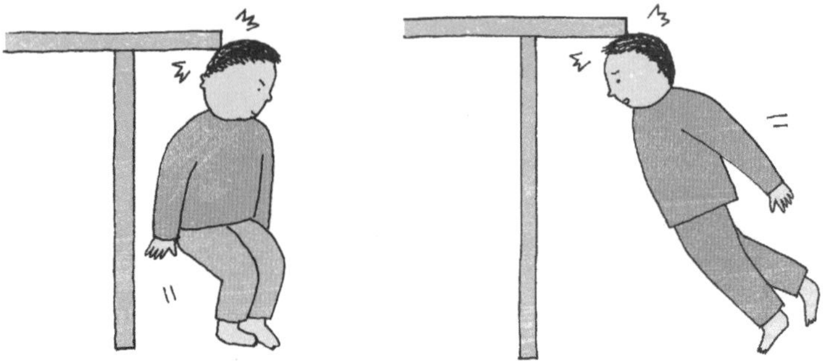

뇌에 문제가 되는 경우

다행스럽게도 아이들이 넘어지거나 떨어지거나 하는 등의 경한 두부 외상은 뇌에 문제가 되는 경우traumatic brain injury가 많지는 않습니다. 그렇다고 넘어지거나 떨어지거나 교통사고로 온 아이들을 모두 괜찮다고 판단할 수도 없지요. 또한 모든 경미한 두부 외상 아이들에게 컴퓨터 단층촬영CT을 할 수도 없습니다. 금전적인 부담도 있을 뿐만 아니라 방사선에 노출이 되어야 하고 아이를 재워서 검사해야 하는 경우도 있으니까요.

2세 이하는 진찰이 어려우면서도 두부 손상이어도 증상이 뚜렷하지 않는 경우가 많고, 두개골 골절이 잘 일어나기 때문에 특히 더 세심한 진찰이 필요합니다.

머리를 다치면 이런 증상을 보여요

제가 전화로 지인들에게 가장 많이 받는 상담 중 하나가 이 두부 손상입니다. 병원을 가야 하냐, CT를 찍어야 하냐 많이 고민을 하더라고요. 아이의 머리에 가해진 충격이니 부모로서는 좌불안석일 수밖에 없겠지요. 어찌해야 할지 무척 당황스럽기도 하고요. 그럴 때 제가 체크하는 몇 가지가 있습니다.

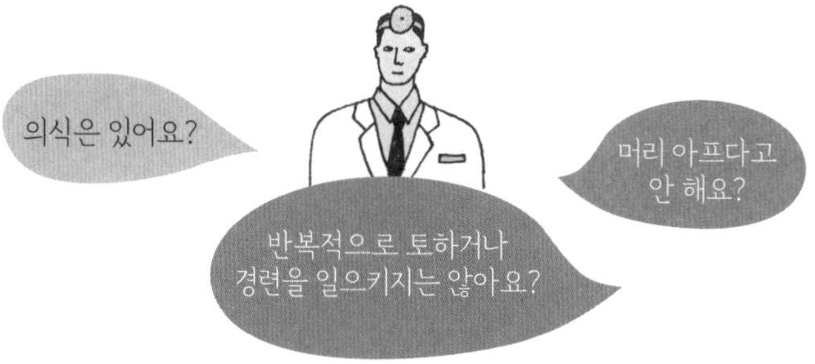

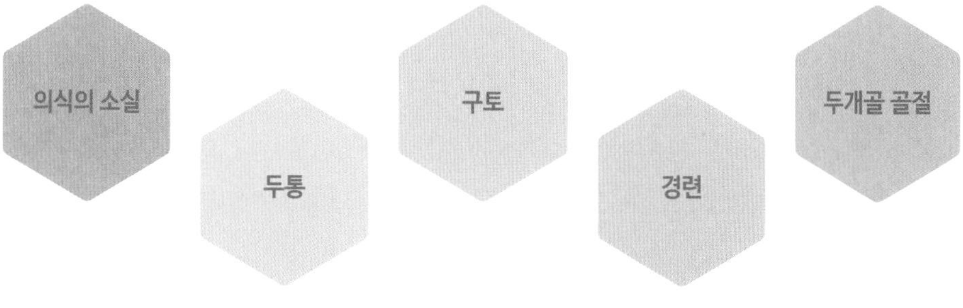

1 의식의 소실loss of consciousness

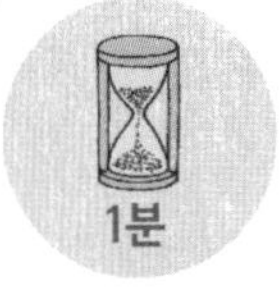

수초 이상의 의식 소실은 두부 손상의 위험성이 높다는 것을 암시합니다. 특히 1분 이상의 의식 소실은 두부 손상의 가능성이 있습니다. 하지만 의식 소실만 있고 다른 신경학적 문제가 없다면 두부 손상이 없을 가능성이 더욱 많습니다.

2 두통

두부 손상의 약 1/3 정도가 두통을 호소합니다. 말을 하지 못하는 아이의 경우 아이가 평소와 다르게 보챈다면 두통이 있다고 생각할 수 있습니다.

3 구토

두부 손상의 약 10% 정도에서 구토가 관찰됩니다. 구토 하나만으로 두부 손상을 의심할 수는 없지만 중요한 소견이 됩니다.

4 경련

두부 외상 시 경련을 보인다면 두부 손상을 의심할 수 있는 소견입니다.

5 두개골 골절

일단 드물게 나타납니다. 대부분 선상 골절(뼈에 금이 간 정도)이지요. 두개골 골절이 있는 환아의 15~30%에서 두부 손상이 동반됩니다.

두부 손상 관찰

증상적 관찰
1. 두개골 골절, 대천문의 융기
2. 국소적 신경학적 이상
3. 2세 이하의 경우 전두골을 제외한 두피혈종
4. 심한 충격에 의한 손상이 의심될 경우

임상적 관찰
1. 장시간 동안 의식 손실이나 기억의 소실
2. 한 번 이상, 수시간 뒤에 발생하는 구토, 경련, 심한 두통을 동반하는 경우

어떤 검사를 해볼 수 있나요?

아이의 상태가 염려된다면 그 다음 고민은 영상학적인 검사를 받아야 할지, 말아야 할지가 될 거예요. 영상학적인 검사 시행 여부를 판단할 때 아래와 같은 요인을 살펴봅니다.

영상학적 검사를 시행해야 하는 경우

1. 국소적인 신경학적 이상
2. 두개골 골절이 의심될 경우
3. 의식 수준의 저하 및 소실
4. 보챔
5. 대천문의 융기
6. 지속적인 구토
7. 경련

검사를 시행하지 않는 경우

1. 정상적인 의식
2. 전두골의 혈종
3. 의식 소실이 없는 경우
4. 정상적인 행동

이상이 없는 경우라면 이렇게 하세요

이상이 없는 경우라도 적어도 1주일 정도는 활동적인 일을 하지 않는 것을 추천합니다. 이차충격증후군second impact syndrome, 뇌진탕후증후군post-concussion syndrome 같은 것도 있기 때문입니다.

초기에 두부 외상을 갖고 있는 상태에서 완벽하게 낫지 않은 채 운동을 하거나 과격한 행동을 했을 경우 두부 손상이 다시 생겨서 생명에 지장을 줄 정도의 문제가 생길 수 있습니다. 그래서 적어도 1주일 정도의 안정기가 필요합니다.

Parenting story

사고는 잠깐 사이에

여러 아이들이 낙상 사고로 찾아옵니다. 아기가 뒤집거나 기거나 걷기 시작하면 침대가드를 설치하거나, 뾰족한 모서리에 머리를 부딪쳐 손상받는 일이 없도록 보호대를 덧대어주세요. 침대에서 떨어지지 않도록 침대가드를 설치해주는 등 노력을 기울여주어야 합니다. 영유아 검진 때 항상 말씀드리는 것인데 보행기의 사용도 자제하여야 합니다.

혼자 아이를 보고 있으면 엄마가 해야 할 일인데 하지 못한 채 있는 경우가 너무나 많지요. 그래도 잠깐이라도 아이를 혼자두면 안 됩니다. "정말 잠깐 혼자뒀는데…"라고 생각하겠지만 사고는 그 '잠깐' 사이에 일어나니까요.

일단, 경미하든 중증이든, 사고가 발생하지 않도록 주의하는 것이 1순위입니다. 예기치 못한 사고가 발생하면 너무 당황하여 엄마가 아이와 함께 울며 발만 동동 구르는 경우가 있는데 일단 침착하게 대응해주세요. 아이의 상태를 잘 살펴보고 가까운 소아청소년과 전문의와 상의해주기 바랍니다.

D+135

손을 뻗어 만져요

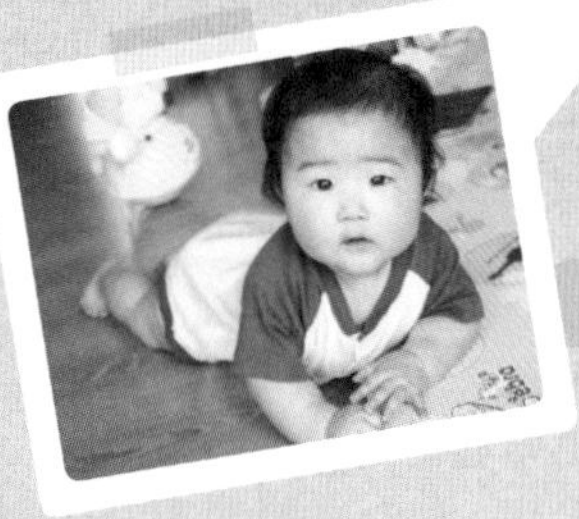

이제 눈앞에 물건을 두고 보여주면 손을 뻗어 만지는 승아.
물건을 들어 오랫동안 쥐고 있지는 못하지만 입으로 가져가 물고 놀기도 한다.

제법 땀도 많이 나는 승아는
날이 아주 더워지지는 않았지만
활동량이 많아지면서(이제는 정말 잠시도 가만히 누워 있는 시간이 없다)
살이 끈적끈적해질 정도로 땀이 배곤 한다.

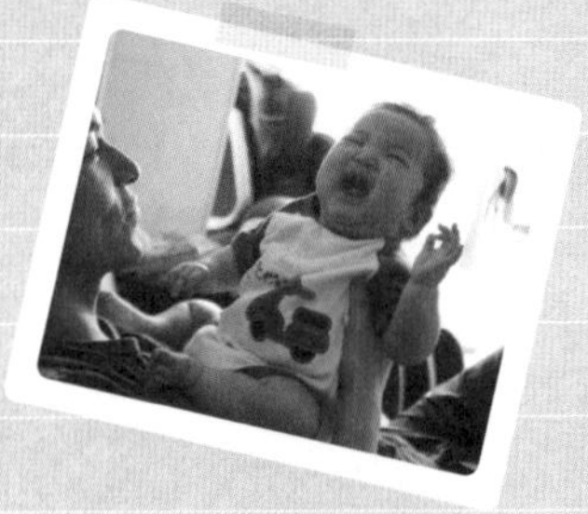

요즘 진료실에 피부 트러블이나 간찰진 등으로
피부가 짓무른 아이들이 많이 오는데
옷은 최대한 시원하게 입혀주는 것이 좋다.

우리 승아, 순둥이라고 좋아했던 때가 언제인지…
요즘에는 잠시도 제 곁에 있지 않으면 끙끙거리며 떼를 쓴다.

"울든 말든 맘대로 해." 하고 돌아서면 울음이 터지기 시작해 감당할 수 없어진다.
이럴 때 특효약(?)은 제 엄마.
어찌나 엄마 냄새를 기가 막히게 아는지.
엄마 얼굴만 보여줘도, 엄마한테 안기기만 해도 눈물 뚝.
혹여 엄마가 얼굴만 보여주고 멀리 가버리기라도 하면 난리다.
이제는 닭똥 같은 눈물까지 흘리며 슬퍼하는 우리 강아지.

닥터 오의 진료실

여름철 아이 돌보기

적절한 실내온도와 습도를 유지해요

여름이라고 해서 너무 시원하게 있거나 겨울이라고 너무 따뜻하게 온도를 조절하는 것은 좋지 않습니다. 적절한 실내온도와 습도를 유지해야 해요.

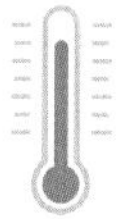

19~21°

19~21도 정도의 실내온도가 아이의 호흡기 계통에 도움이 됩니다.

여름철

에어컨을 사용해서 적절한 실내온도를 유지하는 것이 좋습니다. 그리고 에어컨을 사용하더라도 수시로 환기를 시켜서 실내 공기가 잘 순환되도록 하는 것도 중요합니다.

겨울철

겨울철에 반팔을 입고 있을 정도의 따뜻한 실내온도는 아이의 호흡기 계통에 좋지 않습니다.

여름철 옷 입히기

땀이 잘 흡수되는 옷을 입혀주세요. 여름철 피부 트러블을 조심하기 위해서는 통풍이 잘되는 시원한 옷을 입혀주는 게 좋습니다.

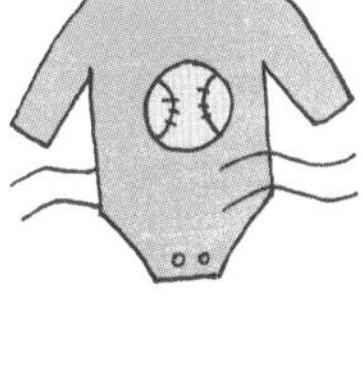

D+136

먹는 것에 관심을 보여요

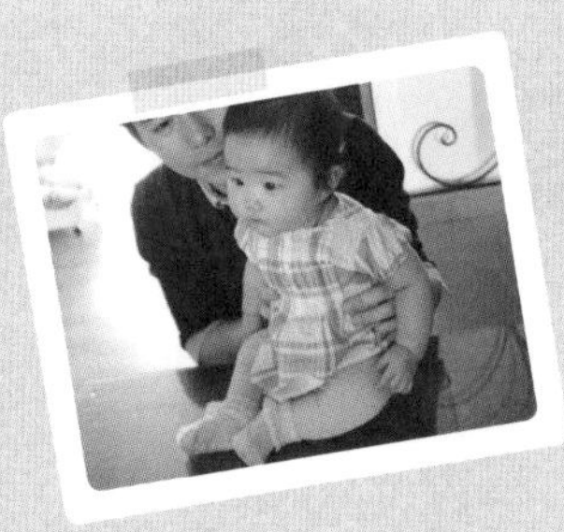

승아처럼 완모하는 아이는
만 6개월을 채우고 이유식 시작하기를 권한다.
하지만 4~6개월 사이 아이가 먹는 것에 관심을 보이기 시작하거나
먹는 것을 보고 쩝쩝거리면 미리 시작해도 좋다.
단, 출생 시 몸무게의 2배가 되고
허리를 꼿꼿이 세우는 시간이 30분이 될 정도로
허리 힘이 생기면 시작하는 것이 좋다.

할아버지, 할머니가 드시는 것을 빤히 쳐다보고 있는 우리 승아.
어찌나 귀여운지 요즘에는 밥 먹는 게
미안하거나 무안할 정도로 뚫어져라 쳐다본다.
그런가 하면 우리가 숟가락을 밥그릇에서 입으로 옮겨갈 때마다 시선이 쫓아가고,
주는 시늉을 하면 덥석 물 것처럼 달려들거나 심지어 오물오물하기까지 한다.
이 정도 신호면 진짜 이유식을 시작할 때가 온 것이다.
이른가 싶다가도 어찌나 반가운지….

승아 엄마는 벌써부터 이유식 먹일 생각에 붕붕 들떠 있다.
모르긴 몰라도 우리 승아 요새 식탁을 보면
이유식도 아주 잘 먹을 것 같다.

승아 엄마의 젖량이 적은 것도
이유식을 예정보다 좀 빨리 시작하기로 한 이유 중 하나다.

젖량이 적어도 수유 간격을 꼭 늘려야 하는지 승아 엄마가 물어보는데
꼭 그럴 필요는 없다.
젖량이 적으면 그만큼 자주 물리면 된다.
그래서 승아의 수유 간격은 아직도 2시간 반에서 3시간.

모유를 먹이기 위해 애쓴 엄마의 수고(?)를
우리 승아가 언젠가는 알아줄까?

자식이 잘 먹는 것만큼 뿌듯하게 기분 좋은 일이 또 있을까?
우린 승아의 이유식을 진행하며 더 행복한 아빠, 엄마가 될 것이다.

닥터 오의 진료실

이유식 시작 시기

이유식은 언제 시작해야 하나요?

허리를 세워 20분 이상 앉아 있을 수 있을 때

체중이 출생 시의 2배 이상이 되었을 때 (체중 6~7kg 이상)

아이가 먹고 싶어 하는 욕구를 보일 때 (쩝쩝거린다든지 먹는 것을 보고 침을 흘리는 등)

위 내용처럼 아이가 주는 단서만으로 이유식을 시작해서는 안 되겠지요. 모든 일에는 때가 있는 법입니다. 이유식은 너무 일찍 시작해도, 너무 늦게 시작해도 알레르기의 가능성에 노출될 수 있고, 준비되지 않았을 때 첫 숟가락을 강요하게 되면 아이가 먹는 것에 대한 트라우마를 갖게 될 수도 있지요. 이유식을 언제 시작하라고 말하는 객관적인 지표(위 1, 2, 3이 가능하면서)는 아래와 같습니다.

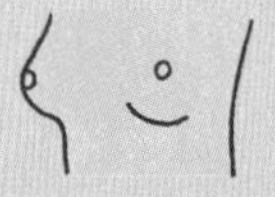

완전 모유수유 아기는 6개월 이후

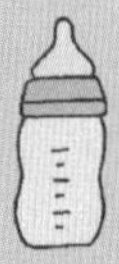

분유수유 아기는 4~6개월 이후

그러나 아이마다 발육상태나 엄마의 젖량이 달라 완모 아기라 해도 반드시 6개월을 채울 필요는 없습니다. 더 일찍 시작해도 괜찮아요. 그런데 왜 모유수유 아기에게 6개월까지 다른 음식을 시도하지 말라고 권하느냐면 모유 외 다른 음식을 먹지 않은 아이들은 위장관 감염을 비롯한 감염성 질환과 알레르기 질환이 상대적으로 적게 발생해요. 또한 6개월 이후에 이유식을 소개한다고 해도 천분 결핍에 의한 빈혈이 생기지 않기 때문입니다.

이른둥이들도 같은 시기에 시작하나요?

37주 넘어 태어난 아이와 20주대에 태어난 아이를 같이 생각해서 이유식을 시작하면 안 됩니다. 37주쯤 태어나서 만삭아의 성장패턴을 가지고 있다면 만삭아에 기준한 이유식 시작 시기에 맞춰주고, 이른둥이는 전문의와 상의해주세요.

이른둥이

이른둥이는 37주 이전에 태어난 아이를 말합니다.

이른둥이 이유식 시작 시기

20주대에 태어난 아주 작은 아이들은 아이의 상태와 몸무게 성장 발달 상황에 맞게 이유식을 뒤로 늦춰서 하는 것이 좋습니다. 교정연령과 아이의 발달상황을 모두 염두에 두고 시작하세요. 대학병원 신생아실에서 백일 이상 있다가 나오는 아이들도 있으니까요. 20주대의 이른둥이의 경우, 직접 아이를 관찰할 수 있는 전문의와 상의한 뒤 이유식을 시작해볼 것을 추천합니다.

D+139

승아의 배냇머리

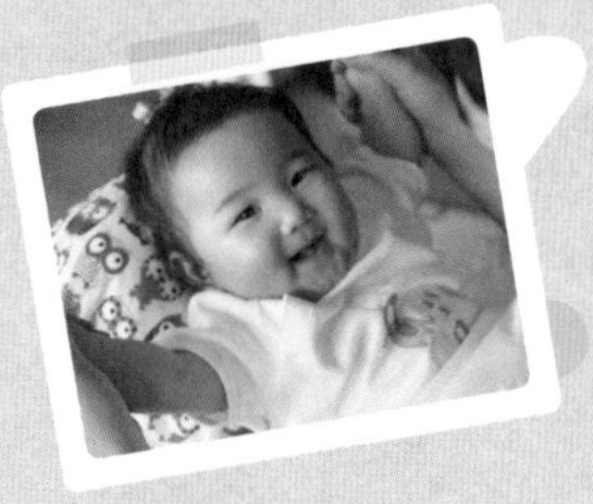

진료하다 보면 아주 머리를 맨들맨들하게 밀고 온
5~6개월의 아기들을 자주 만나게 된다.
귀엽고 예쁘지만 엄마들이 흔히 갖고 있는 상식(?)처럼
배냇머리를 밀어준다고 해서 머리가 더 빨리, 무성하게 자라지는 않는다.
날이 너무 더워서 숱 많은 아기가 힘들어하거나
혹은 피부에 발진이 생긴다거나 하는 이유가 있다면 모르겠지만
그냥 머리를 밀어줄 필요는 전혀 없다.

어쨌거나 요즘 많이 빠지고 있는 승아의 배냇머리.
승아의 침대 매트나 옷에 늘 다닥다닥 붙어 있다.
난 머리숱이 엄청 많은 편이고, 승아 엄마는 적은 편인데,
승아의 머리숱은 그래서인지 많지도 적지도 않고 적당한 것 같다.

배밀이를 위해 요즘 승아가 온 힘을 쏟고 있다.
배를 불쑥 들어 올리는가 하면, 뒤에서 발을 지탱해주면 풀썩 앞으로 가기도 한다.
승아야, 배밀이도 파이팅.

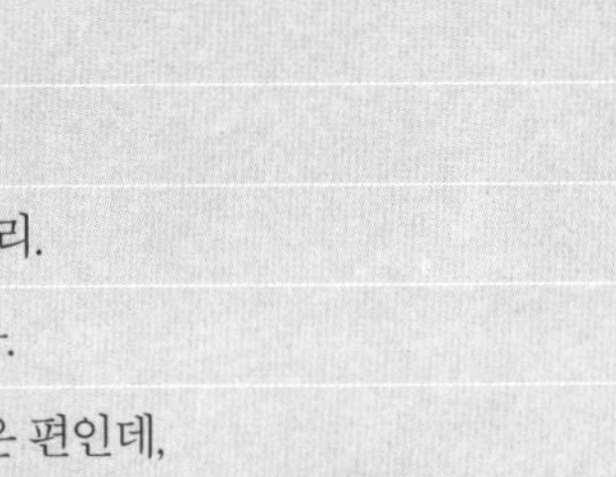

아기의 머리카락

배냇머리가 빠져요

인체의 모든 부분은 생성과 소멸을 합니다. 배냇머리도 마찬가지이지요. 생후 3~4개월이 되면 새로 자라는 머리가 많아지면서 배냇머리가 많이 빠지기 시작합니다.

아이들의 머리숱

머리숱은 유전적, 환경적 영향으로 아이들마다 다릅니다. 숱이 적은 아이부터 아주 많은 아이까지 다양하지요. 머리숱이 적다고 속상해하거나 머리카락이 자라지 않아 걱정하는 엄마들이 있는데, 결국에는 대부분 다 나오게 되어 있으니 기다리면 됩니다.

머리카락이 자라지 않는 아이

또래에 비해 머리카락이 많이 짧다고 걱정하는 엄마들이 있습니다. 보통 유전적인 영향이 있습니다. 엄마, 아빠가 머리숱이 적고 늦게까지 머리카락이 잘 자라지 않았을 경우 아이들도 그러할 수 있습니다. 특별한 원인이 없다면 늦더라도 보통 정상적으로 잘 자라니까 걱정하지 마세요.

유난히 노란색 머리카락

피부의 색처럼 멜라닌 세포의 차이 때문에 머리카락이 유난히 노랄 수 있습니다. 부분적인 백화증(알비니즘)일 가능성도 있지만 심하게 노랗거나 하얗지 않으면 걱정하지 않아도 됩니다. 또래와 다른 피부, 머리카락 색깔로 차이를 느끼게 되지 않도록 하는 것이 중요합니다. 머리카락이 노랗다는 건 질병이 아닙니다. 아이가 신경 쓰지 않도록 해주세요.

D+142

승아의 치발기

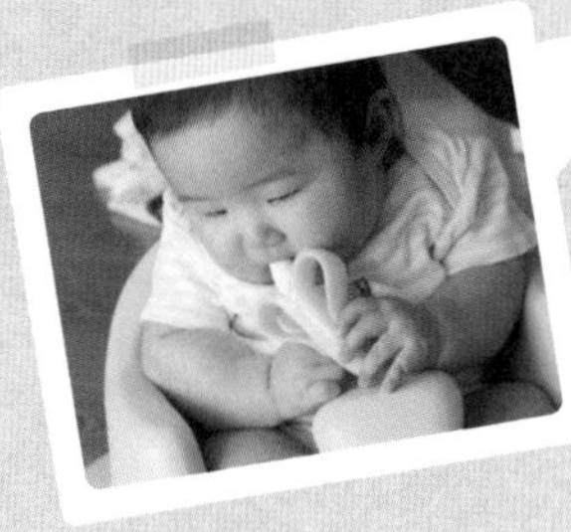

잘 놀고 있는 승아에게
새로운 치발기를 보여주었더니 급 관심.

두 눈이 초롱초롱하더니
두 손을 모아 잡고 끌어당겨 입을 벌린다.
이제 입도 오물오물,
아랫입술을 바짝 당겨 앙 다물기도 하고
눈앞의 무엇이든 당겨 물고 빤다.

치발기를 쥐어줄 때가 되었다.

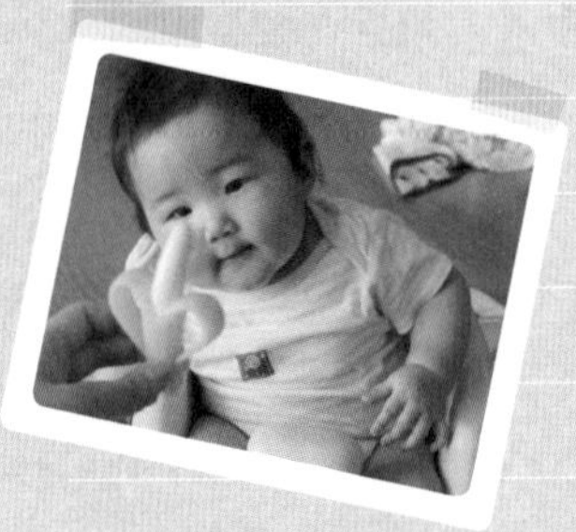

닥터 오의 진료실

치발기 사용

치발기를 사용해요

아이들이 손가락을 빨다 못해 손가락을 깨물고 어금니로 물어뜯으려고 하는 행동을 보일 때가 있습니다. 이가 나면서 잇몸이 가려워서 그러는 경우가 대부분이지요. 평소보다 침을 더욱 많이 흘리게 되어 얼굴이 온통 침 범벅이 되고 그 때문에 입 주변의 피부가 성할 날이 없습니다. 이때는 아이에게 치발기를 주어서 잇몸이 덜 간지러울 수 있게 도움을 주는 것이 좋습니다. 약간 시원하게 해둔 치발기도 도움이 될 수 있고요.

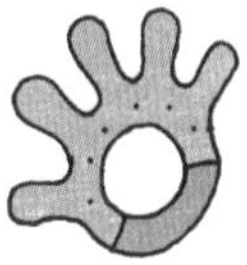

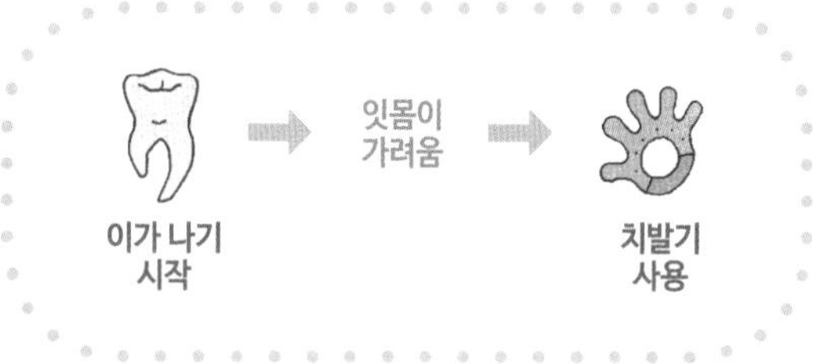

치발기 선택

치발기는 아이가 좋아하는 형태로 선택하세요. 가볍고 잡기 편한 것을 선택해야겠지요. 물어뜯다가 떨어져서 이물질을 삼키거나 사래에 들 수 있는 재질은 피해야 합니다. 소재는 실리콘이 좋을 듯합니다.

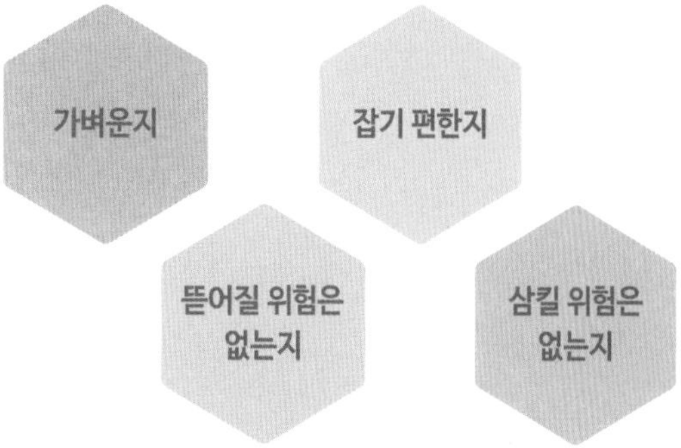

D+143

더워요, 더워!

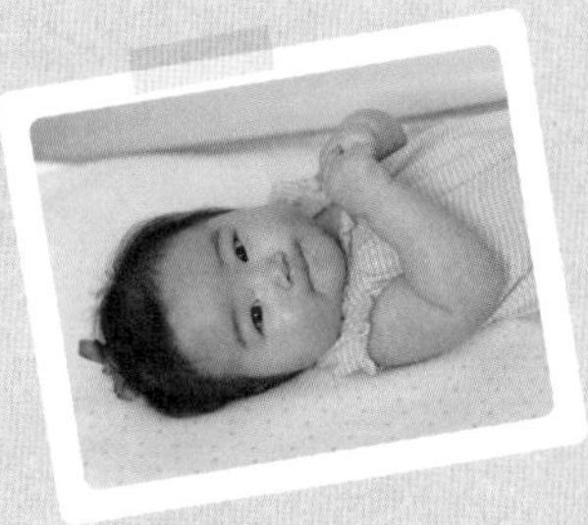

아침에 보면 훌쩍, 퇴근하고 저녁에 보면 또 훌쩍 커 있는 우리 아기.
승아도 더워서 땀이 나는지 시큼시큼한 냄새도 난다.
오늘은 기분이 좋은지 아침에 일어나자마자
옹알이에 웃음이 폭발하는 승아였다.

바스락 소리가 나는 빵빵이 책을 앞에 놔주니
뭘 아는 듯 계속 이리저리 집중해 쳐다본다.
제 기분도 있고, 컨디션도 있고, 생각도 있고, 느낌도 있는
아직은 어리지만 있을 거 다 있는 143일의 승아.

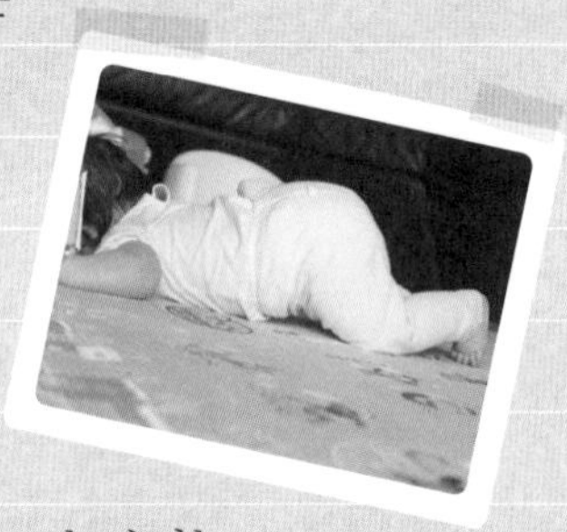

에구, 우리 통통이.
몸무게는 7.4kg 정도인데 잠시도 가만히 있지 않아
안고 있으면 더욱 무겁게 느껴진다.
게다가 누우면 바로 뒤집어버리고 다시 되집기를 할 줄 모르는 승아는
바로 일으켜 달라며 힘들다고 끙끙거리고 만다.
두 손을 깍지 끼고 한참 들여다보는 승아.
오동통한 너의 손가락, 귀엽기도 하다.

승아는 이제 제법 '까르르' 소리를 내어 웃기도 한다.
주양육자인 엄마, 그 다음으로는 할아버지를 익숙해하는 승아.
오늘따라 할아버지 얼굴만 봐도 '꺄르르르' 웃음보가 터졌다.

요즘 승아는 절대 혼자 있지 않으려고 해서
식사 시간도 느끼게 해줄 겸 식탁에서도 늘 함께 한다.
물론 뜨거운 국이나 물은 승아 앞에 절대 놓지 않는다.
눈앞에 있는 것은 일단 끌어당기고 보기 때문에
이제 승아에게 부엌은 위험천만한 곳이 되었다.
주의 또 주의.

아이들을 아프지 않게 케어하는 것도 중요하지만
'안전사고'에 대한 주의는 아무리 얘기해도 지나치지 않다.
찰나의 무관심이 아이를 정말 위험한 상황에 빠뜨리게 할 수 있다.
승아가 클수록 집안 구석구석을 잘 살펴봐야겠다.
조금의 가능성도 없애야지.

닥터 오의 진료실

안전사고 주의

주방에서 주의해요

주방은 아이들에게 아주 위험한 장소일 수 있습니다. 부모가 주방에서 아주 많은 시간을 보내고, 아이도 주방을 기웃거리며 궁금해하기 때문에 주방에서 보내는 시간을 아주 차단해버리는 것은 어렵습니다. 따라서 주방에 있을 때 엄마가 계속 관찰할 수 있고 아이도 심심하지 않도록 엄마와 눈을 맞출 수 있는 식탁 의자 등에 아기를 고정시켜두고, 놀잇감을 가져다주는 것도 방법입니다.

주의사항

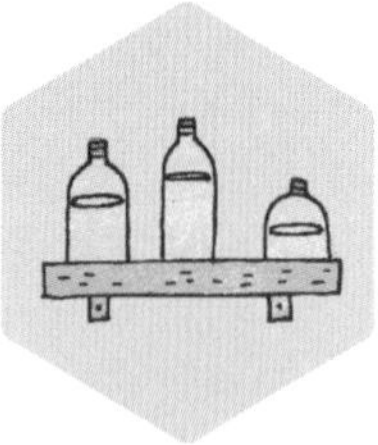

위험한 물건은 높이

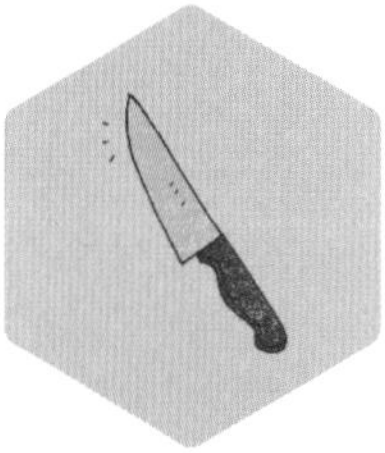

날카로운 도구는 잠금장치 해둔 서랍에 보관

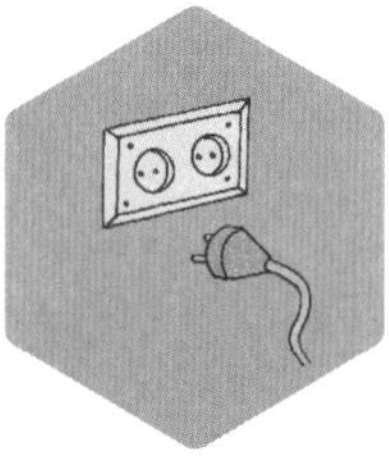

전자기기 전선 정리

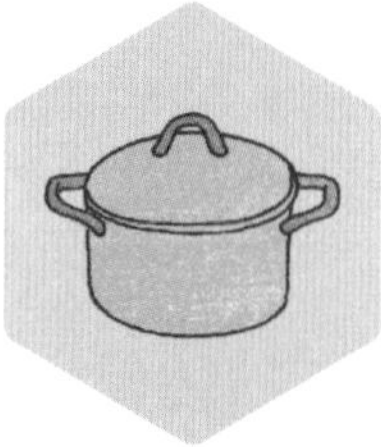

냄비 손잡이는 뒤쪽으로

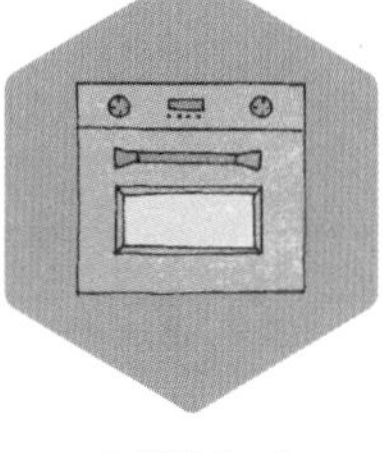

오븐은 높이

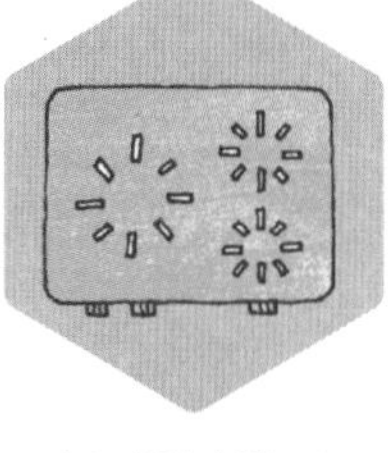

가스레인지 밸브는 늘 잠금

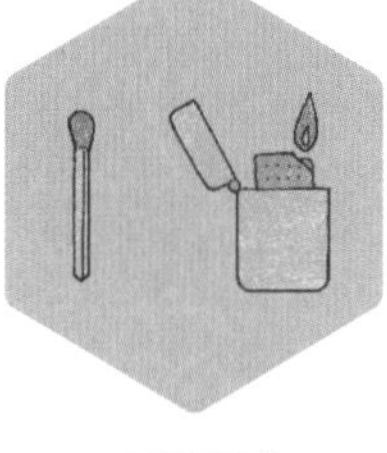

인화물질 보이지 않게

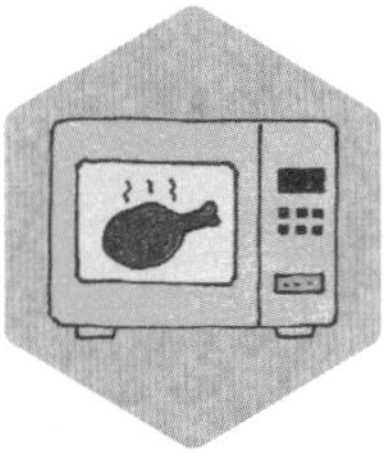

전자레인지
사용 주의

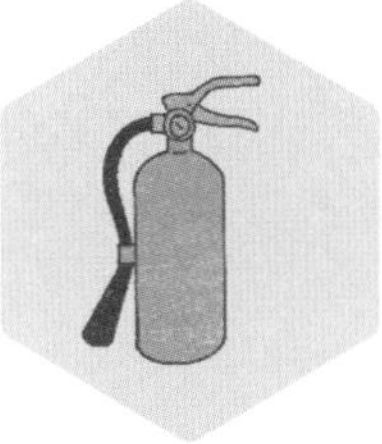

소화기 구비

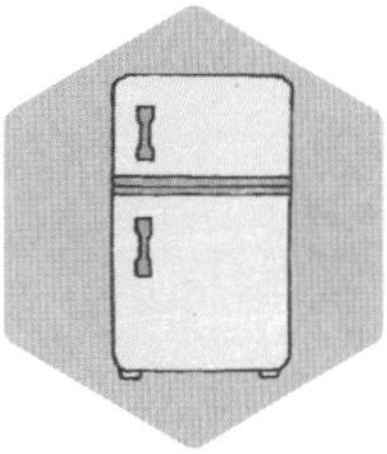

냉장고 자석
주의

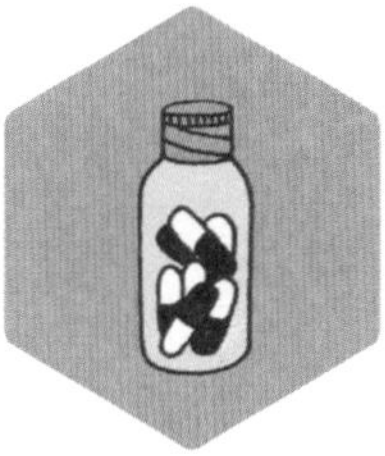

약 보관주의

1. 위험한 물건은 높이

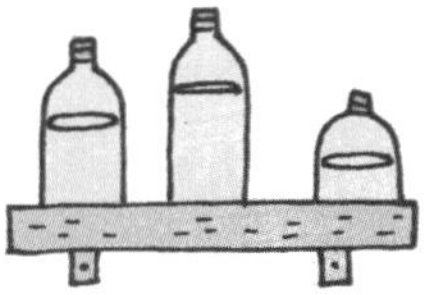

강한 세정제, 가구 광택제, 주방세제 등 위험한 물건은 높은 선반에 놓거나 찬장 안에 넣고 잠궈 아이들의 시야 밖에 둡니다. 싱크대 밑에 꼭 몇 가지 것들을 놓아야 한다면 선반을 닫을 때마다 자동으로 한 번 더 잠기는 안전잠금장치를 구매하여 설치해야 합니다(백화점이나 마트에서 쉽게 구매 가능하죠?). 절대로 세정제 등을 비어 있는 음식 상자나 쿠키 통에 넣어 아이들이 맛을 보게 되는 불상사는 없어야 합니다.

2. 날카로운 도구는 잠금장치 해둔 서랍에 보관

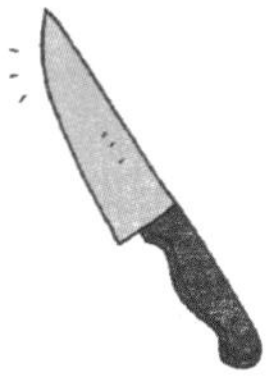

칼, 포크, 가위 등의 날카로운 도구는 다른 도구와 구분하여 자물쇠가 있는 서랍에 넣어 보관하세요. 푸드 프로세서 등 칼날이 장착된 도구 또한 잠긴 선반에 따로 넣어두세요.

3. 전자기기 전선 정리

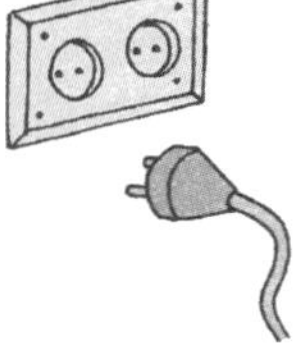

전자기기를 사용하지 않을 때에는 아이들이 작동시키지 않도록 플러그를 빼서 높은 곳에 두세요. 또한 전자기기의 전선이 대롱대롱 매달려 있게 두면 아이들이 잡아당겨 무거운 전자기기가 아이에게 떨어질 수 있습니다.

4. 냄비 손잡이는 뒤쪽으로

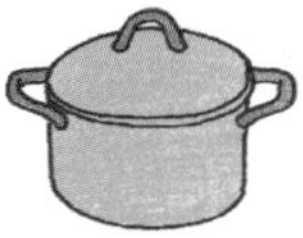

가스레인지 위의 냄비 손잡이는 언제나 뒤쪽을 향하게 두어 아이들의 손에 닿을 수 없게 합니다. 혹시 뜨거운 음료(커피나 수프 등)를 들고 걷게 된다면, 아이가 어떤 곳에 있는지 확인하며 움직여야 합니다.

5. 오븐은 높이

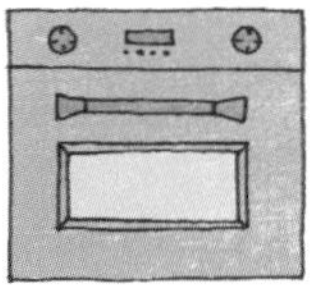

오븐을 구입할 때에는 혹시 아이가 오븐을 건드리게 된다 해도 절연되는 등 보호장치가 되어 있는 것을 사세요. 물론 오븐 문을 열게 두어서도 안 됩니다. 가스레인지 밑에 붙어 있는 장착된 오븐보다는 높은 곳에 올려놓고 쓸 수 있는 오븐을 추천합니다.

6. 가스레인지 밸브는 늘 잠금

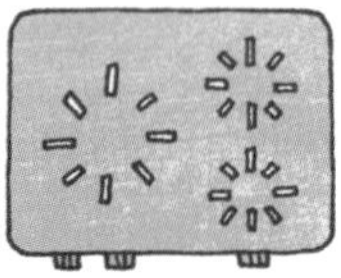

가스레인지의 밸브는 항상 잠금 상태로 두어서 아이가 쉽게 켤 수 없게 합니다.

7. 인화물질 보이지 않게

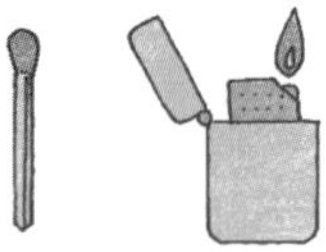

성냥이나 라이터 등의 인화 물질은 보이지 않는 곳에 두고, 아이가 있다면 되도록 집에 두지 않는 것이 좋습니다.

8. 전자레인지 사용 주의

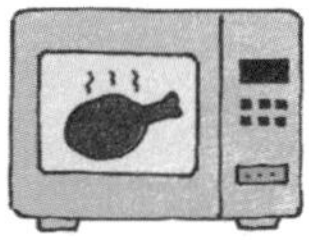

아이들의 젖병이나 물병을 전자레인지에서 데우지 마세요. 액상은 고르게 데워지지 않기 때문에 아기가 입을 데일 정도로 뜨거울 수 있습니다. 또한 너무 데워진 병은 전자레인지에서 꺼낼 때 폭발할 위험이 있습니다.

9. 소화기 구비

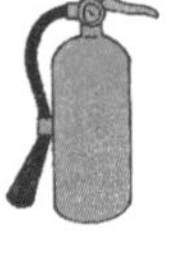

소화기가 주방 근처나 아파트의 각 층에 구비되어 있는지 확인해주세요.

10. 냉장고 자석 주의

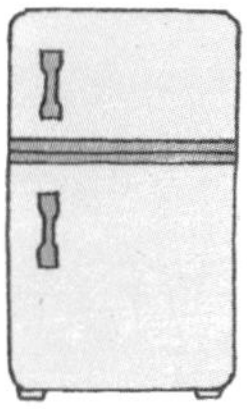

냉장고에 작은 사이즈의 자석을 붙이지 마세요. 아이가 삼키거나 질식할 우려가 있습니다. 큰 사이즈의 자석 또한 떨어져 아이를 다치게 할 수 있으니 애초에 사용하지 않는 것이 좋습니다.

11. 약 보관 주의

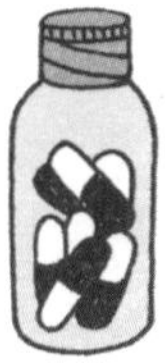

아이들이 쉽게 열고 닫을 수 없도록 '앉전 잠금장치Safety Cap' 처리가 된 보관용기를 사용하세요. 혹시 아이에게 안전한 제품이 아니라면 모든 약과 화장품은 잠금장치가 되어 있고 아이들의 손이 닿지 못할 높이의 캐비닛에 보관하세요.

욕실에서 주의해요

가장 간단하고 좋은 방법은 어른과 함께 가지 않는 한 아이 혼자 화장실에 접근할 수조차 없도록 만드는 것입니다. 손잡이를 어른의 높이에 맞춰 높이 설치하는 것도 하나의 방법입니다. 또한 아이가 혼자 들어가서 문이 잠겨 있을 경우를 생각하여 손잡이는 바깥에서 잠금을 풀 수 있어야 합니다.

주의사항

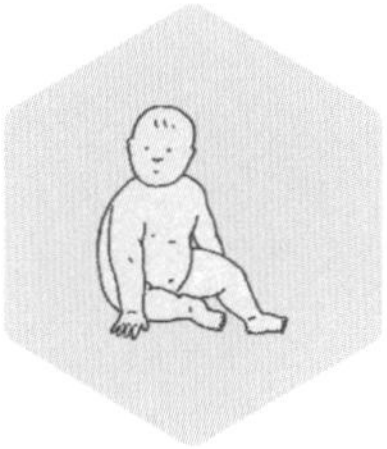

아이 혼자 두지 않기

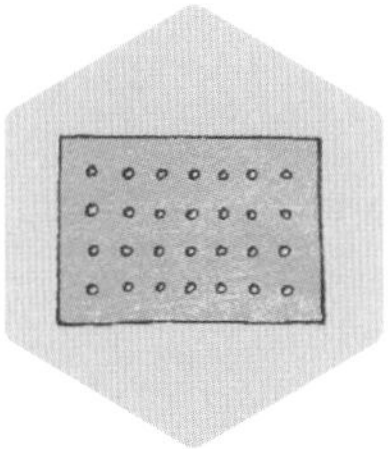

미끄럼 방지

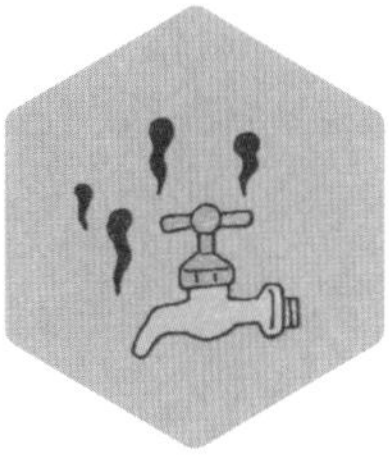

화상 방지

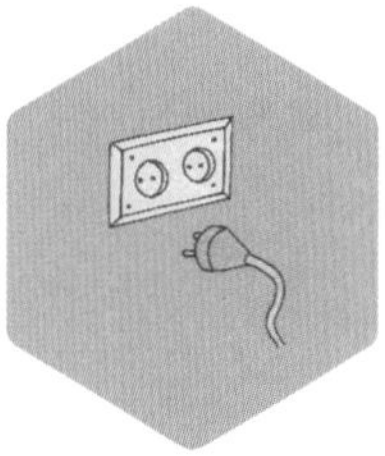

콘센트 주의

1. 아이 혼자 두지 않기

겨우 몇 리터의 물만으로도 아이는 익사할 수 있습니다. 절대로 아이를 욕조에 혼자 두지 마세요. 단 1분이라도 말입니다. 초인종이나 전화벨을 외면할 수 없다면, 아이를 타월로 감싸서 데리고 나가세요. 목욕용 의자Bath Ring에 둔다고 해도, 아이를 혼자 두면 익사의 위험에서 안전할 수 없습니다. 바로 사용할 게 아니라면 욕조에 물을 채워두지 마세요.

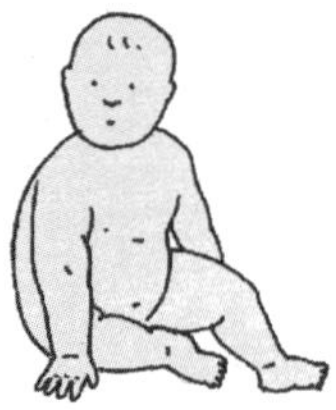

2. 미끄럼 방지

미끄럼 방지판을 설치하세요. 수도꼭지에는 완충장치가 될 만한 커버를 씌워 아이가 뛰거나 장난치다가 머리를 부딪쳐 다치는 일이 없도록 합니다. 또한 변기뚜껑을 닫는 습관을 들이세요. 뚜껑에 잠금장치를 해두는 것도 좋습니다. 호기심 많은 아이가 장난을 치다 균형을 잃고 떨어지거나 빠질 수 있습니다.

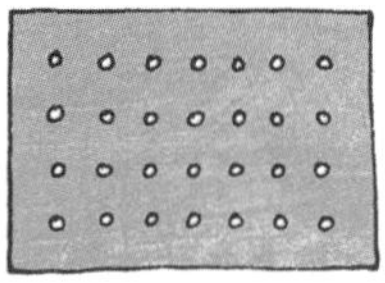

3. 화상 방지

화상 방지를 위해서 수도꼭지에서 나오는 물은 아무리 뜨거워도 48.9도를 넘어서는 안 됩니다. 아이가 수도꼭지를 돌릴 수 있을 만큼 컸다면 뜨거운 물을 쓰기보다는 미지근하거나 차가운 물을 사용하도록 교육해주세요.

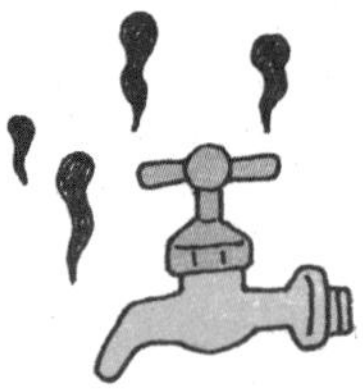

4. 콘센트 주의

화장실에서 전자기기(전기면도기나 헤어드라이어 등)를 쓴다면 쓰지 않을 때에는 항상 플러그를 빼두고 잠금장치가 있는 캐비넷에 보관해야 합니다. 물이 닿을 수 없는 다른 공간에 보관하는 것이 더 바람직합니다. 특별히 벽에 설비된 (사전에 누전이 차단되는) 콘센트는 전자기기가 싱크나 목욕물에 떨어졌을 때 발생할 수 있는 전기사고 및 부상의 가능성을 줄여줄 수 있습니다.

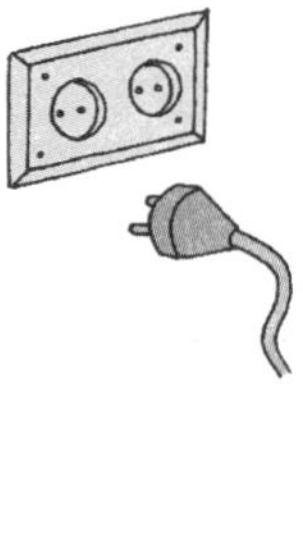

침실에서 주의해요

모든 집과 그 구조는 다르게 생겼죠. 완벽하게 모든 집의 구조에 맞아떨어질 수는 없습니다. 그렇지만 '좀 더 안전한' 아이의 침실을 위해 다음 내용을 참고해주세요.

아기침대(요람) 사용 시 주의사항

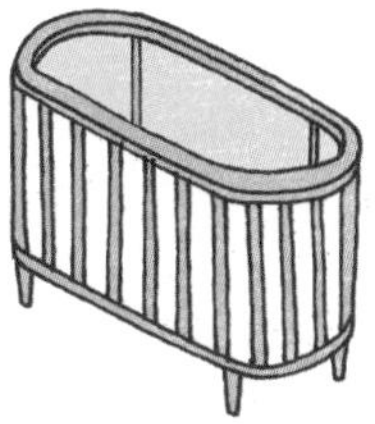

영아돌연사증후군을 예방해야 합니다. 한 살 미만의 모든 건강한 아이들은 낮이든 밤이든 등을 대고 자야 합니다.

1. 자기에 가장 안전한 장소는 잘 맞는 시트와 딱딱한 매트리스가 있는 요람(아기침대) 안입니다.
2. 베개, 누비이불, 푹신한 이불, 양가죽, 솜으로 채운 푹신한 장난감은 아기침대에서 치워야 합니다. 이것들은 아기가 등을 대고 잔다 해도 아기의 얼굴을 덮어 질식하게 만들 수 있습니다.
3. 아기가 설 수 있게 되면 요람 안의 큰 물건을 밟고 밖으로 나올 수 있습니다. 줄(끈)이나 리본도 요람에 매달아놓지 마세요.
4. 요람의 창살은 2~3인치 이상 떨어져 있으면 안 됩니다. 간격이 먼 창살에는 아이의 작은 머리가 낄 수 있습니다.
5. 매트리스는 요람에 딱 맞아야 합니다. 그래서 요람의 양 옆으로 아기가 미끄러지는 일은 없어야 합니다.
6. 나사와 볼트 등 조립용품을 모두 조여 요람이 무너지지 않도록 합니다.

※'안전사고 주의' 내용은 미국 소아과학회가 쓴 《*Caring for Your Baby and Young Child: Birth to Age 5*》에서 발췌하여 의견을 첨부하였습니다.

D+144

엄마, 아빠의 공부

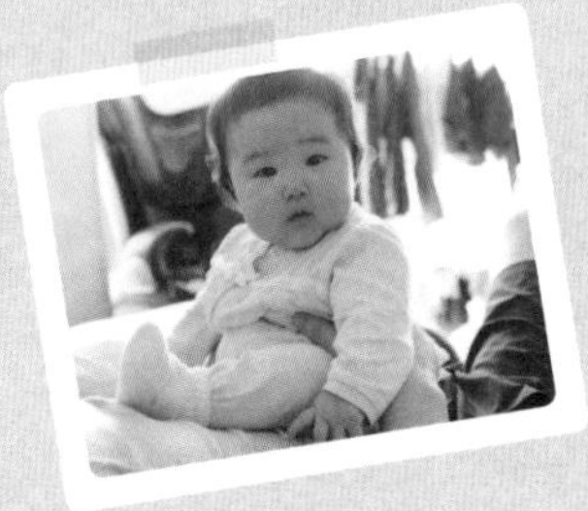

요즘의 승아 사진을 보면 참 역동적이라는 생각이 든다.
가만히 누워만 있던,
고개도 움직이지 않고 눈만 이리저리 부릅뜨던,
우리 아기 승아가 어느덧 참 많이도 컸구나.

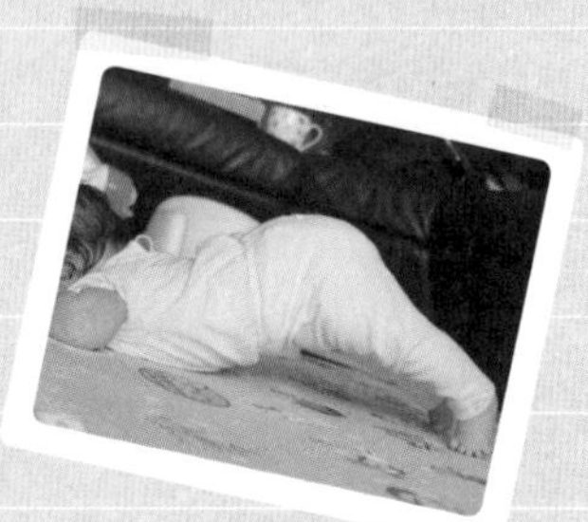

끙끙거리며 배 밀고 앞으로 나가려 애쓰는 우리 승아.
그 모습을 보고 한참 웃었다.
꼿꼿한 발가락이라니….
너무너무 귀엽고 기특한데
한 가지를 성공하기까지는 참 힘든 과정이 필요한 것 같다.

식탁 앞에서 자꾸 입을 오물오물하는 승아를 보니
자꾸 뭔가를 입에 넣어주고 싶으신지
승아 할아버지, 할머니는 이유식을 시작하라고 늘 성화이시다.

아이들은 정말 잘 때, 먹을 때가 가장 예쁜 것 같다.
요즘에는 밤에 승아 엄마와 이유식 공부를 한다.
최신 논문 찾아보며 업데이트를 체크하는 중이다.
이유식 D-day가 얼마 남지 않았다, 승아야.

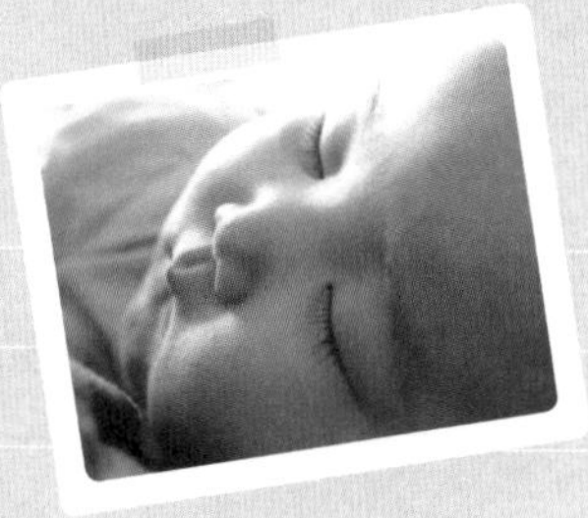

역시 자는 모습이 제일 천사같이 예쁜 아기들

우리 승아도 마찬가지다.

승아의 성장이,
매일매일 승아를 보고 있는 우리에게도
너무나 드라마틱하다.

눕혀놓으면 뒤집고 뒤집으면 발로 바닥을 밀며 엉덩이를 들썩이는 일과를

똑같이 반복하며 하루를 보내는 승아.

이유식을 하려면 의자에 잘 앉아 있어야 할 텐데,

승아는 이제 몸은 잘 가누는 편이지만 썩 오래 있으려 하지는 않는다.

서서히 여유가 생길 테지.

범보 의자에 앉혀두고 아기체육관을 놓아주었더니 건반을 치며 한참을 논다.

오늘도 늘 똑같이 예쁘고 기특하고 쑥쑥 크는 우리 딸.

닥터 오의 진료실

이유식 준비

이유식을 시작할 때는 원칙을 기억하세요

몸을 세워서 먹일 것	일정한 시간에 먹일 것	너무 강요해서 먹이지 말 것	숟가락으로 먹일 것

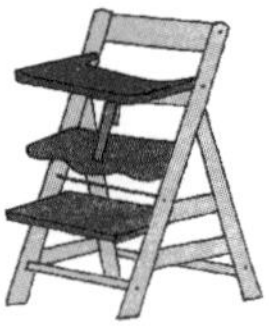

1. 몸을 세워서 먹일 것

질식을 막기 위해 반드시 의자 등에 앉혀서 먹이도록 합니다.

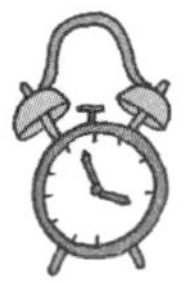

2. 일정한 시간에 먹일 것

가족들과 함께 식탁에 앉아 일정한 시간에 먹이도록 합니다.

3. 너무 강요해서 먹이지 말 것

아이가 거부하고 먹기 싫어하거나 자꾸 뱉는 경우 '먹여야 한다'라는 강박을 버리고, 중단하였다가 1~2주 뒤에 다시 시작하세요. 아이가 준비되어 있을 때 시작하여 엄마와 즐거운 식사 시간을 갖고 이를 기억하는 것이 좋습니다.

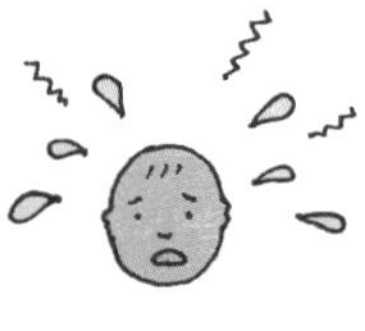

4. 숟가락으로 먹일 것

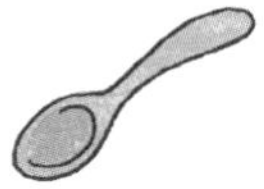

어떤 분들은 이유식을 아이가 거부한다고 하여 젖병에 넣어 먹이기도 하는데, 아이가 한 번에 먹는 양이 너무 많아져 과체중을 유도할 수 있으며, 정상적인 식사 방법을 배우지 못할 수 있습니다. 앉아서, 한 스푼 먹고 쉬었다가 다음 스푼을 먹고, 먹다가 배부르면 중단하는 등 이유식 초기 일련의 먹는 습관과 경험은 오래도록 남을 거예요. 자란 후의 식습관 형성에도 영향을 미치게 됩니다.

이유식은 꼭 해야 해요

이유식이라는 것은 아이가 고형식에 적응해나가는 식이과정입니다. 따라서 시작해야 할 적정 시기에 시작해야 하지요. 모유나 분유의 철분, 영양소만으로 성장기 아이에게 충분하지 않습니다. 특히 6개월 이후 체내 철분량이 줄어들면 더욱 그렇습니다. 영양적인 측면 외에도 이유식은 아이의 성장과 발달과정의 한 부분이기 때문에 반드시 해야 합니다. 음식의 질감을 느끼고 씹고 자기가 원하는 음식을 찾고 하면서 아이는 발달을 한답니다. 떠도는 '설'에 대해서는 과하게 반응하면서 오랜 기간 축적된 통계, 데이터, 실험결과에는 시큰둥한 반응을 보이는 엄마들을 보면 전문의로서 참 안타깝습니다.

이유식을 준비해요

이유식 준비 도구

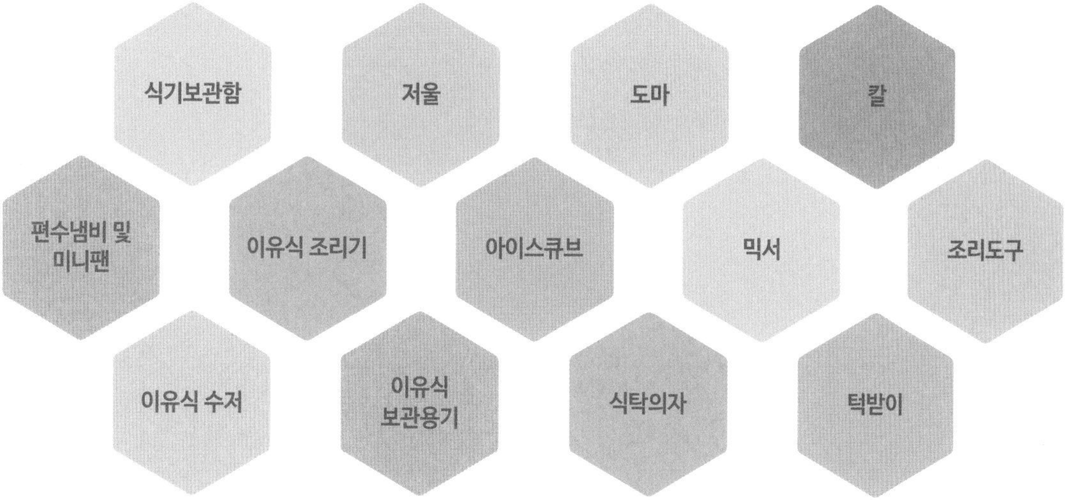

D+153

자다가 일어나 뒤집다

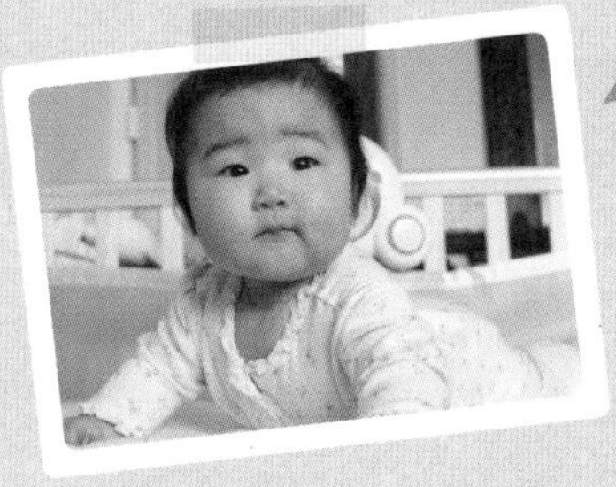

가슴팍까지 힘껏 몸을 들어 보이는 승아.
하루하루 다르게 힘이 생기고 있다. 기특하네, 승아.

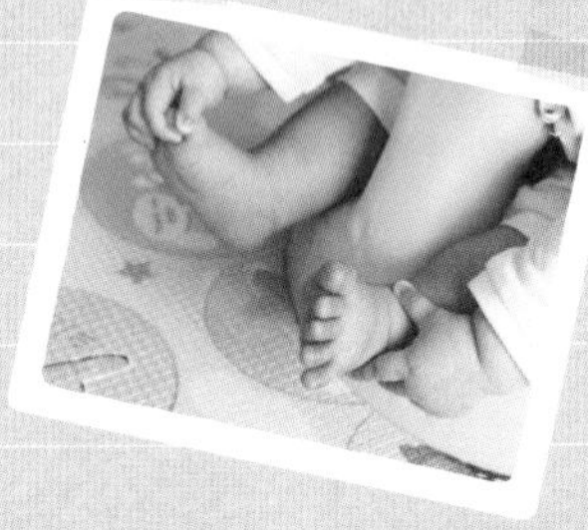

눈물이 고여 눈 끝 쪽 피부가 빨갛게 헐어버렸다.
코에는 늘 손톱으로 긁은 자국과 딱지가 생겨 있고
두 볼에는 침 범벅을 해서 오톨도톨 뭔가 나 있기도 하다.

앉아 있을 때 발을 잡고 놀기 시작했다.
눕혀놓았을 때도 발 잡는 시늉을 하기에 발을 끌어당겨 쥐어줬더니
계속 꼼지락거리며 보고 놀고 장난친다.

약간의 위기(?)랄 게 생겼다.
오늘 새벽 1시쯤 일어나 승아가 갑자기 휙 뒤집더니 보채기 시작했다.
새벽에 종종 뒤집긴 했지만 보채고 안 자는 일은 전에는 없었다.
뒤집어주고 5분 정도 지켜보니 울음이 그치고 잠드는 듯했으나
다시 뒤집고는 또 보채기 시작하였다.
그냥 두고 지켜보니 이내 엎드린 채로 잠이 들었다가 새벽 5시에 깨서 엄마젖을 찾았다.
뒤집기 시작하면 엄마들이 이런 문제들로 새벽에 젖을 물려 다시 재우는 것을 알고 있다.
하지만 아이에게 이런 변화가 생기더라도
일관성 있게 다시 잠들도록 지켜봐주는 것이 좋겠다.

닥터 오의 진료실

입 주위의 피부염

아이들은 침을 흘려요

아이들은 이가 많이 나올 때, 입 안이 아플 때 특히나 침을 더 많이 흘리게 됩니다. 삼키는 능력보다 침 생성이 더욱 많아서 침을 흘리는 거예요. 보통은 두 돌 정도 되면 침 흘리는 일이 거의 없습니다. 그 이상의 나이에서 침을 흘린다면 아이에게 문제가 없는지 확인을 해보아야 합니다.

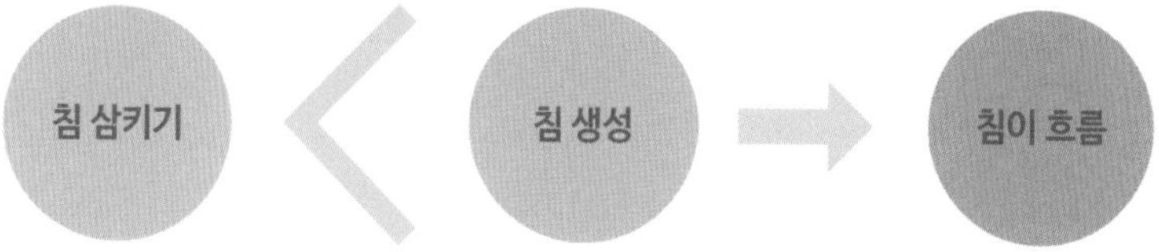

입 주위의 피부염을 알아보아요

입 주위의 피부염

엄마들이 흔히 '침독'이라 지칭하는 이 피부염은 침에 의한 입 주위의 접촉성 피부염, 이차적 세균감염 등을 포괄적으로 표현한 것입니다.

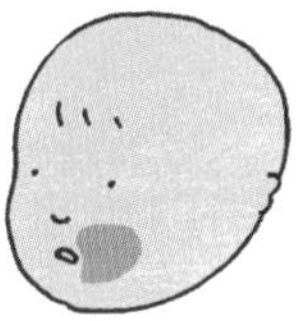

입 주위의 피부염 치료

입 주위의 피부염 치료에 가장 중요한 것은 아이가 침을 덜 흘리게 하는 게 중요합니다. 침을 많이 흘리기 때문에 침에 의한 접촉성 피부염이 생기는 것이지요. 입 주위의 피부염으로 얼굴이 얼룩덜룩해졌다면 아이의 상황에 맞는 연고를 적당량, 적당 기간 바르는 것이 필요하니 의사 선생님과 상의하여 연고를 바르도록 합니다. 침독크림 역시 크림 자체의 이상소견이 없다고 한다면 발라도 무방합니다. 물론 유분이 적은 보습제 정도를 바르는 것이 안전하겠지요.

D+154

승아의 이유식 시작

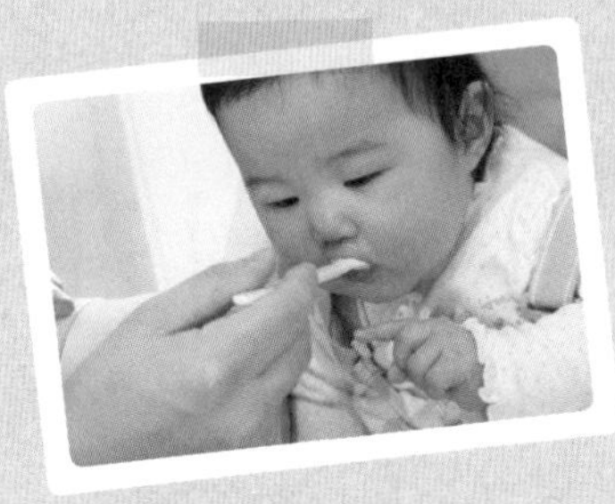

승아는 요즘 우리 집의 스타다.
"아버지, 어머니. 승아, 이유식 먹어요!" 하고는
모두 와서 승아 첫 숟가락을 관람(?)하는 웃지 못할 장면이 연출되었다.
할아버지, 할머니도 우리 부부만큼이나 뿌듯해하며 지켜보셨고
우리 승아는 기대만큼 아주아주 잘 먹어주었다.

식탁 의자에는 딱 한 번 앉는 연습을 해본 적이 있다.
의외로 잘 앉아 있어서 놀랐다.

승아야, 밥 먹을 시간이야.
대망의 첫 숟가락이다, 승아야.
모유 먹는 승아가 엄마만 너무 밝히니
이유식 첫 숟가락은 아빠인 나에게 양보했다.

생각했던 것만큼 잘 먹어주어서 기쁘고
우리 승아가 기특하였다.
나중에 승아는 먹는 방법을 터득한 아이처럼
숟가락을 야무지게도 끌어당겨 먹었다.

원래 아이 숟가락으로 한두 스푼 주면 되는 것을
먹는 게 너무 예뻐 어른 숟가락으로 한 스푼 정도를 먹인 것 같다.

거북한 표정 한 번 없이 한 달 전부터 먹었던 아이처럼
꿀떡꿀떡 얌얌 받아먹는 우리 강아지.
다 먹고 나서는 아쉬움이 물씬~

아빠, 엄마의 마음도 계속 주고 싶었지만
처음에 너무 이유식을 많이 먹게 되면 이상반응이 올 수도 있고,
잘 먹는다고 처음에 많이 주면 나중에 아이가
이유식을 거부할 수도 있기 때문에 여기서 그만.

천천히 늘려서 줄게, 승아야.
잘 먹어줘서 고맙다.

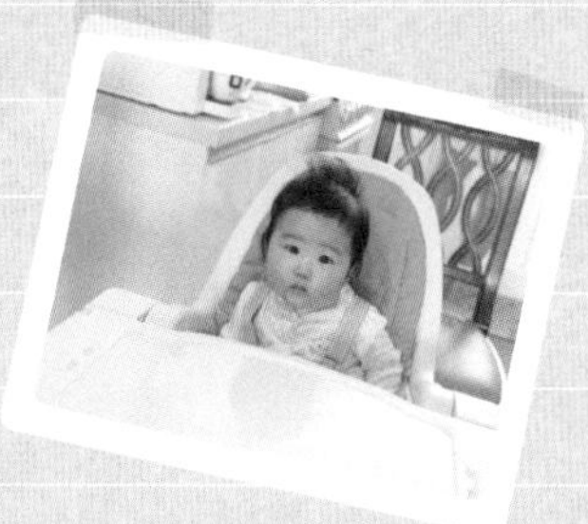

닥터 오의 진료실

첫 이유식

처음에는 '몇 숟가락'만 주세요

처음 이유식을 시작할 때는 '몇 숟가락'으로 시작을 합니다. 그러고 나서 몇 mL씩 딱 정해놓고 주는 게 아니라 서서히 양을 늘려가는 겁니다. 초기부터 중기, 그리고 후기, 완료기까지 아이가 받아들이는 것을 보며, 변의 양상과 먹는 양을 봐가며 적당히 양을 늘려가도록 하세요.

양에 집착하지 마세요

엄마가 정해놓은 양을 아이가 소화해내지 못한다고 해서 조바심을 낼 필요는 없습니다. 8개월까지는 아이의 주식이 모유(또는 분유)이기 때문에 아이가 이유식을 잘 안 먹는다고 해도 심각하게 걱정하지 마세요. 가끔 양에 집착하여 먹지 않고 거부하는 아이를 보면서 좌절감을 느끼는 엄마들도 있는데, 그럴 필요가 없습니다.

6~8개월 사이에는 전체 섭취 칼로리에서 모유나

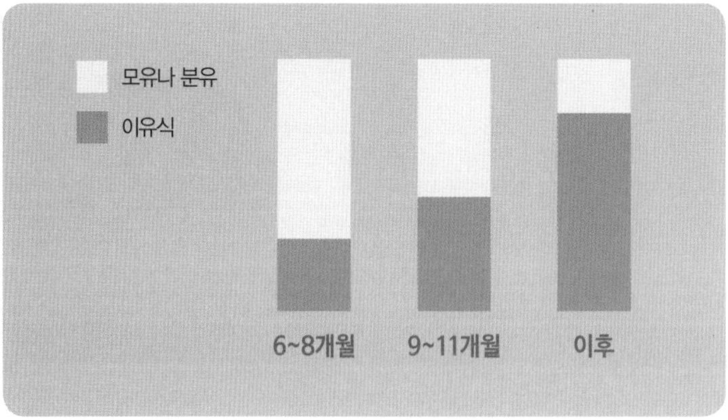

분유를 통해 약 80%를, 이유식을 통해 20%를 섭취합니다. 이때 모유나 분유는 700mL 이상을 먹어야 하지요. 9~11개월 사이에는 전체 칼로리의 약 60%를 모유나 분유에서, 40%를 이유식이나 간식에서 얻습니다. 이때 모유나 분유는 600mL 이상을 먹어야 하지요. 이렇게 점차 이유식의 비중을 늘려가며 돌이 되면 900칼로리 정도를 섭취할 때 주로 음식에서 칼로리를 얻어야 합니다.

-	시작 후 며칠	초기 (4~6개월)	중기 (6~8개월)	후기 (9~11개월)	완료기 (12개월 이후)
완성 이유식 총량	한두 숟가락으로 시작	아이마다 다르고, 서서히 늘려간다		1/2컵 (150~200mL)	밥 60~70g 반찬 20~30g
분유/모유량 (완료기: 생우유)	–	800~1000mL	700~800mL	500~600mL	400~500mL
총 칼로리 (몸무게당)	–	85~95칼로리	80~85칼로리	80칼로리	80칼로리
이유식 칼로리 비율	–	50% 이하	50% 정도	50% 이상	80% 정도
횟수	–	1~2회	2~3회	3회	3회

D+156

현충원에 방문

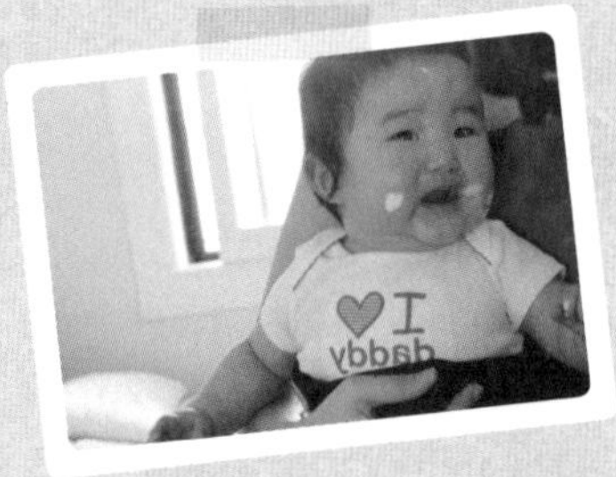

밖에 나가기 전엔 늘 선크림이 필수다.
아이의 피부는 정말 약하기 때문에
간접적으로도 타거나 화상을 입을 수 있으니
선크림 및 양산은 꼭 신경 써서 챙겨야 한다.

아무것도 모르는 복승아는 짜증만.

애국단원이셨던 나의 외할아버지…
승아에게는 진외증조할아버지를 뵈러 현충원에 다녀왔다.
요즘 승아를 보면 어릴 때 엄마, 아빠가 얼마나 중요한가를 느끼곤 한다.
한시도 떨어져 있지 않고 엄마, 아빠의 손길을 필요로 하는데,
보육원이나 고아원에서 크는 아이들이 너무나도 안쓰럽다는 생각이 든다.

우리 어머니도 6.25 전쟁을 겪으셨고
만 3세가 되었을 때 나의 외할아버지, 즉 어머니의 아버지를 잃으셨다.
그 당시 많은 사람들이 우리 어머니와 같은 상황에 있었으리라.
불쌍한 우리 어머니.
승아가 있는 이 세상은 전쟁 없이 평화로웠으면 좋겠다.
사회적인 안전도 지금보다 더욱 좋아지길 바라는 아빠의 마음.

현충일은 항상 붐비고 차가 막히기 때문에
늘 그 전날인 6월 5일 현충원을 찾곤 한다.
꽃도 갈아드렸다.

그런데 엄청나게 뜨거웠던 뙤약볕 아래
오래 있을 수 없어 인사드리고 바로 돌아올 수밖에 없었다.
우리 승아는 어디에 다녀온 것인지 알고 있으려나?

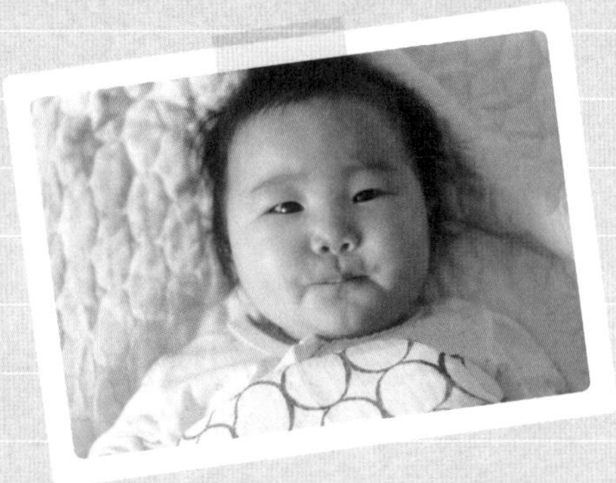

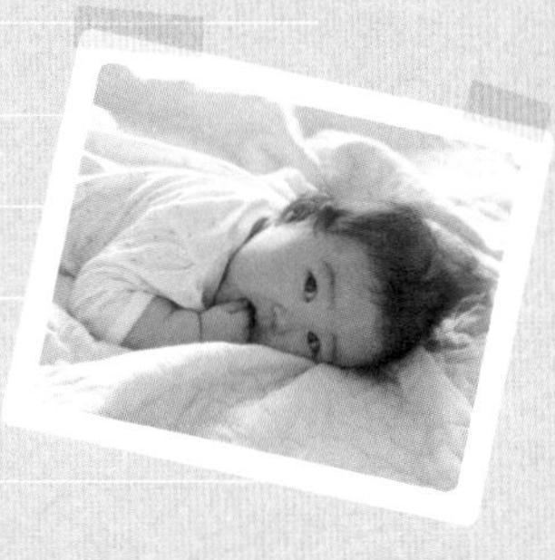

닥터 오의 진료실

선크림 사용

외출 전 선크림을 발라요

외출하기 전, 선크림은 꼭 발라줍니다. 눈가를 제외하고 너무 두껍거나 얇지 않게 펴 바르되, 많이 바르는 것보다 자주 발라주는 것이 중요하니까 챙겨 갖고 나가 수시로 발라주세요.

선크림 고르기

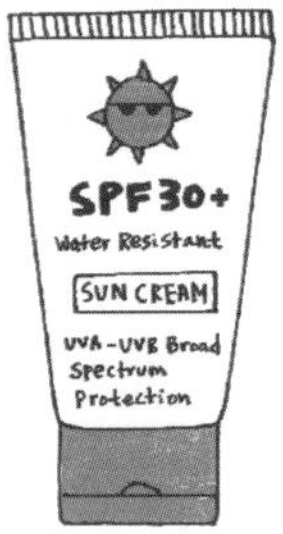

어린이용 선크림을 사용하고, SPF Sun Protection Factor라고 하는 자외선차단지수가 적어도 15 이상이 되는 것으로 선택해주세요. 징크옥사이드 Zinc Oxide, 산화아연가 함유된 선크림은 조금 더 좋은 효과를 냅니다. 또 '광범위 작용 Broad-Spectrum' 하는 선크림인지 확인해서 자외선 B UVB와 자외선 A UVA를 모두 차단하는 것을 구입하세요.

선크림 사용법

6개월 미만은 가급적 사용하지 않기

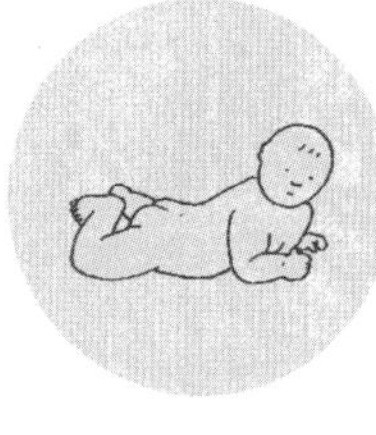

6개월 미만의 아이에게 선크림은 자극적일 수 있습니다. 직사광선에 노출시키지 마세요. 물론 6개월이 지나서도 햇볕에 아이를 노출시키지 말고 외출하더라도 우산이나 양산을 꼭 준비해주세요. 선크림이 자극적일 수 있으나 자외선보다 더 악영향을 주지는 않습니다.

덧발라주기

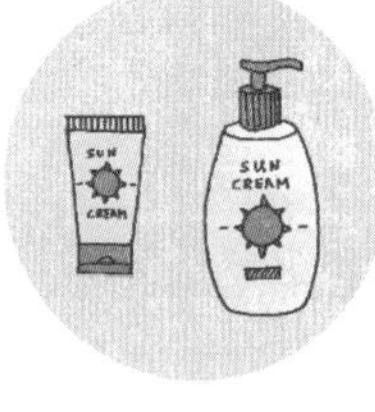

귀의 윗부분이나 귀, 볼, 어깨 등 더 잘 타는 부분에 덧발라주면 좋습니다. 땀이 날 것을 대비해 워터프루프 형태도 좋겠지만, 이는 지울 때도 노력이 필요하기 때문에 일반 형태를 가지고 나가서 덧발라주는 편이 나을 수 있습니다. 적어도 두 시간 만에 한 번씩 덧발라주도록 합니다.

주의하기

선크림, 보습제 등 피부에 직접 닿았을 때 피부가 울긋불긋해진다면 접촉성 피부염을 의심해보아야 합니다. 선크림 자체가 자극이 되어서 그럴 수도 있고 알레르기 반응으로 그럴 수도 있습니다. 선크림을 사용할 때에는 처음부터 많은 양을 바르지 말고, 샘플을 구해 미량을 발라 피부반응 테스트 후 사용할 선크림을 정하도록 하세요.

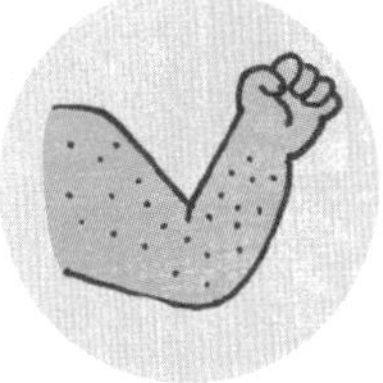

잘 펴 바르기

선크림은 스며드는 데 시간이 걸리기 때문에 나가기 30분 전에 발라주고, 노출되는 모든 부위(얼굴, 팔, 다리, 목, 손발, 귀 등)에 잘 펴 발라주세요. 단, 눈 주변이나 눈꺼풀에 바르는 것은 피하도록 합니다. 선크림을 발랐다고 해서 그만큼 볕에 더 노출돼도 좋다는 얘기가 아닙니다. 그냥 '불가피한 상황에 대한 차단'일 뿐이니 적정 시간 동안만 노출되도록 주의합니다. 흐린 날에도 직사광선은 구름을 뚫고 내리쬡니다. 흐린 날에도 선크림을 발라 보호해주세요.

선크림은 지우는 게 중요해요

선크림은 자극적일 수 있기 때문에 세안해주는 것이 맞습니다. 그렇다고 해서 아이의 얼굴에 클랜징 제품을 가득 묻혀 박박 닦아낼 수도 없는 일입니다. 살살 닦아주는 것이 포인트입니다.
6개월 이전 아기들은 선크림 사용도 권하지 않지만, 햇볕에 노출도 시키지 않는 게 좋아요.

선크림 사용 후 세안

1

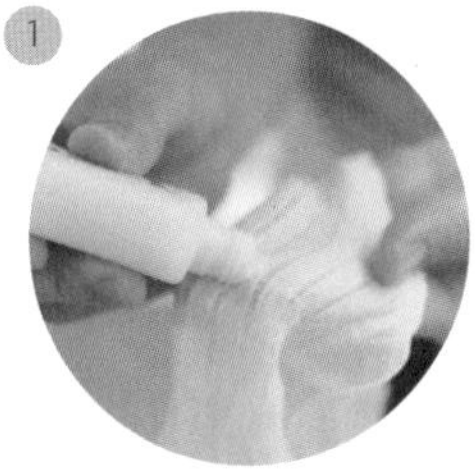

가제손수건에 유아용 클렌저를 아주 소량 묻혀 거품을 냅니다.

2

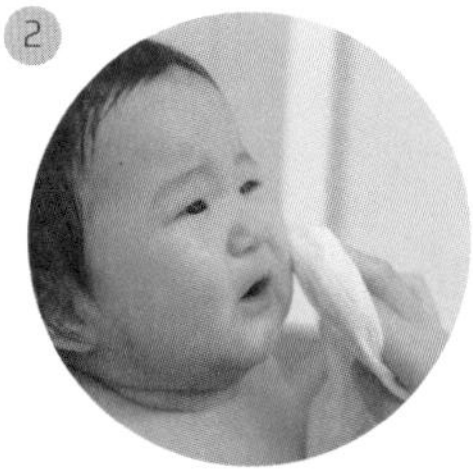

손수건에 묻어 있는 거품으로 선크림 바른 부위를 살살 닦아줍니다.

3

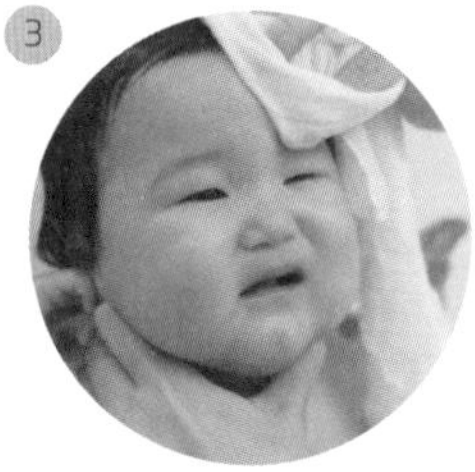

깨끗하게 빤 손수건으로 얼굴을 다시 찬찬히 닦아줍니다.

4

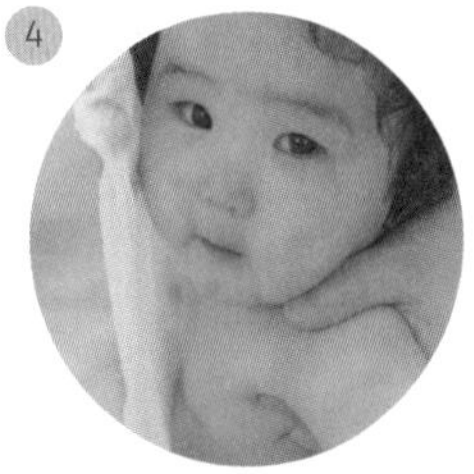

물로 다시 살살 닦아주면 됩니다.

D+157

승아의 엉덩이가 비상!

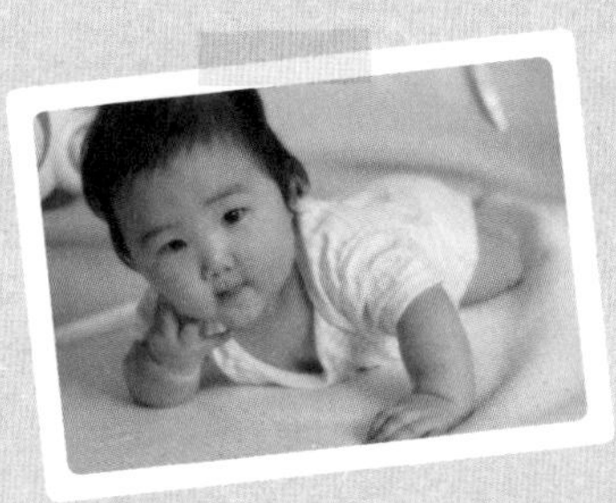

요즘 새벽 수유는 하지 않는 편이라고 말해야 할 것 같다.
승아는 늘 그랬듯 7시 반에서 8시 사이에 잠들고
새벽 5시 반에 정확히 기상하여 엄마젖을 찾는다.

눈도 못 뜨고 침대에 머리를 쿵쿵 박고 있는 승아를 보면서
너무 귀엽고 웃겨서 한참을 그냥 쳐다보고 있었다.
우리 승아는 아침에 컨디션이 아주 좋다.

더위 때문인지 끈적끈적하게 땀도 나고
습기 가득찬 기저귀를 차고 있는 승아.
엉덩이에 아주 가볍게 오돌토돌 무언가 나 있는 듯
불긋불긋하기도 하고 엉덩이에 발진이 생겼다.
여름에는 피해갈 수 없는 일인 것 같다.

벗겨놓은 복숭아
멍든 것 같은 엉덩이…

승아 엄마가 낮에 가끔씩 이렇게 벗겨놓고
땀도 식히고 엉덩이도 말려준다고 한다.

점점 얼굴이 달라지고 있는 복승아.
신생아 때 얼굴이 남아 있지만
어쩐지 얼굴도 커가며 많이 바뀌는 것 같다.

오늘도 역시 아침엔 생글생글 기분도 좋았지만
낮에는 엄청나게 보채서 엄마를 힘들게 했다고 한다.
요즘의 승아는 낮에 잠투정이 아주 심해졌다.

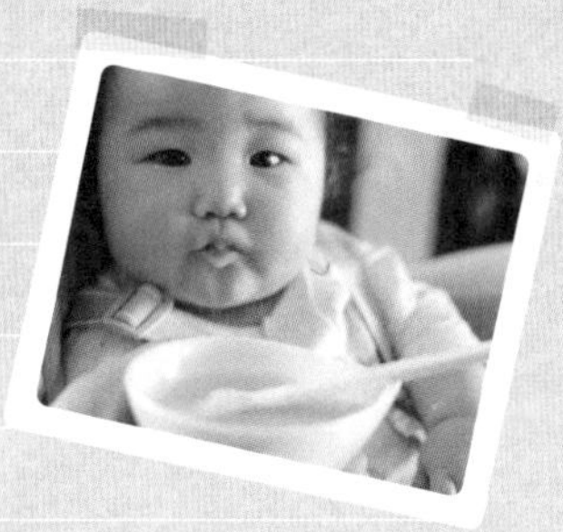

퇴근 후 힘든 아내를 쉬라 하고 승아 목욕을 시켜주었다.
우리 승아 목욕시키고 나면 기분이 한껏 좋아지지만
그만큼 배고프고 졸려 해서 어서 빨리 먹이고 눕혀주어야 한다.

오늘은 소고기를 첨가한 미음을 처음으로 먹는 날
역시 거부감 없이 받아들였다고 한다.
계속 오전 진료가 있어 승아의 이유식을
관람(?)할 수 없다는 것이 너무 아쉬울 따름이다.
먹는 도중 숟가락을 꽉 쥐고 놓아주지 않거나
엄마 손에 있는 숟가락을 자기가 가져와 입에 넣다 뺐다 했다고 한다.
잘 먹는 우리 승아.
이제는 숟가락만 들고 있어도 달려들어 입을 갖다 댄다는데,
역시 우리 복승아.

원래 일주일에 한 번 꼴로 변을 보던 승아가
이유식을 시작한 뒤로는 꼭 이유식을 먹는 도중에
얼굴이 빨개지도록 힘을 주며 볼일을 본다.
자극이 되는 모양이다.

변 보는 횟수도 늘다 보니 발진이 더 생긴다.
기저귀 발진이 약하게 생겨 엉덩이가 다소 벌개져 있어
요즘 승아를 물로 닦아주고 있는데
그 덕분에 승아 엄마는 이유식 준비하랴, 먹이랴,
도중에 응가하면 데려다 씻기고 옷 입히고 다시 먹이고 한다.
조그만 녀석이 무척이나 엄마를 힘들게 하네.

하루 종일 안아 달라 징징징, 먹여 달라 징징징, 놀아 달라 징징징…
게다가 요즘의 승아는 엄마 껌딱지다.
아침에 출근할 때 승아 엄마가 날 보며 “부럽다~” 할 때가 있다.
나 또한 승아의 전폭적인 사랑을 받으며(?) 승아의 모든 성장을 곁에서 지켜보고,
하나하나 먹을 것을 소개해줄 수 있는 승아 엄마가 부럽기도 하다.

닥터 오의 진료실

기저귀 발진

기저귀 발진은 왜 생기나요?

기저귀 발진은 신생아의 대표적인 피부 질환입니다. 기저귀의 습기나 마찰이 원인이 됩니다. 습해진 피부의 각질층이 움직임(마찰)에 의해 벗겨지게 되며 짓무르지요. 이에 대소변의 자극 물질이나 균이 침투되어 세균과 곰팡이가 많아지는 것입니다.

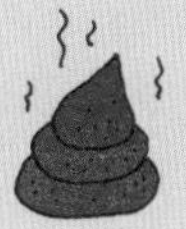

지속적인 대소변 접촉

소변의 암모니아와 대변이 아이의 연약한 피부를 자극시키며 습기가 피부를 더욱 약하게 합니다.

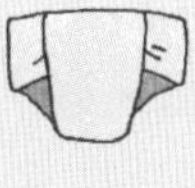

통풍 저하

대소변을 본 채로 기저귀를 차고 있으면 공기가 통하지 않아 습기와 독성에 자극을 받습니다. 여기에 곰팡이가 생기면 발진이 더욱 심해져 고생하게 됩니다.

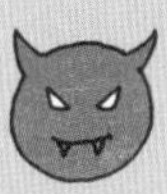

진균에 감염

서혜부, 둔부의 갈라진 곳 등 피부가 서로 마찰되는 부위에 피부염이 생길 수 있어요. 습하고 따뜻한 환경은 곰팡이가 번식하기 쉽습니다. 칸디다 알바칸스라는 곰팡이가 잘 번식하여 2차 감염을 일으킬 수 있습니다.

기저귀 발진의 증상은 무엇인가요?

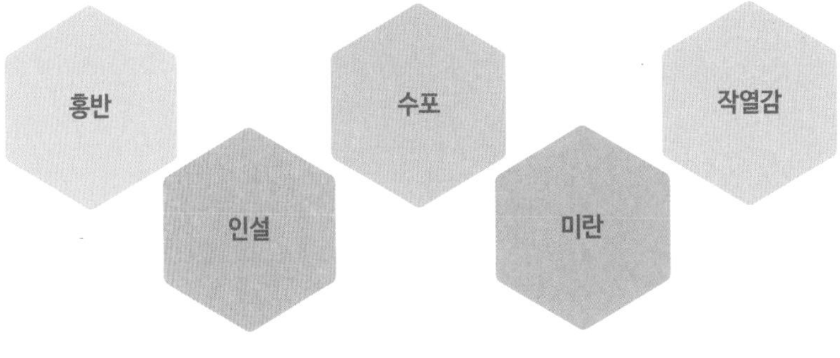

기저귀가 닿는 회음 부위의 피부가 짓무르고 붉은 색 피부 병변이 생기며, 심해질 경우 진물이 나오고 가려움증을 동반하기도 합니다.
초기에는 항문 주위가 붉어지는 증상(홍반)을 띠며, 가려움증이나 통증이 동반됩니다. 심화기에는 피부가 갈라지거나 두꺼운 비늘처럼 피부 표면이 변하고(인설), 여기서 더 심화되면 기저귀를 찬 부위가 빨갛다 못해 검을 빛을 띠면서 고름이나 물집(수포)이 생깁니다. 심한 경우에는 고열이 발생하며, 짓무르거나(미란) 붉게 부으면 간지러움과 통증(작열감)으로 잠을 못 이루고 식욕까지 잃을 수 있습니다.

칸디다증

기저귀 발진을 방치해두면 곰팡이균으로 인해 2차 감염될 수 있습니다. 아이들에게 웬 곰팡이냐고요? 흔하답니다. 기저귀를 찬 부위는 습하고 따뜻하기 때문에 곰팡이균이 살기에 너무도 좋은 환경이죠. 그래서 기저귀를 자주 갈아주어야 합니다. 대표적인 곰팡이균이 '칸디다'인데, 각질을 먹고 살기 때문에 병변이 동그란 모양으로 보이기도 합니다. 마치 잔디밭에 불을 붙였을 때 불이 번지는 것처럼 병변의 가장자리가 활발히 진행되고 있습니다. 하나의 병변만 있는 것이 아니라 주위에 비슷한 모양의 병변이 같이 있는 것이 특징입니다. 치료는 무좀약을 바르는 것입니다. 흔히 카네스텐을 많이 바르며 습진과 곰팡이 감염이 동시에 의심될 때는 복합제를 사용하기도 합니다.
무엇보다도 예방이 중요한 질병이고, 발생하면 약물 치료도 짧게 할 수 있지만 2차 감염과 만성 피부염을 막기 위해 기저귀를 자주 갈아주고, 공기 중에 잘 노출시켜주는 것이 키워드가 됩니다.

기저귀 발진에 대처해요

좋은 방법

1. 기저귀를 자주 갈아주기

기저귀를 자주 갈아주는 것이 포인트입니다.

2. 통풍이 잘 되도록 하기

기저귀를 열어놓고 시간을 조금 보냅니다.

3. 일회용 기저귀 사용하기

천 기저귀보다는 일회용 기저귀가 흡수성 면에서 더 나을 수 있습니다. 천 기저귀를 잘 관리하지 못하면 더 나쁠 수 있습니다.

4. 천 기저귀 사용 시 세탁 잘하기

천 기저귀 쓸 때는 비눗물이 남지 않도록 깨끗이 세탁하여 소독하고, 볕에 잘 말려줍니다.

나쁜 방법

1. 기저귀를 갈 때 마른 수건으로만 닦아주기

안 됩니다! 면이 거칠거나 건조한 수건보다는 미온수를 적신 수건(혹은 물티슈) 등으로 닦아내고 마른 수건으로 두드려 말려줍니다. 심할 때에는 물로 닦아내고 마른 수건으로 톡톡 두드려줍니다.

2. 일회용 기저귀 오래 채워놓기

안 됩니다! 일회용 기저귀는 천보다 흡수성이 좋기 때문에 조금 더 오래 채워두는 분들이 있는데, 기저귀를 자주 갈아주세요. 대소변 보았을 때 바로 갈아주는 것이 중요합니다.

3. 천 기저귀 세탁 시 물에 담가놓기

안 됩니다! 오랫동안 담가두면 기저귀에 세균이 번식할 가능성이 높습니다. 가급적 빠르게 세탁을 해서 햇볕이 잘 드는 곳에 널어주는 것이 좋고 자주 삶아주어야 합니다.

4. 연고를 바르고 파우더를 뿌려주기

안 됩니다! 파우더가 막을 형성해 피부가 숨을 쉴 수 없게 됩니다. 공기 중에 노출시켜 잘 마르도록 해주어야 합니다. 가장 중요한 건 생기지 않게 하는 것이지요. 생겼을 때에는 최대한 자주 환기시켜 주고요. 대소변을 보고 난 뒤에는 물로 닦고 잘 말려주세요. 필요에 따라서 병원에서 처방해주는 연고를 바르고 2차 감염(진균이나 세균)이 의심될 때에는 추가적인 연고 처방이 필요할 수 있습니다.

D+159

발 잡고 놀다

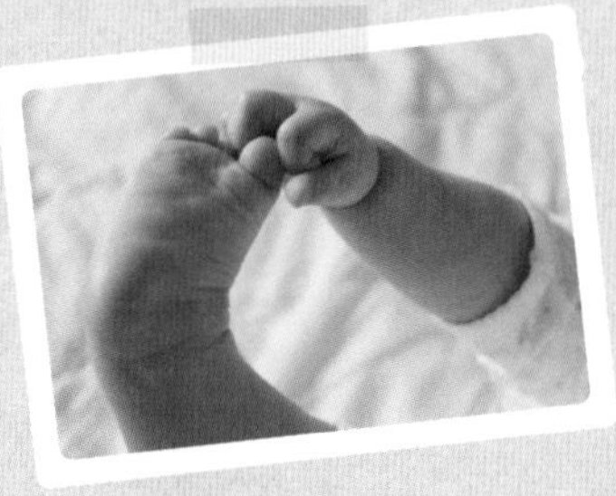

발 잡고 놀기 시작한 승아.

아침에 혼자 놀고 있는데 지켜보니 갑자기 발을 잡고 한참을 놀더란다.

이렇게 아이들의 성장은 갑작스럽게 시작되고 찾아온다.

그래서 더 감동적일지도 모르겠다.

당연한 발달이 내 자식의 일이라 더 신기하고 감동적이라면
나는 좀 극성스러운 아빠일까?

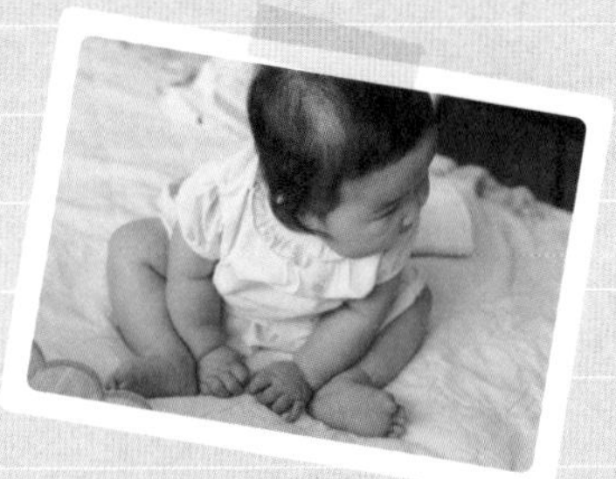

이제 몸도 상체를 번쩍 들고 일어난다.

오후에는 뒤집어서 떼를 쓰는 경우가 많지만

아침에는 기분이 좋아 이러고도 꽤 논다고 한다.

승아는 이제 제법 앉기도 한다.

물론 손으로 지탱하고 발을 벌려 앉는 Tripod 자세.

아이들의 발달 과정에서 나타나는 큰 변화들이 몇 가지가 있다.

뒤집고, 앉고, 기고, 서고….

이럴 때마다 약간씩의 자극을 주는 것은 발달에 도움이 될 수 있다.

운동 발달

아이들의 발달을 도와주어요

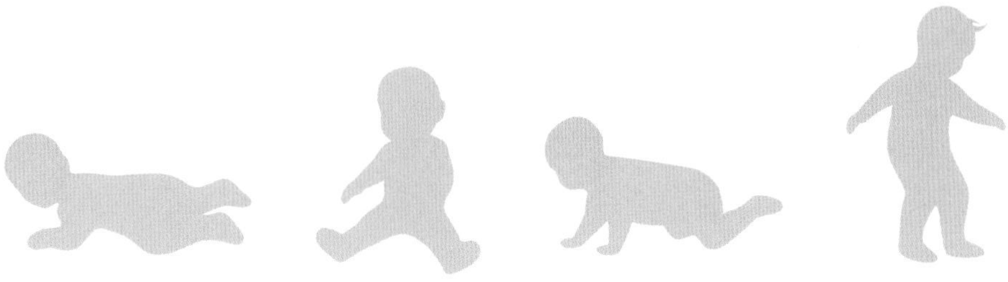

아이들은 '뒤집기' '앉기' '기기' '서기' 과정으로 발달합니다(발달 지표 454쪽 참고). 이렇게 발달 과정이 넘어갈 때마다 약간씩 자극을 주는 것은 아이들의 발달에 도움이 된답니다. 그렇다고 해서 무리하게 훈련을 시키라는 게 아니에요.

아주 약간의 자극

뒤집은 뒤 엎드려서 끙끙거린다면 앞에 화려한 장난감을 두어 관심을 유도해 좀 더 버텨볼 수 있게 해주세요. 앉으려 한다면 장난감을 이용해 잠시라고 앉혀보면서 일종의 놀이 수준으로 도와주세요.

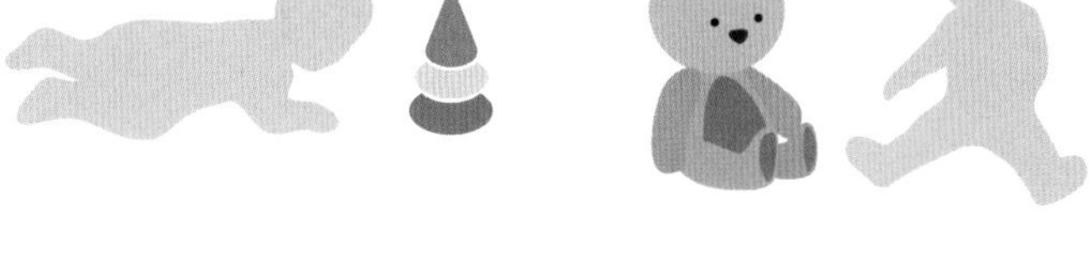

D+160

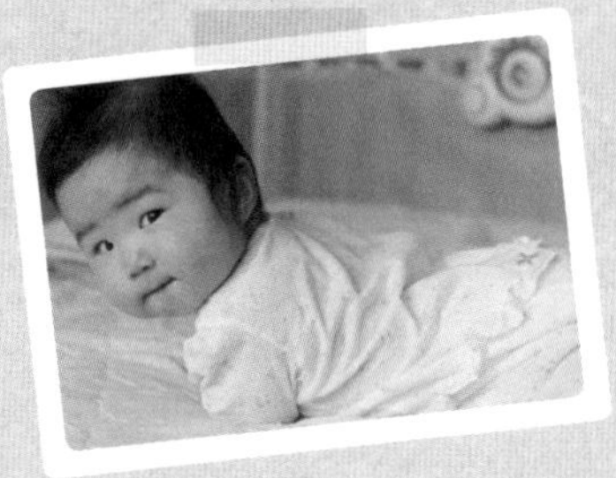

승아의 되집기

뒤집기도 한 번 했다가 한동안 안 하다가 다시 시작했는데
되집기 역시 마찬가지다.
언젠가 돌고 도는 모습을 보았는데
오늘 갑자기 힘주어 제대로 되집는 모습을 몇 번씩 보여주었다.
귀여운 우리 승아의 되집기.

한 번 하더니 뭔가 터득했다는 듯
계속 구르고 굴러 매트 끝에서 끝으로 이동하는 복승아.

원래 뒤집기와 되집기는 비슷한 시기에 한다.
뒤집기 없이 되집기를 먼저 하기도 하고.

승아는 태어나면서부터 낮과 밤을 확실히 구분해주려 노력해왔고
그 덕에 신생아 시기의 밤도, 수면교육도,
엄청나게 큰 위기라고 할 만한 것 없이 잘 진행되어왔다.

주로 수면교육에 성공한 부모님들의 위기는
아이가 뒤집기 시작하면서 찾아온다.
자다가 눈감은 채로 휘딱 뒤집고 마는 녀석.
불편하지도 않은지 팔을 깔고 옆으로 누워 자기도 한다.
승아 역시 갑자기 자다가 뒤집거나

자기 전에 뒤집어 그대로 자거나
옆으로 드러누워 자기도 하는 등 걱정스럽게 지켜보게 만들었다.
하지만 수면교육은 그대로 진행한다.
첫날은 깨서 울고 머리도 여기저기 박고
한참을 엎드려 고전했으나 그대로 지켜보았다.

아이가 안전하게 자고 있는지는 꼭 지켜보아야 하지만
엄마가 허둥지둥 놀래서 가서 아이를 깨울 필요는 없다.
여전히 울지도, 애타게 우리를 찾지도 않으며 잘 잠든 승아.

낮에는 원래 안아서 재웠는데
요즘에는 안아줘도 보채기에 내려놓고 토닥토닥해주었더니 울면서 잠들었다.
그것이 몇 번 반복이 되니 오늘은 그냥 뒤척이다 혼자 스르르 잠들기 시작했다.
승아 혼자 잠들고 울음이 터져도
스스로 달래는 법을 배운 수면교육의 효과라고 생각한다.

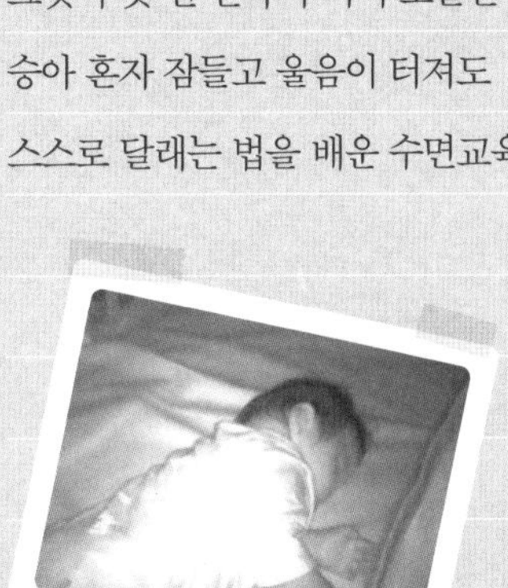

닥터 오의 진료실

수면교육 관찰

혼자 잠드는 법을 알게 해주어요

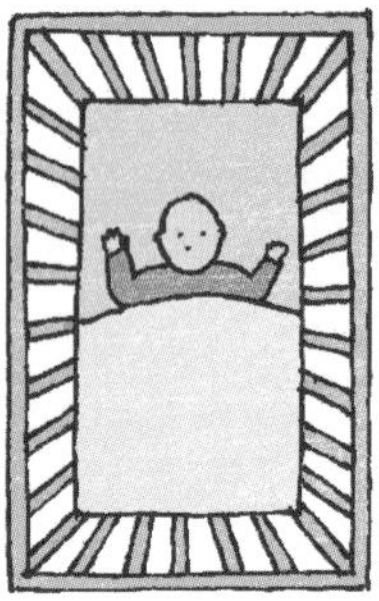

낮에는 안아서 재워야 하는지, 아니면 수면교육의 연장선상에서 재워야 하는지를 묻는 사람들이 많습니다. 아이가 어릴 때는 안아 재우지만 안아줘도 떼를 쓰기 시작하는 시기에는 낮잠도 내려놓고 토닥토닥해주어 자도록 유도하면 좋습니다. 수면교육에 성공한 아이라면 이미 혼자 자는 법을 터득했을 테니까요. 그렇다고 해서 낮에 재울 때 자장가를 부르고 동화책을 읽는 등의 수면의식을 해줄 필요는 없습니다(낮잠 226쪽 참고).

CCTV를 이용해요

수면교육을 하면서 우리에게는 필수품이 되어버린 것이 바로 CCTV입니다. CCTV를 구매할 때는 반응속도가 빠른지 여부와 어둡고 캄캄한 곳에서도 또렷하게 잘 보이는지, 소리를 들을 수 있는지 등을 체크하여 사야 합니다.

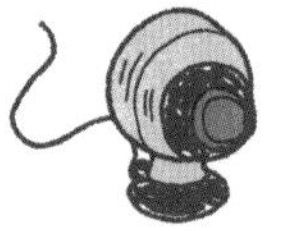

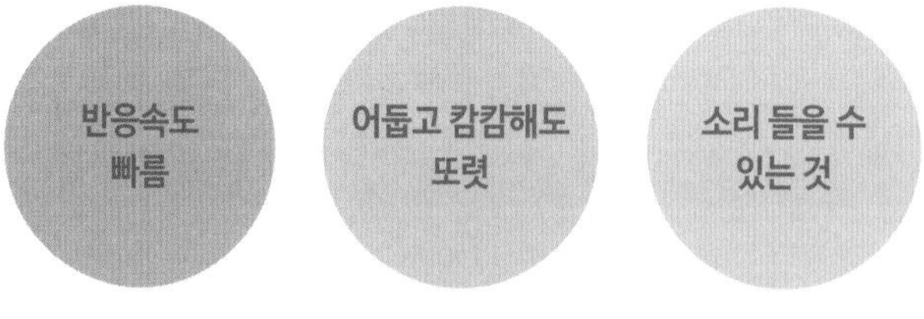

원래는 우리 침대에 얹어놓고 관찰하였으나, 아이가 뒤집기 시작하면서 움직이는 모습을 관찰할 수 없게 되었어요. 그래서 삼각대에 올려놓고 검은 전선테이프로 칭칭 감아두었답니다. 이렇게 설치해두면 집안에서는 물론, 밖에서도 아이가 잘 자고 있는지 관찰할 수 있습니다. 모델(제품)에 따라 방향키가 있어 원격으로 카메라의 방향을 조절할 수도 있으며, 명도와 밝기 조절도 가능하지요. 소리를 켜두고 마이크를 연결하면 해당 장소로 목소리를 내보낼 수도 있습니다.

수면교육을 하면 곁에서 지켜보지 못한다는 불안감이 생기게 됩니다. 따라서 그런 분들에게는 유용한 육아용품이 될 것입니다.

Parenting story

영유아의 수면 부족

최근 신문기사에 따르면 우리나라 영유아들의 하루 평균 수면 시간이 서양 영유아들에 비해 하루 평균 1시간이나 적다고 합니다(머니투데이 2016년 2월 19일자 기사). 조사 결과를 좀 더 자세히 살펴보니 한국 영유아는 하루 평균 총 수면 시간이 11시간 53분으로 서구 국가 평균 13시간 1분보다 1시간 8분이나 짧다고 합니다. 미국수면재단NSF에 따르면 연령대별 하루 수면 시간은 다음과 같이 권장하고 있습니다. 아이들이 충분히 수면을 취하기 위해서는 수면교육이 꼭 필요합니다.

신생아(0~3개월)	14~17시간
영아(4~11개월)	12~15시간
1~2세	11~14시간
3~5세	10~13시간

D+162

메롱에 빠진 승아

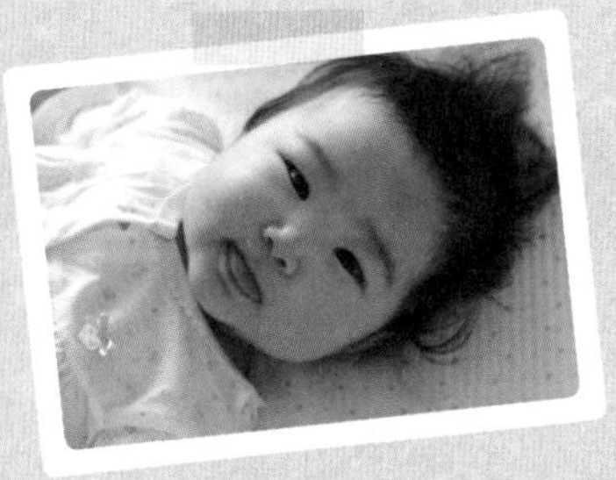

승아가 요새 '메롱' 삼매경이다.
어찌나 혀를 내밀고 장난을 치는지…
이유를 찾자면 혀 근육의 발달 정도가 될 것이다.

이유식이 너무 늦어지면 안 좋은 이유 중 하나가
혀의 운동, 혀 및 입안 근육의 발달이 늦어진다는 것이다.

이유식을 시작하면서 안 쓰던 혀의 근육을 쓰게 되고,
그러면서 자꾸 평소에도 "얌얌쩝쩝~"
입을 오물거리기도 하고 혀를 야무지게 내밀기도 하는 것 같다.

요즘 낮에 잘 때도 엎드려 잔다.
꼭 CCTV를 설치해놓거나 옆에서 지켜봐주어야 한다.

요 며칠은 정말 부쩍부쩍 크는 게 느껴진다.
얼굴도, 행동도

승아 엄마 역시 낮에 승아가 스스로 자거나
혼자서 발 잡고 굴러다니며 놀기 시작해 조금의 여유가 생긴 것 같다.
앞으로 또 어떠한 발달을 보여줄지 우리 승아의 활약이 기대가 된다.

엄마 힘들지 않게 긍정적인 활약을 부탁한다.
우리 딸내미.

참, 5개월 하고도 보름이나(?) 더 산 우리 승아의 발달 상황 정리!

뒤집기와 되집기
발잡고 놀기
배밀이
원하는 방향으로 몸을 틀어 움직이기
귀여운 옹알이
팔굽혀펴기

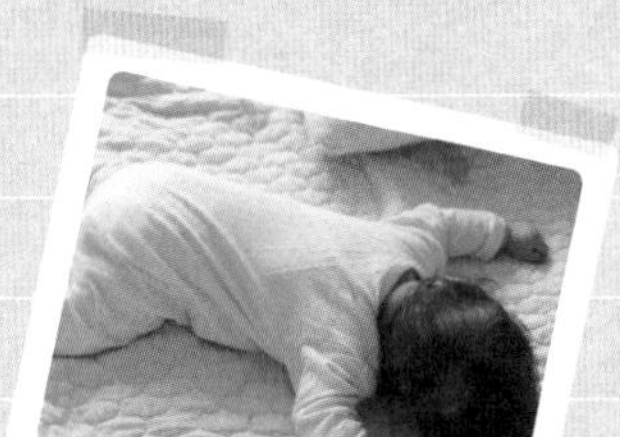

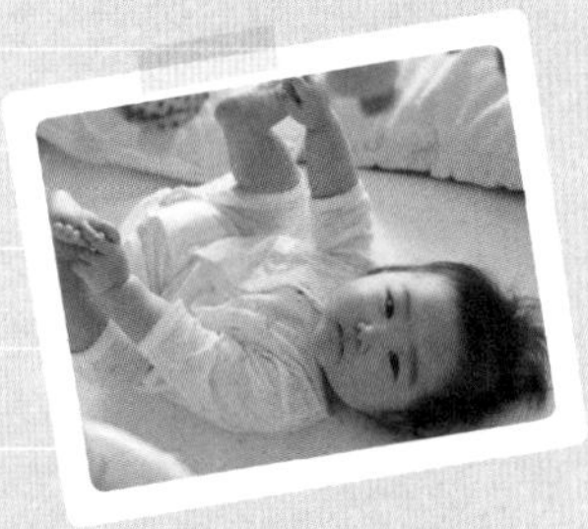

아구창

아구창을 주의해요

아구창은 '구강 칸디다증Oral Candidiasis, thrush'라고 합니다. 진료를 하다 보면 아이들이 분유나 모유를 먹고 온 뒤라서 입안에 하얗게 찌꺼기가 끼어 있는 경우가 많이 있습니다. 대부분 찌꺼기인 경우가 많지만 간혹 식욕이 없어지고 긁어내도 없어지지 않으며 출혈을 동반한다면 이는 구강 칸디다증, 혹은 아구창이라고 합니다.

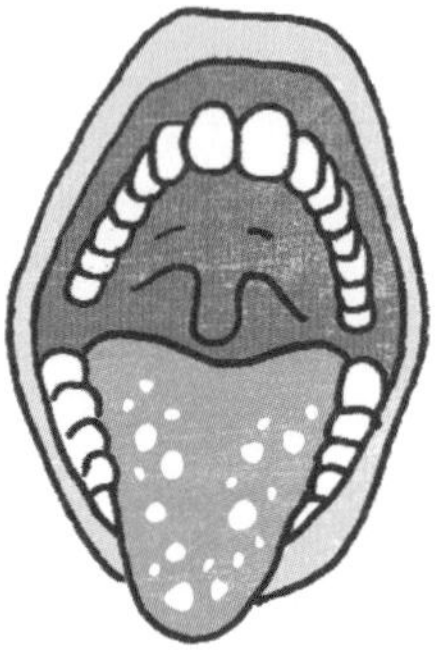

아구창은 진균류인 칸디다Candida Albicans균이 구강 점막에서 증식하는 병입니다. 질병에 저항력이 약한 노인이나 아이에게 많이 발생하지요. 신생아의 경우 출생 시 산도를 빠져나오며 감염되기도 합니다. 돌 전 아이들 중에 항생제를 사용하는 경우에도 흔하게 발생됩니다. 이 칸디다균은 진균류(곰팡이)의 하나로, 인체가 면역력이 떨어졌을 때 이상 번식을 하여 칸디다증, 즉 아구창을 일으킵니다.

아구창의 병변

입안과 혓바닥에 둥근 흰 반점이 군데군데 생기고, 합쳐져 입안 전체가 흰 막으로 덮이기도 합니다. 마치 코티지 치즈와도 같은 모습이지요.

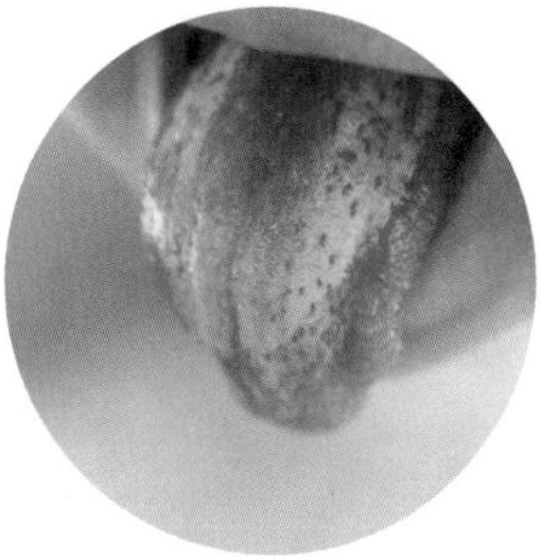

아구창의 증상

- 입이나 볼, 혀 안에 우유찌꺼기와 같은 백태, 하얀 반점이 보임
- 무증상인 경우도 있음
- 수유를 할 때 아이가 젖 먹는 것을 거부하기도 함
- 잘 먹지 못하니 체중 증가도 더딤

아구창의 치료

실제로 심하지 않는 경우에는 저절로 호전될 수 있습니다. 자주 재발하거나 증상이 심할 경우에는 다음과 같이 치료를 합니다.

1. 항진균제를 사용

병원에서 처방받은 항진균제(니스타틴, 플루코나졸)를 복용합니다.

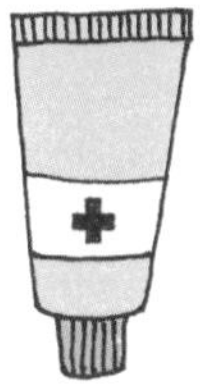

2. 면봉이나 거즈로 백태 제거 금지

벗긴다고 좋아지지 않습니다. 통증이 증가하거나 출혈이 생길 수 있습니다.

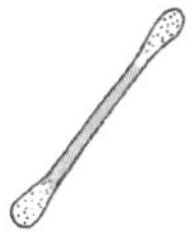

3. 모유수유는 계속 진행

모유수유는 계속 해주세요. 너무 오랫동안(20~30분 이상) 유두를 물고 있게 하지 말고 짧게 자주 먹이는 것이 도움이 됩니다. 이미 짜놓았던 모유가 있다면 모두 버려주세요. 그 대신에 엄마와 아이는 함께 치료를 하여야 합니다. 엄마는 유두 주변에 국소 항진균제 연고를 바르는 것으로 치료가 가능합니다.

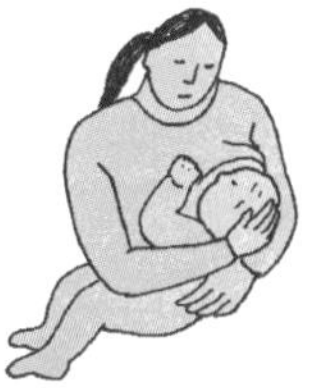

4. 청결과 소독

아기를 만지는 손을 자주 씻어주고(거의 모든 감염 질병치료의 기본!) 아기가 입에 가져갈 수 있는 모든 아기용품을 소독해주기 바랍니다. 엄마는 유두를 청결하게 하되, 너무 과하게 씻지는 마세요.

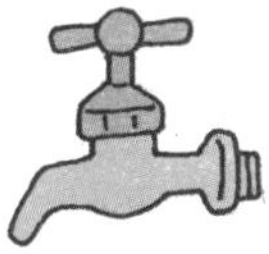

D+170~171

너는 있는 그대로 예쁜 꽃

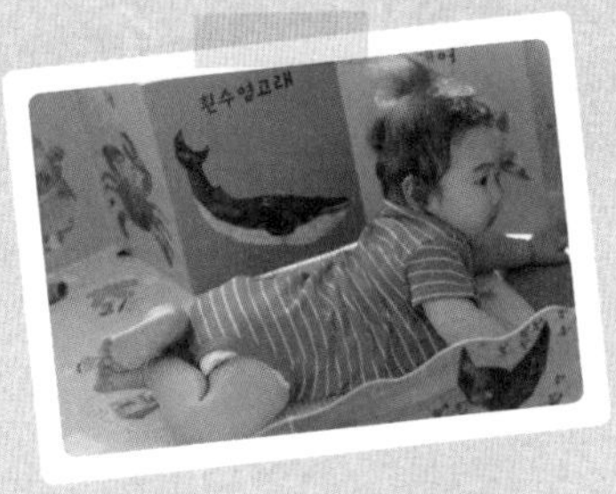

오전 진료가 없는 날, 승아의 이유식 조리는 내가 맡았다.
승아 엄마가 만들어주고 내가 떠먹일 때는 몰랐는데
직접 만들어보니 재료 손질부터 젓는 일까지
생각보다 많은 정성과 시간이 필요한 것 같다.
이 조그만 녀석 먹을거리 만드는 데에 이렇게 힘이 들다니
하나부터 열까지 정성과 사랑이 없으면 불가능한 일일 것이다.
다시 한 번 승아 엄마에게 감동.

매일 11시쯤, 이유식에 대한 거부감을 줄이려 수유 후 먹여왔는데
수유 후 먹이니 배가 불러 잘 받아들이지 못하는 것 같아서
요즘에는 아침 9시쯤 첫 수유하기 전에 이유식을 주고 있다.
훨씬 잘 먹기 시작했다.

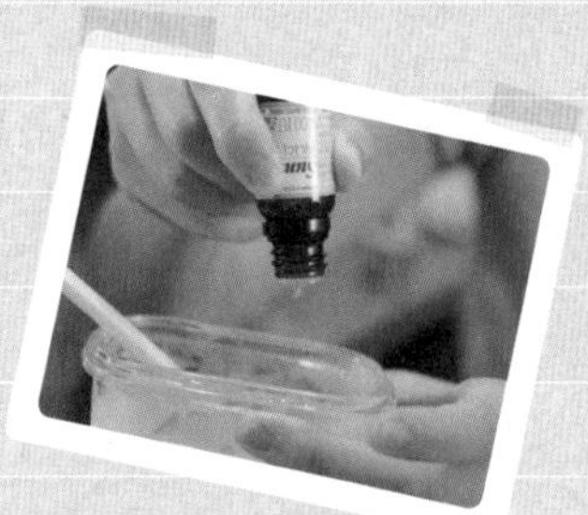

모유수유할 때는 좀 곤란함이 많았던 비타민D 주는 일도
이유식에 한 방울 떨어뜨려 주고 있다.
비타민D가 열에 파괴되거나 다른 음식물과 섞여
성분이 변하는 일은 없기 때문에 괜찮다.
우리 '오동통이'는 요즘 운동량이 엄청나다.
시키지 않아도 앉으려 하고 시키지 않아도 기기 위해 버둥거리고
덕분에 늘 두피와 이마엔 땀이 송글송글 맺힌다.

제 손만 쪽쪽 빨던 시기를 지나
이제는 눈앞의 무엇이든 입으로 가져가 야무지게도 씹고 뜯고 맛보고 즐기고
덕분에 침이 질질질….
침도 많이 흘리고 땀도 많이 흘리고 기타 분비물이 많다 보니
상대적으로 기저귀는 덜 적시고 있는 것 같다.
여름 들어서 소변량이 좀 적어졌다고 엄마들이 진료실에서 물어보기도 하는데
같은 이유에서인 경우가 많다.

승아 엄마의 할 일은 승아 보는 것만 있는 게 아닌지라
가끔씩 많이 지쳐하는 것 같다.
시어른, 그리고 남편에 아이까지 모두가 자기에게 배려받고 싶어 하고
자기만 바라보는 것 같다며 우울한 기분을 가끔 호소하는데
나로서도 항상 걱정이 된다.

승아 엄마에게 육체적으로 가장 힘든 숙제를 주는 것도 승아이지만
정신적으로 꽃밭 속에 있게 하는 것도 우리 승아인 듯하다.
너무 힘들어하다가도 우리 승아가 입만 달싹거려도,
쳐다보기만 해도 그렇게 좋아할 수가 없으니.
우리 딸이 건강하게 태어나 이렇게 건강하게 자라주고 있는 것만 해도
우리 부부에게는 정말 말로 표현할 수 없을 만큼의 기쁨이다.

주변에 책을 둘러주니 승아가 너무나 좋아했다.
불과 몇 주 전만 해도 별 반응이 없었는데,
뒤집어 고개를 드는 것에 여유가 생기니 굉장히 반응이 커졌다.

손으로 두드리고 만지고, 빤히 쳐다보고….
아이가 길 준비를 하거나 엎드려 고개를 들려 할 때
눈앞에 책들을 빙 둘러주거나 좋아하는 장난감을 놓아주어 집중하게 하는 것은
아이에게 동기부여를 해줄 수 있어 도움이 된다.

참, 거실장을 새로 들였는데
우리집 TV 사이즈와 컴퓨터, 인터폰 등을 모두 재어 짜 맞춘
거대한 거실 TV장 겸 책장이다.
TV를 볼 때는 열어두었다가 우리 승아가 있을 때 닫아두면 TV가 감쪽같이 사라진다.
승아가 기기 시작하고 잡고 서기 시작하기 전에 서둘러 들여놓았다.

만 24개월까지는 특히 TV 및 스마트폰 등 영상 매체를 멀리해야 한다.
수면장애, 폭력성 등으로 이어질 수 있기 때문이다.
스마트폰 없이 지내기가 더 없이 어려워진 오늘,
우리 부부도 승아가 커나감에 따라 고민이 된다.
집을 '스마트폰 금지구역'으로 설정해야 하지 않을까….

이제 배밀이로는 성에 안차는지 기려고 준비하는 우리 승아.
힘이 많이 생긴 것 같다.
매일매일 보아도 "와~ 많이 컸다."라는 말이 나오는 우리 복승아.
아기들의 성장은 참 눈부시다.

승아 엄마는 아이를 낳고 나서 먹고 놀고 자는 일이 얼마나 중요한지를,
보고 듣고 말하는 일이 얼마나 감사한지를 너무 많이 느끼고 있다고 한다.
그런 아내에게 "나중에 승아가 못된 말하고 미운 짓하면 어쩔 거야?"라고 물었더니
"내가 엄마로서 뭘 잘못했는지 생각해봐야지."라고 대답한다.
꼭 그래야 돼.

지금 마음처럼 평생 아이를 보듬으면
아이에게 더할 나위 없는 사랑을 줄 수 있을 것이다.
훗날 승아가 중고등학생이 되어서 아빠 엄마를 미워한다고 말하거나
화를 내거나, 말을 안 듣는 상황이 발생하면
지금처럼 "괜찮아. 엄마 탓이야." "아빠가 미안해."라고
인정하기가 어려워질 수도 있다는 생각이 든다.
아이를 혼내고 꾸지람하더라도
지금 우리가 주는 사랑과 감사의 마음을 잊지 말아야지.
승아, 너는 그냥 그대로 예쁜 꽃이니까.
승아에 대한 우리 맘은 항상 같단다.
승아야, 사랑해.

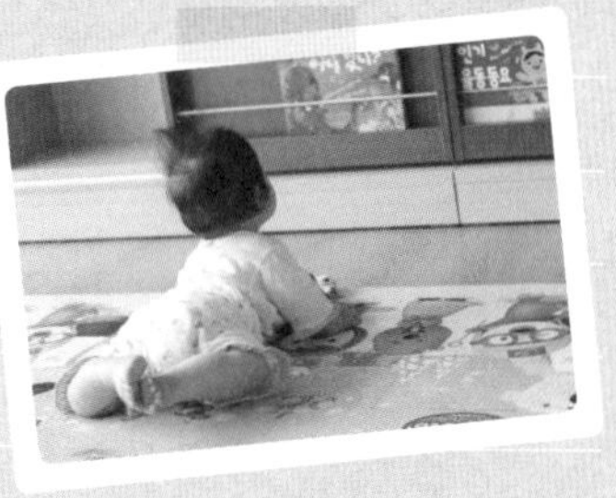

스마트폰과 태블릿 사용

아이에게 스마트폰을 주지 마세요

달리는 기차 안에서 아이가 크게 울어 난처한 엄마 아빠는 눈치를 보다가 스마트폰을 꺼내어 만화를 보여줍니다(물론 '속도가 능력'인지라, 옆에 앉은 젊은 남자의 스마트폰으로 달래게 되지요). 모 통신사 광고였습니다. 보채는 아이를 달랠 때 이보다 효과적인 게 또 있을까요? 우는 아이 달래는 일은 얼마나 또 힘듭니까? 애가 너무너무 울고 보채면 저도 〈뽀로로〉 틀어주고 싶은 심정이랍니다. 그러나 아이를 TV나 스마트폰에 너무 노출시키는 것은 바람직하지 못합니다.

요즘 아이들은 아주아주 어릴 때부터 스마트폰이나 태블릿PC에 노출되다 보니 조작 방법도 너무나 빨리 익히고(알아서 동영상을 찾아보기도 하더군요), 아빠나 엄마의 휴대전화를 빼앗아 곁에 두고 있는 경우가 많습니다. 두 살배기가 게임이며 뭐며 누르다가 휴대폰 소액결제를 해 11만 원을 내게 됐다는 웃지 못할 이야기도 있더군요. 공부도, 조기교육도 스마트폰을 많이 이용하죠? 맞춤형 교육 어플도 아주 많고 말이죠.

3~5세 스마트폰 1회 평균 사용 시간

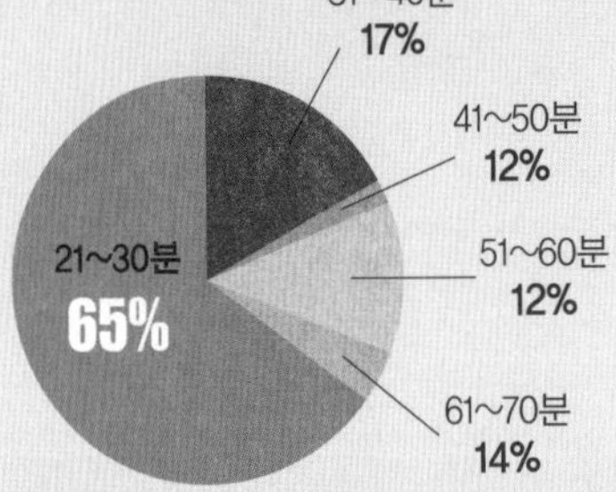

3~5세 스마트폰 사용 빈도(단위 %)

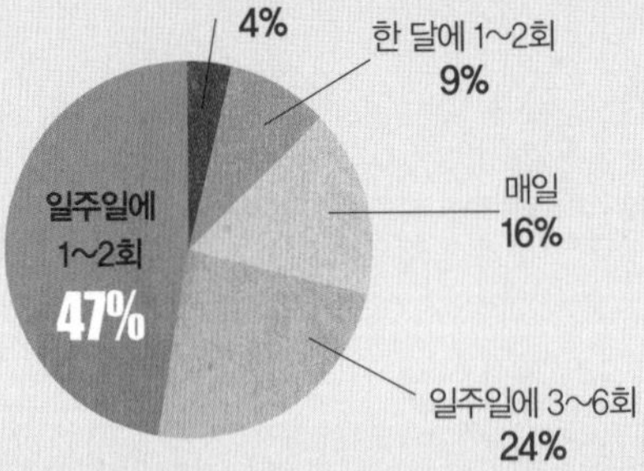

※출처: 육아정책연구소 학술지 「육아정책연구」 2012년 6권 1호

저도 신문물에 거부감을 갖고 있거나, 무조건 어린애들은 쓰면 안 된다는 주의는 아닙니다만 엄마나 친구보다 영상 매체와 가깝게 지내는 아이들의 위험성을 한 번쯤은 생각해야 될 것 같아요. 방관하지 말고 적당한 제재를 가해주어야 합니다.

7~13세 어린이 100명을 대상으로 한 설문조사
'2011 대한민국 어린이 백서'

일상생활에 TV 시청과 인터넷 이용, 온라인 게임 등이
차지하고 있는 비중이 가장 높게 나왔음

일평균 TV 시청 시간
180분
(주로 부모와 동반 시청)

일평균
인터넷 이용 시간
60분

아이들의
51%
자신의 휴대폰을 소유

가장 갖고 싶은 것 중
1위
'스마트폰' (39%)

인터넷 중독의 무서움을 알아야 해요

중국 상하이 정신건강센터나 인터넷 중독장애 진단을 받은 성인 17명의 뇌를 촬영한 결과를 발표했는데, 감정 처리, 주의집중, 의사 결정, 인식 조절을 담당하는 부위를 연결하는 백질 신경섬유에 손상이 관찰되었다고 합니다. 알코올이나 코카인 같은 남용 물질에 중독된 뇌에서도 유사한 백질 손상이 나타납니다. 2009년 분당서울대병원 핵의학과 김상은 교수팀이 인터넷 게임 과다 사용자의 뇌 활동이 마약 중독자의 뇌 활동과 유사하다는 연구 결과를 발표하기도 했습니다. 그러므로 방심해서는 안 됩니다. 어릴 때 형성된 습관은 정말로 중요하니까요.

스마트폰은 컴퓨터와 달리, 공간 한정, 시간 한정이 없기 때문에 쉽게 들고 다니며 항상 볼 수 있고, 그만큼 중독성을 더 심하게 보일 수가 있습니다. 어른들은 많이 공감하죠? 스마트폰을 서로 하느라 대화도 없어지고, 스마트폰 과부며, 스마트폰 디스크 등 신조어까지 생겨나며 심각해진 스마

트폰의 중독성을 말입니다. 아기들은 부팅도 필요 없고, 엄마가 켜주지 않아도 될 만큼 조작이 간단한 스마트폰을 수시로 눌러대고 만져보며 영상 매체와 자연스럽게 가까워지고 있습니다. 그럼에도 제가 말릴 수밖에 없는 이유가 있답니다.

1 중독의 가능성

스마트폰 속의 만화에 집중하는 아이들의 표정을 보셨나요? 얼마나 몰입하고 집중하던가요. 아이들은 거의 다른 생각도 하지 않고 아무 소리도 들리지 않고 주변의 아무것도 보이지 않을 정도로 집중해서 영상 매체를 보게 됩니다.

2 ADHD 발병 가능성

주의력결핍 과잉행동장애ADHD, 이름 그대로 주의력이 결핍되어 과하게 행동하고 산만한 심리 상태를 보입니다. 국민건강보험공단이 발표한 건강보험 진료비 지급 자료에 따르면, ADHD 환자수는 2009년 5만 1,865명에서 2013년 5만 8,121명으로 12.6% 증가했습니다. 환자 10명 중 6명은 10대이며, 10대 환자가 매년 4.24%씩 증가하고 있습니다. 스마트폰과 태블릿PC, 컴퓨터 게임 등의 화면은 아이들이 소화하기에는 너무나 빠르고 자극적입니다. 그러한 것들이 아이에게 짜거나 매운 음식을 먹이듯 '자극적'인 것이라 생각해본 적 있나요? 눈에 보이지 않을 뿐, 이러한 자극은 아이들의 정신을 멍들게 합니다.

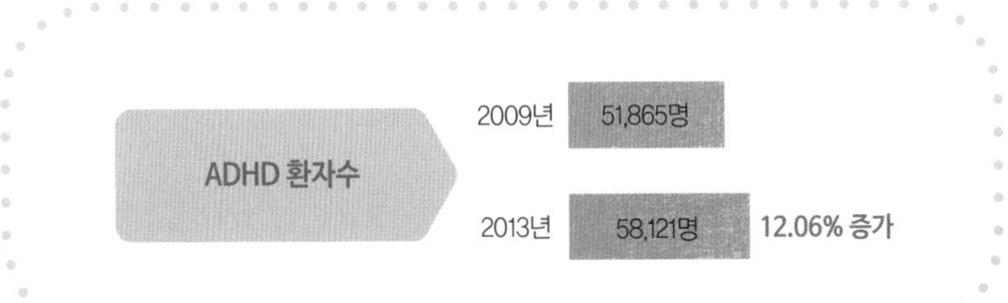

3 뇌의 균형적 발달을 저해

TV라는 매체는 얼마나 무제한적이며 수동적입니까. 비선택적 매체라고 하지요. 틀어만 놓으면 듣기 싫어도 들어야 하고, 보기 싫어도 보아야 하는 그런 매체 말입니다. 아무 생각하지 않아도 정보를 퍼다 날라주기 때문에 생각할 필요도 없습니다. 아이들은 마구마구 크고 있습니다. 살이 붙고 뼈가 튼튼해지는 성장도 중요하지만 두뇌의 성장도 참 중요합니다.

4 가족과의 단절

부모와 자식 간에는 '부비부비'와 '속닥속닥'이 좀 필요합니다. TV에 집중하고 있노라면 아이들의 눈에는 다른 것이 들어오지 않습니다. '뽀느님'을 아빠나 엄마보다 더 좋아하는 것 같기도 하고 말입니다. 서로 대화도 끊기고, 눈도 안 마주치고, 서로의 말도 안 듣겠죠. 생각만 해도 가슴이 답답한 단절입니다. 다 큰 어른들도(부부간에) TV 전원만 끄고 나면 얼마나 할 말이 샘솟는지 느낄 겁니다.

TV를 부분적으로 수용하세요

Parenting story

부분적 수용에 관하여

제가 초등학교에 다니는 조카들을 보면서 느끼는 건 이겁니다. '선택적 수용'이 불가피하겠구나! 조카들은 집에 TV가 없습니다. 그래도 소녀시대를 비롯한 아이돌 가수, 각종 드라마까지 집 밖 또는 인터넷을 통해서 TV 프로그램을 접할 경로는 너무나 무궁무진한 거지요. 그렇다고 아빠, 엄마가 쫓아다니며 말릴 수는 없는 일이더군요. 개인적으로는 트렌드를 접하지 못하거나 그래서 또래집단 사이에서 따돌림을 당하거나, 문명사회를 논할 수 없게 된다면 그것도 문제라고 생각합니다. 그래서 TV 시청을 부분적으로 수용하되 그 '부분'에 대한 설정을 잘해야 된다는 말씀을 드리고 싶습니다.

TV 시청의 부분적 수용에 있어 제가 추천하는 방법입니다.

1 시간 제한을 둔다

한 시간, 두 시간의 제한을 두는 것도 중요하지만 하루 중 몇 시에서 몇 시 사이에 볼 것인가도 중요합니다. 똑같이 한 시간 시청을 하더라도 들쭉날쭉하게 하루는 7시부터, 하루는 10시부터 TV 시청이 허락된다면 엄격한 기준이 되지 못합니다. 아이들은 유동적이고 수정 가능한 계획이라 생각하게 되지요. 또한 어린이 TV 시청 시간에 맞춰 등급을 조절해주어야 합니다.

2 가족활동의 일환으로 한다

아이 혼자 TV를 보는 시간은 엄마의 쉬는 시간이 아닙니다. TV를 보며 어떤 식으로든 함께 생각하거나, 활동할 기회를 만들어내길 바랍니다. TV 속 꼬마요리사 프로그램을 보았다면 아이와 함께 예쁜 요리를 만들어보고, 재밌는 놀이교실이었다면 아이와 함께 따라 해보세요. TV 시청도 '놀이'와 '경험'이 될 수 있습니다.

3 유익한 TV 시청 문화를 익힌다

TV 앞에 누워서 과자를 잔뜩 쥐고 보는 것보다는 소파나 편안한 의자에 가족과 함께 앉아 보는 것이 낫습니다. 아무 말 없이 화면만 응시하며 보는 것보다는 아주 사소한 내용이라도 옆 사람과 공유하며 보는 것이 낫습니다. 아무 생각 없이 보게 되는 산만하고 폭력적인 프로그램보다는 엄마가 선별하여 교육적이고 부드러운 화면의 프로그램을 보는 것이 낫습니다. 이것이 유익한 시청 문화입니다. 이 또한 습관이니 잘 유도해주세요.

4 스마트폰은 절대 금지한다

TV는 선택적인데, 스마트폰은 왜 금지냐고요? 스마트폰은 TV보다 더 오픈되어 있는 매체이기 때문입니다. 아이의 손에 쏙 들어가기도 하고요. 뭐든 손에 쥐고, 제 것으로 만들려는 욕망을 아이들은 가지고 있습니다. 계속 갖고 다니며 만지작거리고 보고 싶은 만화나 게임을 보게 되어 있습니다. 말하자면 좀 더 중독성이 심합니다. 스마트폰 써본 엄마들도 그 중독성을 알고 있을 거예요. 손에 없으면 불안하고 어디든 계속 가지고 다니게 되는 놀잇감. 아이가 너무 어려서 잘 모른다고 생각하지 마세요. 아이의 두뇌 성장과 발달은 신체의 발육과 같습니다. 엄청나게 빠른 속도로 성장하는 아이의 두뇌에 어떤 영향을 미칠지 꼭 생각해주세요. 하물며 전자파 때문에 임신중 휴대폰 사용도 조심하는데, 스마트폰을 아이 가까이에 대고 울음을 달래면 안 되겠죠.

TV 시청 대신 할 수 있는 것들은 무엇인가요?

아이를 키우다 보면 아이의 놀이 시간이 생각보다 꽤나 길고, 이는 엄마에게 참 지루합니다. TV를 보는 일처럼 시간이 잘 가는 게 없지요. 하지만 TV 시청 대신 몸이 고단한 일들을 해주세요.

1 도서관, 박물관 가기

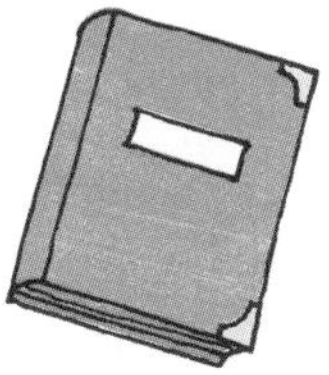

책을 읽지 않더라도 가세요. 그냥 정숙한 분위기만 익히고 와도 좋습니다. 혹은 박물관 등을 방문해 아이의 호기심을 자극하는 것도 좋습니다.

2 야외 놀이나 운동

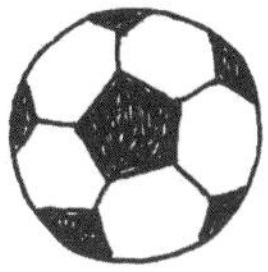

운동만큼 좋은 게 있을까요? 땀 흘리고 웃고 즐기고 주말에는 아이를 위해 축구공을 차주는 아빠가 되세요.

3 요리하기

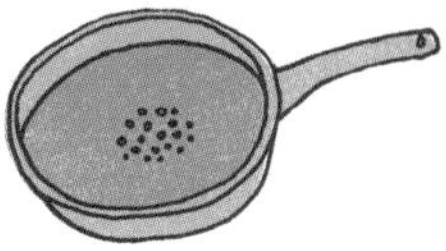

밥 세 끼 해먹는 것도 힘들다고요? 아이들이 주방을 어질러놓아 엄마가 고통받는다는 것도 잘 이해합니다. 하지만 아이에게는 주방이 정말 재밌고 신기한 공간이랍니다. 함께 요리해주며 촉감과 식감을 익히고 재밌는 시간을 갖도록 해주세요. '엄마 최고!'라는 말이 절로 나옵니다.

D+173

육아는 끝없는 숙제

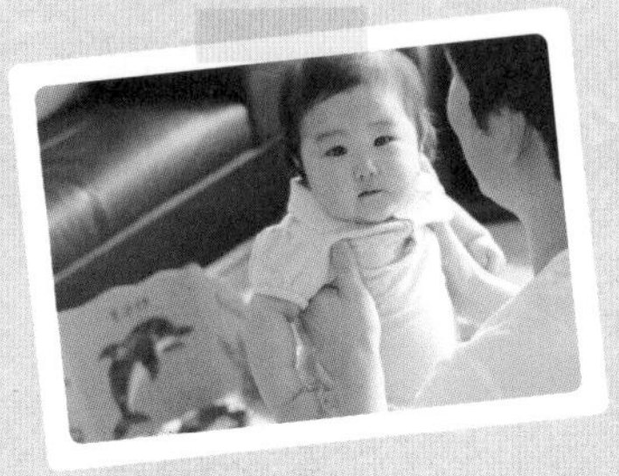

배고플 때가 되면 유난히 이것저것 가리지 않고
쪽쪽 빨고 있는 복승아.
수유 간격을 조절할 때가 되었는데 모유수유하다 보니 쉽지 않다.
이유식도 시작했으니 '아침-점심-간식-저녁'을 먹듯 수유 간격도 잘 맞춰
수유 간격과 낮잠 횟수를 적당하게 조절해보자고 생각했는데,
몹시도 배고파 하는 우리 승아를 보면 이 방법도 아닌가 싶고….
소아청소년과 전문의인 나에게도 육아는
배우고 배워도 끝이 없는 숙제다.

요즘 기는 연습을 시작한 승아는 혼자 놀다 다가와
장난감이나 사람에게 매달려 눈을 맞추기도 한다.
나랑 눈을 마주치면 활짝 웃기도 하고
요즘 좋아하는 '메롱'도 하고.
아이고, 예쁜 우리 딸.

누가 시키지도 않았는데 무언가 하려 애쓰는 모습은
그 자체만으로도 부모를 흐뭇하게 한다.
노란 옷이 잘 어울리는 승아.

오늘은 노란 옷을 입혀 외할아버지, 외할머니를 보러 나갔다.

낯을 가리는 승아는 아직도 외할아버지와 외할머니만 보면

울음을 터뜨리곤 한다.

오늘도 어김없었다.

자주 보여드려야겠다는 생각을 늘 하면서도

눈앞에 있는 바쁜 일들에 어쩌다 보니 오랜만에 뵙게 되곤 한다.

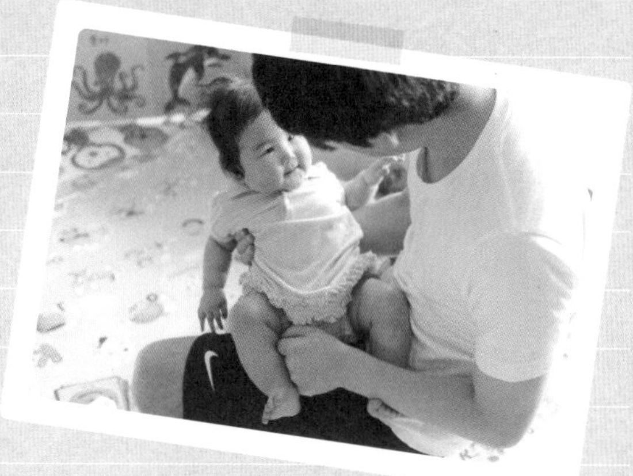

닥터 오의 진료실

수유텀과 이유식텀

수유와 이유식을 진행할 때 이렇게 해요

이유식을 먹이는 시간은 이유식을 진행해나가는 데 있어서 아주 중요합니다. 아이가 거부감 없이 이유식을 받아들여야 하기 때문이지요. 수유 후 이유식을 하는 이유는 아이가 기분이 아주 좋은 상태에서 이유식을 받아들이라는 의미에서입니다. 그런데 중기나 후기로 갈수록 아이가 이유식 따로 수유 따로 하게 되면 끼니수가 너무 많이 늘어나게 되어 비만의 원인이 될 수 있고 규칙적이지 않은 식사를 하게 됩니다. 혹은 이유식만 먹고 젖이나 분유를 거부할 수도 있지요.

	초기		중기		후기		완료기
	첫째 달	둘째 달	첫째 달	둘째 달	첫째 달	둘째 달	전체
이유식 형태	미음	아주 진 죽	진 죽	된 죽	아주 진밥	진밥	진밥
먹는 시간	오전 10시		오전 11~12시 오후 5~6시		아침 8~9시 점심 12~1시 저녁 6~7시		아침 8~9시 점심 12~1시 저녁 6~7시
끼니수	한 끼		두 끼		세 끼		세 끼
수유 횟수	6회		5회	4회	4회	3회	2회(간식)

초기 이유식과 수유

초기 이유식을 진행할 때 아이가 이유식에 대한 거부감을 나타낸다면 '오른쪽(왼쪽) 수유-이유식-왼쪽(오른쪽) 수유' 순서로 수유 중간에 이유식을 끼워줘도 괜찮습니다. 어른들의 식사 시간에 함께 앉아 먹는 것이 좋지만, 초기 이유식을 할 때에는 한 끼만 먹게 되므로, 일과 중 오전과 오후의 중간쯤 식사 시간을 정해두는 것이 적당합니다.

중기 이유식과 수유

중기로 가서 두 끼를 먹이게 되면 한 끼 정도는 어른들의 식사 시간에 먹는 것을 연습합니다. 오전 11~12시 사이에 한 번, 오후 5~6시 사이에 한 번 먹이는 게 좋겠지요.

후기 이유식과 수유

후기로 가서 세끼를 먹이게 되면 어른들의 식사 시간과 분위기를 익히며 함께 먹을 수 있도록 합니다. 이유식을 시작하면서 특히 분유수유 아기들이 분유를 거부하는 경향이 있습니다. 아이가 200일 남짓밖에 되지 않았는데 분유를 안 먹으려든다는 고민을 털어놓곤 하지요. 아이가 너무 심하게 거부하면 이유식과 간식(분유나 모유를 활용한 수프, 푸딩, 스무디 등)을 잘 활용해보세요. 하지만 분유나 모유를 통해 수분을 흡수하고, 필요한 영양을 섭취하는 의미가 있는 것이니 잘 먹여보도록 노력해보세요. 중기까지는 모유나 분유를 주식으로 하고 후기로 가면서 이유식의 비중을 더 늘리라는 것이 원칙입니다. 하지만 후기부터는 아이가 찾지 않는데 시간이 되었다고 꼭 젖을 물릴 필요는 없습니다. 이유식을 잘 먹게 되면 젖은 자연스럽게 먹는 양이 줄게 됩니다. 후기부터는 이유식을 잘 먹도록 젖을 물리기 전에 이유식을 주세요. 유동적으로 생각해도 된답니다.

완료기 이유식과 수유

완료기 이유식 역시 후기 이유식 때처럼 어른들의 식사시간과 분위기를 익히며 먹을 수 있도록 합니다. 아이를 매번 간식 테이블로 이끌 필요는 없습니다. 아이가 밥을 거부하면 간식은 주지 마세요. 간식을 건너뛰는 것은 절대 문제되지 않습니다. 하지만 세 끼니는 잘 챙겨먹이도록 합니다.

D+175

꺄르르 소리 내어 웃다

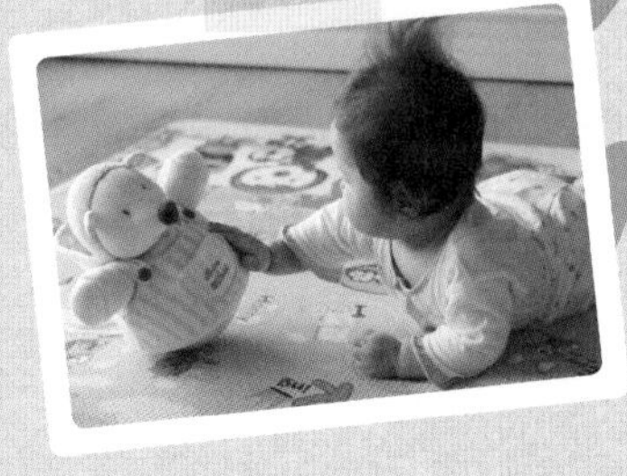

진료 중에 승아 엄마가 보내주는 승아의 사진이나 동영상은
나에게 큰 힘을 주는 비타민이다. 은근히 기다리게 되는 승아의 활약상들!
오늘은 승아가 '꺄르르' '으허으허으허' 하고 웃는 동영상을 보내주었다.
크면 클수록 어찌 이리 예쁜지, 우리 딸.

승아 엄마와 나는 요즘 자식을 낳아보지 않으면
아무도 모를 황홀경 속에 살고 있다.

아이를 키우면서 내 자식 자랑은 우리 둘끼리만 하기로 했는데,
자꾸만 내 입은 우리 승아 좀 보라며 자랑하고 있다.
승아가 커나가고 우리에게 더 큰 기쁨이 되어 갈수록
승아 엄마 육아휴직이 끝나는 날, 승아를 다른 이의 손에 맡겨야 하는 날이 가까워져
우리의 걱정이 날로 커지고 있다.

승아 엄마는 아이에게 해주고 싶은 게 너무너무 많은 엄마인데,
옆에서 교육이나 습관교정, 음식, 놀이 등을 해줄 수 없게 되니 생각만 해도 슬픈 모양이다.
그렇다고 직장을 관두자니 아깝고
나 또한 승아 엄마가 본인의 인생도 살았으면 하는 마음 반,
지금처럼 우리 승아를 집에서 잘 키워줬으면 하는 마음이 반이다.

여하튼 어린이집과 집에서 베이비시터를 고용하는 것을 저울질해보고 있다.
어느 쪽이든 엄마의 손길 같을 수 없다는 것을 받아들이고
포기할 부분을 포기해야 하는데 생각만 해도 쉽지가 않다.

닥터 오의 진료실

주양육자 변경

아이에게 적응할 시간을 주세요

주양육자가 바뀐다는 것은 아이에게 엄청난 충격이 될 수 있습니다. 사정이 있어서 아이를 직접 돌보지 못하는 경우에 어린이집에 보내거나 베이비시터를 고용하는 등 도와주실 분을 찾게 되지요. 가장 중요한 것은 아이에게 적응할 수 있는 시간을 주어야 한다는 것입니다.

양육자와 양육 공간의 변화

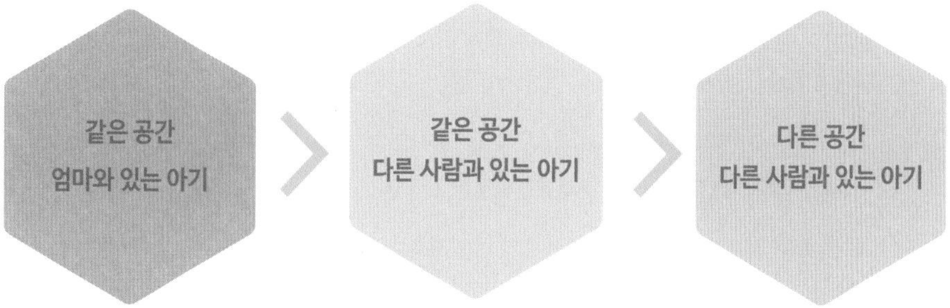

주양육자와 양육 공간이 동시에 바뀌는 것보다는 일단 아이를 돌봐줄 분이 아이가 생활했던 공간에 와서 적응을 하게끔 하는 것이 좋습니다. 새로운 양육자와 아이가 어느 정도 친밀감이 생겼다고 생각될 때 시간을 조금씩 늘려서 엄마와 아이가 떨어지는 연습을 하는 것을 추천합니다. 얼마나 시간이 걸리는지는 중요하지 않습니다. 아이의 성향이나 엄마와의 애착형성 정도에 따라서 분리 불안의 정도가 달라질 수 있으니까요. 세 돌 전에는 주양육자가 바뀌지 않는 것이 좋겠지만 여의치 않다면 서서히 아이가 적응할 수 있도록 시간적 여유를 꼭 두도록 하세요.

D+176

아빠토끼와 아기토끼

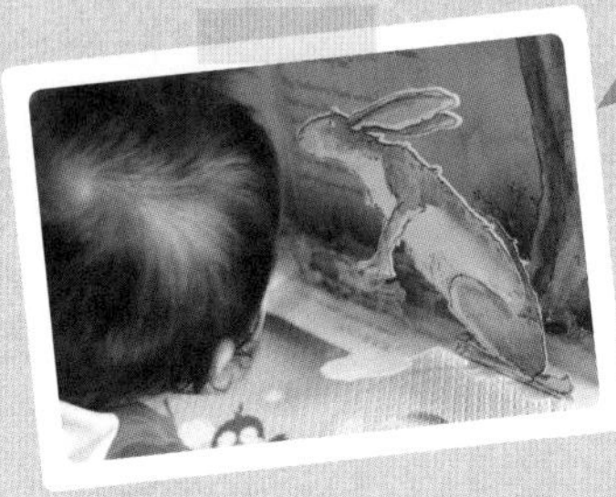

팝업북을 선물을 받은 승아.

책도 예쁘고 내용도 참 예쁘고
책 읽어주는 승아 엄마도 예쁘고 열심히 따라 보는 우리 딸도 예쁘다.

아빠토끼와 아들토끼의 이야기인데, 아들토끼가 "난 아빠를 이만큼 사랑해요." 하면
아빠토끼가 큰 몸동작으로 "난 이만큼 사랑해요." 하는 식이다.
결국 누가 더 사랑하나를 이야기하다가
마지막 페이지에는 하늘만큼 높은 것은 없다고 느낀 아들토끼가
"I love you right up to the MOON"이라고 이야기하며 잠들고,
아빠토끼가 잠든 아기토끼의 귀에 대고
"I love you right up to the moon- AND BACK."이라고 속삭이며 끝이 난다.
아기토끼가 달만큼이면, 아빠토끼는 달에 다녀올 만큼 사랑한다.
그게 맞는 것 같다. 부모의 마음이란.

'아기가 아직 한글도 모르는데…'라고 생각할지 모르지만,
제2의 외국어도 들려줄 수 있다면 함께 들려주는 것이 아이의 발달에 도움이 된다.
아이들은 두 가지 언어를 동시에 배울 수 있다는 게 조금 부럽다.
우리 승아가 언젠가 많이 커서 나와 경쟁하듯 사랑한다 말하면 얼마나 예쁘고 소중할까.
승아야, 저 하늘에, 저 달에 다녀올 만큼 별도 따주고 달도 따주고 싶을 만큼 사랑한다.

닥터 오의 진료실

아이의 시력

아이의 시력을 확인해요

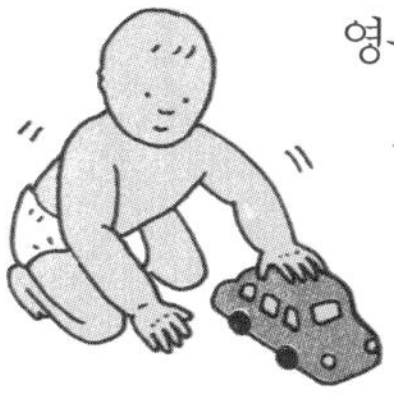

영유아들의 시력 검사는 어떻게 할까요? 정확한 시력표가 있다고 하더라도 어린 아이들은 이것이 보이거나 보이지 않는다는 것을 우리에게 알려주기가 쉽지 않습니다. 그래서 간단하게 소리가 나지 않는 물체를 아이의 눈앞에서 움직이면서 눈이 따라가는 모습을, 그리고 물체를 멈추었을 때 눈이 멈추는 것을 보고 아이의 시력이 괜찮다고 검사하지요.
안과에서는 'Fix&Follow'라고 합니다. 소리가 나는 물체를 가지고 한다면 청력의 도움을 받을 수 있으니 소리가 나지 않는 물건으로 해야 합니다.
또한 집중을 할 수 있는 알록달록한 색을 가지고 하는 것이 좋습니다.
진료실에서 영유아검진 시 확인하는 것 중에 하나인데, 우리나라 영유아검진의 한계가 있어서 못하고 문진으로 대신하는 경우가 더 많습니다.
만 3세 이전에는 시력 검사표로 확인하기는 어렵습니다. 만 3세 이후에 시력 검사표에서 또래에 비해 시력이 좋지 않다고 확인되면 안과에서 정밀 검사를 받아야 합니다.

안경을 써야 하는 아이

고도근시인 아이의 경우 안경 착용을 권고받을 수 있어요. 힘들더라도 반드시 아이가 안경을 착용하여 잘 보일 수 있게 해야 시력이 좋아지게 됩니다.

개월별 시력

바로 앞에 있는 사물은 이렇게 볼 수 있습니다.

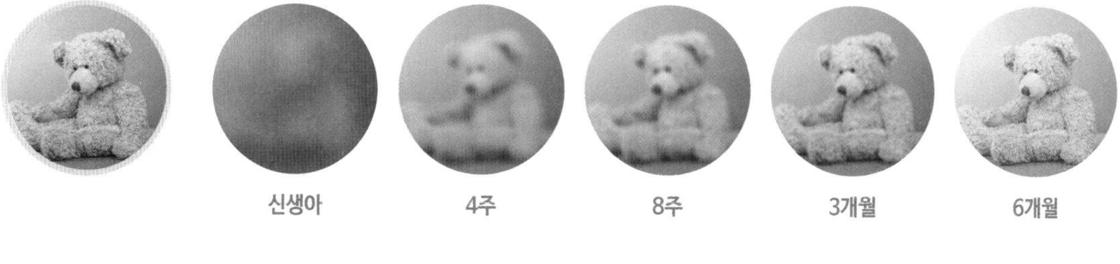

신생아 4주 8주 3개월 6개월

D+183~185

수유텀이 만들어지다

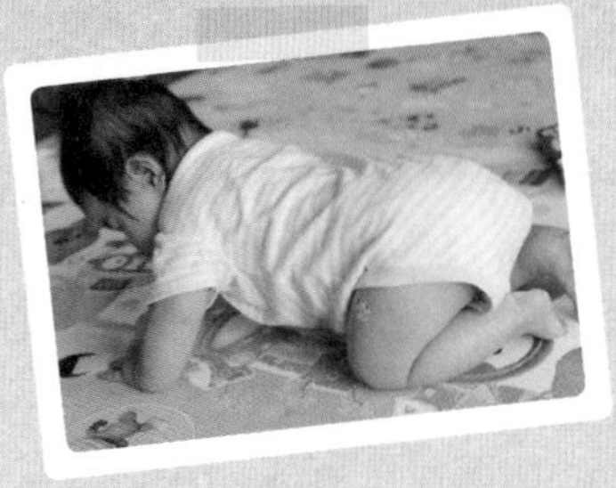

아침에 예방접종하고도 컨디션 좋게
엉덩이 씰룩거리며 잘 노는 복승아.
오늘은 디티피, 소아마비, B형간염 접종을 했다.
주사 맞을 때 잠깐 우는 듯하더니 이내 엄마 품에서 울음을 그쳤다.
이유식을 시작한 뒤로, 승아는 아주 자주
먹다가 힘을 주어 응가를 한다.

처음에 승아가 먹을 때마다 힘주어 싸니
승아엄마가 너무 귀엽다 하면서도 걱정을 했다.
하지만 위대장반사가 잘 되고 있다는 증거이므로 크게 걱정할 필요는 없다.
변비가 있는 아이들은 이 반사를 이용하여 식사 후에 규칙적으로
변기에 앉혀서 배변 훈련을 하기도 한다.

매번 이유식 먹을 때마다 힘을 주는 우리 승아
보고 있으면 정말 귀엽다.

아직 '완성'이라 붙이기에는 좀 애매하지만
요즘 승아는 과일로 '간식'이라는 것을 시작하면서
이러한 수유텀대로 먹이기 시작했다.

미니 육아 수첩

위대장반사gastrocolic reflex, 胃大腸反射

비어 있는 위로 음식물이 들어갈 때 결장에서 일어나는 대규모 연동운동이다. 결장의 내용물이 직장으로 보내지면 직장의 배변반사가 일어난다. 음식을 먹으면 배변 신호가 올 수 있는 이유이다.

아침 수유(오전 8시쯤)-점심 수유(12시쯤)-오후 수유(오후 3시쯤)-
과일 간식(오후 5시쯤)-자기 전 수유(오후 7시 반~8시 사이)

총 네 번 정도의 수유를 하는 셈.
앞으로 한 번 정도를 더 줄여나가야 하겠지만
이 정도 시점에서는 꽤 괜찮은 수유 간격과 수유 횟수인 것 같다.
대신 자기 전의 배고프고 졸린 승아를 달래기가 좀 어려워졌다.
다만 승아 엄마는 늦은 오후(5시쯤)에 승아에게
뭔가 먹였다는 생각에 약간의 위안이 된다고 했다.

한참 놀다가 쉬기도 하고
오늘도 열심히 제 할 일을 다 하고 있는 승아.
며칠 전 승아가 나를 보고 좋아서 흥분했을 때 너무 기뻐서 동영상을 찍어놓았다.
퇴근길에 승아와 승아 엄마가 마중 나와 있었는데
차에서 내린 나를 보면서부터 집에 들어와서까지
한참을 계속 소리 지르고 웃고 좋아해서 어찌나 기뻤는지….
그런데 또다시 오늘의 승아는 퇴근한 나를 보고
냉정하게 고개를 돌려버리는 것이다.
우리 딸내미한테 인기 얻기 참 힘들다.

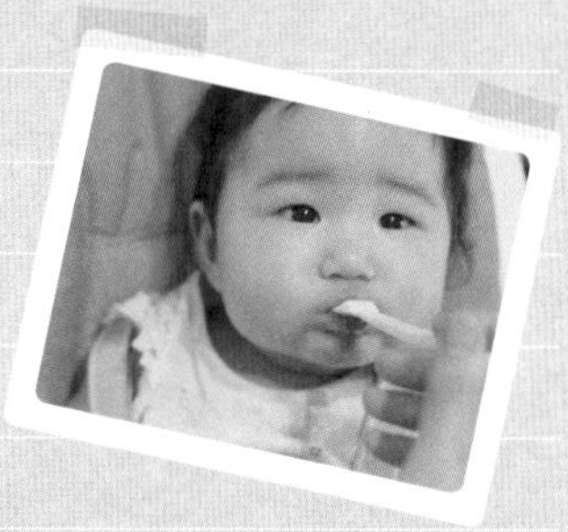

닥터 오의 진료실

이유식과 대변

이유식을 시작하면 대변은 어떻게 변할까요?

이제 만 6개월을 지난 아이들에게는 '대변'이 건강에 아주 중요한 신호가 되어줍니다. 이유식을 시작하면서 아이들의 대변이 변하는 것은 당연합니다. 묽게 볼 수도 있고 덩어리가 지는 형태로 볼 수도 있습니다. 모유수유를 하던 아이들은 묽은 변을 보다가 갑자기 덩어리 변을 보면서 힘들어할 수도 있어요.
이유식 도입 시 처음 4일 정도는 아이의 상태를 보면서 새로운 음식을 추가하라고 했는데 이때도 아이의 대변 양상이 중요합니다. 대변이 묽거나 설사변을 본다면 아이가 처음 접한 음식에 알레르기가 있을 가능성이 있습니다.
이유식을 시작하면서 아이가 변보기 힘들어하고 대변이 단단해진다면 충분량의 수분과 섬유질 섭취가 안 되고 있다는 증거가 됩니다. 책에 나와 있는 대로 적량의 물과 채소의 비율로 먹이는 것도 중요하지만 아이의 대변 양상에 따라서 변이 단단해서 힘들다면 조금 더 이유식을 묽게 그리고 섬유질의 비율을 조금 더 높이는 것도 하나의 방법이 됩니다.

이유식 먹다가 대변을 보는 이유

이유식을 시작하면 아이들은 먹다가 자주 힘을 주어 대변을 봅니다. 비어 있는 위로 음식물이 들어갈 때 결장에서 일어나는 연동운동인 위대장 반사 때문입니다. 결장의 내용물이 직장으로 보내지면 직장의 배변 반사가 일어납니다.

아이의 대변이 변했어요

이유식을 시작하면서 아이의 대변 양상이 다양하게 변할 수 있습니다. 모유나 분유를 먹다가 고형식을 먹게 되니 당연하겠지요. 심한 설사나 피부 발진이 아니라면 이유식을 그대로 진행해도 됩니다.

대변 상태 7단계

흔히들 아이가 변비가 생겼다고 유산균을 먹여야 되냐고 물어보는 분들이 많은데, 대변의 형태는 수분과 섬유질의 양과 관련이 많기 때문에 유산균에 너무 기대하지 않길 바랍니다. 아이의 이유식 수분이 부족한 건 아닌지, 섬유질이 좀 부족한 건 아닌지 이유식 상태를 다시 한 번 확인해보기 바랍니다. 대변 상태를 7단계로 나눈 Bristol stool scale을 사용하기도 하는데 대변이 Type 1~3이라면 수분과 섬유질 보충이 더 필요합니다.

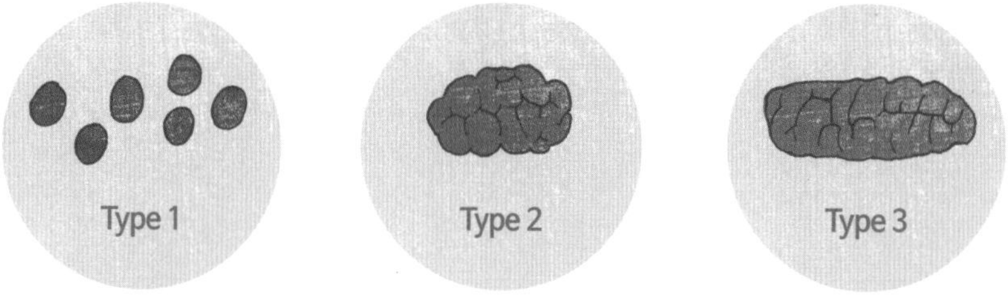

견과류처럼 대변이 분리되고 단단한 덩어리

소시지 모양이지만 단단함

소시지 같지만 표면이 금이 가 있음

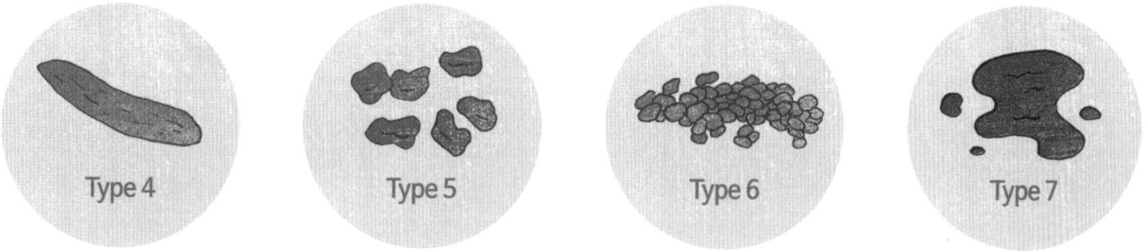

소시지나 뱀처럼 생겼고 부드럽고 매끄러움

윤곽이 뚜렷한 부드러운 방울 모양

뚜렷한 윤곽이 없는 거품 같은 대변, 곤죽 같은 대변

덩어리가 없는 물 같은 액체변

유산균 섭취와 대변

진료실에서 유산균에 관한 질문 내지는 좋은 유산균을 추천해 달라는 질문을 많이 받는데 유산균은 장속 유해균의 활동을 억제시키는 기능이 있습니다. 그러면서 비정상적인 대변, 변비나 설사 등을 예방하는 것이에요. 유산균은 먹으면 좋고, 안 먹으면 문제가 되는 그런 것이 아닙니다. 유산균으로 해결하려는 것보다는 일단 아이의 식습관이나 먹는 음식에서 그 원인을 찾고 먼저 해결해주는 것이 좋습니다.

D+187

승아의 이가 깜깜무소식

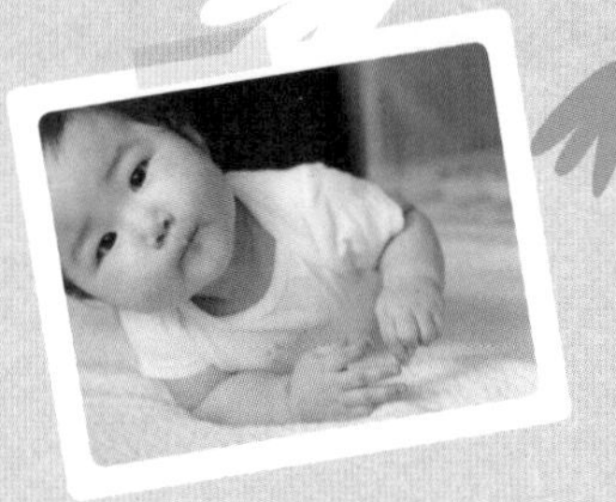

승아 엄마가 배퓨레 간식을 먹고 있는 승아 사진을 보내주었다.
퇴근하는 발길을 재촉하는 우리 승아의 사진.
녀석, 숟가락까지 먹을 기세로 달려든다고…

승아는 몇 주 전부터 입을 오물오물 움질움질하는데
당장이라도 이가 날 것만 같았는지 승아 엄마는 계속 "왜 아직 이가 안 나오느냐" 묻는다.
나의 대답은 늘 같다.
괜.찮.아.

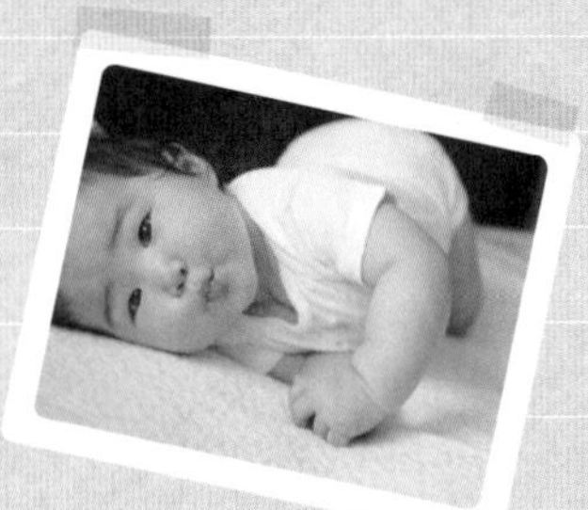

"진료실에서 4개월에 이 난 아이도 봤고,
9개월이 되도록 이가 안 나온 아이도 봤거든? 괜찮아."

승아는 이가 나도 귀여울 것 같지만
지금처럼 이가 없는 승아(아주 어린 승아)도 그리울 것만 같다.
승아는 사진을 많이 찍어주는 편인데,
찍어도 찍어도 순간순간이 아깝고,
담아도 담아도 모자라기만 하다.
승아야, 우리 예쁜이,
시크함은 버리고 좀 많이 웃어주면 안 되겠니?

닥터 오의 진료실

치아

치아가 올라오는 순서가 있나요?

치아는 중앙의 앞니부터 나기 시작합니다. 앞니의 아래쪽이든 위쪽이든 먼저 나고, 그 다음 반대편 쪽이 나게 됩니다. 그 다음 송곳니, 그 다음에는 어금니가 납니다. 유전 등에 의해 나는 시기에 차이가 있을 수 있습니다. 6~10개월 사이에 이가 처음으로 나기 시작하니 늦더라도 너무 걱정할 필요는 없어요.

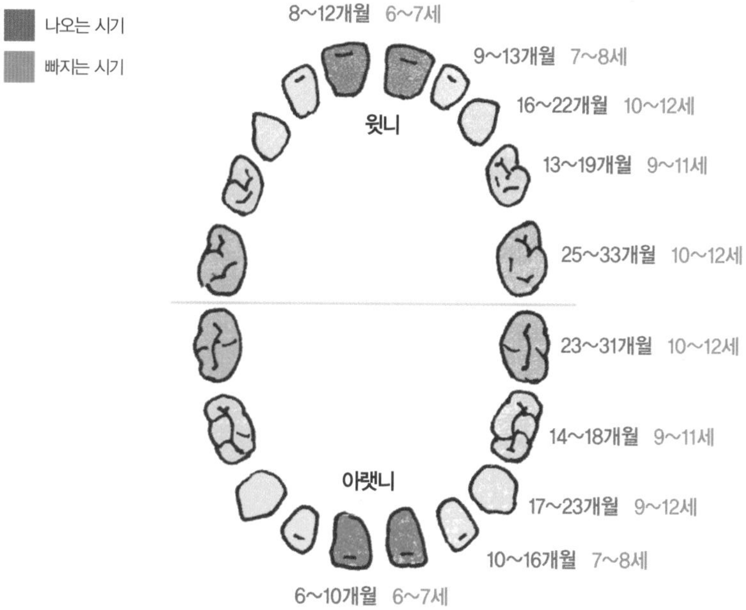

치아의 개수=(평균적으로) 아기의 개월수-6

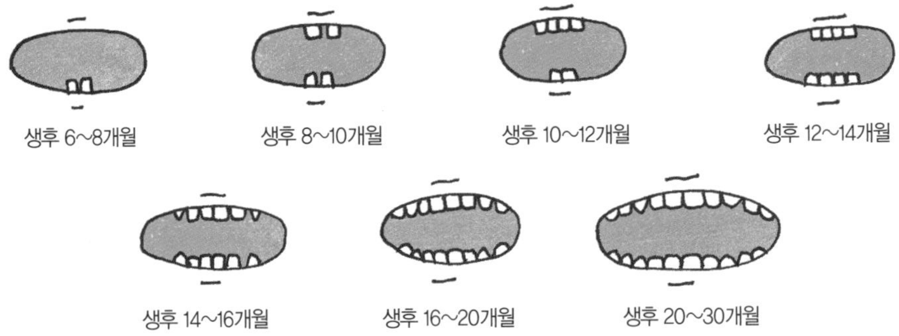

치아가 빠르고 늦게 올라오는 것

치아는 늦게 올라오거나 빨리 올라오는 아이도 있습니다. 걱정하지 않아도 됩니다. 그림에 표시한 시기는 유치가 올라오는 보통의 순서라고 생각하면 됩니다. 앞니가 먼저 나오고 송곳니, 어금니 순서로 나온다는 정도만 알면 됩니다. 하지만 모든 아이들이 이 순서에 맞게 나오지는 않고 돌에 가까워 나오는 경우도 있어요. 늦게 나온다고 해서 걱정하지 않아도 됩니다. 또한 개수가 모자라는 경우도 있습니다.

이가 나기 시작할 때 아이는 불편함을 느껴요

이가 나기 시작하면 아이가 불편함을 조금 느끼기 때문에 수면 습관이 틀어지거나 이유 없이 짜증내며 울거나 체온이 불안정할 수 있습니다. 38도가 넘는 열이 아니라면 지켜보면 됩니다. 아이가 침을 흘리거나 무언가를 자꾸 씹으려 할 것입니다. 치발기를 쥐어주어도 되지만, 치발기는 부드러운 재질로 된 것이어야 하며, 안전해야 합니다. 간혹 얼려서 주기도 하는데, 너무 딱딱하면 좋지 않습니다. 아이의 새 치아 주변으로 잇몸이 붓게 될 수도 있는데, 이때는 엄마가 손을 깨끗이 씻고 손가락으로 아이의 잇몸을 살살 마사지해주세요.

치아를 닦아주지 않으면 우식증이 생길 수 있습니다. 아이 전용 칫솔로 살살 닦아주고, 충치를 막기 위해서 젖병을 물고 잠드는 일은 없도록 해야 합니다(양치하는 방법 418쪽 참고).

치아에 관한

Q&A

Q 치아가 나기 시작하면서 아이가 사람을 물어요

A 아이가 누군가를 무는 행동은 "안 돼." 하고 행동제한을 해야 합니다. 무는 것은 절대 안 됩니다. 너무 이른 나이라고 생각할 수 있지만 훈육은 7~8개월부터 시작하는 게 맞습니다.

Q 이유식을 진행할 때 치아 수에 맞춰 입자를 조절하나요?

A 아이는 이유식을 거의 잇몸으로 먹는다 보면 됩니다. 치아는 돌이 되도록 안 나는 아이도 있습니다. 치아와 상관없이 이유식은 단계별로 입자 크기 및 양 조절을 하면 됩니다.

Q 유치는 썩어도 괜찮나요?

A 유치가 빠지고 새로운 치아가 올라오니까 괜찮다고 생각하는 분들이 있습니다만 유치도 관리를 잘해주세요. 이가 썩으면 잇몸까지 염증이 생기거나 약해지게 됩니다. 새로운 이가 날 때 분명 문제가 되겠지요.

D+188

분리 불안이 심해진 승아

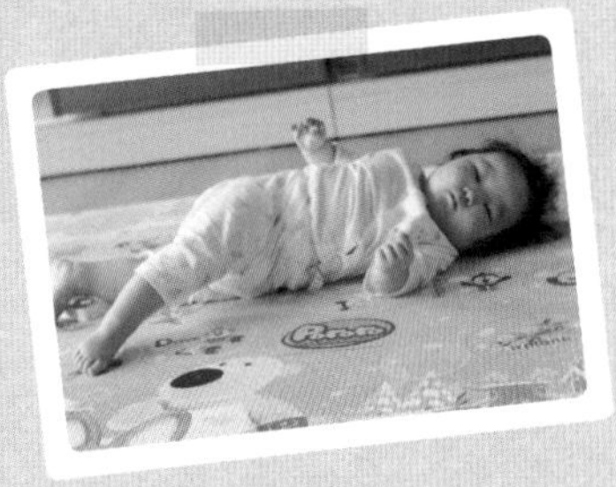

분리 불안이 점점 심해지고 있다.
엄마에 대한 분리 불안이 가장 심하고
어젯밤에는 내가 굿나잇 키스를 하니 방실방실 웃으며 손을 뻗어 좋아하던 승아가
내가 방을 나오자 크게 울기 시작했다.
금방 그치고 이내 잠들긴 했지만 왠지 마음이 약해지는 요즘이다.
승아가 함께 있고 싶어 하는 것 같다고 아내가 말하는 순간,
울음 뚝 그치고 잠에 빠져드는 우리 승아.

깊은 숙면으로 이어지는 입면 시간이
보통 10분 정도 되는 것 같은데,
잠 잘 자는 건 엄마를 닮았나?(어떨 때는 대화 중 잠을 자고 있기도)
수면교육의 힘이라고 늘 생각하고 또 확신하지만
아이의 기질적인 부분도 무시할 수 없는 것 같다.

엄마가 앞에서 사진만 찍고 안아주지 않으니
손가락을 입에 물고 울기 시작하는 너.
승아야, 엄마가 그렇게 좋아?

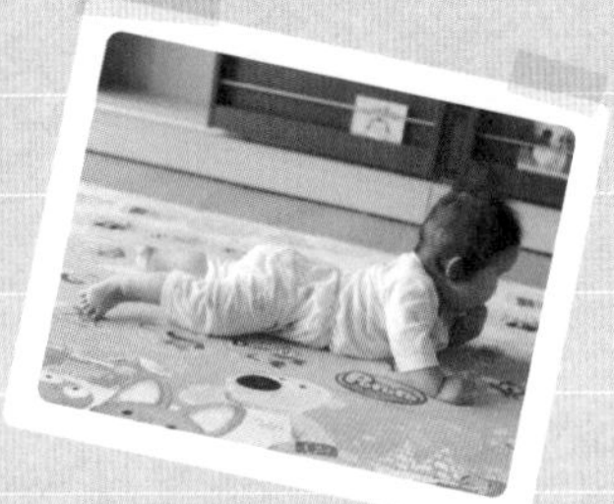

보통 아이가 태어난 지 6개월 정도면 분리 불안이 생기기 시작한다.
이제 엄마도 알고, 자기가 좋은 물건도 있고, 정말 뭔가 알게 되어
애착을 느끼게 되는 것이기 때문에
우리 애는 너무 낯을 가린다고 속상해할 필요가 없다.
모든 아이에게 보이는 현상이며
내가 그만큼 아이와 애착 형성을 잘하고 있구나 생각하면 될 일이다.

이렇게 분리 불안이 심해지는 시기에는 '까꿍놀이'를 해주면 좋지만
사실 대상 영속성을 인지하려면 24개월은 되어야 하기 때문에,
까꿍놀이를 한다고 해서 일시적으로 아이의 분리 불안이 해소되지는 않는다.
그저 놀이라 생각하고 꾸준히 해주면 좋겠다.

우리 예쁜 승아
아빠가 요 며칠 승아와 못 놀아줬구나.
아빠를 어색해하면 어쩌나.
우리 승아 '엄마좋아병'이 반갑기도 하면서
승아 엄마가 더 고생스러울 것 같아 안쓰러움이 반이다.
그리고 '아빠좋아병'도 좀 심해지기를 기대해본다.

분리 불안

분리 불안은 무엇인가요?

분리 불안Separation Anxiety이란 유아가 모친(또는 그 대리인물)에서 처음으로 떨어질 때에 나타내는 반응(흥분, 울음 등)을 말합니다. 의존대상으로부터의 분리 시에 발생하는 이 반응은 정상적이지만 때로 그것이 너무 강한 경우도 있지요.
우리 아이가 유별난 건 아닌지 고민하지는 마세요. 흔히 우리는 분리 불안을 '엄마를 밝힌다'라고 이야기합니다. 아이가 엄마를 그만큼 좋아하고 둘 사이에 애착 형성이 잘 되어 있기 때문에 당연하게 나타나는 현상입니다. 그래서 이 분리 불안은 모유수유 아기에게 더욱 심하게 나타나기도 합니다.

분리 불안이 없는 아이

원래 분리 불안이 있는 것이 정상입니다. 아이는 분리 불안이 없기보다 그냥 혼자 잘 노는 아기일 수 있습니다. 물론 혼자 잘 논다면 가끔은 그렇게 두어도 됩니다만 엄마가 곁에서 함께 놀아주고 말을 걸어주는 것은 당연히 아이에게 좋은 영향을 끼칩니다. 아이와 눈을 맞추고 시간을 보내면서 애착을 잘 형성할 수 있도록 해주세요.

이런 놀이를 추천해요

대상 영속성이란 존재하는 물체가 어떤 것에 가려져서 보이지 않더라도 그것이 사라지지 않고 지속적으로 존재하고 있다는 것을 말합니다. 대상영속성을 인지할 수 있도록 다음의 놀이를 함께 해주세요. 또 아이와 엄마가 스킨십을 하고 교감하면 아이의 불안감을 해소할 수 있어요. 애착 형성에서 오는 분리 불안은 모두 엄마의 사랑에서 시작되고 엄마의 사랑에서 끝이 납니다. 더 큰 사랑으로 현명하게 대처해주세요.

대상 영속성 인식하기

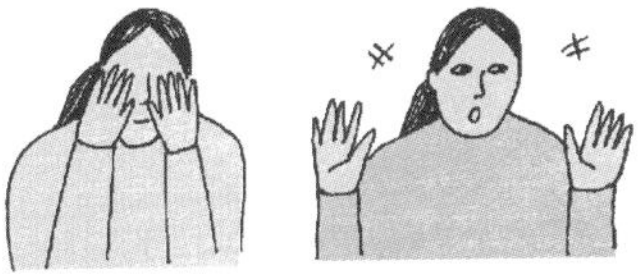

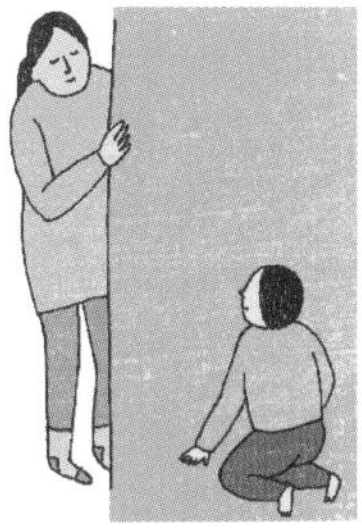

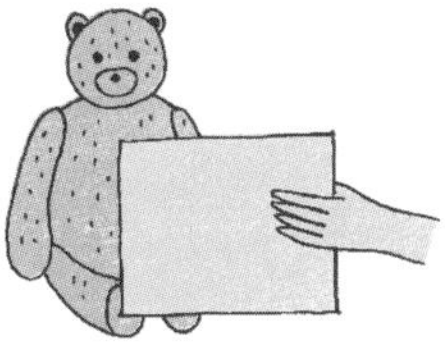

1. 까꿍놀이

얼굴을 가렸다 보였다 하는 까꿍놀이입니다. 엄마가 사라지는 것이 아님을 학습시켜주세요.

2. 숨바꼭질

엄마가 몸을 숨겼다 같은 자리에서 아이에게 나타나는 것을 반복해주세요. 아이는 엄마가 늘 그 자리에 있다는 것을 알게 됩니다.

3. 인형놀이

인형을 앞에 놓고 종이로 가렸다가 치웠다가 합니다. 가려지는 것일 뿐, 없어지는 것이 아니라는 것을 알게 됩니다.

스킨십하며 교감하기

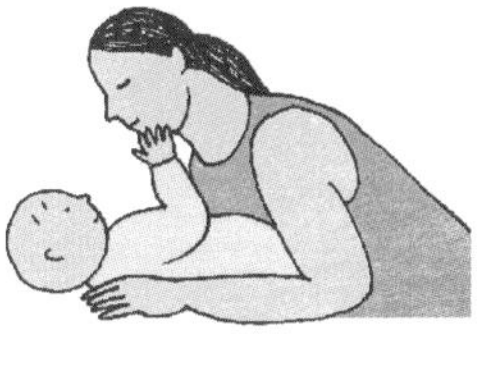

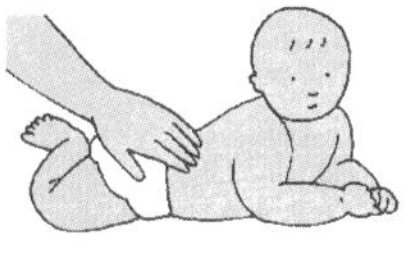

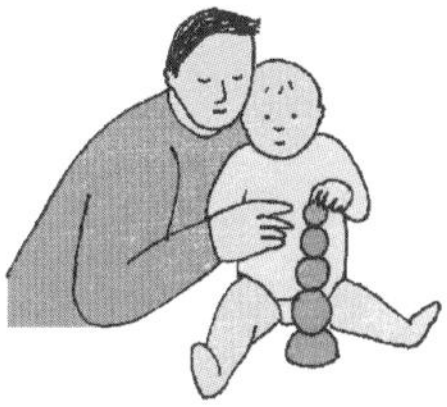

1. 눈 가리고 엄마 얼굴 만져보기

눈을 가리고 엄마 얼굴을 만져보게 하여, 보이지 않아도 엄마가 앞에 있다는 것을 알게 합니다.

2. 로션 바르면서 표정놀이 하기

로션을 발라주며 스킨십을 유도하고 아기와 다양한 표정을 지어보이며 놀이를 합니다.

3. 다른 가족과 시간 보내기

아이는 엄마만 보면서 엄마와 먹고 자고 놀려고 할지 모릅니다. 다른 가족들의 얼굴을 많이 보이고 놀아주고 안아주세요. 다른 사람들과 있어도 안전하다는 것을 아이가 알아야 합니다.

D+190

잘 자던 승아가 왜?

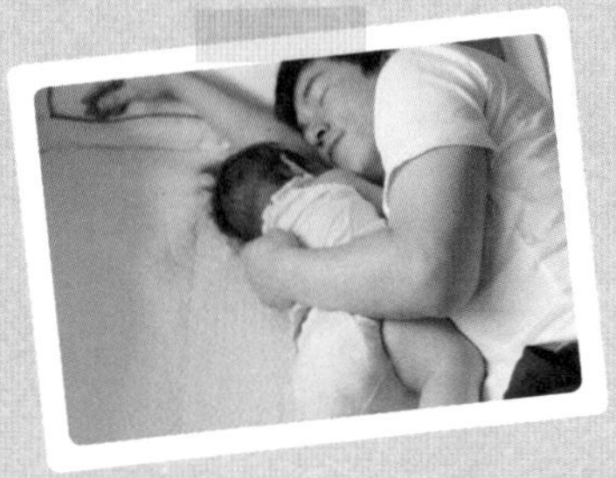

사실 '왜'에 대한 답을 하기는 좀 그렇다.
성장 발달 과정을 잘 거쳐가고 있는 아이들이라면 '당연히' 겪는 일이기 때문이다.
당연히 변화가 많이 생기는 시기에는 밤에 자다가 뒤집으며 깰 수도 있고
침대 가드에 머리를 박으며 깨기도 한다. 우리 승아도 마찬가지.

정말 초저녁부터 새벽까지 내리 잘 자던 승아가 갑자기 깨어서 서럽게 울기 시작하였다.
어제는 수면교육 시작한 이후로 제일 많이 울었던 것 같다.
새벽 5시에 하는 수유가 야간수유나 다름없어
이제 슬슬 중단할 때가 되어 이 시간을 어찌할까 고민이 많다.
승아가 알아서 끊어주기를 기다렸는데 그러지 못하고 수유텀으로 자리를 잡고 있는 것 같아
그 시간을 건너뛰는 연습을 해야 할 것 같다.

낮에 잘 때도 이제 잠드는 연습(?)이 잘 되어 있어 안고 다독이면 바로 잠드는 복승아.
수면교육을 시작하고는 승아를 안아 재운 적이 초반 말고는 거의 없는 것 같다.

오늘은 승아 먹을 수박을 사러 아내와 함께 다녀왔다.

엄마들은 왜 수박 사러 가는데도
아기에게 머리띠 꽃단장을 해주는지…

걷지도 못하는 아기들이 진료실에 머리띠하고 신발까지 신고 오면
재밌다고 생각했는데 우리 승아도 마찬가지네?

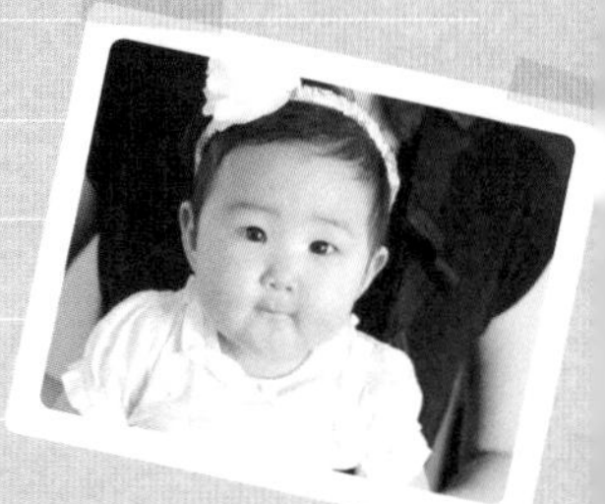

닥터 오의 진료실

6개월 이후 아이의 수면

아이의 수면을 지켜보아요

6개월이 넘어가면 아이들은 3~4시간 정도의 낮잠을 자고, 9~11시간 정도의 밤 수면을 하는 등 제법 규칙적인 수면 양상을 보입니다.
아이가 잠들면 새벽에 깰까봐 부모도 불안합니다. 아이 역시 새벽에 깨면 불안해지지요. 게다가 이때의 아이들은 '분리 불안'이라는 증세를 나타나기 시작합니다. 10~18개월 사이면 최고조가 됩니다. 이는 야간에 토막잠을 자는 이유가 되기도 합니다. 아이는 새벽에 깼을 때 불안함으로 혼자 잠들지 못하고 부모를 찾으며 울기도 합니다.

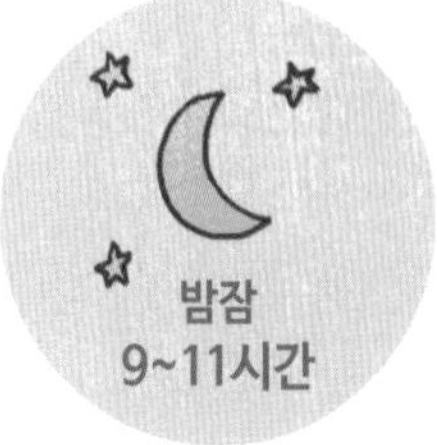

아이가 깨서 울면 어떻게 해야 할까요?

1. 불을 켜서 아이의 잠을 완전히 깨우지 않도록 합니다. 저는 '수유등'이나 '수면등'도 추천하지 않습니다.
2. 어둠속에서 "잘 자라"라고 말하며 토닥토닥 두드려줍니다.
3. 너무 심하게 울면 한 번 정도 안아주어도 괜찮습니다.
4. 다시 재우는 방법으로 '야간수유'를 택하는 어머니들도 많을 겁니다. 하지만 그것은 피해 주세요. 실시했던 수면교육을 일관성 있게 실시하되, 의존하던 행태에서 독립하는 행태로 자연스럽게 정서가 이행되도록 도와주기 바랍니다.

D+193

승아에게 찾아온 감기

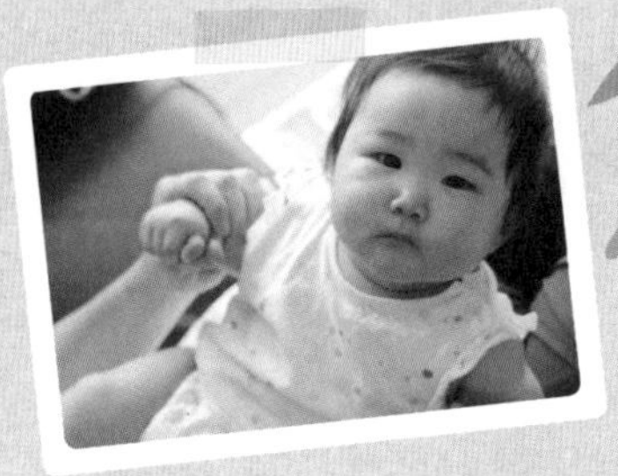

발열, 기침, 콧물…

승아에게도 감기가 찾아왔다.

어제 새벽까지 오르내리던 열은 정상체온을 찾았지만

콧물도 줄줄, 콜록콜록하기까지 했다.

6개월이 지나 아이들이 서서히 아프기 시작할 시기.

아파 보이는 우리 승아

콧물이 흐르는 게 이상한 기분이 드는지

자꾸만 손으로 얼굴을 긁어대고 엄마 몸에 얼굴을 대고 부비적거린다.

콧물이 방울방울 맺히기도 했다.

하루 종일 불만이 가득했다는 승아.

승아야, 빨리 낫자.

조금만 기다리면 좋아질 거야.

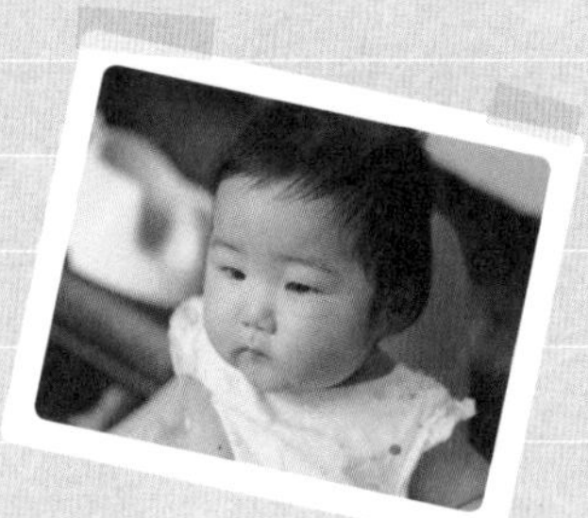

닥터 오의 진료실

아이의 면역력

엄마로부터 면역력을 받아요

아이가 태어나서 6~7개월이 되면 엄마로부터 전달된 면역글로불린(아이의 면역을 담당)이 서서히 줄어들어 거의 소실되고 아이가 만든 면역글로불린이 역할을 하게 됩니다. 즉 엄마에게 받은 면역글로불린이 소실되고 아이가 다른 바이러스 노출 경험이 많아지는(외출 등으로) 6~7개월부터 바이러스 감염, 대표적으로 감기가 잘 걸리게 되지요.

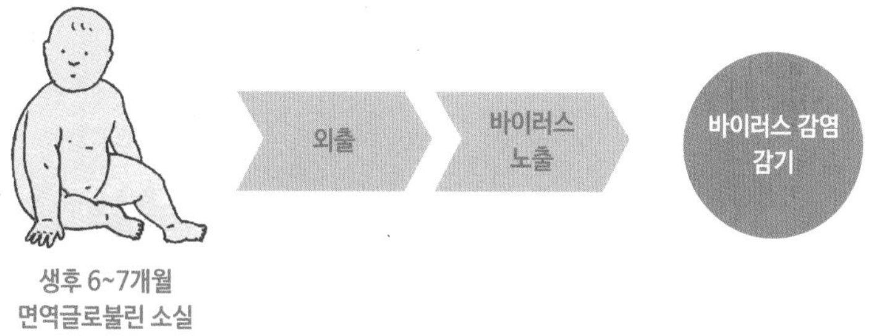

출생 당시 엄마로부터 전달된 면역글로불린뿐만 아니라 모유를 통해서도 여러 면역물질을 전달받을 수 있습니다. 모유에는 여러 면역물질이 포함되어 있습니다. 며칠 동안 나오는 초유에는 이런 면역물질들이 농축되어 있어 초유를 먹이는 것은 아주 중요합니다.

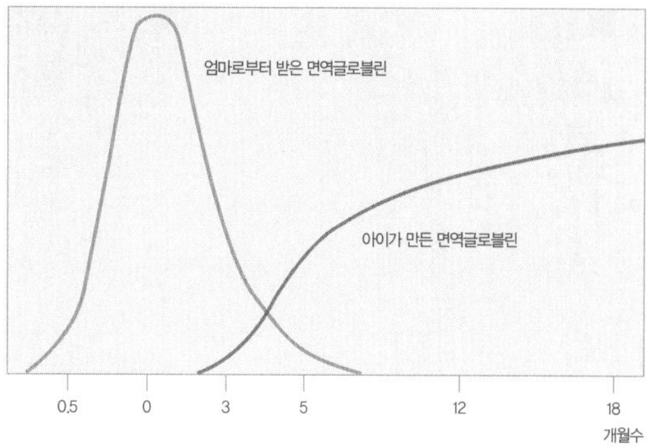

닥터 오의 진료실

감기

감기에 걸렸어요

감기는 흔히 알고 있듯이 상기도에 침범한 바이러스에 의한 질병을 말합니다. 기침, 콧물, 인후통, 발열, 근육통 등의 증상을 유발하고 1~2주일 사이에 호전되는 질병이지요. 흔히 바이러스성 상기도 감염을 말합니다. 200여 가지 이상의 바이러스가 원인이 되며 그중 리노바이러스가 감기의 중요한 원인이 됩니다.

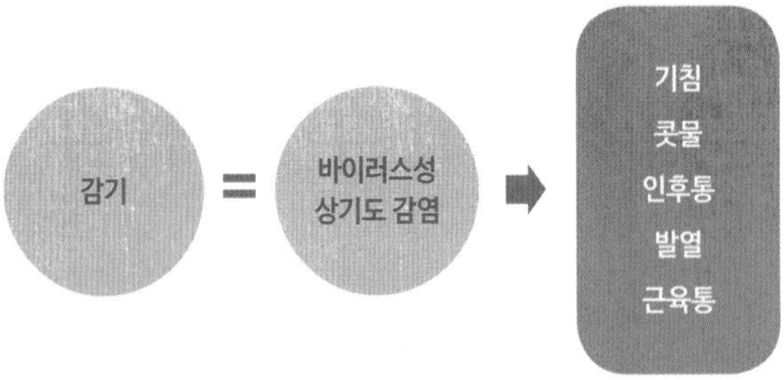

진료실에 들어오면서 "감기로 왔습니다" "코감기예요" "목감기예요" "열감기예요" 하고는 정확한 진단명을 확인하고 싶어하는 분들이 있습니다. 이런저런 설명을 드리고 증상에 맞는 약을 먹자고 말씀드리면 "그럼~ 감기 맞죠?"라고 다시 한번 확인을 하곤 합니다. 아이러니하게도 몇 분 정도 신체검사를 통해서 감기를 진단하기는 어렵습니다. 감기는 증상이 중요하고 이런 증상 외에는 신체검사에서 특별히 문제가 없는 경우가 대부분이기 때문이지요. 증상을 듣고 특별한 이상소견이 없으면 "감기 같으니 증상을 완화시키는 약(supportive care: 보존적 치료)을 드시지요"라고 말씀을 드립니다. 그렇기 때문에 코감기, 열감기, 목감기 등은 참 애매한 표현인 것 같습니다. 엄마 아빠에게 이해하기 쉽게 '이렇다'라는 것을 보여주기 위한 진단인 셈이지요.

감기에 걸렸을 때

열이 나서 병원에 왔는데 특별한 증상이 없다고 한다면 보통 바이러스에 의한 감염을 생각하고 며칠 사이에 다른 증상이 나타나는지 아이의 상태를 확인하는 것이 중요합니다. 열, 기침, 콧물 등은 하나의 증상일 뿐 진단명이 될 수 없습니다.

가래, 기침, 콧물, 발열 등은 우리 몸이 외부의 자극에(감염 포함) 방어하는 작용입니다. 심하지 않고 견딜 만하다면 굳이 약을 먹을 필요가 없다는 것이지요. 가래, 기침, 콧물, 발열이 없다면 이물질을 외부로 배출하기가 어려울 것이고 단순한 상기도 감염이 기관지염, 폐렴으로도 진행될 수 있습니다. 그래서 해열제, 진해거담제, 콧물약 등은 아이의 상태와 불편한 정도에 맞게 처방합니다.

예를 들어 38도만 넘으면 해열제를 먹이고 열을 열심히 떨어뜨리려는 생각을 많이 하는데, 아이의 상태만 괜찮다면 해열제를 굳이 먹이지 않고 지내도 됩니다. 발열이 신체에 주는 긍적적인 영향(염증반응을 증가시키고, 바이러스의 증식을 억제시키는 등)도 있기 때문이지요.

단, 증상이 심하고(고열, 심한 기침, 식이 저하, 활동성 저하) 걱정이 된다면 전문의와 상담해야 합니다.

증상을 살피기

감기는 일주일에서 이주일 사이에 좋아집니다. 그 이상 증상이 지속되면 다른 질병을 의심하여야 합니다. 비염, 중이염, 축농증 등 흔하게 동반될 수 있는 질환들을 확인해서 그에 맞는 치료를 해주세요.

감기와 항생제

원칙적으로 감기에는 항생제를 처방하지 않습니다. 감기는 바이러스 감염으로 적절한 대증적 치료만 해도 일주일에서 길면 이주일 안에 좋아집니다. 감기의 증상적 치료를 하다 보면 치료약이 조금씩 증가할 수는 있습니다. 감기에 항생제를 쓰는 경우는 감기 합병증으로 중이염, 부비동염, 편도염 등 세균감염이 같이 의심될 때입니다. 감기가 잘 낫지 않는다든가 화농성 콧물이 오랫동안 나오는 등 증상적으로 봤을 때 감기 같지만 기관지염이나 폐렴이 동반된 경우에도 항생제를 사용할 수 있습니다(항생제 677쪽 참고).

D+194

이런 변이 있나!

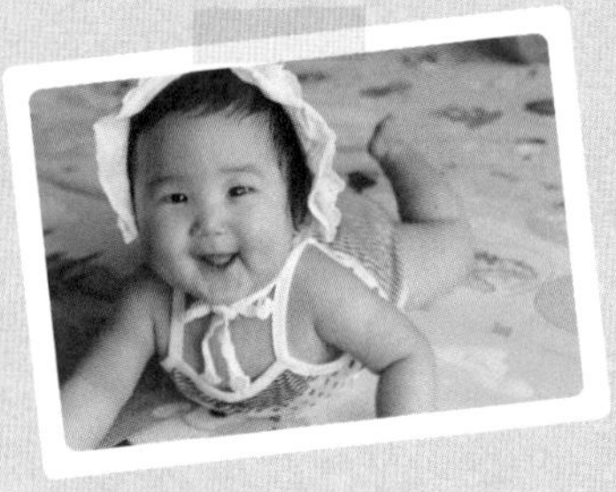

얼마 전 예방접종을 하고 하루 이틀 정도 힘들어하고 보챘던 승아.
이 와중에 승아에게는 큰 변화가 있었으니
바로 대변 양상이었다.
이제 덩어리진 변을 보기 시작했다.

아내가 승아가 2박 3일 동안 힘만 주고 있다며 걱정했는데
이런 변을 처음 보려니 힘들었나보다.
아내는 승아가 볼일을 볼 때마다 너무 힘들어하니까
변비가 아닌지 걱정하는데
변이 적당히 무른 상태이므로 걱정하지 않아도 된다.

결혼하기 전 데이트 다닐 때에는 지저분한 곳이 싫다며 음식점도 가리던 아내가
아이가 싼 변을 보고 황금색이라며 좋아하고,
이유식 후 변을 잘 본다며 들떠하는 것을 보니
아이가 생기면 엄마는 저절로 되는구나 싶다.

우리 승아도 처음에 대변보는 데 조금 힘들어 했는데
간식으로 과일 퓨레를 주고 섬유질을 충분히 보충했더니
대변을 아주 예쁘게(?) 보게 되었다.
앞으로도 많은 변화가 있으리라.

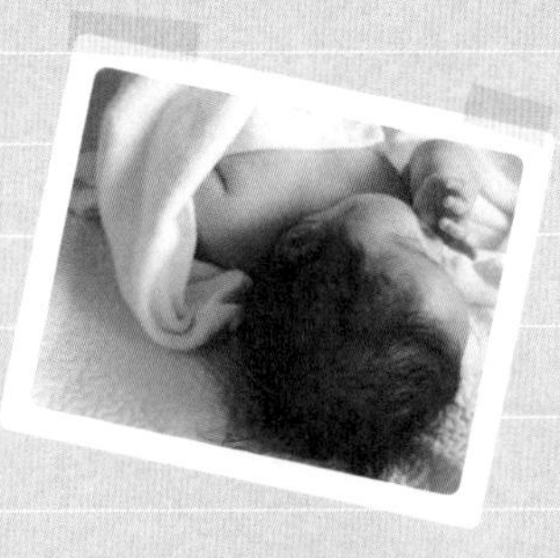

닥터 오의 진료실

섬유질

대변은 아주 중요한 건강 신호예요

만 6개월이 지난 아이들에게는 '대변'이 건강에 아주 중요한 신호가 되어줍니다. 이유식을 시작하면서 아이들의 대변이 변하는 것은 당연합니다(대변 양상 374쪽 참고). 묽게 볼 수도 있고 덩어리가 지는 형태로 볼 수도 있어요. 이유식을 시작하면서 아이가 변을 보기 힘들어하고 대변이 단단해서 변비가 생겼다면 충분한 수분과 섬유질 섭취가 안 되고 있음을 말하는 겁니다. 즉 아이의 대변 양상에 따라 변이 단단하고 볼 때마다 힘들어 한다면 조금 더 이유식을 묽게, 섬유질의 비율을 조금 높이는 것도 하나의 방법이 됩니다.

섬유질은 우리 몸에 어떤 역할을 하나요?

섬유질은 소화가 되지 않은 상태로 대장까지 도달하게 되어 대변의 양을 증가시키고 수분 함량을 높이게 됩니다. 따라서 대장의 연동운동에 도움을 주어 배변활동을 원활하게 해줍니다.

섬유질이 많은 식재료

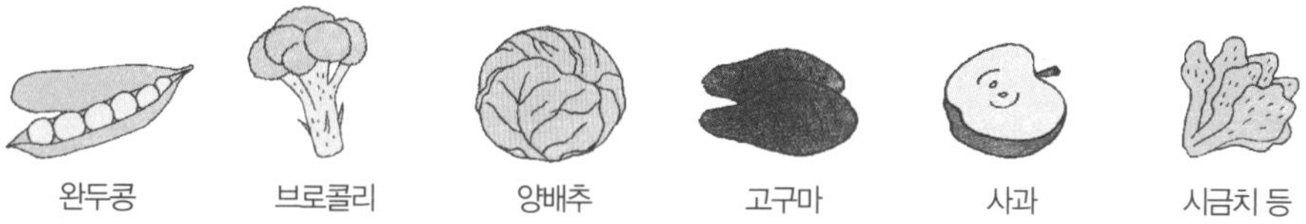

D+200

이 세상 속의 200일

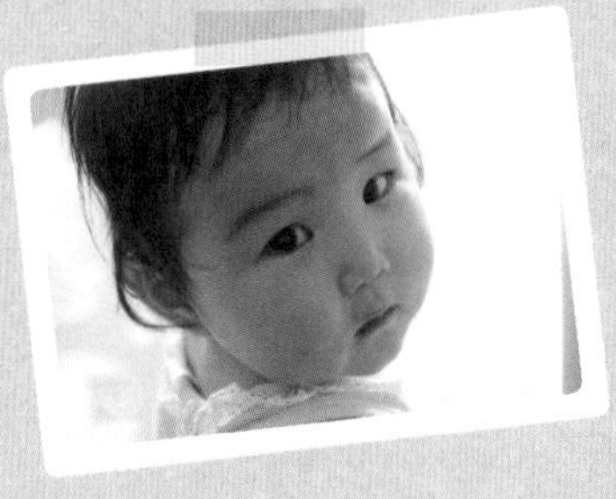

197일이 되던 날부터 승아는 제법 잘 앉아 있는다.
시키지도 않았는데 엉덩이를 들썩들썩 계속 앉아보려고 고군분투 중이다.
하루에 2~3번씩 '앉기'를 성공하고 있다.

승아야, 앉게 된 걸 축하해.
이제 곧 익숙해질 거야.
혼자 앉을 수 있게 되면 할 수 있는 것이 많아진단다, 승아야.

덕분에 우리 승아는 늘 사우나 하는 것처럼 땀이 송글송글 맺혀 있다.
승아의 엉덩이에 오톨도톨 땀띠와 발진이 생기고 있다.
아직 심하지 않지만 아내가 신경이 쓰여 일과 중에는 많이 벗겨놓는다고 한다.

100일까지는 참 긴 시간을 보낸 느낌이었는데
200일까지는 훌쩍 도달한 것 같다.
승아가 그만큼 건강하게 잘 커주었다는 이야기다.
200일을 맞이하여(?) 좀 더 의젓해진 듯한 승아.
우리 예쁜 승아는 얼굴이 더 예뻐지는 것은 물론,
할 줄 아는 것도 많아져 행동마저도 예뻐졌다.

딸 바보 두 명은 어제도 승아의 옛날 사진을 들춰보며
예쁘다, 예쁘다 연발하며 저녁 시간을 보냈다.

100일쯤음의 사진을 보고 있으니
그때는 예쁘다 생각했는데 왜 이리 못생겼는지…
아이들은 확실히 크면서 영글어 가는 것 같다.
똘망똘망 눈빛도 예쁘고.

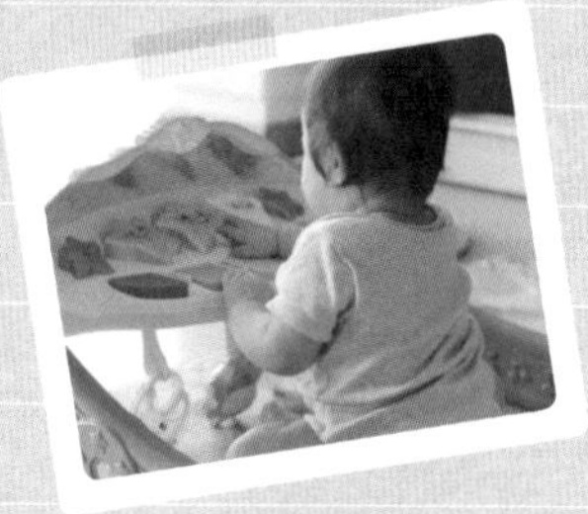

침대에 두었더니 한참 뒤집고 놀기에 가만히 지켜보았더니
구석에 가서 앉아 있더라는 복승아.
에구, 귀여워라.
우리 승아가 정말 다 컸나보다.
오늘 아침 출근하기 전만 해도 혼자 앉는 성공률이 크지 않았는데
퇴근하고 집에 오니 승아가 눕혀놓기만 하면
뒤집어서 혼자 앉아 허리를 꼿꼿하게 세우는 거다.
아이들의 성장은 정말 빠른 것 같다.

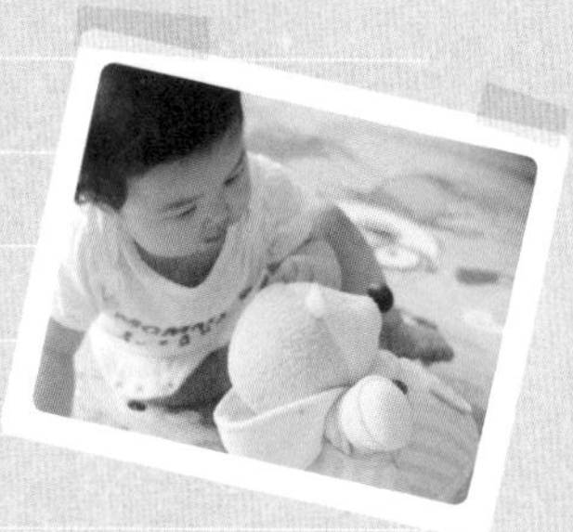

누워 있다가 뒤집고 앉고 서는 행동들은 비단 몸만 꼿꼿해지는 것은 아니다.
손에 닿을 수 있는 것도 많아지고, 시야도 넓어지는 것을 뜻한다.
모빌도 누워서 볼 때랑 다르지, 승아야?

목을 가누고, 등을 꼿꼿하게 하고, 허리를 세워 앉고,
서고 커가는 속도나 방법은 다를 수 있으나
이런 진행 방향은 거의 동일할 것이다.
당연하게만 느껴졌던 모든 발달의 과정이
우리 승아가 하는 것을 보고 있노라면 아주 새롭고 흥미로운 것이 된다.

승아야, 200일간 잘 자라주어서 정말 고맙다.
많은 시간과 마음을 너에게 내주고 있지만 전혀 아깝거나 헛되지 않다.
우리가 너를 생각하는 이토록 큰마음이 너에게 다 전달되어
승아의 성장에 단단한 뿌리가 되어주었으면 좋겠다.
승아가 큰 나무로 성장하면
아빠와 엄마는 여전히 너보다 더 큰 나무로 남아
너에게 든든한 버팀목이 되어줄 거야.
사랑하고 고맙고 축하한다.

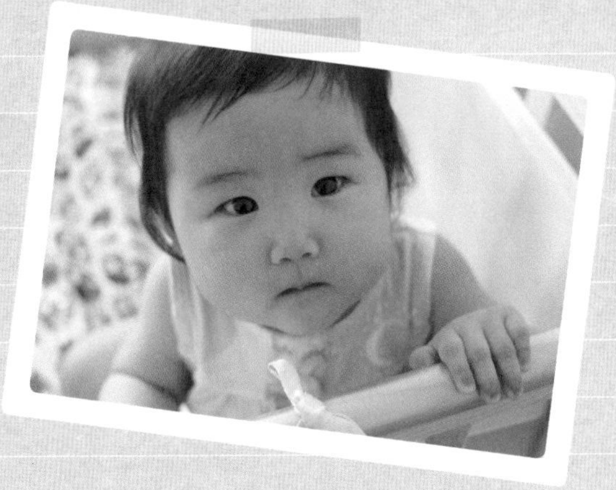

아이와 놀아주기

어떤 놀이를 해주면 좋은가요?

이 시기에는 아이의 두뇌가 정말 빠르게 성장합니다. 그뿐만 아니라 애착이 아주 강하게 형성되는 등 정서적인 부분에 있어서 아이는 많은 변화를 보이지요. 낯을 가린다고 하죠? 아이는 이제 엄마, 아빠를, 자신과 시간을 많이 보내는 대체 양육자를 밝히고 낯선 사람을 보면 울기도 합니다. 또한 자신의 눈에 보이는 주변 세상에 많은 관심을 보이며, 감정 표현이나 요구를 더 적극적으로 하게 되었습니다. 그만큼 엄마, 아빠가 많이 신경 써서 아이와 함께 해주어야 합니다.

스킨십

피부를 맞대고 스킨십을 많이 하며, 안아주세요. 아이는 안락함과 안정감을 느끼게 될 것입니다.

노래 대화

노래를 불러주어도 좋습니다. 일상적인 이야기를 해주어도 좋고, 우리 아기가 얼마나 예쁜지를 얘기해주어도 좋고, "엄마가 이제 목욕을 시켜줄 거야." "분홍색 예쁜 옷으로 갈아입자." 등 앞으로의 계획이나 행동을 얘기해도 좋습니다.

적극적 반응

아이의 감정 표현을 무시하지 말고 그때그때 적극적으로 반응해주세요.

말 걸기

아이와 함께하는 매 순간 아이에게 말을 걸어주세요. 비록 언어를 못 알아들을지라도 아이는 엄마의 목소리와 감정을 들을 것이며, 아이의 언어 발달에도 도움을 줄 것입니다.

책

아이는 엄마의 부드러운 목소리를 좋아할 겁니다. 수면교육할 때 수면의식 중 책 읽기를 포함시키면 좋습니다.

외국어

외국어를 할 수 있다면 엄마가 집에서 외국어를 함께 들려주어도 좋습니다.

춤

아이와 리듬감 있는 활동을 해주세요. 노래를 듣거나 부르며 어깨를 들썩이고 짝짜꿍을 해주고 가벼운 춤을 함께 추세요.

문화센터

아이에게 다른 친구들이나 어른들을 만나게 하고 소개해주세요. '문화센터 다니기'를 시작해도 좋습니다.

장난감

아이가 눈으로 보고, 눈으로 본 것을 손으로 집고 놀 수 있도록 부드러운 인형이나 장난감을 쥐어주세요. 눈과 손 연계 동작을 학습할 수 있습니다.

D+208~210

모기에 물린 승아

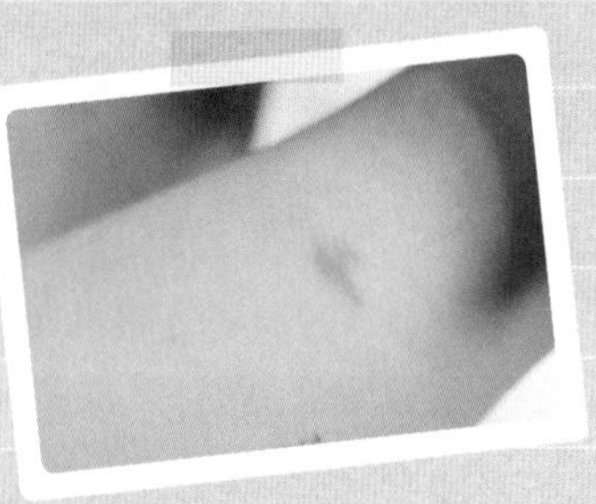

아침에 일어나니 승아 다리에 도장이 찍혀 있다.
간밤에 모기가 다녀갔나 보다.
나는 잠을 자면서도 모기에는 꽤 예민한 편이라
윙윙거리면 깨서 잡고 자는데
어제는 모기가 들어와 있는 줄도 몰랐다.

요즘 승아만한 아이들을 데리고 모기 물렸다며 내원하는 사람들이 많다.
그냥 평범한 수준이기도 하고 곪거나 염증이 생긴 아이들도 있다.
가려워 긁다 보면 2차 세균감염이 될 수도 있으니 조심해야 한다.
결국 모기에 물리지 않게 하는 것이 가장 좋겠다.

요즘 세상에서 가장 바쁜 사람 오승아.
정말이지, 단 한 순간도 가만히 있는 법이 없다.
뒤집고 되집고 잡고 기고 앉고
게다가 손힘은 어찌나 센지 뭘 잡으면 떼어놓을 수도 없다.
너무 세게 꼬집고 온 힘을 다해 기대어
덕분에 승아 엄마 몸은 늘 상처투성이다.
오늘 퇴근하고 왔는데 승아가 나를 보고 활짝 웃더니
내가 옷을 갈아 입으려 시야에서 없어지자 대성통곡을 한다.
감격스러운 순간!

승아가 커가면서 방에서 침대 생활하기가 불안해지기 시작했다.

항상 거실에서만 있을 수도 없는 노릇이라서 침대를 옆방으로 치워버렸다.

승아 침대는 남겨두고 우리 침대는 옷방으로!

대신 두껍고 넓은 매트를 하나 사서 깔아놓았다.

승아가 할 줄 아는 것들이 하나 둘씩 늘어가면서

우리 고민도 함께 늘어가고 있다.

안전지대를 만들어주기가 참 힘들다.

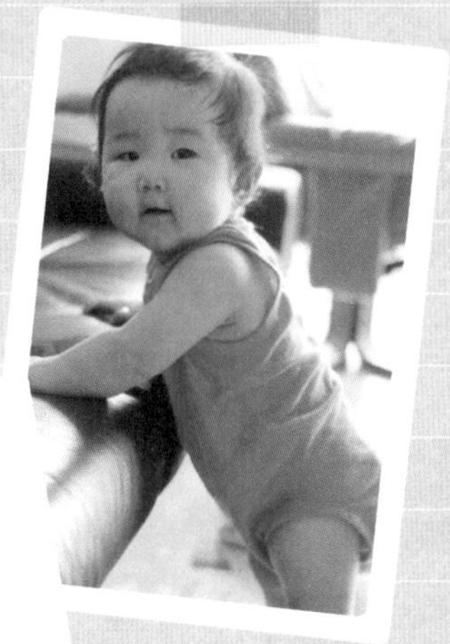

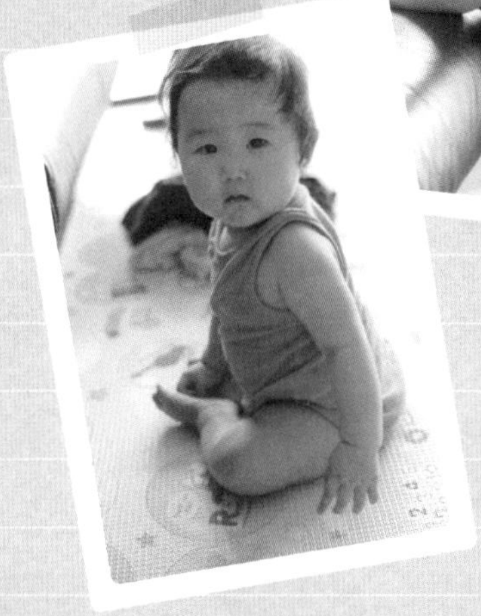

모기에 물린 아이

모기에 물린 아이는 어떻게 해야 하나요?

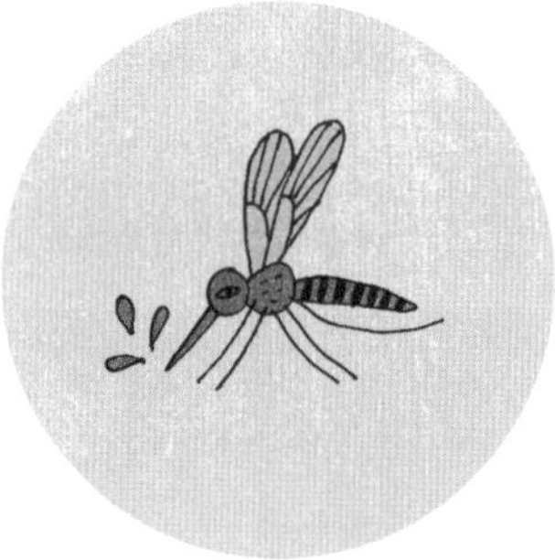

가끔 모기에 물렸을 때 아주 심하게 부어오르는 아이들이 있습니다. 피부가 다른 아이들에 비해 과민하게 반응하는 아이들이지요. 심하게 부풀고 물집도 심해서 병원에 찾아오곤 합니다. 물론 심하게 긁어서 2차 감염만 되지 않는다면 그대로 두는 것이 치료이긴 하지만 너무도 심하게 부어서 온 아이들은 보존적인(덜 가렵게 하는) 치료를 하기도 합니다. 눈이나 코, 목 등에 물려서 숨 쉬기에 불편해보인다면 더욱 적극적인 치료를 해야겠지요.

모기에 물렸을 때

일단 모기에 물리면 건드리지 않는 게 최선입니다. 가려워서 긁고 건드리다 보면 세균이 2차 감염되어 항생제 치료까지 해야 하는 경우도 있습니다. 최대한 건드리지 않고 필요한 경우엔 덜 가렵게 하는 약을 처방받아서 복용하세요. 바르는 연고를 처방받을 수도 있어요.

모기 물린 것과 수두 구분하기

모기 물린 데가 한두 군데도 아니고 너무 많아서 수두가 아니냐고 물어보는 분들도 있습니다. 물론 초기에 수두 병변도 모기 물린 것과 같이 발갛게 부어오르고 가운데 수포가 있는 경우가 있어요. 수두와 모기 물린 것은 어떻게 다를까요?

수두는 몸통부터 시작되고 발진, 수포, 농포, 가피순으로 병변이 변해가면서 한 번에 다양한 위치에서 피부 병변이 모두 나타나는 것이 특징입니다. 모기 물린 곳은 대부분 많이 노출된 부분, 즉 팔, 다리, 얼굴 등 말단 부위에 많이 발생하고 발갛게 일어나면서 물린 자국이 있고 심하게 일어나는 경우는 수포도 동반할 수 있어요.

수두	• 몸통부터 시작 • 발진, 수포, 농포, 가피 순 병변이 변해감 • 한 번에 다양한 위치에서 다양한 피부 병변 나타남
모기 물린 곳	• 많이 노출된 부분(팔, 다리, 얼굴 등) • 발갛게 일어나면서 물린 자국 • 심할 경우 수포 동반

마치 모기들이 얄밉게도 우리의 천사 같은 아이들만 많이 무는 것 같지요? 모기에 물렸을 경우엔 온찜질을 하면 도움이 됩니다. 모기의 침 속에 있는 포름산은 고온에서 분해가 잘 됩니다. 포름산이 가려움을 유발하는 것이에요. 어떤 사람들은 드라이기로 가려움증을 해결한다고 하는데, 아이에게 이 방법은 안 됩니다. 가려움증은 해소될지 몰라도 화상을 입을 수 있겠지요.

벌, 개미, 기타 벌레에 물렸을 때

벌레에 물렸을 때는 국소적인 발적, 가려움증, 통증이 있을 수 있지만 심한 경우에는 과민반응을 보여 아나필락시스(심각한 전신 알레르기 반응)를 보일 수 있습니다. 국소적인 반응을 보인다면 가려움증을 완화시키는 연고를 처방받아 사용할 수 있으며 긁어서 발생할 수 있는 이차 감염만 없다면 시간이 지나면 저절로 호전됩니다. 다른 아이들 보다 유달리 많이 붓고 수포가 잡히는 경우에는 더욱 관리를 잘 해서 이차감염이 되지 않도록 신경 써야 합니다.

D+213

무더운 여름나기

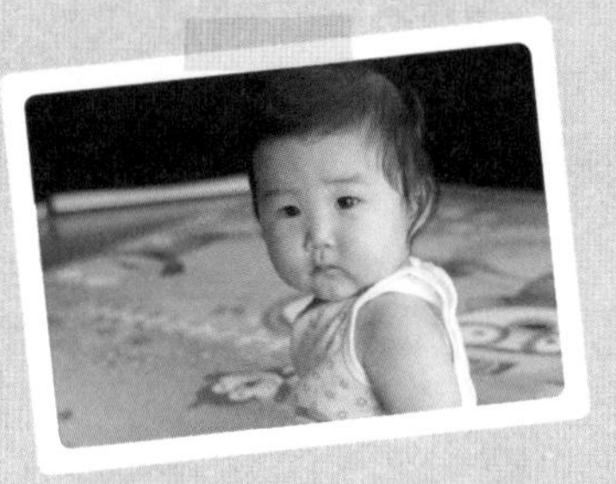

기저귀를 채워놓다 보니 승아의 엉덩이에는
습기가 잔뜩 차 있을 수밖에 없다.
고생스러워도 승아 엄마가 자주 벗겨놓는다.
벗겨놓는 동안 오전에만 다섯 번이나 소변을 보고
그 중에 두 번 엄마 옷을 적시고,
한 번 할아버지 옷을 적시고,
또 매트에 흘리고 했다.

승아 엄마는 욕실 가서 씻기고, 옷 갈아입히고,
매트를 살균수로 닦아내고…
더운 날 얼마나 고생했는지 보지 않아도 눈에 훤하다.
그래도 엄마 덕분에 네 엉덩이는 웃고 있구나, 승아야.
시퍼런 우리 승아 엉덩이, 얼룩강아지 같구나.

승아의 콧물이 조금 더 심해진 것 같다고 아내에게 진료 중 연락이 왔다.

작은 아이가 콧물이 나니 엄마들이 병원으로 달려오는 경우가 많은데,
콧물은 아이가 불편해하고 잘 못 먹고 잘 못 자지 않는 한 일단은 잘 지켜보면 된다.
또한 일주일 이상 콧물이 지속되면 중이염 등
다른 합병증이 있는지 확인해야 한다.
일단 콧물약을 챙겨오긴 했지만 조금 더 지켜볼 예정이다.

요즘 아이들이 콧물로 내원을 많이 한다.

감기라기보다는 집에서도 에어컨을 틀어서 시원하게 해주었다가도
갑자기 더워지기도 하기 때문에 온도차에 의한 것일 수 있다.
"에어컨 틀어줘도 되나요?" 하고 많이 묻는데, 참 대답하기가 곤란하다.
성인도 에어컨 밑에 오래 있으면 두통이 생기고 몸이 아픈데
아이에게 장시간 틀어주는 것이 좋을 리 없다.

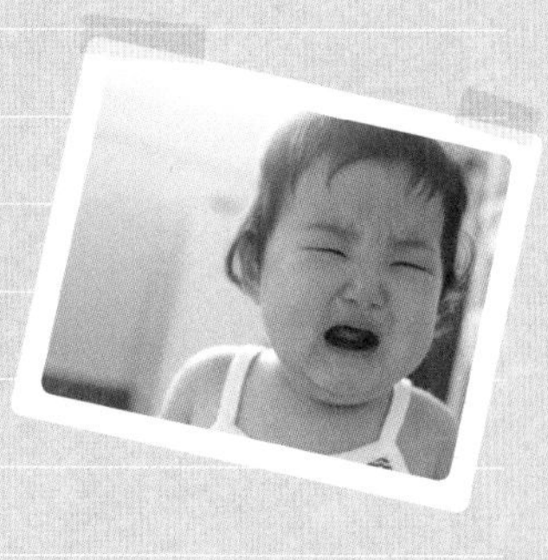

하지만 너무 더운 곳에 아이를 그냥 두면
땀띠도 생기고 아이가 힘들어할 수 있다.

좋은 방법은 일단 기저귀를 열어두어 통풍을 잘 시키고,
땀이 잘 흡수되는 옷을 입히며,
부채질이나 선풍기로 땀을 잘 말려준다.
너무 더워하면 수건을 적셔 몸을 닦아주어도 좋다.
그래도 힘들어 하면 에어컨을 조금 틀어가며 온도 조절을 해주고,
끈 후에는 냉기를 유지한다고 문을 닫고 있지 말고 문을 열어 공기가 순환되도록 한다.

요즘 들어 제 옷의 무늬가 신기한지 자꾸만 끌어당겨
빤히 쳐다보고 물고 빠는 승아.
승아는 요즘 몸무게가 8kg 정도 나간다.
아주 적정한 수치이다.

마지막 끼니를 먹이고는 놀게 두었더니 또 배출.
오늘 하루만 횟수로 따지면 네 번 대변을 보았다.
물론 양을 보면 두 번 정도 보았다고 해야겠다.
잘 먹고 잘 싸는 아기, 승아.

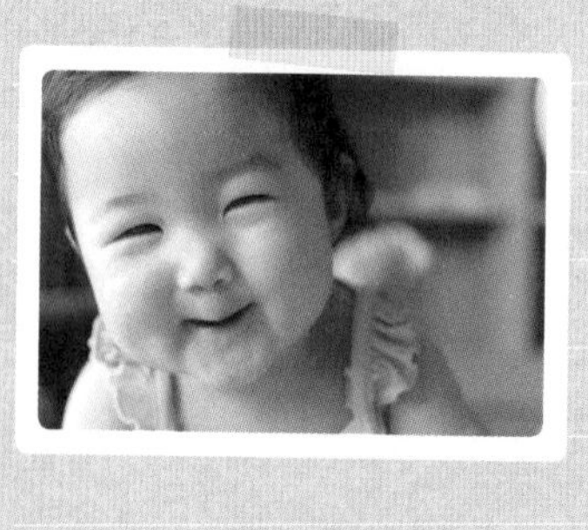

콧물

아이들은 콧물을 흘려요

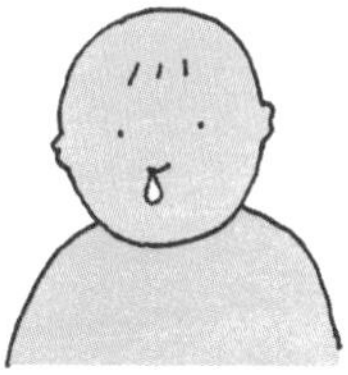

아이들은 콧물이 참 많이 나옵니다. 아이이기 때문에 분비물이 더욱 많을 수 있지요. 기온 차, 알레르기 물질, 감염, 외상 등의 이유로 콧물이 발생하곤 합니다. 아이에게 콧물이 나면 엄마들이 바로 병원으로 달려오는 경우가 많습니다. 콧물은 아이가 불편해하고 잘 못 먹거나 못 자지 못하는 게 아니라면 일단은 지켜보면 됩니다.

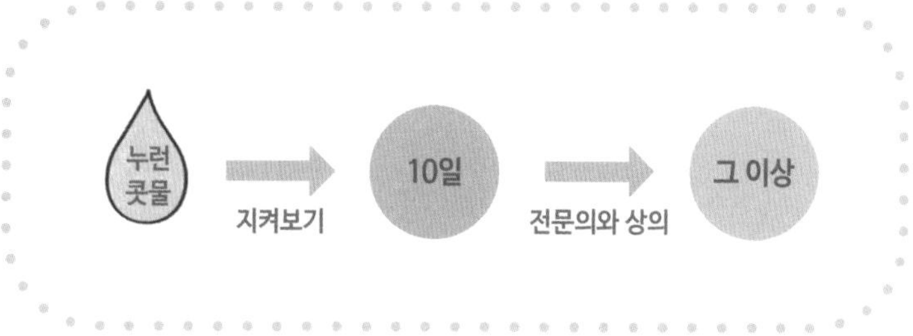

콧물의 양상

콧물은 처음에 맑게 나오다가 시간이 지나면 누렇게 변하게 됩니다. 다만 누런 콧물이라고 반드시 세균감염이 아닙니다. 보통 10일 정도의 누런 콧물은 정상적인 상황으로 볼 수 있습니다. 반대로 10일 이상의 화농성 누런 콧물은 이차적인 감염을 의미할 수 있으며 이는 축농증을 의심할 수 있는 증상입니다. 축농증이 의심될 때는 항생제 치료가 필요할 수 있으니 반드시 전문의와 상의하기 바랍니다.

D+214

사촌오빠와의 만남

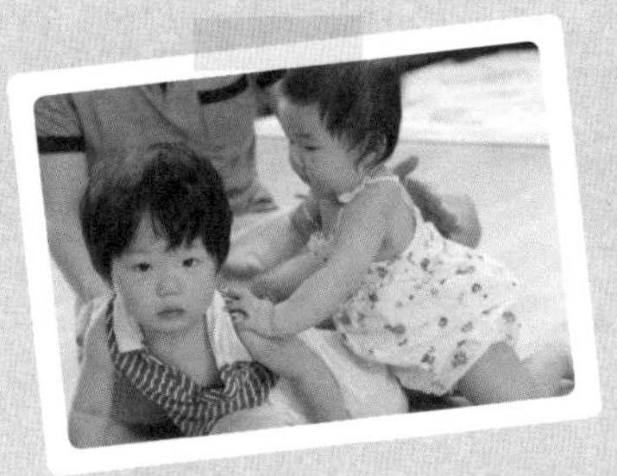

승아 신생아일 적에 우리 집에 일주일쯤 와 있었던
승아보다 5개월 먼저 태어난 사촌 오빠 지훈이.
지훈이가 벌써 돌이 되어 승아를 데리고 축하하러 나섰다.
아침부터 승아 놀리고 재우고 먹이고 바로 출발.
승아가 태어나서 최장 거리이자 최장 시간 자동차를 탔다.
다행히 놀다 자고 크게 보채지 않았지만 고생시키는 것 같아 걱정스러웠다.

얌전한 사촌 오빠한테 관심이 많은 승아.
그에 반해 사촌 오빠는 시큰둥하다.
도망 다니기 바쁘다.
그런 지훈이도 저보다 7개월 빠른 주원이를 만나면 상황이 역전된다.
아이들이 저보다 큰 아이들에 더 관심을 보이는 건가?
졸지에 오빠바라기가 된 승아.

돌이 된 지훈이는 누님이 승아를 안아보려 하자 얼른 기어와서는
엄마를 붙들고 엉엉 울며 놓아주지를 않는다.
게다가 승아가 쥐고 노는 공을 계속 빼앗고,
다른 공을 쥐어주면 그 공도 또 빼앗았다.
돌만 되어도 아이가 질투를 느낀다는 사실이 너무 우습고 귀엽다.

혼자 사랑을 독차지하던 아이에게 또 다른 아이의 출현은 위협 그 자체일 것이다.
그게 형제이든, 그냥 또래 아이이든.
어쨌든 작은 녀석이 또 다른 작은 녀석을 알아본다는 사실이
그저 신기하고 귀엽기만 하다.

승아의 동생을 기다릴 때가 오면 우리에게 또 다른 숙제가 생길 것이다.
우리 승아가 동생을 보게 되면 어떨까.
생각만 해도 안쓰럽구나.
생각해보니 우리 승아도 돌이 되려면 5개월 정도가 남았다.
태어나면서부터 돌상 예약을 해야 한다던데…
승아의 돌잔치는 가족들만 모여 조촐하게 할 생각이다.
늘 먼 일이라고만 생각했는데 아이의 성장이 성큼성큼 다가온다.

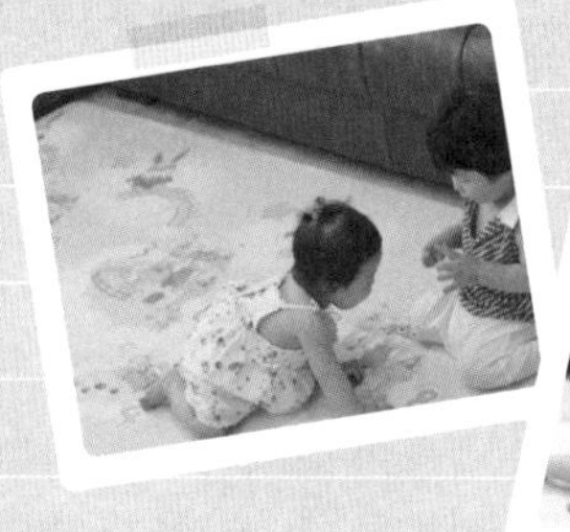

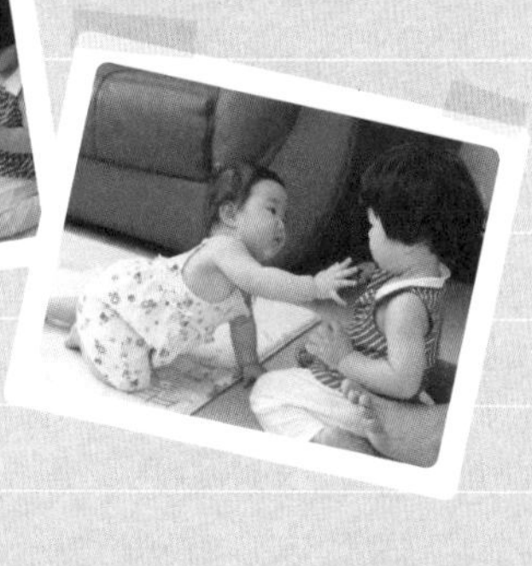

닥터 오의 진료실

둘째 아이 맞이하기

둘째 아이를 맞이해요

첫째 아이 돌잔치를 하기도 전에 둘째 아이 맞이할 준비를 해야 할 수도 있고, 혹은 이제 유치원에 다니는 첫째 아이와 초음파 사진을 함께 보며 출산을 준비할 수도 있겠지요. 어느 쪽이 되었든 새 생명을 맞이하는 일은 언제나 기쁘고 언제나 행복한 경험입니다. 하지만 엄마들은 또 다른 걱정을 시작하게 됩니다.

큰애에게 사랑을
다 주지도 못했는데….

우리 큰애가
불쌍해서 어쩌지.

혹은 큰애 키우느라 둘째 아이 태교도 제대로 못하고 출산 준비도 하나도 못한 것 같아 미안한 마음이죠. 그리고 막상 둘째 아이가 태어나면 또 다른 종류의 걱정이 시작됩니다.

아직 둘째가 너무
작고 가냘픈데 큰애가
해코지하면 어쩌지….

큰애가 질투하면
어쩌지….

실제로 큰아이는 동생의 존재를 상처 없이 쉽게 받아들이지 못합니다. 가히 '충격적인' 일이지요. 커가면서 심해지면 물고 뜯고 고자질하는 '형제간의 경쟁Sibling Rivalry'이 극대화됩니다. 어쩌면 둘째가 태어나면서부터 어쩔 수 없이 생길 수밖에 없는 관계양상입니다. 이때 부모의 행동과 역할이 얼마나 중요한 것인지는 아무리 강조해도 지나치지 않습니다.

큰아이가 돌 전후 아이라면 어떻게 하나요?

둘째 아이의 출산과 육아를 준비하면서 큰아이의 연령에, 눈높이에 맞춰 부모의 행동은 달라져야 합니다. 큰아이가 첫돌 전후의 아이라면 이 연령대의 아이들은 아무리 새 생명의 탄생과 존귀함을 알려주어도, "네가 지켜줘야 할 네 동생이다" "세상엔 너희 둘뿐이다" 등등 아무리 설명해도 정확히 그 의미가 무엇인지 알기 어렵습니다. 하지만 그렇더라도 우리에게 올 아기에 대해서 함께 이야기하고, 그 즐거움을 공유해야 합니다. 큰아이가 서운해할까봐 좋은 감정을 숨기고, 애써 표현하지 않는 것보다 아이 앞에서 엄마가 들떠 하고, 기대하는 모습을 보여주는 편이 좋습니다. 아이는 엄마가 왜 그럴까 잘 이해하지 못할 수도 있지만, 그런 엄마의 모습에 덩달아 기대에 찬 기분이 들 수 있습니다.

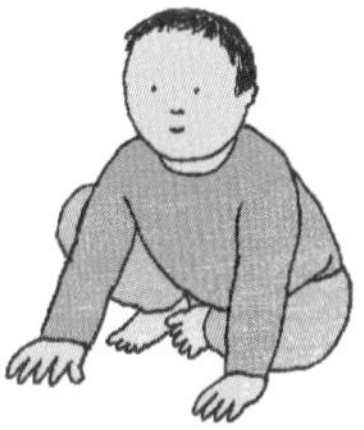

엄마는 무적이 아니지요. 두 아이, 혹은 세 아이의 요구에 모두 부응해줄 수 없는 것이 당연합니다. 특히 혼자 양육하게 되면 말이지요. 혼자서 너무 지쳐하지 말고 배우자, 친정엄마, 친척, 친구들까지 엄마를 도와줄 수 있는 사람을 찾아 도움을 청하는 것이 좋습니다. 또한 주변의 다른 엄마들은 어떤 식으로 이런 위기를 극복해왔는지 들어보는 것도 도움이 됩니다. 백 마디 이론보다는 한 마디의 실제가 도움이 될 때가 많으니까요.

1 호칭을 알려주기

부지런히 '오빠' '언니' '아기' '동생' 등의 말을 가르쳐주세요. 이맘때의 아이는 말을 배우기 시작하죠. 개념에 익숙해지기 위해서는 그 단어에 친숙해져야 합니다. 부지런히 그와 관련된 책을 읽어주고, 예쁘고 작은 아기(혹은 아이의 신생아 때) 사진을 꺼내어 보여주면서 어리고 작은 아기에 대한 생각을 심어줍니다. 큰아이에게 둘째 아이를 칭하는 말은 '엄마의 아기'가 아닌 '네 동생'입니다.

2 사랑받고 있다는 것을 느끼게 해주기

둘째 아이가 태어났을 때 큰아이에게 '너는 사랑받는 아이'임을 느낄 수 있도록 특별한 뭔가를 해주세요. 아이는 왜 동생을 질투할까요? '내가 받을 사랑을 너에게 빼앗겼다' 느끼기 때문이겠죠. 첫째 아이에게 '내가 아직도 널 이렇게 사랑한단다' '둘째 아이가 왔지만 변한 것은 아무것도 없단다'라는 것을 알려주기 위해서 '형(오빠, 언니)이 된 기념으로 선물'을 준다든지 둘째 아이를 두고 첫째 아이와의 시간을 따로 만들어 갖는 등 노력을 해주세요. 이때 "나는 ○○랑 시간을 보내야 해서 다른 거 못해요"라고 못박아두면 아이는 그 시간만큼은 제 세상일 겁니다.

첫째 아이의 목욕을 돕게 될 때에도 일부러 아직은 갓난쟁이인 둘째 아이에게 이르듯 "나는 네 언니 도와줘야 하니까. 지금 널 돌봐줄 시간은 없을 것 같구나"라고 하는 등 큰아이에게 집중하고 있음을 표현하는 것이 좋습니다.
엄마는 둘째 아이의 육아로 많이 바쁠 겁니다. 함께 놀아주고 특별한 곳에 놀러 가는 등의 일은 아빠나 할머니, 할아버지가 동참해도 좋겠습니다. 모든 어른들이 둘째 아이에게만 집중할 필요는 없겠지요.

3 큰아이도 아기임을 인지하기

큰아이는 아직도 그냥 'Baby'일 뿐입니다! 생각보다 둘째 아이를 빨리 가진 부모님들은 착각을 합니다. 걷고, 말하고, 음식을 먹는 큰아이가 정말 갓난쟁이 옆에서는 'Big Baby'로 보인다는 것이죠. 지나고 나서 생각해보면 아직도 엄마젖을 그리워하는 아주 어린 아기일 뿐인데 말입니다. 항상 염두에 두세요. 아직 우리 큰애는 '아기'라는 것!

큰아이가 어린이집을 다니는 아이라면(만 2~4세) 어떻게 하나요?

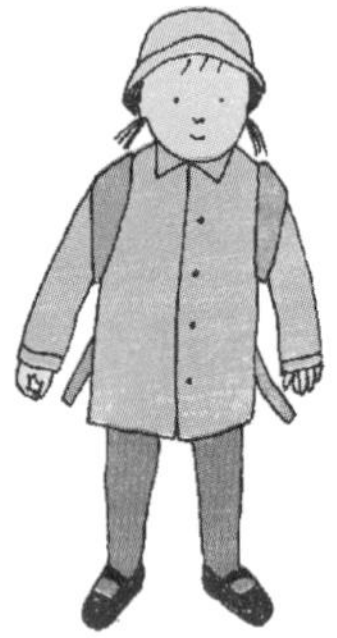

어쩌면 아이가 엄마를 제일 밝히는 나이입니다. 아무에게도 엄마를 빼앗기기 싫어하죠. 새로운 가족이 생긴다는 것을 알고는 있지만 받아들이기 힘들어하고 변화가 생기는 것도 싫고 괜히 겁을 먹기도 합니다. 어떻게 해야 우리 아이가 듬직한 맏이가 될 수 있을까요?

1 아이를 동참시키기

출산과 양육 준비에 아이를 동참시키세요. 첫째 아이 때 사두었던 여러 가지 용품을 세척하거나 빨아 말리고 때로는 새롭게 용품을 사기도 해야겠지요. 이 모든 과정을 아이와 함께해보세요. 함께 물건을 고르고, 빨래를 개켜 넣고, 큰아이의 추억이 담긴 물품에 대해 이야기합니다. 이미 큰아이에게는 어울리지 않는 어린 시절의 물건이겠지만 세척하기 전에 큰아이가 잠시 가지고 놀 수 있도록 해주는 것도 좋습니다.

2 아기 인형 사주기

아기 인형을 사주세요. '아기'라는 존재에 대해 받아들여야 합니다. 어떻게 돌봐주어야 하는지, 어떤 태도로 아이를 만지고 보살펴야 하는지 알아야 하지요. 종종 첫째 아이가 어린 둘째를 위에 올라가서 누른다든가 때린다든가 할퀴는 경우가 있습니다. 그러지 않도록 미리 아기 인형을 사서 진짜 아기인 것처럼 어떻게 대해야 하는지 연습하게 해주세요.

3 솔직하게 설명하기

솔직하게 설명해주세요. "아기는 태어나면 참 귀엽고 예쁘지만 막상 태어나보면 너를 성가시게 굴 수도 있고, 엄청 울기 때문에 듣기 싫어질 수도 있어. 정말 사랑스럽겠지만, 우리를 힘들게 할 수도 있고, 너와 시간을 보내며 함께 놀려면 한참을 커야 한단다." 무조건 "예쁠 거야. 네 동생이기 때문에 다 괜찮아" 하는 말로서 아이를 안심시키기보다는 솔직하게 앞으로 벌어질 일들에 대해 미리 예고해주는 것이 좋겠습니다.

4 아빠는 큰아이와 더 많은 시간 보내기

아빠는 큰아이와 많은 시간을 보내도록 해주세요. 어찌 보면 엄마는 빼앗길 수밖에 없습니다. 수유도 해야 하고 둘째에게는 엄마의 손길이 얼마나 많이 필요한지 모릅니다. 하지만 아빠마저 빼앗긴다면 아이의 상실감은 커질 수밖에 없겠지요. 아빠에게는 기회입니다. 늘 엄마만 좋다고 엄마만 졸졸 따라다니며 아빠를 찬밥 취급하지는 않았나요? 아이와 친해질 수 있는 절호의 기회이니 많은 시간을 보내주세요.

5 큰아이와 특별한 활동을 하기

큰아이와 특별한 활동을 함께 해주세요. 책을 읽거나 음악을 듣고 함께 이야기하는 시간을 포기하지 마세요. 둘째 아이를 양육하면서도 충분히 할 수 있는 일입니다. 낮에 엄마와 둘째만 시간을 보내지 말고, 늘 셋이 함께 있다는 느낌으로 해주는 겁니다. 아이에게는 항상 사랑과 관심을 주어야 합니다. 아이가 외톨이로 혼자 떨어져 있다는 느낌을 갖지 않도록 노력해주세요.

6 아이의 실수에 관심 가지기

아이의 실수에 관심을 가지고 반응해주세요. 동생이 태어나면 정말 흔한 양상으로 다 큰아이가 갑자기 젖병으로 먹으려 하고, 배변 습관이 좋던 아이가 갑자기 팬티에 실수를 합니다. 많은 사람들이 고민하는 일이고 실제로 상담을 많이 받습니다. 아이는 엄마의 사랑과 관심을 갈구하는 것입니다. 실수나 이상한 행동을 하면서 엄마의 주목을 받고 싶은 것이죠. "다 컸으니 그러면 안 돼"라는 엄격한 훈육보다는 관심을 보여주세요. "우리 ○○가 갑자기 젖병 생각이 났구나" "우리 ○○가 놀란 마음에 실수를 했구나"라고 말입니다. 때로는 "안 돼"보다 "괜찮아"로 격려해주고 관심을 주세요. 또한 아이가 형으로서, 언니나 누나로서 좋은 모습을 보이면 칭찬을 많이 해주세요.

7 가족들의 도움을 받기

다른 가족 구성원들에게 큰아이를 많이 부탁하세요. 새로운 아이가 태어났으니 어떻게 생겼는지 궁금하기도 하고, 지켜보고 싶기도 하여 많은 친척들이 방문할 수도 있습니다. 그럴 때 둘째 아이에 집중하기보다는 첫아이에 대해 궁금해하고, 첫째 아이의 재롱을 보고 싶어 하도록 미리 부탁해주세요. 방문객들이 둘째 아이의 선물 대신 큰아이를 위한 작은 선물을 준비해오는 것도 좋습니다.

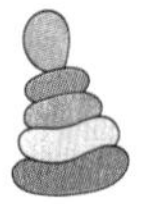

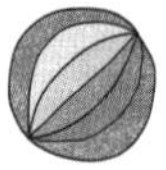

8 엄마의 부재 설명하기

엄마의 부재에 대해 설명해주세요. 엄마가 출산이나 산후조리를 위해 병원이나 조리원에 있을 예정이라면 아이가 분리 불안을 느끼지 않도록 엄마가 왜 병원에 있어야 하고 조만간 꼭 돌아올 것이라는 것을 미리 얘기해주는 것이 좋습니다.

9 큰아이에게 부담을 주지 않기

큰아이의 교육 및 훈련은 미리 끝내거나 미뤄주세요. 되도록이면 둘째 아이를 낳기 전에 큰아이에게 잡아주어야 할 주요한 교육 및 습관(예를 들어 배변 훈련, 수면 습관 등)을 마쳐주세요. 원하는 대로 교육을 마치지 못했다면 일단 둘째 아이가 웬만큼 클 때까지 미뤄주세요. 그러지 않으면 큰아이는 새롭게 자리를 차지하고 있는 작은 생명이 가져온 모든 변화의 소용돌이 속에서 무언가를 학습해야 한다는 부담감에 혼란을 겪게 될 것입니다.

10 부모가 직접 설명하기

부모가 직접 둘째 아이에 대해 설명해주세요. 둘째를 위한 물건을 사기 시작하거나, 아이가 엄마의 커져가는 배에 대해 물어본다면 그때 새로운 아기에 대해 설명해주세요. 생명의 탄생이나 형제, 자매에 관련된 그림책은 효과적입니다. 이 이야기는 반드시 엄마나 아빠가 해주어야 합니다. 다른 사람의 입을 통해 듣게 된다면 일종의 배신감을 느낄 수도 있습니다. 엄마가 차근차근 동생의 존재에 대해 자연스럽게 설득시키는 것이 아이에게 좋습니다. 엄마로부터 일종의 '선고'를 듣기 전, 할머니가 먼저 "동생 생겨서 좋겠네!" 하는 것은 바람직하지 않습니다.

큰아이가 유치원이나 학교에 다니는 아이라면(만 5세 이상) 어떻게 하나요?

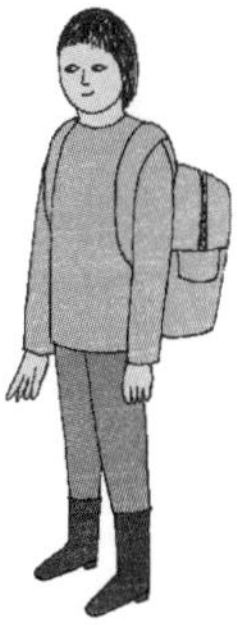

유치원이나 학교에 다니는 아이들은 동생이 태어난다고 해서 겁을 먹지는 않습니다. 그래도 둘째 아이에게 사랑과 관심이 넘어갔다고 분하게 생각할 수는 있습니다. 하지만 말로써 설득과 설명이 가능해지는 나이이기 때문에 이해시킬 수 있습니다.

1 함께 돌본다고 느끼게 하기

갓난아기를 집에 데려오게 되면 큰아이가 '나도 아이가 자라는 데에 한몫하고 있다'라고 느끼게 해주어야 합니다. 엄마에게 물어보고 허락받으면 아이를 안아볼 수도 있다고 얘기해주세요. 큰아이가 동생을 보살피면 많이 칭찬해주세요.

2 큰아이에게 소개하기

가능하면 병원이나 산후조리원으로 큰아이를 불러주세요. 아이는 가족이 늘어나면서 더 멀어졌다고 생각하게 될 수 있습니다. 그러지 않도록 아이를 불러 새로운 가족의 구성원을 소개시켜주고, 소외된 느낌을 받지 않도록 해주세요. 또한 아이를 다른 누구보다도 특별하게 맞아주어야 합니다. 엄마와 떨어져 있던 하루가 아이에게는 많이 불안했을 수 있으니까요.

3 아이의 언어로 설명하기

아이의 언어로 상황을 잘 설명해주세요. 듣기 어렵고 이해 안 가는 말이 아닌, 아이의 눈높이에서 새로운 가족을 맞이하는 것이 어떤 의미인지, 또 이것은 아이에게 어떤 영향을 미칠지, 어떤 점이 좋고 좋지 않은지 등을 설명해주세요.

4 아이의 요구에 귀 기울이기

아이의 요구를 간과하지 마세요. 큰아이는 계속해서 요구가 있고, 무언가를 하고 싶어 할 겁니다. 이를 가벼이 생각하지 말고 꼭 일정 시간은 첫째 아이 위주로 생활해주세요. 안 아픈 손가락이 없지요. 아무리 컸어도 아직 어리고 엄마 속을 다 알지 못합니다. 우리 아이들 더 많이 사랑해주어야 합니다. 내가 알고 있는 사랑, 그보다 더한 사랑으로 말이지요.

D+215

부채 집착

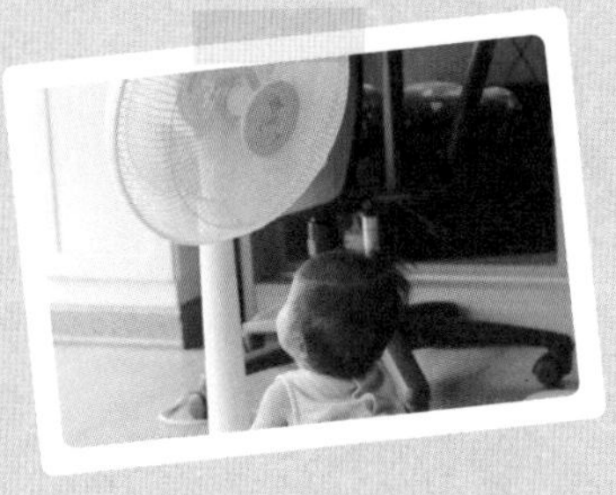

자꾸만 일어나려고 애쓰는 우리 승아.

혼자 낑낑거리며 무언가를 붙잡고 일어나기도 하고

할아버지 손을 붙들고 발걸음을 떼기도 한다.

그나저나 네 엄마는 왜 이리 널 벗겨놓니?

요즘 승아는 자꾸 매트를 들춰 올리고,

선풍기를 너무나도 궁금해하고, 부채에 대해 집착하기 시작했다.

보다 못한 승아 엄마가 집 앞 문구점에 가서

작은 부채를 사다가 깨끗하게 씻어서 주었다고 한다.

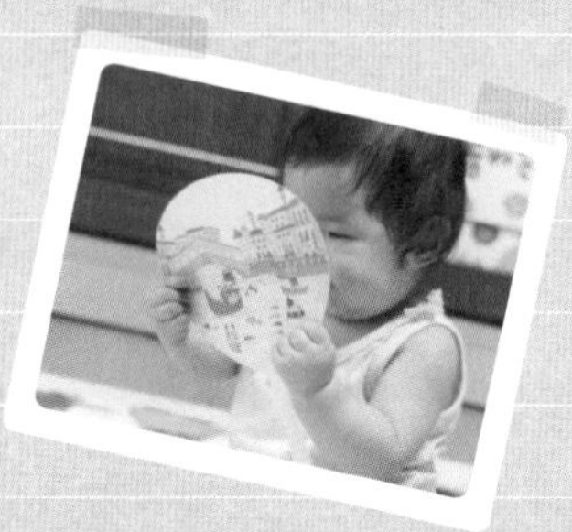

그런데 딱딱한 것을 자꾸 무는 것도 좋지 않고

손잡이가 위험해 보이기도 해서 주지 못할 것 같다.

치발기에 만족하자, 승아야.

피부에 별 이상반응이 없었던 승아가 날이 더워지기 시작하니

땀도 많이 흘리고 접히는 부분에 울긋불긋 땀띠도 나기 시작하는 것 같다.

자꾸 이리저리 입으로 뭔가 가져가니

입 주변도 붉게

접촉성 피부염이 생겼다가 없어졌다가를 반복하기도 한다.

물건에 집착하는 아이

아이들은 물건에 집착해요

물건에 집착하는 아이들은 참 많습니다. 자연스러운 발달과정 중에 나오는 행동이랍니다. 많은 부모들이 아이에 대해서 상담할 때 "이러이러한 행동을 하는데 어떻게 하면 못하게 할까요? 좋은 방법이 없을까요?"라고 물어봅니다. 대부분의 경우, 아이의 행동 자체를 못하게 하려고 행동에 초점을 맞추고 이를 바꾸려고 합니다. 하지만 그보다 중요한 것은 왜 아이가 이러한 행동을 하려고 할까에 대한 생각을 해보아야 합니다. 아이가 가지고 있는 다른 문제, 심리적인 스트레스, 어린이집이나 가정에서 아이가 현재 갖고 있을 만한 문제가 있는지 먼저 살펴본 뒤에 아이의 행동을 보는 것이 순서입니다.

더군다나 물건에 집착을 하는 것은 아이에게 아주 흔하고 본능적인 행동입니다. 시간이 지나면 대부분의 경우에 집착하는 정도가 줄어들고 나중에는 그런 행동을 하지 않습니다. 강압적으로 아이의 물건을 없애려고 하는 것은 좋지 않습니다. 오히려 이를 존중하고 함께 소중히 다뤄주는 것이 좋습니다.

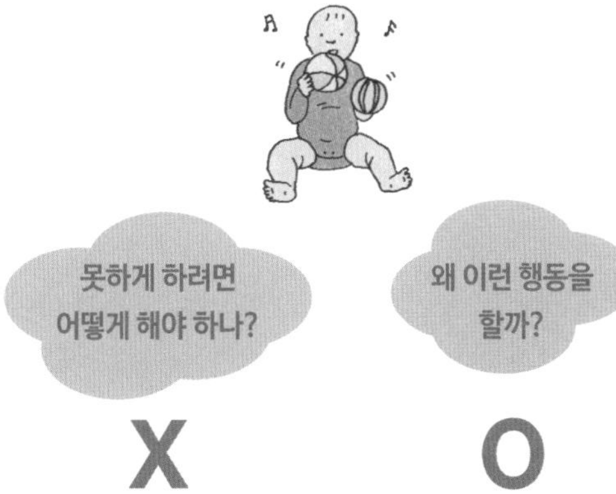

한 가지 물건에 집착

평소에 비가 오지 않더라도 자기가 좋아하는 우산을 가지고 어린이집에 간다든지 항상 자기가 좋아하는 신발만을 고집하는 행동을 보이는 아이들이 있습니다. 그러한 행동을 보일 때 아이에게 어떻게 해야 할까요? 제 답은 이렇습니다. "적당히 지켜봐주세요."

아이마다 애착이 가는 물건들이 있을 것이고 일정한 나이에 도달할 때까지 물건에 대한 애착을 갖는 것은 정상입니다. 흔히 이행물로 사용되었던 인형이나 담요를 유치원에 가져오는 아이들이 이 시기에 많지요. 못난 행동이라며 질타하거나 강압적 혹은 타이르듯 떼어놓을 이유가 없습니다(이행물 493쪽 참고).

타협은 어떻게 해야 할까요?

육아에서 개인적으로 강조하고 싶은 것은 일관되고 단호하게 그리고 예측가능하게 아이를 길러야 한다는 것입니다. 물론 아이를 사랑하고 관심을 갖는 것은 기본이지요. 여기에 한계를 설정해주는 것이 중요합니다. 어떠한 것은 아이의 주장이나 생각에 적절히 타협을 해도 되고, 어떠한 것들은 절대로 타협의 대상이 되어서는 안 된다는 것입니다.

타협이 될 수 없는 것 →

먹는 것
자는 것
과격한 행동
(물고, 때리고, 침 뱉는 행동)

타협하기

일반적인 아이의 선택은 부모가 존중해주고 지켜봐주면 됩니다. 그 행동이 문제를 유발하지 않는다면 말이죠. 예를 들어서 손가락을 빠는 행동을 보일 때 이것을 어떻게 해야 하나 많이 물어봅니다. 억지로 못 빨게 해야 하는지, 손가락에 빨간약이라도 발라야 하는지 말이지요. 저는 손가락을 빨아서 문제가 된다면 적절히 조치를 취하겠지만 아이가 손가락을 빨게 되면서 얻게 되는 장점(심리적 안정감, 돌 전 아이의 경우 수면 중 영아돌연사의 예방 등)도 무시할 수 없기 때문에 만 4세 이전에는 적극적인 대처를 하지 말라고 말씀드립니다. 4세 이전에는 손가락 변형이나 치열에 문제가 되지 않고 문제가 되어도 회복이 가능하기 때문입니다.

어린이집에 우산을 가져가도 됩니다. 특정한 신발만을 좋아할 수 있습니다. 자폐 성향이 있는 아이들이 물건에 집착하는 것이라는 생각 때문에 걱정인가요? 다른 발달이 정상적으로 진행되고 있다면 아이의 사소한 문제들은 과감하게 걱정하지 않아도 됩니다. 대부분 과한 것이 문제가 됩니다. 육아도 교육도 마찬가지고요. 지나친 걱정, 지나친 관심과 기대는 피곤한 육아로 이어집니다. 아이의 심리상태와 발달에 대해서 아이 입장에서 생각해 보며 조금 여유롭게 지켜본다면 육아가 좀 더 편하지 않을까 생각합니다.

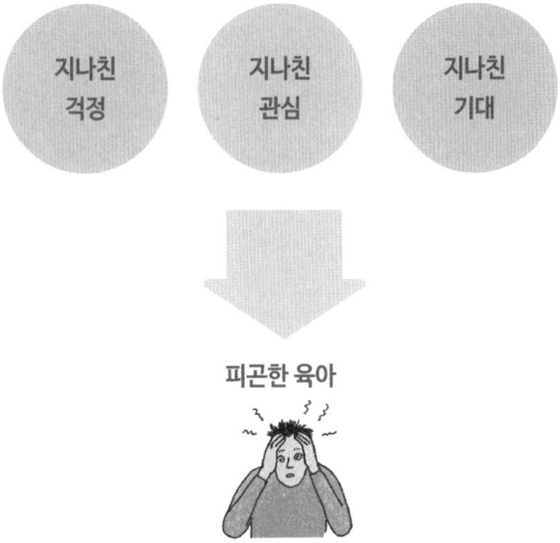

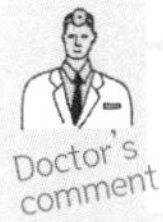

손수건에 집착하는 아이

손수건에 집착하는 아이도 있습니다. 손수건이 아이의 이행물이 된 겁니다. 손가락이나 공갈젖꼭지도 비슷한 의미가 되겠지요. 질식의 위험이 없는 얇은 수건이라든지 인형 등을 아이가 잘 때 일부러 넣어주기도 합니다. 아이가 의지할 대상을 엄마에서 다른 물건으로 이행시키는 것이지요. 아이가 마치 엄마에게 하는 것처럼 의지할 대상을 만들어 위안을 얻는 행동이기 때문에 "걱정 마세요!"라는 말씀을 드리고 싶군요.

D+219

반가운 이가 올라오다

어떻게 며칠 만에 이렇게 달라질 수 있을까.
아이는 자고 일어나면 달라진다는 말이 너무나 실감나는 요즘.

아내와 소파에 앉아 얘기하고 있는데
한참 혼자서 놀던 승아가 소파를 짚더니 짚고 일어서기를 계속 반복한다.
갑자기 우뚝 서버린 승아.

승아가 요즘 치발기를 더욱 밝히고
입도 움질움질하기에 살짝 만져보니 날카로운 무언가가 만져진다.
이가 올라오려 하는가 보다.

승아가 7개월이 넘어가자 할 줄 아는 게 많아졌다.

① 뭐든지 입으로 가져가기
② 짚고 일어서 부비부비
③ 입으로 장난치기
④ 울다 놀다 울다 놀다
⑤ 부르면 쳐다보기
⑥ 기어가기
⑦ 물건 잡기
⑧ 뒤집고 앉기 2단 콤보
⑨ 엉덩이 추켜들기
⑩ 기분이 좋을 때는 엉덩이를 들썩들썩

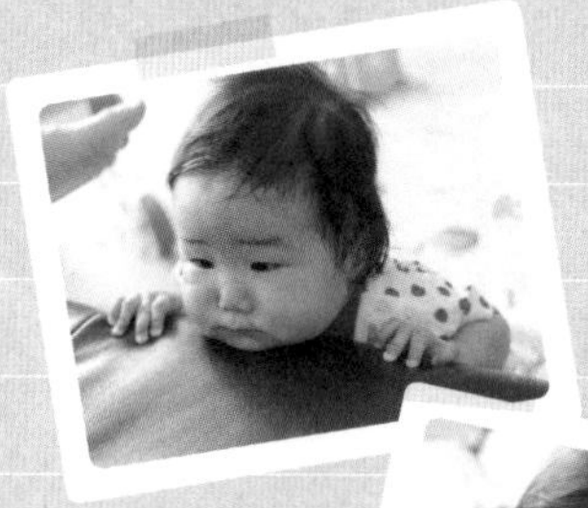

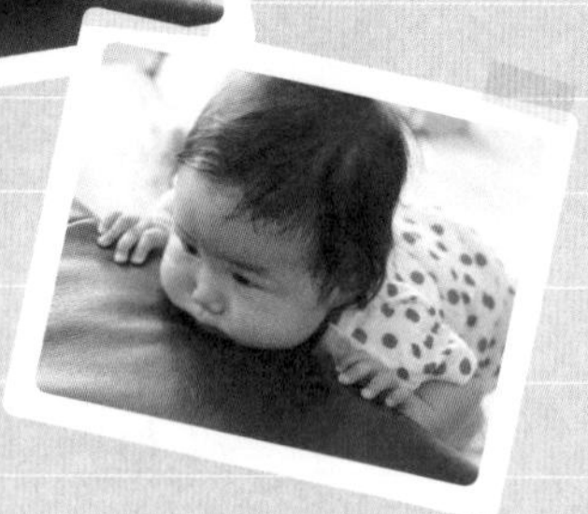

볼수록 신기하고 귀여운 승아의 발달
나도 승아가 엉덩이를 들썩거리는 것을 오늘 처음 보았는데
승아가 이렇게 컸나 싶어서 기분이 야릇했다.

이제 승아의 움직임이 많아지고 힘도 아주 세져서
감당하기가 조금씩 어려워지고 있다.
승아 엄마는 멍들고, 손톱으로 긁힌 자국에, 머리도 뽑히고…
혼자 고생하는 것 같아 너무 고맙고 미안하다.
승아야, 그래도 아빠한테 너보다는 엄마다.
엄마 힘들게 하지 마!
그래도 우리 승아가 예쁘고 건강하게
잘 커주고 있는 것 같아서 아빠, 엄마가 많이 뿌듯하구나.

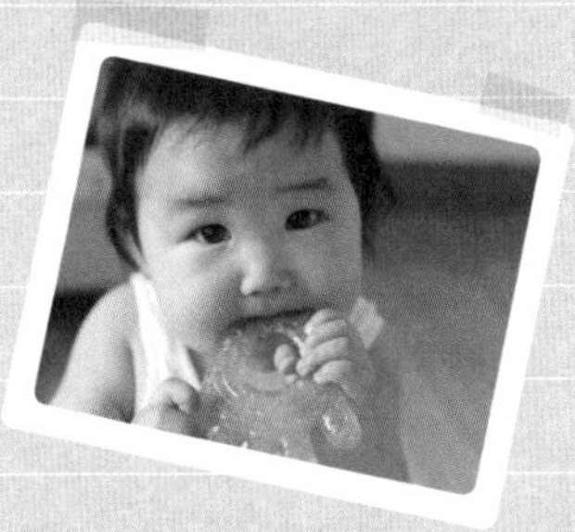

치아 관리

좋은 양치습관을 가져요

양치습관은 매우 중요합니다. 일찍부터 밥이나 간식을 먹은 후 양치하는 습관을 길러주세요. 아이가 양치하는 시간을 싫어한다면 양치를 하는 동안 2분 정도 길이의 노래를 불러주거나, 타이머를 이용한다거나, 숫자를 좋아하는 아이라면 옆에서 숫자를 함께 세어준다거나 하여 양치를 2분 정도는 할 수 있도록 유도해주세요.

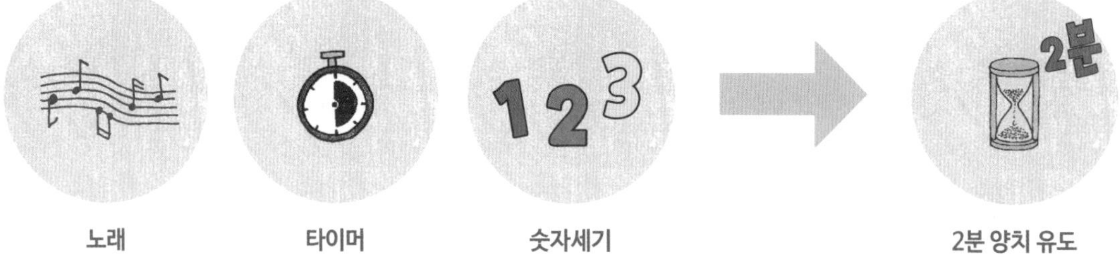

치약을 사용해요

미국치과협회에서 "생후 24개월 미만의 영 · 유아도 불소가 든 치약을 쓰는 게 좋다"는 권고안을 내놓았습니다. 유치가 나기 시작하는 생후 6~7개월부터 영 · 유아용 불소 치약을 써도 된다는 의견도 있었습니다. 미국치과협회가 최근 영 · 유아의 충치와 관련된 연구 17건을 분석한 결과, 불소 치약의 이점(충치 예방 효과)이 부작용 위험보다 크다는 결론을 내렸기 때문입니다.

두 돌이 넘어가더라도 무불소 치약을 사용하는 경우가 많은데, 무불소 치약은 입 냄새를 제거해줄 수는 있지만 충치예방에는 효과가 없습니다. 충치예방을 할 수 있는 불소 치약을 쓰되, 함유량이 적은 아기용 치약을 사용하면 됩니다.

무불소 치약

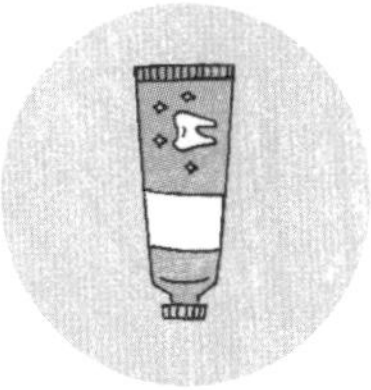

입 냄새 제거 O
충치예방 X

불소 치약

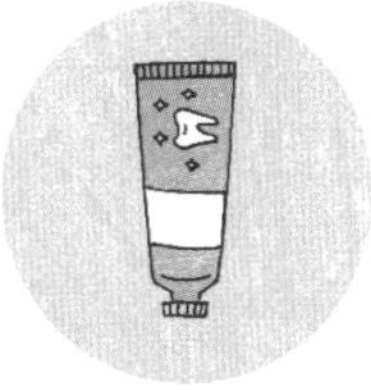

이점 〉 부작용이나 위험

불소의 부작용

위 점막 손상, 호흡 곤란등의 증상은 불소 치약을 소량 사용하는 데에서는 오지 않습니다. 과량 복용 시 문제가 되는 것입니다.

사용 시기

미국소아과학회에서는 만 2세 미만의 아이들도 유치가 나면서부터 하루에 두 번의 양치를 하라고 권합니다. 이유식을 시작하고 유치가 나는 시기인 6~7개월 정도에 시작해도 무방하나, 그때까지는 물을 묻혀 실리콘 칫솔이나 모가 부드러운 아기 칫솔로 구석구석 칫솔질을 해주는 정도로 유지해도 괜찮다는 게 제 개인적인 생각입니다. 치약을 사용하는 시기는 아기의 개월령보다 치아 갯수로 판단하는 게 좋습니다.

돌이 지나면서 어금니가 올라오기 시작하는 시기부터는 양치를 조금 더 구석구석 열심히 하는 것이 중요합니다. 치약 사용도 이때 정도가 되면 좋겠지요. 다만, 돌이 지나 아이에게 당분 있는 음식을 많이 먹이거나, 아기의 식사 시간이 다소 긴 편이라면 불소 치약을 사용할 것을 권해봅니다.

이유식 시작 후 양치

이유식을 시작하면 이가 나지 않았더라도 음식물이 들어가는 것이므로 입 청소를 해주는 것이 좋습니다. 잇몸을 닦아주는 수준으로 해주세요.

1. 잘 소독하고 삶은 가제수건에 깨끗하고 미지근한 물을 묻힙니다.

2. 입안 곳곳 잇몸 마사지를 해준다는 느낌으로 잘 닦아냅니다.

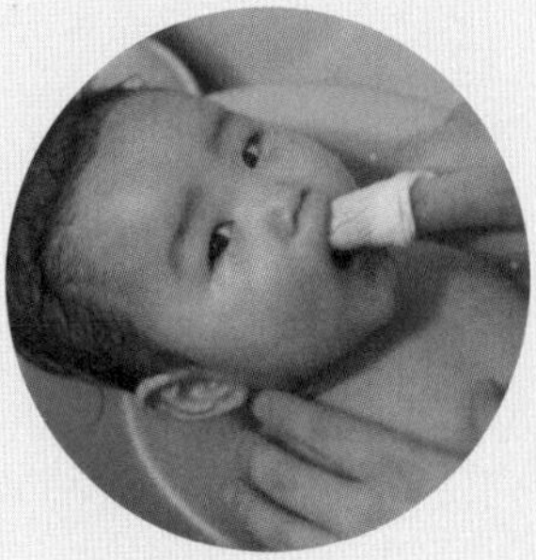

사용량

만 2세 미만의 아이

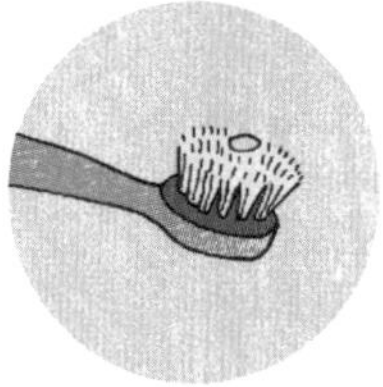

2세 미만 아이에게 사용하는 치약의 양은 쌀 한 톨 정도면 적당합니다. 삼킬 수 있다는 전제하에 사용하는 것이기 때문에 극소량 사용합니다. 칫솔모를 덮지도 않을 만큼의 적은 양을 사용하세요. 하루 3회의 양치를 한다면 1회 정도를 불소 치약으로 양치시켜주고, 그 1회는 저녁을 먹은 후, 잠자기 전이 좋겠습니다. 2세 미만 아이들은 가글이 불가능하므로, 치약 사용 후, 물을 묻힌 가제손수건으로 입안을 닦아내거나, 칫솔에 물을 묻혀 1회 정도 치약 없이 양치를 한 번 더 해주는 것도 괜찮습니다.

만 2~6세 아이들

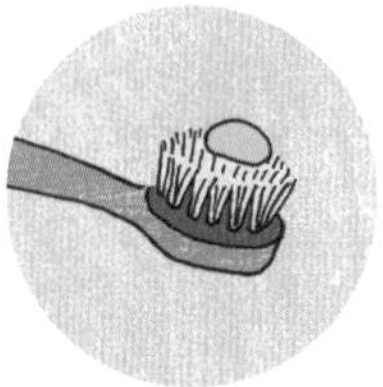

두 살 이상의 아이들은 하루 2번, 완두콩만큼의 치약을 사용합니다. 이때는 의사소통이 되고 가글이 가능한 시기이므로, 삼키지 않고 뱉어내도록 유도해주기 바랍니다.

치약 선택

불소가 소량 함유(500ppm 미만)된 아기치약이라면 어떤 치약을 사도 괜찮습니다. 아이가 좋아하는 향이나 맛의 치약을 사용하는 것은 좋습니다. 이 맛에 익숙해져 단것만 찾는다든가 하지 않으니, 양치에 대한 좋은 기억을 심어주기 위한 하나의 수단으로 생각하세요. 즉 예쁜 모양의 칫솔과 아이가 좋아하는 맛과 향의 치약 사용은 괜찮습니다.

양치에 관한

Q & A

Q 아이가 제법 그럴싸하게 양치를 하는데, 그냥 혼자 하게 두어도 되나요?

A 아이들은 양치를 '제대로' 할 수 있는 능력이 없습니다. 심지어 우리의 어릴 때를 생각해보면 우리가 양치를 제대로 하는 능력을 갖게 된 것은 (특별한 교육을 받지 않고서는) 정말 얼마 안 된 것 같기도 합니다. 아이가 어느 정도 크면 양치 방법과 필요성에 대한 교육을 해주면서 스스로 양치하는 법을 터득하게 해줄 수 있지만, 소근육 발달이 덜 된 어린 아기들은 양육자의 케어가 필요합니다. 양치를 마친 후 아이에게 칫솔을 들려줄 수는 있지만 그것도 잠깐입니다. 너무 오래 칫솔질하는 놀이를 하다 보면 오히려 치아가 마모될 수 있으니까요. 초등학교 들어가기 전까지는 부모의 도움이 필요합니다.

Q 양치시키려고 하면 울고불고 야단이 나요

A 일단 양치에 대한 트라우마가 생기지 않도록 하는 게 중요해요. 멜로디가 나오는 칫솔이나 아이가 좋아하는 캐릭터 칫솔 등으로 아이가 재밌게 양치할 수 있도록 도와주세요. 사전에 양치교육을 해주는 것도 큰 도움이 됩니다. 양치 인형, 양치 놀이 등의 장난감을 구입해서 '아이는 인형을', '엄마는 아이를' 양치시켜주는 것도 방법입니다.

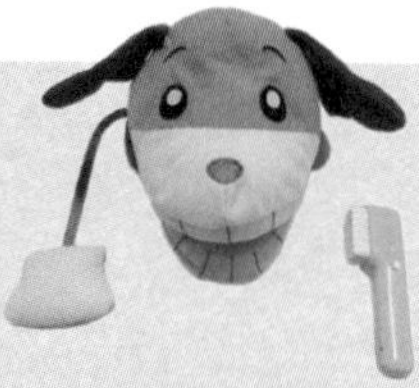

Q 구강티슈 써도 되나요?

A 깨끗한 가제수건을 이용해서 닦아주는 것을 추천합니다. 몇몇 구강티슈의 경우, 메틸파라벤이라는 방부제 성분이 검출되어 홍역을 치르기도 했습니다. 공산품이다 보니 화학보존제가 안 들어갈 수 없겠지요. 이것이 외용제 기준상 사용범위에는 적합하지만 문제는 아기는 뱉어내지 못하고 삼킨다는 것입니다. 굳이 따진다면 외용제가 아닌 내용제 기준에 맞춰져야 할 겁니다. 구강티슈가 편리하게 느껴질 수 있겠지만 수고스럽더라도 미온수에 적신 가제수건을 사용해주세요.

신체적인 변화와 성장

4~7개월 사이 아이는 한 달에 450~560g씩 체중을 늘려갑니다. 8개월 정도가 되면 아이는 태어날 때 몸무게의 2.5배 정도에 도달하지요. 4~7개월 사이에는 키도 부쩍 커서 5cm 정도는 자라 있고, 두위도 2.5cm 정도 늘어납니다. 아이의 몸무게가 몇 g이고, 키가 몇 cm인 것인지보다 증가치에 신경 써주세요. 그리고 몇 퍼센타일에 속하는지를 체크해주면 됩니다. 우리나라는 영유아 검진 때 이런 것들을 체크하기 때문에 영유아 검진 시 아이의 퍼센타일을 확인해두세요. 아이가 잘 크지 못하고 자라지 않으면 전문의와 상담하세요. 우리 애는 키가 너무 작다고 울상 짓거나 몸무게가 너무 많이 나간다고 걱정할 필요는 없습니다.

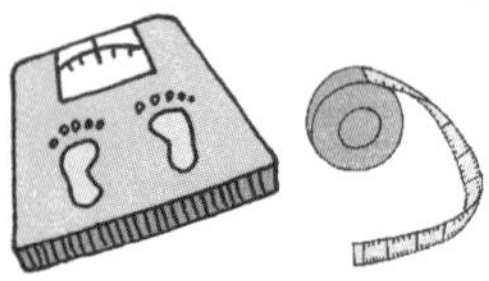

움직임

4개월 정도가 되면 아이의 눈이 원하는 곳을 바라볼 수 있고, 따라갈 수 있도록 눈과 목, 머리 등의 근육이 발달됩니다. 이제 눈에 띄게 아이의 발달 상황을 볼 수 있지요. 물건을 움켜쥐고 뒤집고 앉고 기기 시작하는 등 엄마를 설레게 하는 괄목할 만한 성장을 보여주지요. 하나씩 하나씩 아이의 근육이 발달하는데, 그러면서 아이는 각 발달 단계들을 더 안정적이고 균형적으로 수행하게 됩니다.

1 상체 올리기와 뒤집기 및 되집기

아이는 목부터 들기 시작해서 힘이 생기면 팔로 지탱해 가슴까지 들어 올리게 되는데, 여기에서 힘이 더 좋아지면 아이는 배를 바닥에 대고 다리를 차고 팔을 휘젓는 자세를 취하게 됩니다. 흔히 말하는 '비행기 자세'입니다. 이 자세를 취할 때쯤이면 아이는 뒤집기와 되집기를 할 수 있게 됩니다. 대부분의 아이들이 뒤집기를 먼저하고 되집기를 나중에 하지만, 아이에 따라 되집기를 먼저하고 뒤집기를 하기도 합니다.

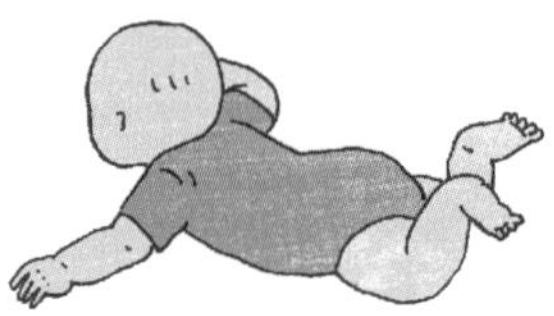

2 앉기

아이는 완벽하게 앉기 전 상체를 손으로 받치며 앉는 자세를 취합니다. 앉는 자세를 하고 있을 때 역시 앞쪽에 장난감을 놓아주고 집중할 대상을 만들어주면 좋습니다. 6~8개월 정도에는 팔로 받쳐주지 않아도 혼자서도 잘 앉아 있게 됩니다. 아이는 눕거나 엎드려 있을 때보다 훨씬 좋은 위치에서 더 많은 것을 원하는 대로 볼 수 있게 됩니다. 아이가 엎드리는 것이나 앉는 자세를 억지로 해주며 연습시킬 필요가 없습니다. 때가 되면 다 하게 되어 있어요. 걱정하지 말고, 아이가 발달 상황에 맞게 과제를 수행해나가고 있는지 지켜봐주세요.

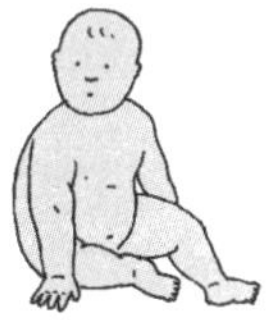

3 입으로 가져가기

4개월 정도면 아이는 손에 잡히는 뭐든 다 입으로 가져가려 합니다. 가져가서 쪽쪽 빨기도 하지요. 이맘때부터 치발기 등을 쥐어주면 됩니다. 아이 손에 닿을 수 있는 반경 안에 있는 물건들에 대해 철저하게 위생 관리도 해주어야 합니다.

4 손의 발달

아이는 손가락을 쓰기 시작하는데, 손을 모아 깍지를 끼거나 오므리거나 이것저것 움켜쥘 수 있게 됩니다. 하지만 아이가 엄지와 집게손가락을 이용하여 물건을 집으려면 9개월 정도는 돼야 합니다. 4~7개월령 아이들은 물건을 집어 들고 한 손에서 다른 쪽 손으로 옮겨가거나 뒤집거나 비트는 등의 행동을 할 수 있습니다.

5 자기 신체에 대한 발견

아이들은 자기 몸의 몰랐던 부분들을 하나씩 발견하게 됩니다. 누워 있다가 발이나 발가락을 잡고 한참 놀거나 입으로 가져가 빨기도 합니다. 엄마들이 당황스러워할지 모르지만 기저귀를 갈다가 자신의 생식기를 만지기도 하고, 앉아 있을 때는 무릎이나 허벅지를 치기도 합니다. 이러한 과정들을 거치면서 아이는 감각을 기르고 새로운 것들을 경험하게 되지요. 그렇지 못할 거라 생각하겠지만 신체 각 부위의 기능에 대해서도 인지하게 됩니다.

시력

아이들의 시력은 태어난 후 몇 달을 거치며 제 기능을 하게 됩니다. 이제 아기는 상당히 멀리까지 볼 수 있게 됩니다. 7개월까지 아기가 볼 수 있는 거리는 계속 늘어나게 되지요. 4~6개월이면 시력이 많이 좋아져 가까이 있는 물체를 잘 보게 됩니다. 아이들은 이 시기에 주변의 모든 행동과 물건, 사람을 무척 집중해서 관찰합니다. 이러한 관찰을 통해 아이들은 신체, 인지적으로 성장해나가지요.

아기가 붉은색이나 파란색을 다른 색에 비해 좋아하는 경향이 있습니다. 이 시기에는 빨강, 파랑, 노랑 정도 색상만을 옅게 알아볼 수 있을 뿐입니다.

또한 아이들은 성장해나갈수록 복잡한 무늬나 모양을 좋아하게 됩니다.
아기는 시야를 돌리는 것도 상당히 빨라져 물체가 이동하는 것을 빠르게 따라잡을 수 있습니다. 또한 뇌에서 이루어지는 눈에서 손으로 가는 반사작용이 발달하여 움직이는 물체를 손으로 잡을 수도 있게 되지요. 움직이는 모빌은 당연히 아이의 눈을 자극해주는 좋은 도구가 됩니다. 그런데 5개월 정도가 되면 그마저도 다 소용없다며 금세 질려하고 낑낑거릴 거예요. 요즘 나와 있는 각종 장난감과 헝겊책 등으로 아이의 요구에 대응해주세요. 이때 아이에게 쥐어주는 장난감은 괜찮은 촉감의 부드러운 소리를 내며 손으로 쥐기 편한 것이어야 하겠고, 바스락바스락 소리가 나는 헝겊책, 모서리가 둥근 아기책도 좋습니다.
또한 거울 앞에 앉혀 자신을 보게 해주세요. 호기심을 보이고 웃으며 좋아할 겁니다. 처음에는 자신인지 인지하지 못하겠지만 움직이는 대로 거울 속에서 똑같이 따라 움직이는 것을 보며 서서히 거울 속의 아기가 자기 자신임을 알게 됩니다. 혹시 아이가 이러한 모든 노력에 반응하지 않는다거나 별로 흥미를 느끼지 않을 때, 양쪽의 두 눈동자가 안쪽으로 가 있거나 바깥쪽을 향해 있을 때에는 전문의와 상의해야 합니다.

청력과 말하기

아이들은 이제 사람들이 말하는 음의 높이뿐만 아니라 무드와 톤을 감지할 수 있게 됩니다. 엄마가 부드럽고 환하게 얘기하면 아이들은 편안해하고, 엄마가 화가 난 목소리로 말하면 웁니다. 놀랍게도 아이들은 모음과 자음을 듣고 모음과 자음이 합쳐져 만들어내는 음절과 단어, 문장을 조금씩 인지하게 됩니다.
아이가 그냥 횡설수설 떠드는 것 같겠지만 잘 들어보면 아이는 희한하게도 말하듯이 평서문과 의문문, 감탄사 등의 여러 가지 어조로 말을 하고 있습니다. 꼭 질문하는 것 같이 말했다가 '와~' 하고 감탄하는 듯 말하기도 합니다. 이때 엄마는 계속 대꾸해주고 끄덕여주고 생각이나 느낌, 마음 등을 끊임없이 전달해주세요.
좋은 방법이 또 하나 있는데, 아이가 내는 음절과 비슷한 단어로 되받아치는 것입니다. 아이가 "아우아아아"라고 옹알이를 하면, 엄마는 "아빠, 아기, 맘마, 우유" 하는 식으로 여러 가지 단어를 들려주세요. 6개월을 넘어서면서부터는 아이가 들리는 말을 흉내 내기 시작하기 때문에 엄마(또는 다른 양육자)가 해주는 것은 더욱 중요합니다. 아이가 옹알이를 하지 않으면 청력이나 말하기에 문제가 있을 수 있으니 잘 관찰해주세요.

정서 및 인지 반응

1 정서

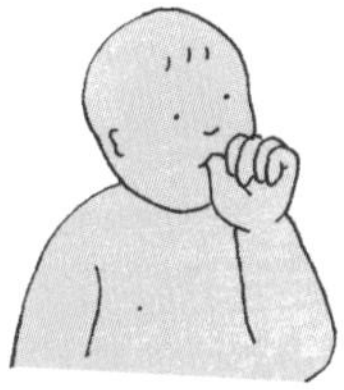

엄마 그리고 가까운 양육자에 대한 애착이 강화되는 시기입니다. 이 시기의 아이들에게는 기질적인 면모와 성격이 보이기 시작합니다. "우리 아이는 좀 요구가 많은 편이야." "우리 아이는 순둥이야."라고들 하죠? 아이들이 각기 다른 머리색과 피부, 얼굴을 타고나듯 성격 또한 갖고 태어나는 부분이 있습니다. 어떤 아이들은 고집이 세거나 활동력이 좋거나 적응력이 뛰어날 수 있지만 또 어떤 아이들은 전혀 다를 수 있습니다. 이 시기에는 이러한 성격이 도드라지게 나타나기 시작하지요.

2 인지

자신을 둘러싼 주변 환경과 사람들을 그저 관찰만 하던 아기는 이제 자신과 환경을 엮어 생각할 수 있게 됩니다. 이 시기 아이들이 정립하는 큰 인지 반응은 '원인과 결과Cause and Effect'입니다. '딸랑이를 흔들면 소리가 난다' '물건을 떨어뜨리면 엄마가 반응을 한다' 등의 간단한 것들이죠. 물건을 떨어뜨렸을 때 주변 사람들이 웃는다거나 다시 주어준다거나 하는 반응을 보고 같은 행동을 수없이 반복합니다. 주변 사람의 반응을 계속 살펴가며 말이죠. 물론 귀찮고 힘듭니다. 아이들은 지치지도 않고 계속 떨어뜨리고 엄마는 계속 주워주고…. 하지만 이러한 행동은 '원인과 결과'를 배우고 자신의 영향력을 시험하는 성장의 과정이니 귀엽고 예쁘게 봐주세요.

먹이기

1 고형식

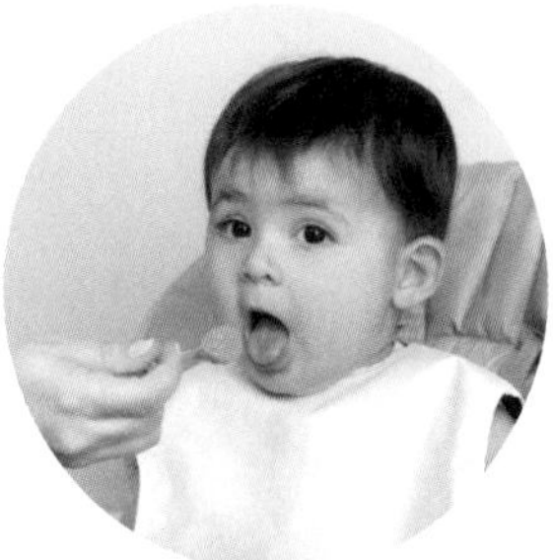

이 시기에는 고형식을 시작하게 됩니다. 아이에 따라 4개월부터일 수도, 6개월부터일 수도 있습니다. 모유 먹는 아기는 만 5~6개월 사이에 아이의 컨디션을 보아가며 시작하면 됩니다.

아기들은 태어날 때 혀 밀어내기Tongue Thrust반사를 갖고 태어납니다. 아기들은 음식을 포함해 어떤 것이든 입에 들어가면 밀어내는 반응을 보이지요. 대부분의 아이들에게서 이 반응은 4개월쯤이 되면 없어집니다. 고형식을 받아들일 준비를 하게 되는 것이지요. 이후로 아이의 컨디션이나 이전까지의 피딩 방식을 고려하여 시작하면 됩니다.
아기에게 고형식을 시작할 때 "엄마가 이제 ○○에게 새로운 음식을 소개해줄 거야" "오늘은 쌀과 소고기, 비타민을 넣어 만든 음식이야" "이제 엄마가 입에 넣어줄게" 등 아기에게 새로운 음식을 소개해줄 때 잘 설명해주고 이야기하며 먹여주는 것이 좋습니다. 처음에는 아이가 많이 혼란스러워하고 눈살을 찌푸리고 음식을 뱉을 수도 있지만 걱정 마세요. 조금씩 아이는 적응하며 좋아질 것입니다. 모유나 분유를 먼저 조금 먹인 후 고형식을 조금 먹이고, 다시 모유나 분유로 끝내는 등 서서히 적응시키는 방법도 있습니다. 이 방법은 심하게 배고픈 상태의 아이 갈증을 해소시켜주고, 모유나 분유에 갖고 있던 좋은 감정을 그대로 이유식 섭취로 연결시킬 수 있습니다. 너무 심하게 거부하면 쉬었다가 다시 시작해도 되고요.

2 식이 보충제

엄마가 주는 젖은 아주 좋지만, 비타민D의 결핍을 가져올 수 있습니다. 따라서 비타민D를 하루 400IU씩 태어난 뒤부터 바로 먹이면 좋고, 지금부터 먹여도 됩니다. 언제까지라는 것은 없습니다. 성인에게도 필요한 영양소이니까요. 다만 분유수유 아기의 경우, 분유에 비타민D가 충분량 함유되어 있을 수 있으니 확인 후 별도 보충은 해주지 않아도 됩니다.

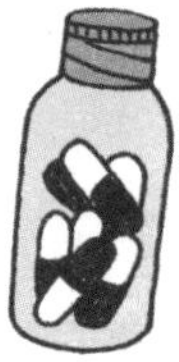

철분 역시 모유수유 아기에게 별도 보충이 필요합니다. 태어날 때 갖고 있던 철분은 생후 몇 달 간 충분하기 때문에 5~6개월쯤부터 보충해주면 됩니다. 고형식을 시작한다면 이 때문에 꼭 소고기를 넣어주어야 합니다.

치아

치아는 중앙의 앞니부터 나기 시작합니다. 앞니의 아래쪽이든 위쪽이든 먼저 나고, 그 다음 반대편 쪽이 나게 됩니다. 그 다음 송곳니, 그 다음에는 어금니가 납니다. 유전 등에 의해 이가 나는 시기는 차이가 날 수 있으니 이가 너무 늦게 나더라도 걱정하지 마세요.
이가 나기 시작하면 불편함이 조금 생기기 때문에 수면 습관이 틀어지거나 이유 없이 짜증내며 울거나 체온이 불안정할 수 있습니다. 38도가 넘는 열이 아니라면 지켜보면 됩니다.

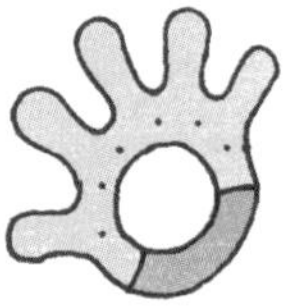

아이가 침을 흘리거나 무언가를 자꾸 씹으려 할 것입니다. 치발기를 쥐어주어도 되지만, 치발기는 부드러운 재질로 된 것이어야 하며, 안전해야 합니다.
치아를 닦아주지 않으면 우식증이 생길 수 있습니다. 아이 전용 칫솔로 살살 닦아주고, 충치를 막기 위해서 젖병을 물고 잠드는 일은 없도록 해야 합니다.

대소변

이유식을 시작하면서 아이의 대변 양상이 다양하게 변할 수 있습니다. 모유나 분유를 먹다가 고형식을 먹게 되니 당연한 결과지요. 심한 설사나 피부 발진이 아니라면 이유식을 그대로 진행해도 됩니다. 흔히들 아이에게 변비가 생겼다고 유산균을 먹여야 되냐고 물어보는 사람들이 많습니다. 대변의 성상은 수분과 섬유질의 양과 관련이 많기 때문에 유산균에 너무 기대지 말고 아이의 이유식에 수분이나 섬유질이 부족한 건 아닌지 이유식 상태를 다시 한 번 확인해보기 바랍니다.

잠

이 시기 대부분의 아기들은 낮 시간에 적어도 두 번 정도의 낮잠을 필요로 합니다. 보통 오전 중간과 오후 중간인 오전 10시나 오후 3시쯤이 됩니다. 몇몇 아기들은 늦은 오후에 한 번쯤 더 낮잠을 자기도 하지요.

밤에 잘 자게 하기 위해서 낮잠을 설자게 하거나 바로 깨우려 하지 않아도 됩니다. 아기가 낮잠이라도 푹 자고 일어나지 않으면 기분 좋게 잘 놀지 못한다는 것을 느낄 겁니다. 아기가 원하는 만큼 자게 두되, 밤과 낮이 바뀔 정도로 낮잠이 길어지면 안 되겠죠. 만일 아기가 낮잠 때문에 밤잠을 설친다면 낮잠을 조금 조절해주세요.

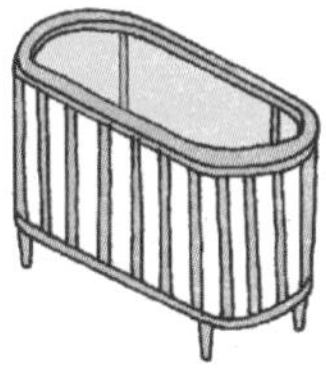

이 시기의 아기는 활동량이 많아지기 때문에 저녁 시간에 느슨하고 나른해지기가 쉽지 않습니다. 하지만 수면 루틴은 늘 해오던 대로 확신을 갖고 일정하게 진행해주면 됩니다. 따뜻한 목욕과 베이비마사지, 자장가 불러주기와 동화책 읽어주기 등의 수면의식은 여전히 아기를 릴렉스시켜줄 것입니다. 또 늘 해왔던 것이기 때문에 "아, 내가 잘 시간이구나" 하고 생각할 겁니다. 이 시기에는 꼭 수면교육을 해주세요.

놀이와 놀이기구

이 시기 아이들은 스윙이나 바운서를 많이 이용하지요? 일단 스윙이나 바운서는 안전하게 설치되어야 합니다. 요즘 나오는 것들은 크게 염려할 필요 없이 프레임이 아주 잘 고정되어 있지만, 어설프게 고정되어 있는 전자 스윙, 크래들 스윙 등의 경우 뒤집기 시작하는 아기에게는 위험할 수 있습니다. 또한 이는 하루에 2회 정도(1회당 이용 시간은 30분 이내)로 제한하는 것이 좋습니다. 엄마가 마주보고 놀아주며 달래는 시간을 더 두어야 한다는 얘기지요.
이 시기에는 아이의 안전사고가 빈번하게 발생하

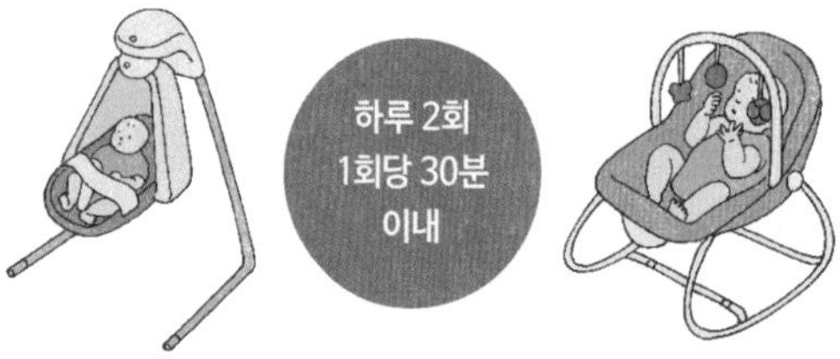

게 됩니다. 베이비룸Playpen을 설치하여 아기가 안전하게 테두리 안에서 놀도록 하는 것이 좋습니다. 흔히들 사용하는 기구로는 보행기나 점퍼루, 쏘서 같은 것들이 있는데, 보행기는 안전상의 이유로 추천하지 않습니다. 점퍼루나 쏘서도 추천하지는 않습니다만, 엄마의 편한 육아를 위해 꼭 필요하다면 너무 의존하지 않는 범위 내에서는 사용해도 무방할 것 같습니다.

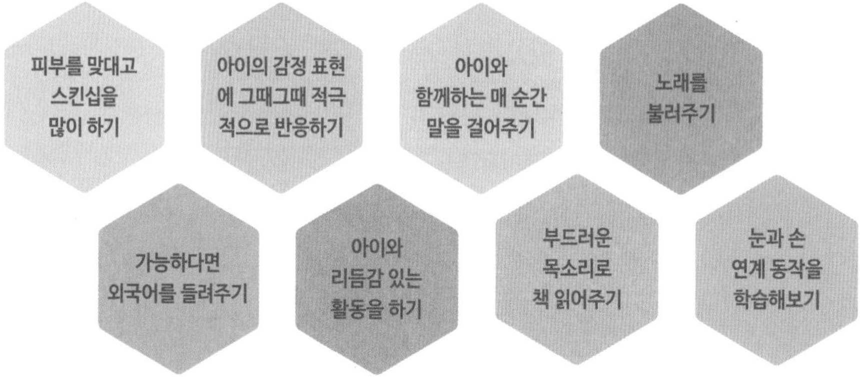

질병

이 시기의 아이는 손을 뻗어 많은 것들을 만질 수도, 그것을 입으로 가져갈 수도 있게 됩니다. 그만큼 질병에 더 노출되고 감염될 소지가 많지요. 그래서 생애 첫 감기나 중이염 등을 앓게 되기도 합니다. 6개월 이전에 중이염이 발생한다면 앞으로 자주 중이염이 발생하거나 심한 중이염으로 이어질 수 있습니다. 물론 아이가 중이염이 잘 생길 수 있는 해부학적 특징이나 환경적인 영향이 있겠지만, 이 시기에 중이염이 생기지 않도록 조심하고 혹시 생겼다고 하면 중이염이 잘 생길 수 있는 환경을 바꿔야 합니다.
감염 예방을 위한 안전 수칙은 사람 많은 곳(마트 등)에 아이를 데려가지 않는 것입니다. 불특정 다수가 많은 곳, 그것도 밀폐되어 공기도 좋지 않은 곳에 데리고 다니다 보면 면역력이 약한 아기들은 질병에 감염되기 쉽습니다. 가족 중에서도 전염성 질병을 앓고 있는 사람이 있다면 아이를 격리시켜 돌보아야 합니다.

중이염 환경 점검

- 어린이집에 다니거나
- 가족수가 많거나
- 집안에 흡연하는 사람이 있거나
- 6개월 넘어서도 야간수유를 하거나
- 누워서 먹이거나
- 공갈젖꼭지를 사용하거나

안전사고

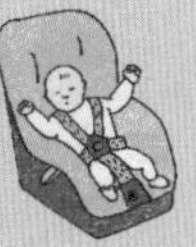

외출 시에는 카시트를 꼭 착용하세요.

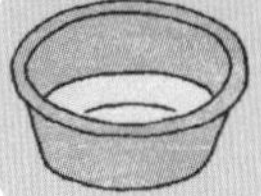

아주 얕은 물이라도 아이를 그 곁에 잠시라도 두어선 안 됩니다.

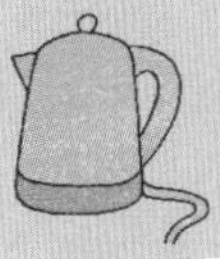

화상에 주의하세요. 아이를 안고 뜨거운 것을 마시지 마세요.

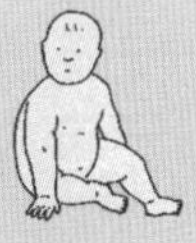

아이를 홀로 두지 마세요. 목 튜브 등은 완전한 안전장치가 아닙니다.
아이가 낙상할 수 있습니다. 안전한 곳에 아이를 두세요.

D+220

승아의 일과

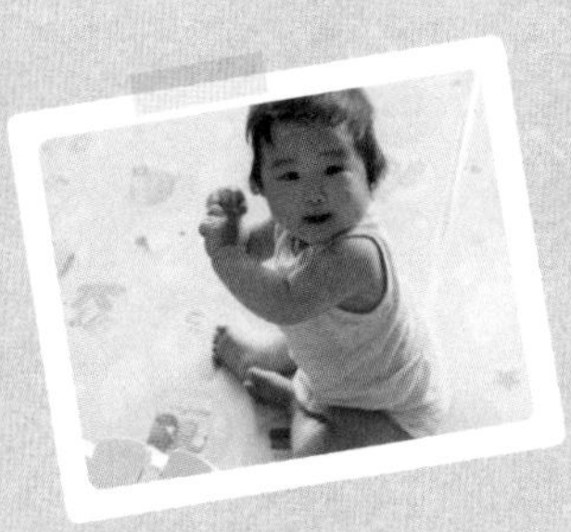

요즘 승아는 밤잠은 잘 자고 낮잠은 안 잔다.
낮잠을 안 자는 것에 대해서 엄마들이 피로감을 많이 호소하는데
밤잠을 안 자는 것처럼 문제되는 행동은 아니다.
다만 엄마가 힘들 뿐.
그리고 대부분 일시적이다.
만 4세 이전에는 낮잠을 재워서 아이의 피로를 풀어주어야 한다.

이가 나기 시작하면 금방 난다더니 만져보니 어제보다 또 불쑥 솟아 있다.
그래서인지 요즘에는 치발기에 집착,
책도 물고 빠는 용도다.

승아는 7시에 목욕을 해서 수유 후 7시 30분쯤 잠에 들고
새벽 6시에 깨어 아침 수유(수유 ①) 후 놀다가
아침 잠(낮잠 ①)을 8시 30분~9시 사이에 한 번
9시에 깨어나서 두 번째 수유(수유 ②)를 하고 이유식을 붙여 한다(이유식 ①).
또 한참 놀다가 11시 30분~12시 혹은 12시 30분까지 낮잠(낮잠 ②)을 자고
12시 30분이나 1시쯤 세 번째 수유와 간식을 붙여한다(수유 ③, 간식 ①).
또 놀고 보채고 하다가 낮잠 1회(낮잠 ③)
4시쯤 수유와 마지막 이유식을 붙여 한다(수유 ④, 이유식 ②).
그리고 이후 놀다가 7시에 목욕,
마지막 수유(수유 ⑤), 그리고 7시 30분쯤 취침.

승아 엄마 말로는 승아가 너무나 정확하게
잠드는 시간과 깨어나는 시간 등이 매일 비슷하다고 한다.
하지만 최근 승아 엄마에게는 두 가지 고민이 생겼다.

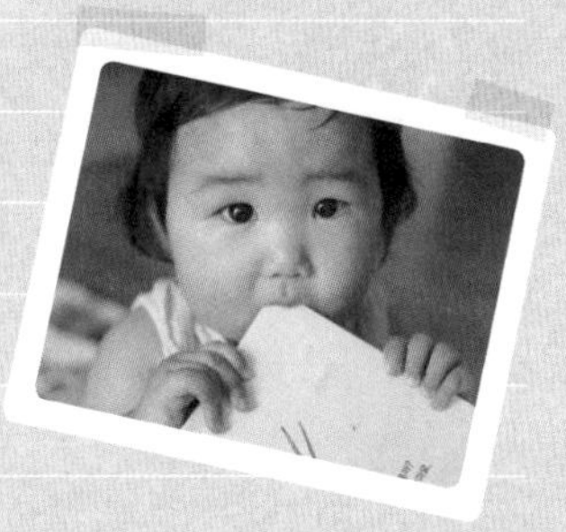

수유가 다섯 번, 이유식이 간식 포함하여 세 번인데
마지막 이유식은 붙여 먹이지 않고 있어
먹이는 횟수가 총 여섯 번으로 너무 많다는 것.

다른 하나는 언젠가부터 낮잠을 너무 안 자서
목욕을 전혀 즐기지 못하고 7시부터는 울면서 목욕하고
울면서 옷 입고 울면서 먹다가 잠든다는 것이다.

첫 번째 질문에 대한 해답으로 이유식 먹이는 시간을 바꾸어
처음 이유식은 지금처럼 수유 ②에 붙여 하고, 간식은 수유 ③에 붙여서,
마지막 이유식은 수유 ④에 붙여서 하기로 했다.
그러면 수유 횟수와 똑같은 5회를 먹이게 된다.
개월수에 비해 수유 횟수가 다소 많은 편인데,
젖량이 적은 탓에 이는 바꾸기가 힘들어
이유식을 먹는 양이 늘어나면 재조정해보아야 할 것 같다.
억지로 하지 말고 서서히 승아 상태를 확인해가며 조절해야겠다.

두 번째 질문은 사실 나도 답하기 좀 애매했다.
아이가 낮 시간 동안 자려 하지 않는 것을 억지로 재울 수도 없고 말이다.
원래 아이가 조금 크고 수면 패턴이 정해지고 나면
자기 전에 수유를 할 것이 아니라 자기 2시간 전쯤 목욕을 하고,
마지막 수유를 하고, 놀다가 시간이 되면 수면의식을 하고 잠들어야 한다.
그런데 바로 먹고 잘 여유조차 없는 것이다.
그렇다고 스케줄을 전면 재조정하기도 어려운 일이었다.
그래서 2시에 자던 낮잠을 산책을 해서라도 놀아주며 재우지 않고,
마지막 이유식을 먹고 잘 수 있도록 했다.

이유식 양이 늘어나고 세 끼에 간식 두 번이 정착이 되면,
물론 그때는 이유식 후기가 되겠지만 또 다시 지금의 스케줄은
자연스레 바뀌고 다시 적응해야 할 것이다.
자고 먹는 일에 "이게 정답입니다!"라는 건 없다.

육아의 원칙

원칙은 중요해요

엄마들은 진료실에 와서 치료와 육아에 대한 속 시원한 답을 듣고 싶어 합니다. 물론 그런 것을 드릴 수 있다면 좋겠지만 저는 소아청소년과 의사로서 아주 기본적이고 원칙적인 말씀을 드립니다. 사랑스러운 나의 아이를 키우는 일, 즉 '육아'는 어떤 스킬이나 재주가 아닙니다. 단호하고 확실하게 말씀드립니다만, 육아의 정석은 '원칙'입니다. 원칙을 지킬 때는 서로가 힘들지만, 원칙이 확립되면 서로가 행복할 수 있습니다.

유연성 있는 원칙의 적용

가끔 한겨울의 가시나무처럼 굉장히 불안정해보이는 엄마들이 꽤 있습니다. 아이에 대한, 육아에 대한 고민을 털어놓는데 '이분, 지금 아이 걱정할 때가 아닌 것 같은데…' 할 만큼 위태위태해 보이지요. 이분 곁을 지켜주는 누군가가 없을까, 혼자서 이 고민을 다 하고 있는 걸까, 생각하면 참 안쓰럽습니다. 아이도 아이지만, 엄마가 행복해야 아이를 지켜줄 수 있어요. 이유식 세 끼 다 해먹이고, 간식도 주고, 아이와 놀아주고, 사진도 찍어주고, 말벗도 해주고, 또 사랑한다 다독이고, 격려해주는 감정노동(노동이라 말하기에는 아주 행복한 일들이지만)까지 하고 나면 꼭 이 세상에 내가 없어진 기분이 들기도 하지요. 일단 아이보다 내 자신을 다독여주세요. 충분히 잘하고 있습니다. 충분히 엄마가 될 자격이 있고, 백과사전처럼 못해도 나만큼 이 아이를 사랑해주고 위해줄 사람은 아무도 없다고 생각하세요. 엄마가 행복하지 않고 우울하다면 이 모든 원칙쯤은 사뿐히 지르밟고 엄마 편한 대로 육아해도 괜찮습니다. 다만 원칙을 강조하는 이유는 육아에 있어서 원칙을 적용할 때는 힘이 들어도 익숙해지면 훨씬 쉬워지기 때문입니다. 쉬워지고, 모두가 행복해지는 길을 위해 나온 것이 원칙이고 교과서적인 방법들이지요. 육아도 과학입니다. 수많은 논문과 책이 그냥 나온 것은 아니지요. 수많은 소아청소년과 선생님들이 그냥 전문의가 된 것도 아닙니다. 카더라 통신에 마음 졸이고 방법을 변경하지 말고 책과 선생님을 믿고 따라주세요.

D+221

앉기 시작한 뒤 승아의 수면

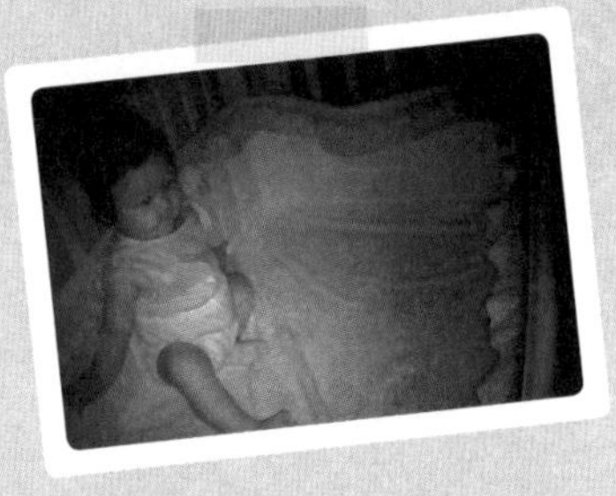

이제 누워 있는 시간보다 앉아 있는 시간이 대부분인 승아.
아이에게 이런 성장 변화가 생기면 가장 먼저 흐트러질 수 있는 것이 수면이다.
결론부터 말하자면 아이가 뒤집기 시작하든 앉기 시작하든
변할 것은 아무것도 없다.

수면의식도 굿나잇 키스도
방에서 나오는 시간도 그대로 진행하면 된다.

다만 아이가 잡고 일어서면 위험한 상황이 생길 수 있으니
잠자리는 무조건 안전하게 해야 한다.
아기침대를 사용한다면 바닥을 내려주어야 한다.
승아는 한 단계만 내려주었는데 요새 잡고 일어서는 것을 보니
내일은 한 단계 더 아래로 내려야 할 것 같다. 무서운 승아.

승아는 앉기 시작하면서부터 자장가를 다 불러주고 나서도
똘망똘망 놀고 싶어 한다.
눕혀놓으면 자꾸 일어나 앉고, 침대 난간에 매달려 쳐다보고
요즘 아침에 부스럭대는 소리에 깨면 승아가 침대에 매달려 우리를 보고 있다.
어찌나 귀여우면서도 무서운지.
잘 생각이 이렇게 없어보이다가도 승아는 자야 한다는 것을 알고 있다.
적어도 내 생각에는 그렇다.

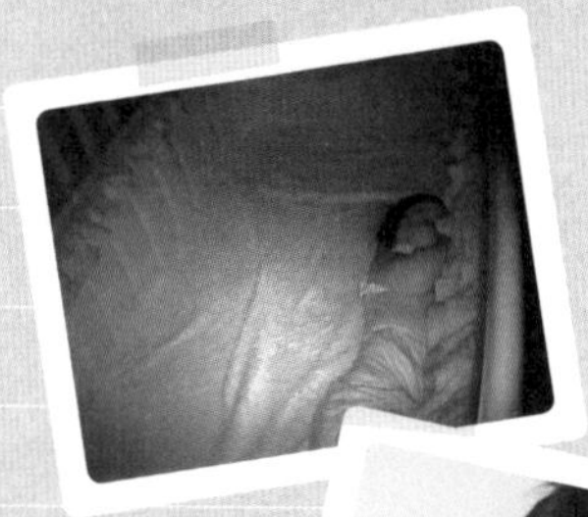

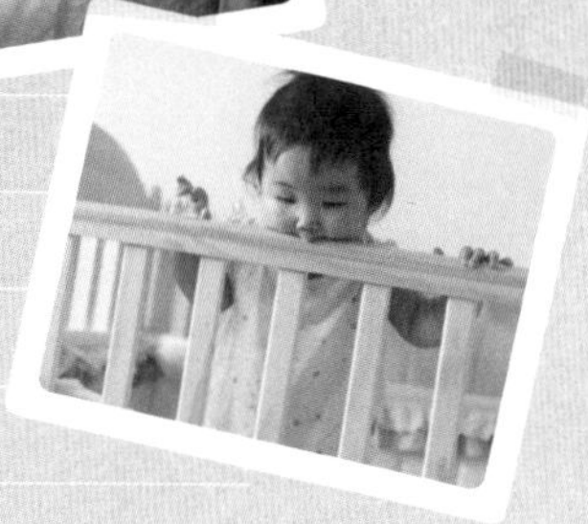

자장가를 부르고 굿나잇 키스 후 우리는 방을 나온다.
CCTV로 승아가 안전하게 있는지 관찰한다.
3~5분 정도를 혼자 이렇게 왔다 갔다 시간을 보내는 승아는
어둠 속에 혼자 남겨져도 울지 않는다.
그러다가 끙끙거리기에 다시 들어가서 눕히고 자리 보존을 해주었다.
그러고 나니 바로 승아는 잠들었다. 자세도 이리저리 바꿔가며….

수면교육을 시작하고, 아이가 내리 10시간을 자기 시작해서
밤의 자유가 허락되었을 때보다도,
오히려 이렇게 아이의 성장에 변화가 올 때,
혹은 6개월이 지나 야간수유를 끊을 시기가 되었을 때
아이에게 스스로 잘 기회를 주고, 그것이 익숙해지도록 도와주기를 잘했다는 생각이 든다.
수면교육의 필요성을 더 느끼고 있는 지금
승아가 새벽에 깨서 스스로 다시 잠들 수 있기 때문에
야간수유를 끊는 것도 많이 울리거나 억지로 끊지 않으면서 자연스럽게 중단할 수 있었다.
엎드리고 앉고 그러다가 스스로 잠이 든다.
승아야, 요즘 크느라 고생이 많은 우리 아기.
오늘도 좋은 꿈꾸어라.
딱 기다려. 아빠가 네 꿈에 갑자기 나타날지도 몰라.

닥터 오의 진료실

수면교육 성공을 위한 몇 가지

Parenting story

승아의 수면방법

승아를 퍼버법으로 재웠다고 보기에는 다소 무리가 있습니다. 첫 시작은 분명 퍼버법이었고, 아이가 울어도 'cry-it-out'을 고수하자는 마음이었지요. 그런데 승아는 안 울었어요. 첫 이틀, 사흘 정도 울었지만 그것도 정말 잠깐 울다 말고 잠이 들었지요. 그러고는 7시나 8시 정도면 잠드는 시간으로 알고 완전히 소등하고 나면 바로 곯아떨어졌습니다. 그러면 모두 궁금해합니다. 승아가 두 시간이고 세 시간이고 우는 아이였다면 어땠을 거냐고.

저는 울립니다. 이틀이고, 삼일이고 일단은 울려볼 겁니다. 하지만 이때 중요한 것은 '울리는 것'이 목적이 아니라 '스스로 잠들 때까지 기다린다'는 부모의 마인드입니다. 그리고 잠드는 환경에 위험한 물건(담요라던가 푹신한 베개 등)은 없는지, 아이가 침대 어딘가에 끼어 있지는 않은지, 옷이나 기타 요인으로 인한 불편함은 없는지 제대로 확인해주어야 한다는 겁니다. '울려도 된다'는 마음을 가지고 하는 것이지 '울리며 재운다'는 아닙니다. 승아의 경우, 하루 이틀 정도만 퍼버법을 시도했고, 그 후로는 자장가만 부르면 잠이 들어서 아이가 자면 방에서 나오는 식이었습니다.

수면교육이 정말 옳은 건가요?

솔직히 수면교육의 성패는 주양육자, 부양육자, 아이의 성향이 결정한다고 해도 과언이 아닙니다. 아이가 잘 적응한다면 하루나 이틀 만에 성공할 것이고, 그렇지 않다면 사흘, 나흘, 일주일도 걸릴 수 있겠지요. 그런데 이때, 아이를 울리는 것을 학대라고 생각한다거나 마음이 약해져서 자꾸 침실로 들어가 왔다갔다, 아이를 어르고 안아서 다시 달래고, 다시 눕히고, 또 다시 안아 달래고 등을 반복하며 동분서주한다면, 수면교육을 안 하니만 못한 상황으로 전개가 됩니다. 또 며칠간의 고생

끝에 성공했는데 다른 양육자가 "하지마!" 해버리면 또다시 수포로 돌아가겠지요.
이처럼 주양육자와 부양육자가 한마음으로 동의하고, 아이가 이것에 따라줄 때 수면교육은 100% 아름다운 성공으로 가지만 이 중에 한 가지만 틀어져도 오래 걸리거나 완전한 실패로 돌아갑니다.
저는 가끔 수면교육에 대한 어머니들의 생각이 궁금해 인터넷으로 검색을 해보곤 합니다. 수면교육을 저처럼 100% 동의하며 하는지, 혹은 정말 싫어하는지 말이지요. 대부분은 '못할 짓이다' '내가 편하자고 아이를 방치해두었다' '정말 반성했다' 등 '성공하더라도 이건 하면 안 되는 일'이라고 생각하는 분들이 많더군요. 정서상 안 좋다고 생각하는 듯 보였습니다. 수면교육은 정말 견해가 다를 수 있습니다. 안아서 달래 재우든, 옆에 뉘여 토닥여 재우든 수면교육 방법은 선택이지만 '젖을 물려 재우면 안 된다'라는 것과 '저녁 8시나 9시가 넘도록 불을 환하게 켜두고 함께 노는 분위기에 아이를 두거나 외출을 하면 안 된다'는 것은 분명히 지켜주어야 합니다.

수면교육 왜 해야 하나요?

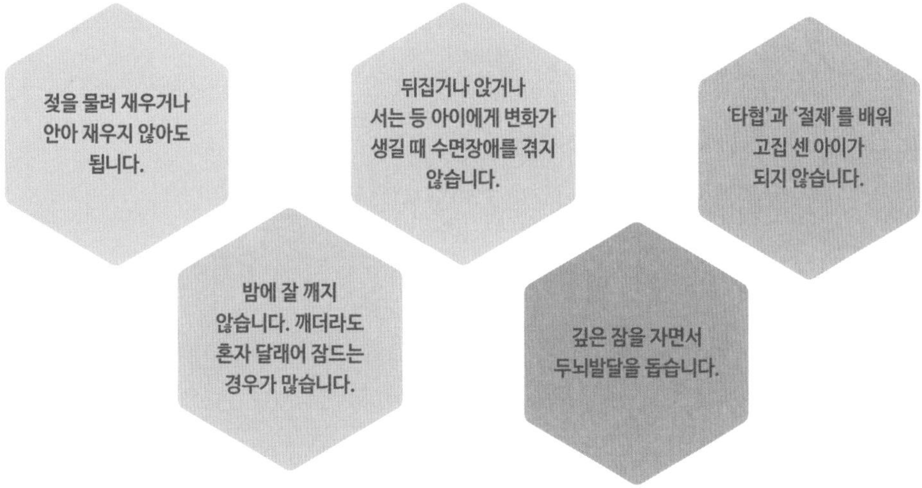

저는 원칙을 '지키는 편'이지, 늘 항상 '원칙대로만' 아이를 키워온 것은 아닙니다. 수면교육의 좋은 선례를 알려드리는 것이 목적이었지만 '온건파'이지, '강경파'는 아닙니다. 수면교육에 대한 질문을 하는 분들 중에는 "우리 아이는 몇 시에 자고 몇 시에 먹고 몇 시에 일어나서 몇 시에 먹고 몇 시에 자고 몇 시에 또 깨고 몇 시에 다시 잠들어…"라고 묻는 분들이 많습니다. 제가 이야기하는 것은 일반적이고 모두가 지킬 수 있는 부분이므로 '우리 아이는 예외다' '정말 다르다' 생각하지 않고 아이에 대한 믿음을 가지고 실천해보면 좋을 듯합니다. '기대'는 아이를 지치게 하지만 '믿음'은 아이를 성장하게 합니다. 수면도, 이유식도, 또 질병을 이겨낼 때에도 어떤 방법과 기로에 서 있더라도 믿음을 가지고 육아하세요. 아이는 보답할 거고, 엄마는 편안해질 겁니다.

잠자는 환경은 어떻게 조성하나요?

저는 수면교육보다는 낮과 밤의 구분에 더 신경을 써주었습니다. 지금도 저녁식사가 끝나면 거실등을 끄고 작은 할로겐 조명 하나 정도를 켜두고, 방에는 스탠드 하나만 켜둡니다. 이렇게 잠들기 전의 밝기와 조명도 계속 신경 써왔습니다. 잠들기 한 시간 반 전부터는 먹이거나 과격한 놀이는 하지 않고, 책을 읽어주거나 움직이는 아이를 따라다니며 말을 붙이는 정도로 시간을 보냈어요. 목욕을 하고 나서 로션을 바르며 베이비 마사지를 가볍게 해주고요. 이렇게 방 안에서 문을 닫고 조금 돌아다닐 자유 시간을 주다가 불을 끄면 알아서 잠이 들곤 했습니다.

낮과 밤의 구분

수면교육을 뒤늦게 시작해도 되나요?

제가 생각하는 '수면교육'이라는 것은 '몇 월 며칠부터 시작!' 하고 시작하는 게 아닙니다. 아이가 태어난 직후 낮과 밤의 환경을 만들어주는 것부터 수면교육의 시작이지요. 형광등 아래 아이를 재우며 모자동실을 하지 않는 산후조리원 생활을 반대하는 것도 그 이유입니다. 아이에게 이유식을 소개할 때 어떻게 하나요? 재료 한 가지 한 가지, 입자 크기며 양까지 자로잰 듯 맞추어가며 조심스럽게 서서히 진행하지요? 수면교육은 이처럼 자로잰 듯 "오늘부터 시작! 이제 혼자 잠들자~" 하는 것이 아니라 아이가 태어날 때부터 '낮이란 이런 것이고 밤이란 이런 것이다' '낮의 놀이는 이런 것이고 밤의 수면은 이런 것이다'를 처음부터 천천히 알려주는 것입니다.
이미 안아 재우는 것이 익숙한 아이, 이미 수면에 대한 의식 확립이 없고 분리 불안이 생길 정도로 많이 커버린 아이에게 수면교육은 다소 힘들 수 있습니다. 만일 제 아이가 특수한 상황에 놓여 그렇게 수면교육이 늦춰졌다 한다면 그래도 저는 할 겁니다. 일주일이 걸릴 수도, 한 달이 걸릴 수도 있지만 해볼 생각입니다. 다만 강경하게 하는 것보다 수면의식을 하고 옆에 있어주면서 잠들기를 기다리는 등 완화된 방법으로 말이지요.

일관된 수면교육을 해야 하나요?

걷기 전

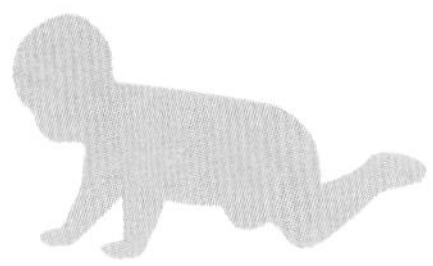

승아의 경우 걷기 전까지는 아기침대에서 잠들었습니다. 뒤집을 때도, 앉을 때도, 설 때도 늘 아기침대에서 잠이 들었지요. 위기가 없었던 것은 아닙니다. 처음에는 자면서 자꾸 이동을 하기 시작해서 손이나 머리의 일부분이 침대에 끼어 우리를 놀라게 하더니 자다가 뒤집어 울고, 굿나잇 키스하고 나왔는데 앉아서 멀뚱멀뚱 눈을 껌벅거리고 있는가 하면, 잘 생각이 없는 아이처럼 침대 난간을 짚고 일어나 실실거리고 있기도 했었지요. 그럴 때마다 동요하지 않았습니다. 다시 들어가 눕혀 잠자리를 정돈해주는 선에서만 아이를 달래었지요. 어쩔 때는 한 번 정도 들어가 다시 눕히면 잠들기도 했고, 또 어쩔 때는 2~3회 반복한 뒤 그제야 잠들기도 했습니다. 대부분은 신기하리만치 바로 곤하게 잠이 들곤 했었죠. 아마 이 시간은 자야 한다거나 나 스스로 잠든다는 것이 의식에 있지 않았나 싶습니다.

걷기 후

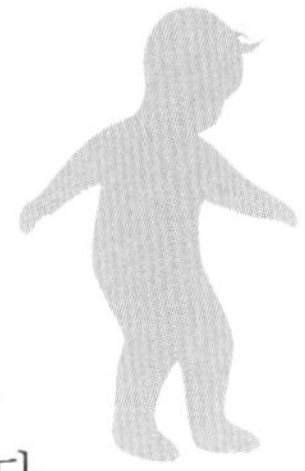

걷고 나서부터는 승아의 두뇌도 성장하여 혼자 남겨지는 것을 싫어하게 되었습니다. 바닥생활을 하는 우리의 이부자리에 함께 누워 재우고, 잠들면 아기침대에 눕혀 자도록 했습니다. 아빠가 좋고, 엄마가 좋다는 것을 안 아이를 혼자 자야 된다며 침대에서 울게 두고 싶지 않았어요. 그래서 낮잠을 재우듯 옆에 뉘여 토닥토닥해주었습니다. 그러면 오래지 않아 잠들었지요. 낮잠도 뉘여서 토닥토닥, 밤잠도 토닥토닥이 전부였는데 이 습관을 들인 것은 정말 잘했다는 생각이 듭니다. 덕분에 엄마의 손목도 무사했고, 아이도 제 나름의 잠자리에서의 독립성을 지킬 수 있었으니까요.

아기침대 사용

어떤 아기침대를 사야 하나요?

출산 내지 육아용품을 리스트업하여 준비할 때 엄마들의 고민을 부르는 용품이 하나 있습니다. 바로 아기침대Crib입니다. 많은 육아 선배들이 말하지요. "그거 쓰다 보면 그냥 옷걸이 돼. 사지 마." "3개월 정도밖에 안 쓰니까 사지 마!"
실제로 걷기 시작하면 혹은 그 이전에 앉기 시작하면 아기침대를 사용하지 않는 경우가 많습니다. 하지만 저는 다음과 같은 이유로 아기침대를 꼭 사용할 것을 권합니다.

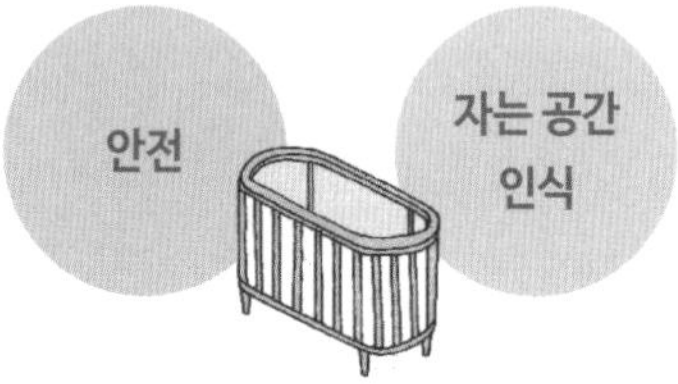

안전상의 이유

아기침대는 아이가 자는 동안 아이를 지켜줄 수 있는 공간이 됩니다. 절대로 어른침대나 소파 등에서 아이를 재우면 안 됩니다. 바닥에서 요를 깔고 재우는 것도 대안이 되겠지만, 어른과 함께 잠들어서는 안 됩니다. 어른과 아이가 잠드는 공간은 반드시 분리되어야 합니다. 바닥 생활을 하게 된다면 범퍼침대가 좋은 대안이 됩니다.

자는 공간에 대한 인식

수면교육을 위해서는 아기침대가 꽤 도움이 됩니다. 아이에게 정해진 시간, 정해진 장소에서 잠드는 일은 아주 중요합니다. 아이는 반복되고 익숙한 일들을 좋아합니다. 범퍼침대나 바닥에 요를 깔고 재우게 되면 아이의 시선이 분산될 테고, 호기심을 이끄는 쪽으로 자꾸 가려고 합니다. 아기침대는 그런 것들에 있어 좀 떨어져 있고, 아이가 밖으로 나올 수도 없습니다. 호기심은 아이가 클수록 더 심해집니다. 아기침대에서 바른 수면교육을 해왔을 때와 바닥에서 재우며 수면교육을 하지 않고 재우려 할 때, 아이가 입면하는 시간은 큰 차이를 보일 수 있습니다.

안전한 아기침대 사용 요령

침대 옆면의 기둥 간격은 6cm를 넘지 않아야 합니다.

매트리스는 단단해야 하고, 아기침대에 틈새 없이 정사이즈로 딱맞게 들어가야 합니다.

물침대, 양가죽 매트리스, 베개, 소파 등 푹신한 곳 위에서는 절대 재우면 안 됩니다. 두꺼운 담요, 깃털이 들어간 이불, 베개, 크고 푹신한 장난감(인형) 등도 절대 아기침대에 함께 두면 안 됩니다. 아이는 작고 힘이 없어서 그런 것들이 파묻히기 십상이고, 이는 질식으로 이어집니다.

머리판과 발판은 단단하되, 날카로운 장식이 있어서는 안 됩니다.

매트리스로부터 침대 울타리의 윗면을 잰 길이가 적어도 66cm 이상이어야 하며, 매트리스는 아이가 클수록 더 내릴 수 있게 조절되어야 합니다.

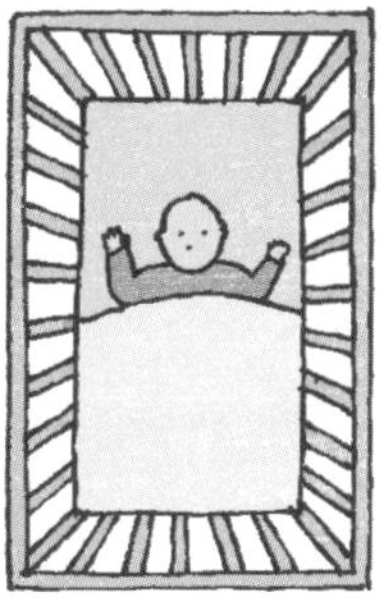

아기침대의 범퍼패드는 사용하지 않는 것이 좋습니다. 범퍼패드가 부상을 예방해준다는 어떠한 근거도 없습니다. 또한, 범퍼패드가 떨어지면 질식이나 목 졸림 등의 위험에 노출됩니다. 게다가 아이가 조금 더 크면 그것을 밟고 아기침대를 탈출하려고 할 겁니다. 낙상의 위험도 있는 것이지요.

아기침대 안에는 큰 장난감이나 푹신한 인형을 두면 안 됩니다. 베개, 부피가 큰 이불, 무거운 담요도 마찬가지입니다. 밟고 올라서서 낙상의 위험이 있으며, 더불어 그에 파묻혀 질식할 가능성이 있습니다.

아기침대는 볕이 직접적으로 닿을 수 있는 창가로부터 멀리 두세요. 직사광선이 아이에게 좋지 않을 뿐만 아니라, 창가에 쳐둔 블라인드의 줄, 커튼의 긴 천 등은 아이의 목을 조를 수 있는 무시무시한 흉기로 둔갑할 수 있습니다.

아이의 키가 90cm가 넘으면, 그때는 침대, 혹은 바닥 생활을 시작해야 합니다. 그 전이라도 떨어지는 것이 걱정된다면(활동적이거나, 아기침대에 적응을 힘들어하는 아이 등) 바닥에 요를 깔고 재우거나 범퍼침대를 사용하면 됩니다(이때, 범퍼침대를 고정하는 것은 끈보다는 지퍼형태가 좋습니다).

※출처: 『*Sleep: What Every Parent Needs to Know*』

D+224

입맛이 없는 승아

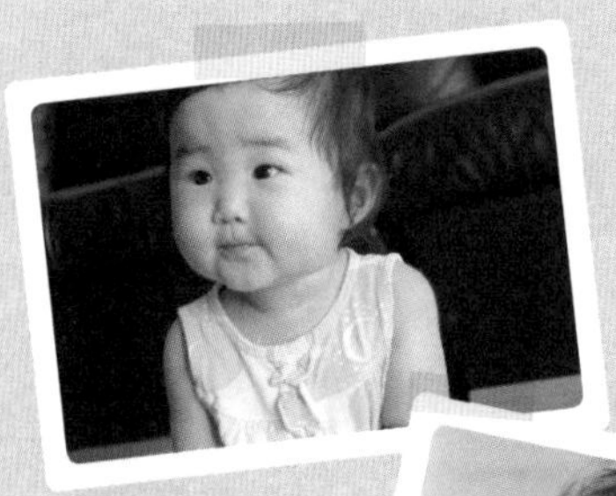

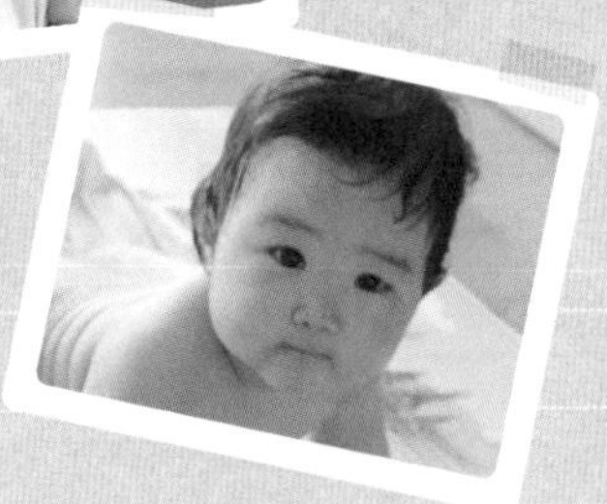

날이 더워지니 승아도 지치는지
오늘은 간식과 이유식을 두세 숟가락 먹고 거부했다.
승아 엄마가 무척 정성들여 만드는데 실망이 클 것 같다.

우리 승아, 배가 홀쭉해졌나? 승아야, 덥지?
조금만 더 힘내자. 곧 가을이 올 거다.

승아는 눈 밑이 왠지 쑥 들어간 듯한 느낌이 있는데
승아 엄마 친구가 보고는 인디언 딤플이 있다고 했단다. 그런 것도 있구나.
아직 아기라 보조개인지 볼살 때문인지는 모르겠다. 볼살 때문인 것 같긴 하네.
지금은 턱 옆쪽에 아주 작은 보조개가 하나 들어가는데,
과연 내 볼에 있는 기다란 보조개를 물려받으려나.
별로 예쁜 보조개는 아니다만 승아야.
보조개는 근육 수축으로 생기는 것인데
크면서 없어질 수도, 어릴 때 없던 것이 생길 수도 있단다.
보조개가 좋다기보다는 승아의 얼굴에 승아만이 갖고 있는 특징적인 부분이 있었으면 싶다.

휴가 동안에는 나를 좋아하고 찾았던 승아가
이젠 약발이 다 된 듯 퇴근한 날보고도 시큰둥하다.
아빠는 이래서 친해지기가 힘든 모양이다.
승아야, 아빠가 요새 좀 바빠. 더 노력할게, 아빠가.

닥터 오의 진료실

음식을 거부하는 아기

엄마의 욕심을 버려요

아이가 안 먹는다고 해서 속상해하거나 왜 그런지 너무 깊게 생각하지 않아도 됩니다. 그냥 입맛이 없구나 생각하면 될 일이에요. 아이가 안 먹는 이유는 '엄마의 욕심이 8할'이라고도 합니다. 그만큼 아이가 먹을 수 있는 양보다 엄마가 기대하는 양이 크다는 얘기입니다. 모든 엄마들은 아이가 열심히 맛있게 먹어주기를 바라겠지만, 성인이 그러하듯 아이들의 양도 저마다 다릅니다. 물론 아이의 성장을 염려하는 마음이겠지만, 아이들은 일시적으로 안 먹으려 할 수도, 혹은 갑자기 잘 먹을 수도 있으며 여름철처럼 날이 더우면 입맛을 잃을 수도 있습니다. 그러니 너무 걱정하거나 아이에게 실망의 기색을 비추지 말고, "아, 그만 먹고 싶구나. 그래, 그럼 다음 끼니에는 잘 먹어보자." 하고 의연하게 숟가락을 내려놓으세요.

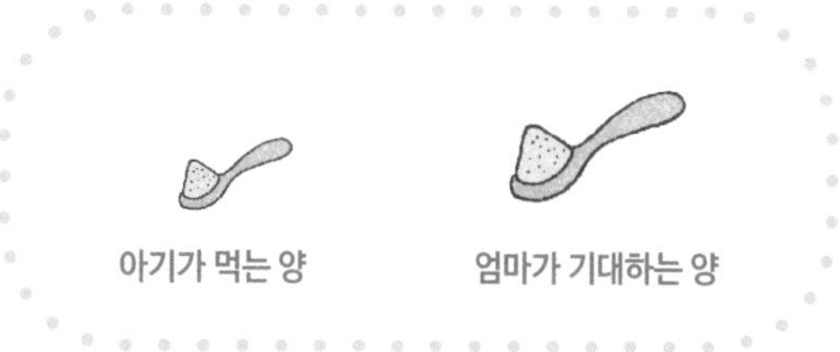

잘 먹던 아이가 음식을 왜 거부할까요?

잘 먹던 아이들이 이유식을 거부하는 데에는 다음과 같은 이유가 있을 수 있어요.

- 아프거나
- 몸에 변화가 있거나
- 놀고 싶거나

아프거나 몸에 변화가 있을 때 아이가 먹을 것을 거부하는 경우에는 당연하다 생각하세요. 그 시기를 지나면 좋아지니 크게 걱정할 필요가 없습니다. 승아처럼 9~10개월 사이 궁금한 것이 많아지고 만지고 싶고 돌아다니고 싶어지면서 식탁에 앉아 있기를 거부할 수 있습니다. 아이가 기거나 걷기 시작하면 하고 싶은 게 참 많아집니다. 제자리에 20~30분 동안 앉아 있으라는 것은 고문과 같을 거예요. 이럴 때 뭐가 어찌되었든 먹이고 보자 하면서 돌아다니는 아이를 따라다니면서 먹이면 안 됩니다.

식탁을 재미있게

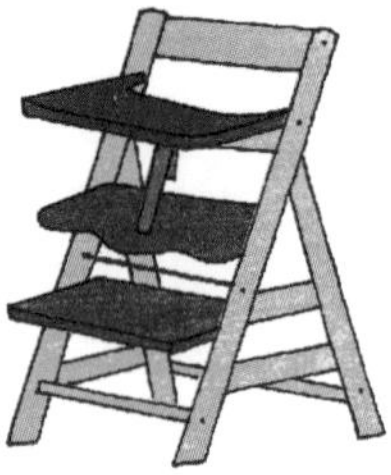

먹기를 거부하는 아이에게 억지로 식탁의자에 앉혀 먹이는 것을 시도하면 앉기만 해도 자지러지게 울거나 의자만 봐도 울기 시작합니다. 나름의 트라우마가 생긴 것이지요.

식탁을 재미있게 해주세요. 집중력을 쉽게 잃는 시기의 아이들입니다. 좋아하는 작은 인형을 들려주어도 좋고 노래를 불러주어도 좋고, 아이와 이야기를 도란도란 나누어도 좋습니다. 사운드북으로 잠시 환기시킨다든가 식사하는 동안 작은 인형을 들려주는 것, 식탁에 스티커를 붙여주는 것 등은 나쁘지 않습니다. 아직 '설득'이 가능한 나이는 아니기 때문입니다. 일단 식탁에 대한 긍정강화를 시켜주는 것이 필요합니다. 그러다 보면 아이는 밥 먹는 즐거움을 알게 되고 인형도 더이상 필요로 하지 않을 거라 생각합니다. 단, 필요 이상의 장난감, 인형을 가져와서 식탁을 놀이터로 만들면 안 됩니다.

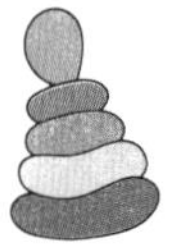

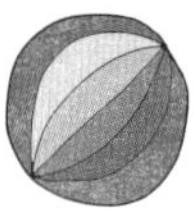

핑거푸드 적극 활용

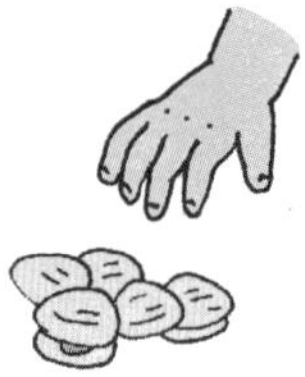

아이가 받아먹는 것을 지루해할 수도 있다는 생각을 해보았나요? 자율성이 굉장히 극대화되는 시기입니다. 뭐든 자기 손으로 하고 싶은데 자꾸 엄마가 떠먹여주니 지루해진 거지요. 그러니 식탁에서 자의로 하는 일 하나, 타의로 하는 일 하나를 부여해주는 것도 좋은 방법입니다. 엄마가 먹여주는 한편, 자기 손으로 앞의 음식을 집어 먹는 것입니다.

쉬어가기

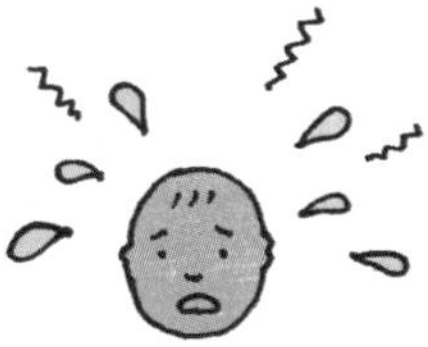

아이가 너무 보채고, 심지어 식탁의자에서 우뚝 서버리면 먹다가 1회 정도는 잠시 내려주어 쉬는 시간을 가져도 좋습니다. 우는 아이를 그 자리에서 달래어 다시 먹이는 일은 거의 불가능하다고 보면 됩니다. 오히려 부정적인 기억을 강화시켜줄 수 있어요. 그렇다고 해서 너무 여러 번은 의미가 없고 1회 정도 아이가 진정될 때까지 쉬어가도 됩니다. 다만 다른 곳으로 데려가지 말고 식사 시간이 아직 끝나지 않았다는 것을 알고 있어야 하므로 식탁의자 주변에서 먹을 때 가지고 놀던 장난감을 쥐여주는 수준으로 합니다. 달래는 시간을 너무 오래주어도 안 되겠지요.

중단하기

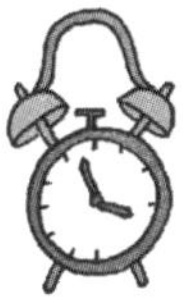

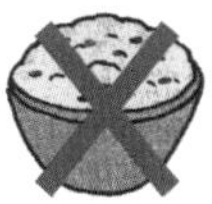

아이는 배고프면 먹게 되어 있습니다. 아침을 잘 안 먹었으면 그 사이 간식을 주지 마세요. 그럼 점심은 잘 먹을 거예요. 점심도 잘 안 먹었다면 보채더라도 저녁 먹을 때까지 아무것도 주지 마세요. 저녁은 잘 먹을 거예요. 하루 정도는 안 먹일 생각을 해도 됩니다. 다만 '안 먹인다'는 것은 간식을 절대 주지 않는 것이며, 밥은 끼니 때마다 시도하고, 안 먹으면 식탁에서 내려주라는 이야기입니다. 한 끼당 시도하는 시간은 20~30분 정도로 생각하세요.

D+227~229

조신한 복승아

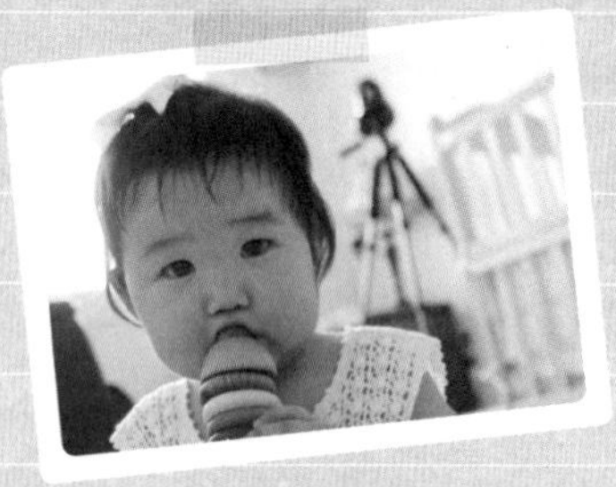

요즘 뭐든 붙잡고 올라서는 재미에 푹 빠진 승아.
올라갈 때도, 내려올 때도 어찌나 조심스러운지
서 있다가 앉을 때 보면 그렇게 조신할 수가 없다.
털썩 주저앉는 법이 없고 아주 조심조심
팔부터 내리고 다리 구부리고 살짝 주저앉는다.

승아야, 승아가 이제 7개월하고도 보름이나 더 살았네?
이제 너의 눈망울이 뭔가 다름을 이야기하고 있구나.
이제 네가 보는 세상이 어떨지
아빠도 조금씩 궁금해지기 시작했단다.
그냥 뭘 알까 싶은 아기였던 네가 이제는 그냥 보는 것이 아니라
보면서 느끼고, 좋아하고, 싫어하고… 신기하고도 사랑스럽다.
네가 보는 세상이 검으면 어쩌나 걱정이 되면서도
네가 클수록 많은 것을 보여주고, 알려주고, 나누고 싶다.
너의 지난 7개월을 보면서 아빠는
한 달의, 한 주의, 하루의, 한 시간의 무게를 참 많이 느끼고 있단다.
아빠가 그냥저냥 보내왔던 그 작은 시간들이 더해져
지금의 우리 예쁜 승아를 있게 했구나.

머리가 제법 길었다.
이젠 엄마가 만든 머리핀을 꽂을 수 있을 정도로 많이 자란 머리카락
승아는 아마도 약간 곱슬머리일 듯.
뭐든 붙잡고 일어서고 심지어 목욕할 때도 욕조를 붙들고 일어선다.
한동안은 뒤집기, 되집기에 심취하고
한동안은 앉기 바쁘다가 이제는 계속 붙잡고 서려고만 한다.

퇴근하고 돌아왔더니 바닥에 앉아 혼자 놀고 있는 승아.
"이리 와." 하고 팔 벌리니 두 팔을 휘저으며 엉덩이를 들썩들썩 흥분하며 좋아한다.
그러다가 또 바로 엄마 바보로 돌아가고.
이제 목욕도 내가 시킬 수 없을 정도로 엄마를 찾는다.
그리고 이제 울먹거리거나 원하는 것이 생길 때에는
얼굴을 찡그리며 "어어 어어엄 마아아." 하며 제법 "엄마" 같은 소리를 낸다.
보통 8~10개월 사이에 '엄마' 소리를 낼 수 있다.
처음에는 진짜 하는 건가 싶었는데 요 며칠 지켜보니
제법 엄마 소리를 하는 것 같다.

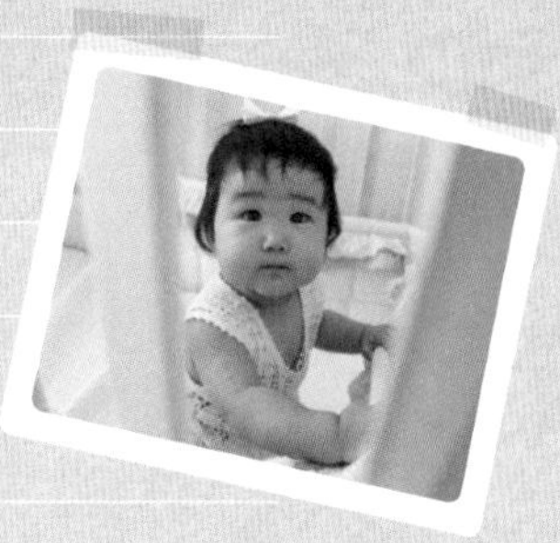

아기 키우는 동안은 세상의 모든 아빠, 엄마가 거짓말쟁이라지만
실제로 아이들은 빠르면 8개월부터도 '엄마'라고 소리 내는 것이 가능하다.

나도 저렇게 엄마가 좋았을까.

주양육자가 엄마가 아니라도 이렇게 엄마만큼 좋아할까.

아이를 키우면서 '엄마'라는 존재에 대한 생각이 많이 든다.

엄마가 얼마나 좋고, 중요하고, 절대적인지에 대해서.

한편, 엄마와 함께 클 수 없는 아이들은 또 얼마나 안쓰러운지 생각하게 된다.

이렇게 좋은 엄마가 없다니….

지금 세상 천지에 엄마보다 더 좋은 것은 없는 승아.

우습게도 승아가 엄마만을 너무 많이 찾는 것이 질투나기도 하지만

그래도 모녀간의 애착이 저축을 하는 것처럼 잘 쌓이고 있는 것 같아

보는 내가 뿌듯하다.

애착을 잘 저축해두면 서로 말다툼을 하고 말을 안 듣고 등을 돌릴 때도

남은 애착을 꺼내어 쓰면 서로를 다독이는 데 큰 도움이 될 것이다.

승아의 애착잔고는 얼마일까.

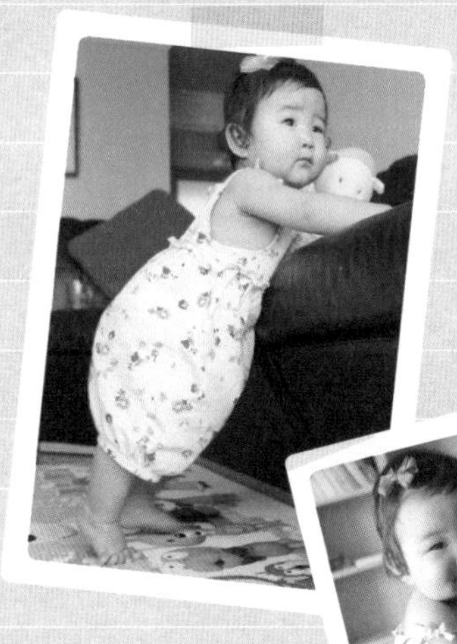

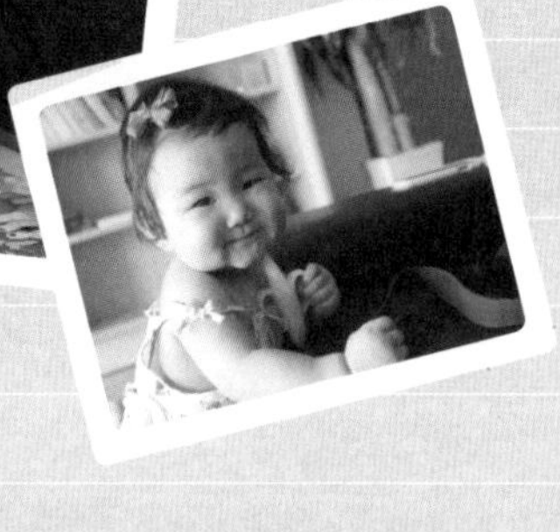

엄마의 자존감

엄마라면 꼭 간직하세요

진료실이나 블로그를 통해 수많은 '엄마'들을 만나면서 세상에서 가장 강하다고 알려져 있는 '엄마'라는 존재가 얼마나 약하고 흔들리고 있는지 느끼게 됩니다. 그만큼 육아는 예측불가하고 혼란스러운 영역이지요.

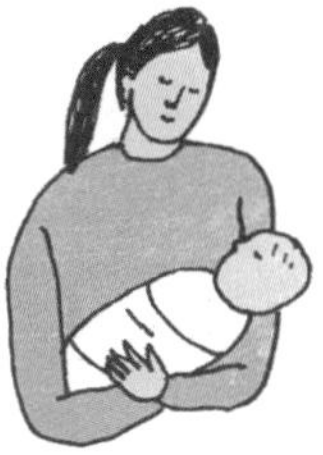

자존감 가지기

자신을 사랑하고 존중하는 마음을 '자아 존중감'이라고 하지요. 줄여 말하자면 '자존감'인데, 육아에 대해 어려움을 많이 느낄수록 엄마들은 자책하게 되고, 더욱 자신감을 잃으면서 '나는 육아를 못해'라고 느끼게 됩니다. 혹시 다른 사람들과 비교를 하면서 '저 엄마는 아이한테 저렇게 해주는데, 나는 왜 안 될까?'라고 생각하는 건 아닌가요? 걱정하지 마세요. 충분히 잘해내고 있습니다. 무엇보다 중요한 건 아이를 키우는 일이 내 인생의 전부가 되어서는 안 됩니다. 자신의 인생에서 가장 중요한 '나' 외에도 배우자나 부모님, 친구도 있고, 잘 살펴보면 곁에는 '내가 잘할 수 있는 일'들이 참 많다는 겁니다. 단순히 아이를 키우는 일에 옭아매여 자신을 과소평가하지 마세요. 자존감이 낮아져 있고, 늘 자책하고 힘들어하는 엄마를 보는 아이는 크면서 '내가 엄마를 저렇게 만드는구나'라고 생각할지도 모릅니다.

행복하게 육아하기

아이가 더 예쁘고, 더 훤칠하게 컸으면 하고 바라는 것이 부모의 마음이지만 건강하고 밝게 크는 것만으로도 너무 큰 행복 안에 있음을 잊지 마세요. 아이는 잘 먹다가 잘 안 먹기도 하고, 말을 잘 듣는 착한 아이였다가 화도 잘 내고 떼쓰고 어디서든 드러눕는 아이가 되기도 합니다. 모든 일들은 아이가 크면서 응당 거치는 과정이라 생각하면 됩니다. 요리나 육아 블로그를 보면서 '나는 이렇게 이유식을 해주지 못하는데, 보고 있으면 속상하고 스트레스 받는다'라고 하는 엄마들이 있습니다. 반면 '레시피가 많아서 다 하지는 못하지만 골라서 따라 해볼 수 있으니 좋다'라는 얘기를 하는 엄마들도 있지요. 전자보다는 후자가 훨씬 건강하고 긍정적인 생각이겠지요. 시판 이유식을 사먹인다고 한들 불량엄마가 되는 게 아닙니다. 엄마가 행복해야 진짜 행복하고 즐거운 육아로 갈 수 있습니다. 남들이 하는 것을 다 따라할 필요도 없지만 그 사람이 하는 방법이 다 옳다고 볼 수도 없습니다. 맹목적으로 이 사람 저 사람 따라 하기보다 신뢰할 만한 사람들을 참고하면서 자신만의 기준을 가지고 육아를 해나가세요. 엄마가 가지고 있는 긍정의 기운은 아이에게도 잘 전해질 겁니다.

양육자의 협조가 필요해요

진료를 하면서 육아 상담을 하면 자주 듣는 부탁이 있습니다. "지금 말씀하신 거 우리 어머니한테 좀 말씀해주세요." "저희 남편한테 절대 담배 피면 안 된다고 말 좀 해주세요."

왜 양육이 엄마만의 몫은 아닌데, 엄마가 이런 부탁을 하게 될까요? 왜 엄마만 육아 문제에 더 민감해질 수밖에 없을까요?

가족 모두가 함께 정성들여 키워야 하는 '우리의 아이'이므로 엄마 외 가족들 모두 많이 도와주어야 합니다.

STAR가 되기

육아를 함께 하면서 양육자간(특히 배우자간) 서로에게 중요한 키워드가 있습니다.

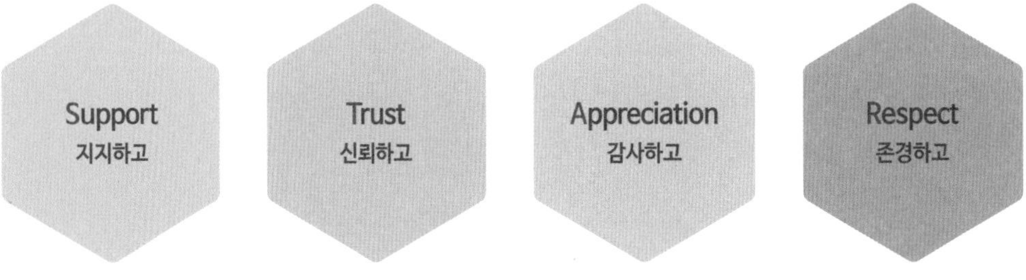

서로에게 STAR가 되어주세요. 인생의 그 어떤 시기보다 멋있는 사람이 되어주세요. 아이를 양육하며 서로에게 쌓인 지지, 신뢰, 감사와 존경의 마음은 살아나가며 평생을 지탱해줄 겁니다.

부모가 되는 준비

아이가 우리의 인생에 들어온다는 것은, 그 무엇보다 황홀한 경험이지만 그만큼 포기하고 희생해야 할 것들이 많습니다. 부모들이 감내해야 하는 많은 것들이 준비되지 않은 상태에서 맞이하면 자꾸만 화가 나고, 받아들여지지 않고, 갈등만 쌓이게 됩니다. 아버지가 되었고, 어머니가 되었고. 우리는 그렇게 아버지와 어머니로서의 역할을 받아들여야만 합니다. 부모가 되는 준비를 돕는 것들은 많습니다. 전문가의 조언이 그렇고, 그들이 낸 책이 그렇고, 육아 선배들의 노하우가 담긴 블로그나 카페의 글도 그렇습니다. 전문가의 조언을 신뢰하며, 부부만의 노하우를 쌓아나가는 것이 제일 바람직합니다. 아이가 뱃속에 있을 때 태교만큼 중요하게 생각해야 하는 것이 바로 '현실을 받아들이고 준비하기'인데 부부가 함께 준비하기 바랍니다. 또 아이가 태어나기 전에 갖고 있었던 안 좋은 습관들(담배 피우는 것, 언어습관, 부부간 호칭 문제 등)을 하나씩 정리해나가세요. 양육자간의 발전적인 약속들은 육아와 한 가족의 구성을 더욱 가치 있게 만들어줄 것입니다.

D+230

성장이 빠르다? 느리다?

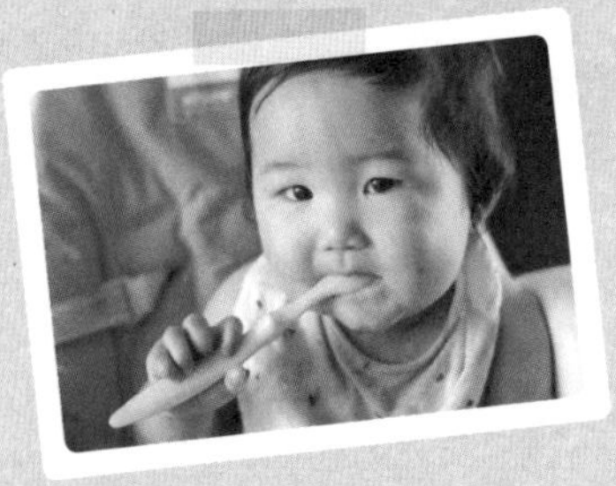

이제 무게 있는 물건도 잘 집어 드는 승아.
제법 '네 발 자세'로 잘 기어 다닌다.
목표물을 발견하면 속도가 훨씬 빨라진다.
돌까지 아이를 키우면서 가장 많이 듣는 말이나 많이 하게 되는 말이
"우리 애는 참 빨라요." "우리 애는 좀 느려요."이지 않을까.

블로그 속 승아의 육아일기에는 "승아는 진짜 빠르네요." 하는 댓글이 많이 달려 있다.
승아보다 더 빠른 아이들도 많다.
그럼, 승아는 얼마나 빠른 걸까? 빠르긴 빠른 걸까?

승아의 경우 7개월 절반 정도 지났으나
10개월 초반 정도의 발달 상태를 보인다(지표를 참고하자면).
빠른 편이라고 말할 수도 있겠지만 어떤 발달 순서는 건너뛸 수도 있고
몇 가지는 뒤죽박죽 바뀔 수도 있다.
또 어떤 것은 정말 한참 뒤에 하게 될 수도 있다.

아이의 발달에 관련된 어떠한 참고사항이나 기준표는
잘 살펴보고 아이가 잘 자라고 있는지 체크해보아야 하지만
'빠르다' '느리다'를 가지고 너무 깊이 생각할 필요가 전혀 없다.
어른들이 "내 자식 잘났다 자랑할 거 없고, 못난 거 걱정할 필요 없다." 하는 말이 있지 않나.
이때의 발달 상황은 그저 잘 자라고 있다는 지표가 될 뿐
이것을 빨리 한다고 모든 성장과 두뇌 발달이 우등한 것은 아니다.

특히 미세운동의 경우 아이들 간의 차이가 확연하지 않을 것이다.
물론 발달을 위한 훈련을 시켜주는 것에 따라 조금씩 달라질 수는 있겠다.
승아는 지금 작은 알을 엄지와 다른 손가락의 일부분, 손바닥으로 집어 든다.
손가락의 소근육 발달을 위해 핑거푸드를 연습할 시기가 7~8개월 사이이다.
핑거푸드로 무르지 않게 삶아낸 채소나 쌀과자 등을 줘볼 수 있다.
물론 '아무 때나'보다는 정해진 시간에 줄 것을 추천한다.
또한 정해진 '간식 시간'에만 주도록 해야 한다.

아이는 저절로 자라고, 알아서 자라고, 어느새 자란다.

아이가 빠르다고, 혹은 느리다고 걱정하기 있기, 없기?

닥터 오의 진료실

발달 지표

아이의 발달 상황을 체크해보세요

종류	개월수	종류	개월수
엎드린 자세에서 머리를 좌우로 돌린다	1개월	혼자 앉아 몸통을 돌린다	9개월
엎드린 자세에서 가슴을 든다	2개월	붙잡고 선다	9~10개월
엎드린 자세에서 팔꿈치로 받쳐 상체를 든다	3개월	붙잡고 걷는다	10개월
목을 가눈다	3~4개월	혼자 서 있는다	11개월
엎드린 자세에서 손/손목으로 받쳐 상체를 90도 든다	4개월	혼자 걷는다	12개월
뒤집는다(S→P)	4개월	손잡고 층계를 올라간다	18개월
뒤집는다(P→S)	5개월	잘 뛴다	2년
잡아주면 앉아 있는다	5개월	혼자 층계를 올라간다	2년
혼자 앉아 있는다	7개월	세발자전거를 탄다	3년
긴다(배밀이)	7개월	한쪽 발로 잠깐(2초) 서 있는다	3년
긴다(네 발 자세로 긴다)	8개월	혼자 층계를 내려온다(한 발씩 번갈아 딛고)	3년
혼자 일어나 앉는다	8개월	한쪽 발로 뛴다	4년
바로 누워 양손을 잡아당기면 선다	8개월	줄넘기를 한다	5년

P prone: 배를 바닥에 두고 엎드린 상태 **S** supine: 등을 바닥에 대고 반듯이 누운 상태

손으로 붙잡기

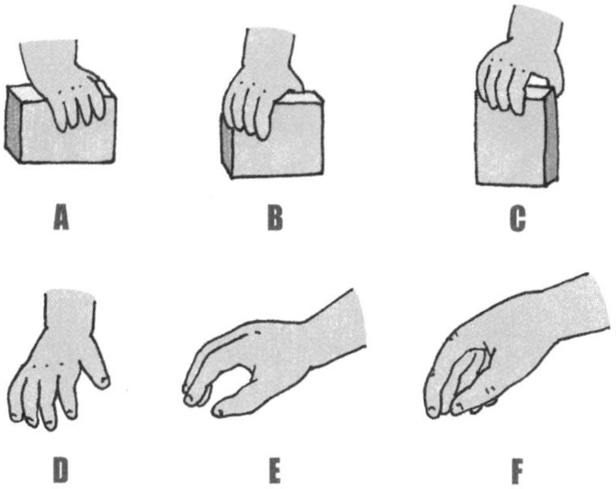

입방체(cube)나 작은 알(pellet)을 주어 잡게 했을 때의 반응		
A	생후 4~5개월	손바닥과 척골 측 손가락을 사용하여 잡는다(ulnar-palmar grasp).
B	생후 6~7개월	손바닥과 요골 측 손가락을 사용하여 잡는다(radial-palmar grasp).
C	생후 7~8개월	손바닥에 닿지 않고 요골 측 손가락들로 잡는다(radial-digital grasp).
D	생후 6~7개월	손가락들로 바닥을 긁어 움켜쥔다(rake).
E	생후 7~9개월	엄지와 집게손가락 또는 다른 손가락의 일부로 집는다(scissor grasp).
F	생후 9~10개월	엄지와 집게손가락의 끝 부분으로만 집는다(mature pincer grasp).

미세 운동의 발달 순서			
종목	개월수	종목	개월수
주먹을 쥐고 있는다	출생시	손바닥과 요골 측 손가락들로 입방체를 잡는다	6~7개월
손을 펴고 있는다	3개월	요골 측 손가락들로 입방체를 잡는다	7~8개월
물체를 보면 팔과 손을 뻗는다	4개월	작은 알을 엄지와 다른 손가락의 일부분으로 집어든다	7~9개월
손바닥과 척골 측 손가락들로 입방체를 잡는다	4~5개월	작은 알을 엄지와 집게손가락의 끝 부분으로만 집어든다	9~10개월
작은 알을 갈고리 같은 손의 움직임으로 움켜쥔다	6~7개월	손에 쥐고 있던 물건을 의도적으로 놓아준다	10~12개월

※출처: 『홍창의 소아과학』

D+232

잘 자던 승아가 깨기 시작

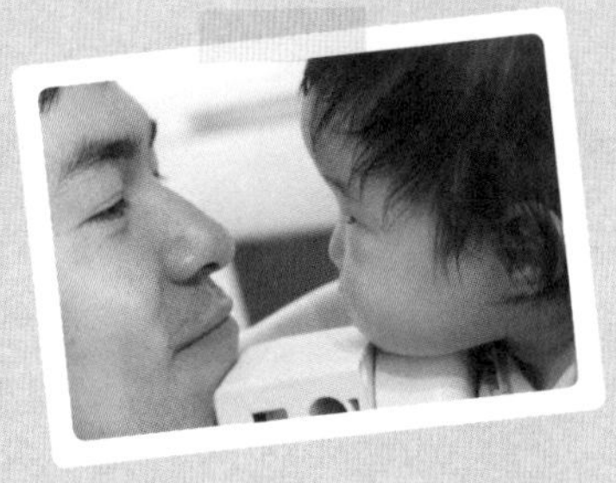

승아가 어쩐 일인지 수면교육 이후 처음으로 새벽에 깨서 보채기를 여러 번,
다시 눕혀 재우기를 여러 번….
결국 다시 잠들긴 했지만 침대 가드에 매달려 쳐다보고
우는 아이를 다시 다독여 재우기가 쉽지만은 않은 것 같다.
더워서 깼는데 주변에 사람은 없고, 때마침 붙잡고 설 수 있으니 일어나서 운 것 같다.
요즘 늘 바라는 말. 여름이 빨리 지나갔으면….

그럼에도 승아는 어제 저녁과 오늘 아침을 연이어 잘 먹었다.
양치시키며 이를 만져보니 제법 올라왔다.
엊그제 잠을 설치고 이유식을 거부한 이유에는
더위나 승아의 기분 등 여러 가지 이유가 있겠지만
이가 올라오는 것이 컸을 거라는 생각이 든다.
이가 뚫고 나올 때 가벼운 통증이나 불편감이 생길 수 있기 때문에
잠시 아이가 먹고 자는 일에 혼란을 느낄 수 있다.
이럴 땐 생활에 잘 적응하도록 옆에서 지켜보고 도와주기만 하면 된다.
잘 안 먹으면 그냥 이가 나느라 불편한가보다 하고 다음에 잘 먹이면 되고,
잘 안 자면 눕혀 잘 다독여 재우면 된다.
불쌍하다고 다시 젖을 물리거나 쫓아다니면서
밥을 먹이는 일은 하지 않는 것이 좋다.

아이는 치아가 계속 날 것이고, 치아가 올라오는 것 외에도
신체적으로 겪을 변화들이 앞으로도 많이 기다리고 있다.
그때마다 아이를 위해 원칙과 규율을 포기하여 리듬을 흐트러뜨릴 수는 없다.

내가 너무 단호한가?

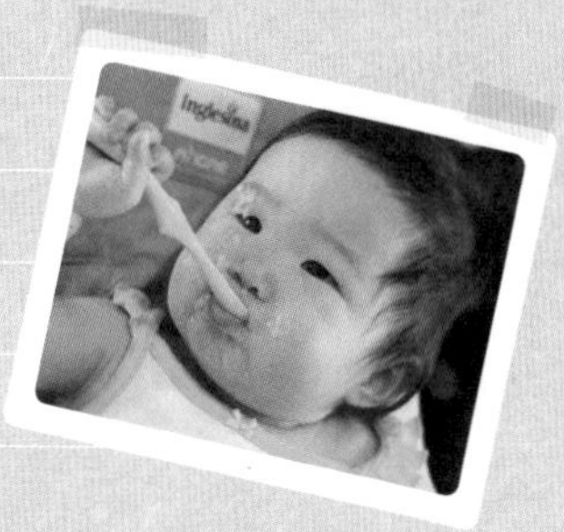

아이가 스스로 잠들거나 깊게 잠들지 못하는
신생아기 및 6개월 이전의 어린 아기들의 경우는 당연한 일이지만
돌이 되도록, 혹은 그 이상 크도록 엄마가 곁을 떠나면
잠을 마저 자지 못하고 깨어나 엄마를 찾아 우는 아이들이 꽤 있다.
엄마가 떠나갈 것만 같은 불안감으로 인한 불안정 애착이 형성되어서일지 모른다.

승아는 '아직은' 낯가림이 없는 편이다.
하지만 앞으로 커나가면서 애착으로 인한 후유증(?)은 낯가림뿐만이 아닐 것이다.
교우관계, 사회생활, 내 딸이 먼 미래에 해나갈 결혼생활, 그리고 내 딸의 딸과 해나갈 육아까지.
지금 승아와 엄마, 승아와 아빠의 애착 형성은 승아의 삶 전반에 영향을 미칠 것이다.
그렇게 생각하니 아주 뻐근한 책임감이 느껴진다.

아이를 키우는 일이 굉장히 오랜 시간 공들여 탑을 쌓는 느낌이다.

미니 육아 수첩

애착의 질

우리 승아는 애착이 잘 형성되어 있는 걸까? 엄마에게 무관심한 아이뿐만 아니라 너무 집착하는 아이도 애착 형성이 잘 되지 않다고 한다. 승아의 경우 애착이 안정적으로 잘 형성된 것 같다. 승아는 엄마가 잠시 있어주면 안정을 되찾고 엄마가 떠나가도 다른 사람들과 시간을 보내곤 한다. 혹은 엄마만 옆에 있다면 엄마가 무엇을 하고 있든 주변을 맴돌며 오랜 시간을 혼자 놀곤 한다. 한참 놀다가 다시 와서 엄마에게 매달리고, 또 다시 혼자 노는 것을 보니 엄마가 자신의 곁을 떠나가지 않는다는 것을 알기 때문일 테다. 낮잠을 자거나 밤잠이 들 때도 이러한 애착이 중요하다는 생각이 든다.

닥터 오의 진료실

소아 야경증

아이가 밤에 자꾸 깨요

어린 아이들이 밤에 한두 번씩 깨는 것은 지극히 정상적인 일입니다.

밤에 자다가 깨는 일

- 돌 이전의 유아 매일 2회 이상
- 2~5세 일주일에 5~6일 꼴로 하루에 1~2회
- 5세 이상 20% 정도가 매일 1회 정도

그러므로 너무 걱정하지 않아도 됩니다. 하지만 "우리 아이가 울면서 깨요" "호흡이 빨라지고 식은땀을 흘려요"와 같은 고민을 하는 부모도 있습니다. 심각한 아이들은 소아정신과를 방문하기도 하는데, 소아 야경증sleep terror disorder을 의심해보아야 합니다.

야경증 발생

잠에 빠진 후 2시간 이내에 가장 많이 나타나요. 소아의 1~6% 정도가 경험하는 것으로 알려져 있고 이는 남자 아이에게 더 흔합니다.

야경증은 수면 초반(전체 수면 시간 중 앞쪽 1/3 무렵)에 일어나는 수면장애로, 대체로 1~8세의 미취학 아동에서 발생합니다. 갑자기 잠에서 깨어 비명을 지르며 공황상태를 보이는 질환입니다.

엄마에게 혼난 날이라든가 어린이집에서 친구들과 싸운 날, 심하게 아팠던 날에 더 발생하기 쉽습니다.

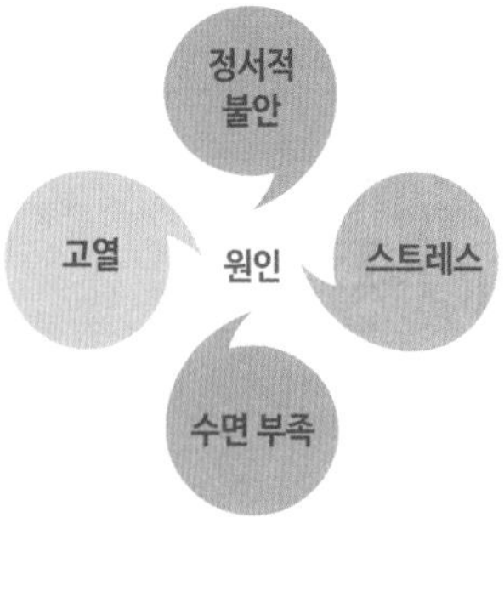

야경증 발생

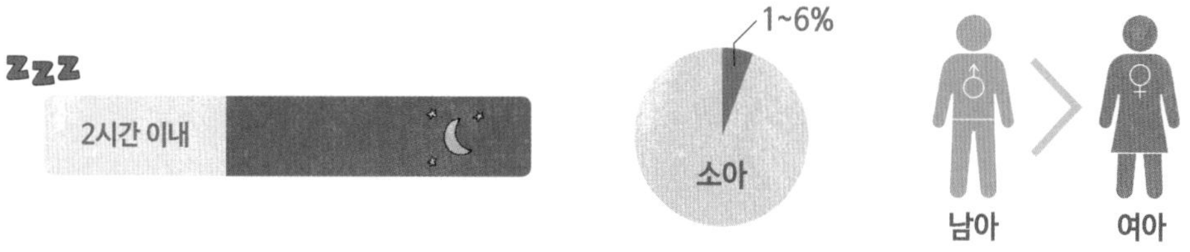

증상

1. 수면 상태에서 갑자기 깨는 일이 반복되고 주로 수면 초기에 나타나고, 공황상태의 비명으로 시작됩니다.
2. 갑자기 깰 때, 숨을 가쁘게 쉬고 진땀이 납니다(두려움과 긴장상태).
3. 아이를 달래려고 노력할 때 반응을 별로 보이지 않습니다.
4. 꿈의 내용을 기억하지 못하며 갑자기 깬 것을 기억하지 못합니다.
5. 수면 외, 약물에 대한 반응이라든가 병적 증상 등의 다른 요인이 없습니다.

치료 방법

사실 특별한 치료나 처방은 필요하지 않습니다. 대체로 4~12세 사이에 시작되어 청소년기에는 자연스럽게 해결되는 경우가 많습니다. 그래도 부모가 신경써주어야 하는 것은 분명히 있습니다.

1. 아이를 혼내거나 다그치지 마세요.
2. 엄마가 더 불안해하며 예민하고 날카롭게 신경쓰지 마세요.
3. 아이가 잘 때 입고 자는 옷이 편안한지 확인해주세요.
4. 방안의 온도와 습도, 조명은 적절한지 확인해주세요.
5. 자기 전에 자극적인 영상이나 무서운 이야기를 듣지 않도록 해주세요.
6. 아이가 하루 중 나쁜 경험을 했다면 자기 전 대화로 스트레스를 풀어주세요.

아이들에게 '푹 자는 일'이 왜 중요한 걸까요? 우리는 자면서도 왜 건강하고 행복한 꿈속에 있어야 할까요? 우리는 자는 동안 회복을 하며 근육조직을 성장시킵니다. 수면을 취하는 동안 최대의 성장호르몬이 분비됩니다. 기특하게도 아이는 자면서도 크고 있습니다.

D+237~242

승아의 여름날

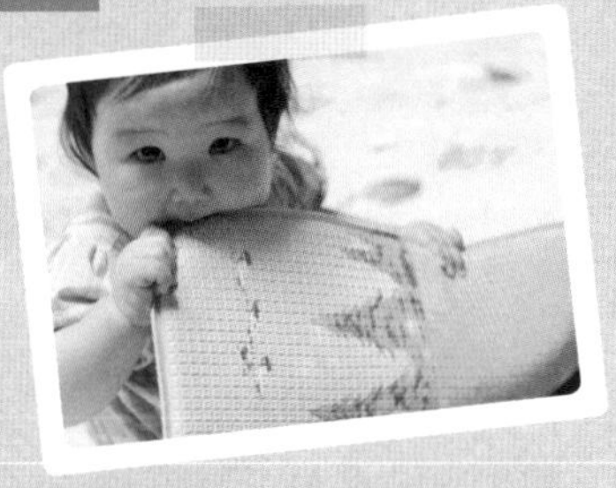

전선에 대한 승아의 집착이 시작되었다.
엊그제까지만 해도 선풍기에만 관심을 갖던 녀석이
오늘은 전선 쪽으로 다가가 줄을 잡아당기고 빼려 한다.
아이들은 커나가면서 남자아이든 여자아이든, 발달이 빠르든 느리든
어떻게 이리도 비슷한 과정을 거치고, 비슷한 행동을 하고, 비슷한 것들에 관심을 갖는 걸까.
당연한 것일 수도 있겠지만 신기하게도 때가 되니
승아 역시 '보통의 아이들'이 집착하고 좋아하는 것들에 관심보이기 시작했다.

요즘 승아에게 할아버지는 엄마 다음으로 좋은 친구다.
그런데도 신기하게 그 좋아하는 할아버지에게는 분리 불안이 없다.
나와 승아 엄마에게는 꽤 심한 분리 불안을 보이는데도
할아버지는 할아버지라는 것을 아는 건지….
진료 스케줄이 빡빡한 주간에는 나보다 할아버지와 함께 있는 시간이 더 많은데도
이러는 것을 보면 참 신기하다.

요즘 들어 분리 불안이나 애착에 대해 많이 생각해보게 되는데,
이건 단순하게 떼를 쓰고 원하는 것을 얻고자 함이 아니라,
뭔가 아이에게 굉장히 중요한 갈망 같다는 생각이 든다.
요즘의 승아를 보면, "그냥 옆에만 있어줘. 난 그럼 혼자 놀 테니까."라고
말하는 것 같기 때문이다.
있으면 좋은 것이 아니라 절대적으로 필요한 존재가 아빠, 엄마겠지.

아빠와 엄마가 시야에서 사라지는 순간 아이가 우는 이유는
그냥 싫은 것이 아니라 공포감, 두려움, 걱정과 불안 따위가 뒤엉켜 있기 때문이리라.
이런저런 생각을 하다 보니
너에게는 언제 어디서나
네 옆에 내가, 우리가 있다는 것을 꼭 알려주어야 할 것 같다.

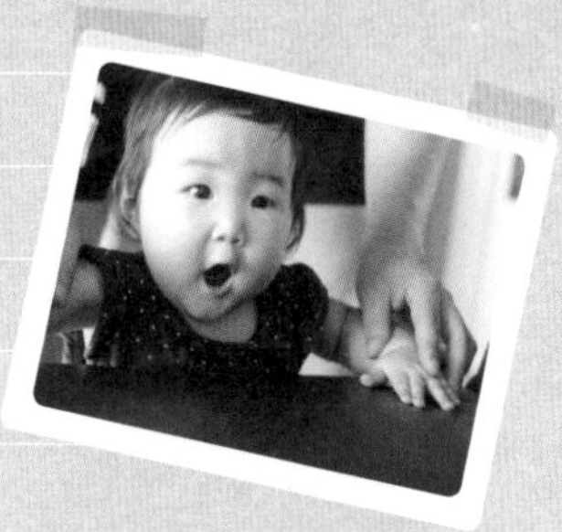

아이들이 성장하는 과정에 있어서도 아이에게 힘든 일이 생길 때
늘 부모가 옆에 있다는 사실을 잊게 해서는 안 된다고 한다.
그래야 정말 힘든 일이 생겼을 때 혼자 끙끙 앓거나
바람직하지 않은 선택을 하지 않도록 다독거려줄 수 있다.
"아빠, 엄마가 늘 너와 함께 있을 거야."
아이가 커가면서 "너를 사랑한다."라는 말 이상으로 많이 해주어야 할 말이 아닐까.
승아에게 아빠는 늘 든든한 조력자이자, 친구이고, 해결사가 될 거다.

이젠 잡고서 엄청 잘 걸어 다니는 승아.
엄마를 잡고 일어나서는 손을 다 떼고 혼자서 일어서 있는데,
어제는 3초 정도 오늘은 10초 정도를 몸을 후들후들하며 버텼다고…
서서히 내려앉는 승아를 보자니 요조숙녀가 따로 없네.

사진은 보통, 아니 대부분을 아내가 찍는데,
왜 이리 카메라 속에 똑같은 표정, 똑같은 행동의 오승아가 많으냐고 했더니,
자기 눈에는 다 다르고 하나하나 너무 예뻐서 한 컷도 지울 수가 없단다.
아닌 게 아니라 요즘 부쩍 커버린 승아의 표정 하나하나가 살아 있는 느낌이다.
찬바람 부는 겨울이 되면 우리 승아는 또 얼마나 다른 모습을 보여줄까.

요즘은 뭐든 다 먹어버릴 기세다.
매트도, 양치시켜주는 엄마의 손도, 책도, 장난감도,
잇몸을 쓸 수 있게 되어서 웬만한 무른 것들은 잇몸으로 잘라 먹기도 한다.
핑거푸드할 때 주의해야 할 듯.

승아야, 아빠가 못 보는 사이에 너무 많이 커 있는 우리 딸.
이제 만 8개월을 거의 채워가는구나.
너를 키우며 많은 일들에 초연해지려 노력하지만
그래도 늘 '아프지 말거라' '다치지 말거라' 하고 바라게 된다.
너를 향한 아빠의 욕심은 끝이 없지만 다 무시하고,
승아는 그냥 승아대로, 승아가 하는 만큼, 하고 싶은 것들을 하며 크면 된단다.
힘들거나 아프면 너를 안아줄 아빠와 엄마가 있잖니.

8월도 끝나고 여름도 가고 있다.
승아가 자라는 모습이 너무 예쁘기도 하고
이 순간이 지나가는 것이 많이 아쉽기도 하다.
아내와 나는 굉장히 심각한 짝사랑에 빠진 어린 아이들 같다.
승아에게 주는 사랑이 어린 아이들의 그것처럼 맹목적이고,
앞뒤 재지 않고, 늘 보고 싶고, 만지고 싶은 사랑이다.
이렇게 주고, 또 주고, 끝없이 주면서도 줄 수 있다는 것에 감사하다.
자식이란 이런 거구나!

흡인 주의

흡인에 주의해주세요

흔히 '사레들렸다'라는 표현을 많이 쓰는데, 이 '사레'가 바로 '흡인'입니다. 이물질이 폐로 들어가서 생기게 되는 것이 바로 흡인성 폐렴aspiration pneumonia이라고 합니다. 흡인을 일으키게 되면 폐렴뿐 아니라 큰 기관지를 막게 되었을 때는 기도를 막아 아주 위험한 사고로 번질 수도 있습니다.
금속류, 특히 장난감에 있는 나사, 손목시계, 반짝이는 귀금속류 등에 집착하는 아이도 있습니다. 치발기, 장난감이 아닌 유독 옷의 단추, 금속 똑딱이 등에 관심을 갖는 아이도 있지요. 아이마다 좋아하는 물건들이 있습니다. 그것이 무엇이든지 말이지요. 날카로워서 아이가 다칠 위험이 있거나 너무 작아서 흡인의 위험이 있는 것이 아니라면, 여유롭게 지켜보아도 됩니다. 다른 놀이를 통해 환기시켜주는 것도 좋습니다.

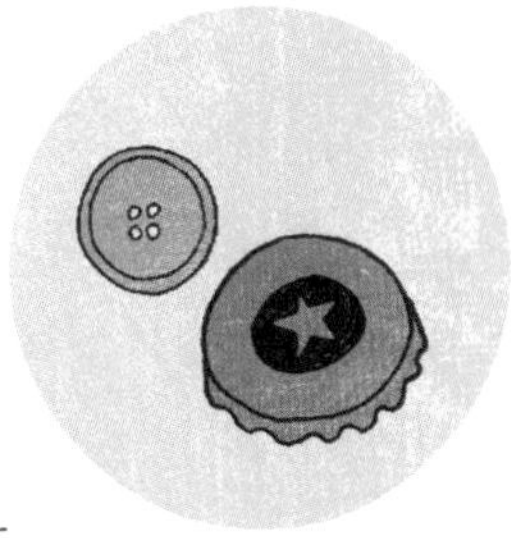

서 있는 아이, 돌아다니는 아이, 차 속에 있는 아이에게 먹을 것을 주지 않는 게 좋습니다. 돌아다니면서 먹으면 흡인을 쉽게 일으킬 수 있어요.

흡인 주의 음식물

밤

밤은 견과류인데, 중기 후반이나 후기 이유식부터 활용할 수 있습니다. 밤에는 수분이 적어 매시로 만들거나 쪄서 먹였을 때 사레들리는 일이 종종 있습니다. 밤을 먹을 때는 수분감 있는 과일을 갈아 함께 주거나 입안을 적실 정도로 물을 주도록 합니다. 밤뿐만 아니라 물기 없는 고구마도 마찬가지입니다.

빵

후기나 완료기 이유식으로 가면 빵을 먹일 수 있는데, 그냥 맨 빵을 아이에게 주는 것은 위험합니다. 빵이 입안에서 침에 젖어 목에 들러붙을 수 있기 때문입니다. 빵을 줄 때는 반드시 토스트해서 주도록 합니다.

떡

아이뿐만 아니라 어른들도 떡은 주의해야 합니다. 떡은 버무리 정도의 포슬포슬한 질감으로 잘 분리되는 것이 아니라면 아이에게 주지 않도록 합니다.

과일

잇몸으로 으깨어지지 않는 딱딱한 사과, 배, 감 등의 과일은 씹는 연습이 되지 않은 아이에게는 위험합니다. 이가 제대로 나지 않은 아이에게는 갈거나 매시 형태로 주는 게 좋습니다.

땅콩, 호두, 아몬드

땅콩은 특히 흡인의 위험성이 큰 음식입니다. 기도를 막히게 할 가능성이 크기 때문에 절대로 그냥 통견과 상태로 주면 안 됩니다. 땅콩 등의 견과류는 영유아들의 기도 직경과 크기가 비슷합니다. 반드시 으깨거나 갈아서 주세요.

딱딱한 과자

치아가 제대로 나기 전의 아이에게는 입에 넣으면 녹는 과자를 주세요. 딱딱한 과자는 식도나 입안에 상처를 낼 수 있고 흡인의 위험도 있습니다.

흡인은 위험해요

질식 위험

흡인의 위험이 있는 음식들은 단순 흡인을 넘어 기도 질식으로 이어질 수 있습니다. 저산소증으로 인한 장기와 뇌의 손상을 일으킬 수도 있지요. 목소리가 나오고 기침을 할 수 있다면 완벽한 기도 폐쇄가 아니니 손가락을 입에 넣어 구토시키는 등의 무리한 처치는 하지 않는 게 좋습니다.

흡인성 폐렴

이물질이 큰 기관지를 넘어 아래까지 내려간 경우에는 질식에 대한 위험은 없지만 이물질이 위치한 곳에서 염증을 일으켜 폐렴으로 진행될 수 있습니다. 지속적으로 같은 부위에 생기는 폐렴과 치료가 잘 되지 않는 폐렴일 경우에는 아이가 증상을 보이기 전에 사레들린 적이 있는지 확인해봐야 합니다.

흡인에 빠르게 대처해요

흡인인지 아닌지 판단하기

일단 기도가 막히면 청색증을 보입니다. 의식이 소실되기 시작하고 완전폐쇄된 경우에는 목소리가 나오지 않고 울어도 소리가 나지 않아요. 심지어 기침도 나오지 않습니다. 아이가 기침을 하고 있다면 억지로 손을 입에 넣어서 음식물을 꺼내려 하기보다는 기침을 유도해서 압력에 의해 기도 내 이물질이 밖으로 나올 수 있게 도와주는 것이 좋습니다. 기침에 의해 나온 이물질이 다시 흡인되지 않게 머리를 아래쪽으로 두도록 합니다.

응급신고하기

가장 중요하고 가장 먼저 해야 할 조치입니다. 주변에 사람이 있다면 119로 전화해줄 것을 요청하세요. 아무도 없다면 본인이 전화를 걸어야 합니다. 구급차가 오기 전까지 해줄 수 있는 응급처치로는 하임리히법이 있습니다.

하임리히법

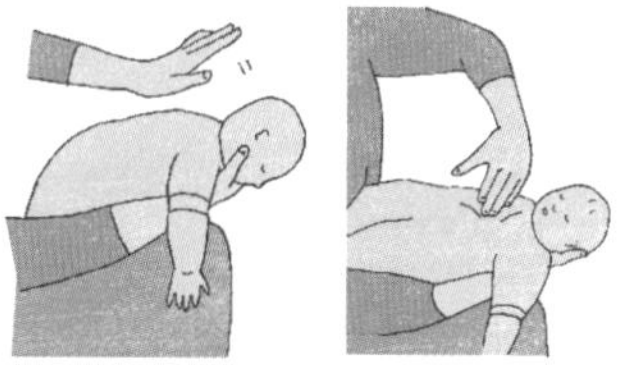

만 1세 미만

아이를 허벅지에 지지한 후 머리를 하부로 하여 한 손으로는 턱을 잡고 다른 손으로는 등을 칩니다. 아이를 돌려 명치 아랫부분(명치와 배꼽 사이)을 5회 정도 눌러줍니다. 그 후 음식물이 빠져나와 입안에 맴돌고 있는지 손가락으로 훑어 확인해봅니다.

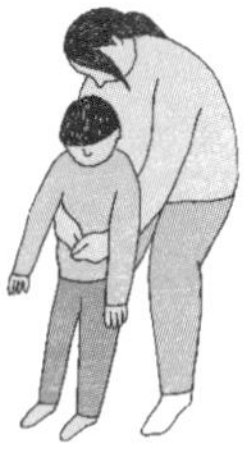

만 1세 이상

뒤에서 끌어안고 두 손을 맞잡은 채 복부를 압박합니다. 6~10회 실시하고 이물질이 나오지 않으면 이를 반복합니다.

손가락으로 빼지 않기

흔히 엄마들이 하는 실수가 손가락을 집어넣어 음식물을 빼내려 하는 것입니다. 그렇게 되면 아이가 음식물을 올리게 되어 그것이 올라오다가 다시 기도로 넘어가 질식할 수가 있습니다. 더 위험한 상황에 빠질 수도 있지요. 병원에서는 기관지 내시경을 통해 이물질을 확인하고 제거합니다. 굳고 굵은 내시경을 쓰기 때문에 아이는 전신마취 하에 수술방에서 이물질을 제거할 수밖에 없습니다. 흡인이 있는 아이들의 80%는 만 3세 이전의 아이들입니다. 이 시기 아이들은 호기심이 많아 손에 잡히는 것은 모조리 입으로 가져가려고 합니다. 따라서 무조건 조심해야 합니다. 찰나의 실수로 아이를 위태롭게 할 수도 있고 전신마취 하에 시술을 하게 될 수도 있어요.

D+246

독감 예방접종을 하다

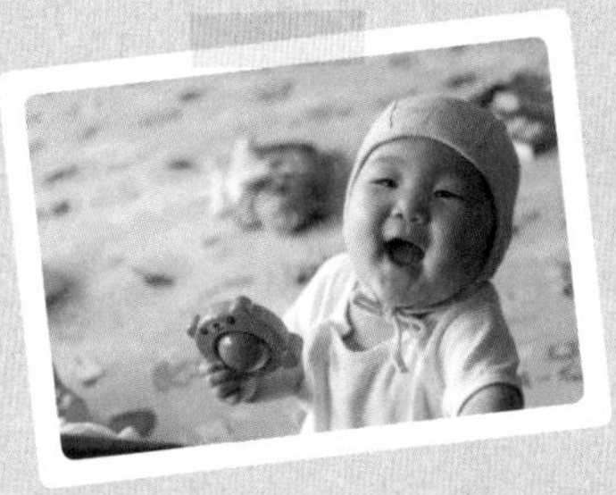

요즘 들어 승아가 고개를 옆으로 젖혀 예쁜 짓을 하곤 한다.
실실 웃어가며 고개를 옆으로 하면 어찌나 귀여운지.
항상 옆에 있지 않는 나는 잘 모르지만 엄마는 승아 애교가 엄청 늘었다고 한다.
옆에 가서 서 있으면 놀다가도 돌아서서 껴안고,
엄마 얼굴에 대고 제 얼굴을 부비며 예쁜 소리를 내기도 하고,
와서 아무 일 없이 씨익 웃어 보이기도 하는 등
매일매일 다르게 하지 않던 행동을 갑자기 하는 승아를 만나게 된다.

아침에 일어나 잠이 덜 깬 와중에도 좋아하는 장난감을 집어 드는 복승.
잠이 깬 듯 두 눈을 동그랗게 떴다가
다시 몸을 움츠리며 부르르 떨었다가 환하게 웃었다가
또 다시 시무룩한 표정을 짓는다.

오늘은 승아 생애 최초로 독감 예방접종을 했다.
태어나서 처음 독감 예방접종을 맞을 때는 2회 접종을 해야 한다.
승아는 오늘 1회, 그리고 한 달 뒤에 2회차 접종을 할 것이다.
면역력이 생길 확률을 높이기 위해서다.

지난번 예방접종할 때까지는 아빠가 뭘 하는지, 엄마가 왜 잡는지
아무것도 모르고 제 할 일을 하다가 "으앙!" 울었던 승아가
이젠 아빠가 뭐 하나 싶어 주사를 들고 있는 내 손을 뚫어져라 쳐다본다.
아프다며 울었지만 울음 끝이 짧아서 금방 그쳤다.
수고했고, 잘했다는 의미로 쌀과자 한 개 증정!

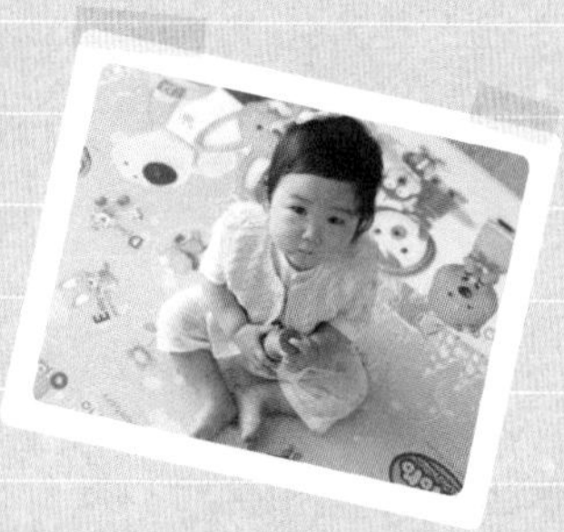

독감

독감이란 무엇인가요?

'독감'은 '독한감기'가 아닙니다. 인플루엔자에 의한 감염 증상을 말합니다. 흔히 감기는 리노바이러스rhinovirus에 의한 감염을 말하며 콧물, 기침, 고열, 몸살 등 흔히 알고 있는 증상을 보입니다. 주로 상기도 감염이고 합병증이 크지 않으며 약 일주일이면 자연히 회복되지요.

역사적으로 기록된 독감

1918년 스페인독감(H1N1) : 약 2천만 명 사망
1957년 아시아 독감(H2N2) : 약 100만 명 사망
1968년 홍콩독감(H3N2) : 약 70만 명 사망
1997년 홍콩조류독감 인체감염(H5N1) : 6명 사망
2003년 이후 아시아 조류독감(H5N1) : 약 257명 사망
2009년 멕시코 돼지독감(신종플루, H1N1) : 약 150명 사망

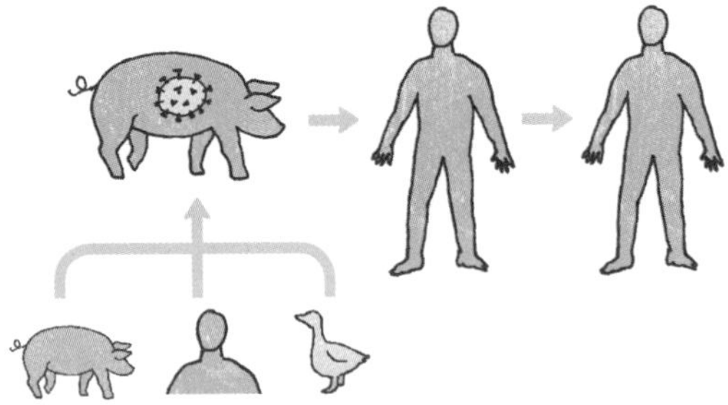

역사적으로 유행했던 독감은 모두 인플루엔자 A형 감염으로 인한 것으로 치명적인 사건들로 기록되어 있습니다. 인플루엔자 바이러스는 A, B, C형이 있는데 그중에 문제가 되는 것이 바로 A형 바이러스입니다. 2009년에 유행했던 신종플루가 이슈가 되었던 것은 바이러스가 10~40년 주기로 독성이 강해진다는 주장 때문이기도 하고, 1918년에 유행했던 스페인 독감과 아형(H1N1)이 같으며 사람, 조류, 돼지에서 발견된 바이러스의 혼합 변종일 가능성이 있어서입니다. 다행스럽게도 독감 자체의 독성이 계절 독감 수준이었고 빠른 대처를 해서 큰 재앙까지는 오지 않았습니다.

바이러스 구조

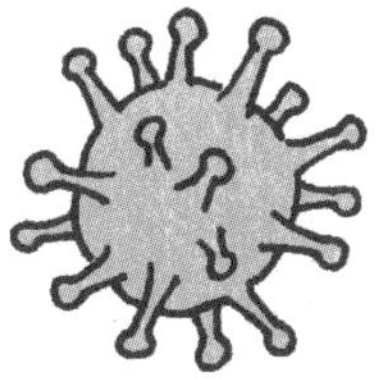

여기서 H와 N이 의미하는 것이 무엇일까요? 인플루엔자 A는 헤마글루티닌 hemagglutinin: H과 뉴라미니다아제neuraminidase : N라고 하는 독특한 구조를 가지고 있어서 숙주(바이러스가 침범한 대상 : 사람의 세포라고 하죠)에 기생하고 증식할 때 필요합니다. 타미플루는 바로 이 뉴라미니다아제가 숙주와 결합하는 것을 억제하여 바이러스의 증식을 억제하는 것입니다. 즉 바이러스를 없애는 것이 아니기 때문에 증상 발현 초기에 타미플루를 먹는 것이 중요합니다.

증상

고열, 두통, 인후통, 콧물, 기침, 몸살, 복통, 구토 등의 증상이 나타납니다. 특별한 증상 없이 고열만 있는 경우도 있습니다. 그러나 열이 좀 오랫동안 나서 일주일 가까이 지속될 때도 있습니다. 합병증이 있는 경우는 드물어요.

	감기	계절 독감	신종플루
원인	200종 이상의 다양한 바이러스	인플루엔자 A(H1N1, H3N2), 인플루엔자 B 바이러스 등	신종인플루엔자 A(H1N1) 바이러스
잠복기	1~4일	1~7일	1~7일
증세	두통, 미열, 콧물, 코막힘, 기침, 재채기, 인후통	두통, 근육통, 피로감, 고열, 콧물, 오한, 기침, 인후통, 호흡곤란, 관절통, 구토, 설사	두통, 근육통, 피로감, 고열, 콧물, 오한, 기침, 인후통, 호흡곤란, 관절통, 구토, 설사
합병증	결막염, 축농증, 중이염	상기도-하기도 감염, 폐렴, 천식, 사망까지도	폐렴, 급성호흡부전, 사망까지도
예방법	청결 유지, 비타민C 섭취, 습도 유지	청결 유지, 발열-호흡기 증상자 피하기, 예방백신 접종	청결유지, 발열-호흡기 증상자 피하기, 예방백신 접종
치료	증세완화 약 복용, 주사제, 휴식	해열 진통제 타이레놀(성분명: 아세트아미노펜) 등, 때에 따라 타미플루, 릴렌자 등 항바이러스제 사용	항바이러스제 타미플루(성분명: 오셀타미비르), 릴렌자(성분명: 자나미비르) 등

치료

독감의 치료는 타미플루가 정답일까요? 아닙니다. 독감 역시 바이러스 감염이고 특별히 독성이 강한 변종이 아닌 이상 사람이 스스로 이겨낼 수 있습니다. 충분한 휴식, 수분 및 영양섭취 등의 대증적인 치료(해열제 및 증상에 대한 치료)가 중요합니다. 그러나 고위험군들은 좀더 적극적인 검사와 빠른 진단, 치료가 필요합니다. 이 역시 천편일률적으로 검사하고 약을 먹는 것은 좀 지양해야 합니다. 아이의 상태를 잘 확인해서 필요한 경우에 한해서 적절하게 항바이러스제를 복용하는 것을 추천합니다.

고위험군

1. 만 9세 이하의 소아
2. 65세 이상의 노인
3. 임산부
4. 만성 질환자
   만성기관지염/폐기종 등과 같은 만성폐쇄성 폐 질환
   기관지확장증, 진폐증, 천식 등과 같은 호흡기 질환
   당뇨 · 만성신장 질환 · 간경변 등 만성 질환
5. 면역억제자
   암 환자 · 후천성면역결핍증 환자 · 비장 기능 이상

예방

손씻기와 개인 위생을 철저히 하는 것이 중요합니다. 독감은 사람과 사람으로 옮겨집니다. 특히 상대방이 기침할 때 나오는 비말로 감염이 되기 때문에 독감에 걸린 사람과의 접촉을 자제해야 합니다. 개인 위생을 철저히 하고 충분한 영양섭취를 해서 면역을 길러 놓는 것이 중요하겠습니다. 그리고 매년 9월경이 되면 독감 예방접종을 꼭 하길 바랍니다.

1 예방접종을 하세요

독감은 천의 얼굴을 하고 있어서 한 번의 접종으로 평생 면역을 얻을 수는 없습니다. 그래서 매년 접종을 하는 것이죠.

2 꼭 타미플루를 먹을 필요는 없어요

아이 상태에 따라 심각성의 정도, 합병증 발병 여부 등을 지켜보며 전문의와 상의하면 됩니다.

3 경각심을 갖고 개인 위생을 철저히 하세요

질병이 유행하기 시작해야 위생을 챙기는 분들이 많습니다. 평소에 항상 손을 잘 씻고, 운동과 영양섭취로 면역력을 기르는 등 늘 유행할 수 있는 독감에 대해 방패를 치고 있어야 합니다.

4 기침은 손으로 가리고, 증상이 있다면 공공장소는 피해주세요

운전은 혼자만 잘해서는 안 된다고 하죠? 마찬가지입니다. 나 혼자만 개인 위생을 철저하게 한다 해도, 증상을 가진 사람이 가까이에 있다면 피해가기 어렵겠죠. 다른 사람을 배려하는 마음으로 증상이 있다면 공공장소는 피하거나, 꼭 마스크를 착용해주세요.

5 너무 걱정하지 마세요

치료를 진행할 때 보호자분들에게 항상 하는 말이지만 너무 걱정하지 마세요. 물론 '대유행'하는 치명적인 독감이 있고, 그때에는 그에 맞는 치료가 필요하겠지만 건강한 사람에게 찾아오는 경증의 인플루엔자는 항바이러스제 등의 투약 없이 좋아질 수 있습니다.

특정 질병이 '유행'할 때마다 의사로서 안타까운 마음입니다. 많은 분들이 '유행'을 해야지만 그 중요성이나 필요성을 절실히 느끼고 실행에 옮기기 때문이죠. 준비가 안 되어 있기 때문에 더욱 당황하고 무척이나 조급하게 치료 과정을 지켜보게 됩니다. '독감'이라는 것은 갑작스럽게 조심해야 할 질병이 아닙니다. 모든 바이러스는 언제, 어떤 경로로 침투해올지 모르지요. '유행한다'라고 뉴스에 나오면 타미플루를 구하고, 그제야 아이에게 예방책을 교육하지 말고, 평소에 아이와 함께 개인 위생과 면역력 증강에 힘써주세요.

D+248

아빠, 나 잘했어요?

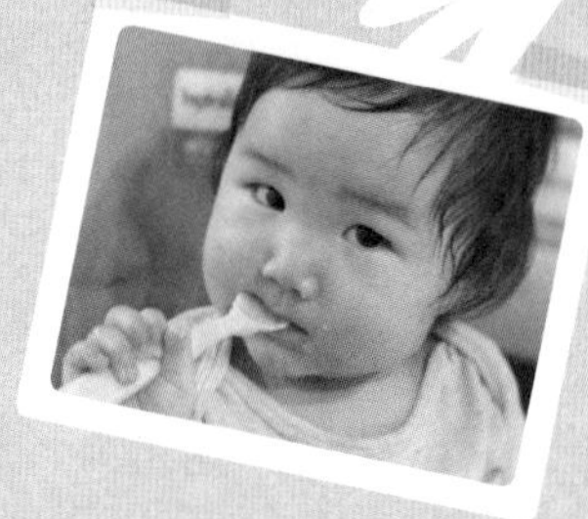

승아는 어제의 예방접종 후 발열도 없었고 무난하게 하루를 보냈다.
독감 예방접종을 비롯해서 모든 접종은
발열, 피부 발진, 약간의 보챔 등의 가능성을 가지고 있다.
아이가 잘 견뎌내기를 바랄 수밖에.
다행히 승아는 아무 탈이 없었다.

밥 먹을 때 숟가락을 뺏어가더니만 다시 돌려받으려 손에서 빼가니
막 떼를 쓰며 울고불고 난리다.
요즘 떼가 많이 늘었다는 것이 느껴진다.
승아의 입 주변이 접촉성 피부염으로 울긋불긋해졌다.
침, 옷가지, 장난감, 음식(특히 산도가 높은 과일) 등이
아이에게 피부염을 일으킬 수 있다.

발진이 자주 생기는 아이들 중에 아이가 자주 접하는 것이 원인이 될 수 있으니
반복적인 발진이 있는 경우엔 주변에서 원인을 찾아봐야 한다.
승아는 파인애플을 먹고 입에 잔뜩 묻히고 나서 입 주변에 피부염이 올라왔다.
물론 조금 지나서 없어졌지만 처음 생긴 발진이라 조금 걱정이 됐다.
두 손, 두 팔, 파닥파닥거리며 웃고 있네, 복승아.

음식 알레르기

주의해야 할 식품들이 있어요

이유식을 먹일 때, 특히 처음 고형식을 소개할 때나 새로운 음식을 첨가하여 줄 때 중요하게 해야 할 일이 있습니다. 바로 아기에게 이상반응이 없는지 체크하는 것이에요. 처음 고형식을 먹거나 새로운 음식을 먹은 아이들은 피부발진이나 구토, 설사 등의 이상반응을 보일 수 있습니다. 그러므로 아이의 상태를 잘 관찰하고 이상반응을 보인다면 해당 재료를 최소 한 달 정도 후에 다시 시도해보세요. 그렇다고 이유식 자체를 중단하라는 것은 아니고, 이전에 먹였을 때 괜찮았던 재료로 조리해주세요. 그리고 이상반응이 없어진 후에 다른 재료를 소개해주세요. 조리를 할 때는 푹 익혀야 알레르기 반응을 최소화할 수 있어요. 새로운 재료는 오후에 먹일 것이 아니라 오전에 먹여서 활동 시간에 아이가 괜찮은지 확인해주세요.

이유식을 중기 정도 진행하다 보면 재료에 대해 조금 둔감해집니다. 물론 특별히 알레르기 체질이 아니라면 너무 긴장해가며 아이에게 먹일 필요는 없습니다. 하지만 새로운 재료를 첨가해주는 간격은 계속 잘 지켜주어야 합니다. 모든 식품이 문제될 수 있지만, 특별히 '더' 주의해야 할 식품들이 있어요.

이상반응 살펴봐야 할 기간(이유식)

초기	중기	후기	완료기
3~4일	3~4일	2~3일	제한없음

달걀 노른자와 흰자

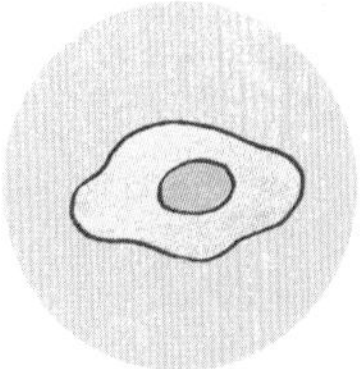

과거에는 달걀을 돌부터 먹이고 처음엔 노른자만 먹인 뒤 이상이 없으면 흰자를 먹이라고 권고했습니다. 달걀 흰자에는 알레르기 유발 성분이 있기 때문인데 최신 지견에 따르면 이유식 초기부터 노른자를 먹이고 이상반응이 보이지 않으면 다음번에는(1~2개월 후쯤) 흰자까지 먹여볼 수 있습니다. 단 완전히 익혀서 먹이고, 돌 이전까지 일주일에 1회 정도만 사용하는 게 좋습니다.

우유

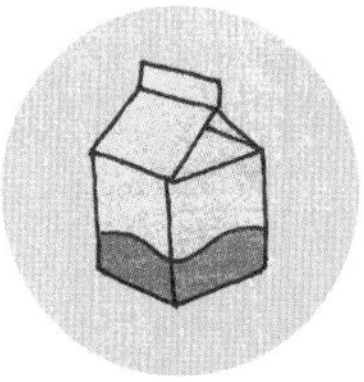

생우유는 돌이 지나면 먹이도록 합니다. 치즈나 요거트 등을 중기부터 먹이는 경우도 많은데, 유제품은 천천히 먹이는 것이 좋아요. 후기나 완료기 이유식에 가서 무염분 치즈나 무가당 요거트를 시작해보세요.

씨 있는 과일

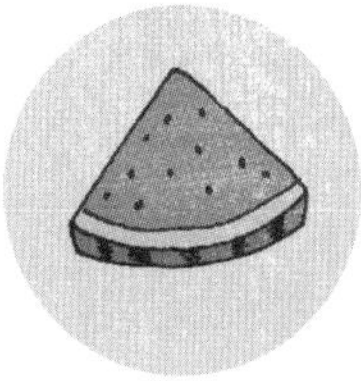

과일은 만 6개월이 지나면 시작하되, 직접 갈아내어 주도록 합니다. 시판 주스는 되도록 먹이지 마세요. 포도나 귤도 늦게 먹이라고도 하는데 정확히 날짜를 정해 놓고 지키지 않아도 됩니다. 딸기와 토마토 등은 알레르기를 유발할 수 있어서 돌 이후 시작하라고 하는데 이 역시 이상이 없다면 먹여도 됩니다. 하지만 주의해서 나쁠 것이 없으니 정 걱정스러우면 1년 정도는 기다렸다 먹이도록 하세요.

꿀

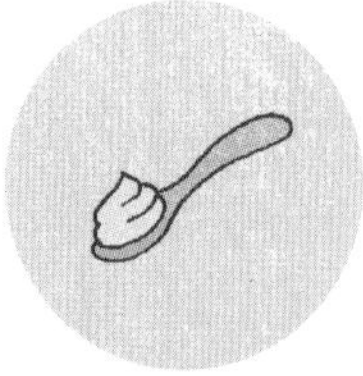

꿀은 반드시 돌 이후 먹이도록 합니다. 흔히 '보톡스'라고 알려져 있는 보툴리눔 톡신Botulinum toxin 때문이지요. 보툴리눔균이 체내에 들어오면 면역력이 낮고 위산도가 낮은 영아들의 위장관에서 발아증식하게 됩니다. 이 독소는 신경이나 근육마비 등이 생길 수 있어 아이에게는 위험합니다.

생선

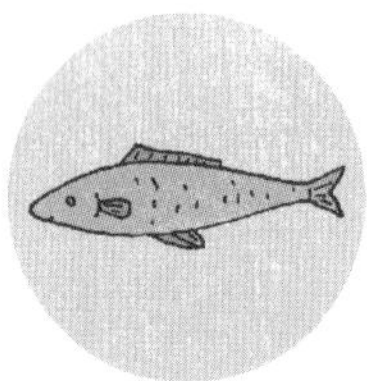

흰살 생선은 중기부터, 새우나 갑각류도 이상이 없으면 중기부터 먹여도 됩니다. 연어나 참치 같은 큰 생선은 먹이사슬의 윗 단계에 있으므로 중금속에 대한 우려로 최대한 나중에 먹이는 것이 좋습니다. 승아에게 큰 생선을 먹이게 된다면 그 시기는 두위(머리둘레)가 성인 두위와 비슷해지는 만 4세 이후가 될 것 같습니다.

견과류, 오일

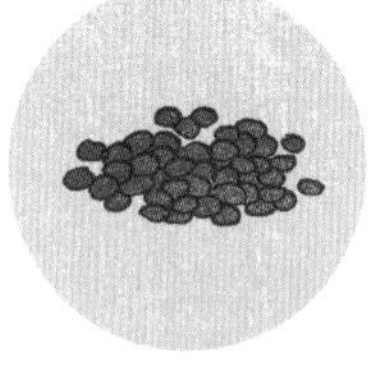

견과류와 오일 역시 문제가 되지 않는다면 중기부터 시작해도 되지만 견과류의 경우 위험요소가 있으므로, 후기부터 조금씩 시도해보도록 합니다. 이상반응이 없어도 이유식 만들 때 오일을 많이 사용하는 것은 좋지 않습니다. 지방은 꼭 필요하지만 과도한 섭취는 좋을 리 없어요. 견과류와 오일의 고소하고 당기는 맛을 너무 일찍 노출시키지 않는다는 의미도 있습니다. 또한 견과류는 아이가 꽤 자란

후에도 통으로 주는 것은 권하지 않습니다. 흡인의 위험 때문입니다(흡인 463쪽 참고).

잡곡가루

이유식 대신 다양한 가루가 한꺼번에 들어가 있는 미숫가루나 선식, 생식 등을 물에 개어주면 안 됩니다. 돌 이후에는 성인들이 먹는 음식을 진행해도 큰 무리가 없지만 알레르기가 있는 아이라면 그 역시 조심해서 먹여야 하지요.

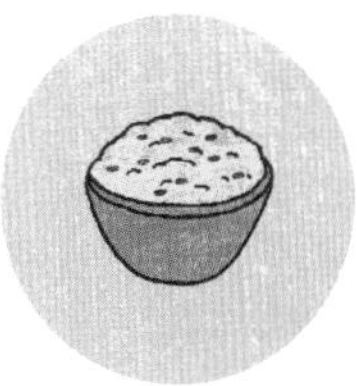

Parenting story

알레르기 걱정

영유아기 때 피부 이상반응 등이 나타난다고 해서 심각한 걱정은 하지 않아도 됩니다. 우유나 밀, 달걀, 콩 알레르기 등의 80~90%가 5세 이전에 없어지는 것으로 알려져 있습니다. 전문가들의 견해는 다를 수 있지만 저의 경우 승아의 이유식을 해줄 때 너무 예민하게 생각하지 않았어요. 일단 승아가 알레르기가 없었고, 저는 '먹여서 문제되지 않는 것은 먹여도 된다'라는 입장이기 때문이에요. 또한 너무 늦게 먹여도 해당 식품에 대해 알레르기를 유발할 수 있다는 레퍼런스가 있습니다. 제가 레지던트이던 시절만 해도 돌 이전의 아기는 달걀을 먹을 수 없다고 하였어요. 지금은 6개월 이후 노른자가 괜찮으면 흰자를 바로 시도해보라고 합니다. 혹시라도 예전 이유식 책을 보며 진행 중이라 한다면 업데이트된 자료를 한 번씩 들춰볼 필요가 있습니다. 현대의학은 통계와 역학조사의 산물이에요. 2008년보다는 2016년에 쌓인 자료와 결과물이 더 많고, 이에 기반한 정보들이므로 가장 최신 의견을 따르는 것이 옳다고 생각합니다. 이유식을 거부해서 알레르기를 체크할 수가 없을 때 일단 이유식을 시작했다면 아이가 거부한다고 해서 무작정 중단하는 것은 바람직하지 않아요. 아이에게 알레르기 반응이 나타난 것이 아니라면 더더욱 그렇습니다. 아이가 이유식을 거부한다면 특정 재료 때문인지, 단순히 이유식을 먹기가 싫은 것인지, 식탁의자에 앉아 있는 시간이 힘든 것인지 원인을 파악해봐야 해요. 이유식을 진행하는 내내 아이가 거부한다고 며칠을 건너뛸 수는 없습니다. 그러다 보면 스케줄도 엉망이 되고 새로운 식재료를 첨가하기가 더 어려워지지요. 그러면 더욱 심각한 거부 반응을 불러올 수 있습니다. 또한 이유식 단계별로 새로 첨가하는 채소에 대해 알레르기 반응을 지켜보아야 하므로, 아이가 단순히 거부한다고 하여 중단하지 말고 같은 재료를 또 다시 시도해보고 그래도 거부한다면 해당 재료는 나중에 먹여도 됩니다. 꼭 먹여야 한다고 조바심 낼 필요는 없습니다. 간혹 아이가 거부한다고 하여, 혹은 어떤 재료에 알레르기 반응을 보였다고 하여 완전히 이유식을 중단하고 수유만 하는 경우가 있는데 재료를 바꿔서라도 이유식은 일관성 있게 진행해야 합니다.

D+249

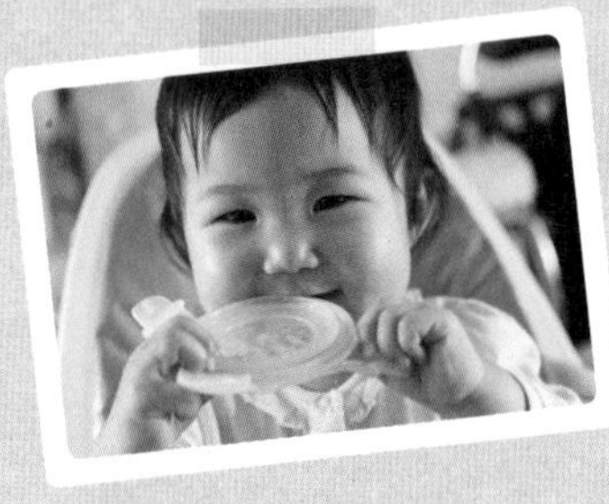

동네산책

아침 이유식을 먹다가 식탁 위에 있는 뚜껑을 발견한 승아.
낑낑거리며 달라고 야단이다.
어쩔 수 없이 쥐어주니 이젠 뺏기지 않으려고 야단이다.
예전에는 다른 물건으로 다시 유혹하면 이내 그 물건은 관심 밖이었는데
이젠 다른 물건으로 대체 불가능이다.
자신이 원하는 것이 무엇인지 정확히 알게 된 것 같다.
약아졌어, 오승.
그러고는 씹고 뜯고 맛보고 즐기고… 널 누가 말려.

이렇게 먹다가 집중력이 흐트러지거나 자꾸 딴짓을 하려 하면
일단 먹을 것을 치워두고 거실에 데리고 나와 리프레시해준다.
잠시라도 분위기를 전환해주면 다시 의자에 앉아 끝까지 잘 먹곤 한다.

오늘은 승아와 산책에 나섰다.
엘리베이터에서 거울을 보면 손을 휘휘 저으며 좋아하기도 하고,
양쪽에 붙어 있는 거울을 이쪽 봤다, 저쪽 봤다 하질 않나,
제 얼굴을 뚫어져라 쳐다보기도 하면서 무척 신기해한다.
돌아다니면 지나가는 사람을 보고 격렬하게 몸을 움직이며 마구 좋아하고,
고개를 뒤로 젖혀 무성한 나뭇잎을 한참 응시하기도 한다.
이젠 밖에 나가는 것이 좋은 줄 알아서 아기띠만 허리에 차도 좋아하기 시작한다.

길거리 다니며 담배연기 흩뿌리고 다니는 사람들이 너무 많다.
우리가 따로 별명도 정했다.
Walking Smoker, 줄여서 워스커.

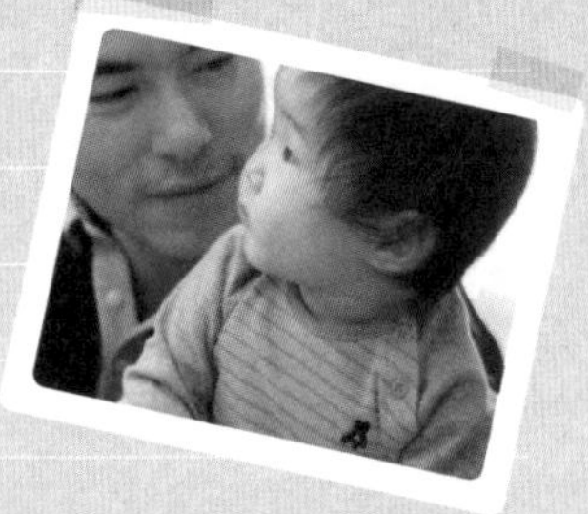

그래도 믿을 만한 건 아파트 내부 산책로이다.
이곳에도 가끔 워스커들이 있긴 하지만 그래도 덜하다.
승아와의 산책은 아파트 단지를 거쳐서 동네 주변을 도는 것으로 한다.
아내를 임신했을 때부터 그랬고, 아이를 데리고 다니니 담배연기가 더 신경이 쓰인다.

마지막 코스는 아파트 상가에 있는 슈퍼.
아내가 승아를 데리고 자주 들러서인지 카운터 아가씨가 계산을 하려다가
승아를 보고 아는 체를 한다.
어른들 모시고 살다 보니 세 끼 꼬박꼬박 챙겨 먹어야 하고,
승아 이유식도 신경 써야 하는 승아 엄마.
그러다 보니 생협 장보고, 한살림 장보고, 이마트 장보고,
인터넷 장보기 하고서도 동네 슈퍼에 하루에 한 번쯤은 들려줘야 장보기가 끝난단다.
에고, 힘들겠다.
아기띠에 승아 앉히고 돌아다니기만 하는 것도 이렇게 힘이 드는데,
아내는 평소에 승아 안고, 장바구니 옆에 끼고, 별 안 들게 양산 쓰고….
아이 낳더니 슈퍼우먼이라도 된 걸까.
승아, 오늘 즐거웠니? 하루 종일 행복했으니 즐거운 꿈꾸며 잠들길 바란다.

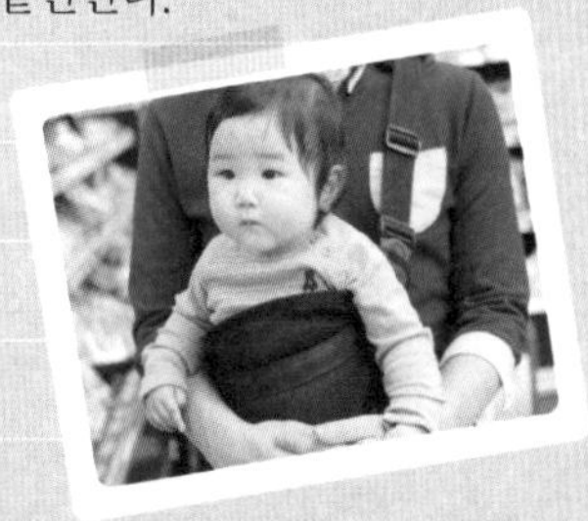

닥터 오의 진료실

간접흡연

간접흡연이 아이에게 미치는 영향을 생각해보세요

간접흡연이 아이에게 안 좋은 이유는 무수히 많고, 또 심각하지만 가시적인 것으로는 호흡기 질환에 대해 얘기해볼 수 있습니다. 급성 호흡기 질환의 감염률과 폐암 발병률이 높으며 노출되는 시간이 길수록 기타 호흡기 질환의 증상도 발병, 악화될 수 있습니다.

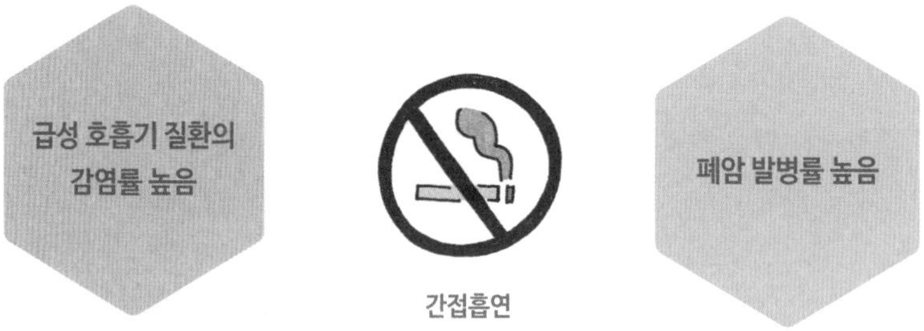

Non-Smoking 룸 이용하기

담배를 피우면 이는 그냥 연기로 날아가는 것이 아니라 각종 신체부위나 주변의 가구나 섬유에 악성 화학물질이 점착됩니다. 그리고 이는 생각보다 오래갑니다. 1년이 넘어도, 10년이 넘어도 검출될 수 있을 정도로 말이지요. 더 큰 문제는 이 화학물질은 다른 실내오염 물질과 결합해서 해로운 화합물을 만들고, 이 화합물이 몸에 들어와 천식 및 알레르기 반응을 일으키는 것입니다. 이것이 아이를 키우는 부모들이 담배를 피우지 말아야 하는 이유이자, 휴가철 호텔을 이용하게 된다면 'Non-Smoking' 룸을 이용해야 하는 이유입니다.

담배에 포함된 화학물질

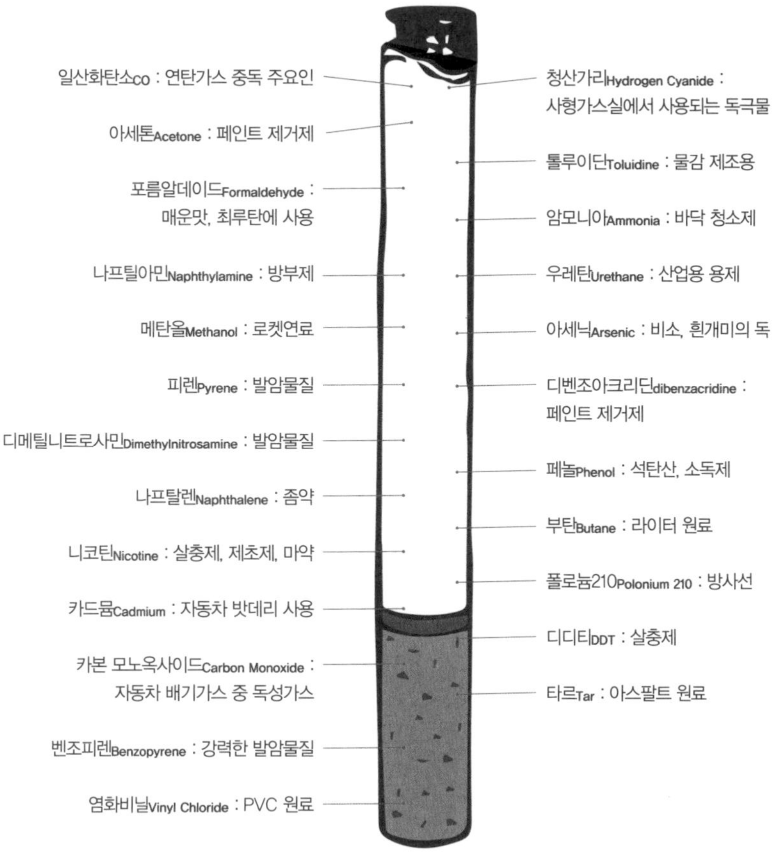

비흡연자의 공간별 간접흡연 영향

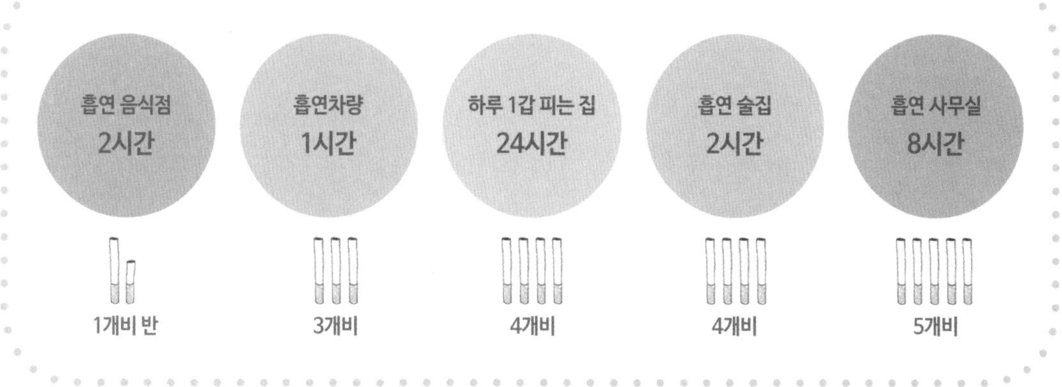

D+266~269

잘 먹던 승아가 왜?

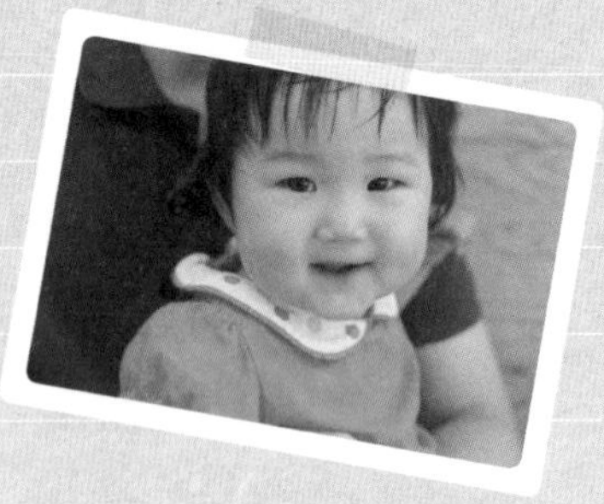

보통 승아가 5시 반이나 6시쯤 일어나면 젖을 먹이면서
승아 엄마의 일과가 시작이 된다.

승아 엄마는 요즘들어 승아가 밥을 잘 안 먹는다고
약간 속상해한다(물론 대부분 잘 먹는 편이다).
몇 숟갈은 아주 열심히 먹다가 금세 흥미를 잃고
의자에서 탈출하려고 찡찡거리는 한편,
자꾸 주변의 다른 것들을 탐색한다는 거다.
승아가 안 먹을 시기가 되긴 되었다.
궁금한 것도 많고 하고 싶은 것도 많으니.

승아는 손가락을 정말 잘 써서 제 옷에 붙어 있는 고구마 부스러기도
손으로 떼어 먹을 수 있을 정도가 되었다.
목소리가 커져서는 기합을 넣듯 소리를 지르기도 하고
서 있거나 잡고 걸어 다니는 일은 놀랍지도 않고 손을 떼고 한참을 혼자 서 있기도 한다.

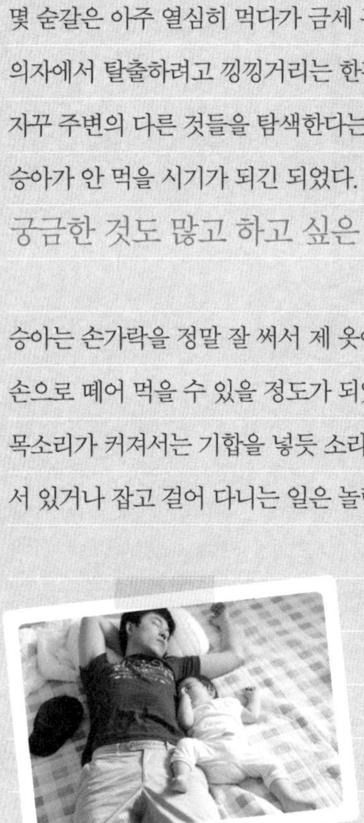

승아가 드디어 짝짜꿍 잼잼을 한다. 곤지곤지는 아직이다.
잼잼을 해보라며 내 손을 오므렸다 폈다 하면 저도 따라서 손을 잼잼
박수를 치면 저도 따라서 짝짜꿍
물론 잼잼하라는데 짝짜꿍하고, 짝짜꿍하자는데 잼잼하기도 한다.

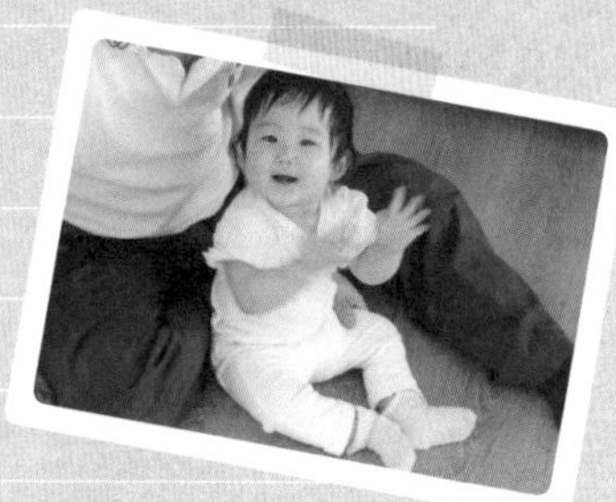

옹알이도 얼마나 달라졌는지 이제 확실한 '엄마'를 하고,
나랑 있으면서 엄마를 찾을 때에는 나를 애타게 바라보며
"엄마마마마마마마. 움마아아아아아." 해대는데, 이거 참.
말을 걸어주면 무슨 대화라도 하는 양 중얼중얼거린다.
그냥 소리만 지르거나 "우어우어"만 하던 옹알이의 단계를 넘어간 것 같다.

요즘 어찌나 예쁜 짓을 많이 하는지
애교도 늘어가고 종일 진료가 있는 날이면 밖에서 이 녀석 생각이 자꾸 난다.

아주 열정적으로 박수를 칠 때도 많다.
기특하다.
제대로 가르쳐줘서가 아니라 아이들이 그냥 학습하는 것이 신기하기만 하다.

이유식을 잘 먹으면서 수유 횟수도 4회로 줄이고,
수유 간격도 기본 4~5시간 정도로 늘렸다.
잘 먹어주어서 다행이긴 하지만 그래도 승아 엄마의 가장 큰 육아 스트레스가
놀아주는 것도, 이유식을 만드는 것도 아닌,
이유식을 먹이는 것이라고 하는 걸 보면
녀석이 찡얼거리는 걸 달래고 달래어가며 먹이는 듯하다.

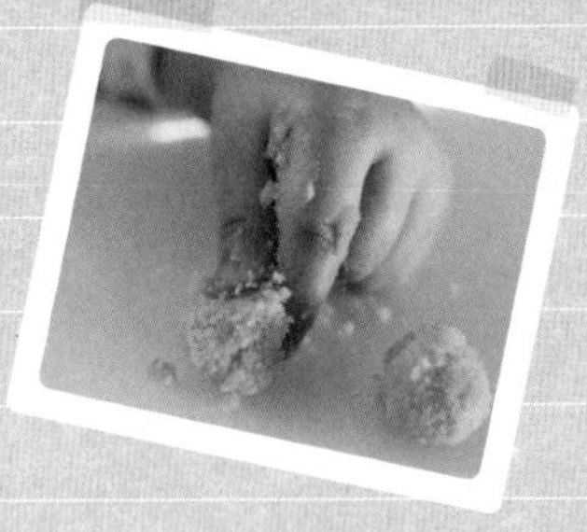

"이제 난 더 이상 아기가 아니에요."라고 말하는 듯,
승아는 우리와 어느 정도의 커뮤니케이션을 주고받고 있다.
이제 승아를 데리고 혼자 얘기하는 느낌이 아니다.
인간의 성장과 발달이 아주 당연한 일임에도 불구하고 매 순간,
새로운 변화가 너무나 반갑고 감사하다.
우리 승아가 그만큼 나에게 특별한 존재이기 때문이겠지.

승아가 태어나면서 우리에게도 많은 변화가 왔다.
아버지도 예전에 내가 알던 무뚝뚝한 아버지가 아닌 듯하고
(정수기 코디 아가씨에게도 느닷없이 손녀 자랑을 풀어놓는다),
아내도 나도 그냥 혼이 쏙 빠져나간 듯이 승아에게 사랑을 쏟아 붓고 있다.
이 아이가 나에게 "아빠!" 하고 달려오고, 나는 "왜?" 하고 되묻고
아이는 또다시 나에게 종알종알거리는 날이 정말 오긴 오려나 보다.

이유식 정량

이유식 정량이 있나요?

아이가 적게 먹어서 엄마가 스트레스를 받는 경우가 있습니다. 아이의 식욕이나 뱃고래는 어느 정도 타고나는 면이 있습니다. 원래 잘 먹는 아이, 원래 조금 먹고 크는 아이, 많이 먹고 살 안 찌는 아이, 적게 먹어도 몸무게가 잘 느는 아이…. 아이는 로봇처럼 모두가 똑같이 자라나지는 않지요. 내 아이의 특성을 이해하고 받아들이는 것은 아이를 잘 먹게 하는 것만큼 중요합니다. 적게 먹는 아이에게 잘 먹게 하는 노력을 하는 게 맞지만, 아이의 양이 그 정도라는 것을 이해하는 게 밑바탕에 깔려 있어야 합니다. 엄마의 '잘 먹이려는 욕심'이 과하면 아이도 엄마도 매번 밥상을 울면서 떠나게 될 거예요.

엄마 욕심 버리기

이유식에는 사실 '정량'이라는 것이 없습니다. 성인인 우리도 매번 '밥 한 그릇은 꼭 먹어야 돼'라는 마음을 가지고 식사하기보다는 배부를 때까지, 혹은 배부르기 직전까지 등으로 한계를 설정하고 먹습니다. 아이는 그런 기준도 없고, 그냥 배고픔이 해소될 때까지, 배가 찰 때까지 먹습니다. 아이에게 '○○만큼 먹여야 한다'는 기준은 과감하게 버려야 합니다. 아이는 알아서 배부를 때까지 먹을 것이고, 이 기준은 엄마가 정하는 것이 아니라 아이가 정하는 것입니다.

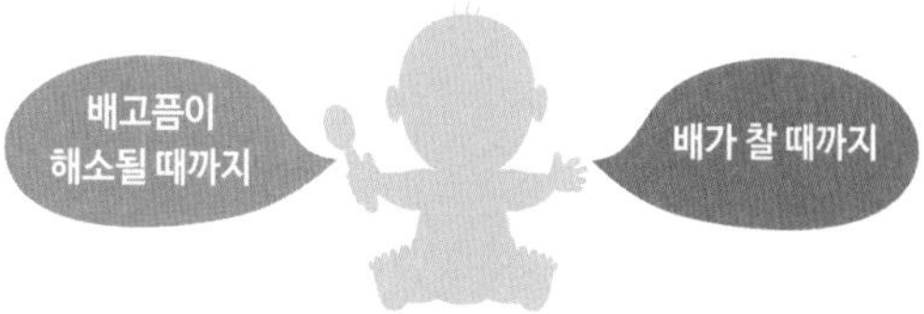

너무 안 먹어서 체중 증가가 더딘 아이에게는 특식을 해주거나 먹이는 방법을 바꿔보거나 후기나 완료기 들어 스스로 먹기 등을 시작하면서 흥미를 불러일으킬 수는 있지만, 억지로 엄마가 정해 놓은 양까지 먹도록 강요해서는 안 되겠지요. 엄마의 욕심에서 식이장애가 시작된다는 점, 잊지 마세요.

D+273

이리 뒹굴, 저리 뒹굴

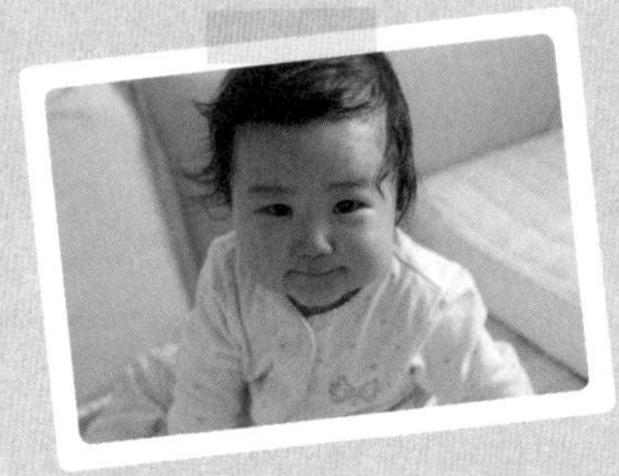

요즘에는 7시 반쯤 목욕을 하고 마지막으로 젖을 먹고
우리와 이리 뒹굴, 저리 뒹굴 하면서 나른한 기분으로 놀다가
8시쯤 자는데 승아가 이 시간을 꽤 좋아하는 것 같은 느낌이 든다.

아이를 키우다 보면 가장 많이 드는 생각
"아니, 언제 이렇게 컸지!"

승아가 기상 시간이 너무 일러 자는 시간을 30분쯤 늦추었는데
나름 성공하고 있다.
이제 이르면 6시, 가끔은 6시 반쯤에 일어나기도 한다.
수면 시간을 늦추었다고 바로 효과가 나타나는 것은 아니고
며칠간 계속 수면 시간을 조금씩 늦추고,
새벽에 꿈틀대며 낑낑거려도 다시 눕혀 다독거리기를 반복했다.
승아의 수유 횟수가 4회로 줄어들면서
수유 간격도 4~5시간 정도로 확보되었는데
완모 중인 승아 엄마는 더 힘들어졌다.
유방 울혈이 생긴 것이다.
젖량이 상당히 적은 편인데도 수유 간격이 늘어나니
바로 울혈이 생기고 젖몸살이 시작되고 있다.
오늘 밤을 무사히 잘 넘겨야 할 텐데 걱정이다.

초반처럼 아이에게 계속 젖을 물릴 수도 없으니
울혈을 푸는 방법을 잘 생각해봐야 할 것 같다.

우리 승아는 엄마가 힘든지 어쩐지
상관없이 쿨쿨 잘 자고 있다.
승아 얘기만 꺼내어도 어찌 이리 행복해지는지….

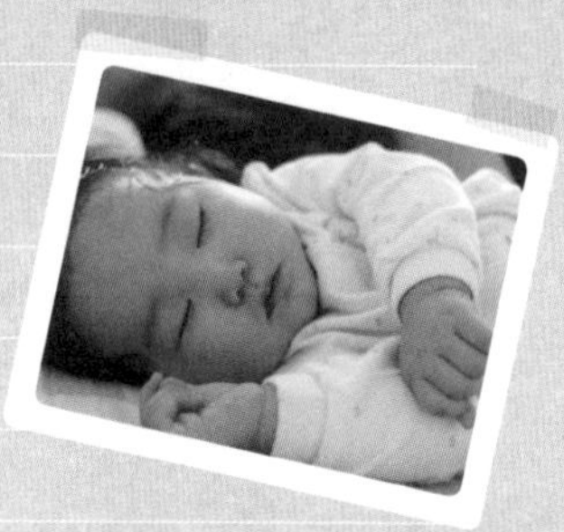

승아가 태어난 후로 우리 부부의 대화가 더 따뜻해졌다.

미니 육아 수첩

유방 울혈

야간수유도 끊고 수유 간격이 늘어나면 마냥 편안할 줄 알았는데, 역효과도 많이 생기게 된다. 바로 유방 울혈이나 젖몸살 등이다. 이럴 땐 엄마가 완전히 편해지기 전에 조금 피곤한 시기를 더 거쳐야 한다. 몸이 적응할 때까지 유축을 조금씩 해주는 것이다. 단, 너무 적극적으로 유축을 하면 안 된다. 젖량이 줄지 않으니까. 젖량은 '아이가 원하는 만큼'이다. 아이가 먹는 양에 따라 늘기도, 줄기도 한다. 아이에게 빨리지 말고, 유축기를 사용하거나 엄마 스스로 짜내어준다. 너무 가득 차지 않는 정도로만 유축하면 된다.

닥터 오의 진료실

잠들기 전 아이와의 시간

잠들기 전 아이와 이런 시간을 보내세요

"아이가 너무 늦게 자요"라며 걱정하는 사람들이 많습니다. 아이가 늦게 자는 것이 아니라 아이를 늦게 재우는 것입니다. 잠들기 전 아이와의 시간을 알차게 보내주세요. 잠드는 환경을 잘 만들어 주어야 아이가 더 깊게, 더 편안하게, 그리고 더 쉽게 잠에 들 수 있습니다.

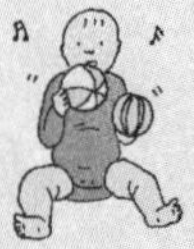

활동적인 놀이 피하기

잠들기 전 시끄럽고 과격하거나 활동적인 놀이는 삼가세요.

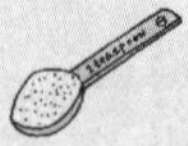

음식물 섭취 금지

잠들기 한두 시간 전에는 음식물 섭취를 하지 않는 것이 좋습니다.

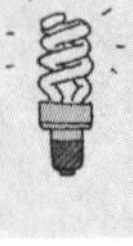

시간을 느끼게 하기

형광등을 켜두기보다는 낮에서 밤으로 흘러가는 시간을 느끼도록 해주세요. 해가 긴 하절기에는 블라인드로 7시 이후에는 어둡게 하고, 해가 짧은 동절기에는 6~7시까지는 아주 작은 불빛만 켜두세요.

수면의식 가지기

수면의식을 해주세요. 수면의식에는 책 읽어주기, 자장가 불러주기, 사랑의 언어를 속삭이기 등이 포함됩니다. 내가 너를 얼마나 사랑하는지, 오늘 네가 얼마나 사랑스럽고 기특하게 성장했는지 꼭 이야기해주세요.

책을 읽어주기

책은 결말이 밝고 따뜻한 이야기로 골라 읽어주세요.

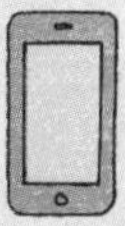

영상물 금지

TV나 휴대전화, 태블릿 등을 보여주지 마세요. 악몽을 꾸는 원인이 될 수 있습니다(특히 만 2세 미만 아이에게 영상 매체는 권하지 않습니다).

일정한 규칙을 가지기

루틴이 중요합니다. 아이가 학습 가능한 매일매일의 규칙을 정해두고 늘 지켜주세요. 아이는 언제든 무엇이든 '예측 가능한 것'을 좋아합니다.

밥을 먹고 → 목욕하고 양치하고 → 책을 읽고 →

아빠, 엄마와 도란도란 얘기하고 → 자장가를 듣고 → 잠에 빠져든다.

Parenting story

워킹맘, 워킹파를 위한 조언

아이에게 위의 모든 것을 해주면 좋지만, 현실적인 문제로 하지 못하게 되더라도 속상해하지 마세요. 아빠, 엄마의 잘못이 아닙니다. 다만 일찍 잠들게 하는 것은 누구의 힘(부양육자)을 빌어서라도 습관을 들이는 것이 좋습니다. 적어도 아이의 생후 1년간만이라도 되도록 9시 이전에 퇴근해서 아이가 잠드는 시간을 함께해주세요. 아이는 놀랍도록 부모와의 애착이 끈끈해지고 따뜻한 성품으로 자라날 겁니다.

D+277

카시트 전쟁

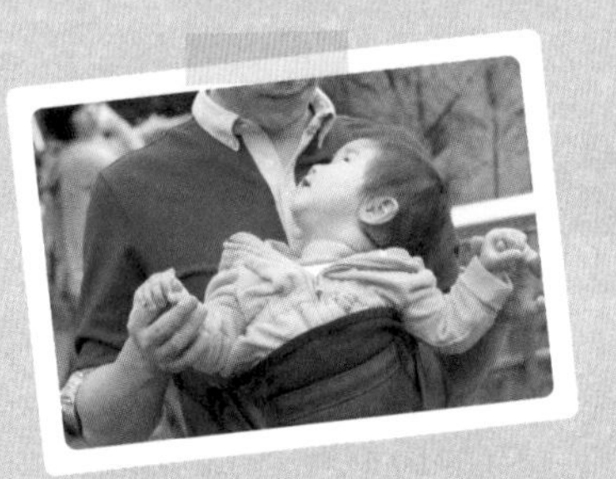

점심을 든든하게 먹고 승아와 함께 바람도 쐴 겸 집을 나섰다.
대전 근교의 만인산 자연휴양림
아내와 처음 만나고 두 번째 데이트했던 곳이라 추억이 남다르다.

승아가 웃을 때 보이는 하얀 옥수수알 같은 이 두 개가 사뭇 귀엽다.
요즘 시도 때도 없이 짝짜꿍
웃을 때도, 기쁠 때도, 슬퍼서 울 때도 짝짜꿍
산책로가 잘 조성되어 있는 휴양림에서
승아와 함께 피톤치드를 마신 날.

잘 다녀오긴 했는데, 우리 승아가 요즘 차 타는 것을 너무 싫어한다.
집으로 오는 길
정말 30분 내내 울어서 멘붕 상태가 될 정도였다.
카시트에서 꺼내 안아줄 수도 없고 그냥 지켜볼 수밖에 없었는데
이제 외출을 자제해야겠다는 생각이 들었다.

아마도 요즘 승아가 기고 걷고 이것저것 만지고 돌아다니며
놀고 싶어 하는 시기라 그런 것 같다.
하고 싶은 것이 이리 많은데 몸살이 날 만도 하지
요즘 카시트에 앉혀놓기가 참 고역이다.

아내는 계속 이러면 어쩌느냐고 걱정하는데, 분명 좋아질 거다.
요즘 아이의 발달 과정과도 연관이 있고
말을 이해시킬 정도가 되면 더 수월해질 것이다.
승아야, 엄마 아빠 너를 믿는다.

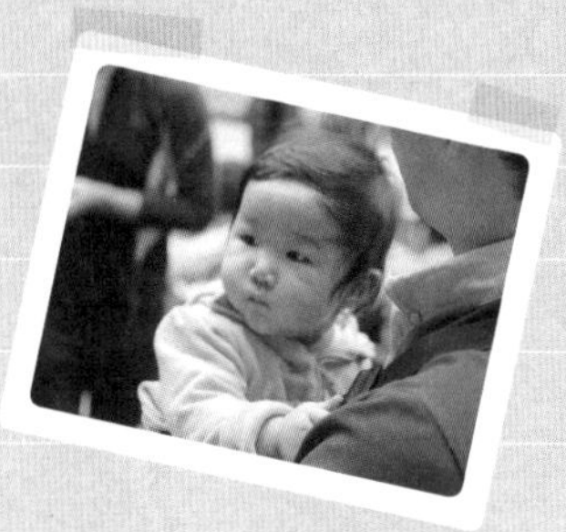

카시트가 싫은 아이

카시트 타는 일은 분명히 좋아져요

카시트에 얌전히 잘 앉아가는 아이도 있지만 그렇지 않은 아이도 있지요. 카시트를 야심차게 준비했다가 "우리 애는 카시트가 잘 안 맞나봐. 도저히 안 되겠어"라고 포기할 만큼 아이가 차에 타고 있는 내내 보채고 투정할 때가 있을 겁니다.
믿어도 좋은 것은 한때라는 것, 아이가 커갈수록 반드시 좋아진다는 것입니다. 보채고 자지러지게 울어도 카시트는 해야 합니다. 안전을 위한 일에는 타협이 없습니다. 절대 명심하세요. 계속 카시트에 앉히는 습관을 들이다 보면 어느새 이곳이 내 자리라는 것을 깨닫고 아이가 먼저 카시트에 앉으려 하는 시기도 옵니다. 돌 전후로 많이 좋아지니 카시트는 절대 양보하면 안 됩니다(카시트 사용 98쪽 참고).

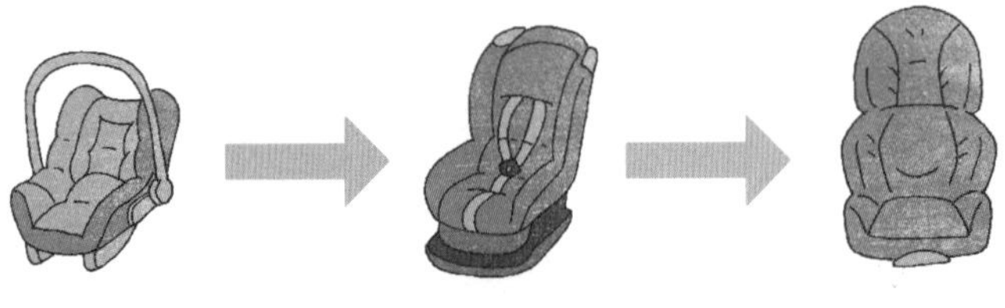

신생아용 유아용 아동용

카시트 적응시키는 방법

인형 활용하기

카시트 후방거울이나 카시트 모빌 등 카시트에서 아기를 울리지 않으려고 사용하는 여러 도구들이 있습니다. 하지만 이런 것들은 막상 사고가 났을 때 아이를 위협하는 위험요소가 될 수 있습니다.

사고 시 위험요소

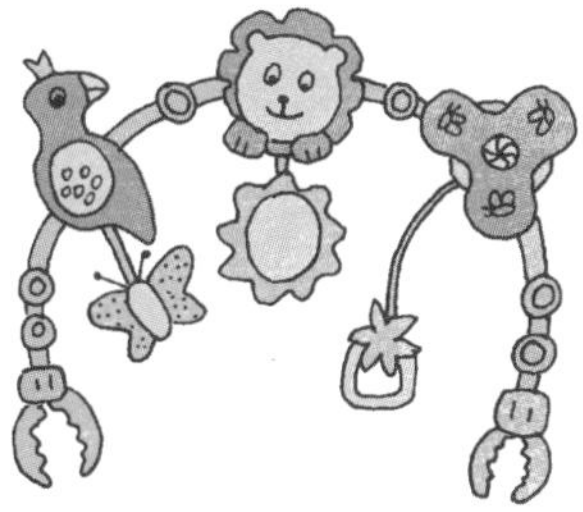

카시트 모빌

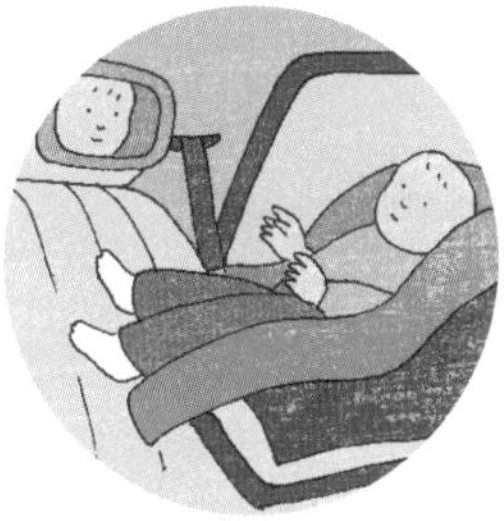

후방거울

부드러운 재질의 치발기나 인형 등을 추천합니다. 사실 카시트에 적응하게 하는 기가 막히게 좋은 비법 같은 것은 없습니다. 아이 입장에서 생각해보세요. 답답하고 결박된 시간이 당연히 달가울리 없겠지요. 이것에 적응하는 시간과 연습이 필요할 뿐입니다. 아이를 덜 지루하게 해줄 수단을 강구하되 엄청나게 울고, 떼쓰고 힘들어해도 꼭 차에서는 카시트에 앉아 있어야 한다는 것 잊지 마세요.

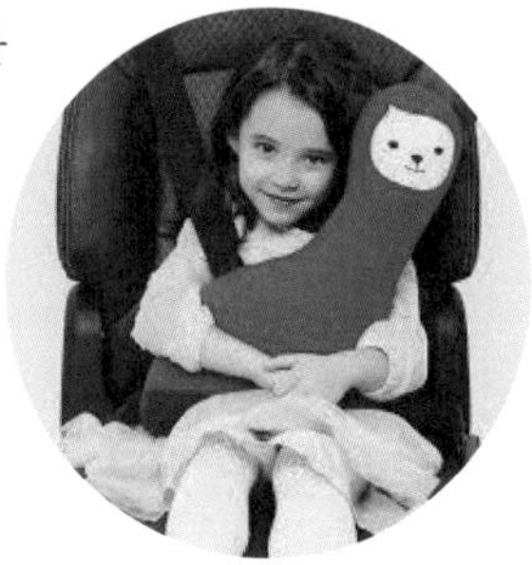

미리 친숙해지기

카시트를 미리 구입해서 자동차 안이 아닌 집안에서 앉도록 해주세요. 카시트에서 놀아도 좋고, 책을 읽어도 좋습니다. '카시트는 편하고 기분 좋은 공간이다'라고 생각되게끔 시간을 가져보세요.

D+278

이행물의 소개

승아가 수면교육을 시작하면서부터
엄마와 떨어져 자거나 활동하는 시간이 생기면서부터
준비했어야 하는 이행물을 이제야 준비했다.
아이들이 돌 전에 가지고 놀던 장난감이나 인형에 대한 애착은
2~3세가 되어서도 이어지는 경우가 많다.

우리 승아의 첫 이행물,
아니, 첫 친구로 누가 좋을까 고민하다
승아 엄마가 골라 주문한 인형으로 하기로 했다.
빨아도 무해하고 천연염색을 하였고 오가닉으로 만든 인형이란다.

승아 엄마가 이제 입양을 했으니 빨리 이름을 짓자한다.
이 인형의 이름은 이제부터 복순이다. 너무 촌스럽나.
그래도 우리 승아 이름보다 더 예쁘면 안 되니까.
우리 복승아 친구 복순이.
인형을 쥐어주니 머리를 쥐어뜯고 난리다.
왜 첫 인형을 보통 토끼나 곰 인형으로 하는지
이제 알겠다.
우리 승아가 순이를 믿고 의지해야 할 텐데….

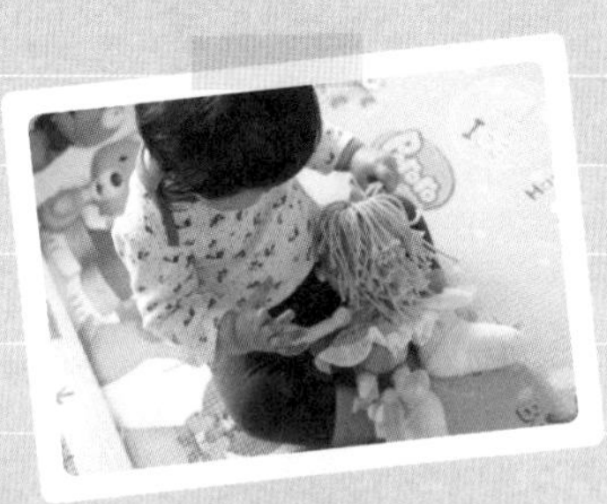

닥터 오의 진료실

이행물

이행물이 필요한가요?

생후 6개월 즈음이 되면 지금까지 실시했던 수면 루틴과 교육을 일관성 있게 실시하되, 의존하던 행태에서 독립하는 행태로 자연스럽게 정서가 이행되도록 도와주기 바랍니다. 이를 도와줄 수 있는 것이 '이행물'입니다. 보드라운 감촉의 인형이나 천 조각 같은 것이 도움이 되는데, 너무 푹신한 천이나 담요는 질식의 위험이 있으며, 털이 너무 과하거나 뻣뻣한 인형은 아이의 피부에 좋지 않습니다. 머리카락이 성가신 사람 모양의 인형이나 털이 북실북실한 동물 인형은 추천하지 않습니다. 면으로 된 사람이나 동물 모양의 인형을 택해주세요. 공갈젖꼭지 역시 아이들이 편안한 마음으로 잠들기에 좋은 이행물입니다.

인형 세탁하기

우리집 단골손님 베이킹소다를 미온수에 풀고 순이를 입욕시켜 손으로 조물조물. 그러고 나서 흐르는 물에 또 조물조물 빨아 물기를 쭉 짜준다. 그리고 일광욕을 시켜주면 끝!
인형을 사용하다가 때가 타면 과탄산소다로 표백하면 된다.

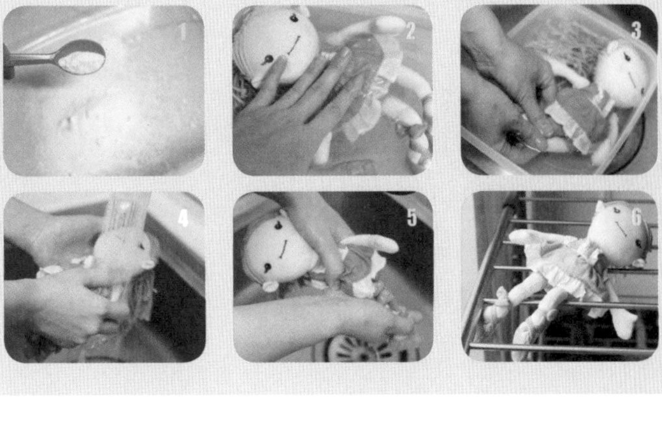

D+279

무엇이 무엇이 똑같을까?

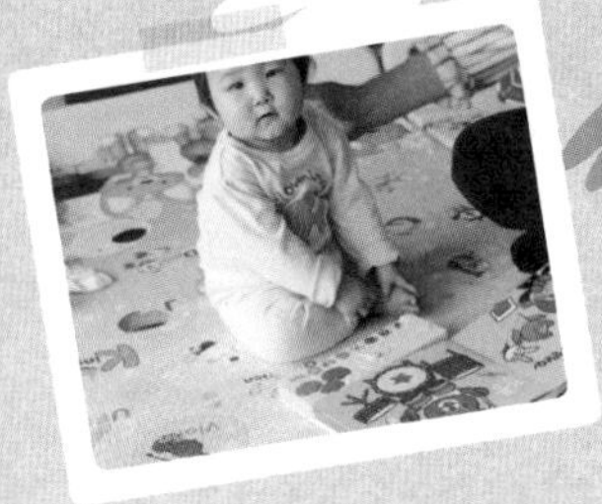

승아는 오늘 2차 독감접종을 했다.
승아 엄마가 안고 한 손으로는 뽕뽕이 인형으로 인형극을 해주었다.
내가 주사를 놓아주니 주사 맞은 줄도 모르고 좋다고 웃는다.
기특한 오승! 승아 엄마와 어머니도 접종 완료!

승아 엄마가 저녁에 승아를 데리고 놀아주다가
나를 급하게 부르기에 가봤더니 승아가 손가락으로
(요즘 손가락으로 사람이나 사물을 가리키는 것을 잘하는데)
주사 맞은 자리의 반창고를 가리키다가 엄마 팔에도 있는 것을 발견하고는
똑같다는 듯이 자기 반창고, 엄마 반창고를 번갈아가며 손가락으로 가리킨다.

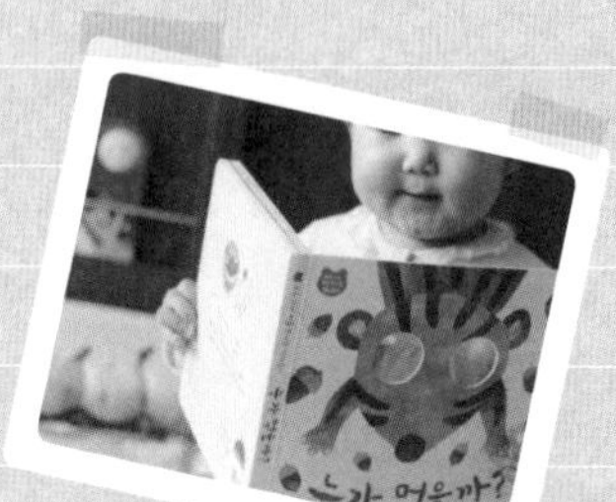

엄청 집중해서 뭔가 파악해보려는 눈빛.
승아 엄마는 그 모습이 무척 기특하고 신기했나 보다.
나는 '당연히 저 정도는 하지' 하고 생각했는데
내가 너무 무뎌져 있나?
똑같다는 것을 안다는 것,
그러면서 신기하게 여겨 손가락으로 가리키는 것이 너무 귀엽고 기특하긴 하다.

아이들은 우리가 예상치 못했던 일을
갑작스럽게 해내면서 자신의 성장을 알린다.

독감 예방접종

독감 예방접종을 꼭 하세요

접종 시기

독감 예방백신은 9월쯤부터 나오는데, 나오자마자 맞히는 것이 좋습니다. 독감은 언제 시작될지 예측할 수 없습니다. 통계적으로 9월경에 전 세계적으로 백신이 나오며 이때 나오자마자 맞는 것을 추천합니다. 어떤 분들은 독감 면역력이 6개월 정도밖에 되지 않아서 독감이 유행하기 시작하면 맞겠다고 하는데 절대로 안 됩니다. 1년 정도의 면역력이 있으니 독감은 백신이 나오면 바로 맞히세요. 그리고 생후 6개월에서 만 8세까지는 처음 접종 시 2회 접종을 합니다. 면역력을 높이기 위함이니 처음 접종하는 경우에는 좀 더 서두르는 게 좋습니다.

아기의 첫 접종 시기

아기가 만 6개월을 채웠으면 독감 예방백신을 맞도록 합니다. 접종 횟수와 방법에 대해서는 병원에서 선생님들과 상의하기 바랍니다. 전에 접종을 했다고 하면 바이러스 형태가 바뀌지 않는 이상 한 번만 접종하면 됩니다.

주(부)양육자도 접종하세요

어른이라고 해서 독감에 대한 면역력을 갖고 있는 건 아닙니다. 아이와 많은 시간을 보내고 가깝게 생활하는 어른, 어린이 모두 독감 예방접종이 필요합니다.

독감 예방접종에 관한

Q&A

Q 달걀과 독감 예방접종은 연관이 있나요?

A 최근 연구에 의하면 달걀 알레르기가 있는 경우에도 독감 접종은 문제없이 할 수 있습니다. 알레르기를 일으키기엔 아주 소량인 알러젠이 존재하기 때문에 문제가 없습니다. 하지만 달걀에 대해서 심한 반응(아나필락시스 등)을 보이는 경우에는 좀 더 조심해야 하기 때문에 큰 병원에 가서 접종하는 것이 안전합니다.

Q 다른 주사와 중복해서 맞아도 되나요?

A 함께 맞아도 됩니다. 동시 접종하세요. 병원 방문 횟수를 줄이는 게 아이를 덜 아프게 하는 방법입니다.

Q 코에 넣는 접종은 무엇인가요?

A 플루미스트라고 코에 뿌리는 생백신이 있습니다. 미국예방접종자문위원회ACIP는 최근 수집된 자료를 바탕으로 면역효과가 미비하다고 판단하고 사용하지 말 것을 권고했습니다.

Q 모유수유를 하는 엄마가 독감접종을 했을 경우 아이에게 항체가 넘어가나요?

A 결론적으로 말씀드리면 독감의 항체가 모유를 통해서 전달되는 것은 확실하지 않으므로 아이도 접종을 해야 합니다. 말 그대로 확실한 데이터가 없습니다. 물론 모유수유를 한다면 모유에 있는 여러 면역물질과 항체들이 아이의 면역력을 높이게 되어 여러 호흡기 감염이 잘 안 걸린다고 되어 있습니다. 그러나 모유를 통해 독감항체까지 넘어가는지는 확실한 데이터가 없습니다.

Q 임신을 했는데 독감 예방접종을 해야 하나요?

A 꼭 접종하기 바랍니다. 대부분 병원에서 임신 초기를 제외하고 독감 접종을 권유하는데, 임신 초기에도 접종하는 데에 전혀 무리가 없습니다. 그뿐만 아니라 태아에게 독감항체가 넘어가기 때문에 임신했을 때 접종한 산모에게 태어난 아이도 독감에 대한 면역력을 지니게 됩니다.

Q 독감주의보가 내려진 뒤에 독감을 접종하러 가도 되나요?

A 실제로 독감주의보가 내려진 뒤 부랴부랴 병원에 오는 분들이 많이 있습니다. 9월경 독감 백신이 나오면 바로 접종하기 바랍니다. 접종 뒤 바로 항체가 만들어져 독감에 예방되는 것이 아니라 적어도 2주 이상의 기간이 필요하기 때문입니다. 그래도 맞지 않고 독감에 노출되는 것보다 늦게라도 맞는 것이 좋습니다.

Q 독감 백신을 맞으면 독감에 걸리지 않나요?

A 유감스럽게도 걸릴 수 있습니다. 독감 균주가 변이를 일으키거나 변이를 일으키지 않는다고 하더라도 걸리는 경우가 있습니다. 그러나 독감 접종을 한 경우에 독감에 걸린다고 하더라도 증상이 상당히 가볍게 지나간다고 되어 있습니다.

D+280

홀로서기

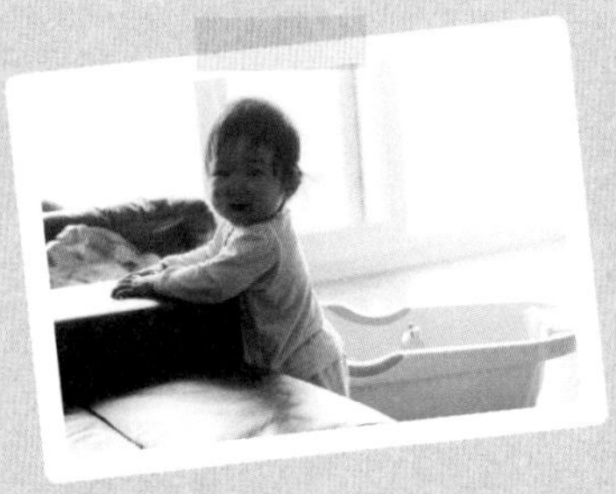

승아는 이제 붙잡고 일어설 때도 있지만
혼자 무릎을 튕기며 일어서 한동안 서 있기도 한다.
앉아 있는 것보다 서 있는 것을 좋아하기도 하고
혼자 힘으로 일어서면 기분이 엄청 좋아져서는 '꺄오' 하는 소리를 내기도 한다.
꼿꼿하게 서서 짝짜꿍도 하고 여유만만이다.

승아가 어제 저녁부터 평소와는 다르게 보챘다고 했다.
낮잠을 너무 당겨 자는 바람에 시간 조절을 제대로 못해준 이유도 있었지만
뭔가 컨디션이 안 좋았나보다.
아침에 일어나서 원래는 혼자서도 한 시간쯤은 너끈히 놀던 승아가
끙끙거리며 눈뜨자마자 울며 보챈다.

출근하기 전 열을 재보았더니 37.5도
열이 오를 수 있겠다 생각했다.
일단 잘 놀고 잘 먹으면 지켜보는 건데,
승아 엄마는 승아가 처음으로 열이 나니까
약간 당황하는 듯하면서 나를 내심 믿는 눈치다.
이번이 두 번째로 감기 증상이 생기는 것인데 무사히 넘어가길 바란다.

하루 종일 힘들어하고, 또 엄마를 힘들게 했지만

먹을 건 먹고, 잘 건 자고, 놀 건 놀았다는 승아.

아이가 컨디션이 괜찮으면 일단은 지켜보는 것이 좋다.

독감 예방접종이 원인일 수도 있다.

저녁 시간에 할아버지가 앉아 계신 쪽으로 막 달려가듯 빠르게 돌진하더니

약 올리는 것처럼 잡으려 하면 도망가고, 또 다가갔다 잡으려 하면 도망가는 복숭아.

애교만점인 우리 승아.

오늘 하루도 우리 가족에게 사랑과 행복을 가져다주어서 고맙다.

미니 육아 수첩

독감 예방접종 후 미열

예방접종 뒤에 발열, 몸살 등의 가벼운 부작용이 생길 수 있다. 우리 몸에서 바이러스에 대한 항체가 만들어지고 있는 과정이라고 생각하면 된다. 물론 독감 예방접종 뒤에 부작용이 있을 수 있는데, 이럴 경우에는 독감 접종을 아주 조심해서 맞거나 아니면 금기가 되는 경우도 있다.

닥터 오의 진료실

열

열은 왜 날까요?

아이가 열이 나기 시작하면 병원을 가야 할지 말아야 할지 당황스러울 겁니다. 경황이 없다 보니 어떻게 처치해주어야 할지도 모르겠고요. 집에서 단순 처치해주면서 열이 떨어지기를 기다려야 하는 경우가 있고, 그냥 단순히 가볍게 넘기면 안 되는 경우도 있습니다. 열은 그 자체로 질병이 아닙니다. 열은 "나 아파요"라는 대표적인 사인sign입니다. 아이 몸에 감염이 있다는 표시가 될 수 있지요.

병균이 침투하면 아이의 몸 안에서 이에 대항하려 애를 쓰겠죠. 뇌에서 대항하는 것을 돕기 위해 '발열'이라는 대항마를 보내는 겁니다. 이 '열'은 박테리아를 파괴하는 백혈구와 같은 세포의 활동을 촉진시킵니다. 열은 흔하게 급성 후두염이나 폐렴, 중이염, 독감, 각종 감기와 인후염 등의 호흡기성 질환과 함께 동반되며, 요로감염, 뇌염, 뇌수막염, 각종 바이러스성 질환에 동반될 수도 있습니다.

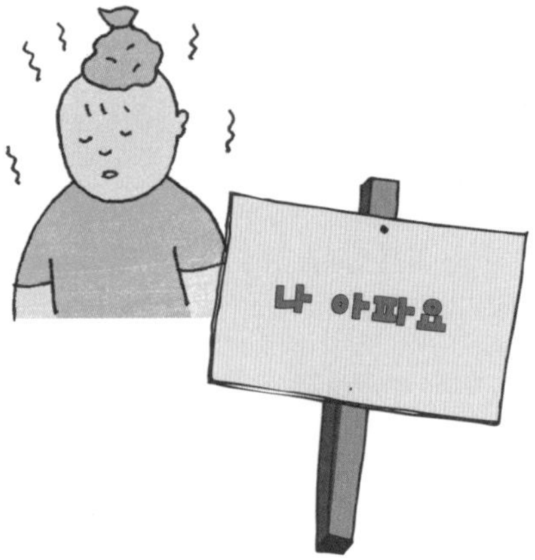

어느 정도의 열이 위험하나요?

'정상 체온'이라는 것은 아이의 나이, 활동 정도, 재는 시간에 따라 다를 수 있습니다. 영유아의 경우 큰 아이들보다는 체온이 더 높은 경향이 있지요. 하루 중 늦은 오후에서 저녁 시간 사이가 가장 높게, 자정에서 이른 아침 사이가 가장 낮게 측정이 되는 경향이 있습니다. 이러한 변수들을 뒤로 하고, 직장이나 귀로 쟀을 때 38도 미만, 구강으로 쟀을 때 37.5도 미만, 겨드랑이로 쟀을 때 37.3도 미만을 정상 체온으로 봅니다.

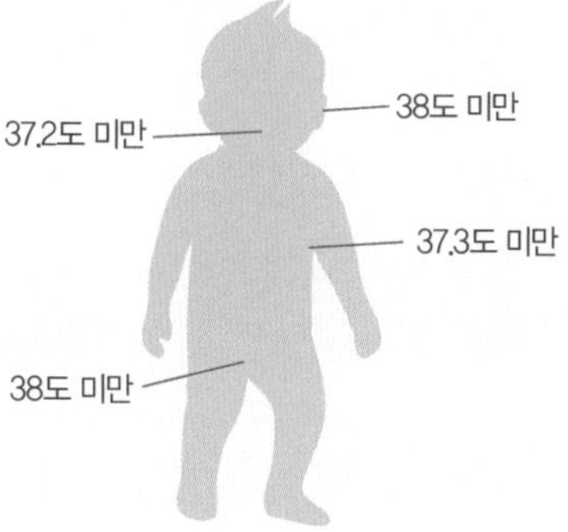

정상 체온

열을 재는 방법

흔히들 열을 잴 때 이마에 손을 대고 느낌을 보는데, 정확한 방법은 아닙니다. 수은 체온계는 만약에 있을 사고를 대비해 집에 두지 않는 것이 좋습니다. 요즘 전자체온계도 다양하게 많이 나오는데, 이 가운데 직장(항문)을 통해 체온을 재는 것이 가장 정확합니다. 체온계는 끝이 둥근 것을 선택하여 알코올로 소독하거나 비누로 깨끗이 씻어 사용합니다. 수용성 윤활유로 닦아주고, 조심스럽게 체온을 재면 됩니다.

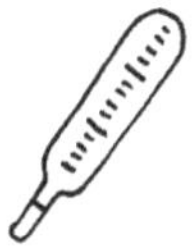

열이 날 때

사람의 정상 체온은 36.4~37.6도 정도입니다. 38도 정도면 '열이 좀 있구나' 여기게 됩니다. 우리 아이들은 살짝만 체온이 높아져도 불덩이가 된 것 같아 너무 걱정스럽죠. '열'이 난다는 것만으로 꼭 전문의를 찾을 필요는 없으며, 열이 어느 정도 오르고 있는지, 다른 증상은 없는지를 관찰해주어야 합니다. 아이의 개월수도 고려해야 하고요. 3개월 미만, 특히 신생아의 경우 열이 난다면 전문의와 상담해야 합니다(생후 3개월 이전 발열 607쪽 참고). 너무 당황해하지 말고 아이가 평소와 많이 다른지, 다른 증세를 보이지는 않는지 지켜봐주세요. 열 자체가 문제라기보다는 열을 일으키는 다른 원인이 문제일 수 있습니다. 아이에게 특별히 이상한 점이 관찰되지 않는다면 열을 내리기 위한 조치를 해주면 됩니다. 아이의 열이 오랜 기간 지속되고, 잘 떨어지지 않으면서 아이가 힘들어하면 병원에 와서 독감 검사 혹은 감기 합병증으로 인한 중이염 관찰, 소변의 염증 검사, 필요하다면 흉부 방사선 촬영과 혈액 검사 등을 해볼 수 있습니다.

열을 내리게 하는 방법은 무엇인가요?

해열제

베이비 타이레놀이나 부루펜과 같은 해열제를 흔히 먹이는데, 용량에 주의해야 합니다. 꼭 아기의 연령과 체중을 고려하여 라벨의 복용법에 따르세요. 열이 심하면 타이레놀과 부루펜 등을 번갈아 복용하기도 하지만 최근에는 한 가지 해열제만 먹이는 것을 추천하고 있습니다. 2세 이하의 아이들은 용법과 용량을 전문의와 상담하는 것이 좋습니다. 또한 열이 떨어지지 않는다고 해서, 해열제를 자주, 많은 양을 복용시키는 엄마들이 있습니다. 해열제 자체가 간이나 신장으로 대사되기 때문에 간, 신장에 부담을 줄 수가 있으며, 심한 경우에는 해열제에 의한 저체온증이 생길 수도 있으니 정해진 용량과 간격을 꼭 지켜주기 바랍니다.

처치

흔히 하는 상식상의 처치를 해주면 됩니다. 열이 나기 전에 오한이 있다면 몸을 따뜻하게 해주고 열이 나서 뜨거워졌을 때는 집안 공기를 좀 시원하게 하고 옷을 가볍게 입히고, 체온계와 해열제를 찾기 쉽게 가까이 두고 아이의 상태를 체크해 줍니다. 집안에 공기가 잘 통하지 않는 것 같으면 문을 살짝 열어둔다든지, 선풍기를 틀어 공기가 회전되도록 신경 써주세요. 물로 몸을 닦아주는 경우가 있는데 꼭 추천하지는 않습니다. 해열제에 알레르기가 있거나 너무 토해서 약을 삼킬 수 없는 경우가 아니라면 해열제를 먹이고 지켜보세요. 몸을 좀 적셔주고 싶다면 욕조에 아주 얕게 따뜻한 물을 받아 적셔주면 됩니다(찬물은 내부 온도를 더 상승시켜 상황을 악화시킬 수 있습니다).

아이가 심하게 아플 경우를 대비해 언제든 새벽에 응급실을 방문할 여건도 갖추시고요. 아이가 열로 인해 탈수를 겪게 될 수 있으니, 수분 공급을 충분

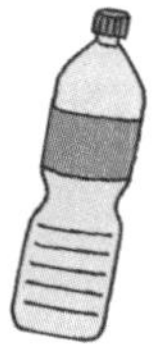

히 해주기 바랍니다. 즉 물을 많이 마시도록 유도합니다. 탈수 증세를 보이는 아이는 입안이나 입술이 마르고 눈물을 흘리지 않고 울거나, 기저귀를 잘 적시지 않습니다.

탈수 증세

- 입안이나 입술이 마름
- 눈물을 흘리지 않고 울음
- 기저귀를 적시지 않음

병원에 가야 하는 경우

- 열이 3~4일 이상 지속될 때
- 눈을 잘 뜨지 못하며 무기력해보이고 반응이 없을 때
- 잘 놀지 못하고 잘 먹지 못할 때

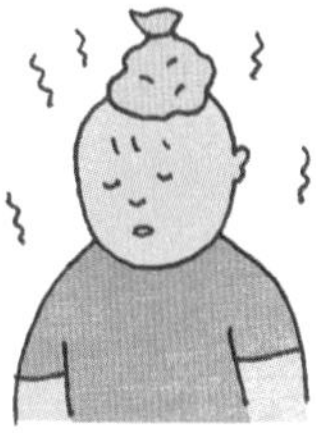

- 숨 쉬기 어려워하고, 발진이 생기는 등의 어려움을 겪을 때
- 아이가 열성 경련을 보일 때
- 탈수 증세를 보일 때
- 아이가 2세 이하일 때

특별히 유의해야 할 열이 있나요?

아이가 열이 날 때 주의할 점은 열사병 등 열 자체로 인해 초래되는 증상과 혼동하면 안 된다는 것입니다. 이는 감염이나 체내 상태로 인한 것이 아니고 주위의 열 때문입니다. 무더운 여름, 뜨거운 해변가에 있거나, 더운 여름날 차안에서 있었다거나 하면 이를 의심해보기 바랍니다. 덥거나 햇볕이 뜨거운 날, 아이를 차안에 오랫동안 (아니, 단 몇 분이라도 혼자 갇힌 채) 두면 안 됩니다. 열사병은 아이가 뜨겁고 습한 날 옷을 과하게 입고 있으면 일어날 수 있습니다. 이 경우, 아이의 체온은 위험한 수치(41도 이상)까지 상승할 수 있습니다. 시원한 물을 적셔 아이를 닦아주거나 부채질을 해주고 시원한 장소로 이동해야 합니다. 일시적인 열이 좀 내리고 나면 꼭 전문의의 진료를 받기 바랍니다.

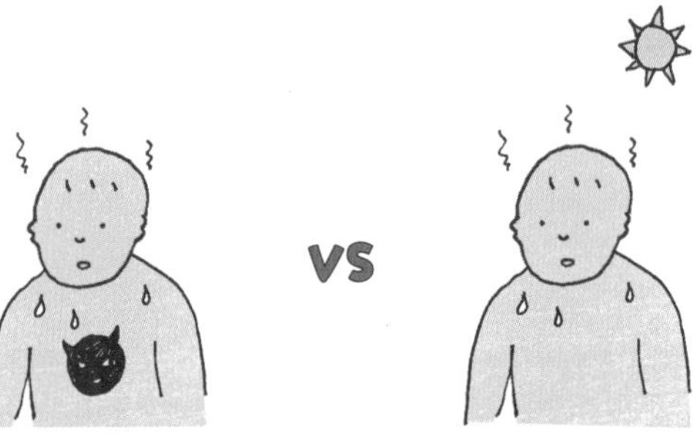

체내 상태로 인한 열

열 자체로 초래되는 열

열성 경련

어린아이에게 잘 나타나는 열의 부작용입니다. 9개월에서 5살 사이의 건강한 아이들 중 3~5% 정도에서 나타납니다. 아이는 경련을 일으키고 경직될 수 있으며, 눈을 뒤집거나 잠시 동안 아무런 반응을 보이지 않기도 합니다. 열성 경련을 일으키는 동안 피부도 평소보다 검게 보일 수 있습니다. 이런 경우 엄마들이 무척 당황해 어쩔 줄 몰라 하는데요, 침착하게 대응하기 바랍니다. 일단 주변에 쏟아져 다칠 만한 물건이 없는 곳으로 아이를 옮겨주고, 아무것도 먹이지 마세요. 경련은 1분 정도 지속될 수 있지만 15분을 넘지는 않을 겁니다. 이 시간 이상 증상이 지속된다면 응급실로 이동하거나 119를 불러야 할 수도 있습니다. 또한 한 번이라도 열성 경련을 보인 적이 있던 아이라면 다음번 열이 날 때도 주의 깊게 아이의 상태를 지켜봐야 합니다.

1세 이상의 아이가 열성 경련을 보였을 때 두 번째 열성 경련이 나타날 확률은 30% 정도인 반면, 1세 미만의 아이가 열성 경련을 일으켰을 경우 다시 경련을 할 확률이 50% 정도입니다. 또한 1세 미만의 아이가 열성 경련을 했을 경우에는 뇌수막염과 같은 기저 질환이 있는지 확인을 해야 합니다.
아이가 발열로 진료받을 때 열성 경련의 경력이 있는지 주치의에게 전달해주세요. 하지만 이로 인해 아이가 신경계나 뇌에 손상을 입는다든지, 마비가 온다든지 하는 문제는 거의 없으니 크게 걱정하지 않아도 됩니다. 열성 경련이 뇌전증으로 이어지지는 않을까 걱정하는 어머니들도 많은데, 뇌전증은 열로 인해 나타나는 것이 아닙니다. 다만 반복적인 복합 열성 경련은 뇌전증으로 이행할 가능성이 있습니다.

열에 관한 Q&A

Q 아이가 열이 40도가 넘어요

A 열이 40도가 넘는다고 해서 뇌 손상이 오거나, 위험한 상황에 처하는 것은 아닙니다. 42도 정도가 되면 위험한 상황으로 볼 수 있겠지요. 하지만 이 정도의 열은 감염에 의해서라기보다는 열사병 등 극한의 상황에서 발생한다고 보면 되겠습니다.

Q 해열제 먹였는데 왜 열이 잘 안 떨어지나요?

A 해열제는 먹는다고 현저히 열이 떨어지는 것이 아니고, 1도나 1. 5도 정도 떨어지는 효과를 볼 수 있습니다. 너무 체온의 수치에 집착하지 않아도 됩니다. 손으로 이마를 짚으며 어림짐작하는 것보다 정확하게 수치를 체크하는 것이 좋지만 이보다 아이가 정상적으로 생활하고 있는지, 불편함은 없는지를 살펴보는 것이 필요합니다.

Q 아기가 열이 나도 잘 노는데 해열제 먹여야 하나요?

A 열이 난다고 해서 무조건 해열제를 먹여야 하는 것은 아닙니다. 아이가 열로 인해 탈수 증세를 보인다거나 힘들어하면 처치를 해야 하는 것이지요. 해열제는 '열을 떨어뜨리기 위해'라는 목적보다 '아이를 조금 더 편하게 해주기 위해'라고 생각해주세요. 39도 이상이더라도 아이가 크게 불편하지 않을 수 있습니다.

Q 열이 잘 안 떨어지는데 위험한 거 아니에요?

A 열은 방어막이며 대항마입니다. 너무 나쁘게만 생각하지 말고 37.8~40도 사이의 열이라면 너무 걱정하지 않아도 됩니다. 아이가 완쾌하려고 몸에서 잘 싸워내고 있구나 생각하고 열로 인해 아이가 너무 힘들어하지 않는지만 체크해주세요.

Q 한 달 내내 열을 달고 사는데 이렇게 장시간 열이 날 수도 있나요?

A 열이 오랜 기간 계속된다면 그 원인을 찾아주어야 합니다. 보통 외래에서 3주 이상 입원하고 1주일 이상 발열이 지속되고 원인을 찾지 못하는 경우를 '불명열'이라고 하는데, 원인이 될 수 있는 질환을 하나하나 확인해야 합니다. 결핵, 바이러스 질환, 종양, 결체조직 질환 등 흔하지 않는 질환들이 오랫동안 발열을 일으킬 수 있습니다. 그나마 다행인 것은 소아에서의 불명열은 20~30%에서 큰 문제없이 호전된다는 것입니다.

Q 아기가 태어난 지 50일 되었는데 열이 나요

A 3개월이 안 된 아이들의 발열은 중한 질환의 첫 증상일 수 있으니 열이 발생하면 반드시 입원과 검사가 가능한 병원으로 가야 합니다(생후 3개월 이전 발열 607쪽 참고).

Q 열이 날 때 집에서 알코올로 몸을 닦아도 되나요?

A 절대 소독용 알코올로 몸을 닦아줘서는 안 됩니다. 체내에 흡수되어 아이를 위험하게 할 수 있습니다.

Q 해열제를 섞어 먹여도 되나요?

A 이부프로펜과 아세트아미노펜을 섞어 먹이는 것이 열 내리는 데에 도움이 된다는 몇 가지 증거가 있지만, 그것이 안전한지, 아이들을 편하게 하는 데 효과가 있는지는 아직 의문입니다. 또한 이는 적정 용량과 용법이 달라질 수 있어 위험성을 증가시키기도 합니다. 아이의 상태를 담당 선생님과 상의해서 해열제를 어떻게 사용할 것인지 결정하는 것이 좋습니다.

Q 부루펜과 타이레놀의 효과는 다른가요?

A 해열제 성분으로는 이부프로펜과 아세트아미노펜이 있습니다. '부루펜'에는 이부프로펜이, '타이레놀'에는 아세트아미노펜이라는 성분이 들어가 있지요. 타이레놀은 해열, 진통 작용을 하는 반면에 부루펜은 해열, 진통에 소염 작용을 합니다. 발열의 원인에 따라 염증을 줄일 목적이 있으면 부루펜을 사용하는 것이 좋습니다. 보통 연령에 따라 달리 사용될 수 있는데, 6개월 미만은(4개월이라고 되어 있는 자료도 있음) 타이레놀을 사용하고 6개월 이상은 부루펜을 사용하는 것을 기본으로 합니다.

Q 해열제는 꼭 냉장보관해야 하나요?

A 실온 보관해야 합니다. 냉장보관 중에 성분의 분리가 일어날 수 있습니다.

Q 해열제의 부작용이 있나요?

A 간과 신장으로 대사되기 때문에 과량 복용 시 몸에 무리가 될 수 있으며 저체온증이 생길 수 있습니다. 유아의 경우 성인보다 저체온증에 걸리기 쉬운데, 이는 고열 못지않게 위험합니다. 35도 미만으로 떨어지면 바로 응급실에 가야 합니다.

Q 임신 중 부루펜 복용 가능한가요?

A 임신 시에는 타이레놀을 복용합니다. 태아 순환은 출생 후와 다른데, 부루펜을 복용했을 때 동맥관이 좁아져서 태아 순환을 방해할 수 있습니다. 임산부는 타이레놀을 복용하기 바랍니다.

D+281~284

승아에게 후두염이!

이틀 전, 승아가 해열제 없이 열이 내렸는데도 몸이 좀 이상한지
오늘 하루 종일 보채고 낮잠도 잘 못 들고, 이유식도 거부했다.
내가 퇴근해 집으로 올 때쯤에는 전에 본 적 없는 울음을 터뜨리기도 했다.
집에 오니 승아 엄마와 아버지가 보채는 승아가
너무 안쓰러워 어쩔 줄 모르고 있었다.
그럼에도 우리 승아 너무 예쁘지만.

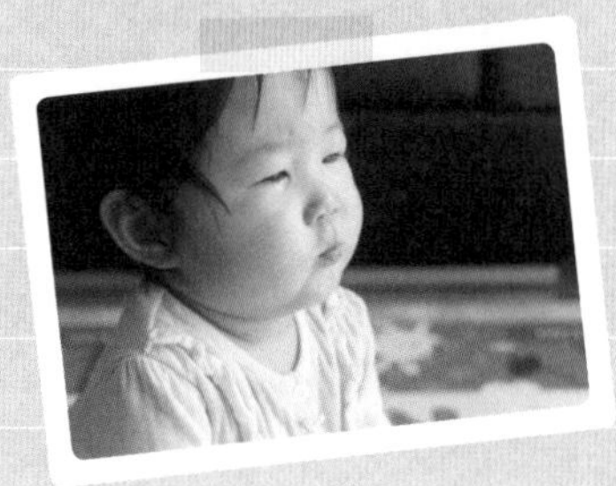

아파 보이는 우리 강아지.
목으로 뭔가 넘기는 것이 불편한지
이유식은 절반 이상 먹지 못하고
엄마가 갈아주는 사과는 꿀떡꿀떡 잘 먹었다고 했다.
열도 없는데 뭐가 불편한지 목도 약간 쉰 것 같고
이 조그만 녀석이 아파서 운다 생각하니 안쓰러운 마음이 앞섰다.

그러니 열이 39도에 이르고 끙끙거리고 힘들어하면
마음이 어찌나 애가 닳을까.
그래도 자기 전에는 내 몸에 제 얼굴 부비며
애교부리고 웃다가 잠들었으니 다행스러웠다.
그러던 승아가 어제는 밤새 컹컹 기침과 고르지 못한 호흡으로 고생을 했다.
후두염(크룹)이었다.

보통 저녁이나 밤이 되면 증상이 심해졌다가 아침이 되면 다시 호전되기도 하는데,
승아 역시 아침에 일어나니 숨소리는 거칠었지만 웃기도 하고 놀기도 했다.

병원에 가서 호흡기 치료를 하기로 하고
오전에는 나도 진료 시간이 없어 함께 다녀왔다.
호흡기 치료도 하고 약도 먹으니 좀 좋아지는 듯했다.

병원 진료가 처음인 우리 승아는 낯도 가리지 않고,
청진할 때도, 귀와 이곳저곳을 살펴볼 때도 울지 않고 의젓하게 진료를 잘 받았다.
네블라이저도 처음에는 힘들어했는데 무척 피곤했는지 중간에 잠이 들어 무사히 끝냈다.
컨디션이 썩 좋아보이지는 않지만 그래도 밤에 비해 꽤 증상이 호전됐다.
밤새 고생하다 심신이 약해져 깨어난 이 녀석을 보니 어찌나 안쓰럽던지.

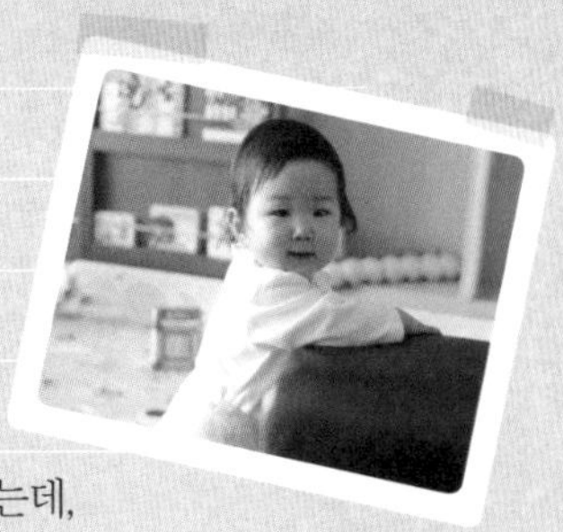

이 와중에 승아를 위해 주문한 새로운 장난감이 도착했다.
하나하나 조립하고 있는데 승아가 엄청난 호기심을 보인다.
이렇게 잘 놀고 돌아다니다가 엄마와 함께 낮잠에 든 승아를 보고 출근했는데,
진료하다 걱정이 되어 짬을 내 전화를 했더니
수화기 너머 아내 목소리가 허둥지둥 떨고 있었다.

열이 39.7도가 찍혔다며 어째야 하냐고 발을 동동거리는 듯했다.
어서 병원으로 오라 했다.

아내가 눈이 빨개져서는
뜨거운 어린 것을 온몸으로 껴안고 울면서 내달려왔다.

몸이 뜨끈뜨끈하고 힘이 하나도 없는 승아.
오후 3시부터는 먹지도 않고, 계속 발열에 몸이 축 늘어져
눈도 못 뜰 정도로 힘이 없었다고 했다.
승아가 이렇게 아픈 것이 처음이라 아내가 많이 당황하고 속상했나 보다.
나 역시 우리 승아가 힘들어하는 모습을 보니 너무 안쓰럽고 애가 닳았다.

주사 맞고 호흡기 치료 후 집에 돌아와 승아 엄마가
목욕탕에 수증기를 가득하게 하여 간단한 목욕을 시켜주고
원래 승아가 자던 시간에 재웠다.
옆방에서 새근새근 잘 자고 있는 승아.
에구, 딱해라.

잠시 들어가 봤는데 소리도 괜찮고 편하게 자고 있다.
다행이다.
우리 예쁜 딸 승아야. 아프지 말자.

오늘에서야 승아는 점점 회복세를 보이고 있다.
계속 짜증을 내거나,
자다가 기침하며 깨는 일이 많아
안아 재우기도 하고
이유식은 하루 한 끼 정도는 좀 먹는 편이지만,
여전히 거부하고 가래가 걸려
그렁그렁 소리가 나고 기침도 하지만
그래도 잠은 제 시간에 잘 잔다.

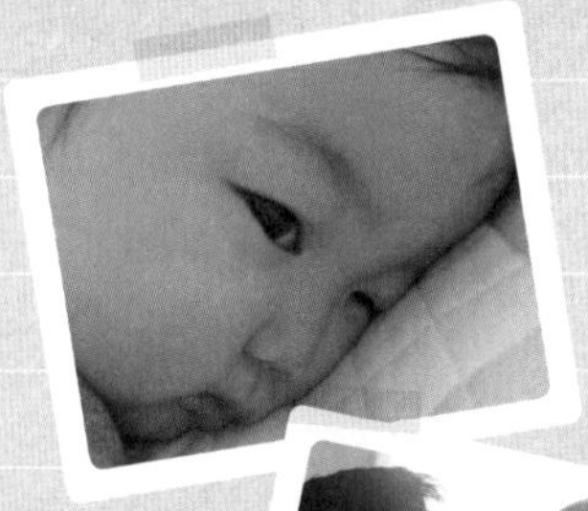

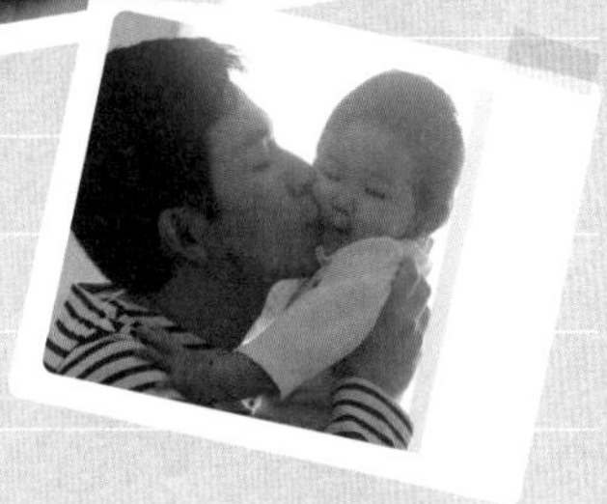

기운 없는 승아.
그래도 옷 입힌다고 하니 품을 벗어나 이리저리 도망 다니며
여기저기 손을 뻗는 걸 보니 살아났구나 싶다.
아프고 나니 왠지 한 뼘 더 큰 것 같다.

승아가 힘이 없고 아프니 많은 생각이 든다.
역시 소아과 의사는 아이를 낳아봐야 한다는 생각…
엄마들은 이럴 때마다 마음이 얼마나 힘들까 하는 생각…
밤새 고생했다는 아이를 안고 온 어머니들에게
"괜찮다, 지켜보면 된다"라는 말 외에 뭘 더 해줄 수 있을까 하는 생각…
그리고 우리 승아도 아플 수 있다는 당연한(?) 생각.

급성 폐쇄성 후두염

후두염은 무엇인가요?

급성 폐쇄성 후두염Croup은 아주 특징적인 증상을 보이기 때문에 아픈 아이의 상태를 잘 관찰한다면 알아낼 수 있는 질병이기도 합니다. 일명 '컹컹 기침', 아이의 목소리가 변하면서 마치 개 짖는 소리 같은 기침을 합니다. 또 숨 쉴 때마다 가슴이 쏙쏙 들어가는 듯 보이면서 쌕쌕거리는 쉰 소리를 동반하게 돼요.

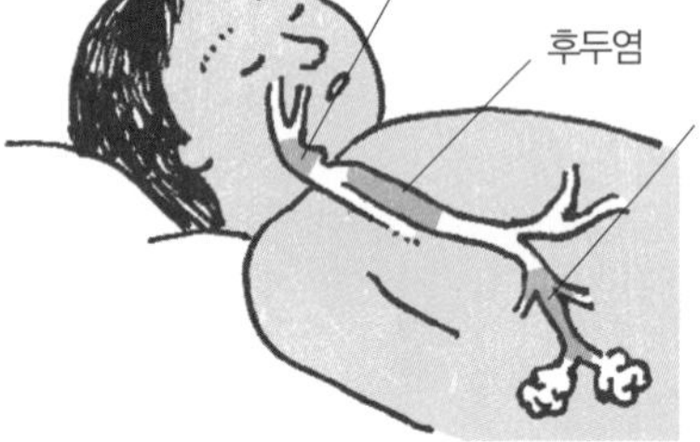

발생 원인

후두염을 앓게 되면 후두의 상기도 부분이 연필처럼 뾰족하게 좁아지게 되는데, 이 좁아진 상기도로 인해 특징적인 천음이 발생하며 개 짖는 소리와 같은 특징적인 기침을 하는 것입니다. 많은 질환들이 그렇듯, 생후 3개월에서 3살 미만의 아이들에게 가을이나 겨울에 흔하게 나타납니다. 일교차가 벌어지기 시작하면 발생 빈도가 증가해요. 알레르기가 원인이 되어 발생하는 연축성 후두염도 있지만, 감염에 의한 경우, 그 중에서도 바이러스(파라인플루엔자, 아데놀바이러스, RS바이러스 등)에 의한 감염이 대부분입니다.

증상

후두염의 초기 증상은 감기와 매우 유사합니다. 열이 나고, 기침, 콧물, 코 막힘, 그리고 시간이 지나면 아이의 목소리, 기침 소리가 변하기 시작해요. 또 하나 특징적인 것은 낮에는 증상이 완화되는 듯했다가도 밤이나 새벽녘에는 증상이 더 심해진다는 것입니다. 그래서 허둥지둥 야밤에 응급실 신세를 지기 일쑤이지요.

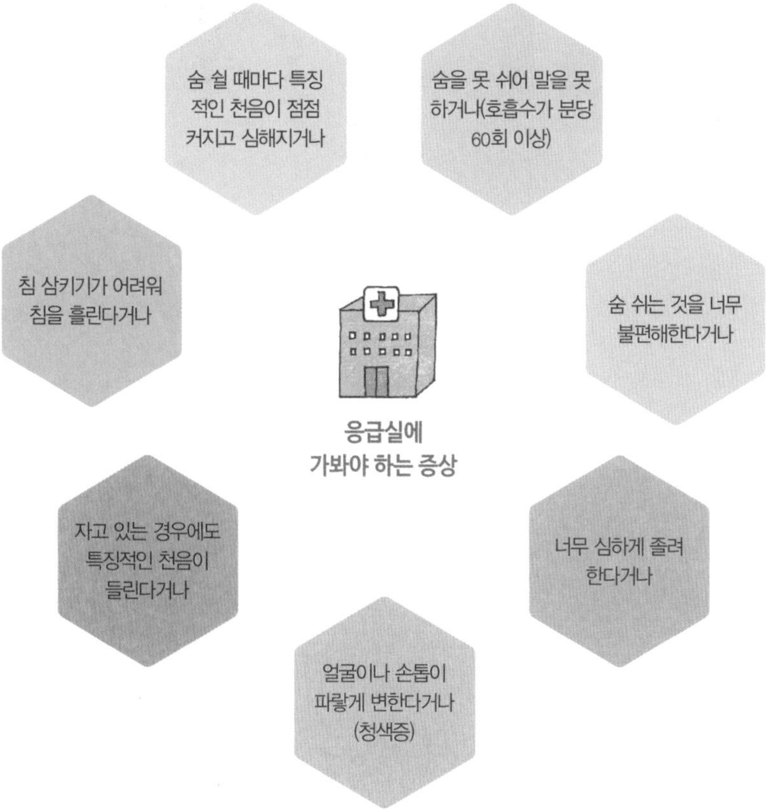

재밌는 점은 아이의 상태가 악화되어 응급실에 내달려오는 중 찬 공기를 마시면서 호전되는 경우도 있다는 것이에요. 같은 맥락에서 집에서 가습기를 사용하고 더운물을 욕실에 가득 틀어놓아 욕실 내 습도를 잔뜩 높여놓고 습기 찬 공기를 들이마시게 하는 것 등의 처치는 아이가 조금 더 편하게 숨 쉴 수 있도록 도와줄 수 있습니다. 집에서 절대로 손가락이나 젓가락 등으로 아이의 목 안을 들여다보는 행동을 해서는 안 돼요. 이러한 행동은 기도에 자극을 주어서 기도의 수축을 유발하여 증상이 악화될 수 있습니다.

기침이 주된 증상이지만 대부분 바이러스나 알레르기의 문제이므로 기침을 줄이는 약물은 의외로 도움이 되지 않습니다. 내원하여 필요에 따라 수액을 맞거나 호흡기 치료를 받아볼 수 있어요. 또 흡입용 스테로이드나 기관지 수축제를 사용하여 부어오른 후두나 기관을 가라앉히는 등이 주된 치료 방법입니다.

대부분 합병증 없이 좋아지지만 기관지염, 폐렴, 중이염 등의 호흡기 합병증이 잘 생길 수 있으니 모든 증상이 좋아지고 난 뒤에도 내원하여 합병증 유무를 확인할 것을 추천합니다.

D+291

"아빠"라고 한 거니?

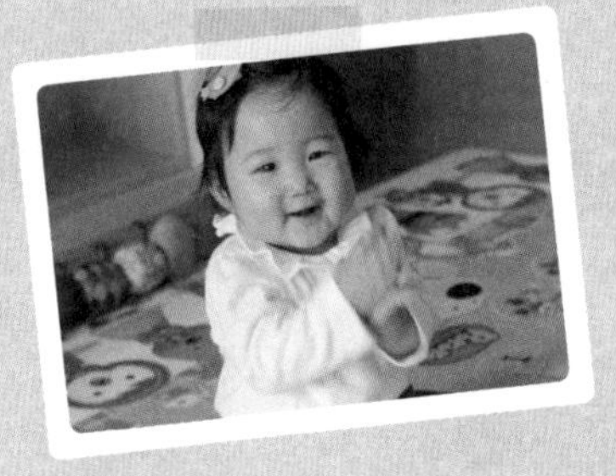

승아가 "아빠"를 했다.
어제부터 "아빠" 소리를 내더니만 새벽에 일어나서
명확한 소리로 "아빠" 하는 게 아닌가.
어찌나 기특하고 예쁜지…
잠이 확 깬다.
그러고는 승아 엄마가 일하고 있는 주방에 데려가서
한 번 더 아빠를 시켜보았더니 또 성공!

"엄마" 소리를 낼 때에는 보통 어리광을 부릴 때
끙끙거리면서 하는 소리라 이게 추임새인지 뭔지 몰랐는데,
"아빠"는 정말로 따라 한다는 게 느껴졌다.
이러고는 물꼬가 트여서 하루 종일 "아빠아빠" "아부아" 계속 아빠 타령이다.
좋긴 좋은데 뭔가 나한테 아빠라고 하는 건 아닌 것 같고
그냥 아빠라는 발음에 재미가 붙은 듯.

엄마에게도 아빠, 맘마 먹을 때도 아빠,
장난감이나 과자를 주어도 아빠,
감동 10%쯤 반감이다, 승아야.

승아와 함께 동네 한 바퀴 돌고 나서 가족 모두 집에서 쉬고 있다.
다녀와서 우리 딸은 세상 모르고 쿨쿨.

승아가 나에게 "아빠" 해주니 생각했던 것보다 더 기분이 좋다.
얼마나 예쁜 목소리로 예쁘게 부르는지
딸 안 가져본 사람들은 이 재미를 알까?

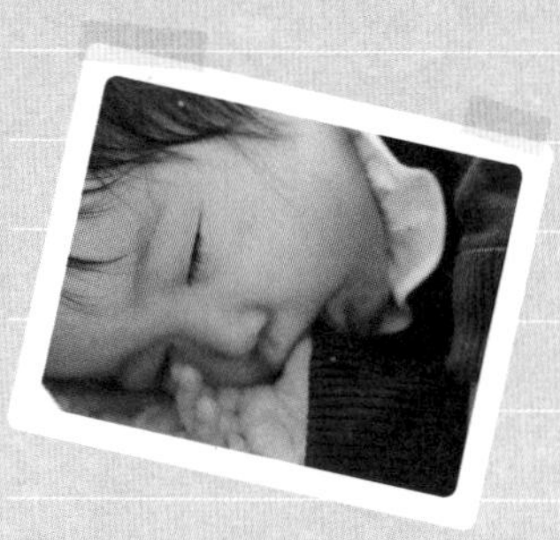

닥터 오의 진료실

언어 발달

Parenting story

말이 느렸던 승아

승아도 말이 느렸어요. 진료실에 찾아오는 또래의 아이들을 볼 때 느린 편이었지요. 하지만 승아를 비롯한 천천히 말을 배워가고 있는 아이들에게 문제가 있는 것은 아닙니다. 절대 걱정하지 마세요. 승아의 경우 말을 하는 것 외의 다른 발달은 지극히 정상이고 말을 굉장히 잘 알아들었어요. 행동에 대한 기억과 적응력도 높다고 판단이 되었지요. 그러니 입 밖으로 소리를 내는 '말'은 느리지만 '의사소통'은 개월수에 맞게 하고 있다고 생각했습니다.

말이 늦어 걱정인가요?

보통 말이 너무 늦어서 걱정이라면 다음과 같은 원인을 생각해볼 수 있습니다.

1 발달장애

2 청력이상

3 교육부족

발달장애나 청력장애가 아니라면 대부분은 교육부족이랍니다. 따라서 주양육자의 언어교육이 중요합니다. 아이에게 많은 이야기를 나누어주고, 책도 읽어주고, 아이의 언어('꺄'라든가 '아아'라든가 '우어어'라든가)로 같이 받아치지 말고, 정확한 단어를 얘기해주면 됩니다.

언어 발달 지연

언어 발달 지연을 단정 지을 수 있는 기준은 애매합니다. 아이가 말을 느리게 한다고 무조건 불안해할 것도 아니지요. 그런 의미에서 볼 때 문제가 없는 아이의 언어 발달 지연을 따져 보면서 '늦다' '빠르다' 구분하는 것도 정말 무의미합니다. 다음 표는 영유아 검진의 발달선별 검사 항목입니다. 이 지표를 모두 만족시켜야 한다는 것이 아니라 하단의 점수에 밑돌지는 않는지 체크가 필요하다는 거지요. 각 단락의 하단의 점수를 참고해보세요. 체크해보면 꽤나 점수가 후하다는 걸 알게 될 거예요. 만일 아이가 36개월쯤 되었는데도 말을 어눌하게 하고 발음이 상당히 부정확하거나 구사할 수 있는 어휘가 적고 두 단어 내지 세 단어를 붙여 문장을 구성하지 못한다면, 지능 및 인지검사, 청력검사 등으로 아이의 성장을 체크해볼 필요가 있습니다.

언어 발달 체크하기

개월수	지표	잘 할 수 있다 ③	할 수 있는 편이다 ②	하지 못하는 편이다 ①	전혀 할 수 없다 ⓪
8~9개월	• "브", "쁘", "프", "므"와 비슷한 소리를 낸다.				
	• "엄마" 또는 "아빠"와 비슷한 소리를 낸다(의미없이 내는 소리도 포함된다).				
	• 아이에게 "안돼요" 라고 하면, 짧은 순간이라도 하던 행동을 멈추고 목소리에 반응한다.				
	• "무무", "바바바", "다다", "마마마" 등의 소리를 반복해서 발성한다.				
	• 동작을 보여주지 않고 말로만 "빠이빠이", "짝짜꿍", "까꿍"을 시키면 최소한 한 가지를 한다.				
	• 엄마에게 엄마라고 말한다.				
	• "다", "가", "카", "바" 등과 같이 자음과 모음이 합쳐진 소리를 낸다.				
	• 동작을 보여주지 않고 말로만 "주세요", "오세요", "가자", "밥먹자"를 말하면, 2가지 이상의 뜻을 이해한다.				
	7점 이하: 심화평가 권고 7~15점: 추적 검사 요망 15~20점: 또래 수준 20점 이상: 빠른 수준				

개월수	지표	잘 할 수 있다 ③	할 수 있는 편이다 ②	하지 못하는 편이다 ①	전혀 할 수 없다 ⓪
10~11개월	• 아이에게 "안돼요" 라고 하면, 짧은 순간이라도 하던 행동을 멈추고 목소리에 반응한다. • "무무", "바바바", "다다", "마마마" 등의 소리를 반복해서 발성한다. • 동작을 보여주지 않고 말로만 "빠이빠이", "짝짜꿍", "까꿍"을 시키면 최소한 한 가지를 한다. • 엄마에게 엄마라고 말한다. • "다", "가", "카", "바" 등과 같이 자음과 모음이 합쳐진 소리를 낸다. • 동작을 보여주지 않고 말로만 "주세요", "오세요", "가자", "밥먹자"를 말하면, 2가지 이상의 뜻을 이해한다. • 원하는 것을 손가락으로 가리킨다. • "좋다(예)", "싫다(아니오)"를 몸이나 고개를 흔들어 표현한다.				
	11점 이하: 심화평가 권고　11~17점: 추적 검사 요망　17~23점: 또래 수준　23점 이상: 빠른 수준				
12~13개월	• 동작을 보여주지 않고 말로만 "빠이빠이", "짝짜꿍", "까꿍"을 시키면 최소한 한 가지를 한다. • 엄마에게 엄마라고 말한다. • "다", "가", "카", "바" 등과 같이 자음과 모음이 합쳐진 소리를 낸다. • 원하는 것을 손가락으로 가리킨다. • 동작을 보여주지 않고 말로만 "주세요", "오세요", "가자", "밥먹자"를 말하면, 2가지 이상의 뜻을 이해한다. • "좋다(예)", "싫다(아니오)"를 몸이나 고개를 흔들어 표현한다. • "엄마", "아빠" 외에 말할 줄 아는 단어가 하나 더 있다(예: '무(물)' '우(우유)'처럼 평소 아이가 일정하게 의미를 두고 하는 말). • 보이는 곳에 공을 두고 "공이 어디 있어요?"하고 물어보면 공이 있는 방향을 쳐다본다.				
	12점 이하: 심화평가 권고　12~17점: 추적 검사 요망　17~23점: 또래 수준　23점 이상: 빠른 수준				

부모의 역할

아이들은 말이 느려도 언젠가는 수다쟁이가 됩니다. 그렇지만 인지능력을 위해, 또 표현의 자유를 주기 위해, 아이가 시기적절한 언어를 사용할 수 있도록 도와주어야 하겠지요. 따라서 주양육자의 교육이 중요합니다.

1. 아이에게 계속 말을 걸어 주세요. 따라 하도록, 대답하도록 유도하세요.
2. 책을 많이 읽어주세요. 말 놀이책도 시중에 많이 나와 있습니다.
3. 동요를 함께 듣고 따라 불러주세요. 따라 부르기를 유도해주세요.
4. 특정 단어에 대해 지속적으로 알려주며 학습시켜주세요.
5. TV, 동영상 등의 일방적인 소통에 많은 노출을 피하도록 하세요.
6. 조바심내지 마세요.

아이가 말 배우는 게 늦다 싶을 때, 내 아이가 정말 말이 느린 것인가에 집중하기보다는 언어 발달의 지연이 어떤 다른 문제에서 비롯된 것인지를 생각해보는 게 좋습니다. 정말 걱정해야 하는 문제일 수도, 전혀 그럴 필요 없이 기다려야 하는 일일 수도 있거든요.

언어 치료가 필요한 경우

언어 발달의 지연이 청각의 문제나 자폐증과 같은 발달 지연의 한 증상일 수도 있습니다. 어떤 식으로든 내 아이의 문제점이 감지가 된다면, 소아청소년과 전문의에게 상담해주세요. 필요한 검사를 한다거나 언어치료 등을 추천해줄 것입니다.

언어나 인지치료는 지역의 대학병원에서 받으실 수 있고, 사설 언어 및 인지 행동 치료를 하는 센터도 많습니다.

임신출산에 따른 바우처 지원이 있다는 것은 대부분 알고 있을 거예요. 그것과 마찬가지 위와 같이 아동인지 능력향상 서비스-전자 바우처 지원을 받으실 수도 있습니다. 즉 대상에 포함된다면 지원을 받을 수도 있습니다.

D+299

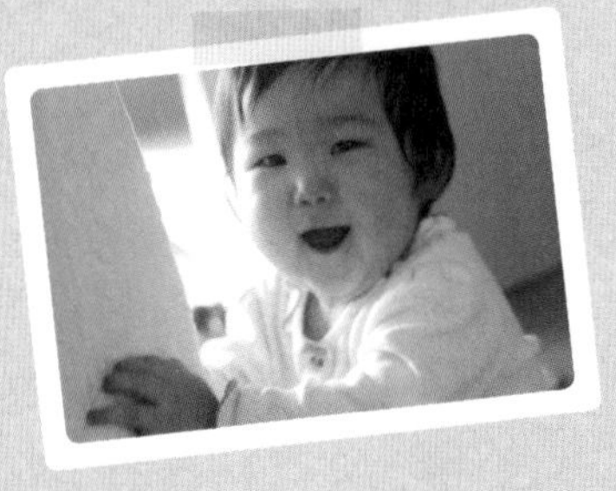

먹이기 전쟁

아주 가끔씩 승아의 신생아 시절 사진을 들춰보는데,
지금보다 이목구비는 뚜렷하고, 많이 말랐고, 아주 귀여운 꼬물이다.
그래도 이렇게 표정이 다양해진 승아가 더 예쁘고 사랑스럽다.
그런데 쌍꺼풀 어디 갔니, 승아야.

밥 먹이는 내내 투정이더니 놀라고 거실에 데려다 놓으니 헤벌쭉이다.
요즘 밥 먹이는 승아 엄마와 식탁 의자에 앉아 있는 승아를 보고 있노라면
약간의 기싸움이 시작된 것 같아 보인다.
지는 엄마가 될 것이냐, 이기는 엄마가 될 것이냐.
눈치가 생긴 승아는 먹기 싫다며 엉엉 울다가도
곁눈질로 엄마를 관찰하고 있다.

며칠간은 승아 엄마가 승아가 좋아하는 고구마로 달래가며 먹이는 것 같았는데
운다고 과자 주는 꼴이 되는 것 같아 중단하고
지금은 승아 앞에서 이유식을 먹는 시늉을 해본다든가
계속 숟가락을 앞에 대고 먹을 때까지 기다린다든가
앞에서 온갖 아양(?)을 떨어가며 우는 아이 달래며 먹인다.

아이가 잘 먹지 않을 때에는 간식은 중단하는 게 좋다.
20분 정도는 노력해서 먹여본 뒤 그 이상 짜증내고 거부하면 굶기는 것도 방법이다.
배고프면 먹게 되어 있기 때문에….

진료실에서나 책에서 말하는 것처럼 절대 간단하지만은 않은 먹이기 전쟁.
나는 승아 엄마를 응원해야겠다.

오늘 오후에 토마토를 처음 먹였는데 파인애플을 처음 먹였을 때처럼
입술 주변으로 벌겋게 발진이 생긴다.
경미한 발진은 그냥 조금씩 계속 먹여보며 시도해도 좋다.
승아의 경우 다른 음식에는 전혀 없고 산도 있는 과일이나 채소를 먹었을 때
이렇게 발갛게 올라오는 것 같다.

오늘 아내가 복직하면 집에 와서 승아를 돌봐줄 여사님과 첫 대면을 했다.
걱정 반, 안도감 반이다.
엄마가 아닌 다른 사람이 승아를 먹이고 입히고 재운다는 것에 대한 걱정과
집으로 와줄 분이 있다는 안도감이다.
아니, 걱정이 80%, 안도감은 20% 정도인 것 같다.
아내도 일에 복귀한다는 사실보다 하루 중 무려 9시간 동안
승아를 다른 이에게 맡겨야 한다는 것에 무척 속상해하고 있다.
아내에게도 아내의 삶이 있고 일이 있으니
승아가 변화된 삶에 잘 적응해주기를 바랄 수밖에.
승아 엄마, 직장에서 좀 쉬어요.

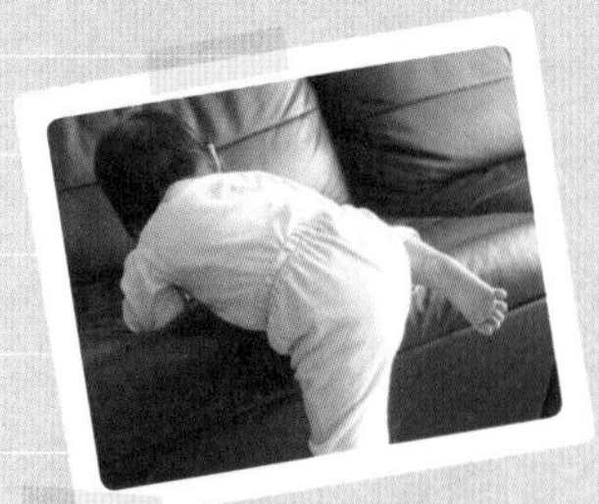

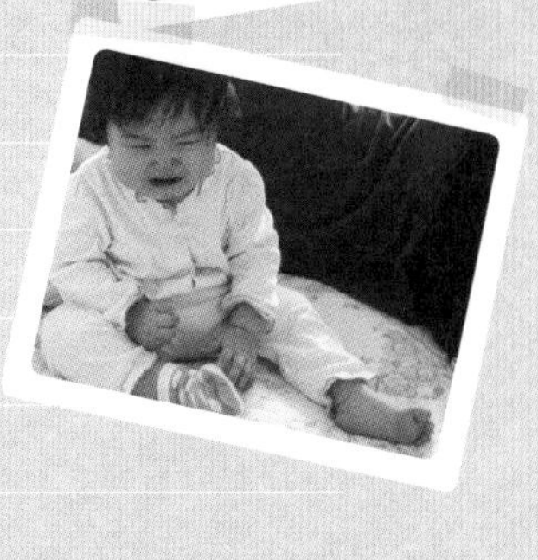

닥터 오의 진료실

과일

과일은 어떻게 먹이면 되나요?

과일은 처음에 퓨레 형태로 삶아서 체에 내린 것을 주면 좋은데, 6개월 이후부터는 생과일 섭취가 가능합니다. 6개월 이전에 먹이는 과일은 별로 영양적으로 추천할 만한 것이 없기 때문입니다. 따라서 6개월 이후에 시작하면 됩니다. 신선하고 깨끗한 생과일을 갈아주거나, 익혀 갈아낸 방법인 퓨레로 만들어주세요. 시작하는 과일로는 사과, 배, 자두가 적당하며, 사실 6개월이 지났다면 크게 가려먹일 필요는 없습니다. 단, 너무 많이 먹는 것은 좋지 않아요.

과일 먹이는 방법

사과나 배처럼 다소 단단한 과일은 중후반으로 들어서도 핑거푸드로 주기보다는 갈아서 주는 것이 안전합니다. 멜론이나 망고, 바나나와 같이 무른 과일은 핑거푸드로서 괜찮습니다. 과일을 선택할 때에 바나나는 검은 반점이 있는 것을 고르고, 아보카도는 표면이 검어진 것으로 고르는 등 잘 익은 것을 구입하세요. 주스를 줄 때는 시중에 판매하는 '과일향 주스'를 사줄 것이 아니라 집에서 강판에 갈아 체에 내린 주스를 만들어주도록 합니다. 또한, 숟가락으로 떠먹이지 않고 컵으로 먹여야 하지요. 6개월이 지나면 컵으로 먹는 연습을 해야 하기 때문입니다.

과일 먹이는 시간

과일은 간식 시간을 정해서 주도록 하되, 수시로 먹이지 않도록 합니다. 말 그대로 '간식'이기 때문에 아이가 배고프지 않을 때 먹이는 것이 아니라 수유와 그 다음 수유 사이에 아이가 배고파할 시간에 먹이도록 합니다.

논란의 과일들

논란이 있는 과일은 토마토, 딸기, 포도 등이 있습니다. 어떤 사람은 이유식 초기부터 먹여도 된다, 어떤 사람은 중후기부터 먹이라고, 또 어떤 사람은 돌이 지나야 먹일 수 있다고 말합니다. 일단 조심해서 먹여야 하는 과일임에는 분명하지만 먹여서 문제가 되지 않는다면 크게 제한할 이유는 없습니다. 과일을 먹이고 난 뒤에는 이유식을 먹었을 때와 마찬가지로 가제수건을 물에 적셔 잇몸을 마사지하듯 잘 닦아주도록 합니다.

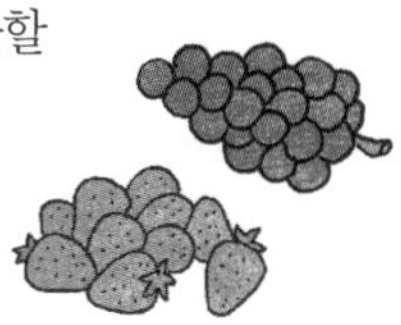

	초기	중기	후기	완료기
조리법	갈아낸 생과일, 퓨레, 주스	저미거나 조각낸 부드러운 생과일, 과일주스	신선한 과일, 과일주스, 저미거나 씨를 제거한 과일	사과나 배 등 단단한 과일은 여전히 갈아먹이고, 딸기, 키위, 토마토 등은 생과일 그대로 잘라주어도 됨
가능한 과일	사과, 배, 자두, 바나나 등 특별한 제한 없음	오렌지, 복숭아, 수박 등 특별한 제한 없음	특별한 제한 없음	특별한 제한 없음
하루 제공량	퓨레 1회 100g 정도, 주스 1회 1/2컵 이하	1~2회	1~2회	1~2회

D+300

셀프 까꿍놀이

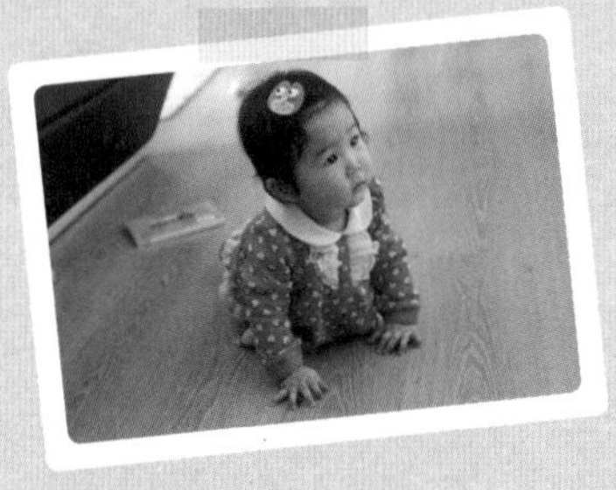

잘 서 있는 승아.
한 손으로만 잡고 걷는 것까지는 하는데
아직 제대로 된 걸음마를 할 기미는 보이지 않는다.
천천히 하면 될 일, 마음 급하게 먹지 말거라.

요즘 기기보다는 물건과 가구를 손으로 짚어가며
서서 다니려 해서 엎드려 있는 모습이 외려 어색하다.
언젠가부터 셀프 까꿍놀이도 무척 좋아한다.
혼자 숨었다 나타나며 헤벌쭉~
이제 집안의 지리를 잘 파악하고 있어서 아빠나 엄마가 있는 곳을
잘도 찾아와서는 문 열라고 두드리며 성화다.

이제 300일이 된 승아.
승아가 태어난 날 앞에 '3' 자를 달게 될 날이 오다니
모두가 이 육아라는 과제 앞에서 얼마나 지쳐 있는지…
진료실에 앉아 지쳐 있는 엄마들을 맞이하는 소아청소년과 의사로서
마음도 다시 한 번 다잡아본다.

내가 승아와 보내는 이 시기를 이미 지나온 사람도 있고,
함께 겪고 있는 사람도 있고
아직 앞에 두고 있는 아빠, 엄마들도 있을 것이다.

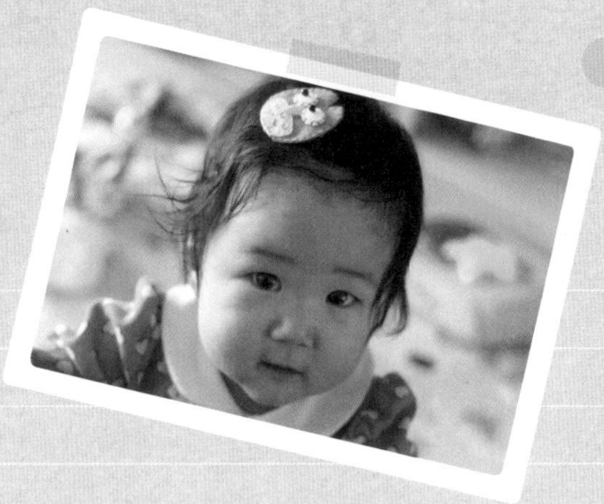

앞둔 분들께는 '응원'을,
함께 겪고 있는 분들과는 '공감'을,
이미 지나온 분께는 '엄지 척!'

해드리는 일도 나의 중요한 역할일 것이다.

미니 육아 수첩

아이의 모방 능력

아이가 할 수 없을 듯 보이는 것도 여러 가지 가르쳐주고 함께 해보면 의외로 금방 따라 하는 아이를 볼 수 있게 된다. 물론 따라 하지 못한다 해도 아이에게 양육자가 오감을 느끼게 해주고 세상의 많은 것들을 온몸으로 습득하게 해주는 것은 한창 자라나는 아이에게 긍정적인 영향을 미친다.

닥터 오의 진료실

소아청소년과 병원 방문할 때

아이의 컨디션을 관리해주세요

여분의 기저귀와 분유 준비

기다리다 보면 아이의 기저귀도 갈아주어야 하고 아이가 배고파할 수도 있습니다. 기저귀와 분유수유 아기의 경우 분유나 젖병 등, 소아청소년과 방문을 위한 키트를 챙겨서 오세요.

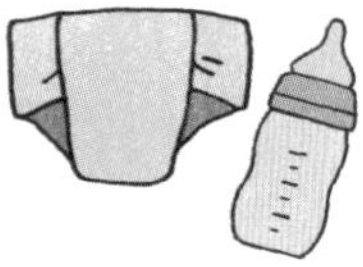

집에서 가까운 소아청소년과 방문

초보 엄마들이 병원을 왔다가 가장 '허걱' 놀라는 일 중의 하나가 기다리는 것이죠? 특히 유명하고 잘 낫는다는 병원을 찾으면 상상치 못할 기다림의 고통을 느끼게 되지요. 집에서 가까운 동네 소아청소년과에 갈 것을 추천합니다. 긴 대기 시간과 이동 시간은 오히려 아이에게 안 좋은 영향을 줍니다.

질병 및 치료에 대한 대처를 해요

진찰받기 쉬운 옷차림

소아청소년과에 있다 보면 멋쟁이들을 너무 많이 보게 됩니다. 엄마들의 센스에 저도 감탄하곤 한답니다. 엄마들이 첫 아이를 낳으면 가장 입히고 싶어 하는 옷이 우주복인 것 같습니다. 물론 너무 귀엽긴 한데, 우주복은 진찰 받기에 아이들에게 스트레스를 많이 줄 수 있는 복장입니다. 위, 아래가 분리된 옷을 입혀주세요.

사진과 동영상 적극 활용

아이의 대소변 양상이나 피부상태, 그리고 이상행동 등은 의사가 그때그때 변화하는 것을 즉각적으로 알 수 없기 때문에 이를 찍어오는 것은 큰 도움이 됩니다. 순간적인 상태보다 반복적인 병변 및 행동을 체크하는 것은 치료에 중요한 단서가 됩니다.

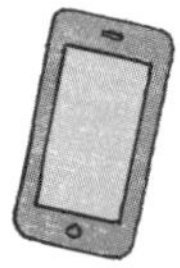

아프지 않은 아이는 동반하지 않기

형제나 자매가 있는 경우, 아이를 맡길 데가 없어 아픈 아이와 함께 데리고 오곤 합니다. 아프지 않은 아이는 오히려 병을 얻어갈 수도 있으니, 되도록이면 동반하지 않는 것을 추천합니다.

메모하는 습관 가지기

진료 전, 아이의 상태와 식이습관 등 메모를 해서 오는 것이 도움이 됩니다. 또한 진료 중 주의사항이나 투약 요령을 메모하거나 진료 후, 다음 방문에 대한 메모를 남기는 것도 좋습니다.

진찰받기 전 식이 제한

입안 진찰 시 반사작용으로 토하거나 질식의 위험이 있으므로, 우유나 과자 등은 진찰 직전에 먹이지 않는 것이 좋습니다.

예방접종은 되도록 오전에

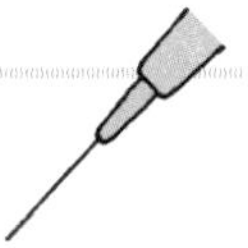

예방접종은 되도록 오전에 해야 아이의 상태를 보고 병원에 재방문을 할 수 있습니다. 늦은 오후나 야간에 접종하여 (만일 아이의 상태가 안 좋을 경우) 부모가 이에 대처하기가 어려워집니다.

아이 상태는 이렇게 설명해주세요

소아청소년과를 방문하는 엄마들의 첫마디는 대부분 이러합니다. "감기 때문에 왔어요."

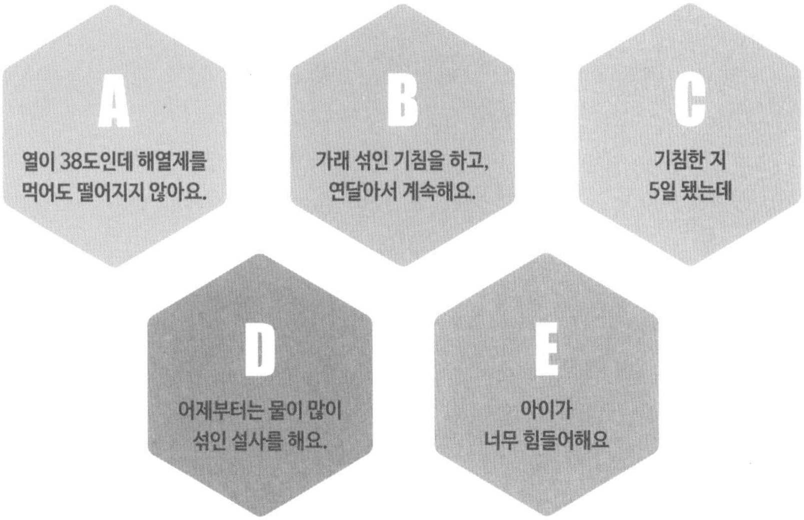

예를 들어 위와 같이 설명해주면 의사로서 더 정확한 진료가 가능합니다.

A

열이 38도인데 해열제를 먹어도 떨어지지 않아요.

무엇이든 주관적인 것보다 객관적인 수치가 더 정확한 진료를 돕습니다. 물론, 소아청소년과에 오면 기본적으로 체온을 재지만 언제부터 열이 있었고 주로 어떤 시간에 열이 올라있는지, 열이 나면서 힘들어하는지는 진단에 있어서 도움이 됩니다.

B

가래 섞인 기침을 하고, 연달아서 계속해요.

기침의 유형에 따라 원인이 다를 수 있습니다. 마른 기침인지, 가래가 있는지, 잘 때 기침이 더 심해지는지, 어떤 소리의 기침을 하는지를 설명해 주세요. 예를 들어 후두염일 때는 특징적인 '컹컹 기침(흔히 개 짖는 기침 소리)'을 하고 백일해나 백일해양 증후군일 때는 발작성 기침을 하기도 합니다.

C

기침한 지 5일 됐는데

기침을 엄청 오랫동안 했다는 두루뭉술한 설명보다 몇 일이 되었는지 얘기하는 확실한 설명이 더 도움됩니다. 이때 약을 복용하고 있는지 항생제는 먹었는지 이전에 처방받았던 약 봉투를 가지고 오는 것도 도움이 됩니다.

D

어제부터는 물이 많이 섞인 설사를 해요.

대소변의 그 양과 횟수, 성상 등은 건강을 파악하는 중요한 척도가 됩니다. 이를테면 혈액이 섞여 있는지, 끈적거리는 점액성 변인지, 물 같은 변인지 알려주면 바이러스성 장염인지 세균성 장염인지를 구별하는 단서가 될 수 있습니다. 그렇기 때문에 이를 정확하게 설명을 해주는 게 좋습니다. 기저귀를 차는 어린 아기들의 경우, 기저귀를 들고 와도 되지만 시간이 지나면 기저귀의 변 상태도 변하기 때문에 사진을 찍어와도 좋습니다.

E

아이가 너무 힘들어해요

아이를 걱정하는 엄마들에게 저는 "아이가 잘 먹고 잘 노나요?"라는 질문으로 시작할 때가 많습니다. 아이들은 열이 높고, 건강상태가 썩 좋아 보이지 않음에도 불구하고 잘 놀고 잘 먹기도 합니다. 그렇다면 크게 걱정하지 않아도 됩니다. 그만큼 괜찮은 컨디션이라는 증거이니까요.

진료실에서 이렇게 아이를 안아주세요

소아청소년과를 처음 방문하는 초보 아빠 엄마들께 권합니다.
진료실에서 아이를 다음과 같이 안아주세요.

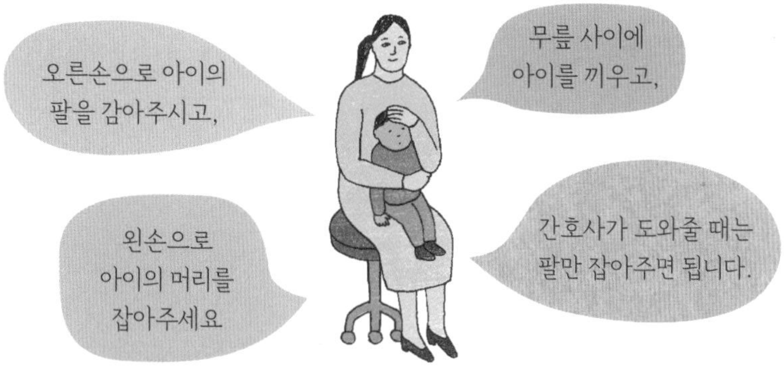

병원에서 우는 아이는 이렇게 달래주세요

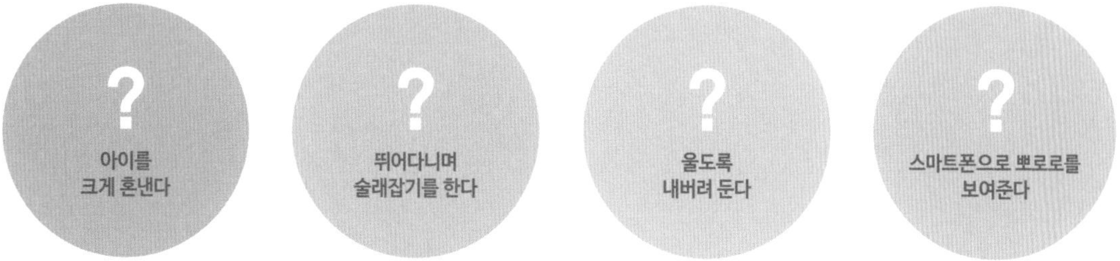

병원에서 아이가 울 때 혹시 위와 같은 방법으로 달래진 않나요? 병원에 가기 싫다고 떼쓰는 아이, 병원에 와서 힘들고 아프다고 떼쓰는 아이는 과연 어떻게 달래주어야 할까요?

1 병원에 대한 긍정적 인식 형성

병원에 가기 싫다고 떼쓰는 아이는 사실 병원에 와서 달래면 이미 늦습니다. 병원에 오기 전 "우리 ○○의 몸에 나쁜 병균이 들어와서 병균과 싸울 힘을 얻도록 병원에 가는 거야" "우리 ○○가 지금은 아파서 힘들지만, 병원에 다녀오면 한결 나아질 거야" 등 병원에 대한 긍정적인 인식을 심어주세요. 그리고 왜 가야 하는지 아이가 알 수 있도록 이해시켜주세요.

2 진찰 방법에 대한 가이드

진찰받을 때, 아이는 어떤 것이 자기에게 이롭고 좋은 것인지를 모르는 경우가 대부분입니다. (병원에서 말고) 집에서 미리 "귀를 볼 때 안 움직이면 아프지 않게 볼 수 있다"라든지, "차분하게 앉아서 진료받으면 빨리 끝내고 갈 수 있다" 등 아이들에게 가이드라인을 제시해주세요.

3 동네병원 방문하기

대기 시간이 길지 않은 가까운 동네병원을 찾는 것도 방법입니다. 정말 멀리에서 와서 한참을 기다렸다가 5분 내지, 2~3분의 진료를 받고 돌아가는 일이 허다하지요. 아이에게 더 좋다고 생각되어 찾겠지만, 아이를 더 지치게 할 수가 있어요.

4 병원놀이 많이 하기

놀이를 통해 자연스럽게 거리감을 없애는 것도 좋은 방법입니다. 아이에게 장난감 청진기를 주고 병원에서 진찰하는 것처럼 체험할 수 있게 해주세요. 청진하고, 귀 보고, 목 보고, 코 보고… 즐거움을 느낄 수 있게 병원놀이를 많이 해주세요.

이런 방법은 추천하지 않아요

1 거짓말하기

아이를 속여서 병원에 데려오는 경우가 많습니다. "우리 저~기 가자"라든가 "가서 맛있는 거 먹고 오자"라든가. 일단 아이를 데리고 나와야겠다는 생각에 그러는 것은 알지만, 아이는 병원에 와서 엄마에게 속았다는 생각에 더 기분이 나쁠 것이고 더 떼를 쓸 거예요. 또 속이려 드는 엄마를 더 이상 믿지 않을 것입니다. 꼭 병원에 간다고 일러주고 데려오세요.

2 의사=무서운 사람

말을 안 듣는 아이를 달래보겠다며 "선생님이 이놈! 한다"라고 하면, 아이가 병원을 좋아할까요? 아이가 보는 앞에서 아이 대신 '맴매'를 해준다든가, 의사를 무서운 사람으로 만들지 않는 것이 병원에 대한 긍정적인 인식을 갖게 하는 데에 도움이 됩니다. 같은 맥락으로 "너 계속 울면 주사 놔준다~"라는 것도 절대 안 됩니다.

3 아이를 크게 혼내거나, 울도록 내버려두기

아이를 다른 사람이 보는 앞에서 혼내는 방법은 절대 좋지 않습니다. 엄하게 기르는 것이 좋다고 하여 무섭게 아이를 다그치고, 무서운 눈빛으로 다루면 아이는 주눅이 들고, 자존감에 큰 상처를 입게 되지요. 많은 사람들 앞에서 혼나는 것은 엄마 한 사람이 아닌, 열 명의 따가운 눈총까지 받아야 합니다. 공공장소에서 울도록 내버려두는 것 또한, 아이의 요구사항이 무시당하며 아이는 더 크게 울 수도 있고 악에 받쳐 소리를 지르기도 하죠. 아이가 떼를 쓸 때 적절한 무관심은 약이 됩니다. 하지만 사람들이 많은 공공장소에서는 조용한 곳에 데려가 조용하지만 단호하게 타일러야 합니다.

4 스마트폰으로 달래기

스마트폰으로 달래는 것은 대부분의 아이들에게 엄청나게 효과적입니다. 하지만 그만큼 엄청나게 나쁜 방법이기도 합니다(스마트폰의 위험성 358쪽 참고).

병원에 가야 할 경우

1. 호흡기 증상(기침, 콧물, 가래 등)

- 열이 있다(38도 이상).
- 기침으로 잠을 잘 못 잔다.
- 기침으로 수유가 불가능하다.
- 먹는 양이 줄어들었다.
- 기침하다가 토한다.
- 흉곽이 들쑥날쑥할 정도로 가슴이 움직인다.
- 콧구멍이 벌렁거린다.
- 호흡수가 빠르다.
- 숨이 차다(말을 잘 못한다).
- 입술이 파랗게 보인다.

2. 위장관 증상(구토, 설사, 복통 등)

- 열이 있다.
- 깔아진다.
- 소변양이 줄어든다.
- 먹는 양이 줄었다.
- 밤에 깨서 보챈다.
- 설사나 구토한 양이 먹은 양을 초과한다.

3. 발열

- 잘 못 먹는다.
- 잘 놀지 못한다.

(즉, 잘 먹고 잘 놀면 하루 이틀은 해열제를 복용하며 지켜본다.)

D+301

밥 거부

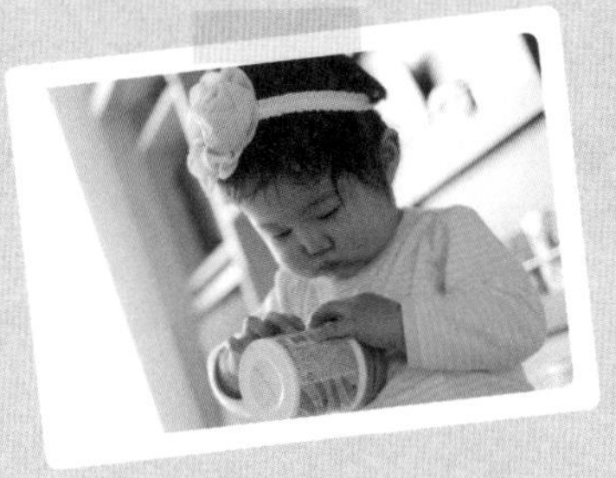

승아가 밥 먹는 데 고생을 좀 시키고 있다.
퇴근하고 왔더니 아내가 "숟가락 트라우마가 틀림없어!"라고
점심이랑 저녁을 다 손으로 떠먹였다는 거다.
숟가락은 완강히 거부하고 있다.
심지어 제가 좋아하는 고구마나 잘 집어먹는 핑거푸드도
숟가락으로 주면 고개를 획 돌려버린단다.
그래서 핑거푸드 먹듯 먹어보라는 심정으로 손으로 뭉쳐 먹여보았더니 그건 받아먹더란다.
숟가락으로 언제 입안을 긁힌 적이 있었을까?
아니면 먹을 때의 느낌이 싫은 걸까?
생각해보니 말랑하든 딱딱하든 무언가
입안으로 들어갔다 나오는 것이 영 불편할 수도 있겠다 싶다.
핑거푸드를 무척이나 좋아하는 이 녀석.
반찬은 포크나 수저로 먹이지 않고 승아가 부담 느끼지 않도록
핑거푸드처럼 펼쳐놓고 먹도록 하고 있다.
반찬을 해준 점심과 저녁은 비교적 수월하게 먹였다고 한다.
숟가락과도 친해져야 할 텐데….
여기가 필리핀이나 인도도 아니고 잘 좀 먹어라, 이 녀석아! 엄마 애쓴다.

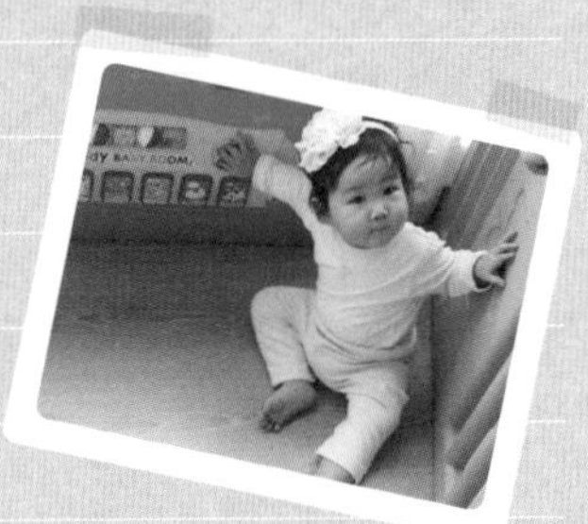

스스로 먹기

먹는 기회를 주세요

이유식을 먹여준다는 개념으로 진행하기보다 먹는 기회를 주는 것이라고 늘 염두에 두세요. 아이는 결국 스스로 먹어야 합니다. 후기 이유식을 시작하는 만 9개월 정도가 되면 아이는 어른의 행동을 따라 하려는 성향이 강하게 나타나고, 주관이 생깁니다. 뭔가 스스로 해보려고 하지요. 아이의 욕구가 다양해진 만큼 식탁에서의 자율성도 확보되어야 합니다.

스스로 먹도록 돕기

스스로 먹는 기회가 없는 아이들은 '이것은 나를 위해 먹는 것이다'라는 생각을 하지 않게 됩니다. 엄마가 애걸복걸하면 아이는 '이 밥은 엄마를 위해 먹는 것이다'라고 생각하게 됩니다. 당연히 먹는 일에 소극적이고 거부하는 일도 벌어지겠지요. 아이들이 밥 먹을 때 딴청피우고, 자꾸 벗어나려 하고, 관심을 끌기 위한 행동을 해서 화가 나겠지만 스스로 먹고 음식을 탐구하다 보면 자연스레 식사 시간에 아이는 집중하게 됩니다. 하지만 엄마가 먹여주는 아이는 한자리에 앉아 받아먹기만 하는 것이 지루해져 금방 딴짓을 하게 되지요. 식탁이 더러워지고, 아이가 서툴러도 여유 있게 생각하세요. 완료기를 시작하면서부터 적어도 50%는 아이가 스스로 입에 가져가 먹게 하세요. 숟가락으로 음식을 푸는 것이 서툴다면 일정량 퍼서 그릇에 걸쳐두면 아이가 가져가 먹을 수 있습니다.

핑거푸드 이용하기

'스스로 먹기'를 진행하는 건 생각만큼 쉽지 않아요. 엄마가 포크로 떠놓으면 그것을 가져다가 입에 가져가는 정도가 되지요. 그것도 몇 번 하다 보면 이내 싫증을 내고 손으로 가져가 게걸스럽게 먹기도 할 것입니다. 그럴 수 있다고 생각하면서 자연스럽게 유도하도록 하세요. 핑거푸드는 중기 이유식 때부터 하면 됩니다. 식탁에 아이를 참여시키기 위해 이보다 더 좋은 것은 없습니다. 물론 후기로 가고 완료기로 갈수록 숟가락과 포크 등의 사용을 배워나가야 하지만 소근육 발달과 식사 참여에 핑거푸드는 좋은 매개체가 됩니다.

D+304

승아의 반항기

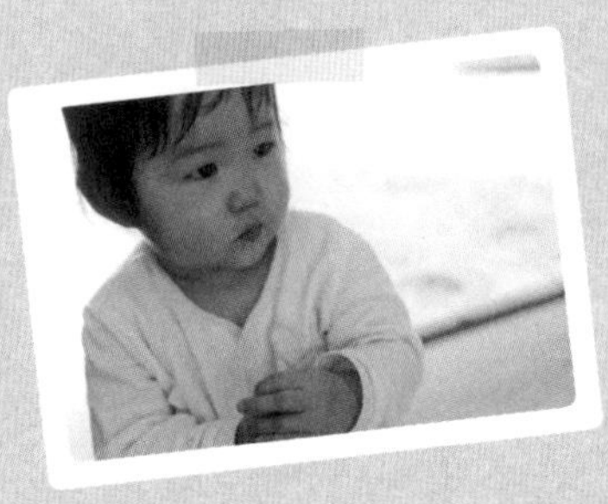

승아가 요 며칠 "꺄" "아" 하면서 소리를 지르고 다닌다.
물건을 어지럽히기도 하고 위험해 보이는 행동을 하기도 한다.
"안 돼."라는 말을 남발하지 말아야 하는데 자꾸 나도 모르게 입에서 나오려 한다.
이런저런 행동마다 "안 돼."를 남발하면 훈육이 어렵게 된다.
물고 때리거나 위험한 행동을 제외하고는 나머지는 그냥 무시해도 된다.
이르면 7개월에서 9개월 정도가 되면
"안 돼."의 개념을 안다고 하니 조심스럽게 제한적으로 훈육을 시작해야겠다.

요즘 승아는 반항하는 사춘기 소녀 같다.
지금까지 너무너무 잘해주었던 스스로 잠들기, 깨지 않고 밤새 자기
식탁 의자에 앉아 끝까지 먹기 등등 많은 것들이 뜻대로 되지 않을 때가 많다.
낮잠도 눕혀서 토닥이면 바로 잠들었는데
이젠 방으로 데리고 들어가면 30분 정도는 혼자서 여기저기 돌아다니고
데려와 토닥이면 그때서야 잠이 든다.

또 10개월간 그러지 않았던 승아가 새벽에 깨곤 하는데
자꾸 우리 곁을 파고들고 싶어 하는 것 같다.
조금 더 냉정해져야 하는데, 승아가 다시 잠들려 하지 않고
마음도 약해져 원칙들이 조금씩 무너지려 하는 찰나다.
마음을 다잡아야지.

승아 엄마가 점심 즈음해서 하소연 섞인 문자를 보냈는데,
승아가 점심 먹이려 앉혔더니 자지러지게 울면서
분노 발작 같아 보일 정도로 보챘다는 거다.
너무 배고파 하는 것 같아 우는 아이 달랜다고 고구마를 먹이고 있는데,
문득 승아에게 휘둘리는 기분이 들었다고…
휘둘린 거 맞네.

안 되겠다 싶어 고구마를 치우고 다시 밥을 먹이려 하니 또 다시 자지러지고….
결국에는 진정시키고 점심 먹고 고구마도 간식으로 한 개 먹고,
저녁 먹고 고구마도 반 개 정도 더 먹고….
아무튼 먹긴 잘 먹었다.
출근하려 하면 문 앞까지 나와 가지 말라는 듯 애타게 쳐다보고 있는 우리 승아.
나가고 나면 문도 두드린다고 한다.
아이가 크면서 힘든 일이 늘어가는 만큼 사랑스럽기 그지없다.

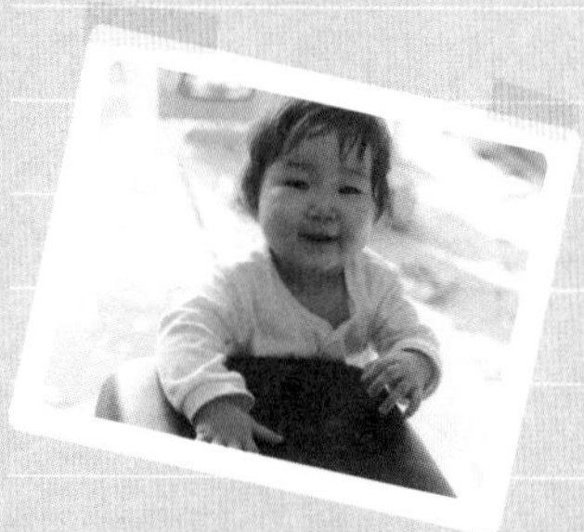

닥터 오의 진료실

아이들의 거친 행동

Parenting story

승아의 행동

승아가 안 하던 행동들을 하더군요. 엄마젖도 물고 손을 크게 휘두르면서 가슴을 치기도 하고 맘에 안 드는 일이 있으면 고개를 뒤로 휙 젖히며 떼를 쓰기도 합니다. 어디까지 지켜보고 어디서부터 "안 돼!"를 해야 할지 점점 어려워지고 있습니다. 때리고, 물어뜯고, 위험한 일에는 "No"를 해야 하지만 지저분하게 먹는다고, 어지럽힌다고, 소리 지르며 돌아다닌다고 "안 돼"를 남발해서는 안 됩니다. 그러고 보니 어찌 이리 태어나면서 안 되는 거 천지인지… 승아가 식탁 의자에서 짜증내고, 가만히 앉아 있거나 안겨 있기만 하는 일이 어쩌면 당연합니다. 얼마나 궁금한 게 많고 제 맘대로 하고 싶은 것들이 많을까요. 승아 만한 아이들이 갑자기 짜증도 늘고 떼도 쓰는 이유는 단순한 어리광이 아니라 자발성이 나타나서입니다. 고집을 부린다고 걱정하기보다 그냥 '이런 시기도 있구나' 하고 잘 지나가면 된답니다. 신생아 급성장기 때처럼 이런 시기들도 잘 넘기고 나면 아이는 한 뼘 더 커 있을 테니 순간순간 아이의 행동에 일희일비하지 마세요. 큰 테두리는 결정해주고 그 안에서 아이가 자유롭게 행동할 수 있도록 든든한 버팀목이 되어주세요.

분노발작을 일으킬 수 있어요

아이가 제 성을 이기지 못하고 감정이 끓어오르는 대로 분출하며 떼쓰고 울고 물건을 던지고, 드러눕고 주변 사람을 때리는 등의 행동을 하는 것을 가끔 볼 수 있습니다. 공공장소든지 상대가 누구든지 아이의 분노는 사그라들지 않지요. 이를 '분노발작Temper Tantum'이라 합니다.

분노발작

아이가 자신의 요구가 충족되지 않을 때에 나타내는 분노의 폭발적 반응을 말한다. 바닥에 뒹굴어 날뛰거나 울부짖거나, 물건을 던지거나 발로 차거나 한다. 흥분상태가 심할 때에는 호흡정지를 일으키는 수도 있다. 유아(3, 4세)에게 가장 많고 정신발달의 미숙성에 기인하는 일과성의 정상반응으로 간주되고 있는데 때로는 발달장애나 뇌의 이상장애에 따른 경우도 있다. 원인은 욕구의 중도저지, 엄격한 예절, 부모의 비판, 억압적 태도, 수면부족 등이 있다.
–출처 : 간호학대사전

분노발작하는 아이들의 양상

- 원하는 것이 뜻대로 되지 않을 경우 심하게 반응을 보입니다.
- 주변에 말을 들어줄 사람이 있을 때 더 심하게 울부짖습니다.
- 때와 장소를 가리지 않고 드러누워 떼를 쓰기도 합니다.
- 물건을 던지거나 주변인을 할퀴고 때리기도 합니다.
- 들어본 욕을 하기도 합니다.
- 너무 심하게 울부짖다 보면 새파랗게 얼굴이 질리며 호흡을 잠깐 중지하면서 기절하기도 합니다.

분노발작에 대응해요

1 벗어나기

울거나 소리 지르기 시작하면 그냥 아이의 시야에서 벗어나 자리를 뜨세요. 아이는 설득시킬 대상이 있을 때 더 심하게 떼를 씁니다. 단, 아이가 머리를 박는 등 자해를 하지 않는지 멀리서라도 지켜보아야 하고 안전한 장소여야 합니다.

2 다그치지 않기

같이 소리 지르거나 아이를 다그치거나 때리지 마세요. 아이는 이를 은연중 모방할지도 모릅니다.

3 침착하기

엄마는 침착해야 합니다. 아이와 더불어 흥분하는 모습을 보이지 마세요. 화제를 돌리거나 다른 놀이를 제안해보세요.

4 대응하지 않기

분노발작 자체에 대해 화를 내며 혼내거나 아이의 요구를 들어주는 것으로 안정시키려 하면 안 됩니다. 아이의 심리상태는 더 불안정해질 수 있으며, 요구를 들어주면 '앞으로 이렇게 하면 원하는 것을 얻을 수 있겠구나'라고 학습하게 됩니다.

5 격리하기

만 나이당 1분

'생각하는 의자'라고 많이 들어보았을 겁니다. 아이를 단호하게 붙들어놓고 생각하는 의자에 앉혀 놓아주세요. 이는 '혼내기' 위함이 아닙니다. 자극이 있는 상황에서 잠시 격리를 해두는 것이죠. 이때 격리 시간이 너무 길어서도 안 됩니다. 아이가 혼자 갇혀서 남겨졌다는 기분이 들게 해서도 안 됩니다. 어둡고 갇힌 공간은 안 되며 그렇다고 재미있는 공간은 더더욱 안 됩니다. 거실 모퉁이가 좋습니다. 엄마 감정이 개입되거나 체벌이라 생각하고 수행하면 안 되며, 아이에게 원하는 것을 얻을 수 있는 환경에서 잠시 벗어나게 한다고 생각해주세요.

D+307

밥상 위의 한계 설정

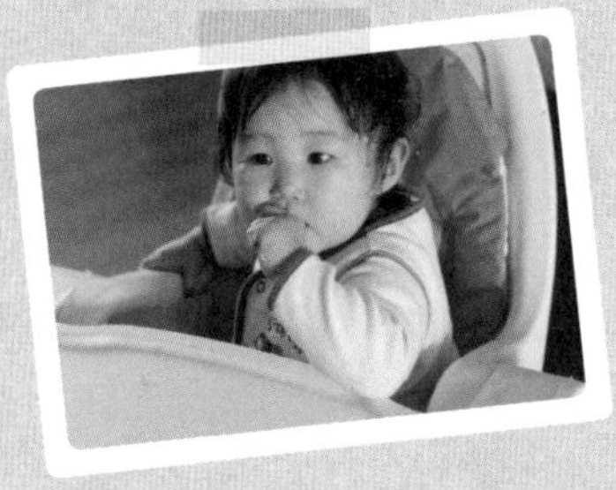

승아 엄마가 승아를 먹일 때마다 거의 고문을 당하고 있다.
요 며칠 식탁 의자만 끌어와도 비명을 지르는 꼬맹이.
나 역시도 진료실에서는 "굶기세요. 굶으면 먹습니다."라고
냉정하게 얘기하는 의사임에도 우리 딸 일이기도 하고,
내 아내 일이기도 한 이 일련의 사건(?) 앞에서 어떤 처방전을 줘야 할지 참 난감하다.

숟가락도 바꿔보고, 승아가 좋아하는 핑거푸드를 만들어
함께 놔주어 보기도 하고 여러 가지 방법을 써봤지만
한 자리에 앉아 먹이기가 여간 어려운 일이 아니다.
거의 모든 방법이 실패로 돌아가고,
오늘 아침 두 숟가락 먹고 엄청나게 울어대며 발악을(?) 하는 승아를 보며
아내와 함께 내린 결론은 식탁이 승아에게 너무 재미없다는 것.

스티커를 사다가 식탁 의자에 붙이기로 했다.
그러고 나서 아내가 승아 점심을 먹이는 데 런닝홈을 가져다놓고 먹였다고.
아, 울어야 되나, 웃어야 되나.
덕분에 우리 승아 제대로 잘 먹었다.
한 그릇을 울지 않고 먹은 게 얼마 만인지.

일단 주방에서, 그것도 식탁에서
가족들이 모두 함께 밥을 먹을 때 먹는 것이 중요하다.

승아는 실제로 사람이 많은 가운데 먹으면
이 사람 보고, 저 사람 보고, 밥도 먹고 그렇게 한 그릇을 다 비우기도 한다.
식탐보다는 놀고 싶은 욕망이 더 크기 때문이겠지.
일단 가장 하지 말아야 할 것은
아이를 놀게 하고 돌아다니며 먹이는 것이기 때문에 그것만은 하지 않기로 했다.
아내는 하루에도 열 번씩 돌아다니는 아이를 쫓아다니며
먹이고 싶은 욕망에 시달린다(?)고 했다.
그래도 꾹꾹 참고 일단은 밥을 놀이터로 가져가지 않고
놀이터를 밥상에 모셔 와서 먹여보는 걸로.
물론 말을 알아듣고 이해와 설득시키는 것이 가능한 나이에는
절대 하지 말아야 할 방법이다.
이것도 서서히 적응이 되면 하지 말아야 하는데
밥상 위의 시행착오가 너무나 많다.

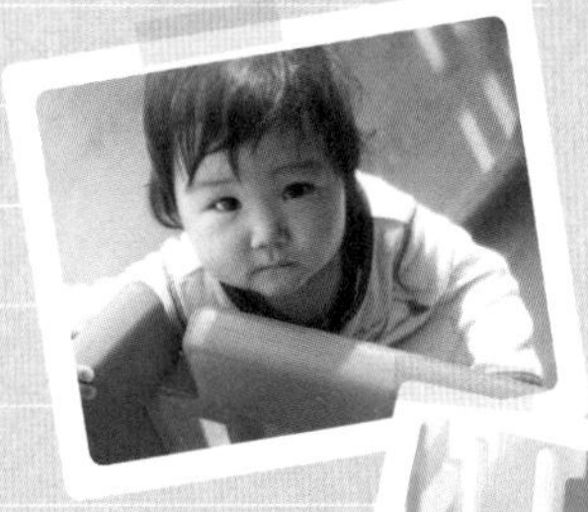

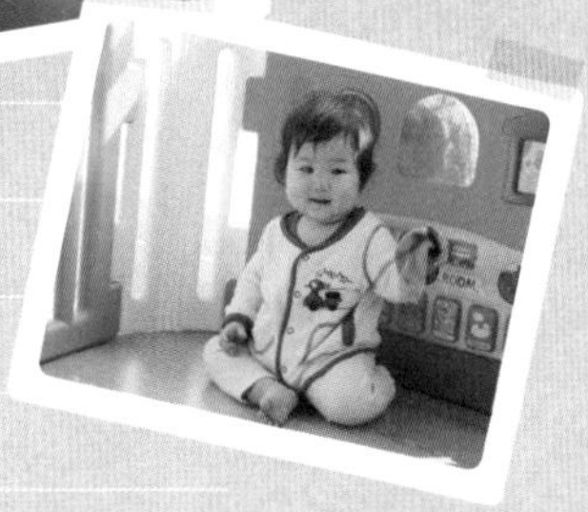

중요한 것은 식탁을 싫어한다고 해서 식탁에서 먹는 것을 포기하면 안 된다.
카시트를 싫어한다고 카시트에 앉히지 않으면 그 뒤에 더 힘들어지는 것처럼.

개인적으로 단호한 양육을 강조하고 그렇게 상담을 하고 있다.
한두 끼 정도는 굶겨도 된다는 생각이다.
그러나 아이를 키우는 엄마, 아빠의 성격에 따라
원칙은 약간의 수정이 필요할 수도 있다.

원칙에서 크게 벗어나지 않는다면 허용될 수 있다.
재미있는 스티커를 붙이거나 식탁 매트를 깔아주는 정도는 좋은 아이디어일 수 있고
그렇다고 해서 스마트폰이나 TV를 보여주는 것은 안 된다.
양육자의 현명한 판단이 필요하다.

승아의 욕구 불만족은 베란다에 나가고 싶은데 못 나가게 하는 것이다.
신발 좀 물어뜯고 싶은데 건드리지도 못하게 하는 것이다.
전선 같은 걸 좀 씹어봤으면 좋겠는데 근처에도 못 가게 하는 것이다.
밥 안 먹고 놀고 싶은데 계속 같은 자리에 앉아서 먹어야 된다는 것이다.
잠도 푹 잤으면 좋겠는데 자꾸 짜증만 나는 것이다.

어찌 보면 우리가 사는 환경에 아이를 적응하라고 두는 꼴인데
아이가 어찌 궁금하지 않을까.
이 아이는 그게 위험한 건지 더러운 건지도 모르는데….
훈육의 범위에 대한 고민이 생기고 있다.

요 며칠은 계속 '밥'과 '훈육'에 대해 생각해보게 되는 것 같다.
거의 모든 10개월의 아기들에게 키워드이지 않을까.
이제 승아 10개월.
어디까지 훈육이 필요하고 어디까지는 눈감아줄 수 있을지
고민해볼 시기가 되었다.

훈육

훈육은 언제 시작해야 하나요?

일단 확언할 수 있는 부분은 엄마 말의 뉘앙스를 파악할 수 있게 되는 9~10개월 즈음이면 훈육은 시작해야 한다는 것입니다. 다만, 훈육의 개념과 방법은 아이가 크면서 계속 달라져야만 해요. 그렇기 때문에 '훈육은 ○○이다'라고 정의내리고 시작하는 것은 위험합니다.

훈육의 방법을 알아보아요

긍정강화 : 긍정적인 행동을 했을 때 잘했다고 칭찬해주는 것

특히 배변훈련 등에서 효과적입니다. 배변훈련을 할 때 심한 잔소리를 하거나 엄마 뜻대로 되지 않는다고 아이를 다그치면 절대 안 됩니다. 칭찬과 보상만이 답이랍니다. 그러나 당연한 일들을 잘했을 때 너무 과한 칭찬을 해주는 것은 금물입니다. 이를테면, 먹고 자는 일은 당연한 것들이지요. 잘했다고 칭찬해주는 것도 좋지만 너무 과하게 칭찬하여 그로 인해 엄마가 원하는 일을 내가 해주었다고 생각하게 만들지 않도록 하세요.

한계설정 : '해도 되는 것'과 '하면 안 되는 것'을 가르치는 것

특정 행동에 대한 교정뿐만 아니라 아이의 자제력을 길러주는 일입니다. "안 돼"라는 말을 자주하지 말라고 하지만 꼭 해서 가르쳐야 하는 일들이 있습니다. 안전사고와 관련된 것들이 그것이지요. 예를 들어 아이가 책을 찢어놓고 주방의 그릇을 건드리고 휴지를 풀어놓는 일 등은 엄마가 원인을 만들었기 때문입니다. 원인 행위를 원천적으로 차단하면 아이도 말썽부릴 일이 없고, 엄마도 화낼 일이 없어지겠지요. 하지만 차도에 뛰어든다거나 뜨거운 것에 손을 댄다거나 하는 등의 일은 학습이 되도록 안 된다고 단호하게 말해주세요. 한 가지 더, 남에게 해를 가하는 행동 역시 '안 된다'고

가르쳐주어야 합니다. 감정을 주체하지 못해 밥 먹다 식판을 집어던진다거나 혹은 장난으로라도 누군가를 할퀴고 때리는 등의 행동은 하지 못하게 해야 합니다. 그 모습이 괜히 귀엽다고 웃거나 즐거워하면 안 되지요. 아이는 엄마의 긍정 반응에 '한 번 더'로 화답할 것입니다.

무시 : 관심을 끌기 위해 잘못된 행동을 하지 않도록 알려주는 것

아이는 엄마의 관심을 끌기 위해 하는 행동이 무척 많습니다. 아이가 어긋난 행동을 하면 '내가 관심을 더 쏟지 못했나?' '함께 지내는 시간이 너무 부족한가?' 되돌아보세요. 기본적으로는 부모가 아이에게 평소에 많은 관심을 쏟아야 하며, 잘못된 행동을 했을 때는 평소에 주던 관심을 거두어들이는 방식, 즉 무시하는 것으로 잘못된 행동을 중단하도록 해야 합니다.

인과관계 : 장난처럼 반복하지 않도록 하는 것

아이가 밥을 먹다 숟가락을 집어던진다면 숟가락을 주워서 아이 손이 닿지 않는 식탁에 다시 올려두세요. 그러고는 아이의 반응에 무관심으로 대응합니다. 주워서 아이에게 다시 주면 아이가 배우는 인과관계는 다음과 같습니다.

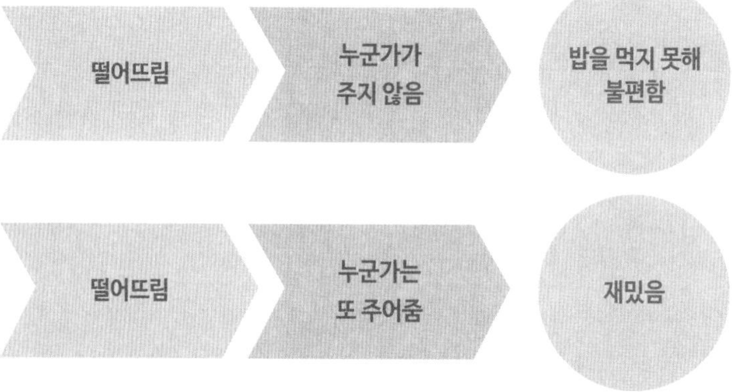

누군가는 중력의 법칙을 배운다고도 하지만 중력의 법칙은 떨어진 상태로 있는 것이 중력이지, 다시 자신에게로 돌아오는 것이 아니랍니다.

교정 : 아이의 행동을 교정해주는 것

아이가 물건을 던지면, 다시 제자리에 갖다놓도록 하고 옳고 그름을 다시 가르쳐주세요. 대화를 통해 푸는 가장 이상적인 방법이겠지요. 물론 조금 큰 아이들에게 가능한 방법입니다.

대안제시Redirecting : 욕구를 해소시켜주고, 다른 것도 많음을 알려주는 것

특히나 돌 전후 아이들은 제 뜻대로 안 되는 일에 대해 짜증을 많이 냅니다. 레고 블록을 맞추다가 안 끼워지니 짜증, 손이 닿지 않는 곳에 있는 물건을 못 꺼내어 또 짜증…. 이런 식으로 계속 '내 머리는 하고 싶은데 내 몸은 되지 않는 일'에 대한 짜증과 불만이 폭발합니다. 그럴 때는 아이가 원하는 일을 대신하거나 함께 하여 다른 대안을 제시해주세요. 다른 놀거리를 보여주고, 밖으로 데리고 나가 외부환경 속에 아이를 놀게 해주어도 좋습니다. 아이의 분출되지 못한 욕구를 해소시켜주고, 아이가 보는 세상 말고 다른 것도 많다는 것을 알려주는 방법이기도 합니다.

타임아웃Time-Out : 생각할 시간을 주는 것

타임아웃은 아이가 정해놓은 규칙을 어겼을 때 지정된 장소에 앉혀 생각할 시간을 주는 방법입니다. 만 2세에서 5세 사이에 가장 효과적이지만 초등학교 다니는 아이에게도 지속할 수 있어요. 하지만 자주하면 효과가 떨어집니다. 최후의 보루라고 생각하세요.

타임아웃의 단계

1 규칙을 정하고 설명하기

예를 들어 이렇게 말합니다. "동생을 때리면 생각하는 의자에 가서 앉는 거야. 3분 동안 앉아 있어야 하고, 네가 받아들이지 못하고 엄마에게 화를 내면 다시 시작해야 해. 엄마가 너를 벌주는 것이기도 하지만 너도 앉아서 무엇을 잘못했는지 왜 화가 났는지 생각해보는 거란다."

2 시간, 장소, 이름 정하기

시간은 아이의 나이에 맞추어 정하면 됩니다. 2세는 2분, 3세는 3분, 4세는 4분 정도가 적당합니다. 장소는 아이가 놀 것이 많은 재밌는 장소여서도, 누울 곳이 있어도 안 되지만 반대로 아이가 공포심을 느낄 만한 장소나 위험한 곳(화장실이나 아파트 복도)이 되어서도 안 됩니다. 장소의 이름은 '생각하는 의자' '반성 의자' 등으로 정해보세요.

3 아이가 규칙을 어기면 그 즉시 행동하기

아이에게 눌리지 말고, 즉시 타임아웃을 시행합니다. 물론 감정보다는 이성으로 아이에게 왜 이곳에 앉아야 하는지 설명해야 합니다. 타임아웃은 공포심을 주는 것이 목적이 아니랍니다. 겁주기 위한 것도 아니지요. 다만 감정적인 아이를 조용한 장소에 두고 무엇을 잘못했는지 생각하고 반성할 기회를 주는 시간입니다.

4
타임아웃 시행하기

아이가 잘 앉아 있다면 그대로 혼자 있게 두세요. 만약 아이가 돌아다니거나 발버둥을 치고 소리를 지르면 어찌해야 할까요? 그럴 때 엄마는 뒤에 서서 "타임아웃 중이니 앉아 있거라. ○○이가 규율을 어기면 갖기로 엄마와 약속한 시간이잖니"라고 말하고 절대 잔소리를 늘어지게 하거나 계속 푸념하지 말고 지켜만 봅니다. 아이가 말을 걸고 협상을 해와도 침묵을 지키세요. 아이가 정적을 지키고 다시 앉아 시간을 갖게 되면 시간을 재기 시작합니다. 하다가 발버둥치고 거부하면 다시 진정시켜 앉히고 새로 시간을 재기 시작합니다.

5
타임아웃 종결하기

시간이 끝나면 더 이상 사건에 대해 얘기하거나, 잘못한 게 무엇인지 묻거나, 다그치고 혼내고 엄한 표정을 짓지 않습니다. 다만, 안아주고 아이를 얼마나 사랑하는지 얘기해주고 사랑하기 때문에 이런 시간을 갖는다는 것을 일러줍니다. 타임아웃에서 중요한 점은 바로 엄마도 타임아웃 해야 한다는 겁니다. 사람인지라 아이에게 화도 나고 감정적으로 대응할 수 있는데, 엄마도 타임아웃하며 한 템포 쉬어 이성을 되찾도록 하세요.

연령별 효과적인 훈육법을 알아보아요

연령에 따른 훈육방법을 이용하는 것은 꽤 중요한 일입니다. 아이의 발달에 맞게 맞추어진 프로그램 같은 것으로 생각하세요. 물건을 손에 제대로 쥐지도 못하는 아이에게 그림 그리는 법을 가르칠 수 없는 것처럼 말이지요.

9~12개월	긍정강화, 무시
12~24개월	긍정강화, 대안제시, 무시
2~5세	긍정강화, 대안제시, 타임아웃
학동기	타임아웃을 포함한 대부분의 훈육법
청소년기	타임아웃이 효과가 떨어짐, 대화를 통한 훈육

훈육할 때 주의해요

일관성과 방식통일

모든 훈육은 일관성이 있어야 합니다. 하루, 한 달, 혹은 아이가 어릴 때만의 일관성을 말하는 것이 아닙니다. 이 일관성은 부모가 평생 지켜야 할 틀입니다. 아이의 학습하고 기억하는 능력은 뛰어납니다. 마치 '귀에 걸면 귀걸이 코에 걸면 코걸이'처럼 주먹구구식 훈육을 하게 되면 부모의 말은 우스워집니다. 아빠는 된다고 했는데 엄마는 안 된다고 하는 것도 마찬가지입니다. 아이에게 변명거리를 주는 일임을 잊지 마세요. 따라서 아빠와 엄마는 충분한 대화를 통해 훈육의 내용과 방법에 대한 둘만의 규칙을 만들어둘 것을 권합니다.

즉각 행동

규칙을 어긴다면 그 즉시 행동에 대한 불이익을 주어야 합니다. 아이에게 "물건을 던지면 장난감을 하루 동안 안 줄 거야"라는 조건을 걸었다면 아이의 행동이 끝난 즉시 실행해야 합니다. 시간이 아주 조금 흘러도 아이는 자신이 왜 이 벌을 받고 있는지 잊게 됩니다. 잘못된 행동을 했을 때 그 즉시 그에 상응하는 불이익을 주어야 하지요. 시간이 지난 후, 불이익을 주어서도 안 되고, 아이의 잘못된 행동과 전혀 상관없는 일에 대해서 벌을 주어서도 안 됩니다. "너 어제 그랬지? 그러니까 이거 하지 마!" "너 아침에도 말 안 들었잖아"라든가 "밥 안 먹었으니까 저 장난감 가지고 놀면 안 돼"라는 등의 시간과 행동 자체의 상관성이 없는 상태에서 벌을 주면 아이는 굉장히 황당할 것입니다. 또한 계속 한 가지 잘못을 가지고 꼬투리 잡는 잔소리꾼처럼 내내 아이를 다그치지도 마세요.

잔소리 금지

잔소리는 전혀 효과적이지 않습니다. 남편과 싸운 아내가 잔소리를 숨 쉴 틈 없이 한다고 가정해보아요. 당장은 하지 말라는 것을 안 하겠지요. 그러나 그냥 그 정도의 궁색한 효과로 끝날 것입니다. 말로 여러 번 내뱉는 것은 내뱉는 수만큼 그 효과가 떨어진다고 생각하면 됩니다. 아이에게도 마찬가지입니다. 말을 구구절절하거나 계속 잘못을 추궁하고, "너 때문에 못살겠다" "내가 너한테 어떻게 하는데" 등 아이가 죄책감을 느끼게 하는 말도 금물입니다. 단호하게 해당 잘못에 대해서만 한마디 하고 다시는 얘기하지 않도록 합니다.

체벌은 금물

혹시 지금 아이에게 내가 좀 더 크고 나이가 많고, 너를 낳았다는 이유로 폭력을 행사하고 있지는 않으신가요. 아이는 내 몸과 분리되어 나오면서부터 하나의 인격체입니다. 아이는 '내 것'이거나, '내 마음대로 할 수 있는 존재'가 아닙니다. 체벌을 가하면서 '때리길 잘했다'고 생각하는 부모는 아마 없을 거예요. 그래서 때리게 되면, 때리면 때릴수록 분이 안 풀리고 더 화가 치밀어 오르고, 결국 후회하게 되는 이상한 경험을 하게 될 것입니다. '맞았기 때문에 잘 컸다' '사랑의 매가 도움이 됐다'고 생각하는 사람도 있지만 맞고 자랐다는 인식이 머릿속에 있는 것만으로도 체벌에 대한 상처가 있다는 반증입니다. '사랑의 매'라는 것은 없습니다. 체벌을 가하는 사람이 스스로에게 주는 안위일 뿐, 맞고 자라는 아이는 그 공포와 두려움을 잊지 못하며, 커서도 뿌리 깊은 상처가 남아 있습니다. 그뿐만 아니라 그것에서 배운 폭력성이 내재되어 훗날 자녀나 배우자 혹은 부모에게 폭력을 행사하는 데에 죄책감을 느끼지 못하게 될지도 몰라요. '맞아서 잘되는' 사람은 없습니다. 맞설 힘이 없기에 두려움에 적응하는 것뿐입니다. 훗날 내가 그 두려움보다 더 강한 존재가 되면 분출되는 폭력성과 욕구는 걷잡을 수 없어집니다. 절대 사랑이라는 이름으로, 부모라는 자격으로, '체벌'이라는 폭력을 가하지 마세요. 그 강도와 방법에 관계없이 절대 해서는 안 되는 일입니다.

감정적 대응

아이에게 '훈육'이라는 것을 하기 전에는 몇 가지 내 안에서 생각을 거쳐야 합니다.

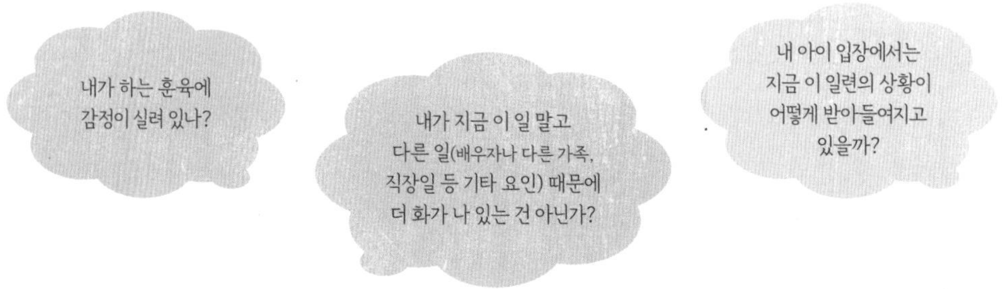

엄마에게는 '남편은 술 마시고 늦게 들어오기로 했는데 아이는 밥도 안 먹고 떼를 쓰고, 다음날 직장 나갈 일도 끔찍하게 힘들기 시작하고, 빨리 먹이고 재우고서는 다음날 먹을 이유식도 만들어야 하는데, 아이는 왜 이렇게 투정하고 있나!'의 상황이 아이에게는 이럴 수 있어요.

'나는 간식도 먹었고, 저녁 한 끼는 조금 먹고 나니 배불러 더 이상 먹기가 싫은데 엄마가 무서운 얼굴로 나를 다그친다.' 아이는 엄마의 상태나 주변 환경에 대한 정보를 깨우칠 만큼 크지 못했어요. 아이는 오로지 자신의 앞에 놓인 밥과 엄마의 지친 얼굴만 보입니다. 이렇게까지만 생각해도 아이에게 화내는 일이 잘못되었다 느껴지기 시작할 것입니다.

훈육할 때는 원칙을 지키세요

단호하게 "NO!" 하기

안 되는 건 안 되는 겁니다. 안 되는 것을 이야기하며 너무 많은 설명을 갖다 붙이고 "엄마가 미안하지만 이렇게 해야 돼"라는 식으로 아이에게 사과하기 시작하면 아이는 마음이 약해진 엄마를 기가 막히게 알고 반항하기 시작합니다. 확신 있게 "이건 이러이러하니까 안 돼"라고 이야기해주세요. 아이들이 클수록 원칙적인 것에 있어서는 짧고 단호하게 말해야 합니다.

"안 돼"를 너무 많이 하지 않기

우선순위라고 하죠. 아이가 지켜야 할 일들에 있어서도 우선순위는 있습니다. 좀 더 중요하게 지켜야 할 일에 대해 "안 돼"라는 표현을 해주고 아주 사소한 일들에까지 이 말을 남발하지 마세요. 부정적인 말의 연속은 아이를 분노하게 할 수 있습니다.

'명령'보다 '권유'를, '제시'보다는 '선택'을

아이에게 채소를 먹이는 방법 중 (의외로) 아이에게 식판을 주고 무엇을 얼마만큼 먹을지 선택하게 하는 것이 있습니다. '내가 만든 선택'이란 아이에게도 가치 있는 일이기 때문이죠. 일방적인 엄마의 소통이 아이에게 좋을 리 없습니다. 반항심이란 꼭 사춘기에만 생기는 것은 아닙니다.

조건 달지 않기

꼭 지켜야 하는 일에는 조건을 달아 타협하면 안 됩니다. 이를테면 "자기 전에 양치를 하고 자면 엄마가 내일 사탕 한 개 줄게" "지금 밥 잘 먹으면 엄마가 밥 먹는 동안 〈뽀로로〉 보게 해줄게" 하는 식이죠. 그러면 아이는 그 중요한 일을 '하면 좋고, 안 해도 상관없는 일'쯤으로 치부해버릴지 모릅니다. 아이들 습관 형성에 안 좋을 수밖에 없습니다.

충돌상황 피하기

제가 마트에 아이를 데려가지 말라고 권하는 이유 중 하나는 견물생심 때문입니다. 너무나 좋아하는 뽀로로 인형이 있고, 초콜릿이 있는 마트에 가면 아이는 엄마에게 이것저것 사 달라고 조르게 됩니다. 원하는 것을 이루지 못하게 되면 아이는 극도의 짜증과 화를 냅니다. 마트에서 드러누워 엄청나게 우는 아이를 저는 정말 많이 봅니다.

솔선수범하기

아이에게 해야 할 것과 하지 말아야 할 것을 이야기할 때, 엄마와 아빠도 이를 함께 해주어야 합니다. 아이에게는 못하게 하면서 아빠와 엄마는 하는 모습을 보이면 일관성이 없어 아이가 이 빈틈을 공략할 수 있습니다. 몸의 건강 만큼이나 마음의 건강도 중요합니다. 건강한 마음을 가진 아이로 키우려면 부모님의 '확실한 태도'가 중요합니다. '말은 부드럽게, 행동은 단호하게' 내 아이를 늘 사랑으로 보듬어주세요.

훈육의 중심에는 엄마의 사랑과 관심이 있어야 해요

훈육의 저변에 깔려 있어야 하는 것은 바로 결핍되지 않는 사랑과 관심입니다. 흔히 모진 엄마에게서 착한 아이가 나온다고도 말하지만, 절대 그렇지 않아요. 착하고 사랑만 쏟아주는 엄마 밑에서 덤비고 반항적인 아이가 되었다면 그건 엄마가 사랑을 주는 방식이 잘못된 탓일 겁니다. 훈육은 평소에 엄마에게 많은 사랑과 믿음, 전폭적인 지원을 받는 아이에게 가장 효과적입니다. 훈육의 방법들로 사용되는 '외면' '타임아웃' '인과응보' 등은 '무관심'의 다른 말이기 때문입니다. 늘 무관심하던 엄마가 한 번쯤 '더' 무관심하다 해서 아이는 크게 동요되지 않습니다. 오히려 상처를 덧입히는 정도에 그칠지도 모르지요.

엄마가 무관심하고 냉정하게 아이를 대하면 아이는 관심을 얻기 위해 엄마를 더 괴롭히려 하고 자극하게 될 겁니다. 아이는 그런 관심마저 받고 싶으니까요.

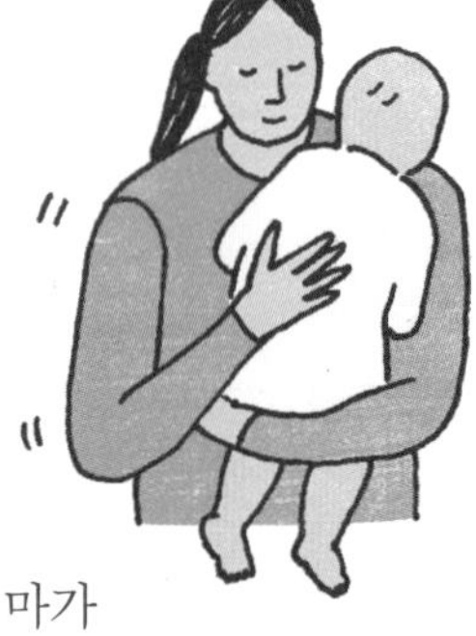

반면 늘 사랑을 주고 관심을 갖고 돌봐주던 엄마가 갑자기 자신에게 관심을 보이지 않으면 어떨까요? 아이는 꽤나 당혹스러우면서도 '엄마의 관심을 앗아가는 이런 행동을 하지 말아야겠다' 하고 학습하게 될 겁니다. "오냐~ 오냐~" 해주면 더 엇나간다고요? 천만의 말씀입니다. 넘쳐흐르도록 사랑과 관심, 믿음을 주어야 합니다. 훈육은 행동

교정으로 귀결되어야지 잔소리나 언어, 신체폭력, 공포심 조성 등의 방법을 써서는 안 됩니다. 화가 나고 끓어오를 때마다 냉정을 찾고 생각해보세요. 이건 내 아이 행동교정을 위한 훈육이 아니라 그냥 내가 내 감정을 조절하지 못하고 있다는 건 아닌지 말이지요.

Parenting story

부족해도 괜찮아요

태어날 때부터 엄마의 역할을 알고 태어난 것도 아니고, 엄마가 어떤 기능처럼 탑재될 수 있는 것도 아니고, 석사나 박사처럼 공부해서 되는 것도 아니고, 엄마 잘한다고 누가 상주는 것도 아닌데 우리는 '엄마'에게 요구하는 것이 참 많지요? 우리 아이 보면서 버티는, 그 힘 하나로 이 많은 역할을 하게 되는 그게 바로 엄마인데 말이지요. 방식이 어떻든 이 세상에서 가장 가치 있고, 중요한 일을 하고 있습니다.

"이렇게 하세요." "이러시면 안 됩니다." "이렇게 하지 마세요."라고 의사답게(?) 말씀드리는 일들이 어쩔 땐 굉장히 부질없고 오만하게 느껴질 정도로 엄마는 어떤 방식으로 아이를 키우든 그 존재만으로도 빛이 나는 이름입니다.

아이를 키우며 '나는 왜 이런 엄마일까?'하는 죄책감보다는 '나는 최고의 엄마다' '부족해도 괜찮아' '나는 너에게 무엇보다도 건강한 사랑을 줄 거야'라는 주문과 같은 다짐을 많이 하면 좋겠습니다. 이유식을 만드는 게 힘들어 아이에게 짜증을 내게 된다면 차라리 시판 이유식을 사서 대체하고 아이에게 한 번 더 웃어주세요. 그게 현명한 겁니다.

조금 서툴러도, 못해도, 성에 안 차도 괜찮아요. 우리 모두 처음 하는 엄마고, 처음 해보는 아빠니까요. 초보아빠는 초보엄마를 의지하고, 초보엄마는 초보아빠를 의지하며 그렇게 숙련되어가는 거랍니다. 늘 부족하게 느껴지는 아빠로서, 또는 엄마로서의 자신을 다독거려가며 하루하루를 열심히 살아나가면 됩니다. 힘내세요!

D+311~313

뽀드득뽀드득

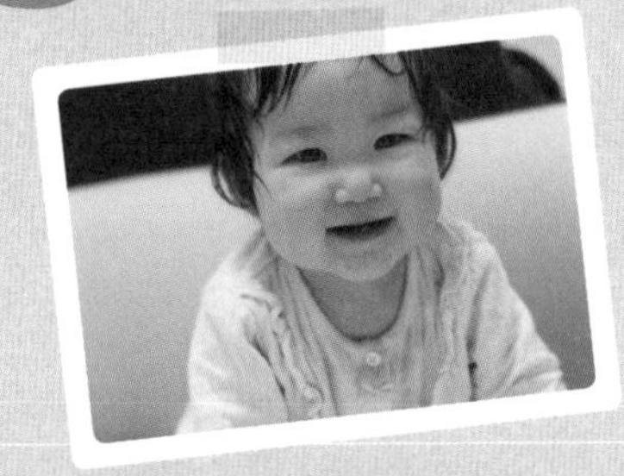

승아는 이가 드라큘라(?)처럼 나온다.
앞니 두 개가 나기 전에 양쪽 옆으로 웃기게 나오고 있다.
아내가 나에게 이렇게 이가 나도 되는 건지 물어보기에 대답했다.
"괜찮아. 근데 사실 이렇게 나는 거, 나도 딱 두 번째로 봤어."

이상하게 불쑥불쑥 나오고 있지만
결국 다른 이들이 나오며 각자 제 자리를 찾아갈 것이다.
아랫니도 정말 이상하게 나기 시작했는데 지금은 아주 많이 좋아졌다.
승아의 앞니 두 개가 나오기 시작하려는지 하얗게 비치기 시작한다.
아직 만져지지는 않지만 곧 나올 것 같다.
우리 승아의 토끼 같은 앞니를 빨리 보고 싶은데.

낮에 간식을 주는데 갑자기 오돌뼈 씹는 소리를 내더라는 승아.
그런 적이 한 번도 없었는데 이를 가는 거다.
뽀드득뽀드득~
한 번 우연히 하고 나서 재밌었는지 계속 하더란다.
나는 아직 보지 못했지만 걱정하는 아내에게 내 대답은 늘 그렇듯!
"괜찮아 그럴 수 있어."

우리 승아가 정말이지, 눈처럼 하얗고 맑게 컸다.
아니, 크고 있다.

이젠 안으면 어깨를 부여잡으며 안기기도 한다.
또 잠시도 가만히 있지 않고 돌아다니는 녀석이
갑자기 품에 푹 안겨들어 가만히 있기도 한다.

아직 '안' 좋아하는 사람은 없는 것 같지만
'더' 좋아하는 사람과 '덜' 좋아하는 사람이 생겼다.
'더'는 엄마, '덜'은 나를 포함한 그 나머지.
그나마 엄마 다음은 아직까진 할아버지다.

한동안 너무 집중해 있던 '성장'과 '발달', '먹는 것'과 '자는 것'을
잠시 미루어두고 우리 승아, 우리 딸에 대해 생각해본다.

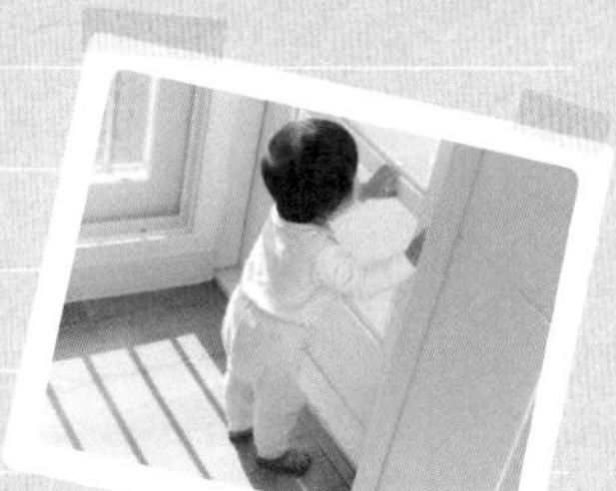

어찌나 예쁘고 기특하게 웃고 움직이는지
어떻게 이런 복덩이가 내 앞에서 이렇게
옥수수 같은 하얀 이를 드러내며 웃고 있는지.
아직도 미완성인 이 아이가
세상의 어떤 완성된 것들보다 아름답고 신비로운지 모른다.

이제 소파에 올라갔다 내려오는 것은 일도 아니다.
어찌나 잘 오르내리는지…
가끔은 중심을 못 잡아 휘청거리기도 하지만
아주 조심조심 뒤를 돌아 발을 내리고 발이 바닥에 닿는다 싶으면
그제야 다른 쪽 발을 내린다.

요즘 승아는 6시에 기상해서 젖을 먹고
(젖 먹는 시간을 아침밥 먹는 시간과 붙여서 7시 반쯤 해보려 했는데 참 어렵다)
한참을 혼자 장난감 가지고 놀다가 7시 반에서 8시 사이에 아침밥을 먹고
9시나 10시쯤에 오전 낮잠에 든다.
한 시간이나 두 시간 숙면 후 놀다가 12시쯤 점심밥을 먹고
또 한참 놀다가 3시쯤 두 번째 수유와 간식 시간을 갖는다.
조금 놀다가 오후 낮잠을 자고 일어나 또 놀다가 6시 반쯤 저녁밥을 먹고
마지막 수유 후 7시 반쯤 목욕하고 양치하고
불을 꺼놓은 방에서 뒹굴뒹굴하다가 8시쯤 잠에 든다.

목욕 후 뒹굴뒹굴하는 시간을 아주 좋아하는 복승아다.
나른해지면서 기분이 좋은지 달려들어 웃고 "아빠아빠아빠" 서비스도 잊지 않는다.
세 번 수유, 세 끼니, 두 번의 낮잠.
이제 제대로 된 돌쟁이 스케줄을 향해 가고 있다.
아직도 엄마젖을 무척 좋아하는데 젖을 보채지는 않는다.
이러다 저절로 젖이 떼어질 것 같다.

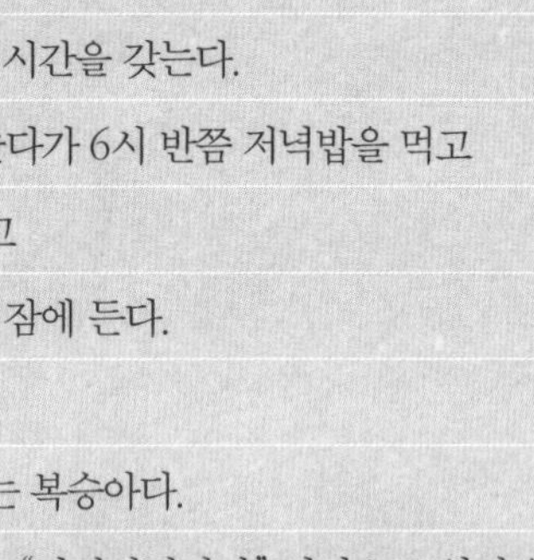

닥터 오의 진료실

단유

단유를 해야 하나요?

단유 시기

모유수유는 만 2세까지 해도 좋습니다. 둘째 임신 중에 첫째 모유수유하는 것도 괜찮습니다. 하고 싶을 때까지 해도 되지만, 완료기로 가면 이제 밥이 주식이고 모유나 생우유는 간식 정도입니다.

단유 방법

단유 방법은 서서히 유방 울혈이 생기지 않을 정도로 수유 횟수를 서서히 줄이는 것이 가장 이상적인 방법입니다. 많이들 쓰는 약을 복용하는 방법이나 붕대 감기 등은 절대 추천하지 않습니다.

아이의 이유식량을 늘려가며 이유식이나 간식 등으로 수유를 대체하며 횟수를 줄이세요. 승아의 경우 아내가 복직을 하고 한두 달쯤은 아침저녁으로 찾으면 젖을 물리기도 했었습니다. 다만 밥 대신 먹을 정도는 아니고 정말 간식의 수준으로 아이를 달래는 정도였습니다. 그러다가 한 번쯤 젖을 보챌 때에 주지 않았고, 승아도 더 이상 엄마젖을 찾지 않게 되었습니다. 단유는 이렇게 자연스럽게 하면 됩니다.

단유를 어느 시점에 와서 딱 끊어버린다 생각하면서 약을 쓴다거나 붕대로 동여맨다거나 하는 방법을 저는 추천하지 않습니다. 단유는 서서히 하는 것이 정답입니다.

조금씩 덜 먹이고 한 텀 정도를 분유나 아이가 돌이 지났다면 생우유로 대체해보세요. 그러다 보면 줄게 됩니다. 그것이 몇 달이 걸리고 1년이 걸리면 어떻습니까. 젖량이 많은 분들의 경우도 마찬가지입니다. 한 텀 정도는 덜 먹이고, 너무 울혈이 되면 손으로 짜내세요.

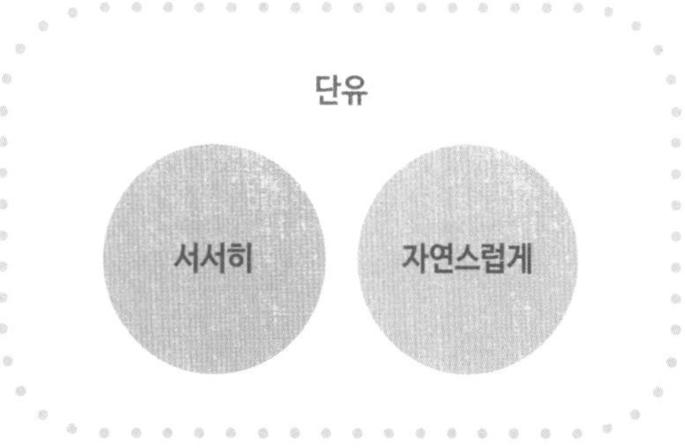

D+314

역사적인 첫걸음

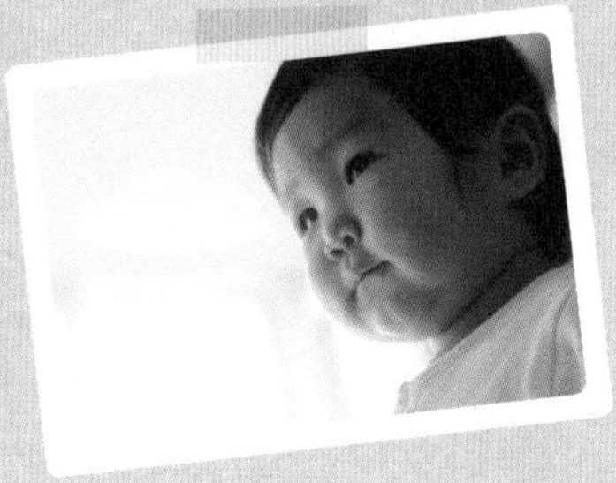

오늘은 승아 엄마가 건강검진을 예약해두어
승아랑 승아 엄마는 몇 시간 떨어져 있기로 예고된 날이었다.
나는 어제부터 긴장이 되기 시작했다.
이 녀석, 엄마 껌딱지인데 잘 있을까.
하지만 생각보다 무척 잘 놀아주었다.
항상 컨디션이 좋은 오전이기도 했고 현관문을 열고 나서는
엄마에게 여유롭게 "빠이빠이" 하면서 손까지 흔들더니
잘 놀고 잘 자며 오전을 잘 보냈다.

승아 엄마가 검진 마치고 오는데
승아가 보고 싶어 빨리 왔다며 11시 반쯤 들어왔다.
그런데 승아가 완전 시크하다.
엉덩이 들썩들썩거리며 엄마를 반길 줄 알았던 승아가 시큰둥하니 무심하여
승아 엄마는 정말 서운해하는 눈치다.
게다가 반나절 같이 있었다고 나를 밝히는 승아.
야간 진료를 위해 출근을 하려는데 승아가 찔찔거리기 시작한다.
제 엄마가 옆에 있는데도 말이다.

그런데 그 모습 보며 왜 좋아하고 있지, 나?

날이 부쩍 추워졌다.

집 앞에 잠시 외출하려 승아에게도 두꺼운 외투를 입혀주었다.

따뜻하긴 한데 왠지 거동이 불편하고 답답한 듯

끙끙거리는 소리를 낸다. 귀여운 승아.

오후에 출근 준비하고 있는데 승아 엄마가 "여보!" 하며 날 급하게 찾는다.

승아가 역사적인(?) 첫걸음을 뗀 것이다.

하나, 둘, 셋 정도를 아주 허둥지둥 급하게 걸어(?)갔다고.

물론 소 뒷걸음질 치다 쥐 잡은 격이긴 한데,

그래도 기특하다. 우리 딸.

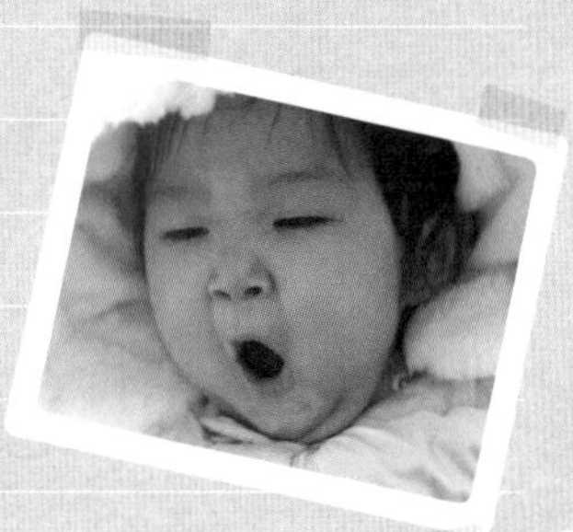

승아가 어제부터 곤지곤지를 하기 시작했다.

아직 똑 부러지게 집게손가락을 펴서 콕콕 찌르는 것은 아니지만

어쨌든 집게손가락을 펴서 손바닥에 대고

콕콕 엄마를 보며 따라 하는 시늉을 한다.

이로써(?) 짝짜꿍 잼잼, 곤지곤지, 빠이빠이까지 마스터했다.

복승, 굿잡!

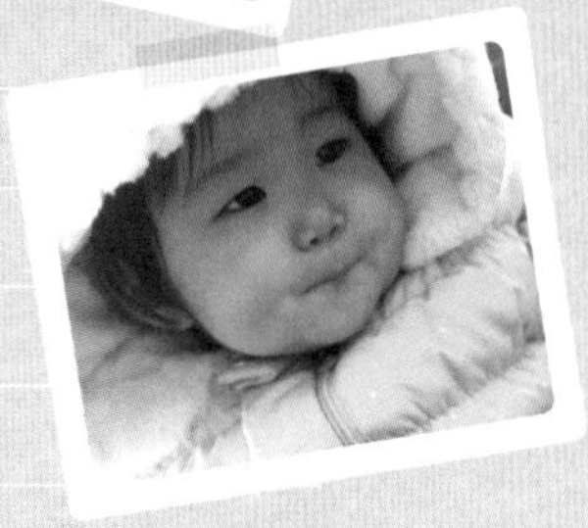

다리 모양

아이들의 다리 모양은 제각각이에요

돌쯤 되어 아이가 걷기 시작하면 우리 아이들 걸음걸이 하나하나에 신경이 많이 쓰이죠? 까치발로 걷지는 않는지, O자 다리인지, X자 다리인지, 안짱다리인지…. 일자로 곧게 모델처럼 걸으면 좋겠지만 아이들의 걸음걸이, 다리 모양은 가지각색입니다. 일반적인 슬관절 기형은 내반슬과 외반슬, 반장슬로 구분할 수 있습니다.

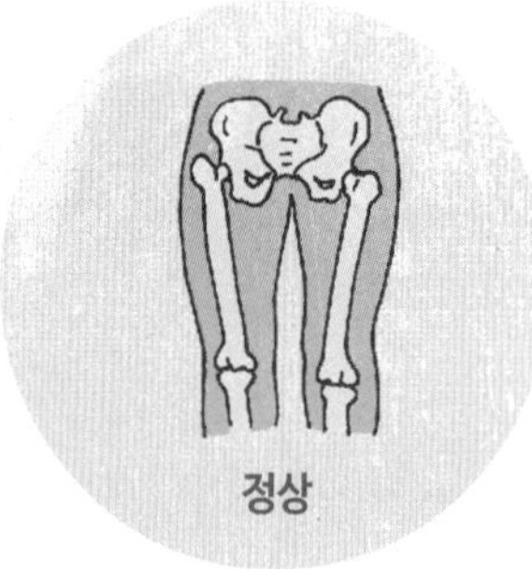

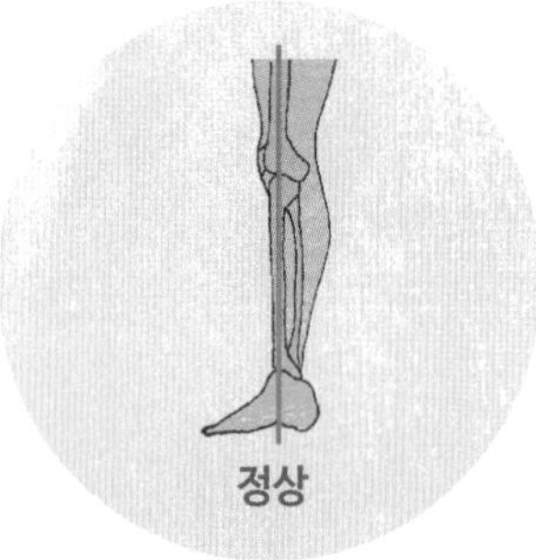

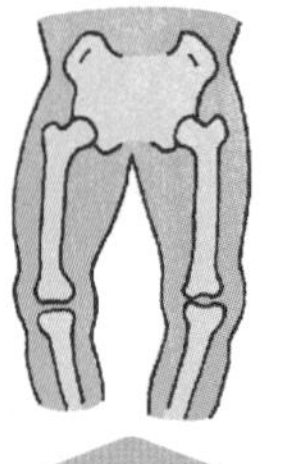

내반슬Bow legs
O자형 다리. 차렷 자세로 섰을 때 무릎이 붙지 않음

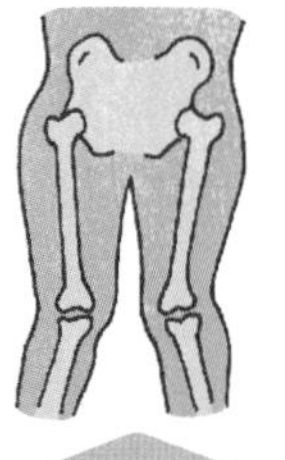

외반슬Knock Knee
X자형 다리. 하지가 무릎을 중심으로 안쪽으로 휜 것. 차렷 자세로 섰을 때 발 내측이 서로 닿지 않음

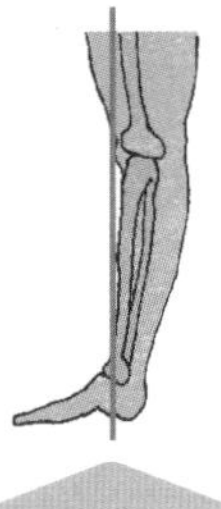

반장슬Back Knee
무릎관절이 지나치게 뒤로 꺾이는 것

생리적으로 다리가 변화해요

신생아기부터 두 돌까지는 생리적인 내반슬이 있습니다. 신생아들 다리를 보면 개구리 자세로 O자 모양의 자세를 하고 있습니다. 이러한 모양이 정상적으로 만 2세까지는 가능하다는 겁니다. 18개월 이전의 아이들에게 내반슬은 너무나 당연한 성장 과정의 일부입니다. 그러니 겁먹지 않아도 된답니다. 다시 말해 태아기 엄마의 뱃속에서 구부러진 자세로 있었던 아기들은 내반슬로 태어나게 됩니다. 약 18개월까지는 내반슬이 유지되었다가 커가면서 저절로 펴집니다.

요약해보자면, 신생아는 약간의 내반슬을 가지고 태어났다가 성장하면서 3~4세경 외반슬이 되었다가, 6~7세경부터 약간의 외반슬로 되어 성인에 이릅니다. 아이가 성장 과정에 있어 다리에 이러한 변형을 보인다면 특별한 치료는 필요 없으며, 아주 정상적으로 성장하고 있다고 보면 됩니다. 특별히 수술을 받거나 치료 요법, 전용(치료용) 신발 등을 준비할 필요가 없습니다.

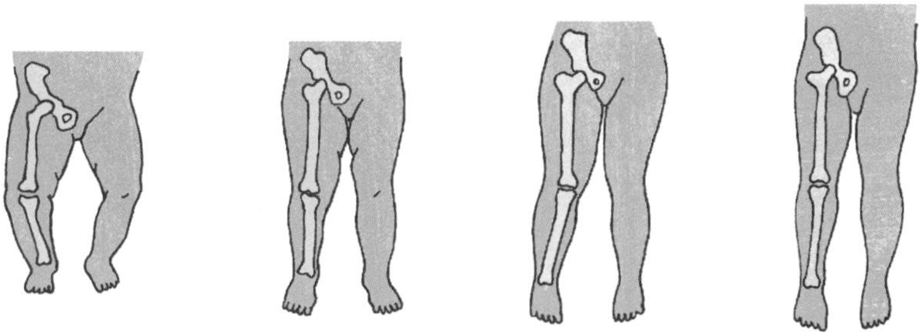

신생아 내반슬 / 18개월~24개월령 곧은 다리 / 2~3세 외반슬 / 4~6세 곧은 다리

문제가 되는 경우는 무엇인가요?

때로는 이러한 다리 변형의 문제가 심각한 부상, 신진대사나 영양의 문제 혹은 정형외과적인 문제에 의한 것일 수 있습니다.

1 구루병(골연화증)

비타민D가 부족한 경우 구루병이 생겨 아이의 다리가 휘어질 수 있습니다. 또한 머리, 손목, 흉부에 특징적인 변형이 있을 수 있습니다.

2 블라운트병Blount's Disease

경골근위부의 내측에 발달 이상을 보이는 질환으로, 흔하지 않지만 아프리카-아메리카인에게 많습니다. 너무 일찍 걷게 하거나, 아이의 무게가 많이 나가는 경우에 나타날 수 있는 질환입니다. 보조기를 하거나 수술적인 교정이 필요한 질환이지요.

3 트라우마(외상)

골절이 있었던 부위에 대한 치료가 제대로 되지 않았거나 유전적인 골격 이상 등에 의해 발생할 수 있습니다. 이 경우에는 내반슬이 보통 성장 과정과 다르게 진행되거나 외상에 의한 것이므로 질병은 아니지만 질병의 한 증상으로 나타날 수 있습니다.

4 곧아지지 않음

24개월이 지나서도 내반슬이 지속되거나 다른 한쪽에 비해서 확연히 심각하고 좋지 않을 때는 전문의의 상담을 받아야 합니다.

어떤 진단 방법이 있나요?

1 무릎과 다리 관찰

아이가 등을 대고 누웠을 때 무릎 사이의 거리를 측정합니다. 내반슬이 심한 아이는 보통의 아이들보다 확연히 넓습니다. 아이를 세워서 체중을 부하시킨 뒤 확인하는 것도 중요합니다. 2세까지는 10~15도 정도의 각변형은 정상 범위로 볼 수 있습니다.

2 측정하기

'고니오미터Goniometer'라는 도구로 무릎의 각을 측정해볼 수도 있습니다. X-ray 촬영을 통해 진단해볼 수도 있겠지요. MDAMetaphyseal-Diaphyseal Angle를 측정해서 11도 이상 벌어지는지 확인할 수 있습니다. 아이가 어떻게 걷는지와 외형상의 각도를 재보고 관찰할 수 있겠습니다.

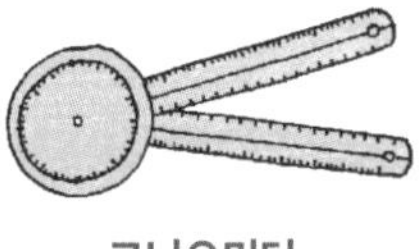

고니오미터

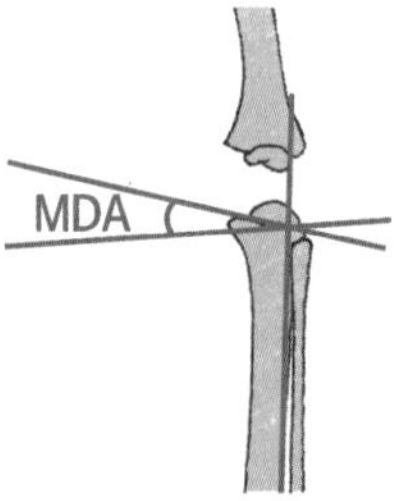

어떻게 대처해야 하나요?

일단 아이의 다리가 너무 많이 휘어 보이면 가까운 소아청소년과나 소아정형외과를 방문해야겠지요? 다음의 경우는 반드시 병원에 방문해서 진찰받기 바랍니다.

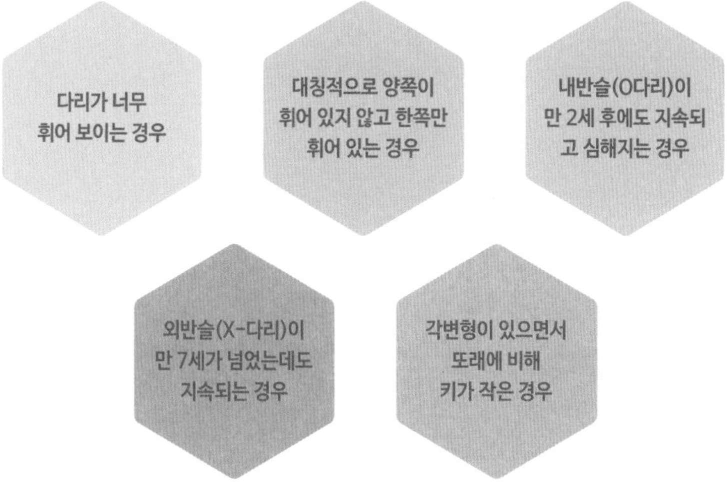

많은 경우에 수술이 필요하지 않는 생리적인 경우이지만 경우에 따라서는 다리의 통증을 수반하거나 만성적으로 관절에 영향을 주어 관절염, 비가역성 각변형을 초래할 수도 있으니 위의 경우에는 꼭 확인해야 합니다. 무릎의 각변형은 아이의 체중이 너무 많이 나가거나 너무 이른 나이에 걷기 연습을 하는 것도 원인입니다. 돌 전 아이에게도 비만이 있습니다. 보챌 때마다 먹이지 마세요. 너무 일찍 걷게 하려는 것도 좋지 않으니 보행기(물론 보행기는 안전사고의 위험이 더욱 많지만)는 절대로 안 됩니다.

D+318

승아가 다치다

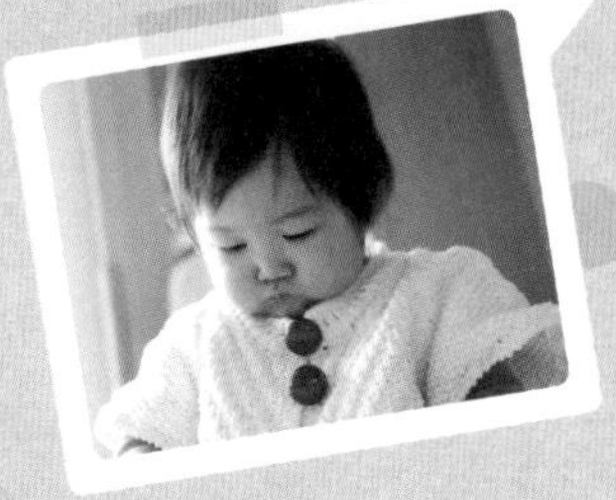

승아가 지금까지는 정말 침을 잘 안 흘려서 피부 질환이 없었는데
요즘 앞니가 나기 시작하면서 침을 줄줄줄~
그래도 피부는 아직 무사하다.

오늘 아침 출근길에 승아 엄마에게서 다급한 전화가 걸려왔다.
승아가 돌아다니다 의자에 부딪혔는데
앞니가 피로 물들 정도로 피가 난다는 거다.
승아 엄마는 많이 당황했겠지만
이럴 때는 일단 지켜보면 된다.
승아만큼 작은 아이들이 상순소대가 찢어져 자주 내원하는데,
병원에서도 해줄 별다른 조치가 없다.
물 좀 먹여보고 지혈이 되는지를 지켜본 뒤
더 이상 피가 나지 않으면 일단 아물기를 기다리면 된다.

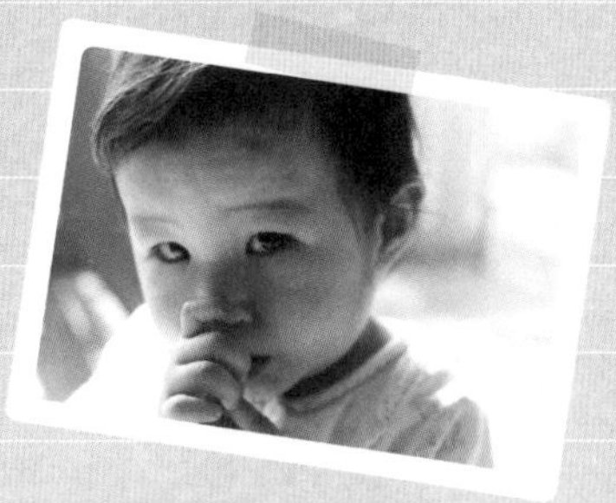

저녁 때 보니 턱에도 멍이 들었다.
아이가 크고 행동반경이 넓어지면서
이제 다칠 일들이 속속 생긴다.

닥터 오의 진료실

상처

상처가 생겼어요

입안 상처

상순소대가 찢어지거나 입술이 터지거나, 입안에 상처가 생길 수 있겠지요. 대부분의 입안 상처는 봉합을 해야 할 정도로 큰 상처가 아니라면 덧나지 않고 잘 낫습니다. 입안에는 균도 많지만 침에는 면역글로불린 등 좋은 성분도 포함되어 있습니다. 벌어진 정도가 크지 않다면 지켜보아도 됩니다.

입안 연고 효과

우리에게 친숙한 오라*디(스테로이드 성분) 연고는 입안 염증에 효과를 볼 수 있습니다. 아프타성 구내염, 혓바늘처럼 입 앞쪽에 잘 보이는 부위의 병변은 오라*디 연고를 바르면 좀 더 일찍 호전될 수 있습니다.

치아가 다쳤을 때

입술이 아니라 이가 다치거나 부러지거나 흔들리거나 깨졌을 때는 반드시 치과에 방문하여 상담을 받길 바랍니다.

넘어져서 생긴 상처

아이가 넘어져 긁히면 그 부위 피부색이 침착되는 경우가 많습니다. 일단 안에 묻어 있는 것은 깨끗하게 제거해주어야 타투tatoo 효과가 없어요. 색이 상처 사이로 들어가 침착되면 거뭇한 선이나 점이 그대로 남아 있게 됩니다. 다시 말해 문신과 같은 원리예요.

상처 부위 치료

병원에서는 상처 부위에 검게 자국이 생기면 칫솔로 제거하게 됩니다. 집에서도 사용하지 않은 깨끗하고 부드러운 칫솔을 사용해주세요. 그리고 알코올이나 포비돈으로 소독한 후, 연고(박트*반 등의 항생제 연고)를 바르고 밴드는 붙입니다. 이렇게 아스팔트 등 깨끗하지 않은 곳에서 생긴 상처는 듀*덤 등의 접착식 밴드로 밀봉하지 않는 것이 좋습니다.

D+326

열 발자국

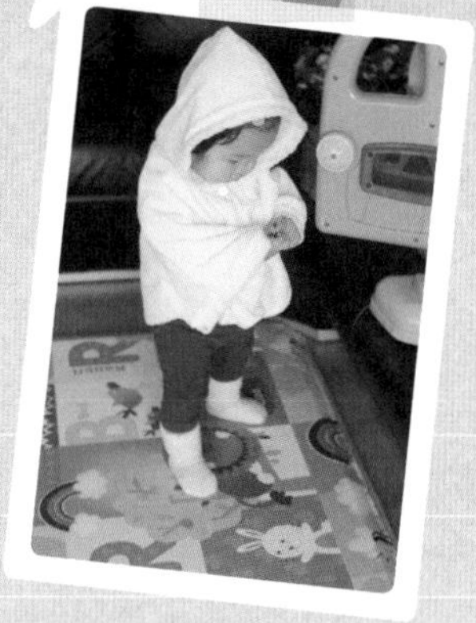

어제까지는 세 걸음, 네 걸음 정도 걸었던 승아가
오늘은 열 발자국을 뗐다.

그것도 한 번 하고 나니 노하우가 생겼는지
계속 걸으려고 몇 번을 그렇게 앞으로 나란히 자세를 하고 걸었다.
부모 마음이란 게 이런 것인지
사람으로 태어나 어쨌든 기게 되어 있고
어쨌든 걷게 되어 있는데
왜 이리 기특하고 예쁘고 재미가 있을까.

이 녀석이 내가 주말 종일진료를 하고 오니
퇴근한 날 보고도 투명인간 취급이다.
요즘엔 승아만한 아이들이 아파서 오면 왠지 짠한 아빠 맘이 느껴진다.
아가들아, 아프지 마렴.

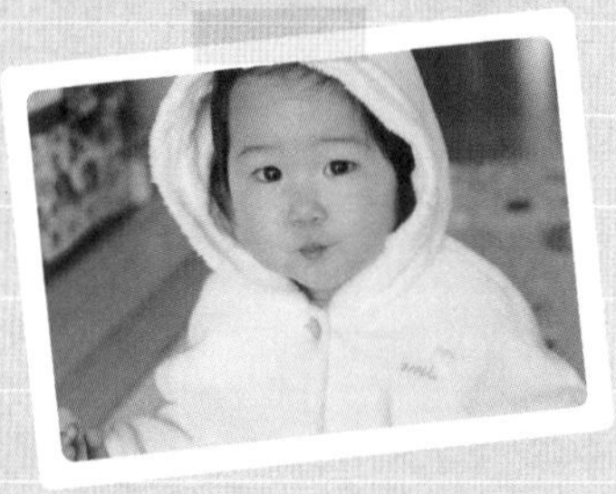

걸음마

걸음마 훈련을 해야 하나요?

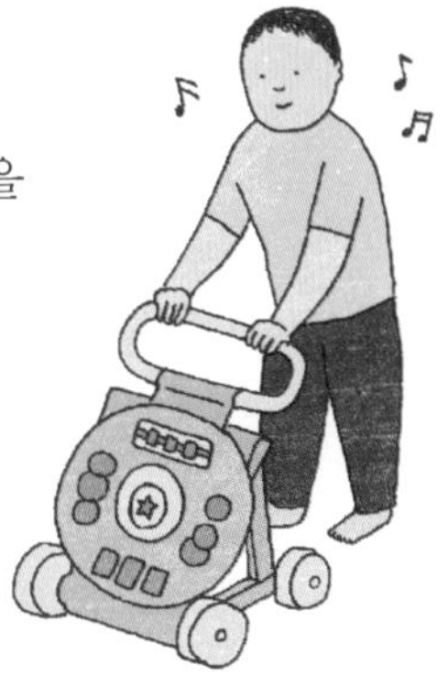

"아이가 걸을 생각을 안 해요. 언제까지 지켜봐야 하나요?" "잘 걷는데 까치발을 들고 다녀요." 등등의 질문을 많이 받습니다. 결론적으로 말하면 걸음마 보조기는 사용하지 않아도 됩니다. 자연스럽게 아이가 걷도록 하는 것이 중요합니다. 아이가 충분히 성장하고 발달하여 근력이 충분해진다면 걷게 하지 않아도 걷게 됩니다. 간신히 허리를 가누는 아이에게 보행기를 태우는 것이 도움이 안 되는 것처럼 걸음마 보조기도 필요하지 않습니다.

늦게 걷는 아이

때가 되었는데 잘 걷지 않는 것은 정상적으로 늦거나, 병적으로(근력이 떨어지거나 신경상의 문제) 못 걷거나, 심리적으로 늦게 걷는 경우가 있습니다. 대부분 10개월에 혼자 서서 12개월에 걷는 것이 보통입니다. 또래에 비해 한두 달 정도 늦거나 빠른 것은 아무런 의미가 없습니다. 늦더라도 몇 개월 안에 따라잡을 수 있기 때문입니다. 몇 개월까지 걸어야 하느냐고 한계를 설정한다면 16개월까지는 걸어야 한다고 생각하는 게 좋습니다. 그 이상으로 못 걷는다면 정상적인 늦은 발달인지, 병적인 문제가 있는지 병원에 방문해서 확인하는 것이 좋습니다.

까치발로 걷는 아이

가끔 아이가 까치발로 걷는다고 물어보는 사람들이 있는데, 걷기 시작하면서 하는 까치발은 대부분 큰 문제가 없습니다. 다만 잘 걷기 시작했는데도 까치발로 걷는다면 그때는 다리 근육의 근력이 떨어지는지 한 번 확인해야 합니다. 물론 대부분 습관성으로 걷는 까치발이긴 하지만 항상 보이는 까치발은 반드시 전문의와 상담해보는 것이 좋습니다.

D+339

아빠, 어디 있어?

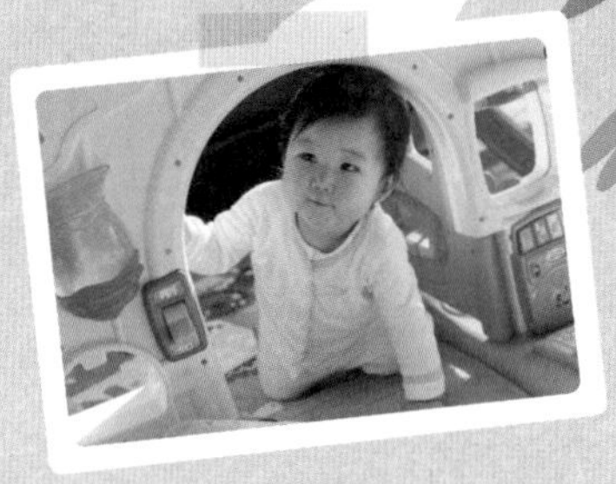

점심밥이 맛있었는지 들썩들썩 춤추고 웃어가며
갑자기 숟가락을 달라는 승아.
이젠 숟가락질까지 시작했다.
그릇에서 밥을 뜨는 시늉도 해가며 제법이다.
승아와 비슷한 개월수의 아이라면 시도해봐도 괜찮겠다.

며칠 전부터 "아빠, 어디 있어?" 하면 내가 있는 사진 액자를 가리키는 승아.
알고 그러는 건지, 원.
아버지, 어머니 방에 가서는 벽에 걸린 내 대학 졸업사진을 보며
"아빠!" 하고 분명하게 얘기하기도 하고
(심지어 고모 사진들이 같이 있는데도 내 사진을 가리키며),
우리 방에서는 결혼사진을 가리키며 "아빠!" 한다.
이거야말로 감동이다.
아내 말로는 '아빠=나'가 아니고, '아빠=사진액자'인 것 같다고 하는데, 뭐면 어떤가?

8시 땡! 하면 거의 바로 잠드는 승아.
승아가 평생 낙천적이고 긍정적이어서
걱정할 것도, 고민할 것도 없이
늘 이렇게 아기처럼 잘 잠들면 좋겠구나.

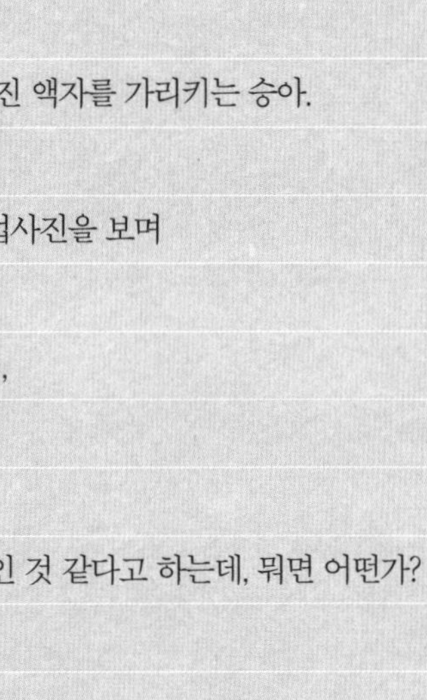

인지 발달

아이의 인지 발달을 체크해보아요

다음 표는 영유아 검진의 발달선별 검사 중 '인지 검사' 항목입니다. 생후 4~5개월, 6~7개월, 8~9개월, 10~11개월, 12~13개월별로 항목이 나눠져 있으니 현재 아이의 인지발달 상황을 체크해보세요.

인지 발달 체크하기

개월수	지표	잘 할 수 있다 ③	할 수 있는 편이다 ②	하지 못하는 편이다 ①	전혀 할 수 없다 ⓪
4~5개월	• 소리 나는 곳을 쳐다본다. • 눈 앞에서 장난감을 움직이면 시선이 장난감의 움직임을 따라간다. • 어떤 소리를 듣고 있다가 새로운 소리가 들리면 거기로 관심을 돌린다. • 자기 손과 손가락을 자세히 바라본다. • 딸랑이를 흔들거나 바라보거나 입에 넣는 등 딸랑이를 가지고 논다. • 딸랑이나 숟가락과 같은 물건을 바닥에 두드리면서 논다. • 장난감이 떨어 진 곳을 쳐다본다. • 어른이 안으려고 하면 팔을 벌린다.				
	12점 이하: 심화평가 권고 12~16점: 추적 검사 요망 16~22점: 또래 수준 22점 이상: 빠른 수준				

개월수	지표	잘 할 수 있다 ③	할 수 있는 편이다 ②	하지 못하는 편이다 ①	전혀 할 수 없다 ⓪
6~7개월	• 어떤 소리를 듣고 있다가 새로운 소리가 들리면 거기로 관심을 돌린다. • 자기 손과 손가락을 자세히 바라본다. • 굴러가는 공을 따라서 계속 쳐다본다. • 딸랑이나 숟가락과 같은 물건을 바닥에 두드리면서 논다. • 장난감이 떨어 진 곳을 쳐다본다. • 어른이 안으려고 하면 팔을 벌린다. • 그림책에 재미있는 그림이 있으면 관심 있게 쳐다본다. • 리듬에 맞추어 몸을 움직인다.				
	14점 이하: 심화평가 권고 14~18점: 추적 검사 요망 18~23점: 또래 수준 23점 이상: 빠른 수준				

개월수	지표	잘 할 수 있다 ③	할 수 있는 편이다 ②	하지 못하는 편이다 ①	전혀 할 수 없다 ⓪
8~9개월	• 딸랑이나 숟가락과 같은 물건을 바닥에 두드리면서 논다. • 장난감이 떨어 진 곳을 쳐다본다. • 어른이 안으려고 하면 팔을 벌린다. • 그림책에 재미있는 그림이 있으면 관심 있게 쳐다본다. • 리듬에 맞추어 몸을 움직인다. • 상자 안에서 물건을 꺼낸다. • 어른이 아이가 내는 소리를 따라하면, 아이가 다시 그 소리를 따라한다. • 장난감에 있는 버튼을 눌러 소리가 나게 한다.				
	12점 이하: 심화평가 권고 12~18점: 추적 검사 요망 18~22점: 또래 수준 22점 이상: 빠른 수준				

개월수	지표	잘 할 수 있다 ③	할 수 있는 편이다 ②	하지 못하는 편이다 ①	전혀 할 수 없다 ⓪
10~11개월	• 어른이 안으려고 하면 팔을 벌린다. • 그림책에 재미있는 그림이 있으면 관심 있게 쳐다본다. • 리듬에 맞추어 몸을 움직인다. • 상자 안에서 물건을 꺼낸다. • 어른이 아이가 내는 소리를 따라하면, 아이가 다시 그 소리를 따라한다. • 장난감에 있는 버튼을 눌러 소리가 나게 한다. • 자신이 좋아하는 한 개의 장난감을 가지고 3-4분 정도 논다. • 아이가 보는 앞에서 작은 장난감을 컵으로 덮으면 컵을 열어 장난감을 찾는다.				
	15점 이하: 심화평가 권고 15~19점: 추적 검사 요망 19~23점: 또래 수준 23점 이상: 빠른 수준				

개월수	지표	잘 할 수 있다 ③	할 수 있는 편이다 ②	하지 못하는 편이다 ①	전혀 할 수 없다 ⓪
12~13개월	• 그림책에 재미있는 그림이 있으면 관심 있게 쳐다본다. • 리듬에 맞추어 몸을 움직인다. • 상자 안에서 물건을 꺼낸다. • 어른이 아이가 내는 소리를 따라하면, 아이가 다시 그 소리를 따라한다. • 장난감에 있는 버튼을 눌러 소리가 나게 한다. • 자신이 좋아하는 한 개의 장난감을 가지고 3-4분 정도 논다. • 아이가 보는 앞에서 작은 장난감을 컵으로 덮으면 컵을 열어 장난감을 찾는다. • 다른 사람의 역할을 흉내 낸다(엄마처럼 인형에게 칭찬하거나 야단을 친다).				
	15점 이하: 심화평가 권고 15~19점: 추적 검사 요망 19~23점: 또래 수준 23점 이상: 빠른 수준				

D+349

컵을 들어 물 마시기

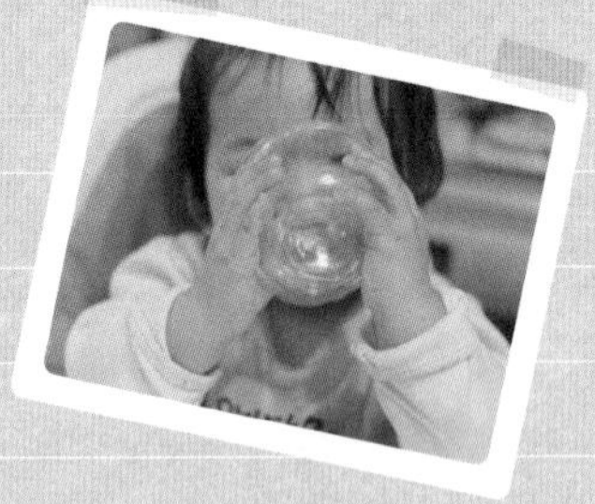

요즘 들어 하고 싶은 것도, 보고 싶은 것도,
먹고 싶은 것도 많아진 한 살
우리 신통방통이가 오늘 한 건 했다.

자꾸 마시는 시늉을 해서 한 번 줘보자 하고
용기에 물을 넣어주었더니 꼴깍꼴깍 사래도 들리지 않고 잘 마신다.
오히려 먹여줄 때보다 더 많은 양의 물을 마시면서도
사레 들리지 않고 마시는 승아.

신기하다.
오늘도 승아의 먹방으로 끝나는 아름다운 하루.

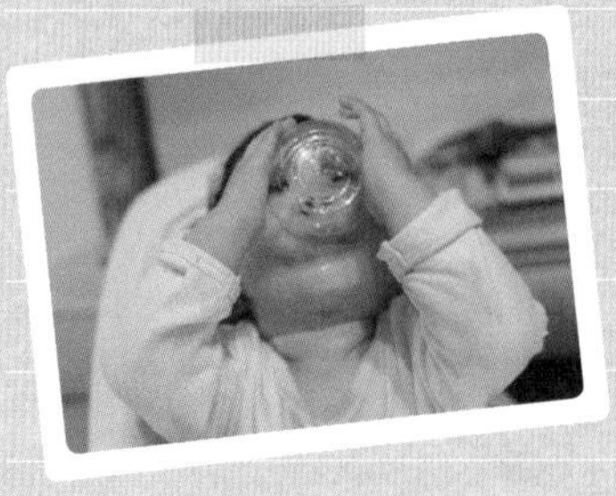

컵 사용

컵을 사용하세요

많은 아이들이 빨대컵을 쓰는데 솔직히 추천하지는 않습니다. 일단, 아이들은 만 6개월이 넘어가면 컵으로 먹는 연습을 해야 하고, 어른들이 컵을 사용하듯 컵으로 마셔야 합니다. 외출을 하다 보면 빨대컵을 입에 물고 다니는 아이들을 흔하게 볼 수 있는데 그것은 아이에게 도움이 되지 않습니다. 목이 마르지도 않은데 하루 종일 마실 것을 달고 다니면 주식을 거부하게 되는 원인이 됩니다. 또 마시는 것이 만약 과즙이라면 치아부식이 생길 수 있지요. 그러므로 빨대컵을 연습시키지 말고, 그냥 주둥이가 있는 컵으로 마시기 연습을 시켜주세요.

빨대컵은 그냥 컵으로 가는 중간 단계라고 생각하면 됩니다. 물이나 과즙을 따로 먹이는 것보다 늘 먹이는 한 번의 간식타임에 과일을 줄 때 과즙 따로, 과육 따로 하여 컵 연습을 해주면 됩니다.

물 주기

6개월 이전의 건강한 아기는 별도로 물을 필요로 하지 않습니다. 모유나 분유로 충분한 수분을 흡수하고 있기 때문이지요. 하지만 이유식을 시작하면 상황이 달라집니다. 즉 반드시 필요하지는 않지만 식이패턴에 따라 물을 줄 수가 있습니다. 물론 많이 주면 안 되고, 날씨가 매우 덥거나 야외활동을 했을 때 소량으로 주는 정도가 좋습니다. 만약 이유식을 먹는 중간에 아이가 목말라 한다면 2회 이내로 물을 주도록 하세요. 물을 필요 이상으로 주게 되면 묽은 변을 보거나, 배가 불러서 모유나 분유 혹은 이유식을 거부하는 사태가 올 수 있으므로 주의합니다. 물을 먹일 때는 빨대나 스푼이 아닌, 컵으로 먹이도록 합니다. 그리고 물은 꼭 끓여 먹이도록 합니다. 즉, 아이에게 물을 줄 때는 끓여서 식힌 물을 주세요.

D+352

기싸움이 시작되었다!

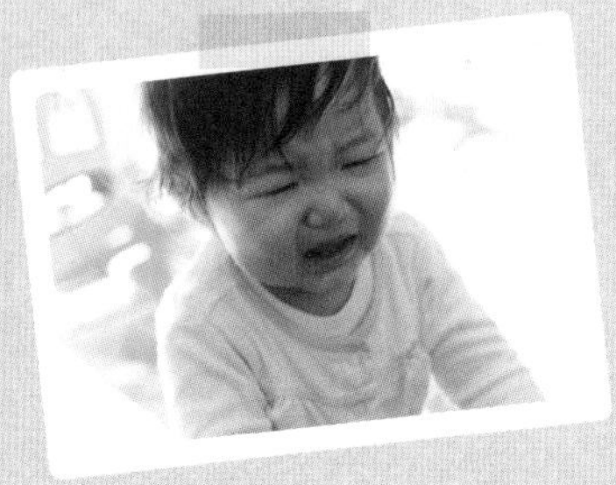

물을 스스로 마시기 시작하니 그것에 너무 큰(!) 재미를 붙여
밥 먹을 때 시도 때도 없이 물컵을 가리키며 달란다.
요즘 물컵 달라 하는 딸내미와(물 다 먹고 나면 떨어뜨리고 주워 달라 찡찡거리는)
스스로 숟가락 들고 먹게 하려는 엄마의
식탁 위 모녀 전쟁 2차전이 시작되었다.
아… 이토록 넘어야 될 산이 많다.
육아라는 것이!

300일 전후로 하여 호기심이 증폭하면서
의자에 앉기조차 싫어하는 아이와
첫 번째 전쟁을 마치고 평화가 찾아오자마자
이번에는 식탁 위 자율성을 넘겨주려는 엄마와 그 도를 지나치는 아이가 있다.

아무렴, 어렵지.
어렵지만 꼭 거쳐야만 하고
언젠가 평화가 저절로 찾아올 것임을 알고 있기에
승아를 믿고 지켜봐주기로 했다.
지난번처럼 초조함과 안타까움에 절절매지 않으리라.

요즘 물건을 달라 하면서도 자꾸 떨어뜨리는 승아에게
아무리 졸라도 떨어뜨리는 물건은 다시 주지 않고 있다.
조르고 조르다 밥도 거부하고 안 먹겠다 하며
우리를 협박하는(어쨌든 우리가 느끼기에는) 승아를 일단은 그냥 두기로 했다.
승아 엄마는 승아가 알아듣든지 말든지 계속 설득 중이다.
"승아야, 엄마는 네가 이걸 떨어뜨려도 다시 주워주지 않을 거야.
네가 떨어뜨렸는데 너도 그걸 다시 얻을 수는 없단다."
정말 이런 문어체로 대화한다는…

몇 끼를 건너뛰고 먹는 양이 줄더라도
그것이 아이를 달래는 수단이고 그 수단으로 인해 아이가 밥을 먹을 수 있다면
아이의 짜증을 무시하고, 아이의 페이스에 말리지 않기로 했다.

11개월쯤에 들어서고 나서야 비로소 승아와 기싸움을 하고 있다 생각된다.
지금까지 승아는 아주 잘해주었고,
또 너무나 모범적으로 고생 한 번 시키지 않아 고마웠지만
이제는 마음에 안 들면 짜증도 내고 한도 끝도 없이
"안아줘." "업어줘." 졸라대고
잠들기 전에 왠지 우리 옆에서 잠들고 싶어 하는 것 같기도 하고
밥을 먹을 때는 식탁 위의 숟가락이며 포크, 물그릇 등을
아주 여유만만하게 툭 떨어뜨리곤 한다.

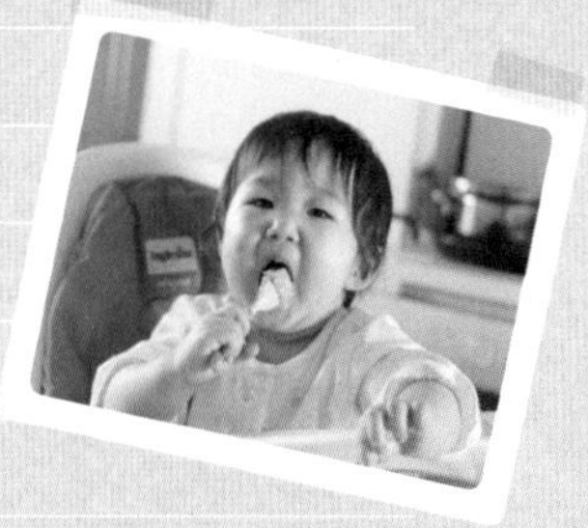

나와 아내는 절대 화는 내지 않는다.

짜증을 부리거나 신경질 내지 않는다.

우리는 아이가 짜증을 내거나 찡찡거리자마자

아이가 원하는 것을 들어주지 않기로 했다.

일단은 아이가 요구를 울음으로 표현하면 옆에서 지켜보며 잠시 기다렸다가

그 울음소리가 심하게 커지거나 정말 안아주지 않으면 안 되겠다는

수준이 될 때까지는 기다려보기로 했고,

원하는 것을 요구할 때도(떨어뜨린 물건을 주워달라든가 하는 합당하지 않은 요구)

그것을 들어준다기보다는 다른 것으로 흥미를 유도하여 아이를 진정시켜보기로 했다.

쉽지 않은 일이고 당분간 화도 낼 수 없는

아주 어렵고 힘든 싸움을 해야겠지만

이제 피할 수 없는 아이와의 기싸움이 시작되었다.

승아야, 넌 우리의 사랑스럽고 예쁜 딸이지만

이제는 너에게 좌절과 실패도 가르쳐야 할 때가 왔구나.

너를 예쁘고 멋지게 키우는 것만큼 너를 바르고 착한 아이로 키우기 위해

우리는 온 힘을 다할 거다.

너에게 안 되는 것도 있고, 할 수 없는 일도 있다는 것을

그리고 그것이 안 된다면 다른 방법도 있다는 것을

그 방법도 네가 원했던 것 못지않게 훌륭할 수 있다는 것을

선한 눈빛으로 가르쳐줄 수 있는 부모가 될 것을

너에게 또 다짐해본다.

이제 너와의 육아일기 시즌2가 시작되는구나.

물건을 떨어뜨리는 아기

물건을 떨어뜨리는 건 자연스러운 행동이에요

아이가 물건을 떨어뜨리는 행동은 보통 9~10개월쯤부터 시작됩니다. 지극히 자연스러운 행동이에요. 원인과 결과, 즉 인과관계를 파악하게 되는 인지발달의 한 과정이지요. 놓치면 떨어지고(중력의 발견), 떨어지면 소리가 나고, 떨어진 것을 엄마가 주워서 주면 그것까지도 배워가게 됩니다. 심지어 엄마가 떨어뜨린 것을 주워서 아이에게 주면 엄마에 대한 애착과 신뢰감을 쌓아갈 수 있어요. 그럼에도 저는 주워주지 않는 방법을 택하고 있습니다. 왜냐면 떨어뜨리는 장소가 식사하는 의자이고, 떨어뜨리는 시간이 식사 시간이기 때문입니다. 떨어뜨리는 것은 자연스러운 행동이고, 당연히 아이에게 하지 말라고 하면 안 됩니다. 화내서도 안 돼요. 다만, 그 행동을 식사 시간에 하는 것은 안 된다는 것을 알려주어야 해요. 즉 밥 먹을 때는 밥 먹는 것에 집중해야지, 장난을 치거나 다른 것을 탐구하는 것은 바람직하지는 않다는 것을 알려줍니다. 그럼 아이가 식사 시간에 물건을 떨어뜨렸을 때 어떻게 하면 좋을까요?

- ✔ 아이가 밥 먹다가 물건을 떨어뜨리면 아무 대처도 하지 말고 무관심으로 일관한다.
- ✔ 화내거나 '안 된다'고 훈육하려 하지 않는다.
- ✔ 떨어뜨린 물건은 다시 주워주지 말고 치우지도 말고 그 자리에 둔다.
- ✔ 아이가 먹는 것에 집중하지 못하고 주워달라고 너무 심하게 보채도 반응을 보이지 않는다.
- ✔ 엄마는 엄마의 식사를 하고, 아이가 다시 먹기를 기다린다.
- ✔ 너무 보채서 식사를 지속하기 어렵다면 아이를 내려준다(아이는 식사에 대한 욕구나 배고픔보다 놀고 싶은 욕구가 더 강한 상태이기 때문이다).
- ✔ 아이가 식사를 시작도 못한 상태에서 혹은 몇 술 뜨지 못한 상태에서 이런 상황이 생기면 물을 조금 줘본다든가 하는 방법으로 주의를 환기시킨다.

D+355

승아의 식사 시간

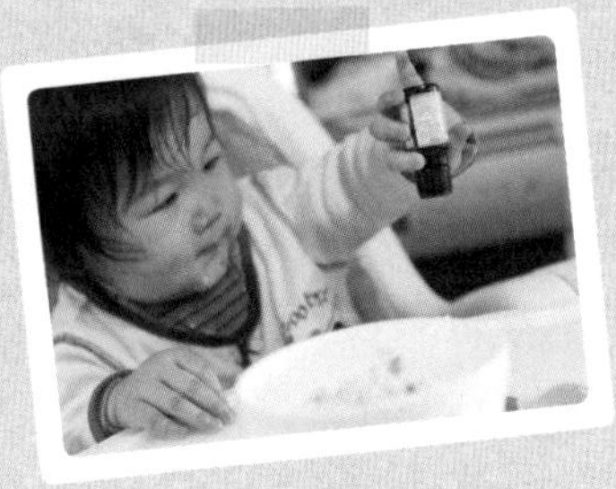

아이들의 모방력이란!

엄마가 비타민D 넣는 것을 평소에 열심히 보았나 보다.

갑자기 비타민D 넣으려니까 저도 달래서는 아래로 떨어뜨리는 시늉을 한다.

아침을 새우탕으로 먹고는

또 씻고 옷 갈아입고,

승아는 오늘 정말이지 매 끼니마다 옷을 갈아입었다고 한다.

어제 딸기비빔국수 먹다가 옷은 물론, 바닥이며 아기용 의자며 진짜 난리가 났다.

이렇게 먹고 나면 웬만하면 샤워를 하고,

심하지 않으면 가제수건을 적셔 몸을 닦아주고 옷을 갈아입혀준다.

승아 엄마가 힘들지 않을까 싶지만,

인내 열매를 먹었는지 아기 키우면서

승아에게 좀처럼 짜증이나 화를 내지 않는다.

한번은 "짜증 안 나?" 하고 물어보았는데

승아가 밥을 거부할 때만 속상할 뿐,

옷 갈아입히고 더럽혀가며 먹는 것은 별로 신경 쓰이지 않는다나.

참는 게 아니라 그냥 신경 쓰지 않는 것 같다.

① 아이들은 미숙하다.
② 소근육 발달이 덜 되었으니 많이 흘리고, 놓쳐가며 먹는다.
③ 일부러 그러는 것이 아니므로 당연하다.
④ 고로 나는 짜증내지 않는다!

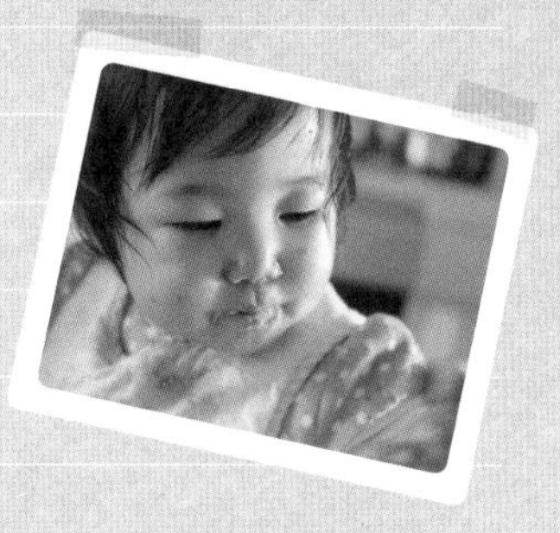

아이가 식사 시간에 주위를 어지르고
옷에 칠갑을 해가며 먹는 것은 당연한 일이다.
너그러이 생각하고 닦지도 말고 식사를 마칠 때까지
아이가 식사 시간을 즐기는 과정이라 생각하고 지켜보는 것이 좋겠다.
이런 것에 두려워하고 엄마가 겁을 내면
아이는 스스로 할 수 있는 기회, 음식을 오감으로 느끼는 기회를 박탈당하게 된다.
다만 먹는 것으로 장난치는 것은 중단시킬 필요가 있다.

요즘 승아의 밤잠 드는 시간이 자연스럽게 늦춰지고 있다.
8시면 땡하고 잠들던 승아가 더 놀고 싶어 하며 뒹굴거린다.
30분 정도 늦춰졌다.
돌이 지나고 승아 엄마가 복직을 하게 되면,
7시쯤 저녁밥을 먹이고 좀 놀다가 목욕하고
우리와 시간을 보내다 9시쯤 재우는 스케줄로 갈 예정이라,
한편으로는 자연스레 스케줄 조정이 되어가고 있는 듯하여 다행이다.

닥터 오의 진료실

장난 치며 먹는 아이

악순환을 피해요

아이가 먹다가 짜증내고 심하게 장난을 칠 때는 차라리 먹이지 않는 게 좋아요. 이건 아주 효과적인 절대원칙입니다. 아이가 밥 먹는 것 자체에 집중하지 못하면 단호하지만 (절대 화는 내지 말고) 웃는 얼굴로 "그래, 그만 먹고 싶구나? 그럼 다음 끼니는 더 잘 먹어보자"라고 말해주세요. 그리고 정말 다음 끼니까지는 물 외 다른 것은 주지 않습니다. 물론 물도 많이 주면 안 되겠지요. 이렇게 하루 정도는 안 먹여도 됩니다. 엄마들은 이 하루를 참지 못해 뭐라도 먹이다가 이도저도 안 되는 경우를 참 많이 봅니다. 밥을 안 먹으니까 간식이라도 먹이고, 그러니까 배가 불러 밥을 더 안 먹게 되고… 이런 악순환의 연결고리를 엄마 스스로 만들지 마세요. 보통 아이들은 배가 고프면 먹게 되어 있으니 기다려보세요.

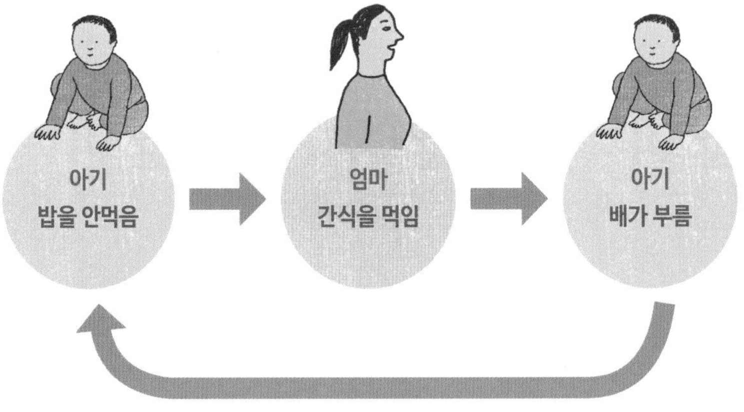

식탁 위 예절을 지켜요

식탁 위의 예절을 가르치다 보면 "안 돼!"라든가 "아니야" 등의 부정적인 언어를 사용하게 되는 경우가 많습니다. 그런데 식사는 아이에게 항상 즐겁고 신나는 공간이어야 합니다. 그런데 부정적인 언어를 듣고 지적받고, 혼이 나는 식탁은 아이에게도 즐거울 리가 없겠지요. 안 되는 일에도 "Yes!"하라는 것이 아니라, 아이가 안 되는 일을 하면 과한 반응보다는 일단 무시하고, 아이가 칭찬받을 만한 일을 하면 칭찬해주라는 이야기입니다. 아이가 그만 먹고 싶다는 신호를 보내면 쿨하게 "Yes!"합니다. 엄마 기준에 너무 조금 먹었다 싶어도 아이가 원하지 않으면 식탁에서 내려주세요. 아이는 자신이 먹을 수 있는 양과 먹고 싶을 때가 있는데 이것이 늘 엄마의 요구를 충족시킬 수는 없습니다.

식사예절 가르치기

아이는 어른들이 하는 모든 행동, 아이에게 해주는 모든 것들을 식탁 위에서 배우고 따라합니다. 아이가 식탁에서 장난치지 않도록, 밥 먹다가 장난감을 찾거나 휴대폰을 내놓으라고 행패부리지 않도록, 온가족이 모두 모여 식사할 시간이 되면 함께 즐겁게 식사를 하도록, 여러 가지 반찬을 골고루 먹을 수 있도록, 밥 먹다가 자기 멋대로 돌아다니지 않도록, 식습관을 꼭 알려주도록 합니다. 절대로 아이를 쫓아다니며 먹이면 안 됩니다. 〈뽀로로〉 만화를 틀어놓은 TV 앞에 상을 가져다놓고 먹이는 것도 안 됩니다. 혹은 식탁 위에 장난감이나 아이가 좋아하는 책, 휴대폰 동영상 등을 놓고 먹이는 것도 절대 안 돼요. 초기나 중기까지는 아이가 식탁에 앉아 집중할 수 있는 시간이 짧은 편이지만, 후기나 완료기 이유식을 진행할 정도가 되면 아이는 먹는 것 자체에만 집중하여 먹는 시간이 늘어납니다. 그것을 믿고, 다른 것으로 아이를 달래가며 먹이지 마세요. 엄마의 '먹이는 태도' 불량은 아이의 '먹는 태도' 불량을 가져옵니다.

D+362

승아의 컨디션

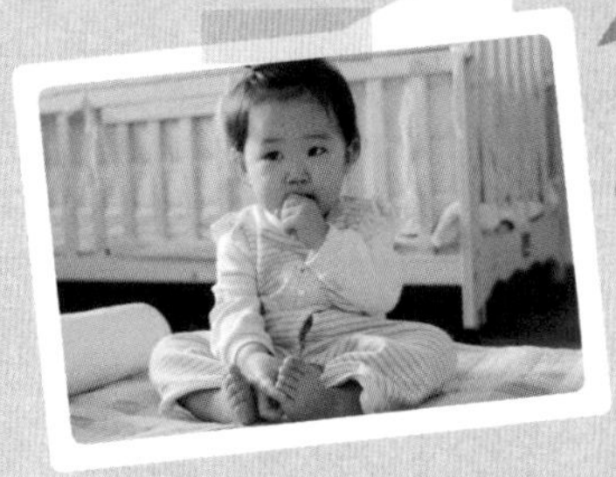

엊그제 새벽에는 승아가 미열이 있어 밤새 뒤척이고 힘들어 끙끙거렸다.
왜 그랬을까?
아침에 일어나서는 저절로 열도 내리고 잘 놀고 정상 컨디션을 회복했다.
한 번의 발열은 큰 의미가 없긴 하지만
승아의 면역력이 바이러스와 잘 싸워주었나 보다.

아이가 걷고 표정이 다양해지고
잘 놀고, 먹고, 보채고.
이제 끝도 없을 것 같은 루틴이 반복될 것이다.

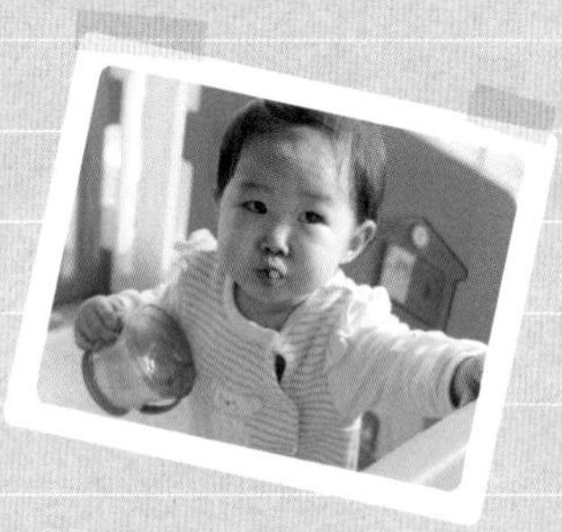

지금까지 일기를 써오면서
가장 염두에 둔 것이
승아와 승아 친구들에게 일어나고 있는
발달이나 변화에 대해 어떤 부분을 안심시켜줄 수 있을까 하는 것이었다.
그런데 이제 돌이 가까워지면서 별로 할 얘기가 없어진다.

태어나서 지금까지 항상 양육자의 민감성이 중요했지만
지금까지의 민감성이 기초적이고 생리적인 부분을
해결해주는 정도였다면
이제는 정말로 그 민감성이
더욱 중요해지는 시기가 왔다는 것을 느끼고 있다.

양육자의 민감성

아이가 짜증내어 울 때 어떻게 해야 하나요?

짜증내다가 스스로 해결하고 다시 좋아질 때가 있지만 걷잡을 수 없는 큰 울음으로 번질 때가 있지요. 큰 울음으로 번지기 전에 엄마가 반응하여 아이의 요구를 들어주고, 해결해주는 것이 양육하면서 참 중요합니다. 아이가 소리 내어 울기 시작하면 그땐 이미 늦은 거지요. 이미 달래기 어렵습니다. 아이는 좀 전에 자신이 했던 요구도 이제 중요하지 않습니다. 그땐 이미 요구를 들어주어도 그보다는 지금 자신의 마음이 상한 게 더 중요하기 때문에 풀리지가 않지요. 그럼 또 아이와 엄마는 한바탕 힘든 시간을 보내야 합니다.

안정애착을 위해

우리는 항상 "양육자의 민감성이 중요하다"라는 말을 합니다. 이것이 살짝 내다가 말 짜증인지, 그냥 두어서 아이 혼자 해결하게 하는 것이 바람직한 타이밍인지 혹은 꼭 들어주어야 하는 요구인지를 잘 판단해야 합니다. 엄마가 그냥 아이를 엄하게 다룬다고 하여 그냥 두어버리면 아이는 엄마에 대한 믿음이 사라집니다. 아이로부터 신뢰를 잃으면 안 되지요. 이것은 '안정애착'으로 이어지는 것과 깊은 관련이 있습니다.

세심하게 관찰하기

민감하게 아이의 반응, 상태, 루틴, 습관, 성격을 관찰하세요. 내 아이를 더 잘 아는 사람이 육아를 쉽고 즐겁게 할 수 있을 겁니다. '내 아이는 내가 제일 잘 안다'는 것은 부모의 오만이고, 큰 착각일 수 있지요. 아이가 학교를 들어가고 성인이 되도록 함께 시간을 보내어도 내 아이가 어떤 아이인지 모르는 부모들이 많습니다. 아이와 친해지기 위해서, 내 아이를 잘 알기 위해서. 민감하게 아이를 관찰하고 반응하세요. 아이는 엄마와 안정적으로 애착 형성을 하게 될 것입니다.

D+365

승아의 돌잔치

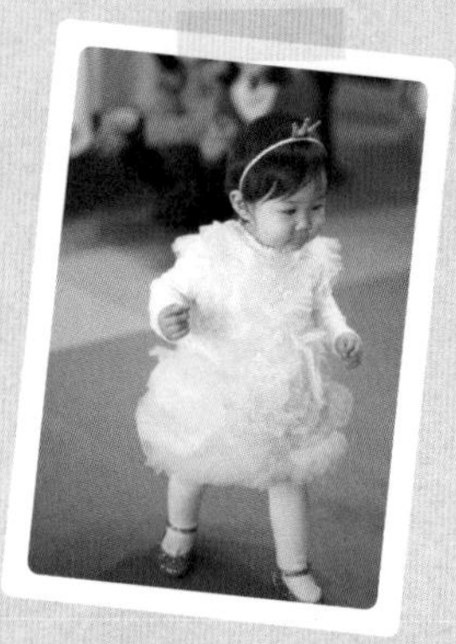

승아의 돌잔치를 무사히 잘 마쳤다.
승아는 울음 한 번 터뜨리지 않고 잘 해내주었는데
승아 컨디션이 흐트러질까봐 걱정한 엄마, 아빠만
식은땀 흘리고 몸이 뻣뻣해지는 하루였다.
돌 스냅사진도 찍었는데 나오려면 두 달이나 걸린단다.
두 달 뒤쯤 한참 큰 승아를 옆에 두고
12개월의 승아를 추억해보아도 재미있을 것 같다.

예쁜 드레스에 반짝이는 구두도 신고 공주님 머리띠도 하고….
서투른 솜씨로 사회 보고 진행하다 보니 미숙한 점이 많았지만
당신도 최고였고, 승아도 최고였다며 추켜세워주는 아내가 있으니 위안 삼아보련다.

돌잔치 앞둔 분들도 너무 겁내지 말고
즐겁게 파티한다는 생각으로 하루 보내면 될 것 같다.
다만 사진 찍는 거 하나는 힘들었다.
남는 게 사진뿐이라지만 아이 힘들어질까봐 걱정도 되고
승아도 어색한지 밖에 나가니 걸음마도 안 하고 웃지도 않아
사진이 안 예쁘게 나올 것 같다.
사진 욕심만 버려도 돌잔치가 배는 쉬워질 듯하다.

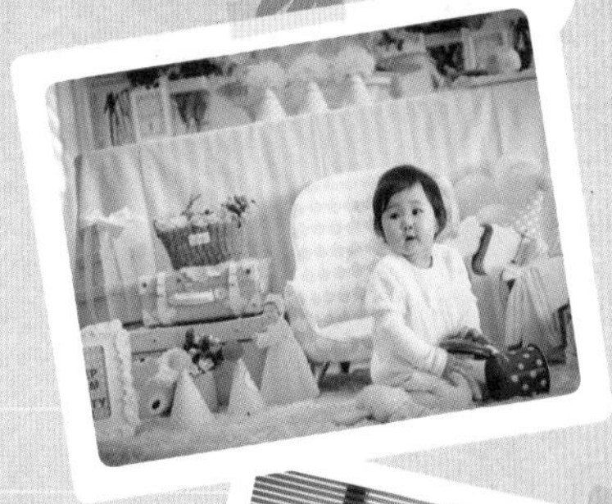

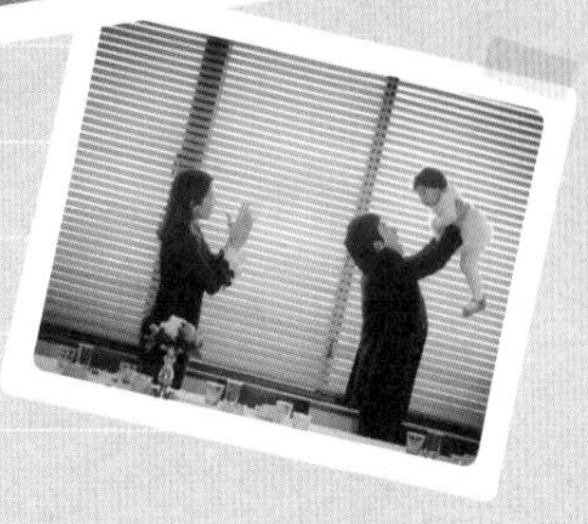

내 아이가 돌이 된다는 것은 우리 부부에게는 정말 특별한 의미이다.
큰아이를 너무나 마음 아프게 보내고 다시 얻은 우리 딸 승아는
우리를 다시 살게 해준 산소 같은 아이이다.
상상이 잘 가지 않을 때가 있었다.
내 아이에게도 돌이 올까.
1년이 지나고 2년을 보내고 또 그렇게 계속 잘 클까.
이 모든 순간이 상상하기 힘들 정도로 소중하고 마음저린 한 걸음 한 걸음이었다.
그래서 '아주 특별하게' 승아를 키우고 싶었다.
영어를 잘하고, 공부를 잘하고, 판사가 되고, 의사가 되고,
돈을 많이 버는 특별함 말고
'아주 특별하게 사랑을 주며' 승아를 키워내고 싶었다.

승아의 일생 중 아주 잠깐이 될 시간을 지나왔기에
앞으로 어떤 사랑을, 어떤 방법으로 더 줄 수 있을지 벅차고 기대되는 마음뿐이다.
우리 승아가 크면서 항상 사랑을 너무 많이 받아 흘러넘쳐
다른 이에게도 나눠주고, 또 그러면서 빛이 나는 아이였으면 좋겠다.
참! 돌잡이할 때 승아는 판사봉을 잡았다.
물론 판사봉을 가까이에 놓은 꼼수를 부리긴 했지만….

돌 이후 건강관리

예방접종을 잊지 마세요

아이가 돌이 지나면 많은 것들이 무뎌지게 되지요. 신생아 키울 때 생각해보면 내가 언제 이렇게 변했나 싶을 겁니다. 아직까지는 아니지만 돌 이후 예방접종을 잊는 사람들이 꽤 많아요. 뒤늦게 허겁지겁 놀래서 다녀가는 분들도 있지요(예방접종 스케줄표 121쪽 참고).

돌 이후 예방접종

기본접종으로 MMR, 수두, 일본뇌염(2회), A형간염 접종이 있습니다. 이 네 가지는 돌 이전에는 맞은 적 없는 첫 예방접종입니다. Hib(뇌수막염) 추가 4차, 폐구균 추가 4차가 또 있지요(12~15개월). DTaP 4차 추가도 있습니다(15~18개월). 잊고 있었던 분들은 어서 예방접종하세요.

돌 때 돌발진이 생기나요?

돌발진이 돌에 생긴다고 착각하는 사람들이 꽤 많습니다. 돌발진은 돌에 생겨서 돌발진이 아닙니다. '갑자기' 발진이 생겨서 돌발진이지요. 2세 미만에 자주 발생하는 바이러스 질환입니다. 열 이외에 특별한 이상이 없다가 열이 떨어지면서 온몸에 발진이 생깁니다. 특별한 치료는 없고 대증 치료를 하면 됩니다.

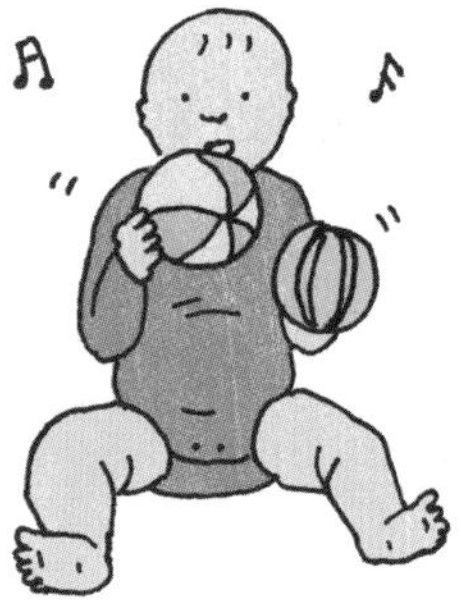

돌치레

'돌치레'라는 말은 당연히 전문의가 쓰는 표현은 아닙니다. 돌이 되었다고 해서 모두가 열이 나거나 아프지는 않아요. 특히 돌잔치를 치르기 전후로 아이들이 앓는 경우가 꽤 있는 것 같더군요. 꼭 아이가 돌이 되어서라기보다는 6~7개월이 되면 엄마에게 받았던 항체가 아이의 몸에서 감소하기 시작하면서 감염성 질환에 취약해집니다. 돌쯤 되면 아이의 외출도 많고, 부모들도 건강관리에 조금씩은 둔감해지지요. 물론 아이들이 걷기 시작하거나 그로 인해 움직임이 많아지고, 식생활에 변화도 생기니 이런 많은 변화들도 무시는 못하지요. 돌이 된다고 해서 무조건 심하게 앓는 것은 아니니 걱정 마세요.

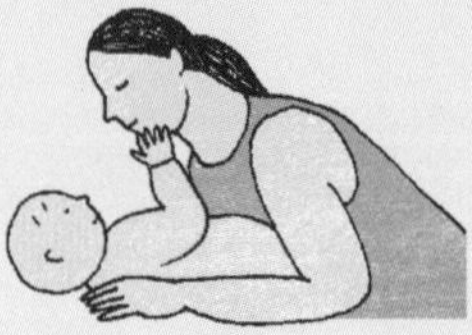
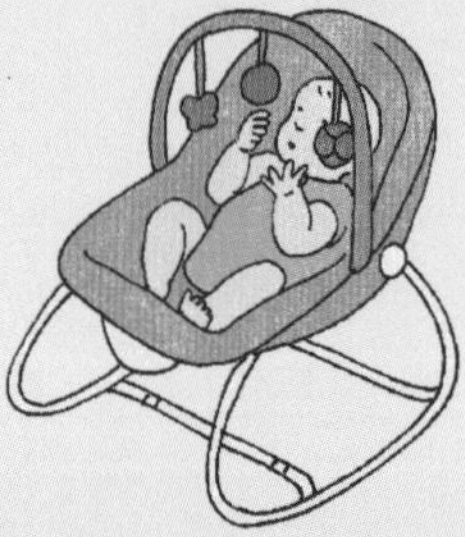
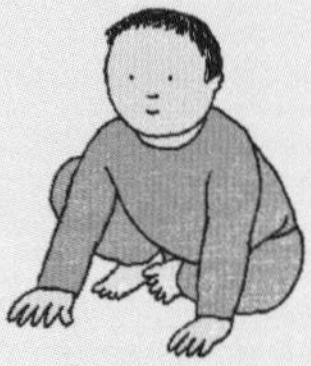
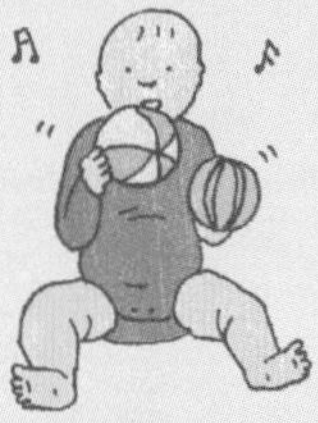

2
Chapter

알아두면 좋은 우리 아이 건강 팁

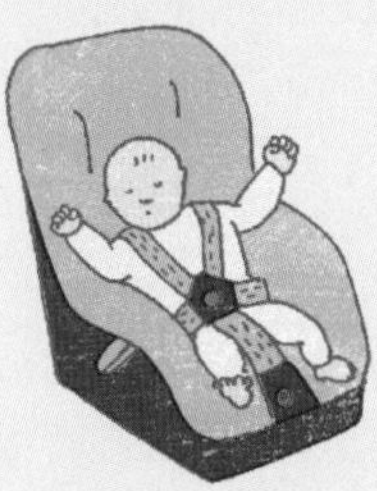
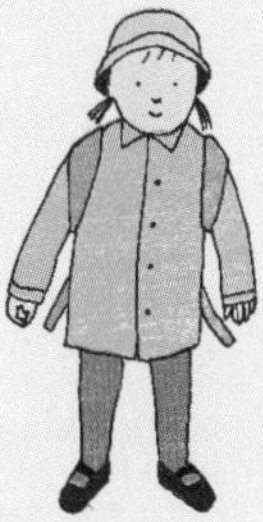
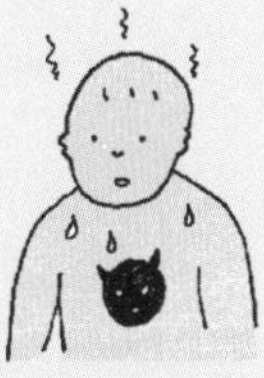
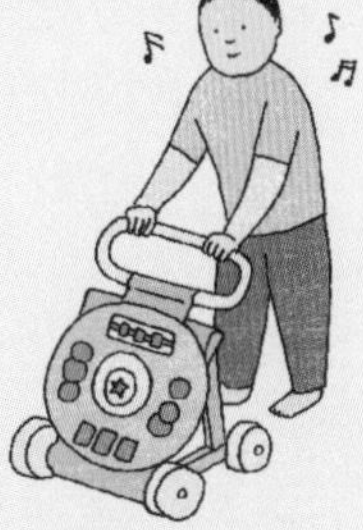

닥터 오의 진료실

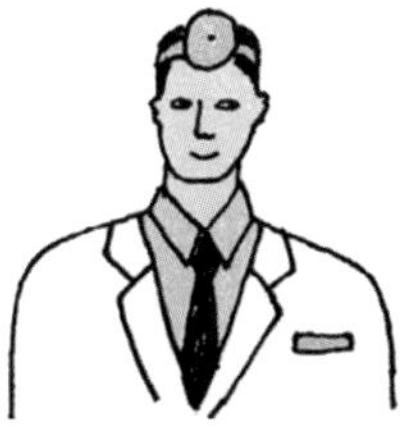

질병 진료실

✚ 중이염 ✚ 식염수 코 세척하기 ✚ 모세기관지염 ✚ 천식
✚ 수족구병 ✚ 구내염 ✚ 감염성 질환 ✚ 생후 3개월 이전 발열
✚ 복통 ✚ 만성복통 ✚ 바이러스성 장염 ✚ 빈혈 ✚ 아토피
✚ 농가진 ✚ 사마귀 ✚ 다래끼 ✚ 틱 ✚ 저혈당

중이염

만 5세 미만의 유아 중이염 발생률은 1,000명 당 533명꼴로, 평균치보다 8.7배가량 높습니다. 이처럼 중이염은 생후 6개월이 지나면서 발병률이 급격히 증가하기 시작해 3살 무렵까지 약 70~80%의 유 · 소아가 적어도 한 번 이상 앓게 됩니다. 또한, 중이염 환자의 약 10%가 만성화되어 고막의 천공, 유착성 중이염, 고실경화증, 진주종 등의 증상을 보이게 됩니다.

중이염이란

중이염은 중이강 내에 일어나는 모든 염증성 변화를 총칭합니다. 중이강, 중이점막 상피세포 및 상피하 조직의 변화와 구조물의 골 파괴 징후를 동반하는 조직 변화를 보이기도 하지요.

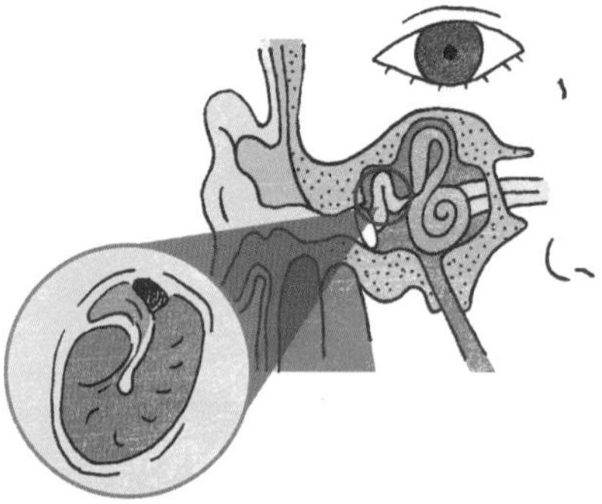

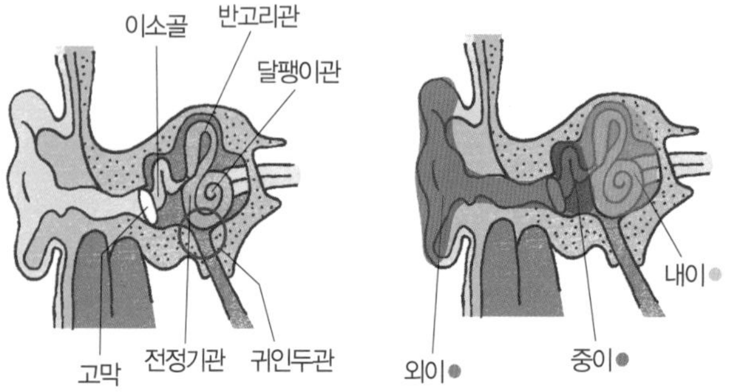

귀는 외이(外耳), 중이(中耳), 내이(內耳) 등 세 부분으로 구분

이중 고막에서 달팽이관까지의 부분을 '중이'

점막이 부으면서 귀인두관(유스타키오관)이 막히고 중이에 음압이 걸리면, 구강에 있는 세균이 잘 타고 올라갑니다. 그럼 균에 의한 감염이 생기고 이는 중이염의 원인이 됩니다.

유아들은 일단 면역력이 약하고, 감염의 위험에 크게 노출되어 있습니다. 또한 소아의 유스타키오관은 성인의 것에 비해 짧고 넓고 곧아서 세균이나 바이러스 침투가 더 쉽게 이루어지지요.

중이염의 종류와 치료 방법

종류	정의	증상	치료
급성 중이염	중이강에 발생하는 모든 급성 염증 현상	• 고막의 팽창 • 빨갛게 발적 • 귀에 무언가 가득 차 있는 느낌 • 이통, 이명, 난청과 발열	안정을 취하고 소염진통제와 항생제와 국소 이(耳)용액을 투여하는 방법 등으로 증상이 좋아지는 경우가 많음
삼출성 중이염	• (보통)급성 중이염 치료 후, 균은 사라지지만 액체저류(삼출액)가 중이강 내 남아 증상을 보임 • 감기나 비강 질환, 아데노이드 비대증에 의하여 발생하기도 함	• 난청 및 이명 현상(삼출액이 고막의 움직임을 방해하게 됨)	• 약물치료(항생제 투여) • 고막절개술(삼출액이 3~6개월 이상 지속될 경우: 고막 표면 절개로 삼출액 배출시키는 방법) • 환기관 삽입(공기를 통하게 하여 대기와 중이강의 압력을 같게 함: 6개월~1년이 지나 자연적으로 빠짐)
화농성 중이염	삼출액이 아닌 화농된 고름이 중이강 내에 차는 것	• 고열, 급하고 강한 통증 • 농이 괴고, 귀고름이 흐름	항생제 및 진통소염제를 충분기간 사용하여야 함

감기와 중이염

감기에 걸리거나 비염 등의 증상으로 코, 목 부위가 붓게 되면 비인두관이 부으면서 중이염이 생기는 것입니다. 감기 치료가 잘못되어서 중이염이 생기는 것은 아닙니다. 감기 치료는 증상적인 치료이며 증상 치료를 한다고 해서 중이염을 예방할 수는 없습니다. 일단 중이염이 자주 걸리는 아이들은 감기를 오래 앓거나 열이 나면 병원에 방문하여 귀를 꼭 확인해야 합니다.

급성 중이염

가끔 그렇게 묻는 분들이 있습니다. "동네병원을 갔더니 이상 없다고 했는데, 큰 병원에 가니까 중이염이래요. 동네병원에서는 왜 못 잡아내는 건가요?" 못 잡아내는 것이 아닙니다. 중이염에는 흔히 급성중이염이 많습니다. 말 그대로 급격히 진행이 됩니다. 오전에 괜찮았는데 오후에 귀가 아파서 고막을 보니 심하게 팽창되고 염증이 있는 아이들이 많이 있습니다. 처음에 진료한 분이 중이염을 발견하지 못한 것으로 보일지 모르지만 절대 그렇게 오해하지 마세요.

중이염과 항생제

중이염 때문에 항생제를 먹이기 시작했는데 며칠 안 되어 좋아진 것 같다고 복용을 중단하는 분들이 있습니다. 하지만 절대로 안 됩니다. 균을 없애기 위해 항생제 투여를 하는 것입니다. 통증을 금세 줄여줄 수 있지만 증상이 좋아졌다고 약을 중단하면 안 됩니다. 전문의와 상의하여 균이 완전히 사라질 때까지 복용하세요.

보통 7~14일

중간에 약을 끊는 것은 세균에 대한 내성만을 키우는 일입니다. 처음부터 항생제를 사용하지 않을 것이 아니라면 항생제 복용은 충분한 용량을 충분한 기간 동안 복용해야만 합니다.

다만 항생제가 잘 맞아서 치료 기간이 짧아진 아이들도 있지만 치료가 잘 안 되어서 오랫동안 항생제를 먹는 아이들도 있습니다. 담당 선생님의 경험과 아이의 상태에 따라 치료가 조금씩 달라질 수 있으니 신뢰를 갖고 따라가면 좋은 결과가 있을 것입니다.

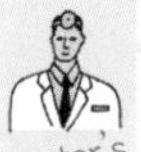

Doctor's comment

민간요법을 써도 되는 건가요?

귀에 약재를 넣거나, 솜으로 틀어막고 있어도 되느냐고 물어보는 분들이 있습니다. 또 과실이나 약초의 생즙을 탈지면에 적셔 귓속에 넣어두면 좋다는 이야기도 어디에서 읽은 적이 있습니다. 하지만 이는 이루(귀에서 나오는 고름과 진물)의 배출을 막아 염증을 더 심하게 하고 그 독성에 의해 청력 감소를 유발할 수 있습니다.

중이염 예방법

1 젖병을 문 채로 잠들거나 눕힌 상태에서 우유 주지 않기

누워서 먹게 되면 중이로 압력이 가서 균이 타고 올라갈 수 있습니다.

3 공공장소 출입 자제

불특정 다수가 모여 있는 곳에는 여러 바이러스, 세균이 많습니다. 공공장소(어린이집, 마트, 백화점 등)에 가서 많은 사람들에게 노출되는 것은 상기도 감염의 원인이 되고 이는 중이염의 발생빈도를 높입니다.

2 간접흡연 절대 금지

미국 뉴욕대 메디컬센터에 따르면 담배를 피우는 사람과 함께 사는 아이들은 중이염과 청력에 문제가 나타날 위험이 그렇지 않은 아이들에 비해 평균 37% 높은 것으로 나타났습니다. 따라서 담배를 끊어야 합니다. 특히 엄마가 담배를 피울 때 아이들의 중이염 발생률은 집 안에 담배를 피우는 사람이 없는 아이들에 비해 62%나 높았습니다. 아이를 키울 때만큼은 모든 것을 양보해 주기 바랍니다.

4 비염 관리를 철저히

비염도 중이염의 원인이 될 수 있습니다. 비염이 악화되지 않도록 비염 관리를 철저히 해주세요(마스크 착용, 대기가 좋지 않을 때 외출금지).

5 손을 잘 닦아주기

모든 질병 예방의 기본 수칙은 '손 씻기'입니다. 외출했을 때, 무엇을 먹기 전에 수시로 손을 잘 닦아주기 바랍니다.

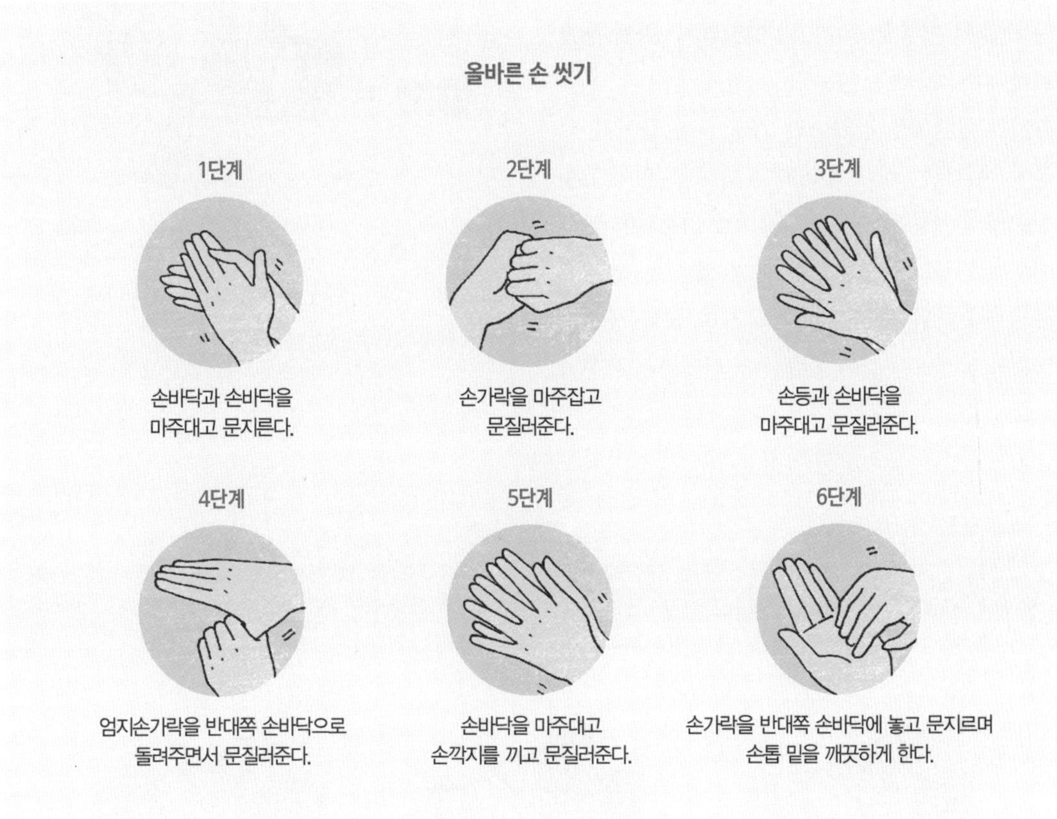

수술을 통한 치료법

일반적으로 항생제 등의 약물치료와 고실천자, 고막 절개, 환기관 삽입, 유양동절개, 고실성형술 등의 방법이 있습니다. 이 방법들은 급성인지 만성인지 또는 중이염이 얼마나 심한지, 고막이나 귓속뼈, 중이 점막 등의 상태가 어떠한지 등에 따라 선택적으로 시행될 수 있습니다.

환기관 삽입술

귀 환기관은 고막절개관myringotomy tube이나 고막조루술관tympanostomy tube, 또는 압평형(PE)관pressure equalization (PE) tube이라고도 부릅니다. 환기관은 고막 뒤쪽에 고여 있는 체액(고막 뒤쪽에 고여 있는 체액은 세균 및 감염의 온상이 됩니다)이 배출되게 해주며, 이로써 이염증(중이염)이 예방될 수 있게 해줍니다.

환기관 삽입술을 받았다면 귀에 물이 들어가 세균에 감염되는 것에 주의해야 합니다. 외이도(귓구멍)가 환기관을 통해 중이강으로 연결되어 있기 때문에 염증(화농성 중이염)이 발생할 수 있어서 목욕이나 샤워 시 조심해야 하지요. 또한 상태를 꾸준히 점검하는 것이 좋습니다. 환기관은 보통 6개월에서 1년 정도 유지된 뒤 자연적으로 빠져나오게 됩니다.

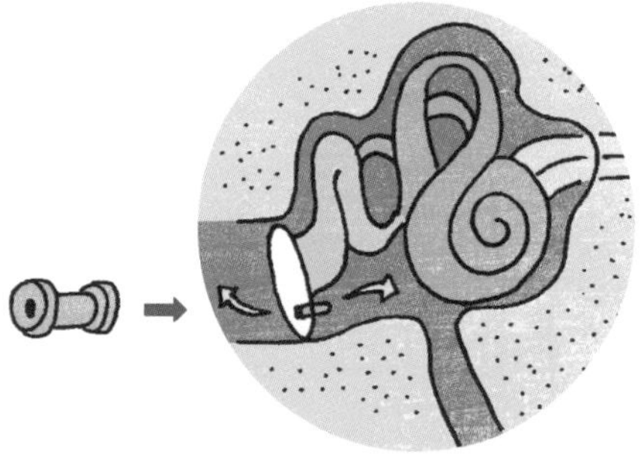

귀 환기관vent tube이란 고막 안에 위치하게 되는 매우 작은 튜브(관)입니다. 폭은 2~3mm 정도입니다. 재질은 보통 실리콘입니다.

수술 과정

안전하고 간단하며 신속한 수술로 수술현미경 하에 외이도를 통하여 고막을 조금 절개하고 고여 있는 물을 뽑아낸 뒤 작은 튜브를 삽입하게 됩니다. 보통 간단한 수술이라서 입원하지 않고 당일 수술 후 집에 가게 됩니다. 환기관은 통증이나 난청을 유발하지 않습니다. 그러나 협조가 안 되는 아이거나 너무 어리면 재우거나 마취한 뒤 수술을 해야 합니다.

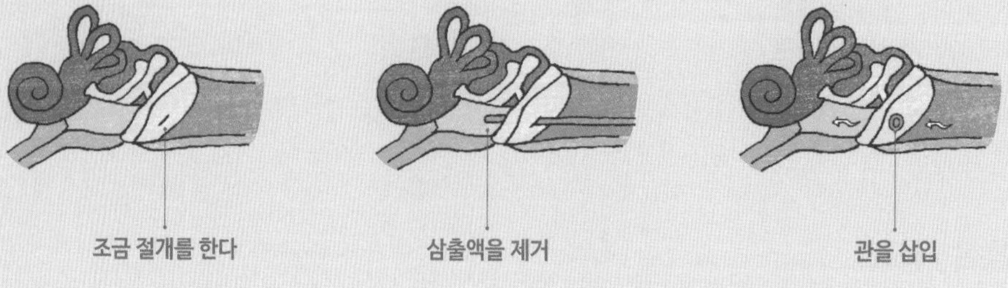

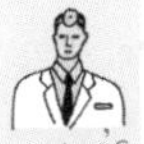

수술하면 청력이 안 좋아지나요?

중이염 수술은 보통 고막에 튜브를 삽입하는 수술을 말합니다. 수술 후 나타나는 적응증으로는 몇 가지가 있습니다. 언어 발달이 느려지고 중이에 액체의 저류가 오래가기도 합니다. 중이염 후에 중이에 액체가 오래 저류가 되면 청력에 문제가 생기고 한참 말을 배워야 할 아이들의 언어 발달이 느려지게 될 수 있습니다. 오히려 고막에 튜브를 삽입하고 나면 아이의 삶의 질도 높아지고 청력도 좋아집니다. 물론 수술이라는 위험 부담이 있겠지만 담당 선생님과 잘 상의하여 수술을 결정하는 것이 아이에게 좋습니다.

귀지 제거

우리의 신체 대부분이 그러하듯 가만히 두는 것이 가장 좋을 때가 많습니다. 귀는 특히 더욱 그렇습니다. 최대한 귀지를 제거하지 않는 것이 중요합니다. 외이도에 상처가 났을 때에는 연고를 바르기보다 그대로 두는 것이 좋습니다. 그런 맥락에서 귀지는 뺄 필요가 없습니다. 진료 중에 귀지를 빼는 것도 완벽하게 막혀 있어 불편할 때나 고막이 보이지 않아 진찰이 불가능할 때일 뿐이랍니다.

식염수 코 세척하기

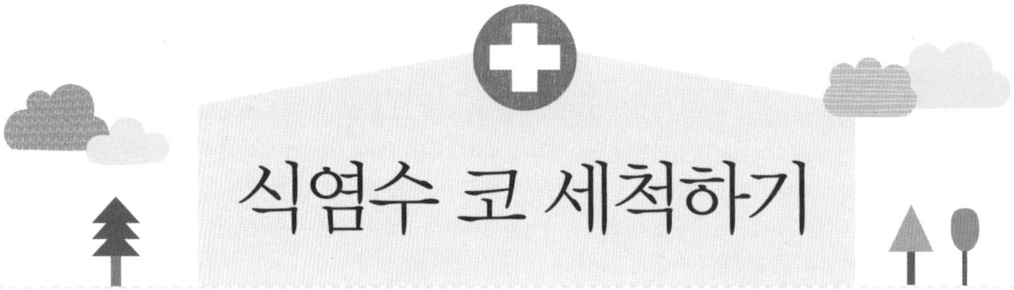

최근 6세 이하의 자녀를 둔 주부 1,300여 명을 대상으로 한 설문조사에 따르면, 전체 응답자의 93% 가량이 아이 코 막힘을 경험했다고 합니다. 이중 42%가 아이 코가 막혔을 때 단지 '면봉 등으로 아이 코를 파거나 풀게 한다'고 답했습니다. '아무런 조치를 하지 않는다'고 답한 응답자도 4.3%나 되는 것으로 나타났습니다. 절반 이상의 보호자들이 아이의 코 막힘에 제대로 된 대응을 하지 못하고 있는 것이죠.

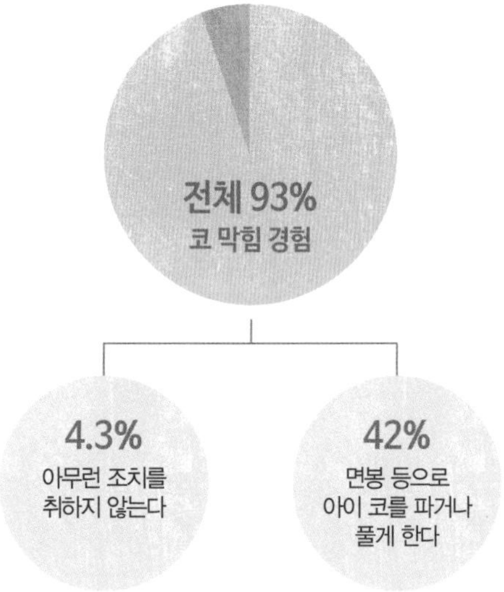

코 세척 방법

비강 트러블을 방치하거나, 오히려 자극하는 조치를 하게 될 경우, 어떤 문제가 생길까요? 증상이 점차 악화되어 만성비염에, 이로 인한 얼굴형의 변형, 나아가 성장장애까지 유발할 수 있습니다. 하지만 걱정하지 마세요. 생활 속에서 생각보다 쉽게 아이의 불편을 덜어줄 수 있습니다. 바로 '생리식염수 코 세척'입니다.

코 세척 방법

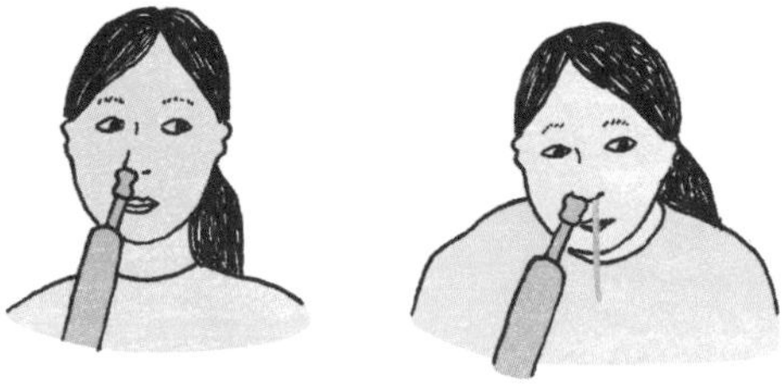

식염수를 준비해 한쪽 코로 흘려 넣고,
다른 쪽 코로 나오게 하는 것입니다.

생리식염수는 체내 점막에 자극이 적습니다. 약품의 성격이 아니기 때문에 내성이나 부작용이 생기지 않습니다. 그렇기 때문에 특별한 횟수 제한이 없이 하루에 몇 번을 해도 좋지만 '세척'이 아닌, '흡입'의 경우 자극이 될 수 있기 때문에 주의가 필요합니다.

생리식염수

적정 온도	적정 염도
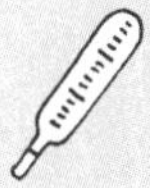 37도	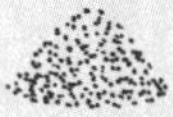 0.9%
미지근한 물이 자극이 덜합니다.	체액과 같은 염도

세척 도구

일회용 주사기

식염수를 일회용 주사기에 적정량 넣은 후, 한쪽 콧구멍에 쏘아 넣는데, 이때 너무 세게 압력을 주면 코의 점막에도 안 좋을뿐더러, 귀와 연결된 이관을 통해 식염수가 역류할 수도 있으니 주의해야 합니다. 요즘에는 비염 환자도 많고 생리식염수 코 세척을 많이 해서 그런지 코 세척을 위한 아이디어 상품(세척용 주사기)도 많이 나와 있습니다.

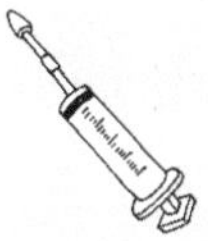

스포이드

아주 어린 신생아에게는 특별한 도구를 이용하기에 어려움이 있습니다. 신생아에게는 그냥 스포이드로 몇 방울 코에 흘려주면 됩니다. 아기들은 비강이 좁기 때문에 코 안에 이물질이 쌓이면 숨 쉬는 데에 애를 먹습니다. 너무 많이 힘들어하면 요즘 많이 쓰는 콧물 흡입기를 가끔 사용해주어도 좋습니다(단, 자주하면 좋지 않습니다).

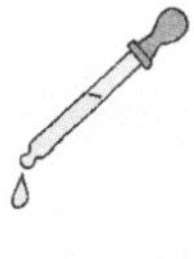

코 스프레이 용기

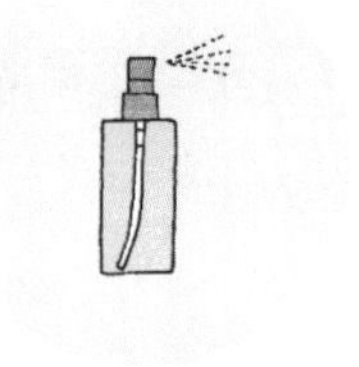

스프레이 용기는 주변에서 어렵지 않게 구매가 가능할 수 있을 거예요. 용기를 구매해 제조하거나 구입한 식염수를 넣어 사용하면 됩니다.

네티팟

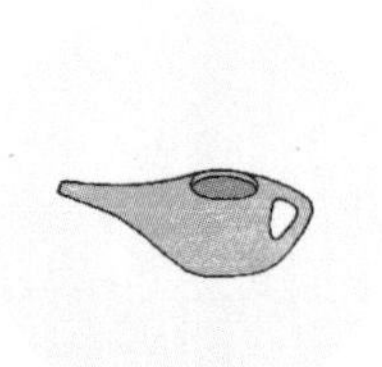

고대 인도에서 쓰이던 'jala neti(물로 씻어내기)'라는 방법이라고 합니다. 한쪽 콧구멍으로 물을 흘려 다른 쪽 콧구멍으로 물을 내보내는 방식으로 사용합니다. 비강과 인후까지 청소하는 방법으로 코로 흘려 입으로 뱉기도 합니다. 특별한 것은 없고 아주 작은 주전자라고 생각하면 됩니다.

코 분무제

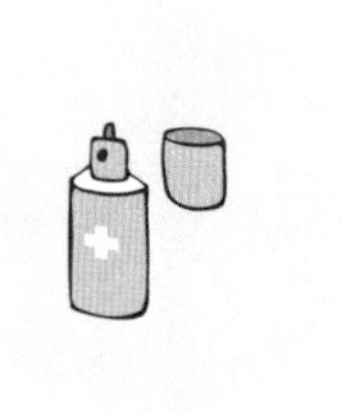

시중에는 여러 종류의 코 분무제가 판매되고 있습니다. 노즐형이나 분사형 등 아주 어린 아기에게도 사용이 가능하게끔 만들어져 있습니다. 심지어 생후 2주 이후의 아기에게도 사용이 가능한 분사강도를 맞춘 제품도 있지요. 제품들은 오트*잘(염화나트륨, 염화벤젤코늄), 마플*스(해수, 덱스판테놀) 등 약간의 소금물에 비타민(덱스판테놀)이나 소독제(염화벤젤코늄)가 섞여있습니다.

연령별 추천 방법

제게 어떤 도구를 가장 추천하느냐고 묻는다면 좀 큰 아이에게는 도자기형 코 주전자, 너무 어린 아이에게는 스포이드를 통한 식염수 세척을 권장합니다. 코 흡입기 사용에 대한 저의 의견을 묻는다면 "자주 사용하지 마라"입니다. 너무 힘들어 할 때 하루에 1~2회 정도 흡입해주는 것은 괜찮습니다. 너무 자주해주면 그 자체가 코에 자극을 주고 점막을 손상시킬 수 있다는 것을 명심합니다.

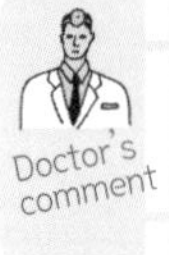

코가 안 막혔는데 킁킁 거리는 이유

점막이 부어있는 경우 밖에서 봤을 때는 괜찮지만 안쪽이 부어서 그럴 경우도 있습니다. 비갑개가 3개가 있는데 보통 밖에서 보이는 경우는 하비갑개입니다. 중간 비갑개가 부어 있으면 밖에서 확인이 불가능 하지요. 그리고 조금 큰 아이들(유치원 또래)인 경우 틱 장애와 같은 경우에 음성vocal 틱인 경우 자꾸만 킁킁댈 수 있습니다.

모세기관지염

날씨가 차가워지는 계절이 도래하면 바이러스 질환, 그중에서도 호흡기 질환의 빈도가 높아집니다. 진료를 하다 보면, 돌 전 아이들을 데리고 온 엄마들 중 "밤새 기침 때문에 아이가 잠을 잘 못 자요." "아이 숨소리가 쌕쌕 거려요."라고 호소하는 분들이 많습니다. 우리 아이만 그런 것 아닌가 불안해하지 마세요. 이런 증상이 있을 경우, 모세기관지염으로 진단해볼 수 있는데, 이는 바이러스 감염 때문에 증상이 나타납니다.
질병관리본부에서는 호흡기 감염병 발생률을 제공하고 있는데 가을이 되면 호흡기 바이러스 양성률이 높아집니다. 그중에서도 특히 호흡기 세포융합 바이러스Respiratory syncytial virus, RSV 양성률이 높아집니다. 이 RS바이러스가 모세기관지염을 일으키는 주된 바이러스입니다.

모세기관지염이란

폐의 기관지에서 가늘게 갈라져 나온 직경 1mm 이하의 작은 기관지를 '세기관지'라고 합니다. 기능상으로 바이러스나 세균, 분진 등의 흡입으로 염증을 일으키기 쉬운 부위입니다. 여기에 염증이 생겨 호흡곤란을 일으키는 것을 모세기관지염bronchiolitis이라고 합니다.

증상

천명음wheezing이 들립니다. 폐청진음인데, 이 천명음이 바로 색색거리는 소리high-pitched whistling sound입니다. 기관지의 가장 말단 부위에 염증이 생기면서 기관지가 좁아지고, 이 좁아진 기도를 통해서 호흡할 때 들리는 소리가 천명음입니다.

천식과 모세기관지염

천식과 모세기관지염의 증상은 매우 유사합니다. 하지만 천식은 반복적인 발생, 가족력이 있거나, 알레르기 질환을 과거에 경험한 적이 있었는지 등에 따라 의심해볼 수 있습니다. 즉, 모세기관지염이 너무 자주 반복적으로 발생하거나 '감기만 걸리면 색색거려요'와 같은 증상을 호소한다면 천식을 의심해볼 수 있고, 그렇다면 향후의 치료 및 관리가 달라집니다.

치료 방법

확립되어진 특별한 치료가 없습니다. 흔히 호흡기 치료를 많이 받게 되는데 이는 좁아진 기도를 넓혀주고 염증을 없애주는 치료입니다. 하지만 돌 전 아이들은 기관지 평활근이 발달하지 못하여서 치료에 큰 반응을 보이기 어렵습니다.

고장성 식염수 흡입 치료가 도움이 된다는 보고도 있습니다. 고장성 식염수(3%)가 생리식염수(0.9%)보다 코점막을 수축시켜(삼투압) 코 분비물 제거에 효과적일 수 있어요. 하지만 자주하거나 직접 소금이 코점막에 닿으면 화학적 자극 내지는 알레르기 반응이 발생할 가능성도 있습니다. 그렇기 때문에 아래와 같은 증상적인 치료를 해야 됩니다. 숨 쉬기 힘들어하면 산소를, 코가 막히면 식염수 세척과 흡입을, 잘 먹지 못하면 수액요법을 써야 합니다.

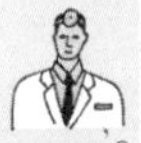
Doctor's comment

호흡기 패치는 도움이 되나요?

호흡기 패치는 기관지가 예민한 아이들에게 도움이 될 수도 있습니다. 치료에 대한 반응 정도를 보고 천식과 모세기관지염을 조금이나마 구분할 수 있는데, 천식이 의심되는 아이들이 더욱 더 기관지가 예민하고 패치에 대한 반응이 좋을 수 있습니다. 다만 패치에 대한 반응만으로 천식이라 할 수는 없습니다.

주의할 점

주의할 점은 모세기관지염 증상이 심해지면 아이가 위험할 수도 있다는 것입니다. 1초에 1회씩 숨을 쉴 때마다 가슴이 쏙쏙 들어간다면 아이가 먹다가 사레가 들릴 수 있으며 호흡곤란 증상을 보이는 것이므로 병원에 반드시 방문해야 합니다.

이때 흡인성 폐렴이 생길 수 있으니 반드시 입원해서 수액 치료를 하면서 상태를 봐가며 아이를 먹여야 합니다.

리버풀대학 연구팀이 「플로스 원*PLoS ONE*」지에 밝힌 연구 결과에 의하면, 부모 중 한 명이 담배를 피는 가정의 모세기관지염으로 입원 치료를 받고 있는 아이들이 부모가 담배를 피지 않는 가정의 아이들보다 산소 치료와 인공호흡기 치료를 필요로 할 가능성이 각각 2배, 5배 높은 것으로 나타났습니다. 그러므로 부모는 금연해야 합니다.

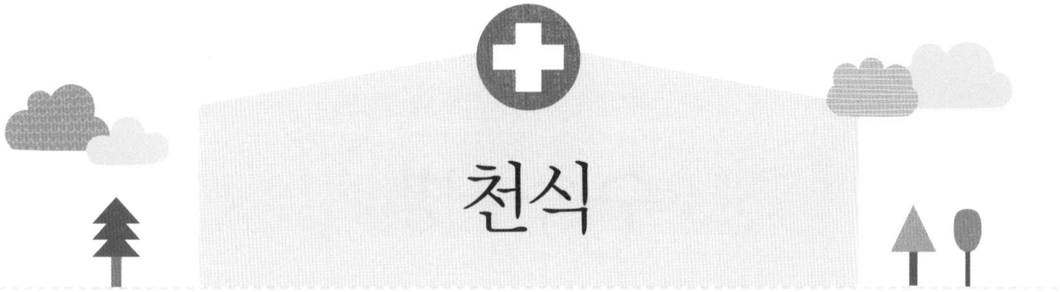

천식

천식은 알레르기에 의한 대표적인 호흡기 증상이라고 생각하면 됩니다. 알레르기를 일으키는 물질(알러젠)에 의해 기관지 과민성이 생기게 되고 이로 인해 기도 염증과 기도 협착으로 호흡곤란, 기침, 천명 등이 들리는 증상입니다.

증상

반복적인 천명음과 호흡곤란이 있다면 의심하여야 합니다. 물론 돌 이전의 아이들은 모세기관지염으로 쌕쌕거리는 증상을 보일 수 있지만 3세가 넘어가서도 감기만 걸리거나 특정한 상황에서 쌕쌕거림이 반복된다고 하면 천식을 의심해볼 수 있습니다. 반복적인 호흡곤란, 만성기침, 심한 야간 발작성 기침의 증상이 있을 수 있고 비염, 아토피성 피부염 등의 알레르기 증상을 동반하는 경우가 많습니다.

치료 방법

흡입용 코티코스테로이드inhaled corticosteroid가 가장 주된 치료입니다. 정확한 진단을 받는 것이 중요하며 천식으로 진단받게 되면 지속적인 장기적 관리가 필요합니다.

생활 속 주의사항

알레르기를 일으키는 물질을 알고 있다면 회피하는 방법(회피요법)이 가장 중요합니다. 그 밖에 미세먼지, 꽃가루, 황사등 대기가 좋지 않은 환경에 노출되지 않도록 하고 먼지가 많이 발생할 수 있는 실내 환경(카펫, 커튼, 인형, 실내화초, 천소파 등)을 없애도록 합니다. 집먼지진드기도 많은 원인이 되기 때문에 집먼지진드기를 없애는 노력도 함께 합니다.

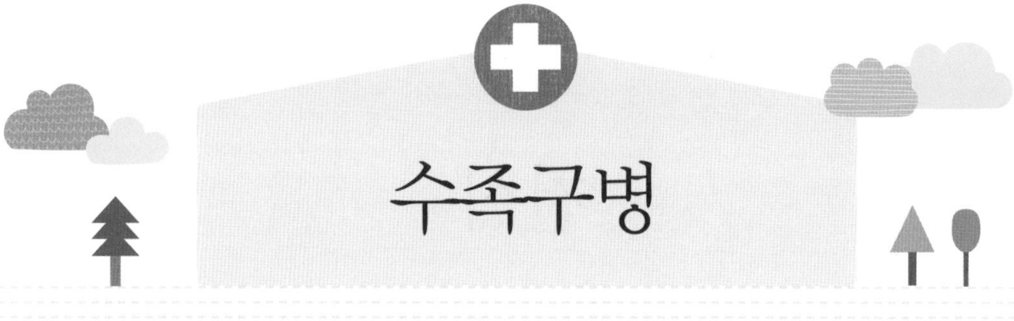

수족구병

수족구병으로 병원에 내원하는 아이들이 정말로 많습니다. 40도 가까이 오르는 발열에 입이 아파서 잘 먹지 못하고, 손발에 수포성 병변이 생겨서 오게 됩니다. 진료실에서 "수족구인가요?"라고 조심스럽게 물어볼 때 "수족구병입니다"라고 진단내리면 많은 어머님들이 "아~ 어린이집 어떻게 하지." 걱정하곤 합니다. 수족구 진단을 받으면 보통 일주일 정도 격리할 필요가 있기 때문입니다.

2009년부터 법정 전염병으로 지정이 되어서 관리하는 감염병의 한 종류입니다. 그만큼 전파력이 높고 집단 생활을 하는 어린이집에 다니는 연령대에 호발하는 특징이 있습니다.

> **법정 전염병**
>
> 제1군 감염병부터 제5군 감염병 외에 유행 여부를 조사하기 위하여 감시 활동이 필요하여 보건복지부장관이 지정(보건복지부 고시 「지정감염병 등의 종류」)하는 감염병

원인

원인은 대부분의 발열성 질환이 그러하듯 바이러스 감염입니다. 콕사키바이러스 A16이 대표적인 원인 바이러스입니다. 드물게 뇌수막염이나 뇌염 등 좀 더 중하고 심각한 질환을 일으키는 엔테로바이러스 71이 원인이 되는 경우도 있습니다. 최근 몇 년 사이에 수족구병으로 사망한 아이들의 대부분은 이 엔테로바이러스가 원인이 됩니다. 이렇게 풀어놓고 나니 왠지 엄청 심각한 질병 같아 보이지만 그렇지 않습니다. 대부분의 수족구병 아이들은 콕사키바이러스가 원인이 되며 일주일 사이에 저절로 좋아지니 수족구병에 걸렸다고 해서 지나친 걱정은 안 해도 됩니다.

증상

입, 손, 발에 수포가 생기면서 발열이 발생합니다. 최근 수족구병 아이들이 많아지다 보니 조금 생뚱맞지만 2000년대 초반과 2011년에 언론에서 자주 언급되었던 구제역이 생각이 납니다. 두 개의

수족구병
手足口病
HAND-FOOT-MOUTH Disease

말 그대로 손, 발, 입에 수포가 생기면서 발열이 발생하고 입이 아파서 잘 먹지 못하고 드물게 손발이 가렵고 아파할 수 있습니다.

구제역
口蹄疫
FOOT-and-MOUTH Disease

입구에 발굽제를 써서 입과 발 부위에 물집이 생기고 고열이 나며, 통증으로 잘 서지 못하고 잘 못 먹고 심한 경우에는 발에 궤양이 생기며 많은 경우에 사망하게 되는 질병입니다.

질병은 이름에서 보여지는 것과 같이 증상이 아주 비슷합니다. 둘 다 피코르나바이러스 계통의 콕사키바이러스(수족구병, 엔테로바이러스)와 애프도바이러스(구제역)가 원인이 됩니다. 구제역은 소에게 있어서 수족구병인 것이지요.

수족구병은 예방과 치료가 어려운 질환입니다. 아니 불가능하다고 말해야 될 것 같습니다. 아직 백신도 만들어지지 않았으며 항바이러스제도 없습니다. 다행히 구제역처럼 심각한 합병증이나 치사율을 일으키지는 않습니다.

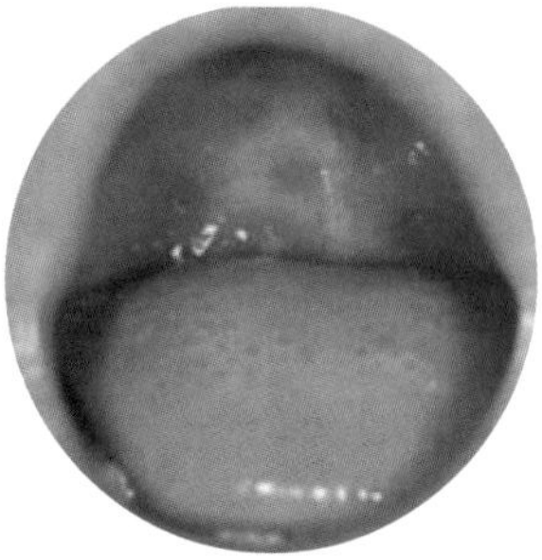
입

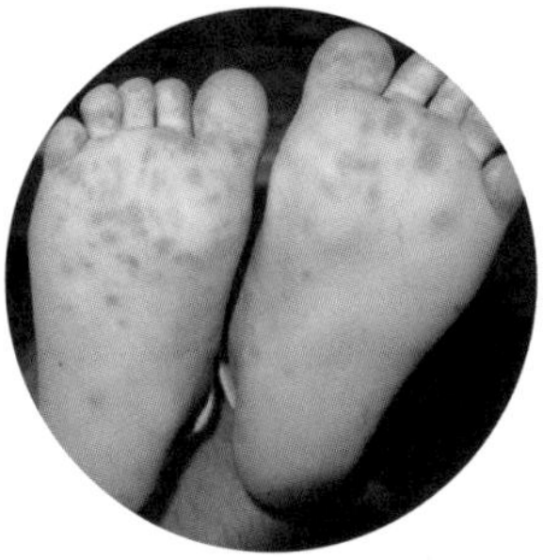
발

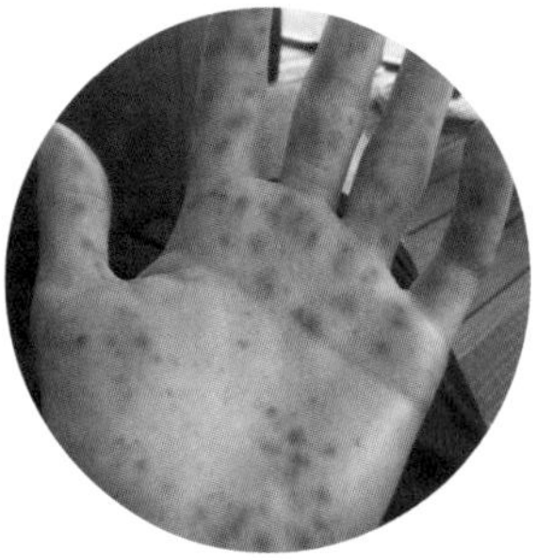
손

치료 방법

수족구는 별다른 치료 방법이 없으며, 수족구로 내원하면 해열진통제를 처방하는 등 증상적인 치료에 그칠 수밖에 없습니다. 하지만 2~4일 정도 힘들게 앓고 지나면 대부분 합병증 없이 완쾌가 됩니다.

대처 방법

수족구병은 감염된 아이들의 코와 입의 분비물, 침, 손발 수포의 물집, 대변을 통해서 전염될 수 있습니다. 무엇보다도 전염되는 것을 예방하는 게 중요합니다. 그렇기 때문에 가장 중요한 것은 어린이집, 유치원에서 철저히 격리되어야 합니다. 병원에 와서 이런저런 이유로 아픈 아이를 어린이집에 보내야만 한다고, 가면 안 되냐고 하소연하는 분들이 많습니다. 안 된다고 단호하게 말씀드리는 편이지만 직장을 다니고 휴가를 맘대로 낼 수도 없으니 이도저도 못하는 상황일 테지요. 이해는 하지만 전염력이 강한 바이러스 질환은 확실한 격리가 반드시 필요합니다.

아프면 어린이집, 유치원에 절대로 안 보낸다는 개념이 있어야 하고 아픈 아이들이 어린이집에 있다면 철저히 격리해서 관리를 하는 것이 중요합니다. 내 아이가 아프지 않으려면 내 아이가 아플 때 다른 아이에게 병을 옮기지 않게 해야 합니다.

대부분의 바이러스성 질환이 그러하듯 수족구병 또한 발열 기간 동안 전염력이 가장 높습니다. 2~4일의 발열 기간은 특별히 신경 써주세요. 보통 일주일 정도 격리하라고 되어 있지만 일주일 정도로만 안심할 수 없는 것은, 수족구 바이러스는 대변을 통해서 2개월까지 배출이 된다고 합니다.

수족구병이 유행할 때에는 평상시 손발을 자주 씻는 개인 위생에 신경을 써서 바이러스의 노출을 최소화하는 것이 중요합니다. 또 입이 아파서 못 먹는 아이들에게 충분한 수분 공급과 안정이 필요합니다. 시원하고 부드러운 음식을 먹이는 게 좋습니다. 따뜻하고 산이 많이 포함되어 있는 과일은 피하세요. 소프트 아이스크림, 얼음 등을 먹이는 것도 한 방법이긴 하지만 아이스크림만 먹으려 한다면 곤란하겠지요.

구내염

구내염으로 고생하는 아이들이 많습니다. 구내염口內炎, 입안의 염증이라…. 너무 광범위한 말이죠? 구강에 발생하는 통증을 동반하는 염증성 질환을 모두 구내염이라고 합니다.

종류

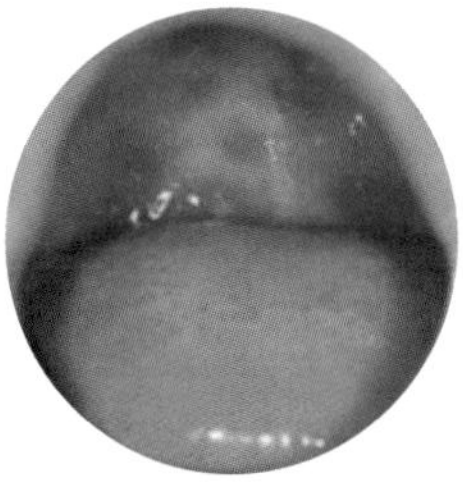

수족구병

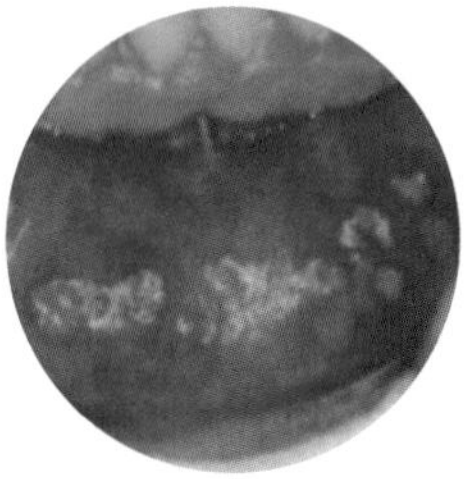

아프타성 구내염

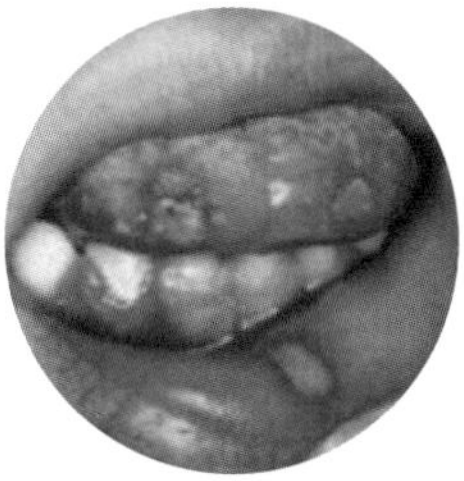

단순포진(헤르페스) 구내염

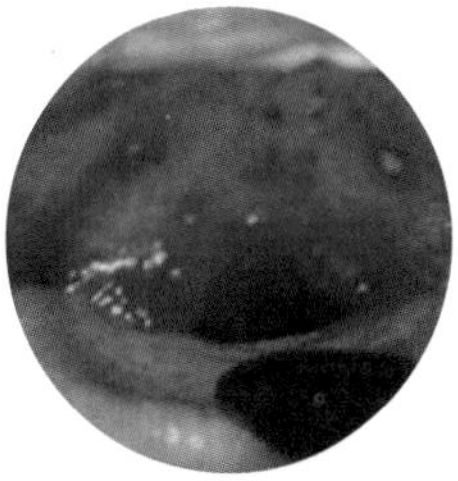

포진성 구협염 (헤르판지나)

구강 내에 있는 세포들은 계속해서 떨어져 나가고 다시 새로운 세포가 생겨나는 과정을 반복합니다. 그 결과 구강 내 피부가 벗겨져서 불편감과 통증을 유발하게 되고, 구강 내에 정상적으로 존재하는 세균들에 의해서 쉽게 감염이 발생하기도 합니다.

원인

대부분 바이러스 감염이거나 원인이 없는 경우이고 대증적인 치료를 하면 저절로 좋아지는 질환입니다. 아마도 면역계에 의한 것으로 생각됩니다. 그래서 컨디션이 좋지 않을 때 재발을 자주하지요.

예방

구내염 예방을 위해 '베이킹소다 가글링gargling 방법'을 알려드립니다.

가글링 방법

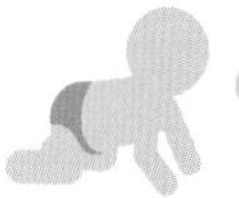

만 3세 미만 (삼킬 수 있는 아이들)

정수기물 또는 끓여서 식힌 물 500cc에 베이킹소다 1~2스푼을 넣고 사용한다. 가글을 한 뒤 뱉어내고 혹시 남아 있는 용액은 삼켜도 문제없다.

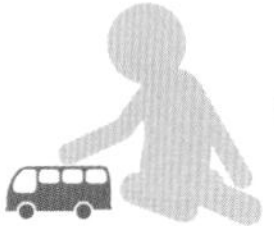

만 3세 이상

방법1 → 끓여서 식힌 물 500cc에 소금 1/2스푼, 베이킹소다 1스푼을 섞어서 사용한다(중조 가글).

방법2 → 생리식염수 1L에 베이킹소다 1스푼을 섞어 흔들어준다. 이 용액을 약 1분 동안 입안에 물고 있다가 입과 목안에 잘 닿도록 가글링한 후, 뱉으면 된다(3~4회 반복).

※주의사항

가글링을 한 후 30분 정도 지나면 음식을 먹도록 합니다. 약국에서 판매하는 가글링 용액은 알코올이 많이 들어 있어서 입안을 더욱 마르게 할 수 있습니다. 입안이 잘 허는 경우에는 마른 음식보다는 물기가 있는 부드러운 음식을 먹는 것이 좋습니다. 맵고 짜고 뜨거운 음식 등 입 안에 자극을 주는 음식은 피해야 합니다.

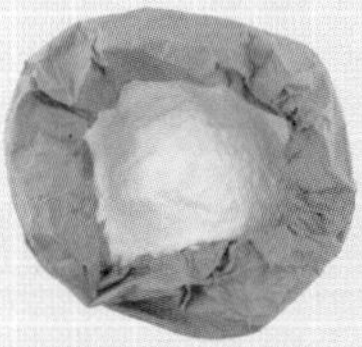

베이킹소다 Baking Soda

베이킹소다는 식소다입니다. 보통 제과류를 굽게 될 때 팽창제로 사용합니다. 친환경 소독 살균제로, 청소나 설거지, 빨래 등에도 활용되는 가능한 만능 살림 재료이지요.

감염성 질환

대체로 봄이 되면 감염성 질환이 증가하게 됩니다. 소아청소년과 선생님들이 조금씩 바빠지는 시기가 되지요. 계절적인 요인과 더불어 새학기가 시작되면 그동안 격리 아닌 격리를 하였던 아이들이 서로 접촉하는 기회가 많아지면서 갖가지 감염 질환이 늘어납니다. 감염성 질환은 병원균 자체가 인체에 해를 끼치기도 하지만 병원균을 제거하기 위한 면역반응에 의한 염증반응이 인체에 문제를 일으키기도 합니다. 전염된 병원균과 인체의 반응으로 질병이 발생하는 것입니다. 한 예로 B형간염의 경우 간염 바이러스 자체보다 우리 몸의 면역 반응에 의한 간세포 파괴가 질병에 더욱 중요한 영향을 미칩니다. 새학기에 유행하는 대표적인 질환들을 알아봅시다.

호흡기 질환(감기, 독감)

감기와 독감이 다르다는 것은 알고 있지요?(감기 388쪽, 독감 468쪽 참고) 3~5월이 되면 감기를 비롯한 호흡기 질환의 빈도가 높아집니다. 계절적인 영향과 더불어 신체접촉이 많아지는 시기가 바로 이때이지요. 대부분의 호흡기 질환은 직접적인 접촉과 비말감염(기침 시 나오는 아주 작은 분비물들)에 의해 전파됩니다. 감기와 독감 바이러스는 보통 공기보다 무거워서 기침에 의해 1미터 이상 전파되지 않는 것으로 되어 있습니다. 미국소아과학회에서는 독감에 걸린 사람으로부터 2미터 이상 떨어지면 전염력이 떨어진다고 권고하고 있지요. 그러나 손에 묻은 균이 신체접촉이나 물건을 통해서 간접적으로도 잘 전파되고 있기 때문에 '기침 예절'과 '철저한 손 씻기'가 중요합니다. 특히 겨울에 독감 예방접종을 하지 않았더라도 독감이 유행하고 있다면 봄에라도 독감 접종을 하는 것을 권유하고 있습니다(독감 예방접종 495쪽 참고).

수두와 볼거리

최근에 수두 환자가 많아졌습니다. 대상포진으로 병원을 찾는 아이들도 간간히 있고요. 수두 역시 접촉이나 비말로 감염되는 바이러스성 질병이에요. 대개 초봄 개학에 따른 집단생활로 유치원 및 초등학교 저학년에서 발생이 증가되는 감염병입니다. 수두는 특히 어린이에게 감염력이 높기 때문에 집단발병 방지를 위해 발병된 환자는 수포 발생 후 6일간 또는 딱지가 앉을 때까지 가정에서 안정을 취하는 것이 좋습니다. 요즘에 수두에 걸리는 아이들이 많이 생기고 나중에 대상포진 등의 합병증이 생기는 경우가 많아져서 수두 백신을 초등학교 입학 전에 1회 더 접종하는 것을 추천하기도 합니다. 미국에서는 이미 1세, 6세 두 번 접종하는 것을 기본 접종으로 하고 있습니다.

볼거리는 초기에 증상이 나타나지 않지만 침샘이 붓거나 통증을 동반하고 대부분 이하선(귀밑샘)이 한쪽 또는 양쪽 모두 붓게 되는 증상을 보입니다. 발열 초기부터 치료하도록 하고, 해열 후 9일까지 집에서 따로 지내 전염을 막는 것이 좋습니다.

유행성 눈병(유행성 각결막염)

유행성 눈병은 주로 꽃가루가 날리는 4월부터 발생이 점차 증가해 7~9월에 높은 유행 수준을 보입니다. 흔히 아폴로 눈병으로 알고 있는데, 사실은 아데노바이러스에 의한 감염이 원인입니다. 감염력이 강하기 때문에 학교 등 단체생활을 하는 곳에서 집단발병이 많으며, 10대에서 높은 발병률을 보입니다. 눈에 이물감과 통증이 동반되면서 눈곱이 많이 끼고 결막이 충혈되어 있습니다. 치료는 세균의 2차 감염을 예방하기 위해서 항생제 점안액이나 스테로이드를 사용할 수 있습니다. 대부분 후유증을 남기지 않고 호전됩니다. 눈병에 걸린 경우 사소한 접촉에도 전염될 수 있기 때문에, 수건 등 물건을 공용이 아닌 개인물품을 사용하도록 주의를 주는 것이 좋습니다.

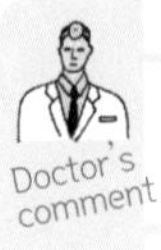

손만 잘 씻어도 예방할 수 있다!

질병감염에 공통적인 예방법으로는 1차로 예방접종을 하는 것과 2차로 손을 씻는 것을 들 수 있습니다. 강조해도 부족한 '올바른 손 씻기'는 가장 간편하고 확실한 예방법이 될 수 있습니다. 2009년 WHO의 기준으로 새롭게 정해진 손 씻기는 이전에 비해 좀 더 꼼꼼하고 씻는 시간이 길어졌습니다. 손 씻기는 손이 습한 사람, 트고 거친 사람, 손톱이 긴 사람일수록 더 꼼꼼히 씻어낼 필요가 있습니다. 피부 표면이 고르지 않고 주름이 많으면 세균이 더 많이 끼기 때문입니다(손 씻는 방법 591쪽 참고).

생후 3개월 이전 발열

발열은 아이들에게 흔하게 나타나는 증상입니다. 보통 고막체온계로 38도가 넘으면 발열이라고 하는데, 바이러스나 세균 감염이 대표적인 원인입니다. 발열은 흔한 증상이긴 하지만 생후 3개월 이전의 아이에게는 흔하지 않아서 만약에 발열이 있다면 신중하고 면밀하게 생각하고 대처해야 합니다.

검사 방법

생후 3개월 이전의 아이에게 나타나는 발열은 단순한 바이러스 감염 때문일 수도 있지만, 침습성 세균 감염에 의한 발열일 가능성도 높기 때문입니다. 요로감염, 뇌수막염, 폐렴, 패혈증 등 입원을 하거나 적극적인 항생제 치료가 필요할 가능성이 있습니다. 생후 3개월 이전의 38도 이상의 발열이 있으면서 아파보인다면 다음과 같은 검사를 시행합니다.

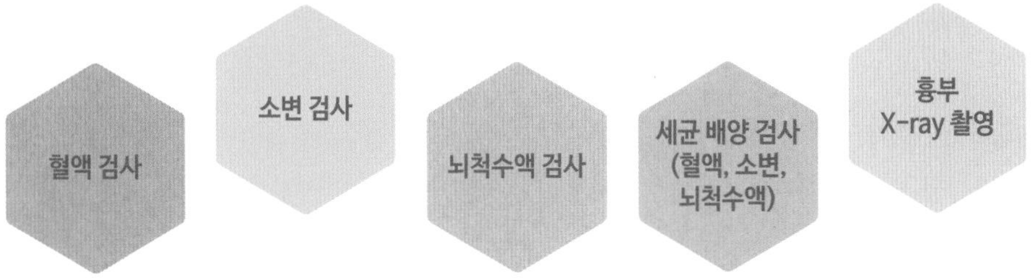

아파보이지 않고 잘 먹고 잘 노는 아이는 단순한 바이러스 감염일 수 있지만 원칙적으로 발열이 있으면 입원을 하여 검사하고, 검사 결과가 나오기 전까지 예방적 항생제를 사용하는 것이 안전합니다. 통계와 연구를 통한 결과이기는 하지만 예전부터 우리 조상들이 백일잔치를 열어 건강하게 아이가 컸다는 것을 축하해주는 일들이 참 의미가 있는 것 같아요. 100일 전에 아이가 열이 나면, 집에서 해열제를 먹이며 지체하지 말고 가까운 병원을 방문하여 상담받길 바랍니다.

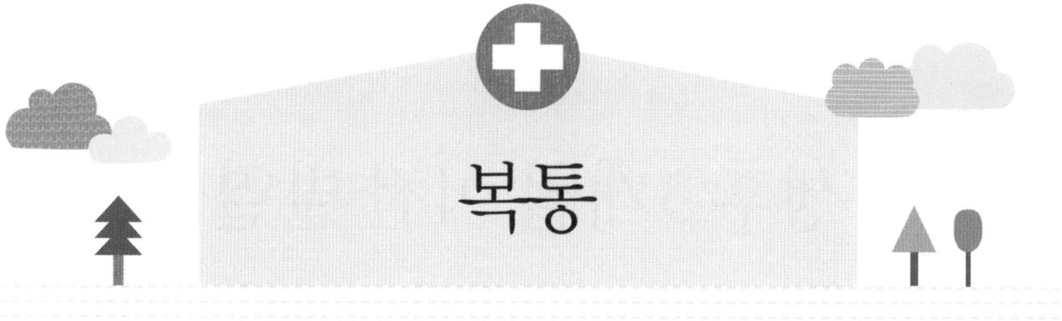

복통

복통이란 흉곽의 맨 아랫부분과 사타구니의 주름 사이에 있는 통증이나 불편함을 통칭합니다. 쉽게 말해 가슴과 골반 사이, 우리가 흔히 '배'라고 이야기하는 부분이 아픈 것이죠. 좀 커서 의사표현이 가능한 아이들은 "엄마, 배가 아파요"라고 말할 것이고, 어려서 표현이 어려운 아이들은 배를 움켜쥐거나 손가락으로 자기 배를 가리킬 겁니다.

원인

1 **소화불량** 너무 과하게 먹거나 소화를 잘 시키지 못하면 복통이 올 수 있습니다. 다만, 소화불량으로 인한 복통은 심한 통증은 아닙니다.

2 **장염** 장의 바이러스성 감염이 복부 경련이나 구토와 설사 등을 유발할 수 있습니다.

3 **식중독** 구토가 심하고 설사가 12시간 이상 지속될 수 있습니다. 철저하게 냉장보관되지 않았거나, 유통기한이 지난 음식들에는 박테리아가 과다증식해 있는데, 이를 먹었을 때 식중독이 발생합니다.

4 **변비** 변을 장기간 못 보았을 때 복부통증을 유발할 수 있습니다.

5 **세균성 인두염** 세균성 인두염은 10% 정도의 극심한 복통을 유발합니다.

6 **스트레스** 흔히 배가 아픈 것을 '꾀병'이라고도 하지만 꾀병이 아닐 수도 있습니다. 재발하는 복통의 가장 많은 원인이 이 스트레스입니다. 아이들의 10% 이상에게 나타난다고 보면 됩니다. 무척 진지하고 신중하며 예민한 아이들은 더욱이 아무 것도 아닌 일에 스트레스를 느끼기도 합니다. 이사를 가거나 가족 사이에 사소한 말다툼이 있거나, 전학을 가거나 하는 일에 힘들어하게 되죠. 이럴 때 복통은 배꼽 주변이나 명치에 나타납니다. 많이 아픈 것은 아니고, 견딜 수 있을 만큼일 수 있으나, 정말로 아픈 것이니, 꾀병을 부린다고 꾸중하지 말고 잘 살펴보기 바랍니다.

7 **심각한 질병** 장중첩증이나 신장염, 맹장염 등에 의한 것일 수 있어요. 특히 맹장염의 경우 95% 이상 복통이 발생합니다. 아픔이 오른쪽 아랫부분에서 느껴지면 의심해보아야 합니다.

영아에게 나타나는 복통

1 영아산통 Colic

생후 10일부터 3개월 정도까지 나타납니다. 정확한 원인이 무엇인지는 알 수 없지만 장의 빠르고 심한 수축작용이 원인이 될 수 있습니다. 늦은 오후부터 이른 저녁, 또는 새벽까지 엄청나게 울며 보챌 수 있습니다. 영아산통은 매일 비슷한 시간에 시작이 되어 끝나는 경우가 많습니다. 아이가 가스분출이 많아지면서 짜증내고 힘들어하기도 하지요. 영아산통의 원인이 분명하지 않은 만큼 여러 대처를 해볼 수 있습니다. 계속 달래주는 수밖에 없기도 하고, 젖을 물려볼 수도 있지요. 모유수유 아기라면 엄마가 먹을 것을 조절해 볼 수도 있습니다. 카페인이 함유된 식음료나 가스를 많이 생성시키는 양배추나 브로콜리, 양파, 콩 등의 섭취를 자제해보면 도움이 될 수 있습니다. 아이가 먹고 나면 트림을 잘할 수 있도록 안정된 자세로 유도해주고, 분유수유 아기라면 공기를 삼키지 않도록 좋은 자세로 수유해주세요. 영아산통이 심해지는 시간이 되기 전에(이른 오후) 따뜻한 물에 목욕하여 기분 좋게 잠들 수 있도록 도와주세요.

2 장중첩증

흔하지는 않습니다. 보통 8개월 영아부터 14개월 아이까지 많이 나타납니다. 장의 한 부분이 안쪽으로 말려들어간 것이에요. 장이 중첩되며 폐쇄로 인해 심한 복통이 갑작스럽게 발생합니다. 특징적으로, 복통이 심해졌다가 가라앉고 심해졌다가 가라앉는 것을 반복합니다. 특별한 증상이 없을 수 있기 때문에 진단이 늦어지는 경우가 많습니다. 그래서 건강하던 아이가 반복적으로 주기적으로 보챈다고 하면 반드시 확인하여야 합니다. 구토도 동반될 수 있으며, currant jelly stool(블루베리 젤리와 같은 변)이라 하는 피가 섞인 점액성의 검고 끈적끈적한 변을 보게 됩니다. 일단, 심상치 않다 싶으면 소아청소년과 전문의에게 보여주세요.

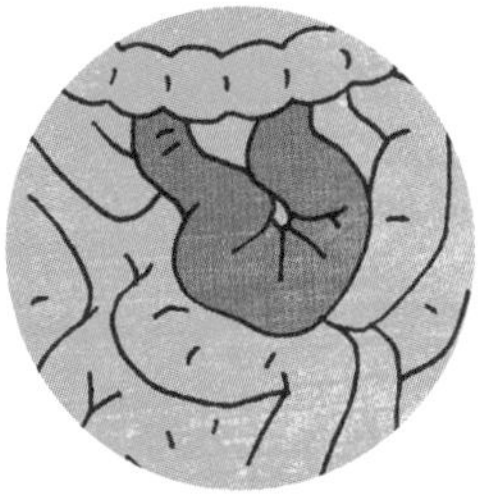
정상 장

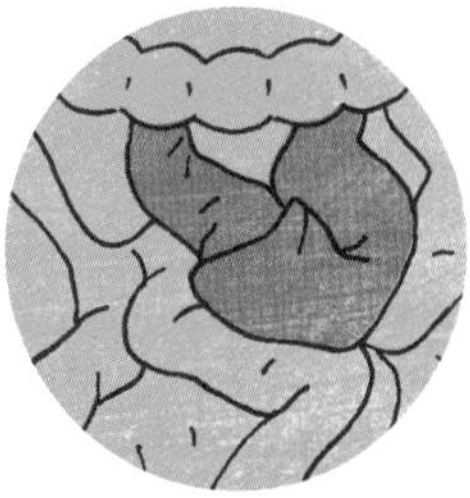
중첩된 장

병원에 가면 꼬인 장을 풀어주기 위해 관장을 하게 될 수 있습니다. 그림처럼 장이 망원경 말려들어가듯 근위부에서 원위부 쪽으로 말려들어가게 됩니다. 관장은 바륨 등의 조영제를 항문을 통해 주입하고 투시 촬영을 통해 장의 모양을 확인하여, 공기의 압력 등으로 장을 풀어주는 시술입니다. 보통 24시간, 늦어도 48시간 안에 처치를 해야 하는 응급질환입니다. 이로도 해결이 되지 않는다면 응급수술을 진행하게 될 수도 있습니다.

3 장염

대부분 바이러스 감염 질환으로, 발열, 구토나 설사가 동반됩니다. 불규칙한 복부 통증이 지속되며, 특별한 치료보다는 1주 정도의 회복기를 거쳐 좋아집니다. 복통은 하루 이틀 정도 지속되고 사라집니다.

4 요로감염

돌 전에는 남자아이에게, 돌 이후에는 여자아이에게 잘 나타납니다. 요도, 방광, 요관, 콩팥을 포함하는 요로기계 감염을 지칭합니다. 소변을 볼 때 복부(특히 아랫부분)와 방광에 불편한 느낌을 주고 아프기까지 합니다. 평소보다 자주 소변을 보고, 자다가 이불을 적시는 일도 있습니다. 병원을 찾아 검사를 받고 약을 처방받아야 합니다.

5 변비

종종 아이의 변비로 고생을 많이 하는데, 변비의 경우 특히 복부의 아래쪽이 아픕니다. 가장 흔한 복통의 원인 중 하나입니다. 아이가 수분과 과일이나 채소, 섬유질 등이 결여된 식사를 하면 더 잘 발생할 수 있습니다.

유산균보다는 섬유질이 많은 음식을 먹이세요. 그리고 만성적인 변비에 시달리는 아이들은 간단하게 생각하지 말고 반드시 병원에 방문하여 기본적인 처치 및 변비약을 꾸준히 복용시키도록 합니다. 보통 3개월에서 1년 가까이 약을 복용할 수 있습니다. 부모들이 약 복용을 꺼려하는 경향이 있는데, 변비는 소아청소년과 전문의와 상의하여 지속적인 관리를 해야 합니다.

6 유당불내증

우유 안에 있는 단백질에 대해 거부 반응을 보이는 것을 '유당불내증'이라고 합니다. 유당분해효소가 결핍되어 분해와 흡수가 충분히 이루어지지 않는 것이죠. 대장의 연동 운동이 자극되어 뒤틀리는 듯한 배의 통증을 느낄 수 있으며, 구토와 설사, 피부 반응과 함께 나타나기도 합니다. 장염 뒤에 설사를 오래하는 것이 유당불내증의 가장 흔한 원인입니다. 장염 뒤에 2주 이상의 설사를 한다면 의심해보아야 합니다.

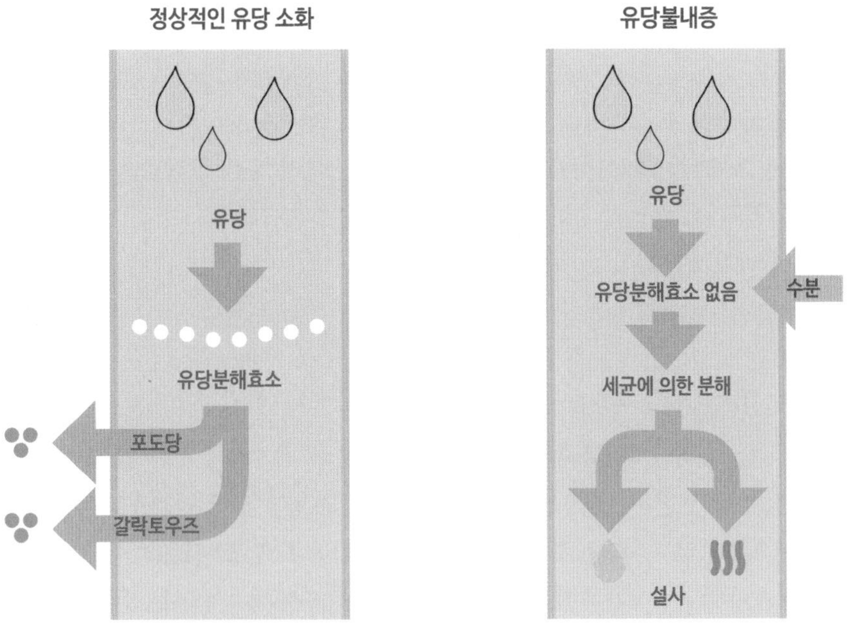

7 세균성 인두염

연쇄상구균streptococci이라 불리는 세균에 의해 감염되는 질환입니다. 3살 이상의 아이들에게 종종 발생합니다. 목이 따갑고 두통과 열이 나는 증상을 보이며 의외로 복통이 있습니다. 구토를 유발하기도 하지요. 검사로 확인되거나 임상적으로 세균성 인두염이 의심되면 항생제 처방을 받아야 합니다.

8 맹장염

맹장염은 세 살 미만 아이들에게 굉장히 드물고, 다섯 살 미만 아이들에게도 흔하지 않습니다. 지속적인 복통이 복부의 가운데에 있다가 점차 오른쪽으로 통증이 전이됩니다. 아이들은 복통을 자세하게 설명할 수 없어서 진단이 늦어지는 경우가 많이 있습니다.

9 납 중독

납 중독은 납을 기본 성분으로 하는 오래된 집에서 사는 아이들에게 종종 나타납니다. 영유아의 경우 벽이나 문과 계단 등의 페인트 조각들을 입으로 가져갈 수도 있습니다. 이때 납 성분이 체내에 저장, 축적되어 문제를 일으킬 수 있는 것이죠. 부모들은 장난감이나 아이의 주변에 널린

다른 물건들에도 납 성분이 없는지 항상 주의를 기울여야 합니다.
납 중독의 경우 복통뿐만 아니라, 변비, 경련을 동반하기도 하며, 잘 울고 떼쓰는 등 아이가 민감해질 수 있습니다. 평소와 다르게 놀거나 먹지 않으면서 무기력 상태에 빠지기도 하지요. 아이가 납에 노출되어있거나, 페인트 부스러기를 먹었다거나, 그런 장난감을 가지고 놀았을 때 위와 같은 증상을 보인다면, 전문의와 상담해주세요. 피 검사나 모발 검사 등을 통해 수치를 측정하고 대안을 세워볼 수 있습니다.

10 감정기복

학동기 아이들은 이유 없이 반복되는 복통을 불러일으킬 수 있습니다. 네 살 이전 아이에게 잘 나타나지 않지만, 평범하지 않게 스트레스를 잘 받는 어린 아이에게도 나타날 수 있습니다. 이럴 때의 복통은 일주일 이상 지속되는 경향이 있고, 불쾌하고 스트레스 받는 상황에 놓여 있다가 발생하는 경우가 많습니다. 특히 감정기복에 의한 복통의 경우, 다른 문제(설사, 발열, 구토, 기침, 무기력함)를 동반하지 않습니다.
당연한 이야기일지 모르지만, 이러한 복통은 아이가 집에서 받는 영향과 행동 양식에서 원인을 찾아볼 수 있습니다. 아이는 평소보다 더 조용하거나 혹은 더 시끄럽게 굴 수 있으며, 자신의 생각과 느낌을 표현하는 데 어려움을 느낄 것입니다. 아이가 집이나 학교에서 문제를 겪고 있지는 않은지, 자신의 형제나 친구들, 선생님과의 문제는 없는 것인지 살뜰하게 살펴봐주세요. 가까운 친구와의 절교, 애완동물의 부재, 가족일원의 죽음이나 이혼, 부모의 잦은 싸움 등 아이의 스트레스 상황은 모든 원인이 될 수 있습니다. 아이와의 대화, 혹은 놀이 치료나 그림 치료 등으로 증세의 호전을 가져올 수 있습니다.

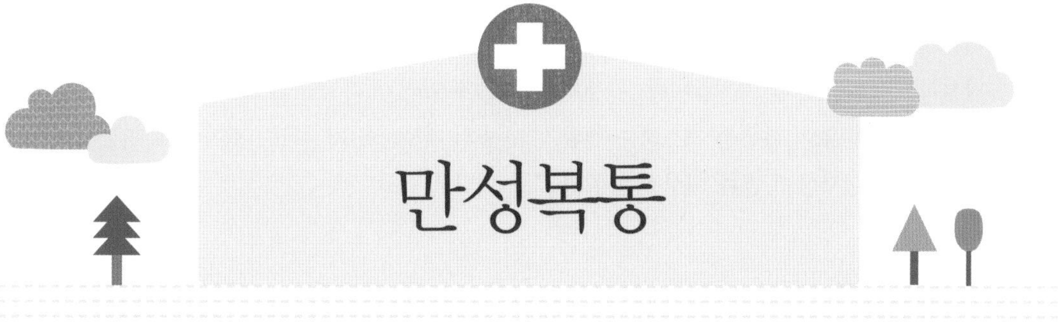

만성복통

건강해 보이고 잘 먹고 잘 지내는 아이들이 복통을 호소하는 경우부터 체중도 잘 늘지 않고 구토, 설사, 혈변 등 특이적인 증상을 호소하는 경우까지 복통은 우리 아이들에게 흔하게 나타나는 증상 중 하나입니다. 갑작스런 복통도 있겠지만 오랜 기간 복통을 호소하며 일상생활에 지장을 주는 경우도 많이 있습니다. 소아청소년기에 발생할 수 있는 만성복통에 대해서 알아보고 어떠한 경우 병원에 방문을 해야 하는지 알아봅시다.

만성복통이란

보통 만성복통이라고 하면 3개월 이상 3회 이상의 복통이 일상생활에 지장을 주는 경우라고 말할 수 있어요. 흔히 재발성 복통recurrent abdominal pain이라고 하며 그중 대부분은 기능성 복통이라 하여 복부에 구조적인 문제가 없이 발생하는 통증이 대부분입니다. 최근에는 3개월은 좀 길다고 생각하고 다른 문제가 있는 아이들을 놓칠 수 있어서 흔히 한 달 이상의 반복적인 복통을 만성복통이라고 합니다.

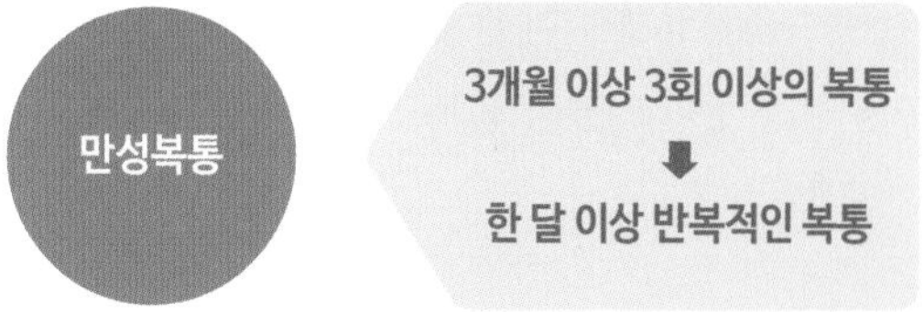

원인

1 기질적 문제

급성충수돌기염(흔히 맹장염), 장회전의 이상과 같은 수술이 필요한 질환부터 알레르기성 자반증, 장간막림프절염, 변비 등의 내과적 질환이 원인이 될 수 있습니다.

2 심리적 문제

분리불안, 우울 증상과 같은 심리적인 문제가 원인이 되는 경우도 있습니다.

3 기능성 복통

만성복통의 대부분을 차지합니다. 복부에 기질적인 이상소견이 없이 복통을 호소하는 질환군을 말합니다. 즉 검사상 특별한 이상소견이 없는데 아이가 복통을 호소하는 것, 소아청소년 복통의 대부분을 차지하는 것이 바로 기능성 복통입니다.

아이들의 복통 원인

1 장신경의 과민성

아이들은 감기만 걸려도, 조금만 많이 먹어도 배가 아프다고 많이 호소합니다. 먹기 싫어서 그러는 경우도 있지요. 그만큼 아이들의 장에 분포하고 있는 신경은 어른보다 과민합니다. 통증을 느끼는 최소치, 즉 역치가 어른보다 낮은 거지요. 특히 이 역치가 더욱 낮은 아이들이 복통을 자주 호소한다고 합니다.

2 자율신경계이상 증상

평소 두통, 오심, 어지럼증, 차멀미 등의 증상이 자주 있는 경우, 우리 몸을 스스로 조절하고 있는 자율신경계의 이상이 있는 경우가 있습니다. 이러한 증상이 기능성 복통을 유발하는 원인이 되기도 합니다.

3 스트레스

요즘 스트레스 받지 않는 사람이 없지요. 특히 한참 놀고 싶고, 하고 싶은 것도 많은 우리 아이들은 공부를 비롯한 여러 환경 속에서 스트레스를 많이 받고 있습니다. 너무나도 안타까운 현실입니다. 놀랍게도 복통으로 진료실에 방문한 아이들의 부모들 중에 상당수가 아이의 스트레스에 대해 인지하지 못하고 있습니다. "우리 아이는 스트레스가 없어요." "우리 아이는 스트레스 받을 환경에 있지 않아요." 이렇게 자연스럽게 말씀하지요. 이렇게 생각하는 것 자체가 아이 입장에서 바라보지 않는 것 같은 느낌이 듭니다. 부모의 틀 안에서 속단하지 마세요. 아이들의 눈높이에서 생각해본다면 아이가 갖고 있는 문제가 무엇인지 스트레스를 받고 있지는 않은지 조금 더 잘 알 수 있습니다.

4 특정한 성향

평소 완벽을 추구하고, 사교적이지 못하거나 지나치게 자신을 의식하는 성향이 있는 아이들에게서 불안과 우울한 증상이 자주 보이며 이러한 아이들에게 복통이 자주 발생하게 됩니다.

5 가족력

대부분의 질환은 가족력이 있습니다. 부모세대에 복통이 자주 있었다면 아이들에게도 자주 있을 수 있습니다.

병원 방문 시기

축구에서 위험한 행동을 하여 퇴장시킬 때 심판이 레드카드를 꺼냅니다. 복통에도 '빨간 깃발 신호 red flag sign'라는 게 있습니다. 즉 이러이러할 때는 꼭 병원에 방문해서 기질적인 문제가 있는지 확인하라는 것입니다.

1 야간 복통

보통 수면 중에는 복통으로 인해 잠에서 깨는 경우는 드뭅니다. 잠에서 깰 정도의 통증이라면 반드시 병원을 방문하여야 합니다.

2 점점 강도가 심해지는 복통

통증의 강도가 몇 달 전이나 지금이나 큰 차이가 없다고 하면 조금 덜 걱정해도 됩니다. 그러나 시간이 지날수록 통증의 강도가 심해진다면 원인을 찾아주어야 합니다.

3 특정 부위의 압통이나 방사통

일반적으로 배꼽 주위 '눌러서 아프지 않는 통증'은 문제가 없는 경우가 많습니다. 거꾸로 배꼽에서 먼 쪽 부위를 눌렀을 때 압통이 생기고 아픈 통증이 신경절을 따라서 뻗치는 통증(방사통)이라면 배 안에 문제가 있을 가능성이 많습니다.

4 삼킴 곤란, 없었던 구토나 설사를 동반할 때

식도염이나 식도 내 이상이 있을 경우에 삼킴 곤란 증상이 나타날 수 있습니다. 기존에 없었던 구토나 설사가 있으면 이 또한 문제가 있는지 확인해야 합니다.

5 구토가 심해지거나 담즙성 구토일 경우

췌장염이나 장회전 이상으로 장폐색이 생길 경우에 구토가 심해지고 담즙성 구토를 할 수 있습니다.

6 복통이 발작성이거나 식은땀을 흘리거나 창백할 정도로 심한 경우

이렇게 심한 복통일 때는 병원을 방문해야 합니다.

7 체중감소와 사춘기 지연소견을 보일 경우

체중이 감소했거나 사춘기 성장 발달에 있어 지연되는 소견을 보이는 경우 병원을 방문하세요.

8 관절통, 항문 주위 병변, 야간 설사 등을 보일 경우

우리나라에서도 크론병 같은 염증성 장질환이 늘어나고 있습니다. 크론병에서는 관절통, 항문 주위 병변(치핵, 치열), 야간 설사가 나타날 수 있습니다.

9 장출혈을 보일 경우

소량의 출혈이라도 병원에 방문하여야 합니다.

10 복통과 미열이 자주 동반될 때

복통과 함께 미열이 자주 동반될 때 병원을 방문하세요.

11 만 4세 미만일 경우

어린 소아에게는 만성복통이 드물기 때문에 4세 미만의 만성복통이라면 반드시 검사를 하여야 합니다. 4세가 안 되는 아이가 아프다는 것을 꾀병으로 간주하면 안 된답니다.

기능성 만성복통의 종류

간단하게 네 가지로 기능성 만성복통을 분류해봅니다.

1 기능성 소화불량 functional dyspepsia

2개월 이상, 주 1회 이상 상복부의 불편감이 있는 경우를 말합니다. 흔히 윗배가 더부룩하고 속쓰림이나 소화불량 같은 증상을 나타냅니다.

2개월 이상
주 1회 이상

2 과민성 장증후군 irritable bowel syndrome

기능성 복통 중에 가장 흔한 질환입니다. 2개월 이상, 주 1회 이상 증상이 있습니다. 하복부의 통증과 불편감이 다음과 같은 증상(2개 이상)과 동반되는 경우 과민성 장증후군이라고 말할 수 있습니다. 흔히 설사나 묽은 변이 흔하게 있으며 자주 배가 아프다고 하는 아이들이 여기에 속합니다.

1. 배변의 변화로 호전
2. 배변 횟수의 변화로 증상이 시작
3. 대변 모양의 변화로 증상이 시작

2개월 이상
주 1회 이상

3 복부 편두통 abdominal migraine

12개월 동안 2회 이상 1시간 이상의 발작성 복통으로 기능성 만성복통의 1~4%를 차지합니다. 두통, 눈부심, 구역, 구토, 창백한 피부와 관련 있습니다. 남성보다 여성에게 흔하여, 연령은 10~12세에 흔합니다. 편두통을 동반할 가능성이 많습니다. 차멀미가 흔한 경우가 많습니다. 다른 기질적 질환과 감별하는 것이 중요합니다.

12개월 동안 2회 이상
1시간 이상

4 소아 기능성 복통childhood functional abdominal pain

앞에서 언급한 세 가지를 제외하고 빨간 깃발 소견이 없는 경우 2개월에 주 1회 이상일 경우 진단할 수 있습니다.

2개월에
주 1회 이상

기능성 만성복통의 치료

확실한 원인이 없고 문제가 없기 때문에 대부분 증상적인 치료와 안심이 주된 해결책입니다. 물론 새로운 진단 기술이 발달하고 원인을 알지 못했던 복통의 원인을 발견한다면 치료 방법이 달라지겠지만, 현재까지 치료의 기본은 다음과 같습니다.

- ☑ 규칙적인 식습관을 확립합니다.
- ☑ 짜고, 맵고, 자극적인 음식을 삼갑니다.
- ☑ 인스턴트, 탄산음료 등을 삼갑니다.
- ☑ 소비톨이 많이 들어 있는 음식을 삼갑니다.
- ☑ 신선한 채소와 과일을 자주 먹습니다.
- ☑ 규칙적인 운동을 합니다.
- ☑ 스트레스를 없애 줍니다.

제가 만성복통에 대해 이야기하면서 가장 강조하고 싶은 것 중 하나가 바로 '아이들의 스트레스를 줄여주자'입니다. 요즘 스트레스 안 받는 아이들이 없습니다. 학교, 학원, 가정에서의 많은 요구들이 아이를 아프게 합니다. 우리가 생각하는 것 이상의 중압감과 스트레스가 여러 곳에 산재해 있습니다. 부모가 아닌 다른 사람들은 아이의 스트레스를 이해할 수 없는 게 당연합니다. 아이러니하게도 아이들은 부모로부터 많은 스트레스를 받고 있습니다. 우리 아이들은 돌 전에 평생 동안 할 모든 효도를 다 한다고 하지요? 눈에 넣어도 아프지 않은 어린 시절에는 스트레스를 주지 않았을 겁니다. 그러한 환경에도 노출되지 않았을 거고요. 아이의 입장에서 아이가 어떠한 생각을 하고 어떠한 고민을 하고 있는지 한번 생각해보면 좋겠습니다. 아주 어린 아이들도 고민은 있습니다. 부모가 아이를 그 누구보다도 사랑하겠지만 사랑의 방법에 대해서 가끔씩 생각해보는 것을 권합니다.

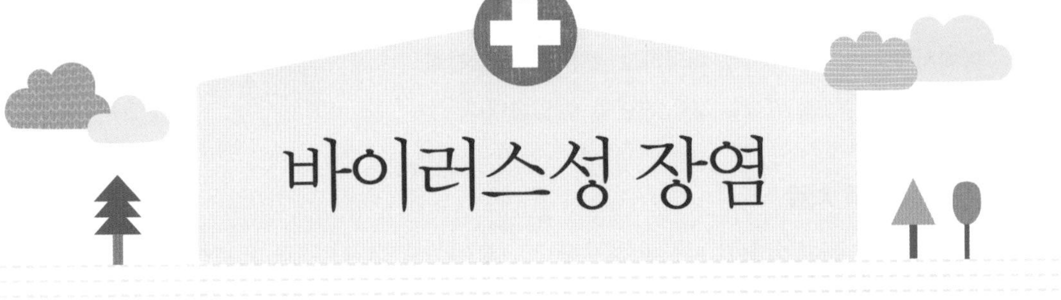

바이러스성 장염

바이러스의 전염에 의해 발병하는 장염이 '바이러스성 장염'입니다. 배설물로 인해 오염된 음식물이나 손을 통해 전염됩니다. 소아의 바이러스 장염은 보통 로타바이러스와 노로바이러스가 주원인이 됩니다. 발병초기 감기 증세를 보이며, 2~3일 구토 후 3~5일간 설사를 동반합니다. 생후 3개월부터 24개월 사이 가장 많이 발병합니다.
질병관리본부 통계(2004~2009년)에 따르면, 장염 바이러스 검출률은 매년 10월 말부터 늘기 시작해 다음 해 1~3월 절정에 달했다가 4월 말에 줄어든다고 합니다. 겨울철에는 춥다고 손을 잘 씻지 않는 등 개인 위생 관리가 소홀해진 탓일 겁니다.

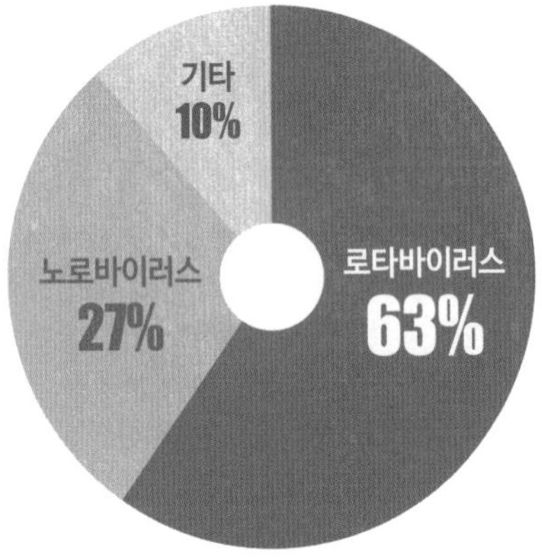

급성 설사 질환 원인 바이러스 검출(질병관리본부, 2011년)

로타바이러스

로타바이러스는 수레바퀴Wheel=rota처럼 생겼다 하여 명명되었습니다. 손의 접촉과 구강 접촉을 통해 전염됩니다. 손에서 손으로 옮겨지는 것이지요.

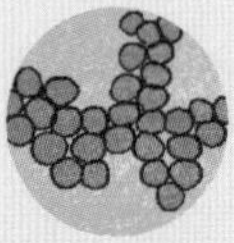

증상

1 구토와 설사가 잦다

하루에 10~20회 정도의 설사를 하게 되며, 심해지면 열흘 가까이 설사를 할 수 있습니다. 바이러스 장염은 특히 구토가 주증상일 수 있습니다. 흔히 아이가 체했다고 생각하고 오는 경우도 있습니다. 물론 과식 후에 소화불량을 흔히 체했다고 표현하는데, 체해서 열이 나거나 설사를 하는 경우는 없습니다. 겨울철에 식욕이 없으며 열을 동반하는 경우에 구토 증상이 나타나면 바이러스 장염을 의심하여야 합니다.

2 탈진상태가 된다

소변이 줄고 입술이 마르는 등 탈진상태가 됩니다. 아이는 먹지 못하고 계속 토하거나 설사하면서 몸이 많이 지치게 됩니다. 축 처지거나 기운이 빠져 있을 수 있습니다. 이것이 장염에 있어서 치료를 하는 중요한 포인트입니다. 즉 탈수의 예방과 치료가 장염의 치료 목적입니다.

장염은 감기와 같이 저절로 증상이 회복되는 경우가 대부분이며 증상이 회복되는 동안에 탈수가 진행되지 않도록 수분 보충을 잘하는 것이 중요합니다. 구토가 있을 경우에 평소보다 조금씩 자주 수분 보충을 하는 것이 중요하며 8시간 이상 소변을 보지 않거나 아이가 너무 기운이 빠져 활동성이 저하된 경우에는 병원을 방문하여 수액을 맞을 수도 있습니다.

3 감기로 오인할 수 있다

잠복기가 있어서 초기에는 감기로 오인할 수 있습니다. 발열, 콧물, 기침 등 단순 감기 증세가 2~3일 정도 먼저 나타나고 구토가 동반됩니다. 따라서 처음에 적절한 치료를 못 받게 될 수가 있지요. 엄마들이 '감기가 좋아지니 장염에 또 걸렸다'라고 하소연하시는 경우가 있습니다. 바이러스의 특징상 하나의 장기에 증상을 보이는 경우보다 감기 증상과 위장관 증상을 동시에 보이는 경우가 많습니다. 장염에서도 감기 증상이 있을 수 있습니다.

치료 방법

중요한 치료의 포인트는 탈수의 예방과 교정입니다.

1 수액을 맞거나 전해질 제제 또는 끓인 물을 식혀서 먹인다

저는 경구수액 제제를 많이 처방하는 편입니다. 경구수액 제제는 전해질, 수분 보충에 필요한 요소가 충분히 들어 있어서 어느 정도 먹을 수 있는 아이들에게 주사를 맞지 않고도 탈수 교정을 할 수 있는 중요한 약입니다. 물론 맛이 좀 좋지 않아서 잘 먹지 않는 경우가 있습니다. 조금이라도, 물에 희석해서라도 먹이는 것이 그냥 맹물을 먹이는 것보다 효과가 좋습니다.

이온음료를 먹여도 되냐고 물어보는 경우도 많습니다. 물론 아무것도 먹지 않는 것보다 나을지도 모르지만 탈수의 교정에는 좋지 않습니다. 이온음료에는 필요한 전해질이 적고 당분이 많아서 탈수 시에는 교정에 큰 도움이 되지 않습니다.

2 지사제 사용은 좋지 않을 수 있다

지사제를 사용해서 설사를 인위적으로 줄인다면 장내 독소가 증가하여 증상이 더욱 나빠질 수 있습니다.

3 설사가 잦아들면 담백한 음식 먹이기

"아이가 설사를 해서 아무것도 먹이지 않았어요!"라는 건 아주 위험한 생각입니다. 설사를 해서 우유를 먹이지 않고 조금 묽게 먹이거나 아예 금식을 했다고 말하는 경우도 있습니다. 장염에 대한 오해입니다. 물론 의학적으로 필요한 경우엔 금식을 시키는 경우도 있겠지만 평상시에 먹었던 음식들을 먹이는 게 좋습니다. 다만 과일, 단음식, 섬유질이 많은 음식, 지방이 많은 음식은 피하세요.

추천음식
두부, 닭고기(기름이 없는 단백질), 단호박죽, 바나나

예방

수칙 1
손 잘 씻기

1. 손 잘 씻기

모든 세균 및 바이러스성 질환 예방의 기본 수칙은 손을 잘 씻는 것입니다. 청결을 유지하고 위생 관리에 철저해져야 합니다.

수칙 2
먹는 것 조심

2. 먹는 것 조심

물은 끓여 마시고, 음식은 완전히 익혀주세요.

수칙 3
개인물건 소독

3. 개인물건 소독

영유아는 모든 물건을 입으로 가져갑니다. 아이들이 갖고 노는 장난감 등을 끓는 물에 소독하고, 젖병 관리에도 엄격해지세요.

수칙 4
사람 많은 곳 출입 자제

4. 사람 많은 곳 출입 자제

어린이집이나 마트 등 다른 사람과 접촉할 만한 기회를 만들지 말고, 그래야 한다면 공용으로 사용하는 마트의 카트나 문 손잡이 등에 접촉하는 것에 주의해주세요.

빈혈

예전에 폐렴으로 내원한 15개월 된 아이가 있었습니다. 너무나도 창백하고 보채는 증상이 심하기에 식습관에 대해서 물어봤더니 밥이나 고기를 전혀 먹지 않으려 해서 생우유만 거의 주식으로 먹고 있다고 하더라고요. 검사 결과는 심한 철 결핍성 빈혈이었습니다. 헤모글로빈 수치가 정상치의 반 정도밖에 되지 않았지요. '단호하게' '일관되게' 우유량을 줄이고, 밥을 먹으면서 고기를 잘 먹게 하라고 조언해드렸어요. 동시에 철분제도 복용하기 시작했는데 1개월, 3개월 후에 검사해보니 혈액 검사가 거의 정상치가 되었고 아이는 보챔도 줄고 밥도 잘 먹는다고 했습니다. 이렇듯 외래에 다른 문제로 왔지만 얼굴이 뽀얗다 못해 하얗게 질린 것 같은 아이들이 종종 있습니다. 빈혈이 원인일 때가 많은데, 아이들의 빈혈에 대해서 좀 더 알아봅시다.

빈혈anemia이란

오른쪽 사진은 혈액의 말초도말 사진입니다. 왼쪽 사진이 좀 창백해보이지요? 적혈구도 창백합니다. 바로 철 결핍성 빈혈에서 볼 수 있는 말초혈액 도말 사진입니다.

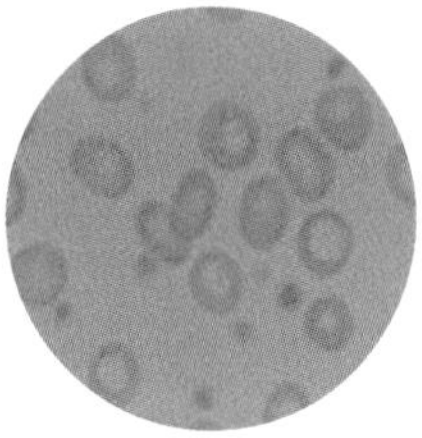
빈혈

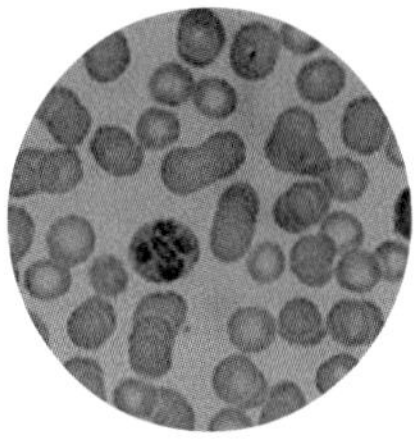
정상 피

원인

아이의 몸이 적혈구를 충분히 생산하지 못해서

아이의 몸에서 적혈구가 너무 많이 파괴되거나, 손실되어서

적혈구에 충분한 헤모글로빈이 없어서

이런 이유로 인해 빈혈이 야기될 수 있습니다. 이중에 흔하게 외래에서 볼 수 있는 경우는 철분이 부족해서 발생하는 철 결핍성 빈혈입니다.

철분이 부족하면 적혈구 안에 헤모글로빈이 적어져 빈혈이 옵니다. 우리 몸은 헤모글로빈이 형성되고 파괴되는 과정에서 태어나서부터 15세까지는 적어도 0.8mg의 철분이 필요합니다. 철분의 생체 이용률이 보통 10%가 넘지 않기 때문에 적어도 하루에 8~10mg의 철분을 음식으로 흡수해야 합니다.

헤모글로빈

적혈구에서 몸의 다른 세포로 산소를 운반하고 이산화탄소는 배출하는 것을 가능하게 해주는 색소단백질입니다. 이 헤모글로빈의 주된 구성 성분이 바로 철분입니다.

증상과 징후

증상

- 숨이 가빠짐
- 심박동수가 빨라짐
- 손발이 부음

징후

- 창백한 피부색
- 눈꺼풀과 손톱 발톱의 밑부분이 평소보다 붉지 않음
- 몸이 허약해짐
- 쉽게 지쳐함
- 식욕이 없고 자주 보채며 짜증냄

식단에 철분이 부족한 경우, 아이는 이상한 것(얼음이나 진흙, 더러운 것들)을 자꾸 먹으려들 수도 있습니다. 이러한 행동을 '이식증'이라 부릅니다. 이식증은 보통 빈혈을 치료하거나 아이가 크면 치유가 됩니다. 아이가 위와 같은 증상을 보이거나 몸에서 사인을 보내면 꼭 전문의와 상담해주세요. 간단한 적혈구수치검사로 아이의 상태를 진단해 볼 수 있습니다.

위험성

9~24개월령 아기들에게 빈혈의 위험성이 많지만 특히 아래와 같은 아이들은 위험에 더 크게 노출되어 있습니다.

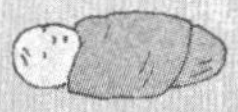

이른둥이로 태어난 아이들

만삭아의 경우 태아기의 마지막 달에 축적된 철분을 몸에 저장한 채 태어납니다. 이렇게 저장된 철분은 4~6개월 간 유지되지요. 이른둥이의 경우 축적된 철분이 두 달을 채 유지하지 못합니다.

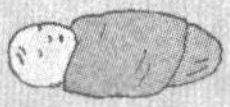

모유수유 아기 중 생후 6개월 이후, 철분이 함유된 식품을 먹지 않은 아이들

이 부분에는 의견이 분분합니다. 6개월까지 완전 모유수유를 하고 6개월 이후에 이유식을 시작하는 것을 아직까지는 추천합니다. 6개월 이전에 철분이 강화된 이유식을 해야 한다는 주장도 있는데, 6개월까지 완전 모유수유가 정설입니다. 모유보다는 분유에 철분이 많습니다. 하지만 철분 흡수율은 모유가 2~3배 정도 더 좋습니다. 모유수유한 아기가 이유식을 먹기 시작했다면 철분이 함유된 식이를 하는 것이 좋습니다. 한마디로 고기를 잘 먹여야 하지요. 처음에 5g 정도로 시작을 해서 중기에는 20~30g, 후기나 완료기에는 30~50g 정도를, 두 돌쯤에는 100g 정도의 고기를 매일 먹으면 철분 보충에 도움이 됩니다(고기에는 아연도 많습니다).

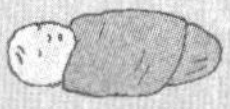

철분이 함유된 분유를 수유받지 않은 아이들

철분이 함유된 분유를 수유받지 않은 아이들에게도 빈혈이 위험성이 있지만 대부분의 분유에는 철분이 함유되어 있습니다.

예방

철 결핍성 빈혈은 쉽게 예방할 수 있습니다. 잘 먹으면 생기지 않겠지요. 다음과 같이 아이가 균형 잡힌 식사를 하도록 유도해주세요.

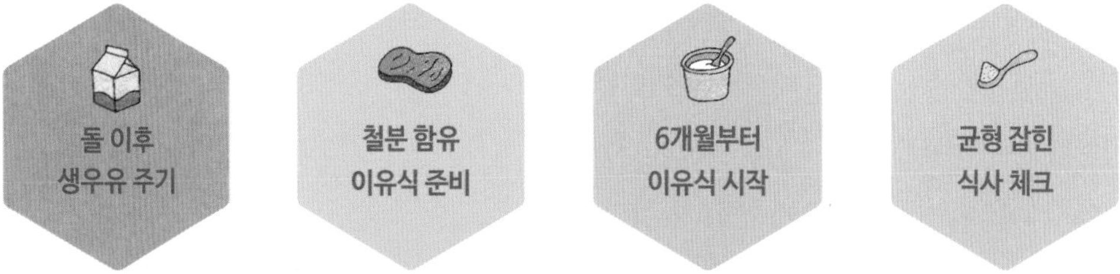

돌 이후 생우유 주기
돌이 지나기 전까지 생우유를 주지 마세요. 돌 이후에도 생우유는 500ml 미만으로 주세요.

철분 함유 이유식 준비
모유수유를 하고 있다면 철분이 함유된 이유식을 준비해주세요. 적어도 6개월부터는 시작하세요. 또 이유식 시작 전에는 모유로부터 충분한 철분을 섭취할 것입니다. 하지만 고형식을 시작하면서 철분 함유량이 적으면 모유에서 섭취하는 철분의 양이 무척 줄어들게 될 것입니다.

6개월부터 이유식 시작
모유수유 아기나 분유수유 아기 모두 6개월부터는 철분이 충분히 함유된 이유식을 하세요.

균형 잡힌 식사 체크
큰 아이의 경우에도 철분이 함유된 균형 잡힌 식사를 하고 있는지 체크해주세요. 고기류에는 철분이 함유되어 있습니다. 달걀노른자, 소고기, 감자, 토마토, 건포도 등도 철분 섭취에 좋은 음식들입니다. 또한 식탁에서 철분 섭취를 늘리려면 과일주스와 껍질째 요리한 감자를 사용해보세요.

치료 방법

아이가 잘 크지 않고 먹는 양도 적으며 자주 보채고 앞에서 언급한 빈혈의 증상이 의심이 되면 병원에서 빈혈 검사를 해보세요. 빈혈로 확인이 된다면 치료는 간단합니다. 빈혈약을 매일 3개월 정도 먹는 것입니다. 흔히 액상제제로 많이 처방받을 거예요. 보통 식간에 하루에 1~3번 정도로 나누어서 먹습니다. 그리고 비타민C가 풍부한 음식을 많이 먹으면 철분 흡수가 잘 됩니다. 아이의 빈혈이 걱정되어서 약국에서 자가 구입하여 복용하는 경우도 있는데요. 철분이 결핍된 빈혈이라는 정확한 진단을 받았을 때 처방받아서 복용하는 것이 좋습니다. 치료와 동시에 철분이 풍부한 음식을 먹이는 것도 중요하고요.

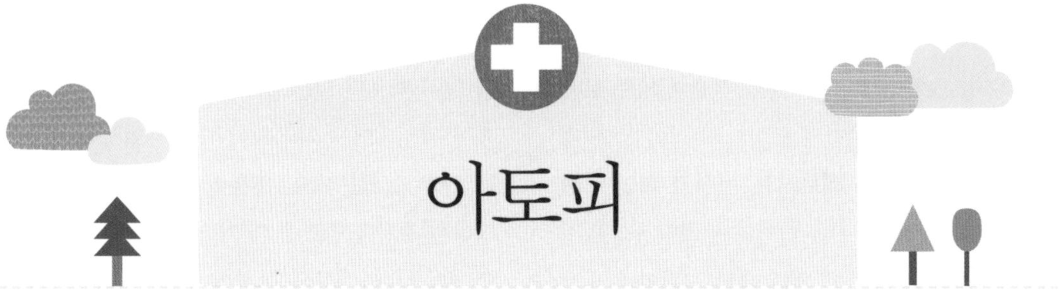

아토피

아토피 피부염의 치료에 있어서 가장 중요한 것은 바로 피부를 보습하는 일입니다. 특히 날씨가 건조해지면 아토피가 심한 아이들의 피부가 더 악화되곤 하지요. 피부를 청결하고 촉촉하게 유지하는 것이 무엇보다 중요합니다.

아토피 관리

아토피가 심한 아이들이 극심한 간지러움을 느껴 긁게 되면 증상이 악화되는 경우가 많습니다. 딱지가 앉거나 진물이 생길 정도로 아토피 환부가 악화되었을 때, 집에서 간단히 해줄 수 있는 습윤드레싱wet dressing을 알려드립니다.

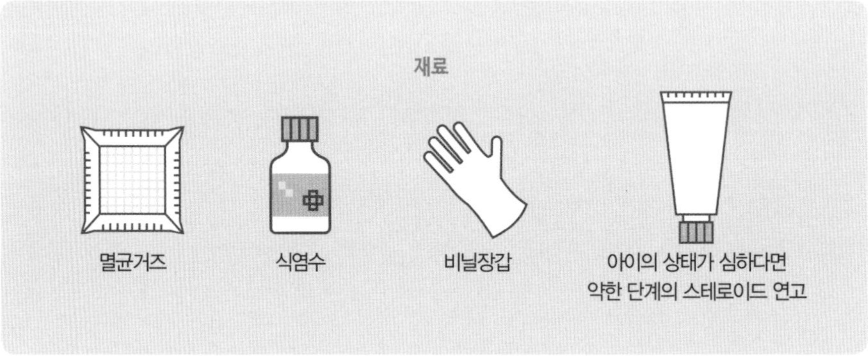

※참고 : 연고는 습윤드레싱에 꼭 필요한 것은 아니고 상태가 많이 안 좋다면 발라주기 바랍니다. 이때, 담당 선생님과 꼭 상의하세요. 식염수는 무엇을 쓰셔도 무방하나, 가끔 안경점에서 파는 식염수에는 렌즈코팅제 같은 기타 다른 성분이 포함되어 있기도 하니 약국에서 구입해 쓰면 됩니다.

드레싱 순서

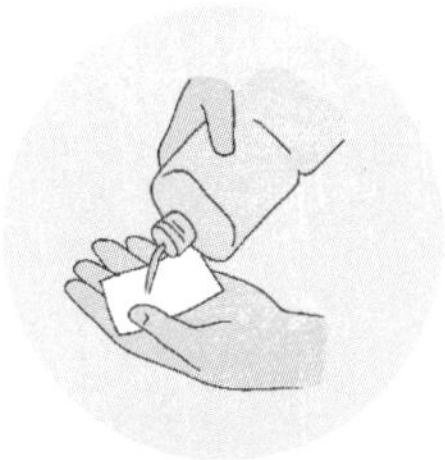

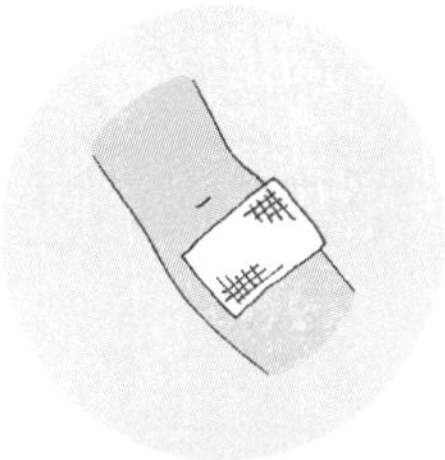

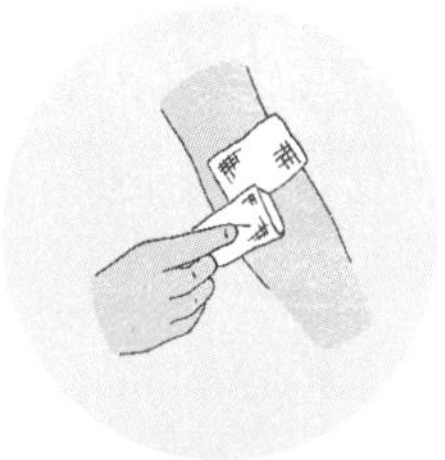

Step1

거즈를 환부 정도의 크기로 접어, 식염수로 충분히 적셔줍니다.

Step2

환부에 생리식염수를 적셔놓은 거즈를 올려놓습니다. 물기가 흐르지만 않을 정도로 충분히 거즈를 적셔놓습니다.

Step3

그 위에 마른 거즈를 덮어줍니다.

- ☑ 1회에 약 20~30분 정도 시행
- ☑ 교체해서 다시 적셔두는 것 가능
- ☑ 하루 약 3~4회 시행하되 진물이 많은 경우 더 자주 해도 됨

습윤 드레싱이 끝난 뒤에는 반드시 보습제를 도포하여 건조해지는 것을 방지해야 합니다. 심한 경우라면 피부에 보습제나 연고를 바르고 젖은 거즈나 린넨천을 얹어줍니다. 그러고 나서 붕대로 감아주면 수분 흡수를 도울 수 있어요. 아이가 자유롭게 활동할 수 있도록 붕대를 감지 않아도 됩니다. 얼굴 역시 마스크팩을 만들 듯 구멍을 뚫어 똑같은 방식으로 적용해주세요.

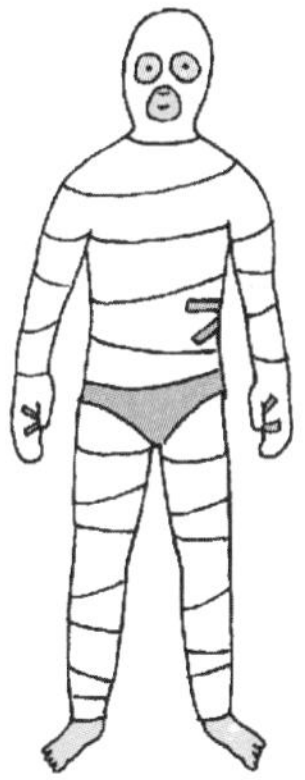

습윤드레싱을 하는 목적

가려움증 호전, 분비물 제거 등 증상의 완화에 도움이 되며, 보습제 및 연고의 효과를 높여줍니다.

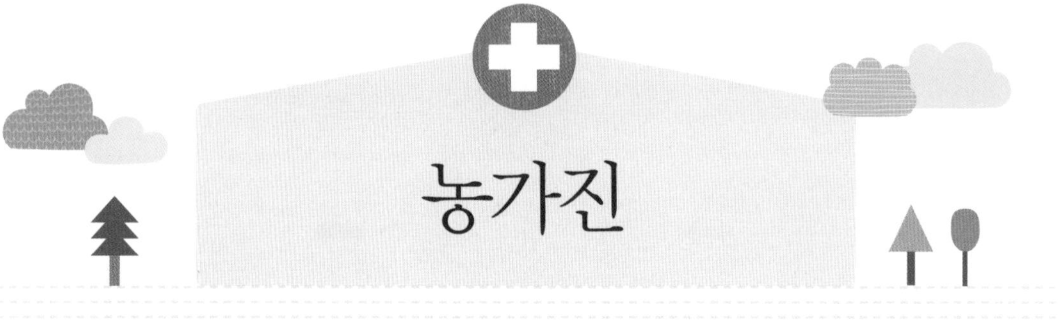

농가진

농가진이란 피부에 상제하고 있는 황색포도상구균staphylococcus aureus, 화농성연쇄상구균streptococcus pyogenes에 의한 피부감염입니다.

발병 원인

농가진은 피부병변에 직접 닿거나 긁어서 주변으로 옮겨갈 수 있습니다. 동그란 모양으로 발갛게 발적되어 있고 노란색의 분비물이 나올 수 있습니다. 하나의 병변만 있는 것보다 다발성으로 생기는 경우가 대부분입니다. 콧물이 나 벌레에 물리면 가려움을 느끼는데, 가려워서 긁다 보면 피부 방어벽이 약해지고 손에 있는 세균이 감염을 일으킬 수 있습니다. 즉 피부에 이차적으로 세균이 감염되는 것입니다. 위생이나 영양상태가 좋지 않은 경우에 잘 발생할 수 있습니다.

증상

통증이 있을 수도 있고 없을 수도 있으나 가려워서 아이들이 자주 긁습니다. 그래서 주변으로 잘 옮아가지요.

치료 방법

병변이 간단하고 심하지 않는 경우에는 국소적인 항생제(뮤피로신제제 연고)를 도포하는 치료를 하고 심하고 광범위한 경우에는 경구 항생제를 같이 사용하기도 합니다. 병변이 주변으로 옮지 않게 집에서는 통풍이 되는 밴드로 붙여주고 청결하게 병변을 관리해주는 것이 중요합니다.

농가진 전염을 막는 방법

1. 공용 물건(수건, 컵 등)을 사용하지 않기
2. 손씻기를 철저히 하기

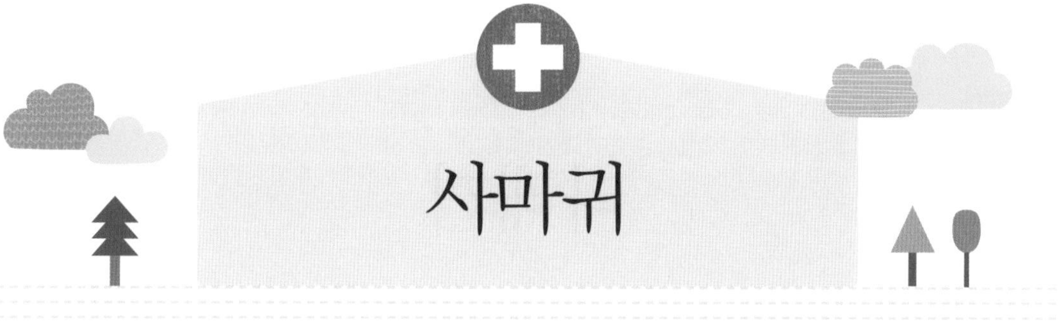

사마귀

피부에 사람유두종바이러스human papilloma virus에 감염이 되면 피부의 표피가 과증식되어 융기되고 거친 형태의 병변이 생기게 되는데 이를 사마귀라고 합니다.

사람유두종바이러스

사람유두종바이러스는 흔히 알고 있는 것처럼 자궁경부암을 일으킬 수 있는 바이러스입니다. 자궁경부암은 사람이 유일하게 예방할 수 있는 암이기도 하지요. 하지만 사람유두종바이러스가 암보다 더욱 흔하게 일으킬 수 있는 것이 바로 사마귀입니다.

증상

여러 형태로 나타나지만 대부분 증상이 없고 문제가 없기 때문에 아이가 불편해하지 않는다면 지켜보아도 됩니다. 소아기에 잘 생기며 성인이 되면 잘 생기지 않는다고 합니다.

치료 방법

바르는 약품도 있고 레이저 치료도 하지만 대표적으로 냉동치료를 합니다. 병변이 없어질 때까지 반복적으로 냉동 치료를 하면 효과를 볼 수 있습니다.

냉동 치료

액체질소를 사마귀 조직에 분사하여 조직을 파괴하는 방법. 반복적으로 시행하여야 함.

다래끼

다래끼는 눈에 있는 눈물샘에 세균감염이 되는 것을 말합니다. 위치에 따라서 겉다래끼, 속다래끼, 콩다래끼 등으로 구분을 합니다. 보통 눈이 붙고 불편하고 통증이 있는 증세를 보이는데, 이는 겉다래끼라고 보면 됩니다.

원인

세균에 의한 감염입니다. 포도상구균이 대표적인 균입니다. 청결하지 않은 손으로 눈을 자주 비빈다면 잘 걸릴 수 있습니다. 협조가 잘 안 되는 나이의 아이들은 손을 자주 씻는 것이 중요합니다.

치료 방법

항생제 점안액을 사용하며 필요에 따라 먹는 항생제, 소염제 등을 사용합니다. 대부분 시간이 지나면 호전되지만 치료에 반응이 없고 농이 잡혀있으면 절개 및 배농을 하기도 합니다.

Doctor's comment

속눈썹이 눈을 자꾸 찌르는 아기

눈물을 자주 흘리는 아이들이 있는데, 이런 증상을 유루증이라 합니다. 눈물이 정상적으로 만들어져서 비루관을 통해 코로 넘어가야 하는데 이게 잘 조절되지 않으면 눈물이 겉으로 흐르게 됩니다. 눈물이 많이 만들어지는 경우도 그럴 수 있고, 눈물이 정상적으로 만들어지지만 비루관이 좁거나 막혀있어서 눈물이 겉으로 흐르는 경우도 있습니다. 속눈썹이 말려들어가서 결막을 자주 자극하는 경우에도 눈물이 많이 만들어져서 눈물이 겉으로 흐릅니다. 보통 아래 부위의 눈썹이 말려들어 찔리는 덧눈꺼풀인 경우도 많습니다. 시간이 지나면서 4~5세 정도에 호전을 보인다면 수술적 치료를 하지 않아도 되지만 만성적인 자극으로 불편감을 주거나 결막이나 각막에 상처를 줄 수 있는 상황이라면 수술을 합니다. 기능적인 쌍꺼풀 수술을 한다고 보면 됩니다.

틱

자기도 모르게 불수의적(내 의지와는 상관없이)으로 반복적인 음성이나 행동을 보이는 현상을 틱 증상으로 볼 수 있습니다. 소아 15% 정도에서 흔하게 나타나는 증상입니다.

증상

틱은 대부분 일시적으로 나타나며 일부분에서만 만성적인 틱 증상으로 발전합니다. 1년 이상 증상이 지속되면 치료를 해야 하며 그 이전의 증상이 경미하다면 대부분 자연적으로 사라집니다.

원인

심리적인 스트레스도 원인이 되지만 모든 것을 심리적으로만 설명할 수는 없습니다. 기질적인 문제에 심리적인 요소가 가미되면 틱 증상이 악화되는 양상을 보입니다.

대처 방법

엄마들은 아이가 틱 증상을 보이면 매우 걱정합니다. 아이가 일부러 하는 증상이 아니므로 이런 증상을 보일 때 엄하게 꾸짖거나 못하게 하면 오히려 더욱 악화되는 경향이 있습니다. 아이가 틱 증상을 보이면 가까운 소아청소년과나 소아정신과를 방문하여 상담받고, 증상이 시작된 지 1년이 채 되지 않았고, 그 증상이 가볍다면 여유롭게 지켜보세요. 오랜 시간 증상이 지속되며 증상 자체가 심해보인다면 치료를 받는 것이 좋습니다. 약물에 의해 호전된다고 하니 많은 걱정은 안 하셔도 됩니다.

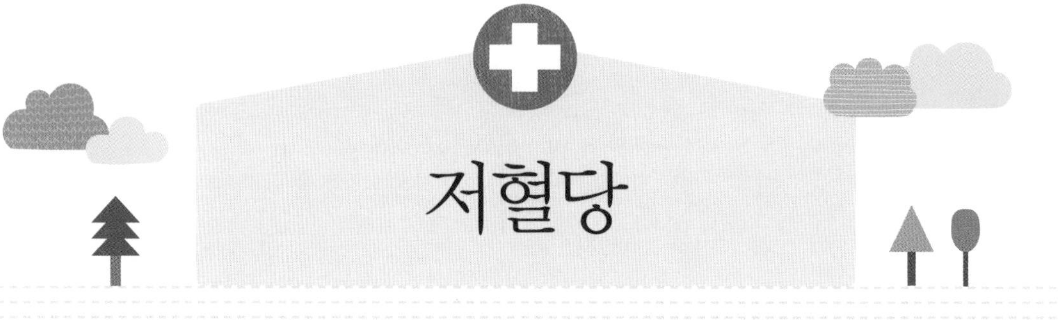

저혈당

어른들이 나이 들면 밥심으로 산다고 하잖아요. 밥, 어른들이 말하는 '쌀'은 탄수화물이 대부분이고 탄수화물의 소화 결과가 포도당입니다. 포도당은 우리의 신진대사를 유지하는 아주 중요한 성분이지요. 특히 뇌로 가는 영양분 중 포도당이 1차적으로 전해지기 때문에 포도당은 산소공급만큼이나 중요한 성분입니다.

저혈당이란

저혈당hypoglycemia은 혈중에 포도당이 정상수치보다 적어지는 상황입니다. 적어도 혈중에는 70 이상의 혈당이 유지되어야 하는데, 그 이하로 혈당이 떨어지는 경우 저혈당이라고 합니다. 흔히 당 관련된 질환은 당뇨병이라고 생각하지요? 혈당을 조절하는 여러 인자의 문제, 그 중 인슐린의 감소 및 저항에 의한 질병이 당뇨병입니다. 당뇨병 환자는 높은 혈당으로 인한 합병증이 생기는 문제로 고통받지만, 동시에 저혈당에 의한 쇼크 또한 무섭습니다. 혈당이 떨어지면 활동성 저하, 발한, 복통, 구토, 의식저하, 경련 등 심한 경우에는 사망까지 이를 수 있습니다.

저혈당 아이

혈당은 여러 기전으로 조절되는데, 근육을 통해서도 조절이 됩니다. 그래서 근육량이 적은 18개월에서 5세 사이에서는 혈당조절이 쉽지 않을 때가 있지요. 특히 저녁을 먹지 않고 다음날 늦잠을 자는 아이의 경우에는 밤새 공복 기간이 길어지기 때문에 저혈당에 빠질 수가 있습니다. 저녁을 먹지 않고 늦잠 자는 아이 중 아침에 잘 일어나지 못하고 지속적으로 자려고 하며, 땀을 많이 흘리고 구토, 복통, 경련 증상이 보인다면 한 번쯤은 저혈당을 생각해야 합니다. 물론 모든 아이들에게 생기는 것은 아니에요. 평소에 탄수화물 섭취가 적은 마른 아이들 중에 감기나 장염과 같은 바이러스 감염에 의해서 영양 섭취가 부족해지고 스트레스를 받는 상황에서 공복기간이 길어지면 발생할 수 있습니다.

주의사항

사례1 아이가 자꾸 까라지며 배가 아프다고 호소하고 식은땀을 많이 흘렸는데, 진찰상 앙이는 기면상태로 자극을 주면 깨서 반응을 하지만 그냥 두면 자꾸 자려고 했습니다. 혈당수치는 46mg/dl, 전원하여 수액 치료 뒤 퇴원했습니다. 마른 편이었고, 저녁을 안 먹은 채로 잠들었다가 일어나서 증상을 보였습니다.

사례2 장염으로 왔다가 진찰상 너무 까라져서 확인한 혈당이 40mg/dl 정도로 낮게 확인되어 역시 전원해서 치료한 뒤에 퇴원했습니다. 평상시에 잘 먹지 않는 아이여서 버릇을 고친다고 생각하여 저녁을 먹이지 않고 재웠으며 아침에 일어나니 아이가 자꾸 자려하고 까라져서 내원했습니다.

평소 무척 잘 먹고 통통한 아이들보다는 잘 먹지 않아서 마르게 크는 아이의 경우 더 주의해야 합니다. 저는 안 먹겠다고 고집부리는 아이를 붙잡고 밥을 먹이는 것을 찬성하지 않습니다. 안 먹겠다고 할 때는 쿨하게 놓아주라고 말씀드리곤 하지요. 다만 아이에게 장시간의 공복은 위험할 수 있습니다. 특히 아침식사나 점심식사를 거를 때에는 아이가 활동 중인 시간이므로 언제든 관찰이 가능합니다. 즉 아이의 상태를 봐가면서 식사를 앞당겨 하든 간식을 주든 할 수 있지만 저녁 식사의 경우 잠을 자게 되므로 장시간 공복상태가 이어지고 아이를 관찰할 수 없게 됩니다.

저녁식사는 되도록이면 아이가 좋아하는 특식이라도 먹지 않겠다 고집부리면 빵이나 과일, 우유 등으로 간단하게 식사를 마칠 수 있도록 해주세요. 다만 불안하다고 하여 안 먹는 아이에게 일과 중(아침과 점심식사 사이, 점심과 저녁식사 사이) 과자나 빵, 과일 등 다른 간식을 밥 대신 주지는 마세요. 악순환이 계속될 겁니다. 정리를 하자면 식사 습관에 대한 원칙을 지키되 저녁식사는 챙겨주세요. 또 주의할 것 한 가지는 '단음식(과일, 사탕, 초콜릿 등)'을 자주 먹는 아이들은 혈당의 변화가 심할 수 있습니다. 그래서 처음부터 잘 먹지 않는다고 식사 사이에 달달한 간식을 주로 주는 행동은 하지 않는 게 좋습니다. 건강한 식습관이 자리 잡도록 노력해주세요.

닥터 오의 진료실

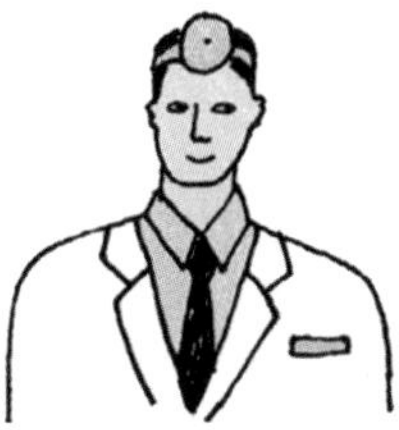

수면 및 식습관 진료실

✚ 수면교육 바로 알기 ✚ 시기별 수면 ✚ 소아 야뇨증 ✚ 생우유 먹기
✚ 음식을 안 씹고 삼키는 아이 ✚ 영양제 섭취 ✚ 음식의 간
✚ 단맛 멀리하기 ✚ 잘 먹지 않는 아이 ✚ 편식하는 아이 ✚ 비만 아기
✚ 약물 사용 ✚ 항생제

수면교육 바로 알기

'잠자기 루틴'이란 것은 반복되는 수면양상과 리듬을 확립해주어 아이들에게 '눈이 감겨야 하는 시간'과 '눈을 떠야 하는 시간'을 지각시켜주는 일을 말합니다. 제가 추천하는 잠자기 루틴은 다음과 같습니다.

단계	활동
1단계	저녁 7~8시 적절한 온도에서 통 목욕을 한 뒤 기분 좋게 보습제를 발라주며 엄마와 스킨십을 합니다
2단계	아이를 배불리 먹인 후, 깨어있는 아이를 눕혀 은은한 불빛만 남겨두고 소등합니다
3단계	수면의식을 합니다
4단계	남은 불도 모두 끄고 굿나잇 키스와 인사를 한 후, 방에서 나옵니다
5단계	방에서 나온 후, 아이가 스스로 잠들도록 지켜봅니다

수면의식

아이에게 잠자는 시간임을 인식시켜주고 수면에 이르게끔 나른하게 만들어주는 것이 이 '수면의식'의 목표랍니다. 특히 잠들기 전의 안정되고 편안한 시간은 아이의 정서적인 성장을 돕고, 엄마와의 애착을 형성해줍니다. 조근조근 대화하고, 살랑살랑 노래하고, 조물조물 만져주며 행복하게 아이와 시간을 보내세요.

목욕

38~40도 온도의 따뜻한 물에서 목욕합니다. 너무 장시간 아이를 물속에 두는 것은 좋지 않지만, 적당한 목욕놀이로 아이를 노곤하게 만드는 것도 좋은 방법입니다.

책 읽어주기

자기 전, 영상매체를 보여주거나 요란한 놀이를 하는 것은 좋지 않습니다. 조명을 약하게 한 후, 결말이 행복하고 유쾌한 이야기를 조용한 목소리로 읽어주세요.

잠자기 적당한 방안 환경

적당하게 온도 습도를 맞추어주세요.
적당한 방안 온도 : 19~20도
적당한 방안 습도 : 50~60%

배불리 먹기

밤중수유를 하지 않기 위해 충분하게 수유합니다. 주의할 점은, 먹다 잠들지 않게 하기 위해 수유는 침대 밖에서 끝마치는 것이 좋습니다.

자장가 불러주고 인사하기

자장가 오디오북이나 CD 등도 많지만, 아빠 엄마의 목소리로 속삭이듯 불러주세요. 기계음보다 훨씬 아이에게 안정감을 줄 것입니다. 그리고 인사하세요. "우리 아가 사랑한다. 잘 자고 아침에 보자."

수면교육 진행 순서

혼자 잠들기

쉽지 않겠지만, 방에서 나왔다면 아이가 정말 처절하게 울더라도 몇 분 동안은 참아주세요. 살짝 문을 열어 아이의 상태를 확인해보는 것은 괜찮지만, 다시 가서 안아준다면 아이는 계속 울기만 할 뿐 혼자 잠드는 법을 절대 배울 수 없습니다. 너무 심하게 10분 이상 계속 울면 들어가서 잠자리를 정리해주고 토닥토닥 달래줍니다(안아주지는 마세요).

아이는 또다시 울기 시작할 수 있습니다. 너무 울어서 힘들어 보인다면 잠시 안아주어서 안정을 취하게 한 뒤 자기 전에 눕혀주세요. 이런 행동들을 지속적으로 반복해봅니다.

힘들겠지만 1주 아니면 한 달 정도는 이러한 규칙적인 행동들을 반복하여 아이가 잠자리 루틴을 확

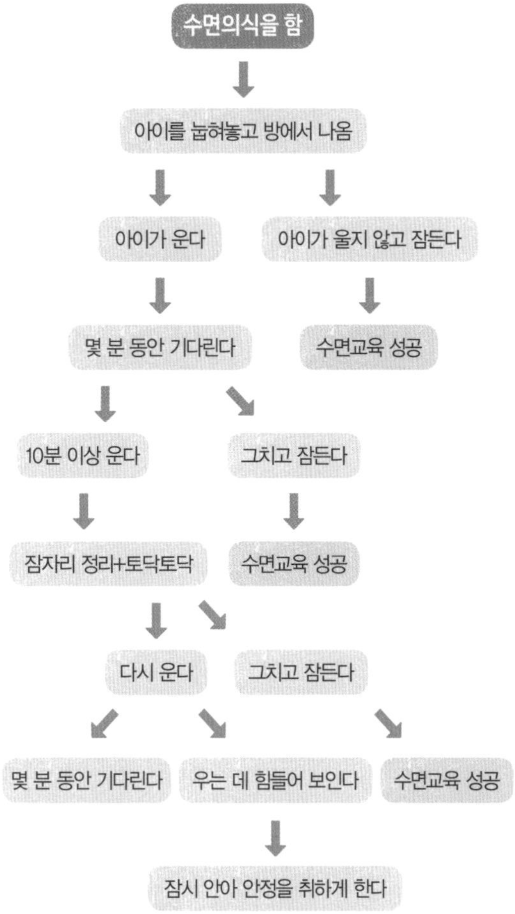

립할 수 있게 도와주어야 합니다. 제 경험에 의하면 생각보다 빨리 아이는 스스로 자는 방법을 알게 됩니다. 어느 순간 아이는 혼자 잠들기 시작합니다. 어떤 날은 수면의식을 진행할 수 없을 정도로 스르륵 잠들어버리기도 하지요.

수면교육을 해야 하는 이유

"왜 이걸 해야 하나요?"라고 물어본다면 저의 답은 이렇습니다. 수면교육은 엄마와 아이 모두 양질의 육아를 하기 위한 첫 단추입니다. 수면교육을 통해 아이는 자기 싫어도 정해진 시간이 되면 잠자리에 들어야 하는 것을 인식하고 스스로 잘 수 있게 됩니다. 안아서 재우거나 흔들어 재우거나 먹여서 재우면 이 자체가 습관이 될 수도 있지요. 또 이러한 경우, 금방 깨기 십상입니다.

안거나 흔들어 재우기의 문제점

1. 스스로 잠들지 못함 →

금방 깨며, 깬 후에는 다시 스스로 잠들 수 없습니다. 대부분 엄마들이 하는 실수로, 이럴 경우 새벽녘에 다시 깬 아이를 안아 한참을 달래서 다시 재워야 합니다.

2. 자극에 익숙해짐 →

아이는 흔들어 재울 때의 자극에 익숙해져 버립니다. 이 진동 효과를 위해 밤마다 아이를 유모차에 태우고 동네 몇 바퀴를 도는 엄마들이 많습니다. 재우기에 좋은 방법이 아니지요.

먹여서 재우기의 문제점

1. 우식증 위험 →

잘못된 수유 습관과 구강 관리 때문에 우식증이 발생합니다. 즉 치아가 손상되는 것입니다. 영유아 우식증의 경우 먹이고 바로 재우는 것과 밤중수유가 원인이 됩니다.

2. 먹는 습관 →

먹으면서 잠드는 습관을 가진 아이들도 있지요. 수면과 먹는 것을 연관짓기 때문에 먹지 않고서는 잘 수 없습니다. 먹는 것이 하나의 수면의식이 된 것이지요. 새벽에 깼을 때도 먹여야만 재울 수 있게 될지도 모릅니다. 이러면 아이가 나중에 비만이 될 확률이 높아집니다.

타협하기

아이가 잠자는 상황을 잘 살펴보면서 다음의 주의사항을 염두에 둡니다.

- 아이가 배고파하지 않는지, 아픈 건 아닌지, 잠자리가 불편한 것은 아닌지 살펴봐주세요.
- 아이를 방에 두고 나갈 때에는 문을 꼭 닫지 말아주세요. 문 닫는 '철컥' 소리가 아이에게 단절감을 줄 수 있고, 아이의 우는 소리를 잘 들을 수 없습니다.
- 아이의 주변에 부드럽거나 아이가 깔릴 만한 물건을 치워 영아돌연사 및 질식의 위험을 예방해주세요. 특히 생후 6개월 이내 아이들은 등을 바닥에 대고 재우는 것이 좋습니다.
- 재우기 전에는 아이에게 충분한 스킨십과 사랑의 언어를 나누어주세요.
- 엄마 혼자 모든 걸 감당하지 말고 아빠가 함께 동참해주세요. 아빠도 아이에 대해 훨씬 큰 사랑과 뿌듯함을 느낄 수 있습니다.

수면교육 한 눈에 보기

183쪽 : 수면교육에 관한 전반적인 이야기
184쪽 : 수면교육 방법 설명
188쪽 : 수면의식 만드는 방법
189쪽 : 수면교육에 관한 Q&A
348쪽 : CCTV를 이용하여 수면교육 관찰하기
439쪽 : 걷기 전후 수면교육 설명

시기별 수면

번호	시기	기간
1	출생전기 prenatal period	
2	신생아기 neonatal period	생후 4주간
3	영아기 infancy	1개월부터 1년까지
4	유아기 early childhood	1~3년
5	학동전기 pre-school period	3~6년
6	학동기 prepubertal period / late childhood	6~10년
7	사춘기puberty 청소년기adolescence	10~20년 (남자 12~20년/ 여자 10~18년)

생후 6개월까지 수면

신생아의 수면시간은 대부분 불규칙합니다. 따라서 생후 몇 주간은 엄마의 밤낮이 아기의 밤낮 시계로 맞추어질 수밖에 없습니다. 몇 주 동안은 참으며 아기에게 맞추어주세요. 이 시기 아이들은 다음과 같은 수면 양상을 보입니다.

특징

- 신생아의 수면시간은 불규칙합니다.
- 6주가 되면 24시간 주기가 확립됩니다.
- 16주가 되면 규칙적인 수면, 기상이 가능해집니다.

문제점

- 스스로 잠들지 못합니다.
- 늦은 밤에 자기 시작하기도 합니다.
- 흔들어 재우거나 먹여서 재우는 방법이 동원됩니다.
- 밤과 낮이 바뀌어 있기도 합니다.

신생아가 새벽에 자꾸 깨면 체크해주세요.

1 기저귀와 속싸개

기저귀를 갈고 속싸개를 단정하게 고쳐주세요. 신생아들은 아직 팔과 다리를 자의에 따라 움직이지 못합니다. 그래서 허우적거리다 깨기도 하지요.

2 불편함

혹시 날카로운 것에 살이 긁히고 있지 않은지 살펴봐주세요. 옷 장식이나 속싸개를 고정한다며 쓰는 핀에 아기가 찔릴 수 있습니다. 잘 살펴보고 불편요소를 없애주세요.

3 수유

아이가 배고파하지 않는지 살펴봐주세요. 신생아들의 배꼽시계는 일정치 않습니다. 생후 몇 주 동안 야간 수유는 불가피합니다.

4 영아산통

특별한 원인 없이 몇 시간씩 계속 운다면 영아산통을 의심해볼 수 있습니다. 고통이 있는 것처럼 방귀를 뀌거나, 버둥대기도 하지요. 주로 생후 3~4주경에 발생합니다. 이유없이 울어대는 것에 지치겠지만 문제는 아닙니다.

5 위식도 역류

신생아의 수면 방해 요인 중 위식도 역류 현상이 있습니다. 아이가 먹은 것을 토해내어 많이 걱정스럽습니다. 또한 '코막힘'으로 이어져 아이가 잘 때도 힘들어합니다. 흔한 증상이니 걱정 안 해도 되지만 항상 주의할 필요가 있습니다.

수유 후에는 토한 유즙이 기도에 막히지 않도록 상반신을 높인 자세로 재우거나 얼굴을 옆으로 돌려서 재우면 좋습니다. 토하는 것을 방지하기 위해서는 아기를 세워서 안은 채 수유를 하거나 수유 중에 몇 번씩 트림을 시키는 방법도 있습니다.

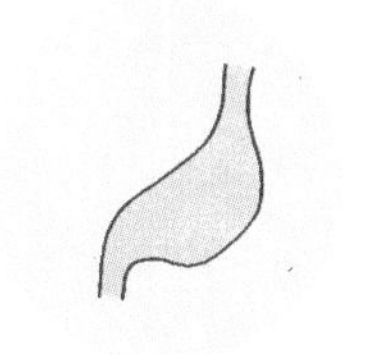

미발달한 아기의 위는 성인과 다른 형상을 하고 있습니다. 위 입구의 괄약근 조임이 좋지 않아 트림을 했을 때 역류됩니다.

6~12개월의 수면

이제 아기들은 3~4시간 정도의 낮잠을 자고, 9~11시간 정도의 밤 수면을 하는 등 제법 규칙적인 수면 양상을 보입니다. 하지만 아직도 아이가 잠들면 새벽에 깰까 봐 불안해집니다. 게다가 이 시기 아이들은 '분리 불안'이라는 증세를 보입니다. 10개월에서 18개월 사이면 최고조가 되지요. 이는 야간에 토막잠을 자는 이유가 되기도 합니다. 아이는 새벽에 깼을 때 불안을 느껴 혼자 잠들지 못하고 부모를 찾으며 울기도 합니다.

아이가 깨서 울 때	1. 불을 켜서 아이의 잠을 완전히 깨우지 않도록 합니다. 2. 어둠 속에서 "잘 자라."라고 해주고 토닥토닥 두드려줍니다. 3. 너무 심하게 울면 한 번 정도 안아주어도 괜찮습니다.

다시 재우는 방법으로 '야간수유'를 택하는 엄마들이 많은데, 그것은 좋은 방법이 아닙니다. 생후 최초 6개월 때 실시했던 수면 루틴과 교육을 일관성 있게 실시하되, 의존하던 행태에서 독립하는 행태로 자연스럽게 정서가 이행되도록 도와주기 바랍니다. 이를 도와줄 수 있는 것이 '이행물'입니다. 부드러운 감촉의 인형이나 천 조각 같은 것이 도움이 되는데, 너무 푹신한 천이나 담요는 질식의 위험이 있으며, 털이 너무 과하거나 뻣뻣한 인형은 아이의 피부에 좋지 않습니다.

만 1~3세의 수면

돌이 될 때쯤 아이는 재우려 뉘어놓으면 벌떡 일어나 걸어 다닐 수가 있지요. 위험하기 때문에 높은 아기침대에 혼자 뉘여 재우기도 영 불안합니다. 이 시기에는 오른쪽 내용과 같은 수면 특징을 보입니다.
그러므로 다음과 같은 문제점 역시 함께 드러납니다.

- 24시간 중 10~13시간의 수면이 이루어집니다.
- 낮잠이 조금씩 줄게 됩니다.

- 걸음마 하는 아이를 잠자리에 붙잡아 두기가 어렵습니다.
- 악몽을 꾸어 토막잠을 자게 됩니다.
- 치아가 나면서 아이가 잘 때 불편함을 느끼게 됩니다.
- 요구가 많아져 엄마가 단호하게 수면루틴을 유지하기 어려워집니다.

따분한 얘기지만, 수면루틴과 수면의식은 계속해서 진행해주어야 합니다. 아이는 이때쯤이면 아마도 매일 진행된 수면의식에 익숙해져 있을지도 모릅니다. 하지만 아이는 더 요구를 할지 모릅니다. "TV 더 보고 싶어요!" 이런 건 합리적인 요구가 아니므로 단호하게 거절하고 잘 시간임을 다시 이야기해주어야 합니다. 강압적으로 하지 말고 온화하게 대응해주세요.
아이가 매일 밤마다 보채곤 한다면, 실내외 활동을 활발히 해서 약간의 피곤함을 주는 것도 좋습니다. 낮 시간 동안 재미있는 놀이는 스트레스를 줄여주어 악몽에서도 벗어나게 합니다. 아이가 말을 잘하게 되는 두 살쯤이 되면 악몽을 많이 꾸게 되는데, 악몽을 이야기해달라고 하여 그 이야기의 끝을 엄마가 행복한 결말로 바꾸어주세요. 적어도 2~3시간 전부터는 활발한 놀이와 영상매체를 삼가야 합니다. 화려한 영상과 번잡스러움이 아이의 꿈으로 이어져 편안한 잠과 숙면을 방해합니다.

학동전기 수면

아이가 유치원에 가기 전인 '학동전기', 즉 4~5세 사이를 생각하면 될 것 같습니다. 아이들은 이제 호기심도, 재밌는 것도 많아져 늦게 자려고 들지요. 하지만 이 시기의 아이들은 대부분 10~12시간 잠을 자야 합니다.

아이들의 '사회생활' '교우관계' 등이 시작되기 때문에 제대로 잠을 자지 못하면 아이는 신경질적이 되거나 집중을 못하게 됩니다. 충분한 잠을 제시간에 자야 합니다. 특히 맞벌이 부모님의 경우, 아이는 늦은 시간이 되어서야 아빠 엄마를 만날 수 있으니 "아빠 엄마랑 더 놀다가 자고 싶어요"라고 투정을 부리게 됩니다. 투정이 아니라 부모님과 시간을 보내고 싶은 당연한 마음이겠죠. 영상매체나 놀이에 대한 흥미, 선호도가 생겼기 때문에 "뽀로로 더 보고 싶어요~"와 같은 신호를 보낼 수도 있습니다. 잠자는 시간에 저항하면 조금씩 융통성을 갖되(너무 완고하게 강요하면 아이들은 반항을 하게 될지 모릅니다), 기본 스케줄은 지켜야 한다는 생각으로 타협해야 합니다. 일관성을 가지는 것은 양육의 기본 덕목이랍니다. 이 시기에 생기는 수면의 문제는 스케줄의 문제가 크다고 할 수 있습니다.

아이들은 이제 어떤 시간에든 부족한 잠을 보충하려 들기 때문에 충분한 수면을 하게 됩니다. 하지만, 밤에 늦게 자고 아침에 늦게 일어나는 아이들은 주변 가족에 피해를 줄 뿐만 아니라 어린이집이나 유치원에 지각하는 등 문제를 일으키지요. 어린이집에서 낮잠을 너무 많이 재운다든가, 아빠와 엄마가 밤늦은 시간까지 아이를 데리고 마트를 배회한다든가, TV에 온가족이 마음을 뺏겨 밤늦도록 환하게 집안을 밝혀두고 시끌시끌한다든가 하는 문제들은 모두 아이의 수면 스케줄에 악영향을 줍니다.

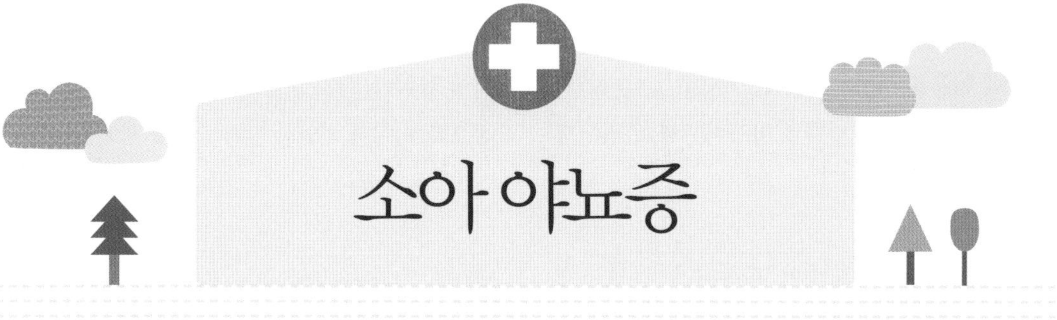

소아 야뇨증

현재 아이를 키우고 있는 엄마 아빠들도 어릴 때 한 번쯤 경험이 있을 겁니다. "아이고~ 다 큰 애가 이불에 오줌 쌌네! 옆집 가서 소금 받아와라~" 놀림 받았던 기억 말이지요. 낮에 소변을 잘 가리다가 밤에만 소변을 누는 증상을 '소아 야뇨증'이라고 합니다.

야뇨증enuresis이란

야뇨증이란 5세 이상에서 비뇨기계에 뚜렷한 이상이 없고 낮 동안에는 소변을 잘 가리다가 밤이 되면 소변을 지리는 것을 말합니다. 남아가 여아보다 발생 빈도가 높고, 우리나라의 경우 5~12세 남아의 16%, 여아의 10%가 일 년에 한 번 이상 야뇨증을 겪는다고 보고되었습니다.

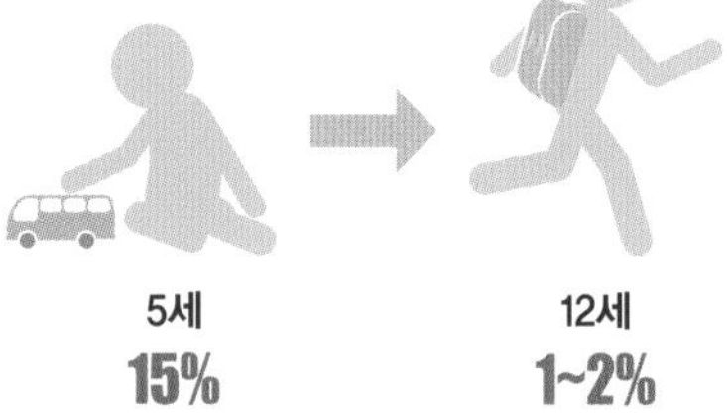

5세에 15%의 빈도를 보이고
시간이 경과함에 따라 증상이 저절로 소실되어
12세가 되면 1~2%로 감소

원인

야뇨증에 대한 소위 '설'이 참 많습니다. 그 원인으로도 방광용적, 방광수축, 가족력(유전), 수면 시 각성장애, 정신장애나 행동장애, 신경계통의 성숙 지연, 알레르기 반응, 항이뇨호르몬 분비 변화 등등 제시되고 있습니다.

치료 방법

중요한 것은 '야뇨증이 심리적인 문제 때문에 발생하는 것인지', '야뇨증 때문에 심리적인 문제가 발생하는 것인지'에 대한 고찰이 많습니다. 우리 아이들은 야뇨증으로 인해 위축되고 스트레스를 받기 때문입니다. 그래서 엄마는 아이를 야단치거나 이불을 빨아야 한다며 신경질을 내거나 너무 큰일처럼 아이 앞에서 걱정을 하면 안 됩니다. 아이가 죄책감을 느끼게 하는 것은 절대 치료 방법이 되지 못합니다. 대신, 적극적으로 도와주고 격려하며 아이의 성장기를 함께해주세요.

이렇게 해주세요!

1 수분은 낮에 충분히 섭취하게 하고 잠들기 2시간 전부터 물과 음식 섭취를 자제해주세요.

2 염분이 많은 음식은 자제해주세요(수분섭취를 유도하게 됩니다).

3 이뇨작용을 하는 음식을 피해주세요(아이스크림, 음료, 과일 등).

4 성공한 날에 칭찬스티커 등으로 보상하고 칭찬해주세요.

임상적 치료

1 **방광훈련** 소변을 참았다 가게 하여 방광용적 확보

2 **약물치료** 항우울제나 부교감신경 억제제 사용

3 **항이뇨제** 약물을 경구로 복용하는 방법

4 **자명종 치료** 소변으로 인해 젖으면 멜로디가 나오는 기저귀 등으로 아이를 깨도록 하는 치료(조건반사를 이용하는 것)

생우유 먹기

돌이 지나 후기 이유식이 끝날 무렵, 엄마들은 단유를 계획할 때 생우유를 먹여야 할 것인가, 말 것인가 고민하곤 합니다. "언제부터 먹여야 할까?" "꼭 먹여야 하는 걸까?" "분유를 계속 먹이면 안 되나?" 등. 생우유를 어떻게 시작하면 좋은지 살펴봅시다.

돌 전 생우유

돌 전에 생우유를 먹이는 것은 금하고 있습니다. 그 이유는 다음과 같습니다.

1. 가공된 분유보다 소화흡수가 어려워요.
2. 고농도의 단백질 미네랄은 신장기능이 미성숙한 아이에게 무리가 됩니다.
3. 철분, 비타민C 등이 부족해서 철결핍성 빈혈을 일으킬 수 있습니다.
4. 생우유의 단백질은 돌 전에 미성숙한 아이의 위장점막을 자극해서 장출혈을 일으킬 수도 있습니다.
5. 아이에게 필요한 필수지방도 부족한 편입니다.

돌 이후 생우유

돌 이후에 생우유를 먹이되, 그 또한 500cc 미만으로 제한하는 것이 좋습니다. 우유량이 많다 보면 식사량이 줄어들게 되어 영양 불균형이 생길 수 있기 때문입니다. 돌이 지났다면 일반적인 생우유를 먹이는 것을 추천합니다.

지방이 반드시 필요한 나이이기 때문에 저지방 우유나 무지방 우유는 먹지 않는 게 좋아요. 아이가 너무 살이 쪄서 비만이나 성인병 등 위험에 노출된 특수한 경우에는 반드시 소아청소년과 전문의와 상의하여 2% 저지방 우유를 먹일 수는 있겠지만 이런 경우가 아니라면 일반 생우유를 먹이도록 합니다.

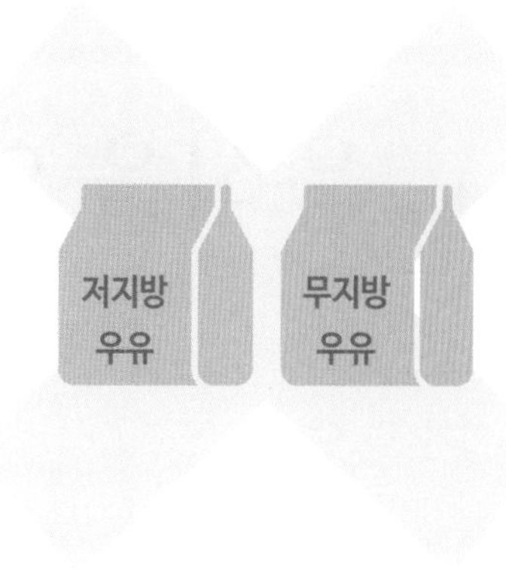

분유에서 우유로 바꿀 때

바로 바꿔도 전혀 문제없습니다. 하루에 500cc 미만으로 분유 총량을 완전히 대체하여 주면 됩니다. 분유에 문제가 없었던 아이가 생우유에 반응을 보일 가능성은 거의 없다고 보면 됩니다. 신선한 생우유를 컵으로 먹이도록 하세요. 우유는 보통 냉장보관되어 차가운데, 굳이 데울 필요는 없습니다. 다만 아이가 놀라거나 차가운 우유를 거북스러워하면 냉기가 가실 정도로만 살짝 실온에 두었다가 주세요.

아이가 생우유를 거부할 때

1. 먹는 양을 천천히 늘려간다 생각하세요.
2. 냉장고에서 바로 꺼낸 생우유는 다소 차가울 수 있으니 잠시 꺼내두었다가 냉기를 식힌 뒤 주세요.
3. 생우유의 맛에 익숙해지도록 생우유를 활용한 간식을 해주거나(스무디, 스프 등) 생과일 소량을 함께 갈아서 주세요.
4. 바로 단유하지 말고 병행하면서 생우유의 비율을 늘려가세요. 단, 분유나 모유를 먹일 때에도 젖병을 쓰지 말고, 컵을 사용하도록 합니다.

음식을 안 씹고 삼키는 아이

"아이가 잘 안 씹고 그냥 삼켜요"라고 묻는 분들이 많습니다. 완료기에 송아는 윗니 네 개, 아랫니 두 개밖에 나지 않았었지요. 그러니 이로 씹는다기보다는 앞니로 베어 물고, 잇몸으로 으깨어 먹는다는 표현이 더 정확할지 모르겠네요. 아이가 안 씹고 삼킨다고 해서 재료의 전개를 멈추면 안 된답니다.

입자 상태

음식을 오물오물하지 않고 그냥 삼킨다고 해서 음식 질감이나 재료의 전개를 계속 정체 상태로 두면 안 됩니다. 입자도 늘려가야 하고, 다양한 식감도 선보여야 합니다. 아이가 죽 형태만 소화가능하다고 하여 죽 형태만 계속 주게 되면 덩어리진 음식을 학습할 기회가 없습니다. 이것은 성인의 경우도 마찬가지겠지요. 죽만 먹게 되면 씹는 것도 어색해지고 소화기능이 발달하지 않습니다.

씹게 만드는 방법

별다른 것은 없습니다. 원래 말이 통하는 큰 아이들에게는 씹기 훈련을 시키기도 합니다. 그러나 돌 전후의 아이들에게는 그조차 어렵습니다. 그렇기 때문에 재료의 손질법을 달리하고, 다양한 재료를 선보이며 여러 가지 식감을 느끼게 해주는 것이 도움이 됩니다.

핑거푸드 활용

아이가 7개월 즈음이 되면 다양한 핑거푸드를 해주라고 하지요. 소근육 발달도 되지만 덩어리진 음식을 먹으며 씹는 방법을 익히는 의미도 있습니다. 사과나 배 등 단단한 과일 말고, 멜론이나 복숭아, 망고 등 부드러운 과일, 그리고 무첨가 쌀과자나 포슬포슬한 쌀버무리 등이 핑거푸드 초기에 아주 유용합니다.

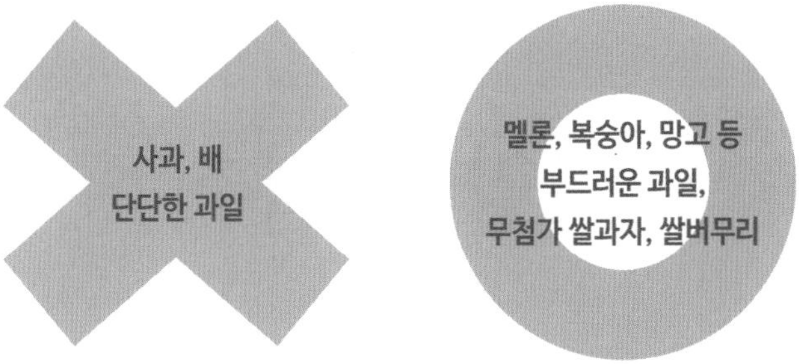

아이의 반찬

완료기의 아이 반찬 재료를 꼭 정사각형 큐브형으로 손질해줄 필요는 없습니다. 어떤 방식으로든 아이가 먹기 좋게 해주면 됩니다. 채소의 경우 얇게 저미거나, 가늘게 채 써는 방식으로 손질하고, 고기의 경우 잘게 찢어주면 좋습니다. 후기처럼 진밥의 형태로 주기도 하고, 중기처럼 가끔씩은 죽을 해줄 수도 있어요. 또 어떨 때는 주먹밥이나 밥전을 해주어도 됩니다. 완료기에는 후기와 똑같이 해주지 말고 좀 더 다양한 방식으로 재료를 손질하고 조리해주세요. 아이는 엄마가 해주는 대로 적응하게 되어있습니다.

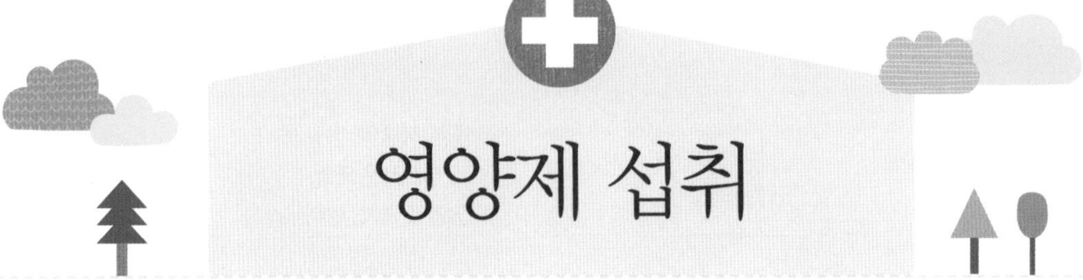

영양제 섭취

진료실을 찾은 엄마들이나 개인 블로그를 통해 받는 질문 중에 빼놓지 않고 등장하는 것이 바로 영양제 섭취에 관련된 것이랍니다. 영양제를 꼭 먹여야 하느냐는 원론적인 질문부터, 전문의 입장에서 콕 찍어 추천해줄 만한 영양제는 무엇인지 구체적인 제품명을 묻기도 합니다. 저는 그들에게 이렇게 대답을 한답니다. "먹여서 나쁠 건 없지만 큰 효과를 기대하지는 마세요."

밥이 보약

흔히 밥이 보약이다, 밥보다 좋은 영양제는 없다고 말합니다. 맞는 말이에요. 그럼에도 엄마들이 영양제를 찾을 수밖에 없는 것은 아이가 편식을 하거나 입이 짧거나 너무 마른 체질인 경우 뭐라도 먹여 보고 싶은 마음 때문이겠지요. 그러한 엄마들의 심정을 모르지 않기에 진료실에서는 영양제에 대해 최대한 중립적으로 대답할 수밖에 없습니다. 하지만 저는 식품에서 영양을 보충하는 게 가장 좋다는 생각입니다.

영양제의 영양 성분

영양제의 성분표를 한번 잘 살펴보세요. 영양제의 대명사로 불리는 비타민제들만 해도 우유와 비타민 함량을 비교했을 때 함유량에서 큰 차이를 보이지 않습니다. 그렇다면 일부러 비타민제를 섭취하는 것보다 우유에 아이가 좋아하는 과일을 넣어 스무디로 먹이는 게 낫지 않을까요? 감기에 특효가 있다거나 면역력을 키우는 데 도움이 된다는 천연 시럽 또한 마찬가지입니다. 천연 시럽은 '슈가 프리sugar-free'를 내세우지만 아이가 먹기에는 달고 당도 때문에 몹시 끈적입니다. 설탕이 들어 있지 않다고 해서 단맛 자체가 아이에게 해롭지 않은 것은 결코 아닙니다. 배나 사과 등 과일의 단맛도 엄염한 단맛입니다. 아이들 전용의 액상이나 캐러멜, 젤리 제형의 영양제 등을 쉽게 추천하지 않는 이유도 바로 단맛 때문입니다. 아이들이 단맛에 중독되면 끼니 때 입맛을 잃게 되지요. 영양제가 밥을 잘 먹지 않는 아이를 위해 먹이는 식품 보조제임을 떠올리면 결국 영양제를 먹여 밥 안 먹는 아이를 만드는 주객이 전도되는 상황이 발생할 수 있습니다(단맛에 관한 이야기 656쪽 참고).

비타민D 섭취 권장

영양제에 관해 다소 깐깐한 시선을 고수하고 있지만 저도 아이에게 챙겨 먹이는 영양제가 하나 있는데 바로 '비타민D'랍니다. 최근 몇 년 사이에 비타민D에 관한 많은 연구가 이루어졌고 비타민D가 뼈의 발육과 성장뿐 아니라 각종 성인병과도 관련이 있다는 연구 결과도 발표되었습니다. 비타민D가 부족하면 구루병 등 자칫 성장장애로 이어질 수 있어 비타민D의 섭취는 적극적으로 권하는 편이에요. 특히 모유수유를 하는 아이는 모유에 비타민D가 부족할 수 있으므로 신생아기부터 비타민D를 하루에 400IU 용량으로 복용할 것을 권합니다(비타민D의 중요성 77쪽 참고). '신생아에게 웬 영양제?'라는 의문이 들 수도 있겠지만 비타민D를 제대로 공급해주어야 성장하는 데 필요한 영양 결핍을 예방할 수 있습니다. 이처럼 아이 몸에 꼭 필요한 성분이 아닌 다음에야 식품 보조제로 먹이는 영양제는 엄마의 선택일 뿐입니다. 말 그대로 '보조'일 뿐, 결코 만병통치약이나 성장촉진제가 아닌 것이지요. 신선한 유기농 채소와 고기를 구입해 맛있는 밥상을 차려주고 아이가 밥을 잘 먹도록 하는 게 영양보충에는 더 좋습니다.

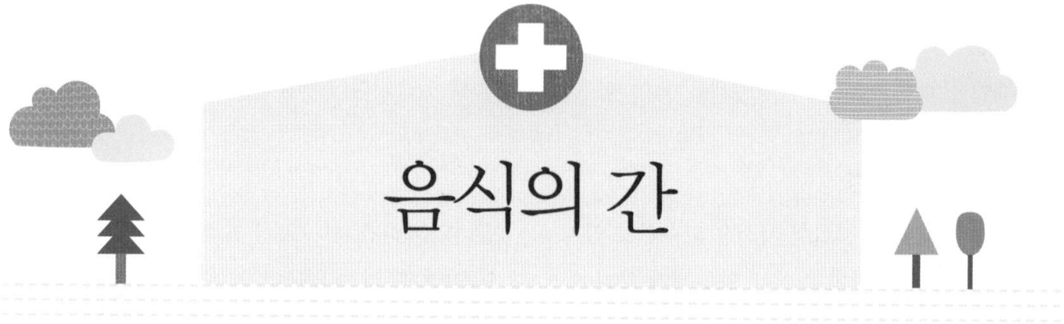

음식의 간

승아에게 무염식을 해주면서 많이 듣는 질문이 있었어요. "왜 간을 하면 안 되는 건데?" 특히 같이 살기 때문에 늘 승아의 식사를 지켜보시는 아버지가 아주 여러 번 묻곤 하셨어요. 아마 많은 분들이 무염식 내지 저염식의 필요성을 슬쩍 외면하거나 혼자서만 고집스럽게 무염식 식단을 유지하며 못마땅해 하는 다른 가족들의 눈총을 받고 있을지 모르겠네요. 아이가 먹을 음식에 간을 왜 하면 안 되는지 지금부터 알려드립니다.

염분과 칼륨의 영향

2013년 1월 세계보건기구WHO에서 발표된 염분과 칼륨 섭취에 관한 내용입니다.

> Adults should consume less than 2,000 mg of sodium, or 5 grams of salt, and at least 3,510 mg of potassium per day, according to new guidelines issued by the WHO. A person with either elevated sodium levels and low potassium levels could be at risk of raised blood pressure which increases the risk of heart disease and stroke.
> 성인들 기준, 하루에 2,000mg 미만으로 나트륨을 섭취해야 하고, 5그램 미만의 소금, 적어도 3,510mg의 칼륨을 섭취해야 한다.

나트륨을 높게, 칼륨을 낮게 섭취할수록 혈압상승과 심장질병(심장마비 등)의 위험에 노출된다는 내용이랍니다. 나트륨은 생각보다 아주 다양한 음식과 식재료에 함유되어 있습니다. 꼭 소금을 넣은 빵이나 육류, 가공식품에만 있는 것은 아니죠. 이유식이나 유아식에 흔히 쓰는 식재료 속에도 나트륨은 있습니다.

멸치육수를 내어 닭고기와 양파, 시금치를 넣고 토마토 소스를 부어 만드는 과정 속에 소금을 한 톨도 넣지 않아도 아이는 나트륨을 섭취하게 됩니다. 물론 무염이나 저염식을 한다면 소량 내지 적절한 양을 충족시키겠지요.

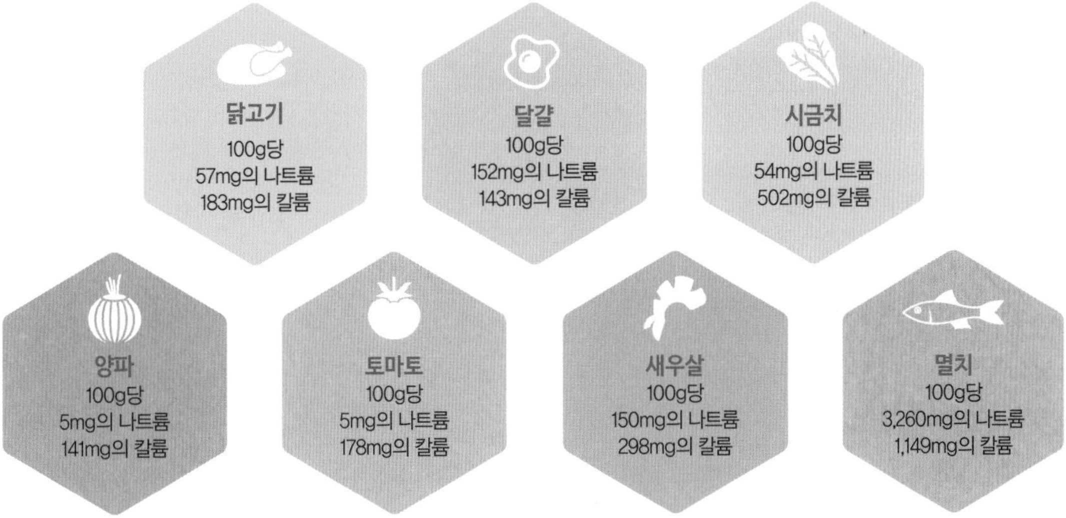

무염식 및 저염식을 추천하는 이유

나트륨의 섭취가 무조건 나쁜 것은 아닙니다. 그러나 신장기능이 아직 미숙한 아이들의 경우 특히 염분 섭취에 주의해야 합니다. 또 WHO의 연구 결과에 따르면 높은 혈압의 아이가 어른이 되어서도 높은 혈압을 유지하게 되는 경향이 있다고 합니다.

2살 미만의 아이들은 심지어 해당사항도 없습니다. 따라서 저는 24개월 미만의 아이에게는 무염식을 권합니다.

> Currently, most people consume too much sodium and not enough potassium. "Elevated blood pressure is a major risk for heart disease and stroke – the number one cause of death and disability globally," says Dr Francesco Branca, Director of WHO's Department of Nutrition for Health and Development. "These guidelines also make recommendations for children over the age of 2. This is critical because children with elevated blood pressure often become adults with elevated pressure."

1 24개월이 지나도 여전히 아이가 잘 먹는 음식은 간을 할 필요가 없습니다. 요리를 할 때 선택적으로 간을 하면 됩니다.

2 한국인에게 국과 김치는 필수가 아닙니다. 한국인이라면 꼭 먹어야 한다 생각할지도 모르는 국과 김치는 한국인의 나트륨 섭취량을 증가시키는 주범입니다. 소금 간을 해서 만든 국은 소금국이나 다름없지요. 김치도 장점이 많은 음식이지만 너무 짜고 자극적입니다.

3 시중 음식의 과도한 섭취는 지양하세요. 통조림이나 시판과자, 패스트푸드점의 햄버거나 프렌치프라이 등은 우리가 생각하는 것보다 더 많은 기름과 소금을 사용하고 있습니다.

염분의 과량 섭취

염분의 과량 섭취가 좋지 않은 이유는 심장 질환, 당뇨, 암, 만성호흡기 질환 등에 노출되기 쉽기 때문입니다. 우리가 흔히 요리할 때 사용하는 소금은 나트륨과 염화물로 이루어져 있습니다. 이것 자체가 해로울까요? 그렇지 않습니다. 두 가지 모두 우리 몸에 꼭 필요한 것들이지요. 하지만 '아주 소량'이라는 것이 문제입니다. 다시 말해 24개월 미만 아기들이 필요로 하는 정도의 소량은, 수많은 식재료들에서 자연적으로 얻어질 수 있습니다. 거기에 굳이 식염을 더 넣어 조리할 필요가 없는 것이지요. 한식요리를 하다 보면 소금, 간장, 고추장 없이 맛을 낼 수 있는 게 없다 싶을 정도로 간을 합니다. 이 짠맛은 익숙해질수록 무뎌져, 더 짠맛을 원하게 됩니다. 마치 단맛처럼 말이죠.

반대로, 생각보다 싱겁게 먹는 일도 금방 익숙해질 겁니다. 처음에는 이걸 무슨 맛으로 먹나 싶을 수 있지만 점점 재료 본연의 맛을 느끼게 됩니다. 처음부터 소금 섭취를 시작하지 않았다면 더 쉬웠겠지만 아이가 간이 없이는 안 먹는다 여기지 말고 일단 간을 하지 않은 레시피로 해주세요. 다만 더 다양한 식재료와 다양한 조리법을 사용해서 재료의 맛을 한껏 살리는 요리를 해주어야겠지요.

세계보건기구에서 성인이 하루에 섭취할 소금의 양을 5g으로 규정하고 있는데, 한국인의 평균 소금 섭취량은 무려 12g이나 된다고 합니다.

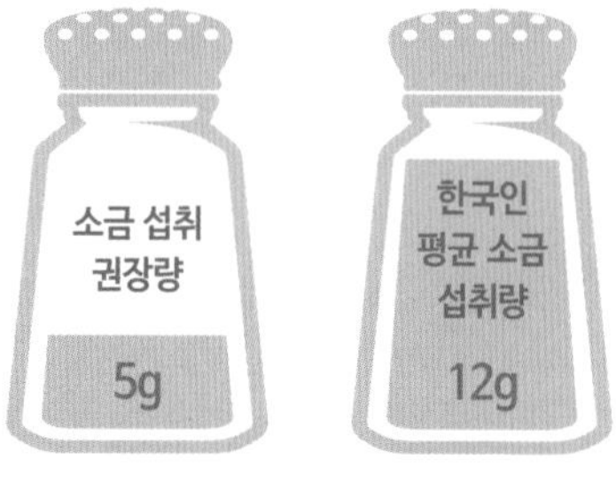

권고량의 두 배를 넘어서는 수치이지요. 고혈압과 같은 심혈관 질환에 노출되는 것은 당연지사입니다. 어릴 때 나트륨을 많이 섭취하게 되면 어른이 되었을 때 고혈압을 유발할 수 있습니다. 두 살 이후에 간을 하게 된다면 모든 요리에 사용하기보다는 아주 소량씩 맛을 내기 위한 요리에만 선택적으로 쓰는 게 좋습니다.

간을 하지 않으면 안 먹는 경우

"아이가 잘 안 먹어서 어쩔 수 없어요. 간을 하면 훨씬 더 잘 먹거든요"라고 하는 분들도 있겠지요. 물론 간을 하면 훨씬 더 잘 먹을 겁니다. 짠맛과 단맛이 더 구미를 당기게 하는 것은 당연하기 때문입니다. 그러나 짠맛과 단맛은 금세 익숙해집니다. 익숙해지고 나면 아이는 또다시 같은 패턴을 반복하게 되겠지요. 익숙해진 그 음식을 거부하거나 또다시 엄마와 밥상 위의 전쟁을 벌이거나…. 아이는 잘 먹을 때도 있고, 입맛이 없어 아무것도 먹기 싫어할 때도 있습니다. 이 지극히 당연한 현상을 "왜 이래!?" 하고 당황해하면 안 됩니다. 그리고 아이가 안 먹는 원인을 소금 간에서 찾지 마세요.

늘 음식을 밀어낸다거나 삼키지 않는다거나 뱉어버리는 등 심하게 안 먹는 아이도 있지요. 그나마 간을 하면 채소와 고기를 먹고, 간을 안 하면 정말 소량의 채소와 고기만 먹는다고 한다면 영양상 균형을 맞추는 방법으로 '간을 하는 것'이겠지만 정말 소량을 사용하길 권고합니다. 반면, 적당히 먹는데 아주 잘 먹지 않는 아이의 경우에는 굳이 간에 익숙해지게 할 필요가 없습니다.

아이는 반찬을 새로 한 날에는 반찬만 먹기도 하고, 또 반찬이 지겨우면 밥만 먹기도 합니다. 전날이나 직전의 끼니를 잘 먹지 못했으면 그 다음에는 폭풍식욕을 선보이기도 하도 잘 먹은 날 다음에는 전혀 안 먹기도 하죠. 또 어떤 날은 웬일인지 모든 끼니를 엄청나게 잘 먹기도 합니다. 칭얼거리며 안 먹다가도 엄마가 퇴근해 함께 먹으면 갑자기 잘 먹는 날도 있고, 식탁 위에 앉아있기조차 싫어하는 날도 있지요. 아이에게는 밥보다 재밌는 것들이 훨씬 많거든요. 우리는 점심시간만을 기다리며 지루한 회사생활을 견뎌내는지 모르지만, 아이에게 밥을 먹는 시간은 배고플 때만 즐겁습니다.

선택의 고민

육아를 진행하면서 엄마는 크고 작은 수많은 선택의 기로에 놓이게 됩니다. 아이를 낳으면 조리원에 들어갈지, 모자동실을 할지, 모유수유를 할지, 분유수유를 할지, 아니면 혼합수유를 할지, 수면교육을 할지, 한다면 퍼버법을 할지, 베위법을 할지, 이유식은 언제 시작할지, 시작한다면 시판으로 할지, 직접 만들지, 혹은 어떤 재료부터 넣을지, 어떻게 조리할지….

저는 '권고'하되 '강요'하거나 절대적으로 '해야 한다' 말씀드리지 않습니다. 모든 일은 내 아이를 키우는 엄마가 내 아이에 맞춰 판단할 일입니다. 다만, 분명한 건 있습니다. 의사를 포함한 전문가의 권고는 '옳은 것' '맞는 것' '최우선의 것'을 지향한다는 것입니다. 선택의 기로에서 옳은 선택을 하고, 또 그로 인해 최상의 결과를 보면서 기뻐하고 다른 선택의 기로에서도 다시 옳은 선택을 하게 되는 그런 육아를 하게 되길 바랍니다.

단맛 멀리하기

아이들은 단맛을 너무나도 좋아합니다. 초콜릿과 채소 둘 중에 하나를 선택하라고 하면 어느 아이든 초콜릿을 선택할 것입니다. 단맛을 선택하는 것은 '살고자 하는 본능'에 가깝다고 합니다. 이를테면 '단것'은 먹을 수 있는 것, '쓴것'은 먹을 수 없는 것으로 인식하기 때문이지요.

설탕

소금, 백미, 설탕을 살을 찌게 하는 '삼백(三白)'이라 한다죠? 설탕은 1g을 먹으면, 4kcal의 열량을 내는데, 하루 권장량은 50g입니다.

오른쪽 표를 기준으로 할 때, 아이들에게 얼마만큼의 설탕을 허락하고 있나요? 하루에 초콜릿과 요쿠르트, 탄산음료 등 여러 가지 간식을 섭취하는 아이들이 많을 겁니다.

WHO는 설탕을 통한 열량 섭취량이 하루 전체 섭취 열량의 10%를 넘어선 안 된다고 권장하고 있습니다. 이 조건을 만족시키려면 설탕과 설탕 대체물을 하루에 32~40g 이내로 먹어야 합니다.

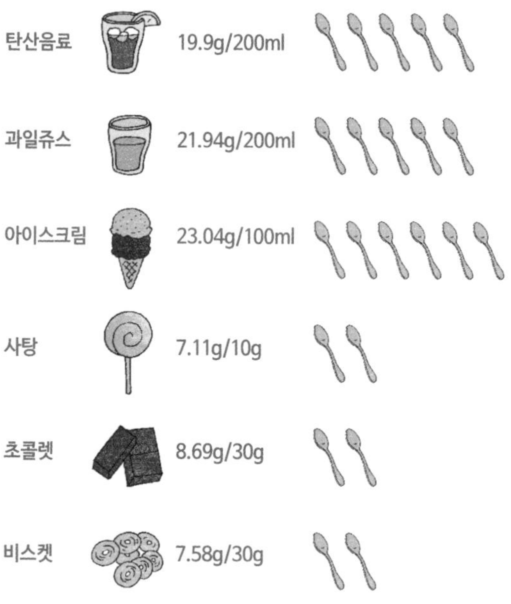

단맛의 섭취는 소아비만의 원인이 되고, 소아비만은 소아성인병의 원인이 됩니다. 치아 건강에도 당연히 좋지 않지요. 설탕은 뼛속 칼슘 성분을 빼앗기 때문에 자라나는 아이들에게 더욱 안 좋은 영향을 미칩니다.

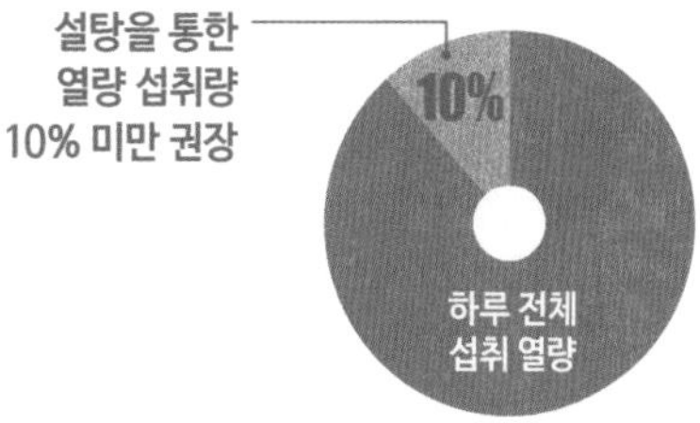

단맛으로부터 우리 아이 지키기

기본적인 답을 드리자면 "최대한 노출시키지 말아주세요."입니다. 아래의 방법을 지키면 최대한 단맛을 멀리할 수 있어요.

1 이유식 초기부터 신경 써주세요

특히 분유수유 아이의 경우, 보충식인 이유식과 조제분유를 함께 먹이다 보면 영양과잉이 되기 쉬워요. 아이가 좋아하는 것을 먹이겠다고 당분이 많은 재료로 이유식을 만들어주거나, 시판 분말이유식을 먹이면 자연스레 아이는 단맛에 익숙해집니다.

2 천연 단맛도 단맛입니다

천연 단맛은 분해 과정이 길어 흡수가 천천히 되는 장점이 있습니다. 하지만, 이 또한 단맛은 단맛입니다. 당도가 높은 과일의 지속적인 섭취도 단맛에 노출시키는 요인 중 하나가 됩니다. 두유가 몸에 좋다고 시판 두유를 사서 먹이는데, 시판 두유나 주스에는 설탕이 많이 들어갑니다.

3 모유수유를 해주세요

아무래도 분유를 먹고 자란 아이들은 단맛에 더 쉽게 중독됩니다. 심지어 분유에 설탕을 타서 먹여도 괜찮느냐 질문을 하는 분들이 가끔 있는데, 분유는 단백질, 미네랄은 적고 당분은 더 높습니다. 또 "우리 아이는 모유보다 분유가 더 잘 맞아요."라고 하는 분들도 있는데, 모유가 안 맞는 아이들은 없습니다.

단맛과 멀리하는 방법

"우리 아이는 이미 단맛에 길들여져 있어요"라고 말하는 분들이 더 많지요. 그렇다면 아래의 규칙을 지켜보세요.

1 마트에서 협상하지 마세요

"조용히 있어. 그럼 이따가 아이스크림(또는 젤리, 사탕) 사줄게." 아이와 협상한 적 없나요? 마트에 아이와 함께 가지 않는 것이 더 좋겠지만 함께 가더라도 아이에게 시식용 과자를 먹인다든가, 단맛의 제과류를 협상 도구로 삼지 않아야 합니다.

2 패스트푸드는 금지해주세요.

패스트푸드를 좋아하는 우리 아이들이 엄마가 해준 음식에 시큰둥해하지는 않던가요. 패스트푸드는 설탕, 소금, 지방뿐 아니라 갖가지 인공감미료로 범벅이 되어 있습니다. 설탕보다 훨씬 강한 맛을 내는 액상과당이 들어있는 탄산음료는 과식의 원인이 됩니다. 아이스크림을 녹여서 먹어보았나요? 차가울 때는 느끼지 못했던 단맛이 아주 강하게 느껴질 것입니다.

3 천연의 단맛을 가르쳐주세요

말 그대로 가르쳐주어야 합니다. 단호박, 고구마, 각종 과일 등 천연의 단맛도 이처럼 다양하고 맛이 좋다는 것을 알려주어야 해요. 이 또한 맛탕이나 튀김 등 자극적인 조리방법이 아닌, 찜이나 매시 등의 조리법으로 간식을 만들어주세요. 아이와 함께 만든다면 아이의 호기심이나 즐거움은 배가 될 것입니다.

4 피할 수 없다면 홈메이드

케첩이나 마요네즈, 스파게티 소스나 각종 양념, 잼…. 아예 사용하지 않기는 좀 어렵습니다. 그럴 때는 최대한 집에서 만들어주세요. 시중에 파는 주스 종류도 마찬가지입니다. 생각보다 훨씬 많은 함량의 당류가 포함되어 있으니 엄마가 집에서 최대한 만들어주세요. 포털사이트에 검색하면 만드는 방법은 얼마든지 나와 있습니다.

5 스트레스 주지 마세요

항상 피곤해하고 단것을 섭취하지 않으면 잠을 못자거나 짜증을 많이 부리는 등 이상행동을 보이면 '당분(탄수화물) 중독'을 의심해봐야 합니다. 스트레스를 받으면 뇌의 활동이 활발해지고 그만큼 단것을 더 찾게 되는데, 이 입맛에 길들여지다 보면 단맛 중독 증상이 나타나는 것입니다.

잘 먹지 않는 아이

엄마들이 아이를 키우며 가장 많은 '거래'와 '흥정'을 하는 파트가 바로 '먹이는 일'이지 않을까 합니다.
우리 아이들, 건강한 식생활을 만들어 주기가 참 힘이 듭니다. 잘 먹지 않는 아이들에게 어떻게 해야 하는지 우리 아이 타입부터 살펴보아요.

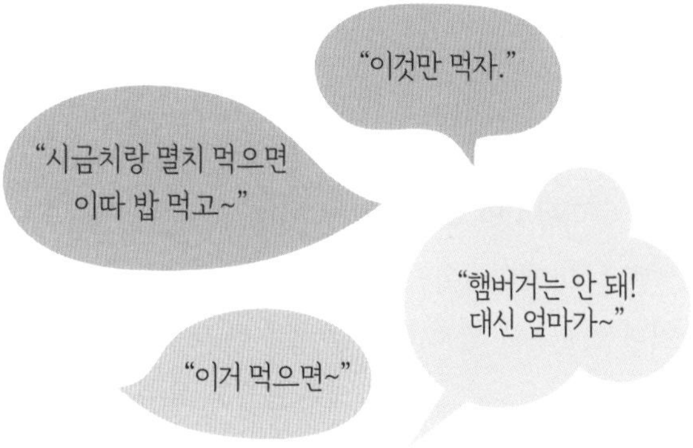

- ☑ 음식을 가린다기보다는 무엇이든 입에 넣으려 하지 않는다.
- ☑ 밥먹는 데만 1~2시간이 걸린다.
- ☑ 먹기만 하면 체하고, 더부룩해한다.
- ☑ 밥 먹을 시간만 되면 우울해하고 짜증을 부린다.
- ☑ TV를 보며 먹지 않으면 거부한다.
- ☑ 음식을 뱉어낸다.

위 사항에 모두 해당하는지, 하나만 해당하는지는 중요하지 않습니다. 한 가지라도 해당된다면 행동 교정이 필요합니다.

먹는 것에 대한 부정적 기억이 형성된 아이

아이에게 먹는 것을 강요하거나 너무 서두르지는 않았나요?

1 수유 및 식사 강요

숟가락을 '들이밀면' 안 됩니다. 그냥 입 가까이에 대주는 것만으로도 먹고 싶다면 아이는 입을 벌리고 음식을 받아들일 것입니다. "이 시기에는 어느 양만큼 먹어야 돼."라는 엄마의 강박이 아이를 지치게 하고, 안 좋은 기억을 갖게 합니다. 결과적으로 잘 먹지 않게 될 수도 있습니다. 지금 잘 안 먹으면 '저녁에는 좀 더 잘 먹겠지.' 하는 마음으로 덤덤하게 아이의 식사를 지켜봐주세요. 아이가 먹지 않는다고 화를 내거나 한숨을 쉬면, 아이는 식사 시간이 무섭고 부담될 겁니다.

2 이유식의 잘못된 진행

엄마의 욕심이 앞서서, 혹은 조바심에 아이의 이유식을 빨리 진행하게 되면, 고형식을 처음 접한 아이들은 오히려 거부 반응을 보일 수 있습니다. 이유식을 단계별로 진행하는 이유는 아이가 모든 음식을 천천히 받아들이고 느낄 시간을 주기 위함입니다. 단계에 맞지 않게 너무 큰 덩어리로 이유식을 만들어준다거나, 아이가 준비되지 않은 상태에서 다음 단계로 넘어가는 것은 먹을 것에 대한 부정적 기억을 심어줍니다. 이유식은 음식에 있어서 첫 걸음마와도 같습니다. 음식에 대한 첫 번째 인상이지요. 그만큼 신경을 많이 써주어야 합니다.

3 맛에 대한 나쁜 기억

아이가 맛을 모를 거라 생각하는 건 아니죠? 처음 먹어본 음식의 식감이나 질감, 혹은 맛이 이상해서 평생 그 음식을 거부하게 될 수도 있습니다. 맛이 강한 약이나 영양제 등을 음식에 섞어주면 엄마는 편하게 먹일 수도 있겠지만 예민한 아이들은 그 음식에 대한 부정적인 맛의 기억이 남아 거부할 수도 있습니다. 맛을 위해 이유식에 기름을 뺀 육수를 써도 좋고 여러 가지 재료를 시도해보는 것도 도움이 됩니다. 아이가 큰 경우에는 다양하고 색도 예쁜 요리를 맛있게 만들어주세요.

조건부 식사 혹은 사정해야 먹는 아이

아이에게 조건을 내걸어 식사할 것을 설득하지 않았나요?

1 TV 앞에서의 식사

밥을 너무 안 먹으니까 습관이고 뭐고 일단 먹이고 보자 하는 엄마들이 많습니다. 절대 그렇게 하지 마세요. 아이가 TV가 없으면 밥을 안 먹는다고 TV 앞에 아이 전용 밥상을 놓고 밥을 먹이면 아이가 재료를 알까요, 식감을 알까요, 향이나 맛을 느낄까요. 시각적인 효과로 인해 모든 감각이 눌려있게 될 것입니다. 아이가 음식을 먹는 것은 단순히 먹는 일이 아닙니다. '먹는 것을 배우는 일'이지요. 어떻게 먹고, 무엇을 먹어야 하는지 배우는 시간입니다. TV로 아이의 감각을 무력화시키지 마세요. TV를 보면서 먹으면 빨리 먹게 되어 소화도 잘 되지 않습니다.

2 집안 곳곳을 돌아다니며 실랑이하며 식사

장난감 만지작 밥 한 숟갈, 한참 뛰어다니다 밥 한 숟갈, 〈뽀로로〉 좀 보다가 밥 한 숟갈… 사실 아이는 밥에는 관심이 없습니다. 엄마는 이렇게라도 먹어주면 고마워서 아이를 졸졸 쫓아다니며 '한 숟갈이라도 더' 먹이려 노력하지요. 이는 왜 안 좋을까요? 정해진 자리에서 먹어야 하는 이유는, 먹는 일이 '나'를 위해서가 아닌, '엄마를 위해'라고 생각하게 되기 때문입니다. 먹는 것을 두고 자꾸 엄마와 흥정하고 거래하면 안 되겠지요. 또한 식사 시간의 도구(수저) 사용에 익숙해지지 않으니 두뇌발달에 도움이 되지 않습니다. 아이가 정해진 시간에 정해진 자리에서 먹지 않으면 먹고 치우는 것도 방법입니다. 때로는 무관심이 방법이지요.

3 또 다른 것으로 대신하여 식사

"밥 다 먹으면 우리 ○○이가 좋아하는 사탕 줄게." "아이스크림 조금 줄게." 이런 식으로 유인하여 먹이면 어떻게 될까요? 아이는 다른 것으로 배를 채우게 되며, 밥을 더욱 거부하게 됩니다. 그렇다고 해서 먹을 것으로 먹을 것을 설득하는 일이 꼭 나쁘지만은 않습니다. 좋아하는 것으로 보상해주면서 밥에 대해 긍정적인 생각을 갖게 할 수는 있지요. 하지만 사탕이나 과자를 주게 되면 이러한 정크푸드도 '좋은 것'이라는 의식을 심어주게 됩니다. 보상음식을 주더라도 건강에도 좋고 몸에도 좋은 요거트나 건과일 같은 간식을 주는 것이 좋겠죠. 또 음식으로 보상하는 것보다는 '칭찬스티커'를 준다거나, 말로 열심히 칭찬해주는 것이 아이 습관에 좋습니다.

배고프지 않은 아이

다른 것을 너무 많이 주고 계시지는 않나요?

1 수유량 조절 실패

"아기가 이유식을 잘 안 먹어요." 이런 고민을 들고 방문하는 엄마들이 많습니다. 저는 그럼 수유량이 어느 정도인지를 물어보곤 합니다. 이유식이 진행되어야 하는 시기에 수유를 너무 많이 하게 되면 배가 불러 이유식을 먹지 않습니다. 수유량과 이유식의 비율을 시기마다 적정하게 지켜주되, 너무 걱정하지 않는 것이 좋습니다. 새로운 음식에 대한 호기심이나 어려움 때문이니 아이는 곧 적응하게 될 것입니다.

2 간식 과다 섭취

간식을 많이 주면, 밥을 안 먹고, 밥을 안 먹으니 간식을 좀 더 챙겨주게 되고 이런 악순환이 계속됩니다.

안 먹는 게 안쓰러우니 뭐라도 먹이게 되지요? 이 악순환의 고리를 끊어야 합니다. 간식이란 비단, 과자나 빵만 얘기하는 건 아니고, 고구마나 감자, 계란 등 배를 불릴 수 있는 음식 모두 해당합니다. 간식은 더 간편하고 자유롭게 먹을 수 있어 아이들은 밥보다 간식을 선호하게 될 수도 있습니다.

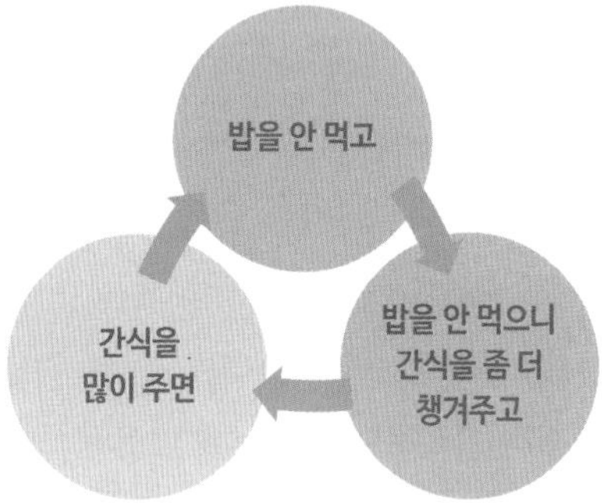

3 밤중수유

밤에 수유를 하게 되면, 소화도 안 되고 당연히 잘 안 먹겠죠? 성인도 야식을 매일 챙겨먹는다고 생각해보세요. 아침에 입맛이 없지요. 야식을 매일 먹다가 안 먹으면 괜히 배고픈 채로 잠드는 것 같고요. 아이도 마찬가지입니다. 세 끼를 정석대로 챙겨먹이려면 밤중수유는 아이가 커가면서 끊어야 합니다. 늘 말씀드리지만 엄마도 너무 힘들기 때문입니다.

식사 시간이 무섭고 재미없는 아이

식사 시간에 너무 꾸짖거나 엄숙하거나 싸우지는 않으셨나요?

1 가족의 다툼이나 우울한 분위기 속 식사

식사 시간에 의도하지 않게 부부가 싸우거나, 신경질이 난다고 집기류를 조심성 없이 내려놓으며 큰 소리를 내거나, 혹은 우울하게 아무 말 없이 식사를 하지는 않았나요? 아이의 관심을 분산시키지 않고 밥을 잘 먹게 하려면 '재밌는 식탁'을 만들어주어야 합니다. 재밌는 이야기가 오가고 웃음소리가 끊이지 않는 식사시간 말이지요. 아이에게 잘 먹는다고 칭찬하고 온가족 모두가 따뜻하게 모이는 재밌는 식탁을 만들면 아이는 자연스레 식사 시간을 즐기게 됩니다.

2 지나친 식사예절 강요

"젓가락질 그렇게 할 거면 그만 먹어!" "쩝쩝거리지 말라고!" 이렇게 무서운 말투로 아이에게 식사예절에 대한 훈계를 하지는 않았나요? 혹은 다른 시간에 잘못한 일을 앉아서 얘기하기 편한 시간이니(엄마 기준에) 식사 시간에 온통 꺼내어 아이에게 꾸지람을 주지는 않았는지요. 예절도 중요하지만, 즐거운 식사가 먼저입니다. 식사가 즐거워지면 그 이후 하나씩 배워나가면 됩니다. 물론 돌아다니거나 음식을 던지거나, 발로 찬다든지 버릇없이 굴면 제재를 가해야 합니다. 하지만 어지럽히면서 먹는다고 해서 바로바로 자리를 정돈하거나 야단쳐서는 안 됩니다.

3 입맛을 고려하지 않는 식단

아이에게 멸치나 파프리카를 먹이고 싶은가요? 그렇다고 바로 생파프리카를 권하거나, 멸치조림을 식탁에 내놓는다면 아이는 그 식재료에 대해 좋지 않은 첫 느낌을 받게 됩니다. 어른 반찬은 아이에게 다소 자극적(짜거나 맵거나)일 수도 있습니다. 맛있어 보이도록 예쁜 모양을 내어 아이의 호기심을 자극하고, 다양한 조리법으로 아이의 식욕을 돋궈주세요. 아이가 먹는 것을 고려하지 않고 어른들 위주의 식단을 짜게 되면 아이가 식탁에 호기심을 보일 수가 없습니다. 눈으로, 입으로, 코로 맛있게 먹게 해주세요.

엄마가 도와줄 일

식사 중

엄마는 아이 먹이는 것을 끝낸 뒤 후다닥 먹어치우는 것을 하지 마세요. 아이와 함께 식사해주어야 합니다. 엄마가 시간을 아낀다고 아이가 밥 먹을 때 설거지하고, 반찬을 만들고 분주히 돌아다니면 아이는 '식사 시간에 이렇게 돌아다녀도 되는구나' 하고 받아들이며 따라하게 됩니다.

엄마의 반응

잘 먹는 것에 대해 칭찬을 아끼지 않되, 안 먹는 것에 대해서도 꾸짖지 마세요. 아이를 겁먹게 할 수 있으며, 식사 시간이 괴롭다고 기억하게 됩니다.

포상

'포상'은 아이를 설득하는 수단 중 꽤 효과적인 방법 중 하나이지요. 과한 포상은 추천하지 않지만 칭찬스티커를 준다거나, 말로서 칭찬해주는 것은 좋습니다. "우리 OO가 시금치를 먹었으니 이제 뽀빠이처럼 튼튼해지겠구나!" "우리 OO가 칼슘이 많은 멸치를 먹었으니 뼈가 단단해졌겠는 걸." "우리 OO가 잘 먹는 것을 보니 요리한 엄마가 너무 뿌듯하구나." 칭찬은 아끼지 말고 해주세요.

훈련과 습관

음식을 입에 넣고 씹지 않거나 뱉어내는 아이라면 단순하게는 너무 많이 주거나 음식이 질긴 것일 수도 있습니다. 씹기 훈련, 질감에 대한 적응 훈련이 제대로 안 되어 있을 수도 있습니다.

식사 전후

식사 시간 앞뒤로 재밌는 시간을 보내주세요. 식사 시간에 대한 긍정적인 기억 형성에 도움이 됩니다.

시간 및 장소

오래 앉아서 2시간이든 3시간이든 아이가 먹기를 기다려주지 마세요. 아이가 밥을 먹다 자꾸 딴짓을 해서 식사 시간이 늘어지면 적정 시간 이후에는 식탁을 정리해주는 것도 방법입니다. 식사 시간은 최대 30분 정도가 적당합니다. 또한, 식사는 꼭 정해진 자리에서 하도록 합니다.

식사 문화

'식사'는 '문화'입니다. 아이는 혼자 배를 불리기 위해 먹는다는 의미의 식사보다 하루를 시작하거나 정리할 때 가족들이 모두 모여 재밌는 일들을 이야기하고 서로에게 관심을 갖는 따뜻한 시간이자 거기에 맛있는 음식이 있어 더 행복한 시간으로 배워야 합니다. 또한, 매너를 익히고, 어른들에게 좋은 것들을 배울 수 있는 사회적인 공간이기도 합니다. 그래서 아이가 이유식을 하면서부터는 꼭 아이의 식탁의자를 준비해주어야 합니다. 저는 상다리가 짧은 밥상보다 다른 가족들과 함께 먹을 수 있도록 아이용 식탁의자를 추천합니다. 식사는 혼자 하는 것이 아닌 함께 하는 시간임을 배우게 알려주세요.

식사거부에 관한 Q&A

Q 아이가 입에 넣고 물고만 있어요

A 대부분 큰 아이들이 이런 행동을 많이 보입니다. 아이가 크다는 건 그만큼 '설명'이 가능하기 때문에 희망이 있습니다. 이 음식을 왜 먹어야 하며, 먹으면 몸의 어디가 발달하고 튼튼해지는지 어느 영양분이 섭취가 되는지, 키도 크고 멋있어진다는 것을 설명해주세요. 이러한 내용의 동화를 들려주어도 좋습니다. 혹은 씹기 훈련이 안 되어 씹는 것 자체에 거부감이 있거나 어려워할 수 있습니다. 음식을 꼭꼭 씹어먹는 훈련을 진행해주세요.

Q 먹는 것 같다가도 뱉어내요

A 아이가 먹다가 뱉어내면 웃는 얼굴로 다시 주세요. 너무 많이 주어서 아이가 먹기 어려워 할 수도 있어요. "에고~ 엄마가 너무 많이 줬구나." 하고 다시 먹이세요. 신경질을 내고 "그만 먹어!" 소리를 지르면 안 됩니다. 조금 쉬었다 먹이거나, 한 끼는 간단히 건너뛰는 것도 방법입니다.

조금 큰 아이라면, 엄마가 얼마나 너의 식사를 소중하게 생각하고 준비했는지, 얼마나 좋은 재료를 썼고 이 재료가 너를 어떻게 성장시키는지에 대해 자상하게 설명해주세요. 단, 식사 중에는 듣기 싫은 잔소리가 될 수 있으니, 식사 시간에서 멀어져 있는 시간에 아이에게(관련된 책을 보면서라든가) 설명해주세요.

Q 힘들게 먹여놓은 보람도 없이 게워내요

A 이런 경우라면 이것저것 살펴보아야 합니다.

- ✔ 특별히 더 게워내는 음식이 있는지(특정음식에 대한 거부반응)
- ✔ 아이가 만성 소화불량에 시달리지는 않는지(전문의와의 상담 필요)
- ✔ 일상생활 중 스트레스를 받지는 않는지(정신적 부담)

이도저도 아니라면 양을 좀 줄여서 주세요. 양에 비해 너무 많이 먹어서일 수도 있습니다.

Q 다양한 행동을 보이며 심하게 거부해요

A "밥 먹어야지" "조금만 더 먹자" "이거 안 먹으면 놀이도 없고 간식도 없어!" "밥을 먹을 수 있다는 게 얼마나 행복한 건지 아니?" 많은 엄마들이 잘 먹지 않는 아이에게 하는 잔소리입니다. 아이는 '본능적으로' 반항을 하게 돼요. 반항이라기보다는 이기기 위한 본능이랄까요. '밥' 자체를 거부하는 것보다 '밥의 강요'를 거부한다고 보면 맞을 겁니다. 이런 아이에게는 일단 칭찬도, 꾸지람도 하지 말고 지켜봐주는 게 도움이 됩니다. '밥'이나 '식사'에 대한 얘기를 평소에도 하지 말고 잘 먹든 잘 먹지 않든 당분간 아이가 하고 싶은 대로 두세요. 거부감이 사라지면 다른 밥을 먹기 위한 노력을 시도해보고요.

편식하는 아이

아래 그림은 한국영양학회에서 제공하는 '식품 구성 자전거'입니다. 6개의 식품군에 식사패턴 섭취 횟수나 분량에 맞추어 면적을 배분한 자전거이지요. '다양한 식품군+적절한 양의 식사'를 강조하고 있습니다.

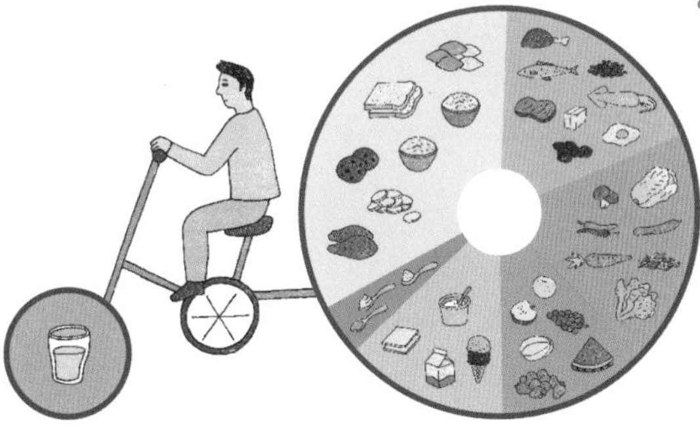

성장기의 아이가 편식을 하면, 집중력 저하뿐만 아니라, 영양소 결핍으로 인한 일상생활에서의 문제, 비만과 이에 따른 소아성인병, 면역력 저하 등으로 이어질 수 있습니다. 우리 아이가 어떤 습관을 가지고 있는지 객관적으로 살펴봅시다.

- ☑ '고기 없으면 안 먹어!'라고 자주 이야기한다.
- ☑ 햄버거와 피자 등을 달고 산다.
- ☑ 특별히 패스트푸드를 밝히는 건 아니지만 특정 음식에 대해 거부반응을 보인다.
- ☑ 좋아하는 반찬이 있으면 폭식하면서, 싫어하는 반찬만 있으면 밥상을 거부한다.
- ☑ 한 가지 음식을 질리지도 않는지 매일같이 해달라고 한다.

엄마는 아침, 저녁 할 것 없이 고기를 달라고 떼쓰는 아이를 보면 고민에 빠질 수밖에 없겠지요. 이걸 고쳐보자 하니 즐거워야 할 식사 시간에 매일같이 아이와 싸우고 있으니까요. 아이들은 왜 편식을 하는 걸까요? 어쩌면 '안 먹는 것'과 '편식'은 같은 이야기이기도 합니다. 좋아하는 음식을 해주지 않으면 안 먹는 아이들이 많으니까요. 일단 우리 아이들의 마음을 이해해보려 노력해봅시다.

편식을 하는 이유

1 '건강'과 '몸'에 대한 이해의 부족

아이들은 '좋고 싫은 것'은 본능적으로 체득하지만, '옳고 그른 것'은 사회적인 시간을 보내며 배워나가야 합니다. 아이는 자기 몸의 건강을 위해 무엇을 해야 할지 몰라서가 아니라, 특별히 건강, 몸의 상태에 대한 고민을 해보지 않았을 겁니다. 그런 아이들에게 '건강이라는 것이 왜 중요한지' '왜 몸이 튼튼해야 하는 건지'를 먼저 설명해주어야겠죠. 무턱대고 아이에게 권유하면 아이는 거부반응을 보이게 됩니다. 왜 맛있는 도넛 대신 맛도 없는 채소를 먹어야 하는 건지, 아이는 이해할 수 없을 겁니다. "잘 먹는 아이는 뼈와 근육을 단단하게 해서 튼튼해지고, 튼튼한 아이는 자주 아프거나 피곤해지지 않기 때문에 고생하지 않아도 된단다" 등 아이에게 설득력 있는 말로 설명해주세요.

편식

음식물에 대한 기호(좋고, 싫음)가 강해 식품적, 영양 성분적으로 가려 먹는 것

2 음식 네오포비아Food Neophobia

'음식 네오포비아'라는 말은 새로운 식품에 대한 혐오증입니다. 낯선 음식은 일단 회피하고 보는 것이죠. 마이클 폴란이 『잡식동물의 딜레마』라는 책에서 언급하면서 사용되기 시작했습니다.

그림에서 보듯 빠르면 생후 6개월(낯가림하는 시기)부터 시작해서 만 5세에 극대화되며, 서서히 줄어들기 시작합니다.

음식 네오포비아와 자아존중감 발달

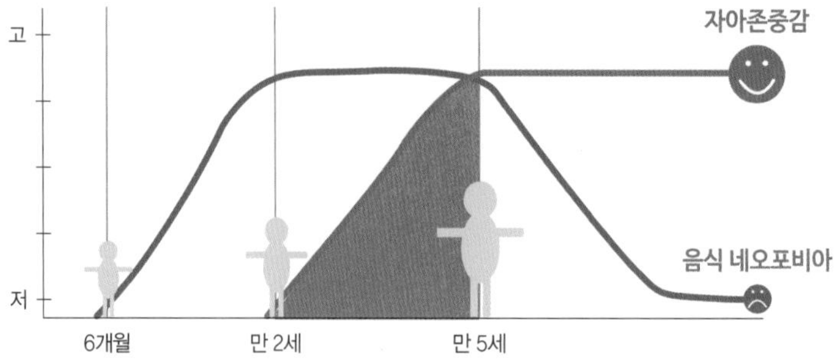

3 단맛에 대한 본능적인 끌림

'달다'의 기준을 어디에 맞추어야 할까요? 도넛이나 과자를 접하지 않은 아이에게는 채소의 단맛도 달 수 있겠지요. 하지만 이미 이런 저런 식품에 익숙해져버린 아이들은 데리야끼 소스로 구운 고기나 고구마 맛탕, 케첩을 바른 소시지 등 자극적이고 달달한 음식에 더 먼저 손이 갑니다. 아이들이 좋아하는 햄이나 소시지에는 인공감미료나 색을 내기 위한 아질산나트륨 등이 첨가되어 있습니다. 인공감미료는 설탕이나 꿀의 대용으로, 사카린, 아스파탐, 수크랄로스 등 인공감미료를 사용하면 설탕보다 훨씬 적은 양으로도 단맛을 낼 수 있습니다. 사카린의 감미도는 설탕의 400배 이상입니다.

4 엄마 아빠의 식습관

아이가 좋아한다고 햄버거나 핫도그를 열심히 사주지는 않았나요? 혹은 아빠 엄마가 야식 홀릭이라 매일 밤 피자, 치킨을 먹는 건 아닌가요? 만일 그렇다면, 가족이 함께 식생활 개선에 들어가야 합니다. 아이는 나름대로의 사회생활을 본격적으로 시작하기 이전까지 가족 안에서 배우는 것이 대부분입니다. 식사예절과 습관도 마찬가지입니다. 아빠가 좋아하는 음식을 아이도 좋아한다며 신기해하던데, 당연한 겁니다. 많은 가족들의 식단은 아빠가 좋아하는 음식 위주로 짜니까요. 아이의 건강한 식습관을 위해 먹고 싶어도 참아주세요

해결 방법

1 주방놀이 자주 하기

놀이뿐 아니라, 엄마가 요리를 할 때 아이와 함께 식재료의 촉감을 느끼고 함께 조리해보는 것이 네오포비아 극복에 도움이 됩니다. 아이에게 식재료와 안전한 장난감 칼을 주고 놀게 해주세요. 요리가 완성되면 우리 아이가 만들었다는 성취감을 느끼게 해주는 것도 잊지 말고요.

2 푸드 브릿지Food Bridge 이용

말 그대로 음식(의 단계별 섭취)에 다리를 놓아주는 일이지요.

채소와 친해지기 → 채소의 간접 노출 → 채소의 소극적 노출 → 채소의 적극적 노출

이러한 순서로 이루어집니다. 여기에는 엄마의 지극정성이 필요합니다. 아주 서서히 아이에게 해당하는 채소를 노출시켜주어야 하기 때문이지요. 아이는 맛보다 식감 때문에 음식을 꺼려하는 경우가 많으므로 꽤 효과적으로 쓰이는 방법입니다.

3 음식에 이름 붙여주기

음식이나 식자재에 이름을 붙여주는 것은 어떨까요? 파프리카에는 '알록달록 파프리카양', 오이에는 '오돌토돌 아삭이', 버섯에는 '쫄깃쫄깃 버섯돌이' 등등 어른에게는 유치하지만 아이의 네오포비아 해결에는 효과적입니다. 아이와 함께 만든 요리에도 '슈퍼 울트라 파프리카 볶음밥' 등 아이가 흥미를 느낄 만한 이름을 붙여주면 아이가 다음에 '슈퍼 울트라 파프리카 볶음밥' 만들자고 조르게 될 겁니다.

4 채소 상황극하기

아이가 채소를 안 먹는다고 해서 "여기에 버섯 안 들었어~" "이거 안 먹으면 너 바보돼"라는 등의 거짓말이나 독한 말을 하면 안 되겠지요. 아이가 채소를 왜 먹어야 하는지, 이것을 먹으면 무엇에 좋은지를 아는 것도 중요합니다. 그래서 제가 제안하는 것은 채소 상황극입니다. 엄마는 시금치를 하고, 아이는 배추를 하고, 아빠는 브로콜리를 맡으세요. 서로 누가 더 뛰어난지를 말하는 역할극을 돌아가면서 하는 겁니다. 아이는 배추의 매력에 빠져들지 모릅니다.

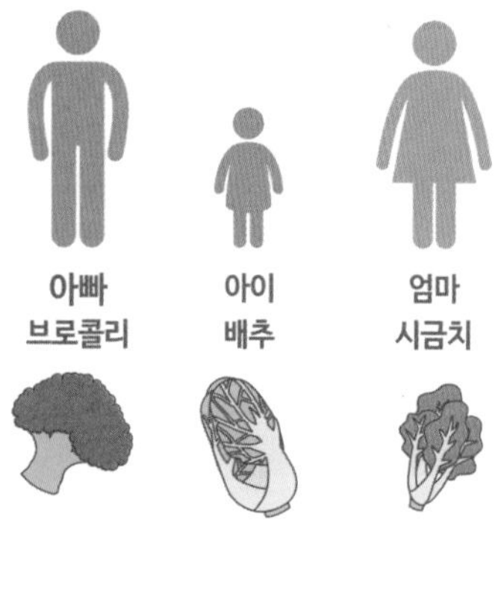

5 텃밭 가꾸기

아이에게 '성취감'이라는 것은 얼마나 중요한지 알 거예요. 어린 아이들에게도 스스로 이루어내는 성취감이 있답니다. 아이와 함께 텃밭을 가꾸거나 그것이 어렵다면 주말 농장을 해본다거나 하여 직접 채소를 재배하고 'OO의 당근' 'OO의 호박' 등으로 명명하고 팻말을 세워주는 등 관심을 갖도록 신경을 써주면 아이가 애착을 갖게 됩니다.

6 어린이 식판 활용하기

채소를 먹기 싫어하는 아이들에게 엄마는 먹을 채소의 양을 정해줍니다. "아무리 먹기 싫어도 이만큼은 먹어야 돼!"하고요. 그렇게 하지 말고 아이에게 식판을 주고 얼마나 먹을지 선택하게 해주세요. 이는 단순히 제 양을 먹는 것뿐만 아니라, 아이에게 선택권을 줌으로써 자존감을 높여줍니다. 늘 아이의 선택을 존중해주세요.

7 부모의 솔선수범

부모, 특히 엄마의 반응이나 태도는 아이에게 얼마나 절대적인지 알고 있나요? 아이들은 "이거 어떠니?"라고 물을 때, 일단 엄마의 반응을 먼저 살피는 경향이 있습니다. 엄마가 긍정적인 반응을 보여준 음식에 대해 거부감이 덜한 건 당연한 일이겠지요. 아빠와 엄마가 편식하지 않는 건강한 식습관을 먼저 보여주세요. 솔선수범은 아주 기본적이면서도 중요한 교육 제1의 원칙이니까요.

비만 아기

우리 아이 비만인가요? 먼저 우리 아이가 어떤 타입에 속하는지 체크해봅시다. 참고로 비만의 수치적 정의는 다음과 같습니다.

- ✔ 밥을 어른보다 더 많이 먹는다. O☐ X☐
- ✔ 패스트푸드를 자주 먹는다. O☐ X☐
- ✔ 또래 연령의 체중 평균치를 웃돈다. O☐ X☐
- ✔ 먹는 양을 조절하려고 하면 짜증을 부린다. O☐ X☐
- ✔ 하루 종일 쉴 새 없이 먹는다. O☐ X☐
- ✔ 바깥생활을 거의 하지 않는다. O☐ X☐

비만의 수치적 정의

체질량지수=체중$_{kg}$÷(키m×키m)

체질량지수가 성별과 나이를 기준
85~94.9백분위수 : 과체중
95백분위수 이상 또는 25 이상 : 비만

소아비만 문제

성인비만으로 이어질 가능성

소아비만 3명 중 1명이 20년 뒤에는 청년비만으로 이어진다는 연구결과가 나왔습니다. 6세 때 몸무게가 가장 가벼웠던 그룹(43명) 가운데 20년이 지나 과체중이거나 비만인 사람(BMI 25p 이상)은 2명이었으나 몸무게가 가장 무거웠던 그룹(43명) 중에선 14명이었습니다.

이를 보면 식습관이나 생활방식에 변화를 주지 못한 것이 가장 큰 원인이라고 볼 수 있습니다.

	6세	25세(과체중)
BMI 25p 이하	43	2
BMI 25~50p	44	2
BMI 50~75p	45	8
BMI 75~100p	43	14

조사대상 257명 가운데 20년 동안 꾸준히 연구에 참여한 175명 대상
출처 : 연세대 의대 예방의학과

왕따가 되는 현실

어릴 때는 '남들과 다르다'는 것을 인정하기가 정말 힘듭니다. 또래집단에서(특히 외적으로) '다르다'는 것은 다른 아이들의 놀림을 사고, 멀어지게 합니다. 정신적으로 아직 성숙하지 못한 아이들은 아둔해 보인다며 놀리고 따돌립니다. 이러한 따돌림이 아이에게 스트레스임은 말할 것도 없겠지요.

각종 질병

내장비만으로 인해 고혈압, 당뇨, 고지혈증, 지방간 등 성인병의 위험에 노출될 뿐만 아니라, 무게로 인해 관절에도 무리가 갈 수 있습니다. 또한 영양과잉으로 성호르몬이 필요 이상 분비되면서 성조숙증의 원인이 되기도 합니다. 이는 최종 성인 키가 작아지는 성장장애의 원인이 되기도 합니다.

자존감 상실

아이는 주눅이 듭니다. 자신의 행동이 남들보다 둔하고, 매일같이 많은 사람들이 "운동 안 하니?" "너 살 빼야지 큰일난다" "넌 누구닮았니?" 등 자존심에 상처를 주는 말들을 아무렇지 않게 하기 때문이죠. 아이는 외모로 인해 상처받고, 정신적인 스트레스를 받게 됩니다.

소아비만을 부르는 습관

TV 보며 밥 먹기

TV를 보면서 먹으면 먹는 것보다 TV 영상에 더 집중하기 때문에 무의식적으로 빨리, 그리고 많이 먹게 됩니다. 음식을 눈으로 먹는다고 하지요. TV를 보면서 음식을 먹으면 그렇지 않은 경우보다 포만감을 덜 느낀다는 연구 결과도 있습니다.

큰 밥그릇 사용

아이는 식사량에 대해 잘 인지하지 못합니다. 어느 만큼 먹어야 배부른지를 몸에서 느낀다기보다는 눈으로 느끼게 되는 것이죠. 큰 그릇을 주면 그 그릇에 맞추어 먹게 됩니다. 작은 그릇에 적당량을 담아주는 것이 아이에게 더 큰 포만감과 성취감을 줄 수 있습니다.

혼자 먹기

맞벌이 부부의 아이들에게 소아비만이 많습니다. 아무래도 건강한 음식을 챙겨주고, 해로운 음식은 못 먹게 하는 감시기능이 떨어진 것이 원인이겠지요. 아이는 인스턴트 음식을 먹고, TV를 보면서 먹고 일종의 자유를 획득합니다. 혼자 먹으면 대화를 하며 먹을 수도 없기 때문에 쉬어가는 시간도 없이, 포만감을 느끼기도 전에 계속 입에 집어 넣고 씹고, 과하게 먹게 됩니다. 가족과 함께 식사하는 습관을 들여야 합니다.

TV와 컴퓨터에 매달리기

하루 종일 TV 앞에 앉아 먹기만 하는 사람을 '카우치 포테이토Couch potato'라고 하죠. 집안에서 게임을 하거나 TV 보는 것을 아이들이 즐기는 듯하나, 지나치면 정신적 피폐로 이어져 우울증에 걸리기도 합니다. 또한, 계속 과자 등 먹을거리를 찾게 되며 빠른 속도로 집어 먹습니다. 이럴 때는 반드시 운동을 해야 합니다. 바깥공기도 쐬고, 활동량을 늘려야 하지요.

튀기고 볶은 음식 섭취

튀기거나 볶거나 조린 음식보다는 삶거나 찌는 음식을 먹어야 합니다. 재료 상관없이 식용유를 사용하게 되는 조리법은 혈액순환을 저해하고, 성인병의 큰 원인이 되는 트랜스 지방산이 함유되어 있기 때문이지요. 상온에서 액체 상태인 식물성 지방에 수소를 첨가해 인위적으로 굳힌 기름인 경화유(패스트푸드를 만들 때 많이 쓰입니다) 제조 과정 중, 자연계에 없는 지방이 생겨나는데 이것이 트랜스 지방산입니다. 이는 공기 중에 산화되면 더욱 함량이 늘어나게 됩니다. 비만뿐 아니라 여러 질병의 원인이 되므로, 조리법에 신경 써 주세요.

짜고 달게 먹기

라면 한 그릇의 나트륨량은 1,900mg로, WHO의 일일 권고치 2,000mg의 90%에 달합니다. 아이가 라면 좋아한다고 많이 끓여주나요?
우리가 슈퍼에서 구입하는 떠먹는 요구르트나 탄산음료의 당 함량은 10~13g에 달합니다. 한국영양학회에서는 하루 당 섭취 권고량을 50~100g 사이로 보고 있는데, 음식을 통한 자연적 섭취가 25~50g인 것을 감안할 때 최대 50g 이상을 섭취하는 것은 문제가 있습니다. 아빠와 엄마가 좋아하는 반찬이 아이에게 너무 짜거나 달 수도 있습니다. 한식에는 짜고, 매운 음식들이 아주 많습니다. 신선한 채소 등을 먹을 수 있도록 식단을 개선해주세요. 저는 국을 먹이는 것도 썩 권하지 않습니다.

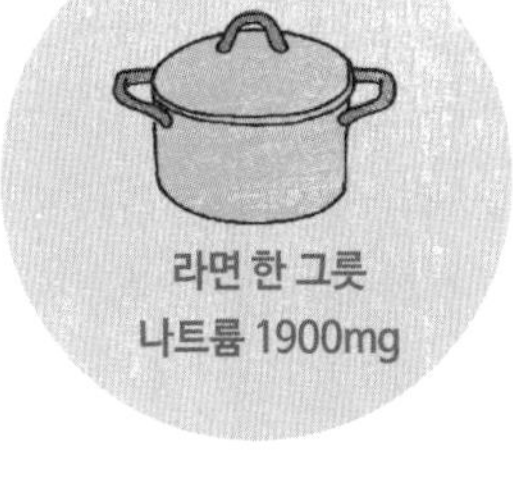

엄마의 노력이 필요

아이와 함께 식사 일기 적어보기

오늘 하루 무엇을 먹었는지, 너무 많이 먹지는 않았는지 체크해보는 것입니다. 엄마가 칼로리를 계산해주는 것도 좋습니다. 아이가 식사 일기를 스스로 적어서 통제하는 법을 배우게 하는 것도 좋습니다.

아침과 저녁 식사는 꼭 함께하기

아침식사를 하는 것은 비만을 극복할 수 있는 아주 좋은 방법입니다. 전날 저녁부터 다음날 점심까지 15시간 이상 에너지 공급이 끊기면, 우리 몸은 언제 들어올지 모르는 에너지를 비축하려고 당이나 지방 흡수를 늘리기 때문에 장기적으로는 살이 찌게 됩니다. 또한 가족이 모두 함께 대화하면서 식사를 천천히 하고 꼭꼭 씹어 먹을 수 있도록 유도하고, 패스트푸드 등 먹어서 좋지 않은 음식을 자제하도록 감시 기능을 강화해주세요.

저열량 레시피 구축하기

못 먹는 스트레스가 너무 크면, 아이도 다이어트에 실패하게 됩니다. 성장기에 있기 때문에 성인처럼 무턱대고 굶거나 식욕억제제를 먹어서도 안되고요. 그러므로 중요한 것이 엄마의 노력입니다. 아이가 좋아하는 햄버거나 튀김 말고도 맛있게 먹을 수 있는 저열량 식단을 구성해주세요.

정해진 자리에서, 정해진 양만큼, 일정한 시간 동안 식사하기

아이의 밥그릇을 따로 정해주는 것이 좋습니다. 아빠와 엄마가 사용하는 성인용 밥그릇을 사용하지 말고, 아이용을 지정해주세요. 알맞은 양을 먹을 수 있습니다. 또한 밥은 혈당상승 속도가 저하되도록 천천히 먹게 하며, 밥을 입에 넣고 20회 이상 씹도록 합니다. 배가 부르면 숟가락을 내려놓는 법도 배우게 해야 합니다. 생각하며 먹도록 해주세요.

운동하기

너무 심한 운동을 시키지 말고, 걷기 운동 정도가 적절합니다. 아스팔트 바닥이 아닌, 흙이나 잔디가 있는 곳을 걷게 해주세요. 아이들이 요즘 좋아하는 춤을 가르쳐보아도 좋겠어요. 관절에 무리가 가지 않는 수영은 다이어트에 1등으로 좋은 운동입니다. 다이어트를 진행하며 어느 만큼 감량했는지 확인시켜주며 성취감을 자극해주세요. 주당 적어도 3회, 하루에 30분~1시간 정도 운동해야 합니다.

약물 사용

소아청소년과에서 처방받은 약을 제대로 보관하지 않거나 두고두고 또 쓰는 분들, 설마 있지는 않겠지요? 약물 사용 방법은 철저히 지시사항에 따르도록 합니다.

약 보관

처방받은 기간까지가 보관 기간이라고 생각하면 됩니다. 해열제의 경우 길어도 2주 정도 사용하고 폐기하는 것이 좋습니다. 약마다 보관 방법이 다르니 보관방법도 지시사항에 잘 따르도록 합니다.

약 복용

약을 잘 안 먹으려고 하는 아이

처음 시작이 중요합니다. 약마다 맛, 색깔, 점도, 입자의 크기가 다르기 때문에 가능하다면 잘 먹을 수 있는 약으로 처방받아서 불편함 없게 먹이는 게 좋아요. 심하게 거부해서 억지로 먹일 수밖에 없는 아이들도 있다는 것을 잘 알고 있습니다. 강제로 먹이는 것 자체에 거부감이 들지 않도록 하는 것도 중요합니다.

약을 먹이고 나서 입을 물로 헹궈주는 것도 도움이 됩니다. 조금 커서 말귀를 알아듣는 아이의 경우 약을 먹어야 하는 이유를 자세하게 설명해주고, 먹고 나서 간단한 보상을 해주는 것도(과일이나 아이가 좋아하는 비타민 정도) 도움이 됩니다. 그리고 담당 의사선생님에게 말씀드려서 아이에게 약 좀 잘 먹으라는 격려를 해달라고 하는 것도 하나의 팁이 되겠습니다. 실제로 제가 진료한 아이들 중에 격려만으로 약뿐만 아니라 밥도 잘 먹는 경우를 보았습니다.

약만 먹으면 토하는 아이

약이 싫어서(맛, 색, 식감 등) 그렇다면 비슷한 제제의 다른 약으로 변경하여 먹여볼 수 있습니다. 앞에서 언급했지만 처음에 좋지 않은 경험을 해서 그런 것일 수도 있어요. 반드시 먹여야 할 약이라면 담당 의사선생님과 상의해서 약의 종류와 양을 줄여서 최소 분량만이라도 복용시키도록 하세요.

그래도 너무 싫어한다면 좋은 방법은 아니지만 좋아하는 요거트나 주스를 소량 첨가해서 먹이는 방법도 시도해볼 수 있습니다. 무엇보다 좋은 기억, '약은 너에게 페널티가 아니라 몸을 건강하게 해주는 것'이라는 긍정적인 생각을 심어주는 일이 중요합니다.

약 먹일 때 주의사항

알약

몸무게가 최소한 30kg 이상이 되고 알약에 대한 거부감이 없어야 알약을 먹을 수 있습니다. 충분양의 물을 섭취해서 알약이 목에서 잘 넘어가고 식도에 달라붙지 않게 하는 것도 중요합니다. 목구멍만 넘어갔다고 해서 끝난 게 아니기 때문입니다. 가끔 식도에 알약이 달라붙어서 식도염을 일으키는 경우도 있으니 충분량의 물을 마시는 것이 중요합니다.

좌약

소아청소년과의 대부분의 약은 경구약이고 좌약을 잘 사용하지는 않습니다. 흡수율 및 순응도가 높지 않기 때문이죠. 보통 해열제 좌약을 사용할 텐데, 약 먹기를 너무 싫어하고 먹을 때마다 토하는 아이들에게는 도움이 될 수 있습니다. 필요 시 상처 나지 않도록 조심스럽게 항문에 넣습니다.

시럽약

과량을 복용하지 않게 용량을 반드시 확인하는 게 중요합니다. 또한 아이의 손에 닿지 않는 곳에 보관해주세요. 먹다가 사래에 걸리지 않게 목을 너무 뒤로 젖히고 먹이지 않도록 해야 합니다. 시럽약마다 보관온도가 다를 수 있으니 보관방법도 잘 알아두어야 합니다.

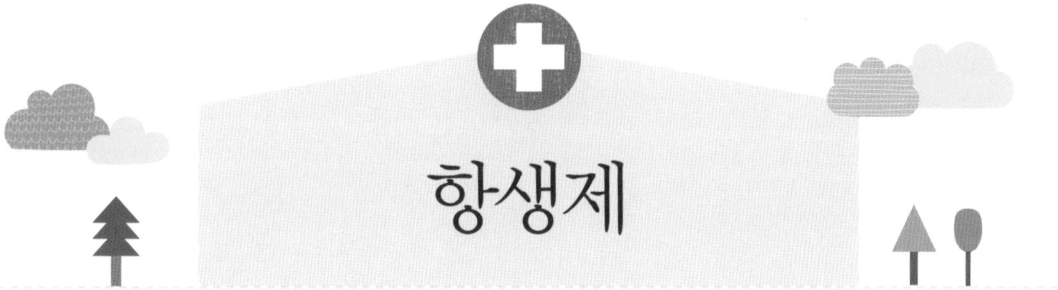

항생제

소아청소년과 전문의로 일을 하다 보니 주된 일이 아픈 아이에게 약물 치료를 하는 것입니다. 약 처방을 하면서 처음부터 지금까지 고민 아닌 고민이 있는데, 바로 항생제 사용에 대한 것입니다.

항생제 처방

항생제를 안 먹으면 좋아지지 않는다고 말하는 분들이 있습니다. 간단한 콧물, 기침이 있는 경우에도 그러하지요. 물론 아이가 자주, 오래 아프다 보면 폐렴, 중이염, 부비동염(축농증) 등 항생제를 자주 사용하고 그러다 보면 아이 상태가 호전되는 경험을 할 수 있습니다. 그렇더라도 아이를 진료하는 담당의에게 약 선택권을 주고 믿어주기 바랍니다. "이런 이런 이유로 이번엔 간단하게만 드릴게요"라고 항생제 처방을 내릴 때는 그럴 만한 이유가 있답니다. 누런 콧물이 나오면 무조건 항생제를 써야 한다고 많이 생각하지만 꼭 그렇지는 않습니다. 누런 콧물이 반드시 부비동염을 의심하지는 않습니다. 우리 몸에서 백혈구, 염증세포들이 바이러스나 세균과 싸우다 보면 누런색의 분비물이 만들어지게 됩니다. 맑은 콧물이 2~3일 지나면 색이 노랗게 되는 이유이지요. 적어도 일주일까지의 누런색 콧물을 지켜보아도 됩니다. 물론 일주일이 넘어서도 지속되는 화농성 누런 콧물이 있다면 세균감염을 의심할 수 있으며 그럴 때는 면밀히 진찰받고 항생제를 처방받을 수 있습니다.

항생제 두려움

"항생제는 되도록 안 먹였으면 좋겠네요"라고 항생제를 독약처럼 생각하는 분들도 있습니다. 이 중에는 예방접종 백신, 해열제도 독약으로 여기는 분들이 있더군요. 저 또한 인간의 위대한 면역체계를 믿고 있지만 이런 생각을 하는 분들은 좀 위험하다는 생각이 듭니다. 10일 정도의 장기적인 항생제 복용에 잘 따라오는 분들은 60%정도밖에 되지 않습니다. 항생제는 필요에 따라 충분 기간, 충분량을 반드시 사용해야 하는 약품입니다. 물론 항생제를 남용, 오용하게 된다면 문제지만 항생제를 무조건 거부하는 것은 좋지 않습니다. 대부분의 의사들은 항생제 사용에 대해서 신중하고 나름대로의 잣대를 가지고 있답니다. 저 또한 아이에게 항생제를 꼭 써야겠다고 생각될 때 사용합니다.

닥터 오의 진료실

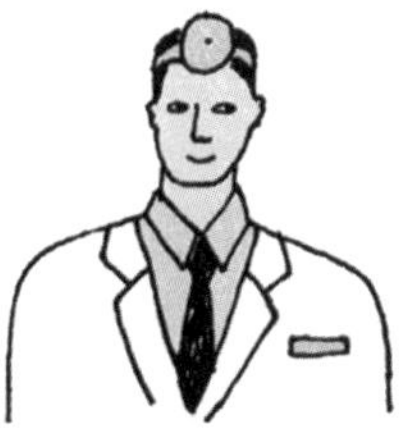

성장 진료실

✚ 배변훈련 ✚ 소변 ✚ 아이의 습관 ✚ 팔이 빠진 아이
✚ 아이와 마트 가기 ✚ 차멀미

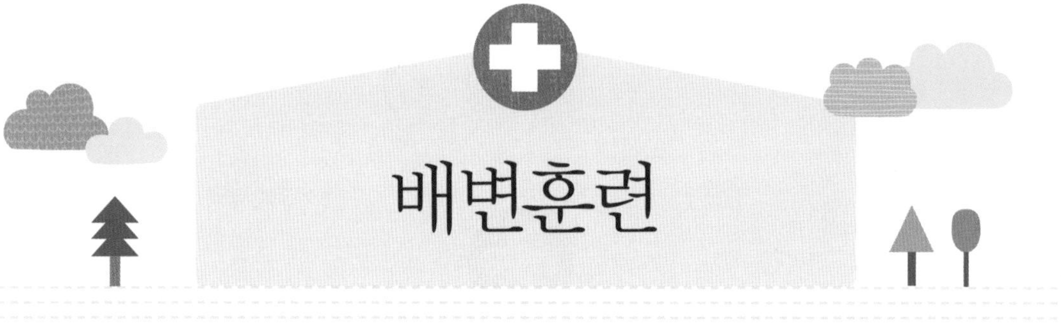

배변훈련

아이에게 배변훈련potty training을 시작하기 전에 꼭 유아용 변기potty를 소개하는 시간을 갖기를 권해드립니다. 내 아이도 준비되고, 엄마인(혹은 아빠인) 나도 준비되어야 시작할 수 있는 배변훈련! 어떻게 하면 되는지 알아봅시다.

시작 시기

배변훈련의 시기를 단정 지어 말하기는 좀 어렵습니다. 미국소아과학회에서는 아이가 보통 18~24개월 사이에 관심을 보인다고 하는데, 아이마다 다를 수 있어요. 어떤 아이는 만 2세가 넘어서도 배변훈련에 익숙해지지 않기도 합니다. 적절한 시기에 부모의 도움이 중요하지만, 아이가 못한다고 엄마가 조바심을 내거나 재촉해서는 안 됩니다. 이유식을 시작할 때도 그렇고, 입자를 늘려갈 때도 그렇고, 아이가 말을 하는 것도, '다른 아이'보다는 '내 아이'에 기준을 두어야 합니다. 그러므로 '내 아이가 준비되었을 때' 시작하는 겁니다.

그럼에도 적절한 시기가 언제인지 묻는다면 아이에게 유아용 변기를 소개해주었을 때, 아이가 관심을 보이는 바로 '그때'입니다. 유아용 변기를 사는 즉시 시작하는 것이 아니라 처음에는 장난감처럼 가지고 놀게 두었다가 익숙해지면 서서히 시작하는 거지요.

성공 방법

성공적인 배변훈련을 위한 키워드는 '긍정강화'와 '일관성'입니다. 못해도 "괜찮아!" 잘하면 칭찬해주세요. 아이는 '우와! 성공했다!' 싶다가도 또 바지에 쉬를 하고 말지도 모릅니다. 그게 아이랍니다. 다른 아이보다 조금 늦어도 전혀 상관없습니다. 언젠간 하게 됩니다. 그러니 너무 조급해 말고 항상 가까이에서 느긋한 마음과 일관적인 태도로 지켜보고 도와주되, 다그치지 마세요. 만 24개월이 넘어 시작해도 좋고 세 살까지 배변훈련 중이어도 괜찮아요. 언젠간 합니다.

1 억지스럽고 강제적으로 시작하지 마세요.

2 아이가 사용하기 편한 유아용 변기를 구입해야 해요.

3 배변신호가 올 때 아이와 엄마만이 사용하는 귀여운 암호를 만들어주세요. 아이가 무안하거나 공격적인 단어는 안 됩니다. "부글부글" "응차" "뿡뿡" 등의 의태어나 "끙아" 등의 유아어로 정하면 됩니다.

4 인과관계를 알려주세요. 아이가 처음에는 배변 신호가 올 때 사인을 잘 보내지 못할 겁니다. 그럴 때에는 "승아야, 이런 느낌을 들면 엄마한테 OO(3번에서 정한 배변신호 용어)라고 말하면 되는 거야. 이 신호가 오면 승아가 이렇게 응가를 하게 되거든." 하고 알려주세요.

5 엄마가 바로 도와주세요. 엄마가 아이의 배변신호를 먼저 알아차렸을 때에도 바로 포티에 가서 앉을 수 있게 도와주세요.

6 성공했을 때 많은 칭찬을 해주세요. 배변훈련 트레이닝 팬티는 시중에서 살 수 있어요. 마지막 단계쯤에 가서는 기저귀보다 이 팬티를 착용할 수 있게 격려해주고, 성공했을 때 많은 칭찬을 해주세요. 실패했을 때에도 "앗! 실수했네! 괜찮아. 치우면 된단다. 다음번에는 꼭 성공하자~" 하고 북돋아주세요. 참고 화내지 말라는 것이 아니라 '팬티에 쉬했다=아이가 잘못했다'는 생각조차 하지 마세요. 실수하는 게 당연하다 생각하면 엄마 스스로도 마음이 조금 여유로워지겠지요.

유아용 변기Potty 고르는 법&사용법

아이가 15개월이나 16개월을 채우게 되면 아이가 좋아할 만한 색의 변기를 사주세요. 일단, 아이가 배변훈련을 시작할 때는 너무 어리기 때문에 욕실에 발을 디디고 들어가는 것 자체가 위험할 수 있어요. 그러므로 미끄러짐, 낙상 등을 주의하여 스텝퍼(디딤대)보다는 작은 유아용 변기를 추천합니다.

유아용 변기는 아이가 힘을 줄 수 있게 아이의 발이 바닥을 디딜 수 있게 디자인되어야 합니다. 대부분 그렇게 되어 있을 거예요. 사고 나면, 아이의 이름도 크게 써주고, 그냥 가지고 놀게 하거나 주변에 두면 됩니다. 아기용 변기를 노출시켜줄 시기에는 굳이 화장실 옆에 둘 필요는 없어요. 물론 아기용 변기를 사용하기 시작할 때도 성급히 화장실 주변으로 옮길 필요가 없습니다. 아이가 활동하는 주변, 즉 변뇨를 느꼈을 때 바로 앉을 수 있는 곳이 좋습니다. 나중에 천천히 옮겨도 늦지 않아요.

단계

1. 변기야 안녕?

처음부터 바지를 내리고 유아용 변기에서 응가를 하거나 쉬하기를 바라지 말고 친해질 시간을 갖게 하세요. 옷을 입은 채로 앉아도 되고, 머리를 박거나 들고 다녀도 좋습니다. 소파라도 되는 양, 앉았을 때 책을 읽어주어도 좋고, 좋아하는 장난감을 가지고 놀아도 좋고, 과자를 먹어도 좋습니다. 아기용 변기를 소개할 때의 첫 목표는 '거부감 없애기'입니다. 무조건 아이가 원하는 대로 가지고 놀 수 있게 해주세요. 곁에 두게 해주세요.

2. 응~차! 한번 앉아볼까?

어느 정도 변기가 집안에 있는 것에 익숙해지고, 아이가 관심을 보이게 되면, 용도를 알려주어야겠지요. 아이마다 배변신호가 올 때의 반응이 있습니다. 쪼그려 앉는다거나, 무릎을 구부리고 구부정한 자세를 취하기도 하지요. 하던 모든 행동을 멈추고 얼굴이 벌개지며 힘을 주기도 하고요. 뭔가 신호가 온다 싶으면 변기에 아이를 앉히고(그냥 기저귀 차고 있는 채로) 배변하게 해보세요. 물론 아이가 그곳에 앉는 것을 싫어서 버둥거리는데도 억지로 앉히면 안 됩니다. 모든 것은 '자율성+무강제'가 기반입니다. 아이가 천천히 배변훈련을 받아도 무관합니다. 늦어져도 상관없어요.

3. 아주 '약간'의 Push=긍정강화

아주 '약간'만 Push해주세요. 어느 정도냐 묻는다면 '아기용 변기에서 배변하는 것이 기저귀에 하는 것보다 엄마가 날 더 예뻐한다' 정도랍니다. 만약 기저귀를 갈아줄 때 기특해하고, 간지럼도 피우고, 토닥토닥도 해주고, 뽀뽀도 해주는 등 애정표현을 많이 해왔다면 모두 중단하고(그렇다고 화내라는 얘기는 아니고요) 그 모든 행동을 아기용 변기에서 변을 보았을 때 해주세요. 엄마의 칭찬과 아이를 으쓱하게 만드는 격려가 가장 중요합니다. 모든 훈육은 남을 때리거나 위험한 일을 했을 때를 제외하고는 혼내기보다 무반응으로 대하세요. 배변훈련 시, 아이가 실수하는 것은 절대 아이의 잘못이 아닙니다. 그냥 당연한 거예요. 어떤 아이도 일부러 엄마 고생하라고 실수하지는 않습니다. 따라서 긍정강화가 답이랍니다. 잘했을 때 화답해주는 것이 아이의 옳은 행동을 강화시키는 방법입니다. 많이 칭찬해주고 대견하다고 쓰다듬어주세요. 칭찬의 끝에 일종의 보상(과자를 준다거나, 아이가 좋아하는 놀이를 한다거나)을 주어도 좋습니다.

여기서 포인트!

변기에 앉아 기저귀에 배변했을 때 아이가 보는 앞에서 기저귀의 변을 변기의 통 안으로 떨어뜨리세요. 아이는 점차 연관관계를 인지하게 될 겁니다.

그래도 안 될 때

어떤 방법을 써도 안 될 때, 엄마가 할 것은 단 한 가지입니다. "하던 것을 계속하되, 기다려주는 것" 제가 확신하는 답입니다. 아이는 언젠가 하게 될 겁니다. 엄마는 걱정하지 않으려 하는데 옆에서 시어머니나 친정어머니가 혹은 아이를 봐주시는 분, 어린이집 선생님이 "다른 애는 다 가리는데 왜 얘는 못하죠?"라고 묻는다면 "우리 아이는 아직 준비가 안 되었을 뿐이에요. 준비 안 된 아이를 압박하고 싶지 않아요. 기다려주면 할 거예요"라고 대답하세요. 아이가 실수를 반복하고 아기용 변기에 영 관심을 보이지 않는다 해도 그런 아이를 보며 인상을 찌푸리거나 한숨 쉬거나 부정적인 말을 뱉지 마세요. 엄마가 힘들어하는 모습을 보며 아이는 죄책감과 좌절을 느끼게 될 거예요.

설득이 가능하고 말이 통할 정도로 큰 아이의 배변훈련

1 아이의 친구, 또는 좋아하는 상대 혹은 친언니나 오빠, 형 등이 유아용 변기를 사용하고 있다는 것을 보게 합니다.

2 "너도 해볼래?" 하는 정도로 권유합니다.

3 절대로 놀리거나 잔소리를 하지 마세요. "쟤는 하는데 너는 못해서 되겠어? 아유 창피해라~" 등 말하지 않습니다.

4 속옷 가게에 데려가 아이의 팬티를 사봅니다. 즉 기저귀를 대체할 흥미로운 물건을 소개합니다.

5 아이가 활동 중인 시간에 "기저귀 답답하지? 벗겨줄까?"라고 물어보세.

6 재밌는 놀이라도 되는 것처럼 배변과정을 함께 해줍니다. 놀이처럼 설명해주고, 성공하면 함께 기뻐해주세요.

7 아이가 느끼는 이상한 배변신호를 배변활동과 연관시켜 설명해주세요. "배가 이상한 느낌이 드니? 네가 응가하고 싶다는 이야기야."

8 아이에게 배변습관을 만들어줍니다. 평소 아이가 반복적으로 어떤 시간에 몇 번 배변을 하는지 지켜보았다가 그 시간 즈음 아이가 변기에 앉아 있을 수 있도록 도와주세요. 밥 먹고 난 후나 아침에 일어나서 등.

배변훈련의 긍정적인 역할

배변훈련은 단순히 아이가 어른의 삶에 적응해나가는 의미만은 아닙니다. 이것은 아이가 체득하는 새로운 기술New skill 중의 하나가 됩니다. 새로운 것을 하게 될 때 아이는 자존감을 배우게 되지요. 엄마가 도와주지 않고 무언가를 해나가면서 스스로를 컨트롤하고 있는 자신을 보며 아이는 재미와 자신감을 얻게 됩니다.

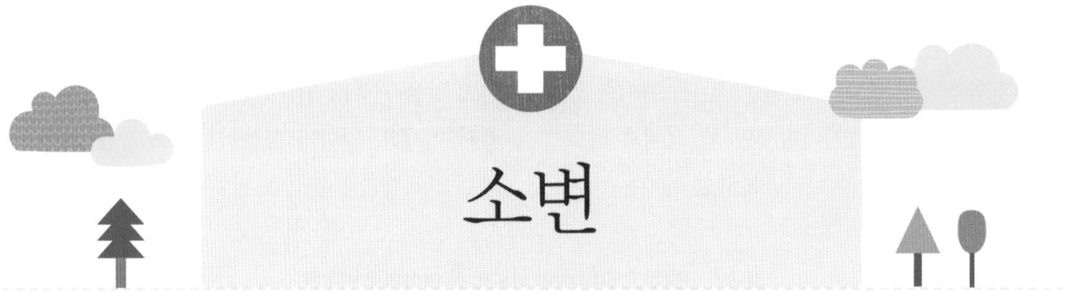

소변

아이의 소변을 관찰하면서 너무 자주 보는 건 아닌지, 혹은 너무 안 보는 건 아닌지, 색이 너무 노랗지는 않은지 등 궁금해하는 엄마들이 참 많습니다. 아이의 소변에 대한 문제를 알아봅니다.

소변을 자주 보는 아이

기질적인 문제

방광염, 요도염 등 하부요로계에 염증이 있는 경우에 방광이 자극되어서 소변이 조금만 차도 소변을 자주 보게 됩니다. 흔히 말하는 '오줌소태'이지요. 소변을 자주 보고 소변볼 때 아프고 불편하며, 아랫배가 묵직하게 통증이 느껴질 수도 있습니다. 보통 세균감염 때문에 그러한 것으로 볼 수 있고 간단한 경구 항생제를 처방하고 충분한 휴식과 수분섭취를 하면 3~5일 사이에 호전됩니다.

심리적 문제

우리가 중요한 시험, 면접, 경기를 바로 앞에 두고 있으면 심리적으로 초조해지고 불안해질 겁니다. 평소에 잘 가지 않던 화장실도 자주 가게 되지요. 바로 심리적인 불안이나 스트레스가 소변을 자주 보게 되는 원인이 될 수 있어요. 연초에 이런 아이들을 자주 볼 수 있습니다. 유치원, 어린이집, 학교 등 새롭게 시작되는 학기에 아이들이 심리적인 부담감을 갖게 되면 많이 발생합니다. 당연히 소변검사는 정상으로 보이지만 아이는 5분, 10분마다 적은 양의 소변을 보려고 합니다. 주로 낮에 이런 증상을 보이며 밤에는 비교적 소변을 보지 않고 잘 자게 됩니다. 대다수 스트레스의 원인이 없어지고 현재의 환경에 적응을 하면 증상을 보이지 않게 됩니다. 보통 한 달 이상 가는 경우는 많지는 않습니다.

노란 소변을 보는 아이

노란색 소변은 농축된 소변이거나 수용성 비타민을 많이 복용한 경우일 가능성이 있습니다. 수분 섭취가 충분히 이루어지지 않고 땀을 많이 흘리거나 설사를 하는 경우에는 몸에 수분이 충분하지가 않아서 소변량이 적어지고 농축된 소변을 보게 됩니다. 농축된 소변은 노란빛을 띱니다. 수용성 비타민을 많이 복용한 경우에는 필요한 일부분만 몸으로 흡수되고 나머지는 소변으로 배설됩니다. 이 때문에 노란 소변이 나올 수도 있습니다.

거품 소변을 보는 아이

소변에 거품이 많이 나는 경우에는 단백뇨 가능성이 있습니다. 소량이 거품이 나는 경우는 문제가 없지만 소변을 본 뒤에 거품이 많고 잘 없어지지 않으면 소변 검사를 통해서 단백뇨가 있는지, 있다면 문제될 정도의 양이 나오는지 확인해보아야 합니다.

소변을 잘 안 보는 아이

하루에 총 소변량이 얼마나 나오는지 확인하는 것이 필요하겠습니다. 총량이 적지 않다고 하면 문제가 없습니다. 소변이 잘 안 만들어지는 것인지, 소변이 잘 만들어지는데 배뇨 욕구가 없는 것인지, 소변이 마려운데 일부러 안 보려고 하는 것인지(요도 끝이 아파서, 화장실 가기가 싫어서 등) 확인하여야 합니다. 가까운 소아청소년과를 방문하여 상담받길 바랍니다.

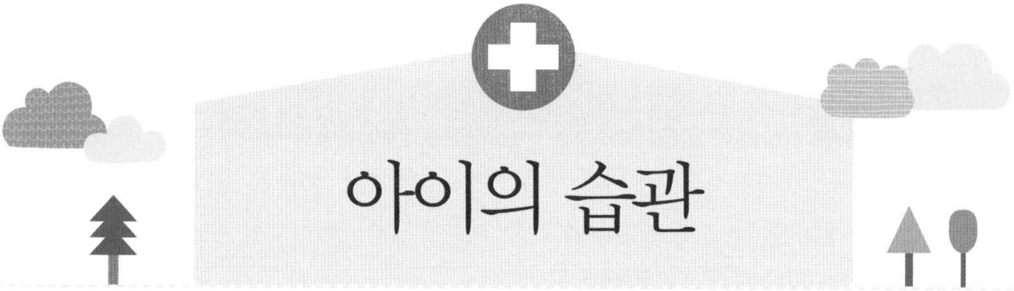

아이의 습관

육아하며 벌어지는 문제와 사건들을 절대 엄마 탓으로 돌리지 마세요. 누군가 아이를 키우는 사람에게 "엄마가 사랑을 덜 주니까 그렇지."라든가 "엄마가 안 고쳐줬구나."라든가 "엄마가 관심 좀 가져요."라고 얘기한다면, 사뿐히 무시하세요.
엄마 때문에 아이가 아플 일도, 엄마 때문에 아이가 사소한 습관을 반복할 일도 없습니다. 아이에게도, 엄마에게도 절대 문제가 없습니다. 누군가 잘못해서 벌어지는 일들도 아니지요. 크면서 벌어지는, 자연스럽게 거치는 과정일 뿐이에요. 시간이 지나면 아이는 커 있고, 좋아져 있고, 어느새 걱정하지 않고 있는 나를 발견하게 될 겁니다.

엄마 가슴을 만지는 아이

아이가 가슴을 만지는 행동 자체가 문제 있는 건 아닙니다. 너무 잘못했다는 듯 책망하지 마세요. 다만, 이것은 사회적인 문제입니다. 밖에 나가서 엄마의 가슴을 만지는 습관이 계속된다면 엄마로서 무척 곤혹스럽겠지요. 그러니 "네가 그리 좋으면 집에서 못하게 할 수 없지만, 밖에서는 엄마도 곤란해. 밖에서는 하지 말자"라고 설득해주세요. 그러나 아직 말을 잘 못 알아듣는 아이에게는 어려운 설득이 되겠지요. 말귀를 알아들을 때까지는 여유롭게 보아도 됩니다.

자위하는 아이

자위하는 모습을 보더라도 혼내지는 마세요. 남자아이든 여자아이든 3세 정도부터 아이들이 자기의 성기에 관심을 가질 수 있으며 크면서 실제로 자위를 하는 경우도 있습니다. 자신의 신체에 관심을 갖는 것은 자연스러운 행동입니다. 하면 안 되는 나쁜 행동이라고 말할 필요는 없습니다. 소중한 곳이니 그러지 말라는 정도로만 하고 밖에서 하는 행동엔 제재를 하는 것이 좋습니다. 영유아의 자위는 쾌감이나 자극에 의한 것일 수도 있지만, 스트레스와 심리적 압박에 의한 경우가 많습니다. 정말 중요한 것은 아빠나 엄마가 과한 반응을 보이면 안 된다는 겁니다. 다소 충격(?)받을 수도 있는데, 절대 그런 반응을 보이지 마세요. 잘못된 성의식을 줄 수 있습니다.

만약 자기 전에만 하는 행동이라면 더군다나 좀 더 지켜보세요. 심리적인 불안이나 스트레스가 원인일 수 있습니다. 평소에 시간을 더 가져주고 많이 놀아주면서 스트레스를 해소해주는 것도 방법입니다. 육아가 항상 그렇지만 여유를 가지고 편하게 보아야 합니다. 심심할 때 한다기보다는 평소 자극이나 스트레스의 발현이라 보면 되겠습니다.

아이가 '구강기-항문기-성기기'를 거치는 걸 알고 있나요? 시기에 따라 이루어지는 자연스러운 행동임을 잊지 마세요. 80%는 2년 뒤에 이 모든 행동이 없어집니다.

교정해나가는 방법

1 혼내지 마세요.

혼내거나 명령조로 심하게 훈육하는 것은 절대로 경계해야 합니다. 매번 이야기하는 것 또한 오히려 그 행동을 강화시키는 결과를 가져옵니다.

2 비밀처럼 이야기하세요.

엄마와(혹은 아빠와) 아이만 공유하는 비밀처럼 이야기하세요. "○○는 이 행동을 좋아하는구나. 나쁜 건 아니지만 다른 사람이 앞에서 하는 건 조금 곤란하단다. 그러니까 이건 엄마랑 ○○만 아는 비밀이야 알겠지?" 하고 우리만의 신호를 만드는 겁니다. 아이가 다른 사람 앞에서나 밖에 나와 자위 행동을 보이면 '우리만의 비밀'을 언급하며 제지하는 거지요. 그러지 않으면 아이가 밖에서 보이는 행동에 엄마는 당혹스러울 것이고, 생각했던 것보다 더 엄하게, 무안하게 아이를 윽박지르게 될지도 모릅니다.

3 아이를 살펴보세요.

집안에서 같은 행동이 지속되는 것은 그 원인이 되는 뿌리를 치유하는 것으로 시작하세요. 기다려보고 심할 경우 타이르고, 아이가 특별히 받고 있는 스트레스는 없는지 살펴보는 겁니다. 스트레스에 의한 일시적 행동습관일 수도 있습니다. 동생이 생긴 이후 그 스트레스로 인해 눈을 계속 껌벅거리는 아이가 있다고 한다면 아이의 눈을 치료하는 것이 아니라 스트레스 해소에 중점을 두고 치유해야 하는 게 맞겠지요? 자위도 마찬가지입니다.

4 신체운동을 많이 하세요

신체를 쓰는 운동을 함께 많이 해주세요. 이렇게 에너지 소진을 통해 그럴 겨를을 주지 않는 것도 방법입니다.

팔이 빠진 아이

어느 날 승아가 살짝 미끄러졌는데 이상하게 아픈 아이처럼 운다는 겁니다. 지켜보고 있자니 울음끝이 짧은 아이가 울음을 그치지 못하고 자꾸 팔이 '아야' 하다며 다른 쪽 손으로 잡고 쳐다보더군요. 팔을 잘 드는지 보려고 과자를 하나 주었더니 오른손을 움직이려다 잘 안 되니까 이내 왼손으로 붙잡고는 대성통곡하였습니다. 그때 알았습니다. '아~ 팔이 빠졌구나.'

팔이 빠지는 것

아이들은 놀다가 팔이 참 잘 빠집니다. 주관절 아탈구pulled elbow라고 합니다. 아이들에게서 흔하게 생길 수 있는 현상이지요. 옷을 갈아입히면서 손을 들어올리거나 양쪽에서 아이 팔을 들어올리거나, 승아처럼 미끄러지면서 넘어질 때 발생할 수 있습니다.

병원 방문

일단 아이를 지켜보다가 계속 아파하고 팔을 들어올리지 못하면 절대 집에서 처치하지 말고 병원으로 가도록 합니다. 소아청소년과나 정형외과를 찾으면 되고, 어디든 빨리 진료받을 수 있는 곳을 찾으세요. 응급실로도 많이 찾곤 하지요. 비교적 간단히 되돌릴 수 있지만 경우에 따라서 숨겨진 골절이나 인대 손상들이 있을 수 있고 잘못된 방향으로 맞추다 보면 아이가 더욱 힘들 수 있으니 반드시 병원을 찾으세요.

아이와 마트 가기

주말에 하는 일 중 가장 보편적인 것이 '마트에서 장보기'이지요? 마트를 가보면 아이와 함께 온 부모들을 많이 볼 수 있습니다. 마트에서 지켜야 할, 혹은 하지 않았으면 하는 안전수칙을 알려드리고자 합니다.

물리적 위험

잘 알고 있겠지만 각종 물건이 있는 마트에는 아이에게 위험할 수 있는 장치들이 꽤 있습니다. 아이의 눈높이가 아닌, 쇼핑할 어른들의 눈높이에 맞추어 설계된 공간이기 때문이지요.

1 뾰족한 모서리의 진열대 조심

유리병이나, 캔류 등이 떨어졌을 때 심각한 부상이 생길 수 있습니다. 물건이 있는 쪽에서는 각별히 아이를 챙겨주세요.

2 시식 코너 조심

시식 코너에서는 무언가 지글지글 끓거나, 조리를 하고 있습니다. 아이가 가까이 다가가서 화상을 입지 않도록 주의를 주고, 챙겨주기 바랍니다.

3 위험한 물건 인지

물건 포장대에는 가위도 있고, 테이프도 있고, 끈도 있고, 많은 사람들의 카트도 몰려있습니다. 무엇이든 아이를 위험 빠트릴 수 있다는 것을 잊지 마세요. 엄마 아빠가 열심히 물건을 담을 종이박스를 만드는 사이, 아이가 가위를 들고 위험한 행동을 하는 것을 많이 보았습니다. 한 사람은 물건을 포장하고, 다른 한 사람은 아이를 돌보고 있어야 합니다.

4 뛰지 않기

아이가 뛰어다니지 않도록 합니다. 마트에 있는 사람들은 커피를 들고 있기도 하고, 커다란 물건을 들다 앞을 제대로 보지 못할 수도 있습니다. 요즘에는 마트 안에서 어묵이나 국수 등 음식을 파는 곳이 많지요. 아이가 천방지축으로 뛰어다니면 어떤 사람도 통제하기 힘들어집니다. 찰과상을 입거나, 뜨거운 물이 쏟아져 화상을 입을 수도 있습니다.

쇼핑카트 위험

대다수의 부모님들이 작은 아이들을 카트에 앉혀서 가거나, 혹은 그 안에서 재우기도 합니다. 아이를 카트에 올려놓고 쇼핑하는 것은 좋은 방법이 아닙니다. 아이가 카트에서 일어서거나, 아이를 혼자 두는 것 또한 무척 위험합니다.

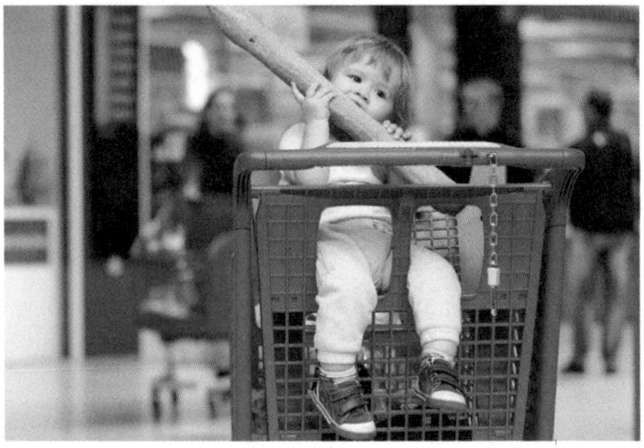

실제로 쇼핑카트에서 추락해 크게 다친 아이들을 자주 기사로 접할 수 있습니다. 그러므로 아이를 돌봐줄 다른 성인(부모님이나 남편)이 함께 동행하여 한 명은 아이를 안고 장을 보거나 돌봐줄 사람이 있는 집에 두고 오는 게 가장 좋습니다. 조금 큰 아이라면 엄마 주변에 붙어서 함께 걸어 다니며 쇼핑하거나, 아이용 미니 자동차 같은 카트를 이용하세요.

엄마가 항시 손잡이 부분을 잡고 있다면 모르겠지만 아이를 두고 진열대에 가 있거나, 계산을 하기 위해 아이를 떨어뜨려 놓는다면 위험할 수 있다는 생각이 듭니다. 특히 큰 아이가 손을 뻗어 물건에 닿으려 하면 무게중심이 한쪽으로 쏠려 무척 위험해질 수 있습니다. 또 카트는 그 핸들링을 고려해야 하기 때문에 아주 빽빽하게 제작되지 않습니다. 아이가 움직이면 카트는 원하지 않는 방향으로 바퀴가 굴러갈 수도, 이상한 곳에 부딪칠 수도 있습니다. 더 큰 문제는 엄마가 쇼핑에 집중하느라 아이의 행동에 민첩하게 대응하지 못한다는 것이죠.

장을 봐야 할 물건이 온라인 쇼핑으로 가능하다면 인터넷을 통해 주문하고요. 아이를 집에 두고 갈 수 없는 상황이라면, 조금 한가한 날(평일 오전, 낮)에 쇼핑하거나, 대형마트가 아닌 다소 작은 사이즈의 마트에서 장을 보도록 하여 많은 사람들과 부딪혀 다치지 않도록 하는 것이 바람직합니다.

혹시라도 아이를 카트에 태워놓고 쇼핑한다면, 안전수칙을 지켜주세요.

아이를 쇼핑카트에 혼자 두지 마세요.

아이용 시트를 쇼핑카드 위에 설치하지 마세요.

아이가 쇼핑카트 안에서 서있도록 하지 마세요.

아이가 카트 외벽에 매달리거나, 힘을 가해 밀게 된다면 카트가 뒤집어질 수도 있습니다.

※이 내용은 health children.org에서 참고하여 의견을 정리하였습니다.

에스컬레이터 위험

쇼핑몰에 있다 보면 아이가 엄마의 시야를 벗어나 에스컬레이터에 꽉 찬 사람들의 카트 사이사이로 빠져나가며 뛰어다니는 것을 심심치 않게 보게 됩니다. 얼마나 위험한지 아이의 손이나 발이 다치지는 않을까 너무 염려됩니다.

국가승강기정보센터 통계를 분석한 결과에 따르면 지난 2013년부터 2015년까지 3년 동안 에스컬레이터(무빙워크 포함)에서 발생한 사고는 총 143건이었습니다. 발 디딤판에서 미끄러져 넘어지는 사고가 124명으로 65%, 콤과 스커트가드 등에 신발이 끼는 사고가 14%인 26명이었지요. 일반적인 계단식 에스컬레이터에서 일어난 사고가 114명으로 59%를 차지했고, 나머지 41%에 해당하는 78명이 무빙워크에서 피해를 입었습니다. 장소는 대형마트 등 판매시설이 101명으로 52%, 지하철 역사 등 운수시설이 82명으로 43%를 차지했습니다. 연령대별로는 61세 이상 고령자가 가장 많았고, 50대, 40대, 30대 순으로 줄어들다가 15세 이하 어린이에서 다시 증가했습니다. 특히 15세 이하 어린이는 디딤판이나 스커트가드에 신발 등의 끼임 사고가 가장 많았다고 합니다.

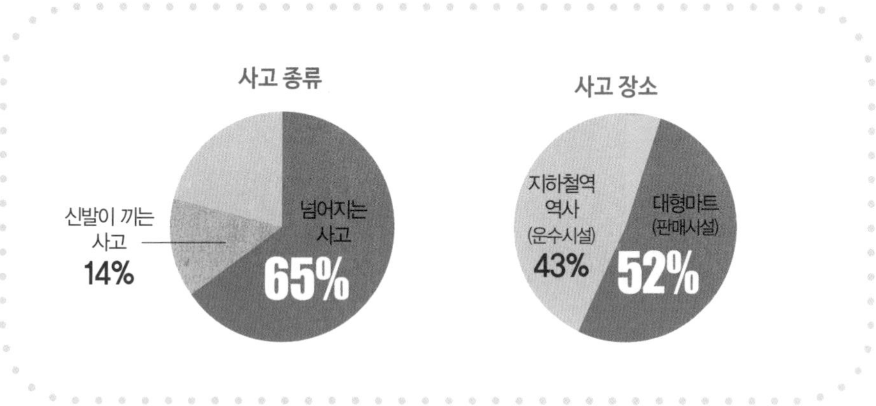

이 같은 유형의 사고 가운데 절반은 방학과 휴가, 장마철이 겹치는 7~8월에 발생했다고 합니다. 일단 엄마 곁에 아이를 항상 두고 있는 것이 제일 중요합니다. 또 고무재질이나 스펀지재질로 된 신발이나 샌들, 슬리퍼류의 착용을 하지 않는 것이 좋습니다. 마트에 데려갈 때에는 덥더라도 운동화를 신겨주세요.

나쁜 습관 형성

1 수면습관

쇼핑은 밤 시간에 많이 이루어집니다. 아이들이 곤히 자야 할 시간에 쇼핑카트에 누워 자고 있거나 엄마 품에 꾸벅꾸벅 졸고 있는 모습을 심심치 않게 볼 수 있습니다. 잠의 중요성이나 잠자는 환경, 습관의 중요성에 대해서도 여러 번 언급하였습니다. '잠깐인데 뭐 어때?' 하겠지만 그렇지 않습니다. 조용한 곳에서 아무 방해 없이 잠이 들어 아침에 깨야 아이는 완벽한 잠을 잘 수 있습니다. 그런데 마트에서 잠들면 사람들이 북적거리고, 온갖 음식냄새가 뒤엉켜 있고, 환한 조명아래에서 꾸벅꾸벅 졸다가 차에 타고 오르기를 반복하고, 찬 공기를 쐬다가 늦은 시간이 되어서야 이불에 누울 수 있게 되지요.

2 조르기와 떼쓰기

아이들은 집에 엄마와 단둘이 있을 때보다 마트 같은 공공장소에 가면 더욱 과격하게 떼를 씁니다. 사람들이 많은 곳에서 시끄럽게 굴면 주목을 받는다는 것을, 주목을 받는 것에 엄마가 견디지 못하고 잘 넘어간다는 것을 잘 알고 있기 때문이지요. 더욱이 견물생심, 마트는 아이들이 그렇게 갖고 싶던 로봇과 인형이 즐비하고, 그렇게 먹고 싶던 초콜릿과 과자가 널려있는 천국입니다. 누구라도 조르지 않을 수 없겠지요?

차멀미

아이가 차멀미를 하기 때문에 차를 타고 어디에 가기 두렵다고 하는 분들 많더군요. 사실 차멀미는 아이뿐만 아니라 어른도 흔히 겪는 증상이지요? 멀미는 왜 생기는 걸까요?

원인

우리 귀의 내이의 세반고리관은 회전, 평형감각을 유지하는 역할을 합니다. 자동차, 배 등의 반복적인 흔들림은 세반고리관을 심하게 자극할 수 있어서 메스꺼움, 두통, 어지럼증 등이 나타날 수 있습니다.

예방

치료보다 예방이 중요합니다. 자주 환기시켜주고 가까운 곳보다 먼 곳을 바라보는 것, 운전을 조심스럽게 하는 것 등이 예방책이 될 수 있습니다.

치료 방법

8세 이상에서는 귀에 붙이는 멀미 예방패치를 사용할 수 있습니다. 그 이하의 어린이들은 솔직히 증상적인 치료밖에 할 수 없습니다. 덜 토하는 약 정도를 처방받아서 사용하는 것이 현실적인 치료입니다.

찾아보기

ㄷ

ㄹ

ㅁ

ㅂ

ㅇ

ㅈ

ㅊ

ㅌ

ㅋ

똑똑! 닥터오 아기 진료실

1판 1쇄 인쇄 2016년 7월 15일
1판 1쇄 발행 2016년 7월 20일

지은이 오상민
펴낸이 고영수

경영기획 이사 고병욱
기획편집2 실장 장선희 **책임편집** 양춘미 **기획편집** 이새봄 김소정
마케팅 이일권 이석원 김재욱 이봄이 **디자인** 공희 진미나 김민정
제작 김기창 **관리** 주동은 조재언 신현민 **총무** 문준기 노재경 송민진

일러스트 서인선

펴낸곳 청림출판(주) **등록** 제1989-000026호
주소 본사 06048 서울시 강남구 도산대로 33길 11 청림출판(주) (논현동 63)
제2사옥 10881 경기도 파주시 회동길 173 청림아트스페이스 (문발동 518-6)
전화 02)546-4341 **팩스** 02)546-8053
홈페이지 www.chungrim.com **이메일** life@chungrim.com
블로그 chungrimlife.blog.me **페이스북** www.facebook.com/chungrimlife
트위터 @chungrimlife

ISBN 978-89-97195-86-2 (03510)

* 이 도서의 국립중앙도서관 출판예정도서목록(CIP)은 서지정보유통지원시스템 홈페이지(http://seoji.nl.go.kr)와 국가자료공동목록시스템(http://www.nl.go.kr/kolisnet)에서 이용하실 수 있습니다.(CIP제어번호: CIP2016015791)